UROLOGISCHE ENDOKRINOLOGIE

ENDOKRINOLOGIE DER HARN= UND GESCHLECHTSORGANE DES MANNES UND DER SEXUALITÄT

MIT EINEM ANHANG

ENDOKRINOLOGIE DER BLASTOME

VON

RUDOLF CHWALLA

WIEN

MIT 18 TEXTABBILDUNGEN

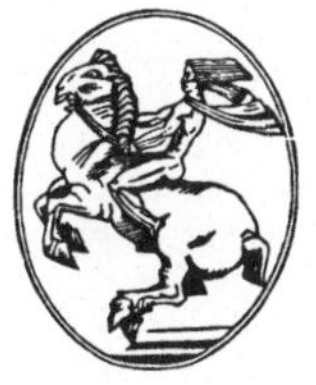

WIEN

SPRINGER=VERLAG

1951

ISBN-13:978-3-7091-7779-2   e-ISBN-13:978-3-7091-7778-5
DOI: 10.1007/978-3-7091-7778-5

Meinem Lehrer in der Urologie

HERRN PRIMARARZT DR. FRIEDRICH KROISS

zum 72. Geburtstag zugeeignet

Vorwort

Das vorliegende Buch unternimmt erstmalig den Versuch, zunächst die Abhängigkeit der normalen Entwicklung, der Fehlbildungen und der Erkrankungen der Harn- und Geschlechtsorgane einschließlich ihrer Neubildungen vom hormonalen Geschlechtssystem und dessen Hormonen auf Grund der Forschungen der letzten Jahre, an denen der Verfasser mitgearbeitet hat, darzustellen und die praktische Nutzanwendung der gewonnenen Erkenntnisse, die moderne urologische Hormontherapie, zu schildern. Eine solche Darstellung existierte bisher nicht. Viele Praktiker mögen allerdings schon das Bedürfnis darnach empfunden haben. Der Arzt, der sich für dieses Gebiet interessiert und sich mit der urologischen Hormontherapie befassen will, war bisher gezwungen, sich die Grundlagen dafür aus vielen, in der Weltliteratur verstreuten Einzelarbeiten mühsam selbst zusammenzusuchen.

Darüber hinaus ist es Zweck der vorliegenden Veröffentlichung, die Sexualität und ihre Merkmale und Varianten vom endokrinologischen Gesichtspunkt aus einer Analyse auf neuer und umfassender anatomischer Grundlage, dem vorhin genannten hormonalen Geschlechtssystem, zu unterziehen, sozusagen bis zu den Wurzeln der Geschlechtlichkeit und der geschlechtlichen Konstitution vorzudringen, sowie die Wechselwirkungen von Geschlecht und Soma auf Grund anatomischer Untersuchungen des Verfassers vor Augen zu führen, wobei sich überraschende Neuerkenntnisse und vertiefte Einsicht in viele Konstitutionsprobleme ergeben.

Das Problem der Abhängigkeit der Blastome, vor allem des Krebses, von Hormonen und die darauf begründete moderne Hormonbehandlung gewisser Karzinome steht heute im Vordergrund des Interesses. Da bis jetzt eine zusammenfassende Darstellung auch dieses aktuellen Kapitels der Medizin aussteht und enge Beziehungen insbesondere zwischen den genitalen Blastomen und dem hormonalen Geschlechtssystem bestehen, hat der Verfasser eine „Endokrinologie der Blastome" als Anhang angefügt.

Wenn in der vorliegenden Darstellung vorwiegend das männliche Geschlecht berücksichtigt wurde, so ist das darauf zurückzuführen, daß die hier erörterten Probleme beim weiblichen Geschlecht in erster Linie den Frauenarzt beschäftigen und daß der Verfasser Urologe ist. Wir verfügen bereits über vorzügliche Darstellungen der gynäkologischen Endokrinologie. Ihnen etwas Gleichartiges für das männliche Geschlecht an die Seite zu stellen und damit eine Lücke zu schließen, war das Bemühen des Verfassers und diesem Bestreben ist das vorliegende Buch entsprungen.

Der Verfasser ist sich bewußt, daß unser heutiges Wissen auf dem behandelten Gebiet noch viele Lücken aufweist und nicht mehr bedeutet als einen ersten Anfang und eine Ausgangsbasis für die weitere Forschung. Er ist sich ferner darüber klar, daß sein Beobachtungsgut zur Klärung der vielen, sich neu ergebenden Probleme nicht ausreicht, weil die Erfahrung eines einzelnen dazu zu gering ist; nur Gemeinschaftsarbeit wird hier in Zukunft weiter helfen können.

Dessenungeachtet schien es ihm angezeigt, ja vorteilhaft, das bisher Erarbeitete einmal festzuhalten, zusammenzufassen und zu überschauen. Fördert doch ein solches Unternehmen die weitere Entwicklung und wirbt neue Kräfte zur Lösung der aufgeworfenen Probleme.

Das in der vorliegenden Darstellung verarbeitete ziemlich reichliche Obduktionsmaterial stammt zum größten Teil aus der Prosektur der Krankenanstalt Rudolfstiftung in Wien. Für seine Überlassung ebenso wie für die erläuternden Mikrophotogramme bin ich deren Vorstand, Herrn Professor Dr. ANTON PRIESEL in Wien, zu größtem Dank verpflichtet. Ebenso gebührt mein Dank dem Verlag, der das Buch trotz der Ungunst der heutigen Zeit mit ihren mannigfachen Schwierigkeiten herausgebracht hat. Möge es eine wohlwollende Aufnahme finden, Interesse für die behandelten Fragen wecken und ihrer Erforschung neue Mitarbeiter gewinnen, und zugleich den Ärzten ein Helfer und Berater sein!

Wien, im Herbst 1950. **R. Chwalla.**

Inhaltsverzeichnis

Seite

Zweiter Hauptabschnitt

Die endokrinen Beziehungen der Harn- und Geschlechtsorgane und ihrer Erkrankungen (Endokrinologie der Urogenitalorgane)

Seite

Anhang

Endokrinologie der Blastome

Endokrinologie der Sexualität

I. Das hormonale Geschlechtssystem des Mannes
Die geschlechtliche Konstitution

Der deutsche Gynäkologe LUDWIG SEITZ hat die Gesamtheit der zellulären und hormonalen Einrichtungen, die der Fortpflanzung und damit der Erhaltung der Art dienen, als hormonales Geschlechtssystem bezeichnet. Er hat diesen, auf die gemeinsame Funktion basierten Begriff als Frauenarzt für das weibliche Geschlecht konzipiert und sich mit der Zusammensetzung des Systems, seinen anatomischen Gliedern und ihrer Tätigkeit eingehend beschäftigt [SEITZ-AMREICH, (1945)]. Im nicht graviden Zustand zählt L. SEITZ zum hormonalen Geschlechtssystem der Frau, das er mit dem reticuloendothelialen System vergleicht, die Eierstöcke, die Rinde der Nebennieren, die Zirbel (in der Kindheit) und die Hypophyse, während es in der Schwangerschaft ausschließlich von der Placenta gebildet wird. Er rechnet außer den hormonproduzierenden endokrinen Drüsen auch die von ihnen erzeugten Hormone, die Geschlechtshormone von Keimdrüsen und Nebennierenrinde und die gonadotropen Hormone des Hypophysenvorderlappens, ferner auch die auf Hormon ansprechenden Erfolgszellen im Ovar dazu und faßt die Gesamtheit der Geschlechtshormone und der geschlechtsgerichteten Wirkstoffe als „geschlechtliches Hormonsystem" zusammen.

Es ist völlig klar, daß auch das männliche Geschlecht über analoge Einrichtungen verfügt, deren Aufgabe die Sicherung und Erhaltung der Fortpflanzungsfähigkeit des Mannes ist und deren Gesamtheit sich als hormonales Geschlechtssystem des Mannes zweckmäßig zusammenfassen läßt. Die Sexualität, der Geschlechtstrieb und die Geschlechtsmerkmale sind Mittel, die dem erwähnten Zweck dienen.

Hormonales Geschlechtssystem des Mannes

Geschlechtszentrum im Zwischenhirn

↓

Hypophysenvorderlappen

↓

Nebennierenrinde

↓

Keimdrüsen

Andere solche Mittel sind die genitalen Hilfsapparate, zu denen die männlichen Kopulationsorgane und die inneren männlichen Geschlechtsorgane oder akzessorischen Geschlechtsdrüsen des Mannes (Prostata, Samenblasen, Cowpersche Drüsen) gehören, für die sich in der Urologie die Bezeichnung „männliche Adnexe" in Analogie zu den „weiblichen Adnexen" der Gynäkologie eingebürgert hat. Der Gesamtkomplex der Sexualität des Mannes wie der Frau wird nun von dem hormonalen Geschlechtssystem gesteuert. Das ist ein Punkt, den L. SEITZ zu wenig unterstrichen hat. Nicht nur die äußeren und inneren Geschlechtsorgane und sämtliche Geschlechtsmerkmale unterstehen ihm, sondern auch die Psychosexualität. Darüber hinaus ist sein Einfluß auf das Seelenleben, im allgemeinen ein ungeheurer. Man denke nur an die seelischen Eigentümlichkeiten der Kastraten, der Eunuchoiden und der verschiedenen Formen der Zwitter und Scheinzwitter.

Das hormonale Geschlechtssystem des Mannes besteht (s. S. 1) aus dem Geschlechtszentrum im Zwischenhirn, dem Hypophysenvorderlappen[1], der Nebennierenrinde und den Hoden. Ein kortikales Geschlechtszentrum ist nicht sicher bekannt. Es handelt sich also um eine mindestens viergliedrige Hierarchie, deren untere beide Glieder als Produzenten der Wirkstoffe oder Hormone, welche den Geschlechtscharakter prägen, Exekutivorgane sind, und deren obere zwei, diencephales Geschlechtszentrum und HVL, übergeordnete oder Lenkungsorgane und Verbindungsstellen darstellen. Das System ist ein funktionelles Ganzes, ein Aggregat von Organen mit Ausrichtung der Funktion der einzelnen Glieder auf einen gemeinsamen Zweck und trotz räumlich-anatomischer Trennung der zusammensetzenden Teile eine Funktionseinheit. Es bildet ein Beispiel dafür, wie weit auseinanderliegende Organe im Dienste einer bestimmten Aufgabe zu einer höheren Einheit, einem „System", zweckgerichtet zusammengefaßt sind. Die Zirbel rechne ich bis zur Klarstellung ihrer Funktion nicht mit zum hormonalen Geschlechtssystem, weil sie nach unserem derzeitigen Wissen nicht mit Gewißheit Geschlechtshormone erzeugt und nicht einmal ihre endokrine Funktion als gesichert gelten kann. Hingegen steht fest, daß sie das hormonale Geschlechtssystem beeinflußt (s. S. 143ff.) und ein gleiches gilt vom Thymus (s. S. 138ff.). Auch die Schilddrüse beeinflußt die Gonaden und andere Glieder des hormonalen Geschlechtssystems, doch berechtigt dieser Umstand nicht, alle endokrinen Drüsen, welche zu den Organen des Systems in irgend einer Weise in Beziehung stehen, in das hormonale Geschlechtssystem selbst aufzunehmen. Die Art der Einflußnahme der genannten drei Organe ist auf S. 138—154 dargestellt.

Neben seiner Aufgabe der Prägung der sekundären und tertiären Geschlechtsmerkmale und der Sicherung einer normalen Ausbildung der inneren und äußeren Geschlechtsorgane des Mannes kontrolliert das hormonale Geschlechtssystem durch seine oberen Glieder die Reifung der Samenzellen und den Ablauf des männlichen Begattungsaktes. Ohne den HVL bleibt nämlich die Reifung der Hoden, ihr Deszensus und die Spermiogenese aus. Die normale Entwicklung des samenbildenden Kanälchenapparates ist eine Wirkung des follikelstimulierenden Faktors des HVL, während der Luteinisierungsfaktor das Zwischengewebe des Hodens stimuliert, das unter seinem Einfluß Androgen bildet. Es wird vermutet, daß die basophilen Zellen im HVL diese beiden gonadotropen Hormone produzieren (s. S. 29).

Das hormonale Geschlechtssystem des Mannes erfährt im Gegensatz zu dem der Frau im postnatalen Leben keine entscheidenden Veränderungen in seiner Zusammensetzung. Allerdings finden nach der Geburt und zur Zeit der Geschlechtsreife gewaltige Funktionsverlagerungen und Strukturänderungen innerhalb des Systems statt. Welche Veränderungen im einzelnen intrauterin, nach der Geburt, und vor sowie während der Geschlechtsreife an den Gliedern des

---

[1] Abkürzung für Hypophysenvorderlappen HVL.

Systems vor sich gehen, ist noch nicht restlos geklärt. Sicher ist, daß die Führung in der Hormonproduktion mit diesen Entwicklungsabschnitten jeweils wechselt: Während der Fötalzeit liegt sie anscheinend bei den Nebennieren und mit der Pubertät geht sie auf die Hoden über. Die früher skizzierte Hierarchie gilt für die Zeit der Geschlechtsreife des Mannes und bis zu seinem Lebensende. Da es ein männliches Klimakterium als physiologische Erscheinung wie bei der Frau nicht gibt, behält das hormonale Geschlechtssystem des Mannes seine Funktion im großen und ganzen während des ganzen Lebens ab der Reife bei, im Gegensatz zur Frau, bei der die Keimdrüsenfunktion mit der Menopause aufhört.

Die Hormone, die im hormonalen Geschlechtssystem des Mannes wirksam sind und das sogenannte geschlechtliche Hormonsystem (L. SEITZ) des Mannes ausmachen, sind im wesentlichen und, so weit sie heute bekannt sind, das Follikelreifungshormon und das Luteinisierungshormon des HVL, das Testosteron des Hodens und die Androgene und Östrogene der Nebennierenrinde. Die Existenz anderer Hormone, die möglicherweise noch hereingehören, ist nicht gesichert. Es ist in diesem Zusammenhang sehr interessant und bemerkenswert, daß die eosinophilen Zellen des HVL, die Zwischenzellen des Hodens, welche wahrscheinlich die Träger seiner Inkretion sind, und die Nebennierenrindenzellen zu gewissen Zeiten sämtlich die VINESsche Farbreaktion geben, d. h. sich mit Ponceaufuchsin rot färben. Sie erweisen dadurch eine gewisse Verwandtschaft und Zusammengehörigkeit. Exstirpation der Hypophyse führt beim Versuchstier zu Atrophie nicht nur der Keimdrüsen, sondern auch der Nebennierenrinde, und ebensolche Folgen hat, wie ich mich an Hand pathologisch-anatomischer Beobachtungen überzeugt habe, die Atrophie des HVL beim Menschen (s. S. 15). Zerstörung des Geschlechtszentrums führt zu Genitalatrophie (s. S. 13). Die Reifung der Samenzellen scheint vorwiegend hormonal gesteuert zu werden. Bei echten Zwittern und Scheinzwittern unterbleibt sie nämlich. Die Prägung der Geschlechtsmerkmale kommt teilweise durch einen gefäßerweiternden Effekt der Geschlechtshormone und außerdem durch eine unmittelbare Wirkung dieser zustande.

Der große Einfluß des hormonalen Geschlechtssystems auf die Psyche geht hervor aus der „Sturm- und Drang"periode der Pubertät, die größtenteils auf der massiven Einwirkung der Geschlechtshormone auf das Zentralnervensystem beruht, und aus ihrem seelischen Gegenteil, der vorwiegend depressiven Stimmung während der Altersinvolution der Keimdrüsen bei beiden Geschlechtern und bei Kastraten, Eunuchoiden und Pseudhermaphroditen, die sich bei diesen bis zu Selbstmord steigern kann (s. S. 114).

Es ist heute kein Zweifel mehr, daß die endokrinen Drüsen allgemein einen maßgebenden Einfluß auf die seelischen und Charaktereigenschaften des Menschen ausüben. Man denke beispielsweise an die Verhältnisse beim Fehlen der Schilddrüse. Addisonkranke zeigen depressive Erscheinungen ähnlich wie Hypogonade und bei hypophysären Erkrankungen sind Änderungen im seelischen Verhalten häufig.

Das Tier läßt während der Brunst ein völlig verändertes Wesen erkennen. In dieser Zeit der Überschwemmung mit Geschlechtshormon wird es aggressiv, unruhig und erregt, ähnlich wie der hypergonade Mensch. Man kann ruhig sagen, daß ein normaler Ablauf der seelischen Funktionen ohne das hormonale Geschlechtssystem nicht denkbar ist. Umgekehrt vermögen starke seelische Erschütterungen auf das hormonale Geschlechtssystem zurückzuwirken und dieses zu stören. Seine Tätigkeit unterliegt also zerebralen Einflüssen. Das Geschlechtszentrum im Zwischenhirn, die oberste Leitstelle des hormonalen Geschlechtssystems, wird seinerseits durch die Hormone der Keimdrüsen und wahrscheinlich auch durch die Geschlechtshormone der Nebennierenrinde sensibilisiert; dann erst spricht es auf die adäquaten Reize regelrecht an.

Aus dem Gesagten geht hervor, daß die oberen und die unteren Glieder des Systems in gegenseitiger Wechselwirkung stehen. Da die Geschlechtshormone erst mit der Geschlechtsreife in vollem Ausmaß erzeugt werden, wie Hormonanalysen vom Harn ergeben haben, tritt die erwähnte Sensibilisierung erst um diese Zeit ein. Beim Kastraten fällt sie aus: das Geschlechtszentrum wird dann nicht mehr erregt.

Das hormonale Geschlechtssystem ist der hauptsächliche Träger der geschlechtlichen Konstitution des Individuums. Zum Teil ruht diese auch in den Somazellen, die gleichfalls geschlechtlich differenziert sind und einen Geschlechtsstempel tragen. Die geschlechtliche Konstitution umfaßt die Summe aller geschlechtlichen Merkmale und Eigenschaften eines Menschen. Sie kann kräftig, durchschnittlich und schwach ausgeprägt sein. Es gibt isolierte Störungen des hormonalen Geschlechtssystems und Kombinationen von Störungen desselben mit *somatischen* Veränderungen, die durch die Dysfunktion des hormonalen Geschlechtssystems ausgelöst sind (s. S. 340). Das wirft die Frage auf, wie das hormonale Geschlechtssystem auf das Soma einwirkt und dieses krank zu machen vermag. Wenn wir davon absehen, daß eine Entzündung oder eine Gewächsbildung so wie jede andere Affektion in einem Organ des hormonalen Geschlechtssystems den Gesamtorganismus in gleicher Weise in Mitleidenschaft zieht, wie das bei jedem Organ des menschlichen Körpers der Fall ist, so läuft die Besonderheit des vorliegenden Problems auf die Frage hinaus, ob und in welcher Weise eine Funktionsstörung im geschlechtshormonalen System eine Krankheit des Soma erzeugt. Funktionsstörungen können allgemein qualitativer und quantitativer Art sein. Bezüglich der qualitativen Abweichungen der Leistung der Organe des hormonalen Geschlechtssystems stehen wir erst im Beginn der Erkenntnis und kennen solche bisher nur von der Nebennierenrinde und den Keimdrüsen. Die quantitativen Störungen treten als Hyper- und Hyposexualität in Erscheinung, hervorgerufen durch eine übermäßige bzw. unternormale Einsonderungstätigkeit der Keimdrüsen oder dieser und der Nebennierenrinde (Hyper- bzw. Hypogonadismus und Hyper- bzw. Hypokortikoadrenalismus). Wenn es sich um keine Überfunktion in Vergesellschaftung mit Geschlechtsänderung im Sinne von Hinüberschwenken zum konträren Geschlecht handelt, sondern um eine im Rahmen des eigenen Geschlechtes bleibende (gleichgeschlechtliche oder homologe) Hypersexualität, so sind gewöhnlich Keimdrüsen und Nebennierenrinde beide in Überfunktion. Bei Geschlechtsänderung im Sinne von gegengeschlechtlicher Prägung des Organismus (Heterosexualität, Verweiblichung des Mannes, Vermännlichung der Frau) ist gewöhnlich nur die Nebennierenrinde im Überfunktionszustand und eine übermäßige geschlechtskonträre Tätigkeit derselben die Ursache.

Krankmachende Einflüsse auf das Soma ergeben sich nun bei geschlechtshormonaler Überfunktion des HVL und der Nebennierenrinde, d. h. wenn die Zellen der Nebennierenrinde, die mit der Geschlechtshormonproduktion befaßt sind, dieses Hormon im Übermaß erzeugen, bzw. wenn die Gonadotropin produzierenden Zellen im HVL überfunktionieren, und zwar dadurch, daß die gleichen Zellen, welche die geschlechtshormonale Tätigkeit bzw. Inkretion ausüben, zugleich andere lebenswichtige Funktionen besorgen, so die Nebennierenrindenzellen die Einsonderung der eigentlichen Rindenhormone (der sogenannten Stoffwechselhormone der Rinde) und die des HVL eine Unzahl wichtiger Steuerungsfunktionen. Allgemeiner Hyperkortikoadrenalismus bzw. Hyperpituitarismus sind die Folgen und treten eben aus dem Grund bei übermäßiger Geschlechtstätigkeit der Nebennierenrinde bzw. des HVL leicht ein, weil keine eigenen Zellen für die letztere Funktion in HVL und Nebennierenrinde vorhanden sind. Diese Folgen zeigt uns die pathologisch-anatomische Sektionsstatistik auf (s. S. 276 und die Zusammenstellungen S. 275 und 277). In analoger Weise ist geschlechtshormonale *Unterfunktion* von HVL und Nebennierenrinde von Unterfunktion dieser beiden endokrinen Drüsen auch in anderen Bereichen begleitet oder mit allgemeinem Hypopituitarismus bzw. Hypokortikoadrenalismus vergesellschaftet. Die pathologischen Auswirkungen des Hyperkortikoadrenalismus (und Hypergonadismus) sind, wie wir noch sehen werden, eine Förderung der Arteriosklerose und der Blastombildung bei gleichzeitiger Seltenheit von Tuberkulose (R. CHWALLA, 1948), die des Hypokortikoadrenalismus und Hypogonadismus eine besondere Häufigkeit der Tuberkulose (s. S. 64 und 299). Auf diese Weise erklärt es sich, daß eine Hypertrichose als ein Merkmal von Hypersexualität, die durch eine Überfunktion der Nebennierenrinde und der Hoden hervorgerufen ist, und ebenso eine Hypotrichose, die durch eine Schwäche beider Organe verursacht wird, auffallend häufig mit den genannten Krankheiten einhergehen, wie pathologisch-anatomische Beobachtungen lehren.

Es können aber nicht nur Störungen im hormonalen Geschlechtssystem das Soma beeinflussen, sondern es ist auch umgekehrt ein krankes Soma imstande, den Geschlechtscharakter, die geschlechtliche Konstitution, zu verändern, genauer gesagt, zu schwächen. Das erfolgt dadurch, daß das hormonale Geschlechtssystem an irgend einem seiner Teile geschädigt wird. Die beiderseitige Mumpsorchitis, die meist zu Hodenatrophie und in weiterer Folge zu einer geschlechtlichen Störung führt, der Morbus Addison infolge Tuberkulose und eine Schädigung der Hypophyse durch eine Krankheit des Körpers (embolisch-eitrige Entzündung, post partum-Nekrose) sind Beispiele dafür, wie Krankheiten des Soma (Mumps, Tuberkulose, Infektion und Blutverlust im Wochenbett) die Sexualität schädigend beeinflussen können. Stets erfolgt eine solche Beeinflussung entweder auf dem Wege über das Geschlechtszentrum (sehr selten), oder den HVL, noch häufiger über die Nebennierenrinde oder schließlich — am häufigsten — über die Keimdrüsen.

Die *Abweichungen der geschlechtlichen Konstitution* (geschlechtliche Konstitutionsfehler) sind naturgemäß praktisch gleichfalls mit einer abnormen Beschaffenheit des hormonalen Geschlechtssystems oder eines seiner Teile verknüpft, auch wenn diese mit unseren heutigen Mitteln morphologisch nicht immer nachweisbar ist.

Die Abweichungen der geschlechtlichen Konstitution lassen sich in zwei Hauptgruppen einteilen, in quantitative oder gradmäßige Abweichungen vom Durchschnitt, vom „normalen", und in qualitative solche. Die Grenze zwischen den quantitativen und den qualitativen Varianten ist insofern nicht immer eine scharfe, als die Unterfunktion im hormonalen Geschlechtssystem bei beiden Geschlechtern relativ häufig von einem Auftreten heterosexueller Erscheinungen bzw. Geschlechtsmerkmale begleitet wird. Wir stoßen mit diesem Verhalten auf eine charakteristische Erscheinung, nämlich die, daß eine Abnahme der Geschlechtlichkeit, vor allem, wenn sie hohe Grade erreicht, z. B. durch Ausfall der Keimdrüsen, zu einem mehr oder minder deutlichen Hinübergleiten ins andere Geschlecht führt. Soweit das Alter bzw. die ihm entsprechende Entwicklung des Individuums dies zuläßt, werden die Geschlechtsmerkmale in heterosexuellem (geschlechtsheterologem) Sinn verändert. Dieses Verhalten ist ein Ausdruck der in jedem Organismus schlummernden bisexuellen Potenz, die uns noch beschäftigen wird und die in der Struktur des hormonalen Geschlechtssystems beschlossen liegt. Wir haben also zu unterscheiden zwischen der Stärke der Geschlechtlichkeit, ein Begriff, der uns immer wieder beschäftigen

wird und als Epistase bezeichnet wird (R. GOLDSCHMIDT), und ihrer Qualität im
Sinne der Reinheit, der rein eingeschlechtlichen Prägung der Geschlechtlichkeit,
bzw. deren unvollkommener Reinheit im Sinne einer Mischung mit Merkmalen des anderen Geschlechts.

Ein Auftreten von Geschlechtsmerkmalen, die dem andern Geschlecht zukommen, heterosexuell sind, oder die sich als Mischprodukt von männlicher und
weiblicher Prägung — als heterolog oder als zwittrig — darstellen, wird als
Zwischengeschlechtlichkeit oder Intersexualität bezeichnet (s. S. 312). Die damit
behafteten Individuen heißen Intersexe oder geschlechtliche Zwischenstufen. Es
gibt nun alle Übergänge zwischen reiner, d. h. vollständig durchgeführter Eingeschlechtlichkeit über die Mischung beider Geschlechter, die Zwittrigkeit, zur
tatsächlichen Doppelgeschlechtlichkeit oder echten, auch Zweidrüsenzwittrigkeit
genannt. Die Übergänge sind fließend und alle Zwischenstufen kommen in der
Wirklichkeit vor. Die heterologen Fehlbildungen, die Zwittrigkeit, können die
Keimdrüsen, die abführenden Geschlechtswege, die äußeren Geschlechtsorgane
und die sekundären sowie tertiären Geschlechtsmerkmale betreffen, und zwar
entweder eine dieser vier Gruppen, oder es können alle Kombinationen in allen
denkbaren Varianten vorkommen. Die Individuen der ersten Gruppe haben
zwittrige Keimdrüsen, die je nach dem Hauptbestandteil als Ovotestis oder als
Testovar bezeichnet werden, während bei den echten Hermaphroditen oder Zweidrüsenzwittern auf einer oder auf beiden Körperseiten beiderlei Keimdrüsen getrennt vorhanden sind. Es kommt schließlich vor, daß auf einer Körperseite
ein Eierstock, auf der andern ein Hoden vorhanden ist; in solchen Fällen kann
sogar der geschlechtliche Anhangsapparat halbseitig männlich und weiblich ausgebildet sein. Man spricht dann von Hermaphroditismus lateralis. Die Individuen
der zweiten und dritten Gruppe, bei denen nur die abführenden Geschlechtswege
oder die äußeren Geschlechtsorgane oder beide andersgeschlechtlich entwickelt
sind, sind die sogenannten Scheinzwitter oder Pseudhermaphroditen. Der Ausdruck Scheinzwitter stammt daher, daß die Keimdrüsen solcher Individuen
normal eingeschlechtlich differenziert sind. Auf Grund ihres makro- und
mikroskopischen Aussehens erfolgt die Bezeichnung des Geschlechtes als männlich
oder weiblich (s. S. 159) und die entsprechende Einreihung der Scheinzwitter
oder Pseudhermaphroditen (tubuläre Hermaphroditen) in Hoden- und in
Eierstockzwitter als den beiden Hauptkategorien des Pseudhermaphroditismus.
Die Individuen der vierten Gruppe mit andersgeschlechtlicher Prägung der
tertiären Geschlechtsmerkmale kann man als Intersexe im engeren Sinn zusammenfassen. Die Abweichung betrifft in dieser Gruppe die geistige Haltung
— geistige Intersexualität (s. S. 325) — die Charaktereigenschaften oder den
Geschlechtstrieb. Letztere Anomalie wird als Homosexualität bezeichnet (s. S. 325).
In dieselbe Gruppe reiht auch am zweckmäßigsten die sogenannte lokale Intersexualität (s. S. 324), zu der z. B. die einseitige Gynäkomastie oder ein geschlechtsheterologes Schambehaarungsmuster bei einem äußerlich normalgeschlechtlichen
Individuum gehören. Zur Intersexualität im weitesten Sinn sind alle Individuen
mit eingeschlechtlichen Keimdrüsen und gemischtgeschlechtlichen oder andersgeschlechtlichen Geschlechtsmerkmalen, damit auch alle Arten von Scheinzwittern, zu rechnen. Intersexualität ist also ein übergeordneter Begriff, so daß
wir unterscheiden können: Normosexualität, Intersexualität und Bisexualität
(Zweidrüsenzwittrigkeit).

Jeder der erwähnten Anomalien der geschlechtlichen Konstitution entspricht,
wie wir noch sehen werden, eine Abweichung im hormonalen Geschlechtssystem
morphologischer und biologischer Art (der Hormonproduktion). Den genannten
qualitativen Abarten der geschlechtlichen Konstitution stehen die *graduellen*

Abweichungen gegenüber. Die quantitativ unvollkommene Entwicklung kann die Keimdrüsen oder die Geschlechtsorgane (Hypogonadismus und Hypogenitalismus) und die Geschlechtsmerkmale betreffen (Hyposexualität). Analog ist eine übermäßige Ausbildung der Gonaden (Hypergonadismus), der äußeren Geschlechtsorgane (Hypergenitalismus) oder aller Geschlechtseigentümlichkeiten (Hypersexualität) zu unterscheiden. Der Laie ist geneigt, die Termini Hyper- und Hyposexualität lediglich auf die Stärke des Geschlechtstriebes zu beziehen und nach ihm allein die Geschlechtlichkeit zu bemessen und zu stufen. Wissenschaftlich betrachtet, ist der Geschlechtstrieb nur eines von den Geschlechtsmerkmalen und, wie die homosexuellen Individuen lehren, kein sicheres Kennzeichen der Geschlechtszugehörigkeit der Keimdrüsen.

Bei den echten Zwittern und den Scheinzwittern bestehen die Abweichungen im hormonalen Geschlechtssystem in mangelhafter Entwicklung und Reifung der Keimdrüsen, also Hypogonadismus, der relativ häufig, und zwar vor allem bei den Eierstockzwittern, mit Überentwicklung der Nebennieren bzw. ihrer Rinde vergesellschaftet ist. Jedoch kommt auch Unterentwicklung derselben vor. Ein Gleiches gilt für die Intersexe. Auch sie sind hypogonad und das Verhalten der Nebennierenrinde bei ihnen ebenso wie das der sekundären Geschlechtsorgane verschieden. Bei den seelischen intersexuellen Zwischenstufen und bei der homosexuellen Konstitution liegen zerebrale Abweichungen vor. Hypo- und Hypergonadismus verraten schon im Namen den Sitz der Störung in den Gonaden und damit innerhalb des hormonalen Geschlechtssystems, wenngleich der primäre Sitz der Störung durchaus nicht in allen Fällen in den Keimdrüsen gelegen ist. Er kann auch im HVL — hypophysärer Hypogonadismus — oder im Geschlechtszentrum liegen.

Wenn wir die Dinge in umgekehrter Weise betrachten, d. h. nicht vom hormonalen Geschlechtssystem ausgehen, sondern von den mit Überfunktion von HVL oder Nebennierenrinde einhergehenden Krankheiten und das Verhalten des hormonalen Geschlechtssystems dabei untersuchen, so darf es als sicher gelten, daß die Akromegalie und der Morbus Cushing einen Überfunktionszustand auch im hormonalen Geschlechtssystem in sich schließen, wenn auch nicht während des ganzen Verlaufes der Erkrankung. Nicht nur der Hyperpituitarismus, sondern auch der Hyperkortikoadrenalismus hat eine Funktionssteigerung im hormonalen Geschlechtssystem vermöge der Rolle, welche die Nebenierenrinde in diesem System spielt, zur Folge. Vieles spricht dafür, daß sie einen fördernden Einfluß auf die Keimdrüsen entfaltet und in diesem Sinn ihnen übergeordnet ist. Bei Fehlen der Keimdrüsen führt der geschlechtshomologe Hyperkortikoadrenalismus niemals zu Auswirkungen auf den Geschlechtscharakter, wie Hypertrichose, Hypergenitalismus usw. Beim Hyperkortikoadrenalismus und gleichzeitig atrophischen Keimdrüsen bleibt daher ein Behaarungsmangel nicht aus. Umgekehrt kann Atrophie oder Unterentwicklung der Nebennierenrinde bei nicht oder nicht erkennbar geschädigten Keimdrüsen Hypotrichose zur Folge haben, wie ich wiederholt beobachtet habe. Beim Morbus Addison leiden die Keimdrüsen in der Regel und erfahren eine Schädigung, während beim Hyperkortikoadrenalismus eine Funktionssteigerung bis zur Hypertrophie der Gonaden beobachtet wird, sofern es sich um eine homologe (das eigene Geschlecht fördernde) Steigerung der geschlechtshormonalen Rindentätigkeit handelt. Bei Männern mit starker Stammbehaarung habe ich niemals eine Unterentwicklung oder Atrophie der Hoden gefunden. Eine solche tritt höchstens sekundär ein.

Bedeutet nach dem bisher Gesagten eine Überfunktion des hormonalen Geschlechtssystems sehr häufig einen Hyperpituitarismus, Hyperkortikoadrenalismus oder Hypergonadismus, so schließen die entgegengesetzten Funktionszustände von HVL, Nebennierenrinde und Keimdrüsen, der Hypopituitarismus, der Hypokortikoadrenalismus und der Hypogonadismus eine verminderte Funktion des hormonalen Geschlechtssystems in sich. Das Syndrom Keimdrüseninsuffizienz — Nebennierenrindeninsuffizienz bedeutet das totale Versagen und Darniederliegen der Geschlechtshormonproduktion.

Die Überfunktion des hormonalen Geschlechtssystems kann für sich allein bestehen — das genito-adrenale Syndrom ist ein Beispiel hiefür — oder — häufig — mit einer hyperkortikoadrenalen oder hyperpituitären Erkrankung des Soma kombiniert sein. Die Unterfunktion des Systems ist häufiger als die Überfunktion und kommt wie diese als selbständige Anomalie in Form von Hypogonadismus (am häufigsten), Hypokortikoadrenalismus (weniger häufig) oder Hypopituitarismus (am seltensten zu beobachten) vor oder in Vergesellschaftung mit hypokortikoadrenalen somatischen Krankheiten, z. B. Morbus Basedow, M. Addison, LAENNECscher Zirrhose der Leber, hämosiderotischer Leberzirrhose, oder Konstitutionsanomalien wie dem Status thymicolymphaticus, oder mit den bekannten klinischen Unterfunktionszuständen des HVL. In welchem Verhältnis bei den aufgezählten Krankheiten und beim Status thymicolymphaticus die Unterfunktion des hormonalen Geschlechtssystems zu den Krankheiten steht, ist noch nicht völlig klar. Es läßt sich daher nicht sagen, ob in diesen Fällen von einer sekundären Unterfunktion im hormonalen Geschlechtssystem gesprochen werden kann, solange nicht sicher festgestellt ist, welche Rolle z. B. die Unterentwicklung oder Atrophie der Nebennierenrinde bei der Basedowschen Krankheit oder beim Status thymicolymphaticus spielt, wie die Atrophie der Keimdrüsen bei Leberzirrhose zu erklären ist usw. In diesem Zusammenhang verweise ich nachdrücklich darauf, daß ich bei Morbus Basedow eine Atrophie auch des HVL in den Sektionsprotokollen relativ häufig gefunden habe [R. CHWALLA, (1949)], beim Status thymicolymphaticus nicht selten (zweimal unter fünf Sektionsbeobachtungen dieser Konstitutionsanomalie bei Individuen im Alter von 20 bis 35 Jahren) und bei der Addisonschen Krankheit sowie bei der Leberzirrhose als gelegentlichen Befund. Dieser Umstand erweist eine gewisse Zusammengehörigkeit der genannten Affektionen auf Grund der Befunde an HVL und Nebennierenrinde einerseits und klärt andererseits zusammen mit den nachweisbaren Defekten in den Keimdrüsen die mangelhafte Entwicklung der Geschlechtsmerkmale bei den genannten Krankheiten auf. So fand ich z. B. eine Hypotrichose bei Basedowkranken in einem Viertel der Fälle, bei Addisonkranken in einem Fünftel der mir vorliegenden Sektionsbeobachtungen.

Am geringsten sind unsere Kenntnisse noch bezüglich des diencephalen Geschlechtszentrums. Geschwülste am Boden des dritten Ventrikels, des Hypophysenstiels oder der Hypophyse selbst können durch Druck dieses Zentrum schädigen und dadurch eine Störung der Geschlechtlichkeit und der Geschlechtsorgane hervorrufen. Eine Encephalitis kann die gleiche Wirkung haben. Häufig werden auch die somatischen Funktionen dieser Hirnregion, die sich aus ihrer Rolle als einem vegetativen Kerngebiet ergeben, mit beeinträchtigt. So findet man Störungen des Fettstoffwechsels — es resultiert dann die bekannte klinische Störung der Dystrophia adiposogenitalis — oder im Wasserhaushalt, im Kohlehydratstoffwechsel, ferner Störungen des Grundumsatzes, des Schlafes, der Regulierung des Blutdruckes und der Körpertemperatur und ähnliches. Dabei ist zu berücksichtigen, daß Hypophyse und Zwischenhirn nicht nur räumlich benachbart, sondern auch zu einer biologischen Einheit gekoppelt sind, die man als das Hypophysen-Zwischenhirnsystem zu bezeichnen pflegt. Dieses System faßt die beiden oberen Glieder des hormonalen Geschlechtssystems in sich. Bei der Dystrophia adiposogenitalis bleibt charakteristischerweise der Deszensus der Hoden häufig aus und fehlt der Geschlechtstrieb. Eine zentrale Störung des Geschlechtstriebes liegt in der Frigidität oder Geschlechtskälte vor, die vielleicht auf einer mangelhaften Erregbarkeit des Zentrums beruht. Ist diese im Gegenteil gesteigert, dann kommt es zu Satyriasis beim Mann, Nymphomanie bei der Frau.

Eine große Rolle spielt bei den Minusvarianten des hormonalen Geschlechtssystems die konstitutionelle Minderwertigkeit der einzelnen Organe des Systems, die vor allem an den Keimdrüsen und an der Nebennierenrinde deutlich in Erscheinung tritt.

Die Geschlechtsmerkmale

a) Primäre, sekundäre und tertiäre Geschlechtsmerkmale (Geschlechtscharaktere)

Primäre Geschlechtscharaktere sind die Keimdrüsen oder Gonaden und die in ihnen reifenden Geschlechtszellen oder Gameten (Spermien und Eichen). Die sekundären Geschlechtsorgane dienen teils als Leitungswege und als Hilfsapparate für die Geschlechtszellen, teils als Begattungs- oder Kopulationsorgane. Erstere werden beim männlichen Geschlecht auch als akzessorische, sekundäre oder als innere Geschlechtsdrüsen, letztere als äußere Geschlechtsorgane bezeichnet. Zu jenen gehören Prostata, Samenblasen, Samenleiter und Samenleiterampullen und die Cowperschen Drüsen. Beim weiblichen Geschlecht zählen der Fruchthalter oder Uterus und die Eileiter zu den sekundären inneren Geschlechtsorganen.

Eine dritte Gruppe von Merkmalen, durch die sich die Geschlechter unterscheiden, werden häufig unter die sekundären Geschlechtscharaktere eingereiht, sind aber vorteilhafter als tertiäre Geschlechtscharaktere abzutrennen und gesondert zusammenzufassen. Dazu gehören Behaarung, Stimme, Körperbau, (Skelett), Blut, Fettpolster, Geschlechtstrieb, Verhaltungsweise, Psyche usw. (vgl. diesbezüglich den nächsten Abschnitt). POLL teilt ein in essentielle und in akzidentelle Geschlechtsmerkmale. Essentielle sind nur die Gonaden, akzidentelle die Leitungswege, die Anhangsdrüsen, die Kopulations- (und bei Tieren Brutpflege-) Einrichtungen und sämtliche anderen Geschlechtsmerkmale, wie Stimme, Körperbau, Behaarung, seelische und psychosexuelle Haltung.

b) Psyche und Geschlechtsempfindung als Geschlechtsmerkmale

Zu den Geschlechtsmerkmalen, und zwar den sogenannten tertiären, gehört auch die normalerweise auf das andere Geschlecht gerichtete Geschlechtsempfindung, der Geschlechtstrieb, und die Summe der geistigen und seelischen Eigentümlichkeiten und Verhaltensweisen, die Mann und Frau auf dem zentralnervösen Sektor unterscheiden. Es handelt sich hier um zerebrale Geschlechtseigentümlichkeiten, die sich außer auf den Geschlechtstrieb auch auf andere Gehirnfunktionen, auf Haltung und Bewegungen, Gebärden, Gang usw. erstrecken, die bei den Geschlechtern verschieden sind. Ihnen müssen ohne Zweifel feingewebliche Strukturdifferenzen in denjenigen Hirnabschnitten zugrunde liegen, in denen diese Lebensäußerungen zentralisiert sind und die uns heute noch nicht bekannt sind. Interessant ist nun, daß der zerebrale Geschlechtscharakter für sich allein geschlechtskonträr beschaffen sein kann. Die Störung kann die einzelnen angeführten Großhirnfunktionen gesondert, was selten ist, oder — viel häufiger — in ihrer Gesamtheit betreffen. Wir sprechen dann von intersexueller Persönlichkeit, wenn es sich nur um eine konträre Geschlechtsempfindung handelt, von Homosexualität. Letztere kommt beim Tier ebenso vor wie beim Menschen, ein Umstand, der für die Auffassung dieser Abartung von größter Wichtigkeit ist. Bei echter, immer angeborener Homosexualität des Mannes kann ein durchaus männliches Äußeres und ein männlicher Schambehaarungstypus vorhanden sein; somatisch sind solche Individuen, wenigstens grob-äußerlich, völlig normal. Andersgeartet sind nur die Richtung des Geschlechtstriebes und daneben auch oft auch andere Großhirnfunktionen, die Statik und Kinetik, Gebärden und Ausdruck, Gang und Seelenleben, die ins Weibliche transponiert sind. Der Intellekt ist nicht betroffen.

Bei Zweidrüsenzwittern mit Ovotestes und Funktionieren von beiderlei Keimdrüsengewebe ist wiederholt eine männliche Psyche und männliche Geschlechtsempfindung festgestellt worden, ohne daß bei solchen Individuen etwa der Hodenanteil überwog: ein Zeichen für die Selbständigkeit dieser Merkmale und ihrer Beschaffenheit. Ein gleiches männliches Verhalten kommt bei zwittrigen Individuen mit Ovarien als Gonaden und kleinen peripheren Hodenanteilen vor, also bei Überwiegen des Eierstockgewebes in den Keimdrüsen (sogenannten Testovaria). Seltener kam bei Überwiegen des Hodengewebes in den Gonaden ein weibliches Seelen- und Geschlechtsleben zur Beobachtung. Im allgemeinen herrscht nach der vorliegenden Kasuistik bei Individuen mit Ovotestes oder mit Ovar auf der einen und Hoden auf der anderen Seite eine männliche Psyche vor: ein Überwiegen (Dominanz) des Hodens gegenüber dem Eierstock tritt deutlich in Erscheinung. Anderseits können aber Geschlechtsempfindung und Psyche auch dem Äußern des Individuums und der Prägung seiner äußeren Geschlechtsorgane entsprechen. Es gibt ferner seelisch robuste Amazonentypen, die somatisch rein weiblich sind.

Anderseits ist, was die Scheinzwitter anlangt, bei den Hodenzwittern unter ihnen rein weibliches Verhalten, noch dazu bei Vorhandensein von reichlich Zwischenzellen in ihren Hoden, ebenso von Psyche und Sexualempfindung, umgekehrt bei den seltenen menschlichen Eierstockzwittern eine männliche Lebensform in der Verhaltensweise festgestellt worden [vgl z. B. den von MONSCH (1934) beschriebenen Eierstockzwitter].

Eine Diskrepanz zwischen dem Charakter der Keimdrüsen und der Geschlechtsempfindung offenbart besonders deutlich der von NAUJOKS (1934) beschriebene Fall: Bei einem achtzehnjährigen, männlich aussehenden Individuum mit tiefer Stimme, Haaren auf der Oberlippe und knochigem, kräftigem Körperbau, waren Psyche und Geschlechtstrieb rein weiblich, obwohl links ein reifer Hoden mit reifen Spermien und rechts nur ein kümmerlicher Eierstock ohne Zeichen einer Funktion vorhanden waren (sogenannter Hermaphroditismus lateralis). Die Psyche braucht also nicht der funktionell dominierenden Keimdrüse zu folgen.

Aus solchen Beobachtungen geht hervor, daß nicht nur der äußere Habitus, sondern auch das seelische Verhalten und das Sexualempfinden durchaus nicht mit dem histologischen Charakter der Keimdrüsen übereinzustimmen und den Gonaden zu folgen brauchen. Biologische Hormonanalysen vom Harn solcher Fälle liegen noch sehr wenig vor.

Aus den angeführten Beobachtungen ergibt sich, daß die Psyche und die mit ihrem Verhalten meist parallel gehende Art der Geschlechtsempfindung eines Individuums unabhängig vom Geschlecht seiner Keimdrüsen sind und eigene, selbständige Merkmale darstellen. Man kann vermuten, daß Psyche und geschlechtliche Triebrichtung vielleicht dem Zellgeschlecht folgen, nachdem das Zentralnervensystem schon vor den Keimdrüsen angelegt ist. L. MOSZKOWICZ ist schon 1936 auf Grund einer eingehenden Analyse der Zwitter zu dem Schluß gekommen, ,,daß die Psyche als eigener sekundärer Geschlechtscharakter genetisch festgelegt ist und bei den Zwittern ebenso wie die andern sekundären Merkmale unabhängig von der Keimdrüse differenziert wird". Er hat auch darauf aufmerksam gemacht, daß der äußere Habitus der echten Zwitter ihrer Psyche oft widerspricht, wie das bei Homosexuellen mit männlichem Äußern die Regel ist, und daß er überwiegend weiblich ist so wie die Brustdrüsen.

Außer der angeborenen gibt es eine erworbene Homosexualität. Eine solche kann bei beiden Geschlechtern durch reichlich konträres Geschlechtshormon produzierende, „geschlechtsändernde" Blastome der Nebennierenrinde zustande kommen, hat also ein somatisches Substrat. So ist bei der Frau Homosexualität unter dem Einfluß von virilisierenden, d. h. reichlich Androgen produzierenden Nebennierenrindengeschwülsten beobachtet worden (ISRAEL, WERESCHINSKI), beim Mann als Folge von feminisierenden, d. h. Östrogen erzeugenden Nebennierenrindengewächsen.

Ich sah vor kurzem ein 25jähriges Mädchen mit angeborener Überfunktion der Nebennierenrinde und höchstgradiger Vermännlichung, enormer Hypertrichose, tiefer, männlicher Stimme usw.; gleichzeitig bestand eine seelische Virilisierung und demgemäß Homosexualität, wie sie beim interrenalen Virilismus häufig ist. Die inneren weiblichen Geschlechtsorgane waren, durch die überreichliche Androgenproduktion der Nebennierenrinde unterdrückt, unentwickelt geblieben. Es steht fest, daß die Nebennieren in diesem Fall bereits im intrauterinen Leben den äußerlich normal weiblich geprägten Organismus und seine weiblichen Geschlechtsorgane mit männlichem Hormon überschwemmt haben müssen, weil das Individuum bereits mit einer Klitorishypertrophie zur Welt kam und seine ersten Stimmäußerungen schon durch die tiefe Stimmlage auffielen. Wir haben in diesem Fall ein weibliches Keimdrüsengeschlecht und weibliches Zellgeschlecht — letzteres können wir aus dem Umstand mit Wahrscheinlichkeit erschließen, daß die operative Reduktion der Nebennierenrinde in gleichartigen Fällen zur Herstellung voller Weiblichkeit geführt hat — neben männlicher oder vermännlichter Psyche und Triebrichtung und männlicher Nebennierenrinde vor uns.

Daß die Geschlechtshormone einen Einfluß auf die Richtung des Geschlechtstriebes haben, geht ferner daraus hervor, daß der Verlust der Keimdrüsen in einer Anzahl von Fällen eine Neigung zum gleichen Geschlecht zur Folge hat. Ähnlich führt hochgradige inkretorische Unterfunktion der Keimdrüsen, z. B. bei Eunuchoiden, relativ häufig zu Homosexualität. Die Fälle von Altershomosexualität (s. S. 168 und 326) gehören ebenfalls hierher.

Wir erkennen also, daß die zerebralen Geschlechtsmerkmale gleich den übrigen hormonal beeinflußbar sind (vgl. später S. 14).

II. Die Glieder des hormonalen Geschlechtssystems

1. Das kortikale Geschlechtszentrum

Bezüglich eines Rindenzentrums für die Zusammenfassung aller Vorgänge der Sexualität und der geschlechtlichen Entwicklung und seines Sitzes fehlen uns noch Kenntnisse. Dennoch ist die Existenz eines solchen kortikalen Zentrums wahrscheinlich. Nicht nur der Einfluß der Psyche auf die Geschlechtsfunktion spricht dafür, sondern auch die Beobachtung, daß sich von verschiedenen Stellen der Großhirnrinde aus eine Hyperämie der Adenohypophyse mit morphologischen Zellveränderungen im HVL auslösen läßt (A. OSWALD, 1949).

2. Das Geschlechtszentrum im Zwischenhirn

Nach den Untersuchungen von ASCHNER liegen gewisse, die Inkretion der Keimdrüsen und das geschlechtliche Triebleben nach Stärke und Richtung beeinflussende Hirnzentren vor allem im Zwischenhirn, in der Gegend zwischen Epiphyse und Hypophyse am Boden des dritten Ventrikels. Bei Kompression desselben, z. B. durch Hydrocephalus, wird anhaltende Amenorrhöe beobachtet

(JEDLIČKA). A. PRIESEL sah zystische Ovarien bei Hydrocephalus ähnlich wie
E. I. KRAUS. Letzterer beobachtete ferner eine zystische Entartung der Eierstöcke bei einem großen Gliom des dritten Ventrikels und des rechten Seiten-
ventrikels. Es wird so verständlich, daß raumverdrängende Prozesse in dieser
Gegend, desgleichen in Zirbel und Hirnanhang, ebenso Zerstörung des Hypo-
thalamus (GAGEL) die Geschlechtsorgane bei intakter Hypophyse beeinflussen.
E. I. KRAUS fand bei einem 36jährigen Mann mit sklerosierender Encephalitis
am Zwischenhirnboden und Atrophie der Hypophyse (die er für eine Folge hält)
Fettsucht und Impotenz. Ich erinnere ferner in diesem Zusammenhang an die
Dystrophia adiposogenitalis, deren Ursache ebenfalls ins Zwischenhirn verlegt
wird. E. TSCHERNE (1940) beobachtete Amenorrhöe nach Schußverletzung der
Zwischenhirngegend neben Verfettung. Bei der Mehrzahl der Frauen mit Gehirn-
erschütterung oder Schädelbasisfraktur treten Zyklusstörungen auf. In die gleiche
Gegend des Subcortex ist auch die oberste, heute bekannte Lenkungsstelle
für das gesamte geschlechtshormonale System zu lokalisieren. Die psychischen
Einflüsse auf das Geschlechtsleben greifen an diesem subkortikalen Zentrum
ebenso an, wie die seelischen Schwankungen desselben über dieses Zentrum verlaufen. Es ist denkbar, daß auch Geschlechtsänderungen von ihm ausgehen
können. Andererseits sind auch Beobachtungen von geschlechtlicher Frühreife
bei Hydrocephalus und nach Encephalitis bekannt.

Was die genauere Lokalisation des subkortikalen Geschlechtszentrums betrifft, so vergleiche diesbezüglich den nächstfolgenden Abschnitt.

a) Tuber cinereum und geschlechtliche Entwicklung. Das Sexualzentrum

DRIGGS und SPATZ (1939) fanden in einem Fall von zentral-nervöser Pubertas
praecox bei einem dreijährigen Knaben eine kirschkerngroße hyperplastische
Fehlbildung im Bereich des Tuber cinereum ohne Hirndruckerscheinungen. Histologisch fanden sich in ihr Nervenzellen vom selben Typus, wie sie für die Kerne
des grauen Höckers kennzeichnend sind. Die Autoren schlossen aus diesem Fall
einerseits, daß die Kerngebiete des Tuber cinereum die Sexualentwicklung
kontrollieren, und andererseits auf Grund des Fehlens von Verbindungen der
Nervenzellen der Fehlbildung zu anderen Hirnregionen, daß die Kerngebilde,
um die es sich hier handelt, inkretorisch tätig seien. Durch Abgabe von bestimmten Wirkstoffen sollen sie die vorzeitige Geschlechtsreife wie in dem erwähnten Fall bewirken. Eine Inkretion, d. h. sekretorische Tätigkeit von Ganglienzellen ist für gewisse Kerngebiete des Zwischenhirns (Nucleus supraopticus,
Nucl. paraventricularis) schon von anderer Seite wahrscheinlich gemacht worden
(SCHARRER und GAUPP, 1935). Von der Gegend der geschilderten Fehlbildung
scheint nach DRIGGS und SPATZ eine Beeinflussung und Steuerung der Keimdrüsen auszugehen, die höchstwahrscheinlich über die Hypophyse erfolgt.

Im Hinblick auf die Beobachtung von DRIGGS und SPATZ ist sehr bemerkenswert, daß A. PRIESEL in einem Fall von angeborenem Mangel beider Eierstöcke
bei einer 49jährigen, an Pyloruskarzinom gestorbenen Frau (1932) den Tuber
cinereum auffallend „dünn und transparent" gefunden hat. Die Hypophyse
war in diesem Fall „etwas klein", histologisch überwogen die basophilen Zellen
im Vorderlappen. Die Zirbel war gewöhnlich entwickelt.

Diese Beobachtung bildet ein gewisses Gegenstück zu der von DRIGGS und
SPATZ: Dort Überentwicklung des Nervengewebes zusammen mit vorzeitiger
Geschlechtsreife, im PRIESELschen Fall Minderentwicklung des grauen Höckers
neben Fehlen der Gonaden und Ausbleiben der Geschlechtsreife. Andererseits
hat aber A. PRIESEL zwei unveröffentlichte Beobachtungen von Ganglioneurom

im Tuber cinereum gemacht, in denen keine Abnormität in der geschlechtlichen Entwicklung vorlag, zumindest keine dahingehenden anamnestischen Angaben bekannt sind. Ich führe die eine dieser Sektionsbeobachtungen mit freundlicher Erlaubnis von A. PRIESEL hier an:

Franz W., 68jähriger Pflegling des Altersversorgsheimes Lainz, Pav. XI, obduziert am 3. Dezember 1921. Todesursache schwere Arteriosklerose der Koronar- und der peripheren Arterien, Lungenödem, Herzhypertrophie und Erweiterung der rechten Herzkammer, venöse Stauung der Eingeweide, linksseitiger Hydrothorax, Oedema anasarka der unteren Extremitäten. Lokalbefund: An der Gehirnbasis, unmittelbar vor den Corpora mamillaria in der Mittellinie am Tuber cinereum ein grauweißlicher, halbkugelig vorspringender, runder Tumor, der eine Spur nach rechts hinüberreicht und oberflächlich von der anliegenden Arachnoidea überzogen ist. Er nimmt sich nach Gestalt und Größe wie ein drittes Corpus mamillare aus und erweist sich histologisch als ein Ganglioneurom von hoher Gewebsreife mit locker verstreuten, großen, oft vielpoligen Ganglienzellen und starker Gliaentwicklung.

Wenn auch die beiden letzteren Beobachtungen von A. PRIESEL zur Vorsicht hinsichtlich vorschneller Schlußfolgerungen über einen Zusammenhang der Ganglioneurome des Tuber cinereum mit der vorzeitigen Geschlechtsreife und den sonstigen Schlußfolgerungen von DRIGGS und SPATZ mahnen, so widersprechen sie doch bei näherer Überlegung nicht einem solchen Zusammenhang. Denn es ist ja nicht bekannt, in welchem Alter der Träger die Neubildungen in den beiden letzterwähnten Beobachtungen von A. PRIESEL entstanden waren. Es ist durchaus möglich, daß sie sich erst im höheren Alter entwickelt haben und aus dem Grund keine Auswirkungen auf die Sexualität mehr gezeitigt haben, weil deren Entwicklung längst abgeschlossen war und daher nicht mehr beeinflußt werden konnte. Weitere derartige Beobachtungen, vor allem im Kindesalter, müssen also abgewartet werden.

Mit der Beobachtung von DRIGGS und SPATZ stehen außerdem andere Tatsachen in guter Übereinstimmung und verstärken die Vermutung, daß tatsächlich ein Zusammenhang zwischen Tuber cinereum und Geschlechtsentwicklung besteht. So zählt nach P. E. SMITH (1927) eine Genitalatrophie neben einem enormen Fettansatz (Bild der Dystrophia adiposogenitalis) zu den charakteristischen Symptomen einer isolierten Tuberverletzung ohne Läsion der Hypophyse bei der Ratte und bei Geschwülsten im Hypothalamus ist Genitalatrophie mit und ohne Fettsucht ebenso wie sexuelle Frühreife beim Menschen beschrieben. Letztere kommt auch bei Gliomen in der Gegend der Corpora mamillaria und im Anschluß an epidemische Encephalitis vor (GAGEL). Experimentelle Zwischenhirnschädigung führt beim Hund zu Genitalatrophie, Polyurie und Fettsucht (CAMUS und ROUSSY).

BAILEY und BRÉMER sahen bei zwei Hunden nach Verletzung des Tuber cinereum eine Kachexia hypophyseopriva mit akuter Genitalatrophie auftreten. Den Beweis für die Abhängigkeit der geschlechtlichen Entwicklung vom Tuber cinereum haben jedoch die Experimente von BUSTAMANTE, SPATZ und WEISSCHEDEL geliefert: nach Zerstörung des Tuber cinereum durch Elektrokoagulation bei infantilen männlichen und weiblichen Meerschweinchen blieb die Entwicklung der Geschlechtsorgane, sowohl der äußern wie der innern, aus, ebenso der Geschlechtstrieb, und nicht nur das, es kam zur Rückbildung der Hoden. Es muß also der Tuber cinereum als Sexualzentrum angesprochen werden. Die Hypophyse scheint diesem Zentrum zu unterstehen. Reizung des Tuber cinereum ruft beim Frosch eine gesteigerte Ausschüttung von gonadotropem und anderen HVL-hormonen hervor (A. OSWALD, 1949).

Von anderen Autoren wurde die Gegend der Corpora mamillaria als das zerebrale Geschlechtszentrum angesehen. Diese Ansicht ist von BUSTAMANTE, SPATZ und WEISSCHEDEL widerlegt worden, indem sie nachweisen konnten, daß eine Koagulation der Corpora mamillaria keine Hemmung der geschlechtlichen Entwicklung und des Geschlechtstriebes nach sich zog (l. c.). Ich verweise in diesem Zusammenhang schließlich auf das Krankheitsbild der Dystrophia adiposogenitalis, deren Ausgangspunkt gleichfalls in die in Rede stehende Gegend an der Zwischenhirnbasis mit guten Gründen verlegt wird. Die Nähe der Hypophyse zu ihr läßt uns deren Stellung im hormonalen Geschlechtssystem noch besser verstehen. Verlaufen doch unmittelbare Leitungsbahnen von den Kernen der Zwischenhirnbasis durch den Hypophysenstiel zum Hirnanhang und zu dessen Hinter-, aber auch Vorderlappen.

b) Geschlechtshormone und Zwischenhirn

Gewisse Beobachtungen sprechen dafür, daß die Geschlechtshormone neben ihrer peripheren Wirkung eine erregbarkeitsherabsetzende Wirkung auf gewisse vegetative Zwischenhirnzentren entfalten. Der Rezeptor der Hormone scheint ja in erster Linie das Nervensystem bzw. dessen Endapparate zu sein; Nervensystem und endokrines System sind zu einem einheitlichen Apparat verbunden. Möglicherweise hängt ihre Wirksamkeit beim nächtlichen Bettnässen der Kinder und Adoleszenten, ferner bei der Kaltfußdysurie wie überhaupt bei exzessiver Pollakisurie nicht entzündlichen Ursprungs wenigstens zum Teil mit einer Wirkung auf die übererregten subkortikalen Blasenzentren zusammen. Außer diesen beeinflussen die Geschlechtshormone, wie wir bereits auf S. 9 gesehen haben, das Zentrum für den Geschlechtstrieb, und zwar nicht nur hinsichtlich dessen Richtung, sondern auch seiner Stärke. Die Normalisierung der Richtung des Geschlechtstriebes durch Testosteronpropionat, die der Verfasser bei einem männlichen Kastraten mit homosexuellen Neigungen, ähnlich LURIE (1944) bei einem männlichen Homosexuellen beobachten konnte, beweist diese Fähigkeit des Testosteronpropionats ebenso wie die vielfach (und bei beiden Geschlechtern) feststellbare Steigerung der geschlechtlichen Libido durch dieses Hormon und seine therapeutische Wirksamkeit bei seelischen Depressionen hormonaler Ätiologie (infolge von Androgenmangel, z. B. bei Eunuchoiden und Späteunuchoiden, Kastraten, im ,,männlichen Klimakterium" usw.). Ins Zwischenhirn wird das Zentrum für den Geschlechtstrieb lokalisiert. Die Kaninchenversuche von BUSTAMANTE, SPATZ und WEISSCHEDEL (s. S. 13) lassen es wahrscheinlich erscheinen, daß es auch beim Menschen hauptsächlich in der Gegend des Tuber cinereum liegt. Dieses Zentrum reagiert auf die Geschlechtshormone, wird durch sie sensibilisiert und beeinflußt seinerseits die Hormoninkretion der Gonaden. Im Alter nimmt die Erregbarkeit des Zentrums für den Geschlechtstrieb wieder ab. Sie kann aber auch bei geschlechtsreifen Individuen gering entwickelt sein oder ganz fehlen (Geschlechtskälte von Mann und Frau), aber auch übermäßig stark sein. Eine Libidosteigerung wird auch nach Verabreichung anderer Steroidhormone, z. B. von Desoxycorticosteronacetat, mitunter beobachtet. Die Reaktion des geschlechtlichen Triebzentrums hängt jedoch entscheidend von seiner angeborenen und anlagebedingten Struktur ab. Sie bestimmt seine Reaktionsweise und nicht die Art des verabreichten Geschlechtshormons, wenigstens, sofern keine übermäßigen Dosen zugeführt werden. So vermag Östrogen auch einen normalgeschlechtlichen Mann zu erotisieren und Androgen eine Frau, und andererseits erotisiert Androgen einen Homosexuellen in homosexueller Weise. Die Reaktion läßt sich also durch Geschlechtshormone nur insoweit beeinflussen, als die anlagebedingte Reaktionsbereitschaft es zuläßt (vgl. S. 168).

c) Pubertas praecox bei Hirngeschwülsten

Bei Gewächsen des Hypophysenstiels oder am Boden der vierten Hirnkammer ist gelegentlich eine sehr frühzeitige Geschlechtsreife bei Kindern beiderlei Geschlechts beobachtet worden. Solche Kinder zeigen neben einer vorzeitigen Entwicklung der Geschlechtsorgane und der Geschlechtsmerkmale auch eine vorzeitige allgemeine körperliche Entwicklung, bisweilen auch eine Oligurie oder Polyurie, ohne oder ohne nennenswerte Hirndruckerscheinungen. Penis und Hoden erreichen schon im Kindesalter eine Größe wie beim Erwachsenen, die Schambehaarung ist reichlich, häufige Erektionen und manchmal Ejakulationen stellen sich ein. Bei Mädchen sind die äußeren Geschlechtsorgane vorzeitig ausgebildet, die Brustdrüsen beträchtlich entwickelt, die Schambehaarung ausgeprägt und die Menstruation beginnt frühzeitig [GROSS (1940)].

Hier ist ferner die Pubertas praecox bei Tumoren der Corpora mamillaria und als Folge von Zirbelgewächsen bei Knaben zu erwähnen, von der an anderer Stelle noch die Rede sein wird (vgl. den Abschnitt ,,Die Rolle der Zirbel für die geschlechtliche Entwicklung'', S. 145). Diese können durch Druck das Zwischenhirn schädigen. Die Zirbel weist jedoch auch enge nervöse Verbindungen mit den Zwischenhirnzentren auf.

Derlei Beobachtungen lassen darauf schließen, daß die geschlechtliche Entwicklung zentral-nervös reguliert, d. h. vom Gehirn gesteuert wird. Ein Gleiches ist für die Auslösung der Pubertät wahrscheinlich.

3. Der Hypophysenvorderlappen[1] und seine Bedeutung für das hormonale Geschlechtssystem

a) Die Atrophie des HVL und ihre hormonalen anatomischen Auswirkungen auf die Urogenitalorgane

Die Atrophie des HVL ist nicht so selten, als es auf Grund der Darstellungen selbst moderner Lehrbücher den Anschein hat. Beim männlichen Geschlecht habe ich sie allerdings bedeutend seltener gefunden als beim weiblichen. Ihre Ursache ist in vielen Fällen unbekannt. Als die häufigste Ätiologie wird im Schrifttum die embolisch-eitrige Entzündung und die post-partum-Nekrose angesehen, die im Anschluß an Puerperalprozesse entstehen und derart das bedeutende Überwiegen der postentzündlichen Atrophie beim weiblichen Geschlecht verständlich machen würden. Ich fand am Obduktionsmaterial des Rudolfspitales fünf Fälle bei Männern (Alter 32 bis 61 Jahre) auf achtzehn bei Frauen (Alter 23 bis 68 Jahre, davon zehn über 50 Jahre). Auf diese zusammen 23 Beobachtungen von HVL-Atrophie (vgl. Abbildung 1 und 2, S. 16) stützen sich die nachfolgenden Angaben.

Die Atrophie des HVL geht entsprechend der Funktion dieser endokrinen Hauptregulationsdrüse mit einer maximalen Depression aller vitalen Prozesse und Lebensenergien einher; sie werden auf das tiefstmögliche Niveau gesenkt. Das ist dadurch bedingt, daß der HVL vermittelst seiner glandotropen Hormone die Tätigkeit der meisten endokrinen Drüsen und damit den gesamten Stoffwechsel beherrscht; eine Rückbildung des HVL muß demgemäß eine Involution der von ihm abhängigen Blutdrüsen zur Folge haben. Dadurch führt die Atrophie des HVL zu einem Erlöschen der Hormongeschlechtlichkeit, die von den Keimdrüsen und der Nebennierenrinde getragen wird, und zum Auslöschen der hormonalen Geschlechtscharaktere, bedingt durch die dominierende und Steuerungs-

---

[1] Abkürzung: HVL.

funktion des HVL im hormonalen Geschlechtssystem. Fällt die HVL-Funktion aus, so können ferner, weil die zentrifugale Leitung vom zerebralen Geschlechtszen-

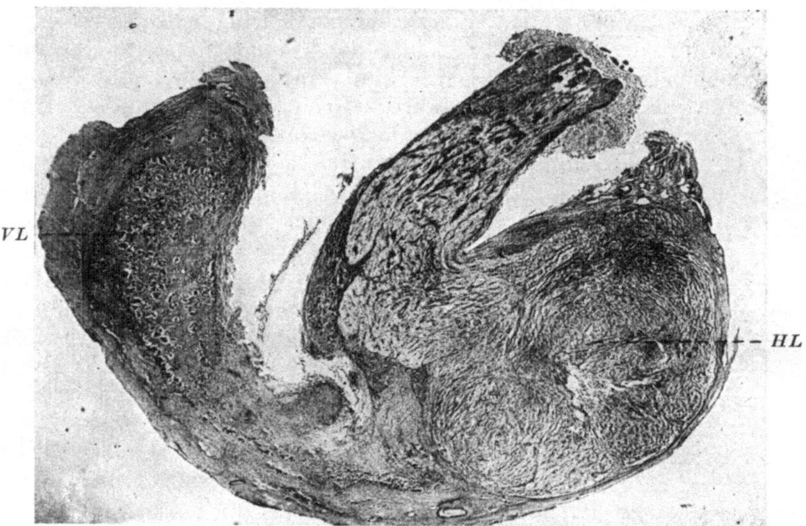

Abb. 1. Hypophysenvorderlappenatrophie bei multipler Blutdrüsensklerose. 52 Jahre alte Frau. — Färbung: Haematoxylin-Eosin. Vergrößerung: Zeiß' Planar 50 mm. — VL = atrophischer Vorderlappen, HL = intakter Hinterlappen.

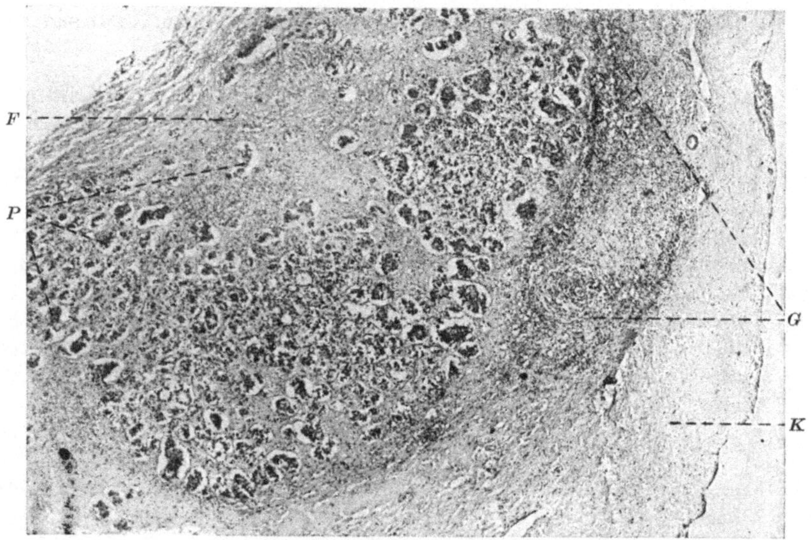

Abb. 2. Detail von Abb. 1. Vergrößerung: Zeiß' Obj. A, Ocular 2. — P = kleine Parenchyminseln in dem fibrös umgewandelten Vorderlappen. Bei F größerer parenchymfreier fibröser Bezirk. G = entzündliches Granulationsgewebe. K = Duralkapsel der Hypophyse.

trum (ganz oder teilweise?) über die Hypophyse verläuft, auch keine Impulse mehr vom diencephalen Geschlechtszentrum zu den nachgeordneten Gliedern und durch sie zu den Erfolgsorganen gelangen (bezüglich der geschlechtshormonalen Ausfallserscheinungen s. S. 85 und 157).

Es ist klar, daß die Auswirkungen einer Atrophie des HVL auf die Urogenitalorgane, die uns hier interessieren, erst bei einiger Dauer des Hormonausfalls des HVL in Erscheinung treten. Sie sind um so stärker, je länger die Atrophie besteht und je hochgradiger sie ist. Die wesentlichen Veränderungen der Urogenitalorgane bei Atrophie des HVL veranschaulicht am besten ein Obduktionsbefund. Als Beispiel sei der folgende angeführt:

60jähriger Mann, gestorben an Pyloruskarzinom. Stamm haarlos, Achselhöhlen fast unbehaart, weiblicher Schambehaarungstypus (!). Hypophyse klein, ihr Vorderlappen im histologischen Bild hochgradig atrophisch. Zellverteilung: überwiegende Basophilie. Folgeerscheinungen: Hodenatrophie, Prostataatrophie, Nebennierenrindenatrophie, mittelbare Folge: Gynäkomastie. Epithelkörperchen ebenfalls klein. Nebenbefund: Morbus *Paget* an der rechten Tibia.

In anderen Fällen von HVL-Atrophie sind die männlichen Adnexe makroskopisch gewöhnlich entwickelt und zusätzlich andere endokrine Organe, hauptsächlich Schilddrüse und Pankreas, wechselnd atrophisch. Der Thymus zeigt keine Abhängigkeit vom HVL (s. S. 18 und 138 „Thymus und Hypophyse"); hingegen ist die Zirbel oft klein (!), das Nebennierenmark meist dürftig.

Regelmäßig werden nur die Keimdrüsen und die Nebennierenrinde bei beiden Geschlechtern atrophisch gefunden, wenn der HVL sich in vorgeschrittener Atrophie befindet.

Aus dem Ausfall der Hormonlieferung der atrophierten Blutdrüsen setzen sich die hormonalen Auswirkungen der HVL-Atrophie zusammen. Regelmäßig weisen Individuen mit HVL-Atrophie eine Hypotrichose nach Art der im obigen Obduktionsbefund geschilderten auf. Sie bildet im Verein mit der Atrophie der Keimdrüsen und eventuell der sekundären Geschlechtsorgane und zusammen mit einer Nebennierenrindenschwäche den sinnfälligsten morphologischen Ausdruck des Funktionsausfalles im hormonalen Geschlechtssystem. Als das charakteristische Zeichen der HVL-Atrophie möchte ich also die Vergesellschaftung von Funktionsausfall der Gonaden und der Nebennierenrinde herausschälen. Die biologisch-klinische Entsprechung dieses Ausfalles ist das Sinken der Ausscheidung der 17-Ketosteroide im Harn bis auf den Nullwert.

Nachstehend ein charakteristischer Sektionsbefund von HVL-Atrophie der Frau zur Illustration ihrer Auswirkungen beim weiblichen Geschlecht:

66jährige Frau. Klinische Todesursache: Diabetes, Cystopyelonephritis. Befund der Leichenöffnung: Kleine und grazile weibliche Leiche. Achselhöhlen haarlos. Genitale nur an den großen Schamlippen und dort nur dürftig behaart. HVL atrophisch, kaum 2 mm dick, histologisch hochgradig fibrös; Hypophysenhinterlappen gewöhnlich. Zirbel erbsengroß, histologisch parenchymreich. Schilddrüse klein, mikroskopisch höhergradig atrophisch. Obere Epithelkörperchen klein, mikroskopisch vorwiegend aus rosaroten Zellen bestehend, die unteren stark fettdurchwachsen. Die Rinde der gewöhnlich großen Nebennieren mäßig atrophisch, das Pankreas atrophiert, die Eierstöcke schwerst fibrös-atrophisch und ohne Hiluszellen (!).

Bis auf einen einzigen Fall, in dem die Nebennieren makroskopisch keine Auffälligkeit erkennen ließen und mikroskopisch nicht untersucht worden waren, finden wir unter den achtzehn weiblichen Trägern von HVL-Atrophie ausnahmslos die Nebennierenrinde atrophisch oder die Nebennieren als Ganzes von besonderer Kleinheit. Das Nebennierenmark kann dabei reichlich entwickelt sein. In einem Fall waren die Nebennieren total tuberkulös verkäst und hatte sich infolgedessen das Krankheitsbild des Morbus Addison entwickelt, dem die 38jährige Frau erlegen war. Ebenso hatten unter den fünf Männern mit Atrophie des HVL zwei einen M. Addison. Ebenso häufig wie die Nebennierenrinde, nämlich fast ausnahmslos, waren die Eierstöcke klein und fibrös-atrophisch, und zwar auch bei den im geschlechtsreifen Alter befindlichen Frauen mit HVL-Atrophie.

Elfmal unter den achtzehn HVL-Atrophiefällen bei der Frau bestand eine ähnliche charakteristische Hypotrichose wie bei den Männern in Form von Fehlen der Achselhöhlenbehaarung und Fehlen oder besonderer Dürftigkeit der Schambehaarung, wie man sie sonst beim angeborenen Fehlen der Eierstöcke oder beim Ausfall der Eierstockfunktion vor der Geschlechtsreife findet. Die Schilddrüse war bei zehn Frauen in verschiedenem Grade atrophiert; einmal war eine Strumaoperation vorausgegangen und in acht Fällen bestand eine Basedow-Struma (!). Die Bauchspeicheldrüse war bei drei Frauen wechselnd atrophisch. Die Epithelkörperchen waren in drei Fällen klein, atrophisch und fettdurchwachsen und in dem einen dieser beiden Fälle bestand eine Osteomalazie des Rumpfskelettes. Bei zwei Frauen mit Atrophie des HVL fiel auch eine besondere Dürftigkeit des Parenchyms der unterentwickelten Mammae auf. Der Thymus war unter sieben Basedowikerinnen mit HVL-Atrophie viermal von auffallender Größe oder — bei alten Basedowfrauen — persistent und in einem weiteren Fall von M. Addison mit HVL-Atrophie bei einer 38jährigen Frau war ein Status thymicolymphaticus mit einem größeren und reichlich Parenchym enthaltenden Thymuskörper vorhanden. Auch in einem zweiten Fall, einer 23jährigen Frau mit mittelgradiger Atrophie des HVL und M. Basedow, ist ein Status thymicolymphaticus vermerkt. Eine Leberzirrhose bestand zweimal und in je einem weiteren Fall von Atrophie des HVL mit Basedowscher Krankheit eine subakute Leberatrophie bzw. eine Gelbsucht.

Als Todesursachen bei HVL-Atrophie finden wir außer derartigen schweren Leberkrankheiten und der schon erwähnten Cystopyelonephritis den M. Basedow relativ häufig (ein Teil der mit Basedow kombinierten Fälle starb nach der Resektion der Schilddrüse), ferner Nebennierenrindeninsuffizienz (mit dem klinischen Bild der Addisonschen Krankheit), Diabetes, Miliartuberkulose (einmal), Herzinsuffizienz und Kachexie. Unter den fünf Fällen von HVL-Atrophie bei Männern waren die Todesursachen Pyloruskrebs, M. Addison, Cystopyelonephritis, chronische Lungentuberkulose und Lues maligna. Nur in einem einzigen unter 23 Fällen von HVL-Atrophie war also ein Karzinom zu verzeichnen und auch andere gut- und bösartige Neubildungen fehlten in allen 23 Fällen von Atrophie der Vorderhypophyse (s. S. 479). In keinem Fall wurde ferner ein hoher arterieller Blutdruck gemessen und demgemäß wurden auch die aus einem solchen resultierenden Todesursachen vermißt. Zudem erreichte die Arteriosklerose niemals eine ausgedehnte Verbreitung oder ein beträchtliches Ausmaß.

Gleich der chronischen banalen Harninfektion scheint auch die Tuberkulose und der Tod an Tuberkulose beim Ausfall der HVL-Funktion vermöge des Daniederliegens der Abwehrkräfte (Atrophie der Nebennierenrinde) nicht selten zu sein. KON erwähnt zwei hypophysäre Zwerge, die im Alter von 39 und 40 Jahren beide an einer chronischen Lungentuberkulose zugrunde gegangen waren (1908). Ein von HANS CHIARI beschriebener hypophysärer Zwerg war ebenfalls tuberkulös. Im Obduktionsmaterial des Rudolfspitals fand ich zwei Frauen mit Atrophie der Vorderhypophyse, bei denen eine Tuberkulose den Tod herbeigeführt hatte.

Das Syndrom Keimdrüseninsuffizienz-Nebennierenrindeninsuffizienz wird, wie nach den gemachten Feststellungen zu erwarten ist, bei der HVL-Atrophie außerordentlich häufig angetroffen; es prägt wesentliche Züge im Krankheitsbild der HVL-Atrophie.

Für die Diagnose der HVL-Atrophie im klinischen Laboratorium ist in erster Linie die Ausscheidung der 17-Ketosteroide im Harn von Bedeutung [FRASER und SMITH (1941)]: sie sinkt bis auf den Nullwert, was auf Grund der bei HVL-Atrophie eintretenden Keimdrüseninsuffizienz und Nebennierenrindeninsuffizienz verständlich ist.

Bisher wurden nur die Auswirkungen der Atrophie des HVL auf die Geschlechtsorgane erörtert. Es bestehen aber auch solche auf die Harnorgane, vor allem die Harnblase und die Nieren, die sich schon aus dem Syndrom Keimdrüseninsuffizienz-Nebennierenrindeninsuffizienz ergeben. In bezug auf die Nieren äußern sie sich im Fehlen einer nennenswerten Nephrosklerose und, damit im Zusammenhang, eines arteriellen Hochdrucks.

Am Schluß sei noch erwähnt, daß A. Priesel in einigen histologisch genau untersuchten Fällen von Atrophie des HVL ein verschiedengradiges Überwiegen des basophilen Zellen feststellen konnte. Außerdem fielen in je einem Fall eine relative Armut an Eosinophilen bzw. ein Fehlen dieser auf. In einem anderen Fall von hochgradiger Atrophie und Fibrose des HVL waren spärliche Züge vorwiegend eosinophiler Zellen erhalten geblieben. Das histologische Bild ist also nicht in allen Fällen gleichförmig.

b) Die vom HVL abhängigen endokrinen Drüsen bei Überfunktion des Hypophysenvorderlappens

Es ist lehrreich, im Anschluß an die Atrophie des HVL ihr Gegenteil, die Überfunktion des HVL, den Hyperpituitarismus, hinsichtlich ihrer Auswirkungen an den vom HVL kontrollierten endokrinen Drüsen zu betrachten. Die Überfunktion ist allerdings pathologisch-anatomisch und damit morphologisch nur dann zu erfassen, wenn sie eindeutige und scharf umrissene Krankheitsbilder produziert, wie z. B. die Akromegalie, den hypophysären Riesenwuchs oder den Morbus Cushing. Es ist wahrscheinlich, daß es auch außerhalb dieser in allen Lehrbüchern der inneren Medizin und der Endokrinologie ausführlich besprochenen, klassischen hyperpituitären Erkrankungen Überfunktionszustände des HVL gibt, die sich in diese schematischen nosologischen Bilder nicht einreihen lassen. Sie zeigen verschiedene Anklänge an diese.

Bei der Akromegalie und beim M. Cushing finden wir eine Hyperplasie der Nebennierenrinde und, wenigstens anfänglich, eine Überfunktion der Keimdrüsen, eine Vergrößerung der Schilddrüse [Davis fand (1941) unter 166 Fällen von Akromegalie 86mal eine solche und in einem Drittel der Fälle Schilddrüsenadenome], eine Hypertrichose, ferner eine beträchtliche Körpergröße und eine Fettleibigkeit, sehr oft einen arteriellen Hochdruck und eine hochgradige Arteriosklerose sowie eine Hypertrophie und Überfunktion der Epithelkörperchen. Die Brustdrüsen können bei beiden Geschlechtern hypertrophieren. Eine besondere Neigung zu gut- und bösartigen Neubildungen ist wahrscheinlich, wenn sie auch noch exakter Feststellung an einem großen Untersuchungsmaterial bedarf (s. S. 479/80). Die Ausscheidung der 17-Ketosteroide im Harn ist entsprechend der gesteigerten Funktion der Keimdrüsen und der Nebennierenrinde an der oberen Grenze der Norm gelegen oder erhöht.

Aus dem Gesagten ist zu erkennen, daß die anatomischen Befunde an den Blutdrüsen beim Hyperpituitarismus, der Erwartung entsprechend, das genaue Gegenteil der bei der Atrophie des HVL geschilderten darstellen. Dieser Umstand bestätigt die Richtigkeit des angenommenen Zusammenhanges der Dinge.

c) Die Aplasie des Hypophysenvorderlappens

Ein Fehlen der Adenohypophyse ist bisher nicht beobachtet worden [E. J. Kraus (1929)]. Für die in diesem Buch behandelten Probleme ist das insofern von Bedeutung, als eine Aplasie des HVL infolge ihrer Auswirkungen auf die Keimdrüsen und die Nebennieren und das damit verbundene Erlöschen des Hormongeschlechtes das Zellgeschlecht rein herausarbeiten würde. Angesichts der zentralen Stellung des HVL kann man sich kaum eine Lebensfähigkeit der

Frucht bei dessen Fehlen vorstellen. Bei angeborener Unterentwicklung des
HVL stärkeren Grades sind endokrine Störungen, die sog. Ateleiose, ferner
Fettsucht und Zwergwuchs sowie Dystrophia adiposogenitalis beobachtet worden
(E. J. KRAUS)

d) Die Adenome des Hypophysenvorderlappens und ihre Wirkungen auf das hormonale Geschlechtssystem und die Urogenitalorgane

Die Auswirkungen der Adenome des HVL sind sehr verschieden und hängen
von der Art des Adenoms, seinem histologischen Aufbau, seiner Größe und den
Folgen für HVL und HHL ab. Man teilt die HVL-Adenome nach den sie zusammensetzenden Zellelementen in Hauptzellenadenome, eosinophile Adenome
und basophile Adenome ein. Die stärksten hormonalen Auswirkungen entfalten
die eosinophilen und die basophilen Adenome. Von den zuletzt genannten steht
mir ein Beobachtungsgut nicht zur Verfügung und ich muß mich bei der Beschreibung ihrer Hormonwirkung auf die Schilderung von durch Obduktion
sichergestellten basophilen HVL-Adenomen im Schrifttum stützen. Z. B. wurden
bei der 22jährigen Patientin von BISHOP und CLOSE (1932) folgende Befunde
erhoben:

Fettsucht, Hypertrichose von Gesicht, Brust und Bauch und Bartwuchs, fast
vollständige Amenorrhoe, gerötetes Gesicht, arterieller Hochdruck von 250 bis
300 RR, Kopfschmerzen, im Harn Eiweiß und Zucker, zuletzt hochgradiger Durst
und Polyurie. Todesursache: Lungenödem. Sektion: Im HVL ein gut abgegrenztes
basophiles Adenom. Sehr hochgradige allgemeine Arteriosklerose (!) neben vaskulären (!) Schrumpfnieren. Infantiler Uterus und kleine Ovarien. Pankreasatrophie.
Nebennieren ohne Besonderheit.

Kurz zusammengefaßt, entsprach also das Krankheitsbild einer Vermännlichung,
kombiniert mit Fettsucht und juvenilen genuinen Schrumpfnieren und kompliziert
durch einen Diabetes. Die Hypertrichose ist im übrigen auch sonst bei arteriosklerotischen Schrumpfnieren nicht ungewöhnlich (R. CHWALLA; vgl. S 66).
CUSHING hat als Charakteristika des „pituitären Basophilismus" herausgeschält:
Rasch entstehende plethorische Fettsucht, welche die Extremitäten freiläßt, genitale Dystrophie (Amenorrhoe, Impotenz), Hypertrichose bei weiblichen Kranken
und bei männlichen im Vorpubertätsalter, Hautstriae, arteriellen Hochdruck,
Rückenschmerzen und Schwäche. Die basophilen Adenome bleiben verhältnismäßig klein, so daß eine Vergrößerung des Türkensattels nicht deutlich ist.
Bei einer von WALTERS, WILDER und KEPLER (1934) beobachteten 34jährigen
Frau mit einem 5 mm im Durchmesser haltenden basophilen Adenom bei makroskopisch
normalen Nebennieren hatten die klinischen Erscheinungen bestanden in Fettleibigkeit vom sogenannten „Büffeltyp", Cessatio mensium, Kopfschmerzen und
Bauchkoliken, Hypertrichose im Gesicht, Rundschultrigkeit, in spontanen Haut-
blutungen und Hautteleangiektasien an den Wangen und Extremitäten, Beinödemen
sowie Sklerose der Gefäße des Augenhintergrundes; Blutdruck 160/118, Sella normal.
Ein von KALBFLEISCH obduzierter 53jähriger Mann mit einem erbsengroßen basophilen HVL-Adenom und ausgesprochenem M. Cushing wies atrophische Hoden,
einen Knotenkropf und äußerlich normale Nebennieren auf, die sich jedoch durch
eine breite, histologisch adenomatöse Rinde auszeichneten.
Ein dem M. Cushing ähnliches Bild sieht man auch beim Überwiegen der Basophilen ohne eigentliche Adenombildung. So fanden sich bei einem 58jährigen, stark
fettleibigen, an Herzdekompensation gestorbenen Hochdruckkranken eine Hypertrichose, hochgradige Arteriosklerose und Nephrosklerose, große Nebennieren mit
solitären kirschgroßen Adenomen beiderseits und sehr dürftigem Marklager. Die
Hoden zeigten nichts Auffallendes, die Schilddrüse eine Hypoplasie und der HVL
ein Überwiegen der basophilen Zellen mit stellenweiser adenomähnlicher Anhäufung (!)
derselben bei nur sehr spärlichen Eosinophilen.

An *eosinophilen HVL-Adenomen* (s. Abb. 3) verfüge ich über vier Fälle, drei bei Frauen im Alter von 40, 56 und 59 Jahren und einen bei einem 47jährigen Mann. Die eine der beiden Frauen hatte eine typische Akromegalie und scheidet wegen der ganz im Vordergrund stehenden Wirkungen des hypophysären Wachstumshormon für die Beurteilung der sonstigen endokrinen Vorderlappenwirkungen aus. Bei der 59jährigen, mittelgroßen, grazilen Frau mit eosinophilem Adenom finden wir eine diffuse Kolloidstruma, senil-atrophische Adnexe (!), eher kleine Nebennieren mit verdickter Kapsel, dünner Rinde und gewöhnlichem Verhalten des Markes, jedoch auffallend breiter, anscheinend gewucherter Zona glomerulosa. Pankreas, Epithelkörperchen und Zirbel waren normal. Die 40jährige hatte auffallend kleine und unterentwickelte Nebennieren (Größe

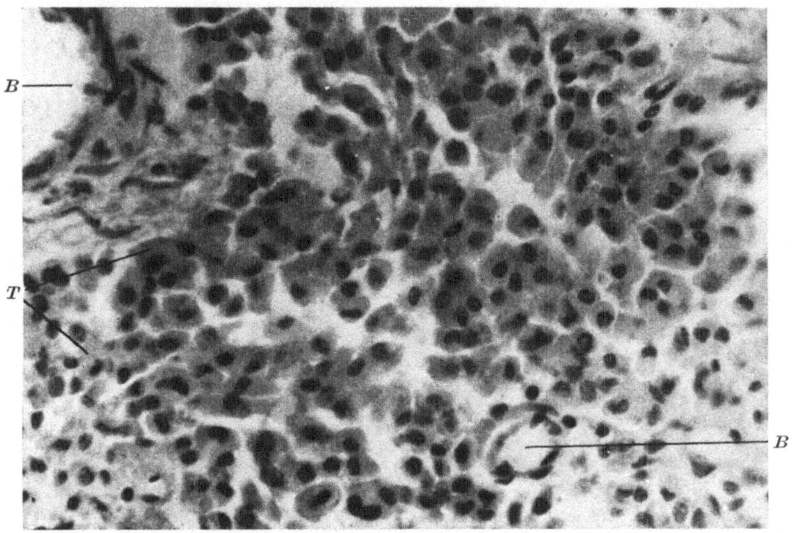

Abb. 3. Eosinophiles Adenom der Hypophyse. — Haematoxylin-Eosin-Färbung. Vergrößerung: Zeiß' Obj. DD, Ocular 2. — *B* = Blutgefäße, *T* = plasmareiche Tumorzellen, vielfach mit chromatinreichen, geschrumpften Kernen.

3 : 2 : 0,4 cm) mit dünner Rinde, eine hypoplastische Schilddrüse und einen Uterus myomatosus bei kleinem eosinophilem Adenom in der normal großen Hypophyse. Bei dem 47jährigen, kräftigen Mann mit kirschengroßem, durchblutetem und nekrotisch gewordenem eosinophilem Adenom ließ sich eine Atrophie von Nebennieren und Hoden mit einer dementsprechenden Hypotrichose (haarloser Stamm, dürftiger Bartwuchs, mäßige Achselhöhlenbehaarung, horizontaler Schambehaarungstypus) und eine Kleinheit des Penis feststellen. Seine Nebennieren waren auffallend klein, ihre Rinde kaum ½ mm dick, das Marklager war dürftig, die Epithelkörperchen klein, das Pankreas von gewöhnlichem Verhalten, während die Schilddrüse kleine atrophische Bezirke enthielt. Zu bemerken ist, daß an der Peripherie des Adenoms stellenweise noch atrophisches HVL-Gewebe mit überwiegend basophilen Zellsträngen erhalten war. Die Auswirkungen vor allem auf die Nebennierenrinde sind also ganz andere als bei den basophilen Adenomen.

Von *Hauptzellenadenomen* stehen mir sechs Sektionsbeobachtungen zur Verfügung, und zwar fünf bei Männern im Alter von 39 bis 68 Jahren und eine bei einer 67jährigen marantischen Frau. Diese hatte ein Magenkarzinom und war an einer Gehirnapoplexie gestorben. Von den fünf Männern waren zwei klassische Akromegale und 39 bzw. 55 Jahre alt. Von den zwei nicht Akromegalen hatte ein großer und kräftiger, 68jähriger mit mäßigem Fettpolster ein kirschengroßes, blutig destruiertes Hauptzellenadenom, eine höhergradige Atrophie der Hoden, die keine Spermiogenese erkennen ließen, und eine Prostatahypertrophie (Hypertrophie aller drei Lappen); seine Nieren und Nebennieren waren makroskopisch ohne Besonderheit. Der zweite, 65jährige, wies ein kleinapfelgroßes Hauptzellenadenom auf, war kräftig und fettleibig, bot keine Auffälligkeit an den Nieren und hatte eine kaum vergrößerte Prostata. Seine Epithelkörperchen waren von gewöhnlichem Verhalten, seine Schilddrüse enthielt einen kleinen Adenomknoten. Bei einem 59jährigen, kräftigen, mittelgroßen

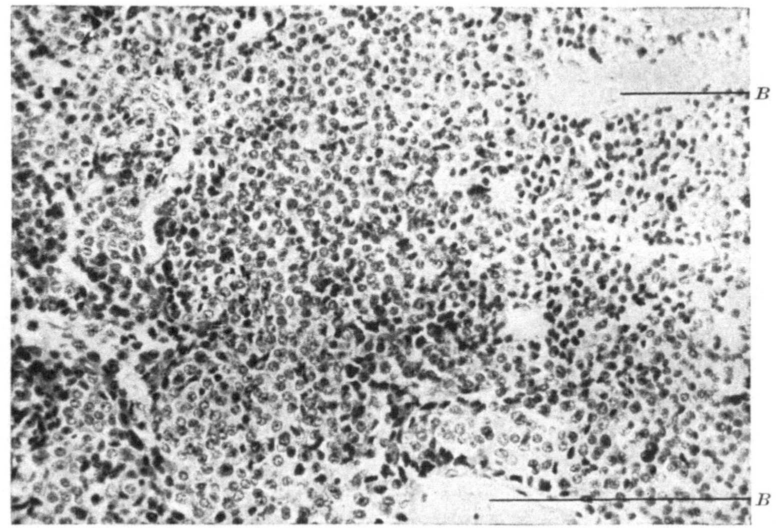

Abb. 4. Hauptzellenadenom der Hypophyse. — Haematoxylin-Eosin-Färbung. Vergrößerung: Zeiß' C, Ocular 2. — Dicht gelagerte, kleine, plasmaarme Zellen. B = Blutgefäße.

Mann mit kirschengroßem Hauptzellenadenom, von dem die beigegebene Abbildung 4 stammt, waren Hoden (!) und Schilddrüse leicht atrophisch, die Nebennieren (außer Lipoidarmut) ohne Besonderheit. Von den beiden Akromegalen mit Hauptzellenadenom hatte der 39jährige ebenfalls eine Hodenatrophie. Bei diesen beiden waren die Nebennieren groß und adenomatös-hyperplastisch. A. PRIESEL fand ferner bei einem 62jährigen männlichen Eunuchoid ein erbsengroßes Hauptzellenadenom im HVL. CAMERON (1945) zählt als Hauptsymptome der chromophoben Adenome auf: Vergrößerung der Sella turcica, Hirndruckerscheinungen und Sehstörung bis zur Blindheit neben Involution der Hoden bzw. Amenorrhoe. Eine erfolgreiche chirurgische Entfernung stellt Sehvermögen und Sexualfunktion wieder her. Bei dieser Gruppe von HVL-Adenomen begegnen wir somit wieder anderen Auswirkungen wie bei den vorangehenden beiden Arten von HVL-Adenom.

In zwei weiteren obduzierten Fällen von HVL-Adenom fehlt leider eine nähere histologische Klassifizierung derselben. Betroffen war in dieser Gruppe eine 49jährige, an einer Blutung ins Kleinhirn gestorbene, fettleibige Frau, die sich durch eine schwere zentrale und periphere Arteriosklerose mit Nephosklerose und Hochdruck, zystische Ovarien (!) und Uterusmyome (!) bei makroskopisch nicht veränderten Nebennieren auszeichnete; 24 Jahre vor ihrem Tode hatte sie eine Bauchhöhlenschwangerschaft (!) durchgemacht. Bei einem 40jährigen mageren Mann mit einem hühnereigroßen HVL-Adenom zeigten die endokrinen Organe grob-anatomisch nichts Auffälliges. Es sei an dieser Stelle daran erinnert, daß in manchen Fällen von Dystrophia adiposogenitalis Hauptzellenadenome gefunden worden sind. Ferner ist das Bild der CUSHINGschen Krankheit nicht nur bei basophilen, sondern auch bei Hauptzellenadenomen und eosinophilen Adenomen beobachtet worden. Einen für diese Krankheit spezifischen Befund soll jedoch die Entgranulierung und Hyalinisierung der Basophilen darstellen (sogenanntes CROOKESches Zeichen der angelsächsischen Literatur). CROOKE hat (1935) diese morphologische Erscheinung als Ausdruck einer vermehrten Tätigkeit der Zellen gedeutet. A. PRIESEL fand ebenfalls bei einem 37jährigen, an Lungenembolie verstorbenen Cushing-Kranken eine Vermehrung der Basophilen im HVL und eine auffallend starke Einwanderung derselben in den Hinterlappen bei gleichzeitiger, mehr oder weniger vollkommener Entgranulierung vieler von den basophilen Zellen. HEINBECKER hält diese für die Folge einer Degeneration der Nuclei hypothalamici (1944). Abb. 5

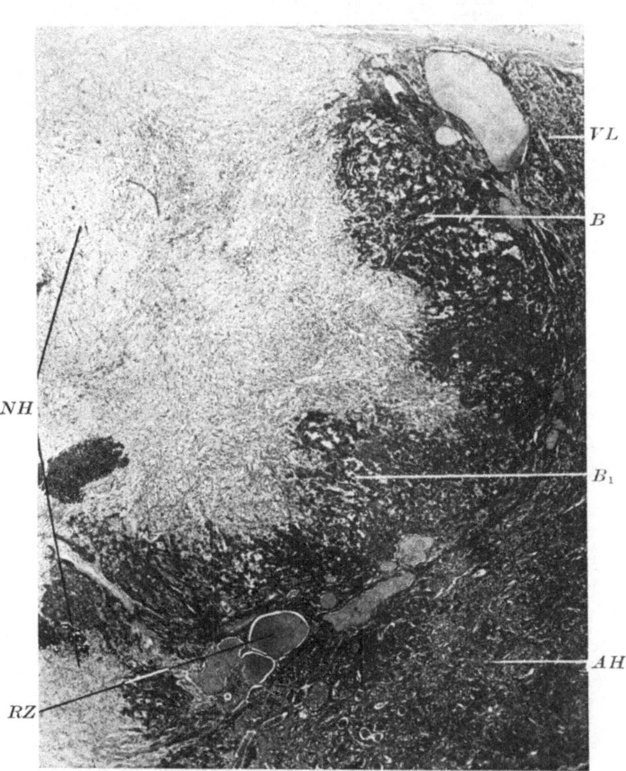

Abb. 5. Schnitt durch die Lappengrenze der Hypophyse bei Cushingscher Krankheit. Von einem 37 Jahre alten Manne. — Haematoxylin-Eosin-Färbung. Vergrößerung: Zeiß' Planar 20 mm. — NH = Neurohypophyse, VL und AH = Adenohypophyse. RZ = Rathkesche Zysten. Die breite Zone der Basophileneinwanderung im Hinterlappen bei B und B_1.

läßt die tumorartige Infiltration der Neurohypophyse durch die Basophilen deutlichst erkennen und Abb. 6 zeigt die wuchernden basophilen Zellen im einzelnen bei stärkerer Vergrößerung, während Abb. 7 einen weit häufiger anzutreffenden Befund (z. B. beim essentiellen Hochdruck) von geringer Basophilenimmigration in den Hypophysenhinterlappen zum Vergleich darstellt. Bei der Mehrzahl der hypophysären Riesen wurde bei der Autopsie ein eosinophiles Adenom gefunden. Die gleiche Veränderung ließ sich bei 46 % aller Akromegalen feststellen [JORES (1942)]. Bei hypophysären Riesen und bei Akromegalen ist gesteigerte Libido sexualis und vorzeitige Pubertät [ENGELBACH (1932)] ebenso beschrieben worden wie eine Störung der Sexualfunktion mit Unterentwicklung der Keimdrüsen. Die Steigerung des Geschlechtstriebes findet sich im Beginn der Erkrankung, die Abnahme im vorgeschrittenen und im Endstadium. BERBLINGER hat die Störung

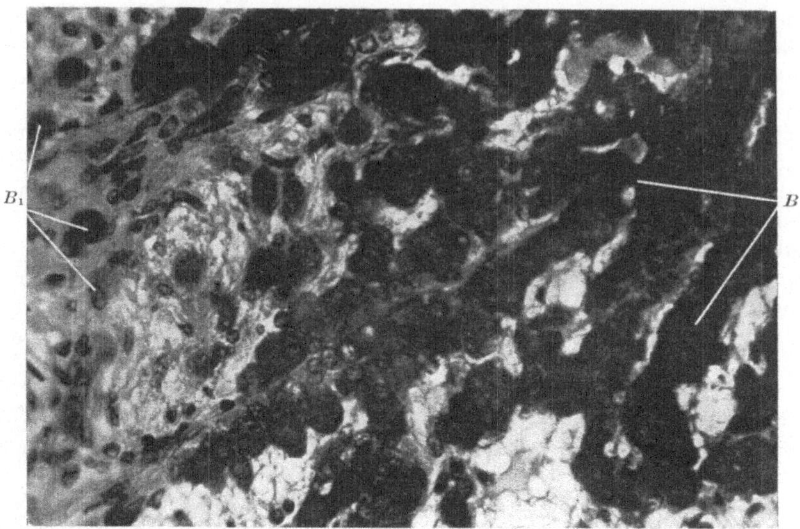

Abb. 6. Vom selben Fall wie Abb. 5. Gleiche Färbung. Starke Vergrößerung (Zeiß' Obj. DD, Ocular 2). — Basophile Zellen *B* strangförmig in den Hinterlappen sich ausbreitend. Bei B_1 einzeln liegende solche Zellen.

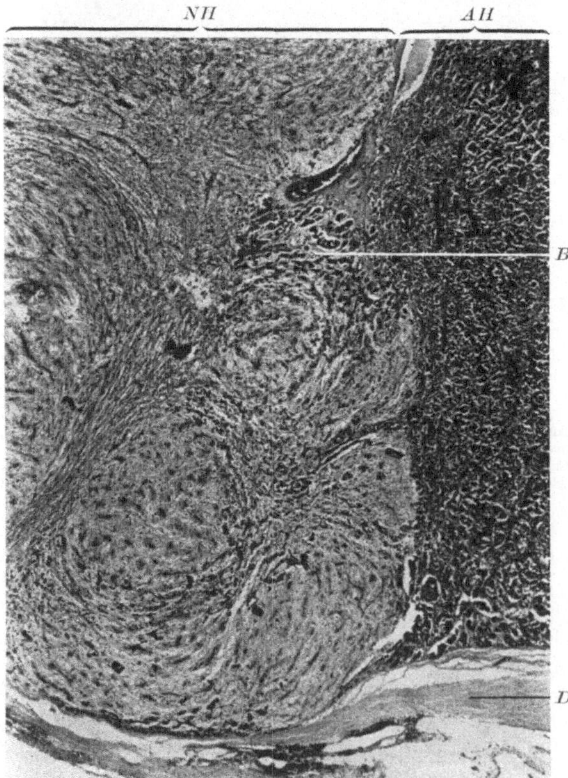

Abb. 7. Beginnende Einwanderung basophiler Zellen in den Hypophysenhinterlappen. — Haematoxylin-Eosin-Färbung. Vergrößerung: Zeiß' Planar 20 mm. — *NH* = Hinterlappen, *AH* = Vorderlappen der Hypophyse. Bei *B* Einwanderungszone der Zellen. *D* = Duralkapsel der Hypophyse.

der geschlechtlichen Funktion auf eine Schädigung der basophilen Zellen zurückgeführt.

Ihrer Entstehung nach können gewisse HVL-Adenome umgekehrt mit einer Störung im Gleichgewicht der Keimdrüsenhormone zusammenhängen. Beobachteten doch CRAMER und HORNING (1936) bei drei von zwölf durch lange Zeit mit Östrin behandelten Mäusen neben Hypophysenvergrößerung Hypophysenadenome, die hauptsächlich aus chromophoben Zellen bestanden und zum Teil zum Tod der Tiere führten. (Abwehrerscheinung?). Bei Mäusen aus anderen Stämmen kommt es nur zu Hyperämie und zum Schwinden der acidophilen Zellen im HVL [GARDNER und STRONG (1940)]. Behandlung mit Diaethylstilböstrol kann bei der Ratte das Entstehen abgekapselter HVL-Adenome zur Folge haben. Analog trifft man bei männlichen Eunuchoiden, die häufig vermehrt Östrogen im Harn ausscheiden, bisweilen Hauptzellenadenome im HVL. OBERLING, GUÉRIN und GUÉRIN konnten durch Eierstocküberpflanzung auf kastrierte infantile Ratten Hypophysentumoren erzeugen und ZONDEK fand bei einer jungen Frau mit Metastasen nach beiderseitigem Mammakarzinom (!), die mit Östrogen behandelt worden war, ein eosinophiles HVL-Adenom neben einer zystischen Hyperplasie des Endometriums. GARDNER, STRONG und SMITH beobachteten bei einer Maus folgende Veränderungen: Vergrößerung der Hypophyse durch Vermehrung der chromophoben Zellen, zystische Hyperplasie des Endometriums, Granulosazellgewächse beider Eierstöcke und multizentrische Mammakarzinome; man gewinnt den Eindruck, daß dieses Tier unter der Einwirkung übermäßigen Östrogens gestanden hatte, das von den Granulosazelltumoren erzeugt wurde. Auch bei der Frau ist ein Vorkommen von Brustdrüsenkrebs bei Granulosazelltumor eines Ovars beobachtet (R. FINKLER). Abweichungen der Keimdrüsenhormonbildung lassen sich nicht selten bei menschlichen HVL-Adenomträgern feststellen, wie aus dem Befund von Uterusmyom, Uteruspolyp, zystischen Eierstöcken, Involution der Nebennieren, Hodenatrophie und Behaarungsmängeln bei solchen Individuen hervorgeht.

e) Die endokrinen Wirkungen des Hypophysenvorderlappens im Rahmen des hormonalen Geschlechtssystems im einzelnen

Hypophysenvorderlappen und Hoden. Exstirpation der Hypophyse oder ihres Vorderlappens führt regelmäßig, vor allem bei jungen Tieren, zu einer Entwicklungshemmung der Hoden und schließlich Atrophie derselben, im jugendlichen Alter außerdem zum Ausbleiben der Geschlechtsreife (CUSHING, BIEDL, ASCHNER, SMITH und LEONARD, GROSSER und WEHEFRITZ, DEMPSEY, CROOKE und GILMOUR), ferner zum Erlöschen des Geschlechtstriebes und zu Azoospermie. Fortgesetzte Implantationen von HVL oder Einspritzungen von gonadotropem Hormon (!) stellen die normalen Verhältnisse wieder her, ebenso zum Teil Androgeninjektionen [WALSH, CUYLER und McCULLAGH (1934)]. Die Durchtrennung des Hypophysenstieles führt nach WESTMAN und JAKOBSOHN (1938) zu Hodenatrophie, was jedoch von anderen Autoren bestritten wird [BROOKS, McCUSKEY und LAMBERT (1939), DEMPSEY und UOTILA (1940)].

Ich selbst fand bei fünf Männern mit Atrophie des HVL im Alter von 53 bis 61 Jahren regelmäßig eine Atrophie der Hoden. Nur bei einem 32jährigen mit mikroskopisch „leichter Atrophie" des Vorderlappens der Hypophyse, die im ganzen „etwas kleiner als gewöhnlich" war, waren die Hoden makroskopisch von durchschnittlicher Größe und zeigten im histologischen Bild allerdings eine leichte Hemmung der Spermiogenese.

GROSSER und WEHEFRITZ führen das Fehlen der Zwischenzellen bei jungen, hypophysektomierten, männlichen Ratten besonders an. Ich fand diesbezüglich in einem der eben erwähnten Fälle von HVL-Atrophie, bei einem 60jährigen Mann, nur spärliche Zwischenzellen mit auffallend starker Pigmentierung und gleichzeitig das Bestehen einer Gynäkomastie (!). In einem der übrigen Fälle in dem die Hoden untersucht worden waren und der einen Morbus Addison neben der HVL-Atrophie hatte, enthielten sie „nur stellenweise Zwischenzellenhaufen, hingegen reichlich Zwischenzellenlager entlang den Nerven des Hodenstiels." Ähnlich waren bei einem 53jährigen mit leichter HVL-Atrophie und chronischer Lungentuberkulose, in dessen Hoden das Epithel bis auf die Stütz- und die Ursamenzellen geschwunden war, Zwischenzellennester im Gefäßstiel entlang kleiner Nervenstämmchen zu finden. Bei dem vorerwähnten 32jährigen mit leichter Atrophie des HVL waren die Zwischenzellen „nicht vermehrt".

Das Verhalten des Zwischengewebes der Hoden bei hypophysären Störungen bedarf noch genauer Untersuchung und Berücksichtigung, außerdem einer Korrelation mit den histologischen HVL-Befunden.

Nach Einpflanzung von HVL ist ferner eine Hypertrophie der sekundären Geschlechtsorgane bei wechselnden Hodenbefunden beobachtet worden (ZONDEK, SMITH und ENGLE); bei reifen Männchen zeitigte sie keine klaren Ergebnisse. Mit HVL-Extrakten erhielten STEINACH und KUN eine Aktivierung der Hoden seniler Ratten und eine Vermehrung der Zwischenzellen. Charakteristische Veränderungen im Mäusehoden erzeugten BORST und GOSTIMIROVIC, von denen eine deutliche Vergrößerung der Zwischenzellen hervorzuheben ist; die Veränderungen sind bei jungen Tieren stärker als bei älteren und geschlechtsreifen. Prostata und Samenblasen wurden stets vergrößert gefunden. Nur kastrierte Tiere lassen eine Vergrößerung vermissen. Die stimulierende Wirkung auf die Leydigschen Zwischenzellen und auf das Wachstum von Vorsteherdrüse und Samenblasen wird von manchen Autoren einem besonderen, sogenannten zwischenzell-stimulierenden Hormon des HVL, gewöhnlich aber dem Luteinisierungshormon (Metakentrin, Prolan B von ZONDEK) zugeschrieben (vgl. dazu S. 28). In den Hodenkanälchen kommt es nach BORST und GOSTIMIROVIC bei unreifen Ratten und Mäusen unter der Einwirkung von HVL zu einer gewissen Entwicklungsbeschleunigung, aber niemals zu Spermiogenese. Diese Wirkung auf das Samenepithel kommt durch das Follikelreifungshormon (Prolan A von ZONDEK, THYLAKENTRIN), des einen der beiden gonadotropen Hormone des HVL zustande. An Hand der Abderhaldenschen Abbaureaktion fand KAMINER beim Abbau von HVL in 53% der Fälle auch einen Hodenabbau. Auch hieraus geht die Abhängigkeit des Hodens vom HVL hervor.

Hypophysenvorderlappen und Eierstock. Schon CUSHING und BIEDL beobachteten nach Herausnahme der Hypophyse oder ihres Vorderlappens eine Atrophie der Ovarien. ASCHNER, ferner SMITH haben diesen Befund bestätigt. Nach GROSSER und WEHEFRITZ (1934) geht die Eierstockschädigung nicht bis zur Atrophie. Bei jugendlichen Tieren bleiben außerdem die sekundären Geschlechtsorgane in ihrer Entwicklung auf infantiler Stufe stehen, entwickelt sich eine Unfruchtbarkeit und bleiben Geschlechtstrieb und Geschlechtsreife aus. Bei trächtigen Tieren kommt es zum Abort. Durchtrennung des Hypophysenstiels führt nach WESTMAN (1942) gleichfalls zu Atrophie der Eierstöcke.

Bei der HVL-Atrophie der Frau fand ich in achtzehn derartigen Obduktionsfällen im geschlechtsreifen Alter nur dreimal keine Atrophie der Eierstöcke, und zwar bei jungen Frauen im Alter von 23 bis 38 Jahren mit Morbus Basedow (zwei Frauen) oder Morbus Addison (ein Fall) und HVL-Atrophie; in diesen Fällen waren die Ovarien normal groß, entbehrten allerdings mikroskopisch der Primordialfollikel, waren also gleichfalls schwer geschädigt. In den anderen fünfzehn Fällen von HVL-Atrophie waren die Eierstöcke bei Frauen im geschlechtsreifen Alter klein und fibrös-atrophisch wie sonst bei der Greisin. Mehrfach findet sich in den histologischen Befunden ein Fehlen der Zwischenzellen und der Hiluszellen hervorgehoben (vgl. die Analogie mit den Hoden). Wir haben hierin vermutlich den anatomischen Ausdruck des Fehlens des Follikelreifungshormons und des Luteinisierungshormons, der beiden gonadotropen Hormone des HVL, vor uns, von denen das erstere auf den Follikelapparat, das zweite auf das interstitielle Gewebe des Eierstockes und das Luteingewebe wirkt. Wiederholte HVL-Implantation bewirkt bei jungen weiblichen Ratten und Mäusen eine vorübergehende geschlechtliche Frühreife, eine Reifung der Follikel im Eierstock und eine Bildung von Follikelhormon, das seinerseits die sekundären Geschlechtsorgane stimuliert (ZONDEK und ASCHHEIM). Die genannte Wirkung geht auf das Prolan A (ZONDEK) oder Follikelreifungshormon zurück, die Bildung von Gelbkörpern auf das Prolan B (ZONDEK) oder Luteinisierungshormon. Das Follikelreifungshormon läßt sich mit besonderen Extraktionsmethoden aus dem HVL darstellen. Bei ausgewachsenen weiblichen Ratten bewirkt die Implantation von HVL, ähnlich auch die Einspritzung von Schwangerenharngonadotropin, eine Hypertrophie der Eierstöcke und eine Superovulation, bei senilen Tieren eine Reaktivierung der Eierstöcke. Bei trächtigen Tieren kommt die Ovulation wieder in Gang. Langdauernde Zufuhr hoher Dosen von hypophysärem Gonadotropin führt zu völliger Luteinisierung der Eierstöcke und damit zu hormonaler Sterilität. Gleichzeitig bilden sich Antikörper im Blut und das Tier wird gegen das gonadotrope Hormon unempfindlich. EVANS will aus dem HVL eine dritte Substanz isoliert haben, die weder eine Follikelreifung noch eine Gelbkörperbildung bewirkt, sondern nur das interstitielle Gewebe von Hoden und Eierstock stimuliert.

Im einzelnen müssen die verwickelten Beziehungen zwischen HVL und Eierstock in den Handbüchern der Gynäkologie und der Endokrinologie nachgelesen werden. Ich habe hier nur das wichtigste im Interesse der Vollständigkeit und zur Veranschaulichung der Ähnlichkeit der Wirkung des HVL auf die männlichen und die weiblichen Keimdrüsen angeführt.

Hyperpituitarismus und Keimdrüsen. Theoretisch sollte man nach dem in den vorangegangenen Kapiteln Gesagten bei der Überfunktion des HVL eine Steigerung der Genitalfunktion und eine Hypertrophie der Keimdrüsen, bei Auftreten des Hyperpituitarismus vor der Geschlechtsreife eine geschlechtliche Frühreife erwarten. Diese Wirkungen sind vielfach nur im Anfangsstadium des Hyperpituitarismus, der klinisch durch drei scharf umrissene Krankheitsbilder repräsentiert wird (die Akromegalie, den M. Cushing und den hypophysären Riesenwuchs), zu finden. So fand A. PRIESEL bei einem 37jährigen Mann mit klassischem Morbus Cushing große Hoden, die im histologischen Bild eine lebhafte Spermiogenese (bei nur spärlichen Zwischenzellen) erkennen ließen. Die Gonadotropinausscheidung im Harn ist bei Akromegalie und regelmäßig beim M. Cushing erhöht, bei letzterem auch die Androgenausscheidung. Bei einem 55jährigen Akromegalen waren die Genitalorgane ohne Auffälligkeit, während es bei einem 39jährigen zu Hodenatrophie (und Prostataatrophie) und zu einer beträchtlichen Hypotrichose gekommen war. Ähnlich fand KALBFLEISCH bei einem 53jährigen typischen Cushingkranken eine Atrophie der Hoden neben Knotenkropf. Bei einem von ENGELBACH beschriebenen hypophysären Riesen trat die Pubertät der Erwartung entsprechend vorzeitig — im Alter von 9 bis 10 Jahren — ein. Er entwickelte einen extremen Geschlechtstrieb, der später in Impotenz umschlug, die ENGELBACH als Folge einer luetischen Infektion deutet.

Hypopituitarismus und Hoden. Bei der hypophysären Kachexie oder Simmondsschen Krankheit des Mannes schwinden Geschlechtstrieb und Potenz, sistiert die Spermiogenese und die Hoden werden atrophisch. Zwischenzellen werden in den Hoden vermißt (BERBLINGER). Die anatomische Grundlage dieser Erkrankung bildet eine Atrophie des HVL. Die dabei feststellbaren Hodenbefunde sind im Abschnitt „HVL und Hoden" (s. S. 25) besprochen worden und bestehen bei vorgeschrittener Atrophie des HVL in Hodenatrophie. Bei der Dystrophia adiposogenitalis (FRÖHLICH), bei der der Gehalt des Blutes an gonadotropem Hormon herabgesetzt ist (A. OSWALD 1949), findet man in Fällen vor der Pubertät eine Entwicklungshemmung der Hoden mit Mangel an Zwischenzellen, in postpuberalen Fällen eine Hodenatrophie, Ausbleiben der Pubertätsveränderungen und ein Fehlen der Leydigschen Zwischenzellen. Die äußeren Geschlechtsorgane bleiben auf kindlicher Stufe stehen. Kryptorchismus ist häufig. Beim hypophysärem Zwergwuchs besteht Unterentwicklung der Hoden bis zur Atrophie und nach BERBLINGER gleichfalls ein Fehlen oder ein hochgradiger Mangel an Zwischenzellen (vgl. dazu den Behaarungsmangel). BERBLINGER sieht einen solchen als für hypophysär verursachte Störungen des Hodens charakteristisch an, ebenso KRAUS. A. PRIESEL fand bei vorgeschrittener Atrophie des HVL ebenfalls nur spärliche Zwischenzellen in den Hoden (s. S. 25), außerdem ein Fehlen derselben bei Eunuchoiden, ferner bei Samenleitermängeln, bei denen heute eine Beziehung zur Hypophyse nicht bekannt ist. Das äußere Genitale des hypophysären Zwerges ist unterentwickelt, seine Schambehaarung unvollkommen; er ist unfruchtbar. Bei hypophysärer Ateleiose beschreibt BERBLINGER Atrophie und Unterentwicklung in den Hoden mit völligem Zwischenzellenmangel. Ähnlich, nur im Grad weit geringer, sind die Hodenveränderungen beim hypophysär-diencephalen Infantilismus (A. OSWALD 1949).

Wir haben also nach dem Gesagten bei Unterfunktionszuständen des HVL, wie zu erwarten, regelmäßig einen Hypoorchidismus zu verzeichnen, der als Unterentwicklung, unvollständige Reifung (Entwicklungshemmung) oder Atrophie der Hoden mit den entsprechenden Auswirkungen in Erscheinung tritt und feinstrukturell den Veränderungen im Hoden nach Hypophysektomie weitgehend entspricht.

Hypopituitarismus und Eierstock. Aus zusammenfassenden Arbeiten über die HVL-Insuffizienz oder Simmondssche Kachexie geht hervor, daß die Eierstöcke bei dieser Krankheit atrophieren, ebenso der Uterus. Ich kann diese Angabe auf Grund von achtzehn Sektionsfällen von Atrophie des HVL im allgemeinen bestätigen. Bloß in vier leichten von den achtzehn Fällen lag keine Atrophie der Ovarien vor; diese Eierstöcke enthielten aber bei der histologischen Untersuchung keine Primärfollikel. Über das Verhalten der Zwischenzellen des Eierstockes bei Atrophie des HVL scheinen keine Mitteilungen im Schrifttum vorhanden zu sein. Ich selbst kann zu dieser Frage beitragen, daß in zwei von A. PRIESEL mikroskopisch untersuchten Fällen die Hiluszellen fehlten und in einem weiteren Fall in einem Ovar größere Zwischenzellenlager festzustellen waren. Der Uterus ist in vielen Fällen klein und seine Schleimhaut in höchstem Grade atrophisch. Ähnlich wie bei der Atrophie des HVL sind die Eierstöcke bei der Dystrophia adiposogenitalis atrophisch oder unterentwickelt, ebenso die äußeren Geschlechtsorgane [M. STAEMMLER (1942/43)]. Histologisch findet man mangelhafte Follikelreifung, zystische Umwandlung und Fehlen von Gelbkörpern (M. STAEMMLER). Von ähnlichen Veränderungen — geringe Zahl von Primärfollikeln und Graafschen Follikeln, zystischer Follikelatresie, Fehlen der Corpora lutea — wird beim hypophysären Zwergwuchs der Frau berichtet.

Das zwischenzellstimulierende Hormon des Hypophysenvorderlappens. Ein spezifisches, die Zwischenzellen der Keimdrüsen beider Geschlechter stimulierendes, aber vom Luteinisierungshormon verschiedenes Hormon haben EVANS, SIMPSON und PENCHARZ (1937) aus Schafshypophysen dargestellt, vom Luteinisierungshormon abgetrennt und an Ratten testiert. GREEP, VAN DYKE und CHOW haben 1941 diese Entdeckung, der große praktische Bedeutung zukommt, bestätigt. Klinische Verwertung scheint sie noch nicht gefunden zu haben. Die Wirkung dieses Hormons soll durch Follikelreifungshormon verstärkt werden (s. S. 27).

Die strukturellen Veränderungen im HVL durch Hormonwirkung. Injektion von Schwangerenharngonadotropin führt [SEVRINGHAUS (1934); WOLFE (1935)] zu schweren histologischen Veränderungen der Hypophyse mit Vermehrung der basophilen Zellen und Degranulierung derselben (Ähnlichkeit mit dem basophilen Pituitarismus des M. Cushing!). Ähnlich hat Injektion von Follikelhormon bei der Ratte eine Degranulation der eosinophilen und basophilen Zellen mit Abnahme der Gesamtzahl und einer Zunahme der chromophoben an Größe und Menge zur Folge (WOLFE, CRAMER und HORNING; GARDNER, STRONG und SMITH). Gleichzeitig wird die Hypophyse vergrößert, vor allem bei männlichen Tieren (s. S. 24).

Die histologischen Hypophysenveränderungen nach Thyreoidektomie ähneln interessanterweise denen nach Kastration weitgehend. Ich verweise in diesem Zusammenhang auf die Genitalveränderungen bei Schilddrüsendefekten (vgl. S. 150/51). Ebenso erzeugt die Injektion von Thyroxin oder die Darreichung von Schilddrüsensubstanz histologische Veränderungen in der Hypophyse (vgl. die HVL-Veränderungen beim M. Basedow!). Vitamin-E-freie Ernährung ruft, und zwar ausschließlich bei männlichen Ratten, beträchtliche histologische Veränderungen im Hirnanhang hervor. Der Einfluß der Keimdrüsenfunktion auf die gonadotrope Wirksamkeit der Hypophyse zeigt sich in der beträchtlichen Zunahme des Hormongehalts des HVL und der chromophilen Elemente mit Eintritt der Pubertät, in den tiefgreifenden histologischen Veränderungen der Hypophyse nach Ausfall der Keimdrüsen (s. S. 30) und der Steigerung der gonadotropen Wirksamkeit der Kastrationshypophyse bei beiden Geschlechtern; sie ist in erster Linie durch die erhöhte Bildung von Follikelreifungshormon bedingt. Dieser Einfluß manifestiert sich ferner in einer hemmenden Wirkung von Follikelhormon und ähnlich von hohen Dosen männlichen Geschlechtshormons auf die Aus-schüttung (lediglich) des FRH des HVL, während gleichzeitig die Abgabe von Luteinisierungshormon gesteigert wird. Die Bildung beider Hormone wird dagegen durch Progesteron herabgesetzt. Es besteht also eine fein abgestimmte gegenseitige Wechselbeziehung zwischen dem HVL und den Keimdrüsen und keine Beherrschung derselben durch die Hypophyse. Von der Eigenschaft der Geschlechtshormone, die Tätigkeit des HVL zu unterdrücken, macht man in der Therapie des M. Cushing, eines Überfunktionszustandes des HVL, Gebrauch.

Die Abhängigkeit der HVL-Hormonwirkungen von bestimmten Zellelementen im HVL. Es ist vermutet worden, daß die gonadotropen Hormone des HVL in dessen basophilen Zellen gebildet werden (BERBLINGER 1933; FELS 1933). Dem-gemäß wäre beim basophilen Adenom des HVL (hypophysärer Morbus Cushing) ein Hypergonadismus zu erwarten. Im vorgeschrittenen und im Endstadium die-ser Erkrankung wird allerdings meist eine Atrophie der Ovarien und der Hoden gefunden [M. STAEMMLER, JONES, KALBFLEISCH (1938)]. Wenn wir über die Beziehungen der Basophilen zu den Keimdrüsen Klarheit gewinnen wollen, müssen wir zunächst die Fälle von M. Cushing der gonadotropen Wirkung der Nebennierenrinde auf die Keimdrüsen halber trennen in rein hypophysäre (ohne Nebennierenrindenveränderung) und in sogenannte interrenale Typen, bei denen die Nebennierenrinde gewuchert ist, und bei beiden Unterformen die Keimdrüsen untersuchen (in der Klinik dürfte diese Trennung durch eine quantitative Be-stimmung der neutralen 17-Ketosteroide im Harn und nachfolgende Bestimmung der β-Fraktion möglich sein). Bei einem von A. PRIESEL obduzierten typi-schen Fall von M. Cushing war die Rinde der Nebennieren stark kleinknotig-hyperplastisch. In Fällen von reinem basophilen Adenom des HVL ohne Nebennierenrindenveränderung sind die Hoden klein und atrophisch gefunden worden.

In zwölf Fällen von vorherrschender Basophilie des HVL ohne basophile Adenombildung, je sechs Frauen und Männer, fand ich die Hoden zweimal makroskopisch normal (mikroskopisch waren sie nicht untersucht worden), einmal makro- und mikroskopisch ohne Auffälligkeit und zweimal atrophisch.

Im sechsten Fall war der eine Testikel makroskopisch gewöhnlich entwickelt, der zweite klein und fibrös. In der Hälfte der Fälle war also ein atrophischer Prozeß nachweisbar. Die Eierstöcke der sechs weiblichen Fälle waren bei vier Frauen atrophisch (Alter dieser Frauen 36, 45, 54 und 71 Jahre), einmal „etwas klein" und einmal makroskopisch ohne Besonderheit.

Im Gesamtmaterial von zwölf Fällen von Basophilie der Vorderhypophyse waren somit die Keimdrüsen in der Hälfte derselben atrophiert (vgl. dazu S 20). Das ist sehr bemerkenswert. Bei der Dystrophia adiposogenitalis mit ihrem Hypoorchidismus und ihrer Zwischenzellenvermehrung in den Hoden sind die Basophilen häufig vermehrt (A. OSWALD 1949).

Die Nebennierenrinde war in vierzehn Sektionsbeobachtungen von Basophilie der Vorderhypophyse fünfmal atrophisch (zweimal bestand ein M. Addison), dreimal schmal, zweimal gewöhnlich, einmal lipoidarm und dreimal adenomatös-hyperplastisch. Auch an der Nebennierenrinde sehen wir also die Rückbildung überwiegen, ein Umstand, der kaum eine Stütze für die Annahme vieler Autoren abgibt, daß das kortikotrope HVL-Hormon in den basophilen Zellen gebildet wird. Andererseits fanden EISENHARDT & THOMPSON (1939) beim „Basophilismus" 86% Nebennierenrindenhypertrophie und ruft Zufuhr von kortikotropem Hormon eine Steigerung der Rindenhormon- und Cholesterinausscheidung hervor (SAYERS, FRY, WHITE & LONG 1944).

Nun müssen die eosinophilen und die Hauptzellenadenome in der gleichen Weise überprüft werden (vgl. hiezu S. 21).

Auf Grund der Tatsache, daß die eosinophilen Adenome Akromegaler gelegentlich mit einem Hyperthyreoidismus vergesellschaftet waren, hat man die Produktion des Wachstumshormons und des thyreotropen HVL-Hormons mit den eosinophilen Zellen in Zusammenhang gebracht. Ich fand nun in einem Fall von großem eosinophilen HVL-Adenom bei einem 47jährigen Mann eine Atrophie von Nebennieren und Hoden (mit konsekutiver hypotrichotischer Behaarungsanomalie); ähnlich waren bei einer 59jährigen Frau mit eosinophilem HVL-Adenom die Nebennieren „eher klein", ihre Rinde dünn, die inneren Geschlechtsorgane senil-atrophisch. Ein 68jähriger Mann mit einem kirschengroßen Hauptzellenadenom des HVL hatte atrophische Hoden, während seine Nebennieren makroskopisch ohne Auffälligkeit waren, wohingegen bei einem 65jährigen mit einem kleinapfelgroßen Hauptzellen-adenom Hoden und Nebennieren makroskopisch keine Besonderheit boten.

Bei der Akromegalie, einem Überfunktionszustand des HVL, wird nach M. STÄMMLER häufig eine herabgesetzte Spermiogenese und eine Reduktion der Zwischen-zellen, bei weiblichen Individuen ein Mangel an reifen und reifenden Follikeln und an Gelbkörpern gefunden. Klinisch sind bei vorgeschrittener Erkrankung Libidomangel und Impotenz beim Mann, Oligo- und Amenorrhoe bei der Frau beobachtet. In fast der Hälfte der Akromegaliefälle hat man pathologisch-anatomisch ein gutartiges eosinophiles Adenom gefunden.

Wenn wir die angeführten Befunde überblicken, so kommen wir zu dem Schluß, daß es noch vieler weiterer sorgfältiger Beobachtungen bedürfen wird, bis das Problem der etwaigen Zuordnung der endokrinen HVL-Hormonwirkungen zu bestimmten Zellen des HVL als geklärt gelten kann. Bei Einpflanzung in infan-tile Mäuseweibchen war ein basophiles Adenom von einem typischen Cushingkranken wirkungslos (E. J. KRAUS 1937; BERBLINGER 1937), während Implantation eines solchen von einem inkretorisch nicht gestörten Individuum Vollbrunst auslöste (BERBLINGER 1937). BERBLINGER hält die Basophilie nicht für die Ursache des M. CUSHING, sondern für einen sekundären Vorgang.

Der Hypophysenvorderlappen nach Kastration. Nach Kastration erfährt die Hypophyse deutliche, aber nicht einheitliche Veränderungen. Sie vergrößert sich und ihre basophilen Zellen wandeln sich in charakteristische Siegelringzellen um [SCHLEIDT (1913)]. Zugleich wird sie reicher an gonadotropem Hormon, wie sich im Parabioseversuch zwischen einem kastrierten und einem nichtkastrierten jungen Tier feststellen ließ [MEYER und HERTZ (1937)]. Zufuhr von Hodenhormon oder Gelbkörperhormon reduziert die erhöhte Gonadotropinausscheidung der Kastrationshypophyse. Nach Hoden- bzw. Eierstocktransplantation kehren die geweblichen Veränderungen in der Kastrationshypophyse nach SCHLEIDT wieder zur Norm zurück. Progynon vermag die Kastrationsveränderungen bei weiblichen Tieren zu verhindern bzw. nach bereits erfolgter Kastration rückgängig zu machen (KALLAS, HOHLWEG und DOHRN; KUSCHINSKY). Analog wird bei kastrierten männlichen Tieren durch Androgenzufuhr die Ausbildung einer Kastrationshypophyse hintangehalten (HOHLWEG). Ebenso verhindert Zufuhr von Keimdrüsenextrakten die Ausbildung der Kastrationsveränderungen in der Hypophyse. Aber auch die Größe und Zahl der sonstigen Zellelemente in der Kastrationshypophyse weicht von der Norm ab. Besonders häufig findet man eine Zunahme der Zahl der eosinophilen (BERBLINGER), die nach Röntgenkastration vermißt wird (A. OSWALD 1949), aber auch der basophilen (FICHERA, BIGGART, SCHENK, ELLISON und WOLFE, ROMEIS, SCHULTZE). Ähnliche Veränderungen wie nach der Kastration sollen sich in den Hypophysen kryptorcher Ratten finden (s. S. 246).

Hypophysenvorderlappen und Nebennierenrinde. Der HVL reguliert die Nebennierenrinde und ihre Tätigkeit durch ein kortikotropes Hormon (von den angelsächsischen Autoren auch als „Adrenocorticotrophin" oder, abgekürzt, ACTH bezeichnet). Dieses Hormon, das als „Corticotrophin" in den Handel kommt (aus Ochsenhypophyse von den „Organon"-Laboratorien hergestellt), bringt die Nebennierenrinde, z. B. der Ratte, zur Hypertrophie. Die gleiche Wirkung haben HVL-Extrakte, welche das genannte Hormon enthalten, und Hypophysentransplantate. Durch Adrenocorticotrophininjektionen wird auch die Geschlechtshormonproduktion der Nebennierenrinde angeregt und auf diesem Wege eine Vergrößerung der akzessorischen Geschlechtsorgane herbeigeführt. Möglicherweise existiert im HVL ein zweites, die Marksubstanz der Nebennieren stimulierendes, sogenanntes medullotropes Hormon. Die Marksubstanz der Nebennieren scheint sich bei Überfunktion und bei Unterfunktion des HVL morphologisch jedoch weitgehend unabhängig zu verhalten (s. später). Bei der Überfunktion des HVL kommt es durch gesteigerte Ausschüttung des kortikotropen Hormons fast regelmäßig zu einer Verbreiterung, oft außerdem auch zu einer knotigen Wucherung der Nebennierenrinde. Nach CUSHING ist eine Hypertrophie der Nebennierenrinde eine der konstantesten Begleiterscheinungen des Hyperpituitarismus. Sie ist insbesondere häufig mit gewissen oder allen Zeichen des „Basophilismus" vergesellschaftet.

Bei Akromegalie werden daher die Nebennieren meist vergrößert gefunden (CUSHING und DAVIDOFF) und beim Morbus Cushing, einem anderen Überfunktionszustand des HVL, sind Vergrößerungen der Nebennierenrinde und Adenome derselben so häufig, daß man heute einen interrenalen M. Cushing vom rein hypophysären trennt, der ohne Wucherung der Nebennierenrinde einhergeht.

Ich selbst fand unter drei von A. PRIESEL obduzierten Akromegalen allemal eine knotige Hyperplasie der Rinde der Nebennieren und dasselbe in einem Fall von Cushingscher Krankheit, bei dem das kortikotrope HVL-Hormon vermehrt gefunden wird. Das Marklager der Nebennieren war bei zwei Akromegalen gewöhnlich entwickelt und im dritten Fall recht kümmerlich, allerdings in diesem Fall von zahlreichen heterotopen Rindeninseln durchsetzt. Eine ähnliche Wucherung der Rinde ins Mark hinein lag im obigen Fall von M. Cushing vor. Rinde und Mark gehen also hinsichtlich ihrer Abhängigkeit von HVL nicht parallel. Eine Markhyperplasie wird im übrigen bedeutend seltener als eine solche der Rinde angetroffen.

Unter 8 Fällen von HVL-Adenomen verschiedenartiger histologischer Natur (s. S. 20 ff) fand ich einmal eine Atrophie der Nebennieren und einmal „eher kleine" Nebennieren mit dünner Rinde und gewöhnlichem Verhalten des Markes, beidemal bei eosinophilem Adenom des HVL. In den übrigen Fällen boten die Nebennieren makroskopisch keine Besonderheit (mikroskopisch waren sie nicht untersucht).

Andererseits ist die Nebennierenrinde bei Hypopituitarismus (Unterfunktion des HVL) schmal oder atrophisch oder sind die Nebennieren klein und unterentwickelt. Hypophysektomie führt zu Atrophie der Rinde und zu Schrumpfung der Nebennieren [SMITH (1927). Bei der Atrophie des HVL ist eine Atrophie der Nebennierenrinde anatomisch und klinisch (Insuffizienz beim Krankheitsbild der Simmondsschen Krankheit oder hypophysären Kachexie) die Regel, so zwar, daß die Abgrenzung vom M. Addison klinisch schwierig sein kann. In einem obduzierten Fall von hypophysärer Kachexie fand A. PRIESEL neben den Eierstöcken und der Schilddrüse auch die Nebennieren hochgradig atrophisch. Das Nebennierenmark war in der Mehrzahl der Fälle von HVL-Atrophie von der Rückbildung nicht betroffen. Auch hier zeigt sich, daß Mark und Rinde nicht gleichsinnig zu reagieren brauchen.

Stimuliert HVL-Substanz die Nebennierenrinde, so führt umgekehrt Verabreichung des Rindenhormons Desoxycorticosteron eine Gewichtszunahme der Hypophyse herbei [COREY und BRITTON (1931)]. Wie Zufuhr eines Hormons die dieses Hormon erzeugende endokrine Drüse zur Atrophie bringt, so erzeugt Cortinverabreichung eine Involution der Nebennierenrinde, die durch Adrenocorticotrophin hintangehalten wird („kompensatorische Atrophie" H. SELYE), ein Zeichen für die hypophysäre Ursache dieser Involution. Zwischen der Adrenocorticotrophinproduktion der Hypophyse und der Rindenhormonproduktion der Nebennieren besteht analog wie bei anderen Blutdrüsen ein Gleichgewichtszustand derart, daß das Rindenhormon die Adrenocorticotrophinausschüttung hemmt. Gleichzeitig wird dadurch die Gonadotrophininkretion gebremst.

Unter zwei Fällen von eosinophilem HVL-Adenom fand ich beidemal die Nebennieren, insbesondere ihre Rinde, atrophisch, desgleichen in zwanzig Fällen von HVL-Atrophie bei beiden Geschlechtern. Nur ausnahmsweise findet man bei Atrophie des HVL die Nebenrindenniere gewuchert oder gar hypertrophische Nebennieren. Man kann aus einem solchen Befund mit großer Wahrscheinlichkeit schließen, daß sich die Atrophie des HVL erst nach Eintritt der Nebennierenveränderung eingestellt hat.

In dreizehn Fällen von basophilen HVL-Adenomen hingegen hat JORES neunmal eine Verbreiterung oder Adenombildung der Nebennierenrinde festgestellt. Umgekehrt führen primäre Erkrankungen der Nebennieren zu Veränderungen in der Vorderhypophyse. So fand ich in Fällen von M. Addison, in denen die Hypophyse histologisch untersucht wurde, zweimal eine überwiegende Basophilie des HVL bei Nebennierentuberkulose und viermal unter 27 Addisontodesfällen schon makroskopisch eine Atrophie des HVL wechselnden Grades. In einem Addisonfall infolge von Rindenatrophie der Nebennieren war gleichfalls eine Basophilie des HVL festzustellen. Nach R. GREENE (1948) finden sich beim M. Addison sehr konstante histologische Veränderungen im HVL im Sinne von Reduktion der basophilen und azidophilen Zellen und abnormem färberischen Verhalten der Basophilen bzw. Entgranulierung der übrig gebliebenen (BERBLINGER 1942). F. ALTMANN beschreibt bei einem 44jährigen, späteunuchoiden Mann eine Basophilie des HVL bei kleinen Nebennieren. Andererseits erhebt man auch bei Adenomen der Nebennierenrinde den Befund einer Basophilie im HVL. So fand ich bei einem 58jährigen Mann mit Adenomen in beiden Nebennieren (schwerer Arteriosklerose, arteriellem Hochdruck und Fettsucht) eine starke Basophilie der Vorderhypophyse. BERBLINGER konnte Veränderungen der basophilen Zellen im HVL bei primären Erkrankungen der Nebennierenrinde feststellen.

Hypophysenvorderlappen und Niere (s. S. 359).

Hypophysenvorderlappenhormone und Prostata und die Theorie der Prostatahypertrophie als Hypophysenvorderlappenhormonwirkung. Der HVL stimuliert durch seine gonadotropen Hormone nicht nur die Hoden und deren Inkretion, sondern bewirkt durch eine Steigerung der Hodeninkretion mittelbar auch ein Wachstum der akzessorischen Geschlechtsdrüsen. In dieser Hinsicht entfaltet nach REISS, PICK und WINTZ das hypophysäre Gonadotropin eine stärkere Wirkung als das Choriongonadotropin. SMITH und ENGLE haben 1927 als erste über eine Vergrößerung von Prostata und Samenblasen, die meist gleichartig reagieren, nach Hypophysenimplantation bei jungen Mäusen berichtet. BOETERS konnte 1930 dasselbe bei Behandlung mit HVL-Hormon feststellen, W. KOCH beim Hund bestätigen. LOWER fand, daß bei parabiotischer Vereinigung einer kastrierten männlichen oder weiblichen Ratte mit einem nicht kastrierten Tier dieses eine Prostatavergrößerung bekommt, und zwar infolge der Enthemmung der Gonadotropinabsonderung des HVL nach der Kastration (beim kastrierten Partner). Die unter Gonadotropinzufuhr erfolgende Vergrößerung und Gewichtszunahme der Prostata ist bei jungen Tieren wesentlich stärker als bei älteren. Bei diesen bedarf es sehr hoher Dosen hypophysären (oder Schwangerenharn-) Gonadotropins, um überhaupt eine solche Wirkung zu erzielen. Exzessive Dosen führen nach LOWER bei erwachsenen Rattenmännchen zu einem gegenteiligen Effekt, nämlich zur Verkleinerung und Atrophie von Hoden und Prostata. Die Gewichtszunahme der Samenblasen, die zugleich mit der der Prostata unter Gonadotropinwirkung auftritt, kann bis 600% betragen.

Die auf diese Weise hervorgerufene Prostatavergrößerung bietet nicht das Bild der als Prostatahypertrophie bekannten Krankheit. Wohl aber kann es durch starke Gonadotropinzufuhr beim Menschen wie beim Versuchstier zu Erschwerung der Harnentleerung als Folge der resultierenden diffusen Prostatavergrößerung kommen (s. die später auf S. 34 angeführte Beobachtung von POWELL).

Beim kastrierten Tier bleibt die Prostatavergrößerung unter Gonadotropinwirkung aus. Daraus ist zu entnehmen, daß sie über die Hoden zustande kommt. Beim senilen Tier sprechen die Hoden nicht mehr an und bleibt daher die Prostatawirkung aus. Aus dem gleichen Grund kommt es beim Greis trotz nicht selten gesteigerter Tätigkeit des HVL zu keiner Stimulierung der Prostata mehr.

Das thyreotrope Hormon des HVL ruft nach BÜHLER bei männlichen Ratten gleichfalls eine Hypertrophie der akzessorischen Geschlechtsdrüsen hervor, die beim kastrierten Tier ausbleibt, scheinbar also gleichfalls auf dem Wege einer Stimulierung der Hodeninkretion durch dieses Hormon erfolgt. Die histologischen Bilder sollen allerdings andere sein wie nach Prolaninjektionen. Es ist aus diesem Grund wahrscheinlich, daß auch eine unmittelbare und spezifische Einwirkung auf die Epithelien der Prostatadrüsen stattfindet; wenn die Wirkung ausschließlich durch eine Aktivierung der Hodeninkretion erfolgte, wären ja die beobachteten Unterschiede nicht zu verstehen. Interessant sind diese Befunde für die Klinik auch deshalb, weil beim menschlichen Basedow zunächst eine Steigerung der Libido und später ein Erlöschen derselben und schließlich als Endeffekt eine Atrophie der Hoden beobachtet wird. Von einer Vergrößerung der Prostata bei männlichen Basedowkranken ist bisher allerdings nichts berichtet worden.

Die Veränderungen, welche die verschiedenen Anteile der Mäuseprostata unter Pregnylwirkung (Pregnyl = Schwangerenharngonadotropin „Degewop") erfahren, studierte R. GEISSENDÖRFER. Er fand sie weitgehend mit den durch männliches Geschlechtshormon erzeugten übereinstimmend; dieser Umstand stützt die Ansicht, daß die Gonadotropinwirkung auf die Prostata über die Hoden erfolgt. Die Prostata I (s. S. 389) wurde nicht nennenswert beeinflußt, hingegen die Prostata II und III (s. S. 385), die auf Follikelhormon atrophieren, zu Proliferation gebracht. Am Samenblasen- und Samenleiterepithel ließ sich eine Sekretionssteigerung feststellen, an den Hoden eine geringfügige Verkleinerung und histologisch teils eine Degeneration, teils eine Funktionssteigerung. GEISSENDÖRFER schließt aus seinen Versuchsergebnissen, daß eine erhöhte Gonadotropinbildung und -ausscheidung beim Mann im höheren Alter „nie und nimmer für die Entstehung der menschlichen Prostatahypertrophie verantwortlich gemacht werden" könne.

Versuche über die Wirkung der Hormone des HVL auf die Prostata sind von sehr zahlreichen Autoren an verschiedenen Versuchstieren, wie Mäusen, Ratten und Kaninchen, durchgeführt worden. Bei Affen wurde durch Injektion von Choriongonadotropin aus Schwangerenharn angeblich eine Prostatahypertrophie erzeugt. Ob es sich dabei um eine einfache, diffuse Vergrößerung des Organs oder eine knotig-adenomatöse Vergrößerung wie bei der menschlichen Prostatahypertrophie handelt, ist nicht klar.

Auch beim Menschen scheint im Pubertätsalter so wie beim jugendlichen Versuchstier eine Prostatavergrößerung durch Gonadotropin ausgelöst werden zu können.

POWELL hat nämlich einen Fall von „vorzeitiger Prostatahypertrophie" bei einem siebzehnjährigen Jüngling beschrieben (1939), die nach dreimonatlicher Behandlung mit Injektionen von nicht hypophysärem Gonadotropin entstanden war, zu Erschwerung der Miktion und des Miktionsbeginnes, 150 ccm Restharn sowie zu gehäuften Erektionen geführt hatte. Per rectum war zwar eine leichte Vergrößerung der Prostata fühlbar, doch bestand auch eine chronische Prostatitis (!). Therapeutisch wurden Prostatamassagen durchgeführt, gleichzeitig Hodenextrakt (!) gegeben und die Harnröhre gedehnt. Das zystoskopische Bild, bestehend in Entwicklung einer ausgesprochenen hinteren Kommissur mit seichtem bas fond und einer leichten Vergrößerung des linken Seitenlappens, wurde von HINMAN als echte Prostatahypertrophie angesprochen. Die Veränderungen gingen nach Aussetzen der Gonadotropinzufuhr im Laufe vieler Monate allmählich wieder zurück, der Restharn und die dorsale Barre schwanden, ebenso die subjektiven Beschwerden. Diese Rückbildung macht es nach der Meinung des Verfassers dieses Buches äußerst unwahrscheinlich, daß es sich um eine Adenombildung der periurethralen Drüsen wie bei der HP des alten Menschen gehandelt hat.

Eine diffuse Hyperplasie der Prostata durch die Gonadotropininjektionen, wie man sie bisweilen auch im Senium als spontane Erscheinung findet (vgl. S. 384), erscheint dem Verfasser weitaus wahrscheinlicher. Wäre der Fall nicht durch eine chronische Vorsteherdrüsenentzündung kompliziert, so böte er eine offenkundige Analogie zu der beim Versuchstier durch Gonadotropininjektionen hervorgerufenen diffusen Prostatavergrößerung. Auffallend bleibt, daß nicht mehr solche Fälle bei Jugendlichen bekannt geworden sind.

Die Vermutung liegt nun gewiß nahe, daß die übermäßige Gonadotropinausscheidung des HVL beim alten Mann, die sich nach dem Erlöschen der Hodenfunktion öfter einstellt (vgl. S. 241/42), die Prostatahypertrophie verursacht. LOWER hat denn auch die Auffassung vertreten, daß die exzessive Gonadotropinausscheidung im Alter die Leydigschen Zwischenzellen der Hoden stimuliert und dadurch ein Größenwachstum der Prostata hervorruft. Eine solche Hypothese vergißt, daß die Zunahme der Gonatropinproduktion im Alter erst die Folge des Nachlassens der Hodeninkretion ist. Tatsächlich findet man den Beginn der Adenombildung schon viel früher, nicht selten schon zwischen dem 30. und 40. Lebensjahr. Wenn die Annahme von LOWER zuträfe, dann müßte ferner in jedem Fall von Prostatahypertrophie eine abnorm hohe hypophysäre Gonadotropin- und eine übermäßige Androgenausscheidung gefunden werden und weiters durch Gonadotropinzufuhr beim Versuchstier eine echte adenomatöse Prostatahypertrophie erzeugt werden können. Es müßte zudem erwartet werden, daß die Überfunktion des HVL zumindest häufig, wenn nicht regelmäßig, von einer Prostatahypertrophie begleitet ist. Alle diese Voraussetzungen der LOWERschen Theorie sind, soweit wir heute sagen können, nicht erfüllt (s. später S. 36 und 404—406). Im Grunde genommen, läuft die LOWERsche Hypothese darauf hinaus, daß der Prostatiker einen überfunktionierenden HVL besitzt. Der Verfasser hält es für durchaus möglich, daß eine übermäßige Gonadotropininkretion des HVL, allerdings im geschlechtsreifen Alter des Mannes, die Entwicklung einer Prostatahypertrophie begünstigt und ihr Wachstum fördert, weil sie die Androgeninkretion der Hoden steigert, die R. CHWALLA mit der Entstehung der Prostatahypertrophie in Zusammenhang bringt (vgl. S. 397). M. STÄMMLER fand (1940) eine „leichte drüsige Prostatahypertrophie" bei einem erst 43jährigen Akromegalen.

Es ist sichergestellt, daß nach Hypophysektomie der Genitalapparat in seiner Entwicklung zurückbleibt oder atrophiert. An dieser Atrophie nimmt auch die Prostata teil; durch Injektionen männlichen Geschlechtshormons läßt sie sich verhüten (WALSH und Mitarbeiter). Bei Atrophie des HVL fand ich regelmäßig eine Atrophie der Hoden, eine grob-anatomische Atrophie der Prostata hingegen nur in einem Teil der Fälle. Umgekehrt stimuliert Zufuhr von HVL-Substanz oder Hypophysenimplantation das Genitalwachstum. Injektion von Schwangerenharngonadotropin ruft gleichfalls eine Vergrößerung der Prostata nichtkastrierter Ratten hervor [LOWER und JOHNSTON (1931); ZONDEK (1935)]. Im Parabioseversuch hat die Kastration einer Ratte eine Prostatavergrößerung beim Normaltier zur Folge, die durch Stimulierung der Hoden des normalen Partners von seiten der hypertrophierten Hypophyse des kastrierten zustande kommt [MARTINS und ROCHA (1931); McCULLAGH und WALSH (1935)]. JONES (1939) fand keine konstanten histologischen Veränderungen der Hypophyse bei Prostatahypertrophie in 168 Autopsiefällen: Die Hypophyse von Prostatikern zeigte histologisch keine Abnormität. Zu dem gleichen Schluß kommt F. HARTL (1949). Zwar fand er bei acht von fünfzehn Prostatikern eine Eosinophilie, zweimal Basophilie und einmal eine Vermehrung der Hauptzellen, doch konnte er bei einem Dreiundsiebzigjährigen ohne HP ebenfalls eine Eosinophilie feststellen. Unter acht Prostatikern mit deutlicher Atrophie der Hoden fand er gar fünfmal eine Eosinophilie des HVL, was immerhin bemerkenswert ist. Bei Überfunktion des HVL ist Prostatahypertrophie als regelmäßige Folgeerscheinung andererseits anatomisch bisher ebensowenig bekannt geworden wie sonst bei Hypophysenkrankheiten. Wir dürfen nicht vergessen, daß zum Entstehen einer HP wie zu der aller Blastome auch eine Anlage, ein Erbfaktor, gehört.

Ich selbst fand bei einem 37jährigen, an Lungenembolie verstorbenen Mann mit klassischem M. Cushing die Prostata ohne Auffälligkeit, ähnlich bei einem 55jährigen, an Bronchopneumonie verstorbenen Akromegalen das Genitale makroskopisch ohne Besonderheit. Hingegen waren bei einem zweiten, 39jährigen Akromegalen, der nach endonasaler Hypophysektomie verstorben war, die Hoden atrophisch und schlaff, ihre Kanälchen atrophiert, der Penis dabei gut entwickelt, die Prostata auffallend klein. Histologisch fiel an ihr die Vielschichtigkeit und Dicke des Epithels der Ausführungsgänge auf. Trotz großen Nebennieren mit dem histologischen Bild einer adenomartigen Hyperplasie der Rinde war der Haarwuchs dieses Individuums sehr schütter, die Brust unbehaart, die Achselhöhlenbehaarung spärlich. Die Schambehaarung schnitt nach oben horizontal ab, der Thymus war groß.

Von drei Männern mit HVL-Adenomen (zwei Hauptzellenadenome, im dritten Fall liegt kein histologischer Befund vor) im Alter von 59 bis 68 Jahren hatte einer eine Prostatahypertrophie bei Hodenatrophie (Alter 68 Jahre), beim zweiten (Alter 65 Jahre) war die Prostata kaum vergrößert und im dritten Fall (Alter 59 Jahre) bestand bei leichter Hoden- und Schilddrüsenatrophie keine Prostatahypertrophie. JONES fand bei Patienten mit HVL-Adenomen im Durchschnitt größere Prostaten und häufiger eine Prostatavergrößerung als bei solchen mit normaler Hypophyse, jedoch umgekehrt bei Männern mit großer Prostata nicht öfter HVL-Adenome als bei solchen mit normalem HVL.

JONES hat weiters an Hand von 102 Autopsieprotokollen keine Beziehung zwischen Veränderungen der Hypophyse, vor allem Adenomen, und der Größe der Prostata bzw. einer Vergrößerung derselben nachweisen können. Seine klinischen Beobachtungen ergaben, daß die Prostata bei sieben Akromegalen, die allerdings unter 50 Jahre alt waren (sie hatten sämtlich acidophile Adenome) normal groß war. Unter 23 Fällen chromophober HVL-Adenome war die Prostata zwanzigmal normal groß, zweimal vergrößert und einmal atrophisch; drei große Adamantinome mit Kompression der Hypophyse waren mit Prostataatrophie vergesellschaftet. Von zwölf Individuen mit Fröhlichschem Syndrom (Hypopituitarismus) verschiedenen Alters bis zu 60 Jahren mit chromophoben HVL-Gewächsen hatten zehn eine normale Prostata und zwei eine atrophische, von fünf Patienten mit hypophysärer Fettsucht im Alter von 30 bis 60 Jahren und chromophoben Adenomen (Hauptzellenadenomen) vier eine normal große Vorsteherdrüse und nur ein Zweiundfünfzigjähriger eine Vergrößerung derselben. Beim basophilen Pituitarismus (M. CUSHING) fehlen hinsichtlich der Beschaffenheit der Prostata Angaben.

Eines geht aus dem Jonesschen Beobachtungsmaterial hervor, daß nämlich bei Unterfunktion des HVL eine HP selten ist.

Es bleibt noch zu besprechen, wie sich die Gonadotropinausscheidung im Harn des Prostatikers verhält. OWEN und CUTLER fanden (1936) keine auffallenden Unterschiede im (Östron- und) Prolangehalt des Harnes von Prostatikern gegenüber dem von Männern ohne Prostatahypertrophie. Hingegen berichten McCULLAGH und CUYLER (1937) über einen positiven Friedmann-Test bei der Mehrzahl der von ihnen untersuchten Prostatiker und deuten dies als Überaktivität der Hypophyse. (Der Kaninchentest nach FRIEDMANN dient hauptsächlich zum Nachweis des Luteinisierungshormons des HVL.) Weitere Untersuchungen sind vonnöten (s. S. 404).

f) Die hypophysäre Vermännlichung der Frau (s. S. 305)

g) Der hypophysäre Hochdruck. Hypophysenvorderlappen und Arteriosklerose

Die Existenz eines hypophysären Hochdrucks wird durch eine von BISHOP und CLOSE (1932) beschriebene Beobachtung eines 22jährigen Mädchens mit einem mittleren Blutdruck von 250/180, der zeitweise sogar über 300 mm hinausging, mit genuinen Schrumpfnieren, Hirsutismus und Bartwuchs und dem Bild von Silberdrahtarterien im Augenhintergrund bei einem kleinen, wohl abgegrenzten basophilen Adenom im HVL und angeblich normalen Nebennieren (!) nahegelegt (vgl. hiezu die Obduktionsbeobachtung auf S. 37).

Die gleichzeitig vorhandene ausgebreitete Arteriosklerose scheint zunächst für deren Abhängigkeit vom HVL und dessen Veränderung zu sprechen. Ähnlich fanden WALTERS, WILDER und KEPLER bei einer 34jährigen Frau mit basophilem HVL-Adenom (von nur 5 mm Durchmesser) bei *normalen* Nebennieren einen

Blutdruck von 160/118 und eine Sklerose der Retinalgefäße; die Patientin zeichnete sich ferner durch eine Gesichtsbehaarung aus. Allerdings kann aus äußerlich unveränderten Nebennieren niemals ein Schluß auf die Beschaffenheit der Rinde gezogen werden (vgl. z. B. den von KALBFLEISCH obduzierten Fall von basophilem HVL-Adenom, wo sich in scheinbar unveränderten Organen eine breite Rinde mit Adenomen bei der mikroskopischen Untersuchung fand). Weit häufiger als ein Hochdruck bei einer isolierten HVL-Veränderung ist ein solcher bei hypophysären Affektionen (Hyperpituitarismus) mit gleichzeitiger Hypertrophie der Nebennierenrinde, die ja, wie wir gesehen haben, bei der Überfunktion des HVL außerordentlich häufig ist. Hierin — in der Trennung vom suprarenalen Hochdruck — liegt die Problematik des hypophysären. Es erscheint mir sehr fraglich, ob ein solcher ohne gleichzeitige Überfunktion der Nebennierenrinde existiert, wenn schon keine Wucherung der Rinde anatomisch nachzuweisen ist. Dazu kommt noch, daß wir den mit der Arteriosklerose eng verwandten arteriellen Hochdruck schwerlich mit einer Zunahme der basophilen Zellen im HVL korrelieren können. Kommt doch (s. die Zusammenstellung auf S. 486/87) Basophilie des HVL sowohl bei schwerer Arteriosklerose und Hochdruck wie beim Fehlen beider vor, z. B. bei Addisonikern und Basedowikern. Das Problem ist also durchaus noch ungeklärt. Neuestens wird der M. Cushing überhaupt als ein sekundärer Interrenalismus aufgefaßt, der durch eine Überproduktion des HVL an kortikotropem Hormon ausgelöst sein soll [JULIUS BAUER (1946)]. So fand ich eine arterielle Hypertonie bei einem 37jährigen Mann mit typischem M. Cushing wohl bei starker Basophilie des HVL und beträchtlicher Entgranulierung der Basophilen, aber kleinknotiger Hyperplasie der noch dazu besonders dicken Nebennierenrinde, wie sie ja bei der Cushingschen Krankheit (sogenannter interrenaler Typus des M. Cushing) außerordentlich häufig ist. Die Aae. femorales dieses Mannes zeigten eine höhergradige Innenhautverfettung und eine beginnende Mediaverkalkung; seine Aorta wies ein beginnendes Atherom auf. Arterieller Hochdruck ist beim M. Cushing bekanntermaßen ein sehr konstanter Befund (A. JORES). RUGIERI fand unter 27 Fällen von M. Cushing 25mal den Blutdruck erhöht und nur zweimal normal, RAAB 24mal unter 26 Cushingfällen und JONÁS bei 85,5% der Cushingkranken eine Hypertonie. Arteriosklerose und apoplektische Insulte sind auch im jugendlichen Alter beim M. Cushing nicht selten (A. JORES), ebenso arteriolosklerotische Schrumpfnieren. Hypercholesterinämie wurde beim M. Cushing nur einmal vermißt (A. OSWALD 1949). CRILE konnte (1934) ein durch ein Nebennierenhypernephrom hervorgerufenes Cushing'sches Syndrom durch Adrenalektomie heilen. Ähnlich wie oben ergab die Autopsie bei einem 58jährigen, an Hochdruck mit Herzdekompensation zugrunde gegangenen Mann mit außerordentlich hochgradiger Fettsucht und starker Rumpfbehaarung Adenome in beiden, großen Nebennieren (bei sehr dürftigem Mark und lipoidreicher Rinde) neben überwiegender Basophilie im HVL, stellenweise adenomartiger Anhäufung der basophilen Elemente und nur sehr spärlichen eosinophilen Zellen; außerdem bestand eine Arteriolosklerose der Nieren und eine allgemeine Arteriosklerose, eine Hypoplasie der Schilddrüse und ein Lungenemphysem.

BERBLINGER hat als erster eine Vermehrung der basophilen Zellen im HVL bei Hochdruckkranken festgestellt. Sicherlich haben aber umgekehrt nicht alle Fälle von Basophilie des HVL einen hohen Blutdruck; trifft man doch eine solche bei manchen Addisonfällen, die niemals hyperton sind, sowie in Begleitung atrophischer Zustände im HVL, die ebenfalls ohne arteriellen Hochdruck einherzugehen pflegen, ferner bei Basedowikern. Bei Unterentwicklung und bei Atrophie der Nebennierenrinde wird schließlich eine Basophilie in der Vorderhypophyse genau so beobachtet wie bei Hyperplasie der Nebennierenrinde.

Unter drei autoptischen Beobachtungen von Akromegalie, einem andern Überfunktionszustand des HVL, fand ich einmal arteriellen Hochdruck bei eosinophilem Adenom im HVL, allerdings auch hier wieder begleitet von adenomatöser Hyperplasie der Rinde der Nebennieren. Gleichzeitig bestand eine hochgradige, „präsenile" Arterioklerose neben arteriolosklerotischen Schrumpfnieren. Im Schrifttum wird bei Akromegalie gleichfalls über Blutdrucksteigerung berichtet. Nach BRENNING soll bei dieser Erkrankung der Blutdruck nur erhöht sein, wenn sie sich nach dem 40. Lebensjahr entwickelt. Andererseits bestand arterieller Hochdruck neben ausgebreiteter Arteriosklerose, besonders der Koronararterien, der Hirnarterien und der peripheren Schlagadern sowie Arteriolosklerose der Nieren bei einer 49jährigen Frau mit HVL-Adenom und *normalen* Nebennieren; sie war an einer Blutung ins Kleinhirn gestorben.

Es kann nach den angeführten Beobachtungen kein Zweifel mehr bestehen, daß arterielle Hypertonie bei Überfunktion der Hypophyse und normaler Beschaffenheit der Nebennieren, also ohne anatomisch sichtbare Stimulierung von Nebennierenrinde oder Mark durch den Hyperpituitarismus, vorkommt und daß ein gleiches auch von der Arteriosklerose gilt. Fraglich bleibt in solchen Fällen, ob der Hochdruck tatsächlich von der Hypophyse ausgeht und in ihrer Veränderung seinen letzten Ursprung hat oder nicht einen noch höheren in übergeordneten Gehirnpartien im Sinne des längst bekannten zentralen Hochdrucks. Therapeutisch erwies sich eine Röntgenbestrahlung der Hypophyse WALTERS, WILDER und KEPLER in einem Fall von basophilem Adenom des HVL als nutzlos. Über die Rolle der Nebennieren beim Hochdruck s. S. 88. [Über die Häufigkeit der Nephrosklerose, die mit einem Dauerhochdruck eng zusammenhängt, bei hypophysären Affektionen s. R. CHWALLA (1946)]. In Zukunft wird das Problem des Zusammenhanges von Hypophysenvorderlappen und -hinterlappen und Blutdruck, ferner zwischen Basophilie der Vorderhypophyse und dem arteriellen Hochdruck auf breiter Grundlage gründlichst studiert werden müssen. Dabei wird man auf eine experimentelle Prüfung von basophilen Adenomen und Extrakten aus solchen nicht verzichten können.

Umgekehrt findet sich bei der HVL-Insuffizienz in mindestens 60% der Fälle ein niedriger und niemals ein erhöhter Blutdruck [A. JORES (1942)]. Dabei wird die Nebennierenrinde so gut wie immer atrophisch gefunden (R. CHWALLA und S. 17). Ich habe ferner bei HVL-Atrophie niemals eine nennenswerte Nephrosklerose oder eine arteriolosklerotische Nierenschrumpfung feststellen können.

Sowie der HVL vermutlich — mehr läßt sich darüber heute nicht sagen — über die Nebennieren, und zwar durch seine die Rinden- und Marktätigkeit anregenden Hormone, den Blutdruck erhöht — langdauernde Rindenhormonverabreichung führt ebenso zu Steigerung desselben wie Adrenalinzufuhr —, ruft der Hypophysenhinterlappen vermittels seines Vasopressins die gleiche Wirkung hervor. Auf eine vermutliche Überfunktion des Hypophysenhinterlappens hat man die Vergesellschaftung von Hochdruck mit Salzsäuremangel im Magensaft und Anämie zurückgeführt. Lang durchgeführte Injektionen von Hypophysenhinterlappenextrakt sollen beim Kaninchen eine starke Rindenhypertrophie der Nebennieren hervorrufen, so daß möglicherweise auch ein Hypophysenhinterlappenhochdruck zum Teil über die Nebennieren zur Wirkung kommt. Andererseits ist GRIFFITH (1938/39) auf Grund von Versuchen mit Kulturen von Hypophysenhinterlappengewebe zu dem Schluß gekommen, daß die sogenannten Pituicyten des Hypophysenhinterlappens einen blutdrucksteigernden Wirkstoff erzeugen. Dieses Problem ist also noch ebenso ungeklärt wie das des Zusammenhanges von Nebennierenrindenwucherung und Hochdruck.

Wie sind nun die Fälle von Hypophysenaffektionen mit Hypertonie und intakten Nebennieren zu beurteilen? Besteht hier eine bloße funktionelle Stimulierung der Nebennierenrindentätigkeit durch den HVL oder liegt vielleicht eine gesteigerte Hinterlappenfunktion vor? Nur eine solche vermöchte nach dem heutigen Stand unseres Wissens eine unmittelbare Blutdruckwirkung der Hypophyse verständlich zu machen. Fälle wie die eben genannten bedürfen vor allem einer mikroskopischen Untersuchung der Nebennierenrinde, denn über eine blutdrucksteigernde Wirkung der Verfütterung von Hypophysenextrakten oder der Hypophysenimplantation ist bisher nichts bekannt geworden. Schädigung des Hypophysenhinterlappens durch eine Vorderlappengeschwulst kann zu Blutdrucksenkung führen (CUSHING). Auch über eine blutdrucksteigernde Wirkung einer Verabreichung von HVL-Substanz liegen keine Angaben vor. Noch offen ist ferner die Frage nach dem Zustandekommen der Nebennierenrindenwucherung und die Frage einer eventuellen hypophysären Verursachung derselben. Beziehungen zwischen Hochdruck und genito-adrenalem Syndrom sind unverkennbar, was gleichfalls für die Rolle der Nebennierenrinde spricht (s. S. 51, 55, 56 und R. CHWALLA). KYLIN hält die essentielle Hypertonie für meist durch eine Überfunktion des HVL — CUSHING durch eine solche des Hypophysenhinterlappens — bedingt. JORES, ähnlich WESTPHAL und SIEVERT sehen sie als ein hypophysär-suprarenales Krankheitsbild an (vgl. auch S. 484/85). JORES und WESTPHAL haben im Blutserum von Kranken mit essentieller Hypertonie eine kortikotrop wirksame Substanz gefunden, die vielleicht mit dem kortikotropen HVL-Hormon identisch ist. Dieser Befund würde, wenn er bestätigt wird, nicht nur die Existenz eines hypophysären Hochdruckes unterstützen, sondern auch die Beteiligung der Nebennierenrinde am Krankheitsgeschehen erklären. Neuestens bahnt sich eine Auffassung des Hochdrucks als einer „monosymptomatischen Form" des M. Cushing an (A. OSWALD 1949).

h) Hypophysenvorderlappen und Krebs (s. S. 477)

4. Die Nebennierenrinde im hormonalen Geschlechtssystem

a) Die grobanatomischen Beziehungen zwischen Nebennieren und Keimdrüsen

In der ersten Zeit der Embryonalentwicklung unterstützt ein Hormon der Nebennierenrinde die geschlechtliche Differenzierung der Keimdrüsen (s. S. 97). Auch im späteren, postnatalen Leben übt die Nebennierenrinde weiterhin einen fördernden Einfluß auf die Keimdrüsen aus. Das ergibt sich teils aus Erfahrungen beim M. Addison einerseits, indem dieser sehr häufig zu einer besonderen Schädigung der Keimdrüsen führt (von tuberkulöser Miterkrankung dieser abgesehen), und beim genito-adrenalen Syndrom andererseits (s. S. 48), teils aus dem Umstand, daß ohne die Keimdrüsen ein geschlechtshomologer, d. h. dem Keimdrüsengeschlecht entsprechender Einfluß der Nebennierenrinde auf den Geschlechtscharakter und die Geschlechtsmerkmale des Individuums nicht zustandekommt. Es erfolgt also diese Einflußnahme offenbar über die Gonaden im Wege einer Stimulierung der Inkretion dieser (s. S. 56). Umgekehrt kommt bei atrophischer Nebennierenrinde eine Überfunktion bzw. Hypertrophie der Keimdrüsen nicht vor. Das bedeutet, daß sich bei einem männlichen Addisonkranken oder bei einem Kastraten mit Nebennierenrindenüberfunktion eine Hypertrichose nicht ausbilden bzw., wenn bereits vorhanden, nicht lange halten kann. Der Gedanke einer Überordnung der Nebennierenrinde über die Keimdrüsen, wie sie im hormonalen Geschlechtssystem (s. S. 1 und 46) zum Ausdruck kommt, wird dadurch bestätigt und findet eine weitere Stütze in der Beobachtung von LEUPOLD, daß im Wachstumsalter eine Parallelität in der Größe der Hoden und der

Nebennieren besteht (vgl. hiezu die Beobachtungen auf S. 42 und 43). Beide Organe zeigen in der Vorpubertätszeit eine allmähliche Größenzunahme, die um das vierzehnte Lebensjahr eine besondere Steigerung erfährt. Beim Erwachsenen sollen nach ihm überdurchschnittlich schwere Nebennieren mit Hoden bzw. Eierstöcken von hohem Gewicht vergesellschaftet sein und umgekehrt. Auch bei verschiedenen Tierarten geht die Größe der Gonaden und der Nebennieren parallel bzw. variiert die Größe der Nebennieren mit der Menge der Zwischenzellen in den Hoden. So vergrößern sich beim Maulwurf die Nebennieren während der Brunst und enthält ihre Rinde zu dieser Zeit reichlich Cholesterin. Hyperplasie der Nebennieren oder ihrer Rinde bedingt ferner vor der Geschlechtsreife eine vorzeitige Entwicklung der sekundären Geschlechtsmerkmale, Unterentwicklung oder Atrophie der Nebennieren bzw. ihrer Rinde hingegen eine Verzögerung von deren Ausbildung. Beide diese Rindenveränderungen findet man ferner häufig bei Intersexen. Die Kastration führt andererseits bei Tier und Mensch sehr oft zu einer Hypertrophie der Nebennierenrinde. In der Schwangerschaft hypertrophieren die Nebennieren, vor allem ihre Rinde, ebenfalls. Nebennierenrindenhormon hemmt bei jungen weiblichen Tieren die Entwicklung der Eierstöcke und die Luteinisierung, während bei jungen männlichen Tieren die Ausbildung der männlichen Genitalorgane gefördert wird [ASHER (1936)]. Bei manchen Tieren vermögen die Nebennieren die Folgen einer Frühkastration (= der Kastration vor der Geschlechtsreife) auszugleichen. Hoden und Nebennierenrinde sind beide in der Norm außerordentlich lipoidreich, ferner reich an Vitamin C, sind also außer in entwicklungsgeschichtlicher, feingeweblich-struktureller und biologischer Hinsicht auch chemisch verwandt (s. S. 93). Bei einem von F. ALTMANN mitgeteilten Fall von angeborenem Mangel beider Hoden bei einem 48jährigen Mann waren die Nebennieren groß und ihre Rinde breit, und bei einem vom gleichen Autor beschriebenen 58jährigen männlichen Spätkastraten (im Alter von 26 Jahren wegen Hodentuberkulose kastriert) bestand eine knotige Hyperplasie der Nebennierenrinde. Auch in diesen Fällen hat es den Anschein, daß die Nebennierenrinde den Ausfall der Keimdrüsen wettzumachen sucht. Ähnliche Befunde erhebt man bei eunuchoiden Männern (s. S. 292). Ebenso waren die Nebennieren eines Vierundsiebzigjährigen, dessen einer Hoden zehn Jahre vorher entfernt worden war, während der zweite vollständig fibrös war, so daß das Individuum einem Kastraten gleichkam, groß (Beobachtung von A. PRIESEL). Bei einem großen und kräftigen Zweiundfünfzigjährigen waren die Hoden „etwas *klein*", die Nebennieren *groß*, und bei einem ebenfalls kräftigen Mann (mit Bronchuskarzinom) die Nebennieren auffallend groß, ihre Rinde dick und gewulstet, das Mark dürftig, und dabei der linke Hoden klein.

Eine 56jährige weibliche Kastratin, bei der 7 Jahre vorher Gebärmutter und Eierstöcke wegen Uteruskarzinom entfernt worden waren, hatte eine hyperplastische Nebennierenrinde und bei einer 70jährigen, operativ kastrierten Frau fand ich Nebennierenadenome. Insgesamt konnte ich unter acht operativen Kastratinnen bei fünf eine Exzeßbildung der Nebennierenrinde feststellen (vgl. KAUFMANN & MÜHLBOCK 1931). Unter zwölf Kryptorchen wiesen zwei — im Alter von 36 und 46 Jahren — große, lipoidreiche Nebennieren auf und ein dritter, Fünfundsiebzigjähriger, hatte eine breite, hyperplastische Nebennierenrinde (der Kryptorchismus ist der mildeste Grad von Hodeninsuffizienz). Von der Häufigkeit der Nebennierenrindenhyperplasie bei Gonadenlosen wird in dem einschlägigen Kapitel noch berichtet werden (s. S. 101). Bei einer 33jährigen weiblichen Kastratin (operativ kastriert) fand ich genuine Schrumpfnieren, aus deren Vorhandensein auf eine kräftige Nebennierenrindenfunktion geschlossen werden kann. Bleibt die anscheinend kompensatorische Nebennierenrindenwucherung bei Kastraten aus, so besteht die Gefahr der Entwicklung des Syndroms Keimdrüseninsuffizienz-Nebennierenrindeninsufizienz und damit schwerwiegender Folgen.

Immer stoßen wir also auf Wechselbeziehungen und auf ein Parallelgehen (Synergismus bzw. Kompensationsverhältnis) von Gonaden und Nebennierenrinde, woraus sich auf ein enges Verhältnis dieser beiden inkretorischen Organe schließen läßt (s. S. 45 ff.).

Aus dem Gesagten ergibt sich die Berechtigung und Bestätigung des im Eingangsabschnitt über das hormonale Geschlechtssystem (s. S. 1) aufgestellten Schemas von diesem System und der Art seiner hierarchischen Struktur.

b) Der Geschlechtsdimorphismus der Nebennierenrinde

Die Nebennierenrinde weist bei beiden Geschlechtern Verschiedenheiten auf [POLL (1933), D. L. THOMSON (1939)]. Die Grollmannsche X-Zone soll sich bei männlichen Tieren mit der Geschlechtsreife zurückbilden, hingegen beim weiblichen Tier bestehenbleiben. Ferner findet sich im Schrifttum die Angabe, daß eine kräftig ausgebildete Zona reticularis nur bei jungen Tieren existiert und daß diese mit dem Eintreten der Spermiogenese einem Schwund anheimfällt, der nach Kastration nicht stattfindet. Nach H. POLL (l. c.) hat die geschlechtsreife männliche Maus niemals eine Zona reticularis im Gegensatz zum weiblichen Tier; nur Jungtiere beiderlei Geschlechts vor der Reife weichen im Verhalten der Nebennierenrinde nicht voneinander ab. Proviron- (= Androsteron) verabreichung erzeugt beim infantilen und beim frühkastrierten Weibchen in kürzester Zeit eine Rinde wie beim erwachsenen Männchen. Kastration, noch schneller Progynonzufuhr, bringt bei männlichen Tieren eine weibliche Rinde hervor. Aus diesen Verhältnissen geht deutlich eine Beeinflussung der Nebennierenrinde durch die Inkretion der Gonaden zur Zeit der Geschlechtsreife hervor. Die Entdeckung einer androgenen Zone in der Nebennierenrinde [MATSUI (1928), VINES, GROLLMANN (1936)] harrt noch ihrer Bestätigung. Bei männlichen Meerschweinchen fand KOLMER (1922) in der Zona reticularis der Nebennieren mit Beiz-Hämatoxylinen stark färbbare Substanzen, die nach ihm geradezu ein sekundäres Geschlechtsmerkmal darstellen sollen, während für das Weibchen der besondere Fettreichtum der Zona fascicularis und die starke Pigmentierung der innersten Rindenzone als solches angegeben wird. ZALESKY (1936) stellte in der Nebenniere des Meerschweinchens ebenfalls Geschlechtsunterschiede fest, die selbst durch die Kastration nicht ausgelöscht werden; sie können daher, schließt ZALESKY, nicht unter dem Einfluß der Keimdrüsen entstanden sein. Bei den meisten Säugetierarten ist die Nebennierenrinde beim Weibchen dicker als beim Männchen. Ob parallel damit die Rindentätigkeit beim weiblichen Geschlecht eine intensivere ist als beim Manne, ist nicht bekannt [INGLE (1942)].

Östrogendarreichung erzeugt eine Hypertrophie der Nebennierenrinde (SELYE), Androgenverabreichung eine gewisse Rückbildung derselben. (Inaktivitätsatrophie?) Die Nebennierenrinde ist reich an Vitamin C, und zwar enthält die Zona fasciculata am meisten davon, die Markzone und die Glomerulosa weniger [GLICK und BISKIND (1936)].

Dem Verfasser ist aufgefallen, daß die Nebennierenrindenhypertrophie beim Mann bedeutend häufiger, beinahe im Verhältnis 2:1 häufiger ist als bei der Frau. Die größere Häufigkeit beim männlichen Geschlecht gilt ebenso für die Hyperplasie wie für die Adenombildung der Nebennierenrinde (s. S. 79 und 80). Vgl. zu diesem Kapitel auch S. 68.

c) Zur Entwicklung der Nebennierenrinde nach der Geburt

Beim Neugeborenen beträgt das Nebennierengewicht etwa das Dreifache des Hodengewichtes. Dann setzt ein Gewichtssturz auf Kosten der Rinde ein. Bald nach der Geburt beginnt ferner ein Umbau derselben in Gestalt einer Involution der zentralen Rindenschichten [THOMAS, KERN, ELLIOT, zit. nach PAGEL bei E. SCHWALBE (1929)], die zum Untergang der primären Zona fasciculata und reticularis führt. Nur die primäre Zona glomerulosa soll erhalten bleiben und die Schichten der bleibenden Nebennierenrinde liefern. Am Ende des ersten Lebensjahres ist dieser Umbau nach Angabe der Untersucher beendet und die bei der Geburt noch großen Nebennieren sind verkleinert und sehen wie geschrumpft aus. In der Zeit der Präpubertät findet charakteristischerweise das stärkste Wachstum der Nebennierenrinde statt. Im zwölften bis dreizehnten Lebensjahr erreichen die Nebennieren wieder das Geburtsgewicht. Nach dem 50. Lebensjahr tritt eine zunehmende Altersinvolution ein. L. ASCHOFF (1938) gibt eine ausführliche Beschreibung der Altersveränderungen der Nebennierenrinde und bemerkt, daß ,,die in der Seneszenz meist deutlich hervortretende Atrophie der Glomerulosa beim Mann stärker ausgebildet zu sein" pflegt und ,,erst im hohen Alter eine Annäherung in der Atrophie bei beiden Geschlechtern" eintritt, ferner auch das Gewicht der Nebennieren abnimmt (RÖSSLE und ROULET).

d) Agenesie der Nebennieren

Ein Fehlen beider Nebennieren wird von A. DIETRICH und H. SIEGMUND (im Handbuch von HENKE-LUBARSCH) als sehr fraglich betrachtet, ,,nachdem im neueren Schrifttum Mitteilungen über derartige Beobachtungen ganz fehlen". Auch einseitiger Nebennierenmangel ist nach den gleichen Autoren sehr selten und derartige Mitteilungen seien ,,mit großer Vorsicht" zu bewerten. In den bisher berichteten Fällen soll immer die rechte Nebenniere betroffen gewesen sein. Das beiderseitige Fehlen der Nebennieren betrachtet auch PAGEL [zit. nach E. SCHWALBE (1929)] äußerst skeptisch und bemerkt, daß die Agenesie der Nebennieren bei Anencephalie (!) ungefähr ebensooft beschrieben wie dabei nicht festgestellt worden ist. Isolierte Aplasie der Rinde ist ebensowenig bekannt wie Fehlen der Marksubstanz.

e) Die Unterentwicklung der Nebennieren

Während sich große und auffallend große Nebennieren häufig in Vergesellschaftung mit Nebennierenrindenhyperplasie finden und dann, aber auch bei isoliertem Auftreten, mit denselben Begleiterscheinungen einhergehen und dieselben Auswirkungen zeitigen wie die Hyperplasie der Nebennierenrinde, sehen wir kleine oder ganz besonders kleine Nebennieren sehr oft mit schmaler, unterentwickelter oder atrophischer Nebennierenrinde vergesellschaftet. Daneben kommt die Hypoplasie der Nebennieren entweder für sich allein oder bei gewissen, ganz bestimmten Krankheiten vor, so außerordentlich häufig beim Status thymicolymphaticus, nicht selten beim M. Basedow, bei dem schwerste Grade von Atrophie der Nebennieren beobachtet werden, vom M. Addison abgesehen. Eine Atrophie dieser Organe ist ferner bei Atrophie des HVL eine relativ häufige Begleiterscheinung. Ungewöhnliche Kleinheit führt zu Addisonsymptomen und wurde beispielsweise bei juvenilem Diabetes zusammen mit kleinen Hoden (!) von mir im Obduktionsgut des Rudolfspitals gefunden (bei einem 19jährigen Mann). Bemerkenswert ist die Verbindung von hochgradiger Hypoplasie oder Aplasie der Nebennierenrinde mit Entwicklungsstörungen des Urogenitalapparates (!)

und des Gehirns (A. Oswald 1949). Einseitiger Nebennierenmangel ist mit Aplasie der gleichseitigen Niere vergesellschaftet.

Die Unterentwicklung kann auch die Nebenniere bloß einer Körperseite betreffen.

Die Unterentwicklung des Nebennierenmarkes dürfte keine sonderliche Bedeutung besitzen, da der Marksubstanz entsprechendes Gewebe auch außerhalb der Nebennieren vorhanden ist und selbst bei sehr dürftigem Mark arterieller Dauerhochdruck vorkommt. Auch bei sehr schmaler Nebennierenrinde und bei kleinen Nebennieren kann die Funktion, zumindest unter gewöhnlicher Beanspruchung, ausreichen.

So waren bei einem 22jährigen, der durch Selbstmord mittels Lungendurchschuß geendet hatte, die Nebennieren um reichlich ein Drittel kleiner als gewöhnlich, ihre Rinde auffallend dünn, das Mark dürftig. Die größte Dicke der Organe betrug kaum 4 mm. Dabei war ein Hoden auffallend klein, der zweite etwas größer, der Thymus klein, der Bartwuchs spärlich, die Brust unbehaart, ebenso die Vorderarme, und nur die unteren Extremitäten ziemlich stark behaart, die Schambehaarung weiblich (!). Es ist mir auffällig, wie häufig bei jugendlichen Selbstmördern die Nebennieren unterentwickelt sind (s. die Tab. S. 486). Zweifellos bilden die daraus resultierenden körperlichen (Hypotonie!) und seelischen Folgen einen gewichtigen Grund für den Suicid (Syndrom Keimdrüseninsuffizienz-Nebennierenrindeninsuffizienz).

Es kommt daher schwere Arteriosklerose auch bei kleinen Nebennieren vor. Belastungen des Organismus, z. B. durch auch nur leichte operative Eingriffe, führen dagegen zu Nebenniereninsuffizienz, nicht selten mit tödlichem Ausgang, und darum ist ihre rechtzeitige Erkennung wichtig.

Atrophie der Nebennieren wird bei M. Basedow und bei pluriglandulärer Insuffizienz (vom M. Addison abgesehen), bei HVL-Gewächsen, ferner beim Früheunuchoidismus und bei Gynäkomasten beobachtet. Gewöhnlich fehlen dabei die für Nebennierenhyperplasie und andere Exzeßbildungen der Nebennierenrinde kennzeichnenden Erscheinungen, z. B. Neubildungen (s. S. 73), wodurch deren Abhängigkeit von der Nebennierenrinde bestätigt wird.

f) Die Geschlechtshormone der Nebennierenrinde und ihre Wirkungen. Die hormonalen Wechselbeziehungen zwischen Keimdrüsen und Nebennierenrinde

Die Nebennieren werden heute vielfach und mit guten Gründen als eine zweite Sexualdrüse neben den Keimdrüsen angesehen. Sie üben diese Funktion nicht nur während der Embryonalzeit, sondern, wenn auch vielleicht in vermindertem Maß, auch im postnatalen Leben aus. Sie kommt insbesondere dann zur Wirkung, wenn die Keimdrüseninkretion insuffizient wird. Beim Versuchstier hypertrophiert die Nebennierenrinde nach der Kastration [Altenburger (1924)] und umgekehrt tritt die Kastrationsatrophie von Prostata und Samenblasen besonders schnell und in besonders starkem Grade auf, wenn das kastrierte Tier adrenalektomiert wurde. (Burrill & Greene). Andererseits fand Spiegel (1940) die Kastrationsatrophie von Prostata und Samenblasen frühkastrierter Meerschweinchen Jahre später durch eine Entwicklung von Nebennierenrindenadenomen ausgeglichen. Übernehmen die Nebennieren nach der Kastration nicht einen wenigstens teilweisen Ausgleich der verlorengegangenen Geschlechtshormoninkretion der Keimdrüsen, sondern verfällt ihre Rinde einer Rückbildung, so ist ein Erlöschen der gesamten Geschlechtlichkeit und ein Schwinden der Geschlechtsmerkmale, vielfach sogar ein Hinübergleiten ins andere Geschlecht die Folge. Es entwickelt sich das, was ich als Syndrom Keimdrüseninsuffizienz-Nebennierenrindeninsuffizienz bezeichnet und beschrieben

habe (s. S. 85). Gynäkomastie tritt auf, der Bartwuchs sistiert, die Sekundärbehaarung fällt aus. Die gewöhnlichen Kastrationsfolgen machen sich im
Höchstmaß und beschleunigt fühlbar. Speziell die Nebennierenrinde muß geradezu
als ein Sexualorgan angesehen werden (BURROWS), obwohl sie daneben noch andere, lebenswichtige Funktionen erfüllt, die mit dem Sexus gar nichts zu tun
haben. LEUPOLD, ferner LANDAU haben eine Parallelität im Verhalten der Nebennieren und Hoden festgestellt, von der bereits (s. S. 39/40) die Rede war.

Die *Geschlechtshormone der Nebennierenrinde* sind chemisch von denen der
Keimdrüsen etwas verschieden, ihre biologischen Wirkungen hingegen sehr ähnlich.
Im ganzen sind aus der Nebennierenrinde nicht weniger als 28 verschiedene
kristalline Verbindungen isoliert und ist ihre chemische Struktur ermittelt worden
(REICHSTEIN und SHOPPEE); die Mehrzahl von ihnen ist allerdings biologisch
inaktiv. Wie weit es sich bei diesen, aus wirksamen Nebennierenrindenextrakten
dargestellten Substanzen um bloße Umwandlungsprodukte der eigentlichen
Rindenhormone oder um Zwischenstufen derselben oder vielleicht um Neben-
produkte handelt, die bei der Bildung der Rindenhormone entstehen, und wie
groß dementsprechend die Zahl der tatsächlich von der Nebennierenrinde ins
Blut abgegebenen Hormone ist, läßt sich heute noch nicht sagen. Die in der
Nebennierenrinde gebildeten Steroide sind untereinander chemisch verwandt
und besitzen im Aufbau größte Ähnlichkeit mit den Sexualhormonen der Keimdrüsen (s. S. 255/56). Beide stellt der Chemiker aus dem Cholesterin her. Ob auch
die Nebennierenrinde diesen Ausgangsstoff benützt, wissen wir nicht. Jedenfalls aber zählt sie neben Haut und Zentralnervensystem zu den cholesterin-
reichsten Organen des menschlichen Körpers. Die Arbeiten, welche sich mit
der Erforschung der in der Nebennierenrinde vorkommenden Verbindungen beschäftigen, knüpfen sich an die Namen SWINGLE und PFIFFNER, KENDALL,
REICHSTEIN, WINTERSTEINER und ihre Mitarbeiter, und haben die chemische
Konstitution einer Reihe von Sterinen der Nebennierenrinde aufzuklären vermocht. Sie können aber bei weitem noch nicht als abgeschlossen gelten. Vielmehr
stehen wir auf diesem Gebiet erst am Anfang unserer Erkenntnis.

Im allgemeinen lassen sich die Hormone der Nebennierenrinde in zwei Gruppen
einteilen, solche mit Stoffwechselwirkungen — dazu gehören das Corticosteron
(S- und N-Hormone von ALBRIGHT 1943) und Desoxycorticosteron, das 11-
dehydrocorticosteron, 17-hydroxycorticosteron und das 17-hydroxy-11-dehydro-
corticosteron (KENDALLS compound E) —, und solche mit Geschlechtshormonwirkung. In dieser Beziehung steht heute fest, daß die Nebennierenrinde alle drei Typen von Keimdrüsenhormonen herzustellen vermag, also
Androgene und Östrogene in nicht unbeträchtlichen Mengen (ENGELHARDT,
FISCHER, ENGEL & HOFFMANN, WINKLER & BINDER) und Progesteron (CALLOW,
PARKES, HOFFMANN). Beim Fetus weisen die Nebennieren einen besonders
hohen Östrogengehalt auf (PARKES und TENNEY).

Von *androgenen Wirkstoffen* sind in der Nebennierenrinde bisher gefunden
worden: Adrenosteron ($C_{19} H_{24} O_3$), Androstendiolon ($C_{19} H_{70} O_3$), das im Hahnenkammtest wirksam ist, und Androstendion ($C_{19} H_{30} O_3$), ferner das androgenartig
wirkende 17-β-hydroxyprogesteron, von Progestinen Progesteron, und von
östrogenen Substanzen Östron sowie Allopregnanolon [REICHSTEIN & SHOPPEE,
KENDALL (1942)]. Diese Wirkstoffe hat man aus den Nebennieren bei
suprarenaler Frühreife, bei Nebennierenrindenhyperplasie und Nebennierenrindenblastomen von Erwachsenen mit dem sogenannten genito-adrenalen
Syndrom isoliert. Sie sind die Ursache der bei diesem Syndrom beobachteten
Vermännlichung bzw. Verweiblichung; ihre Produktion in der Nebennierenrinde macht verständlich, daß Nebennierenrindenextrakte ähnlich wie HVL-

Extrakte beim Versuchstier eine vorzeitige Geschlechtsreife auszulösen vermögen, so besonders bei Ratten weiblichen Geschlechts; vgl. hiezu die kortikosuprarenale Form der Pubertas praecox beim Menschen. Ferner ist gezeigt worden, daß Injektionen von corticotropem HVL-Extrakt (sogenanntes „Adrenocorticotrophin" der Amerikaner), der frei von Gonadotropin und von Wachstumshormon ist, nicht nur eine Hypertrophie der Nebennierenrinde, sondern auch eine solche der akzessorischen Geschlechtsorgane und der Brustdrüsen bei Tieren beiderlei Geschlechts erzeugt [NELSON (1941)]. Bei hoden- und hypophysenlosen Ratten werden Prostata und Samenblasen dadurch in ähnlicher Weise stimuliert wie durch Androgen. Daraus geht eine unmittelbare Wirkung auf diese Geschlechtsdrüsen hervor, wie sie bei der kortikosuprarenalen Pubertas praecox des Kleinkindes deutlich in Erscheinung tritt (vgl. S. 390). Umgekehrt atrophieren Prostata und Vesikulardrüsen der Ratte nach Entfernung sämtlichen Nebennierengewebes (M. B. SCHILLER 1935). Beim menschlichen Hyperpituitarismus mit Steigerung der Ausschüttung von kortikotropem HVL-Hormon findet man die Nebennieren und insbesondere ihre Rinde hypertrophisch; eine eventuelle Stimulierung auch der akzessorischen Geschlechtsdrüsen ist von der Wirkung einer gesteigerten Inkretion der durch die hypophysäre Überfunktion gleichfalls stimulierten Gonaden schwer zu trennen.

Der schlüssige *klinische* Beweis für die Geschlechtshormonproduktion der Nebennierenrinde liegt in zwei Tatsachen: 1. der Fortdauer einer Geschlechtshormonausscheidung im Harn nach Kastration, die die Existenz einer solchen Inkretion auch bei nicht veränderten Nebennieren beweist. Sie ist allerdings unter normalen Verhältnissen nicht allzu hoch und genügt beim kastrierten Tier, wenn keine Hypertrophie der Rinde eintritt, nicht zur Erhaltung der Geschlechtsmerkmale. 2. in dem Befund bei Fällen von adrenalem (kortikosuprarenalen) Virilismus und Feminismus. Dabei findet eine Überproduktion von Androgen bzw. Östrogen oder auch beider Geschlechtshormone seitens der krankhaft veränderten Nebennierenrinde statt, die im Harn nachzuweisen ist. Nach der Entfernung des ursächlichen Nebennierenrindengewächses sinkt die übermäßige Hormonausscheidung ab. Das klinische Bild des kortikosuprarenalen Virilismus bzw. Feminismus wird in der Regel durch gewisse Adenome und Karzinome der Nebennierenrinde, bisweilen auch durch eine Hyperplasie derselben hervorgerufen (s. die einschlägigen Kapitel). Das Gros der Nebennierenadenome und -karzinome und der Rindenhypertrophien geht jedoch ohne geschlechtliche Einflüsse einher.

Durch Bestimmung der sogenannten β-Fraktion der 17-Ketosteroide im Harn läßt sich eine Steigerung der Androgenproduktion der Nebennierenrinde in relativ einfacher Weise aus dem Harn erkennen. Diese Fraktion stammt nämlich aus den Nebennieren. Durch die enorme Erhöhung der β-Fraktion bei Nebennierenrindengewächsen wurde ihre Herkunft aus der Nebennierenrinde überhaupt entdeckt. Für die klinische Diagnose der Nebennierenrindengewächse und -hypertrophien dürfte die Bestimmung der 17-Ketosteroide im Harn und im besonderen ihrer β-Fraktion von größter Bedeutung werden (s. S. 258).

Es liegen, wie schon erwähnt, Anhaltspunkte dafür vor, daß die Nebennierenrinde in Wechselbeziehung zu den Keimdrüsen steht. In diesem Sinne spricht, das beim M. Addison regelmäßig eine Atrophie von Hoden bzw. Eierstöcken auftritt (DIETRICH und SIEGMUND). Potenz und Libido bei Männern, die Menstruation bei Frauen sehr häufig und schon frühzeitig schwindet, ferner daß bei adrenalektomierten Ratten Hoden, Samenbläschen und Prostata sich verkleinern und die Spermiogenese abnimmt oder aufhört, die Samenkanälchen atrophieren, ferner Geschlechtstrieb und Begattungsvermögen verlorengehen.

Ich beobachtete bei hypokortikoadrenalen jungen Männern mit arterieller Hypotonie und Kollapsneigung eine „primäre" Azoospermie. Das hypophysäre Gonadotropin ist nur bei Gegenwart von Nebennierenhormon voll wirksam. Umgekehrt fördert eine Funktionssteigerung der Rinde das Wachstum der Geschlechtsmerkmale, ebenso Überpflanzung von Nebennierenrinde beim Versuchstier (BURRIL & GREENE 1940), ob kastriert (SPIEGEL) oder nicht. LEUPOLD fand bei Katern nach Nebennierenausschaltung eine Degeneration der Samenepithelien; bei weiblichen Ratten wird in der Mehrzahl der Fälle der Brunstzyklus unterdrückt und atrophieren die Ovarien [MARTIN (1932); CARR und CONNOR (1933); COREY und BRITTON (1933)]. Injektionen von Nebennierenrindenauszügen oder Homoiotransplantation von Nebennierenrinde stellen die Ovarialfunktion wieder her [BRITTON und KLINE (1934)]. Noch deutlicher als aus den Verhältnissen beim M. Addison läßt sich auf eine fördernde Beeinflussung der Keimdrüsen durch die Nebennierenrinde aus den Folgeerscheinungen gewisser Nebennierenrindenhyperplasien und ganz besonders mancher Nebennierenrindenblastome schließen. Dabei tritt nämlich einerseits eine übermäßige Inkretion von Geschlechtshormon seitens der gewucherten Nebennierenrinde und andererseits eine Stimulierung der Keimdrüsen mit Überfunktion dieser auf. Man spricht dann von genito-adrenalem Syndrom (s. S. 48). Zu einer übermäßigen inkretorischen Tätigkeit der Gonaden, die anscheinend durch ein spezifisches Gonadotropin der Nebennierenrinde (s. S. 56) bewirkt wird, kommt es jedoch nur dann, wenn gleichgeschlechtliches Hormon, z. B. Androgene beim Mann oder Östrogene bei einer Frau, von der Nebennierenrinde im Überschuß produziert werden. Entwickelt sich hingegen eine Überproduktion von gegengeschlechtlichem Hormon seitens der hyperplastischen oder blastomatös gewucherten Nebennierenrinde, z. B. von Androgen bei einem weiblichen Individuum, dann tritt sofort die Hemmungs- und Rückbildungswirkung des konträren Geschlechtshormons auf die eigenen Keimdrüsen der Träger in Erscheinung. Eine fördernde Wirkung auf die Gonaden spielt auch bei der geschlechtlichen Entwicklung des Embryos im Mutterleib und bei der embryonalen Entwicklung der Gonaden selbst, wie wir bereits erfahren haben, eine wichtige Rolle.

Andererseits vermögen die Keimdrüsenhormone das Leben adrenalektomierter Tiere ebenso zu erhalten (s. S. 47) wie Nebennierenrindenhormon, während sie sonst rasch zugrunde gehen. Desoxycorticosteron wirkt auf den mit Östrogen vorbehandelten Uterus des Kaninchens wie Progesteron. Läufige Hündinnen mit einem funktionierenden Corpus luteum bleiben nach Adrenalektomie länger am Leben als Normaltiere. Ein gleiches gilt von trächtigen Tieren. Beide, Keimdrüsenhormon und Nebennierenhormon, bewirken ferner eine Zurückhaltung von Wasser und Elektrolyten im Organismus, weisen in dieser Hinsicht also ebenfalls Wirkungsparallelen auf. Die histologischen Verschiedenheiten in der feingeweblichen Struktur der Nebennieren während der Brunst bei Tieren und während des menstruellen Zyklus bei Primaten (LONG und ZUCKERMANN bei Äffinnen) und beim Menschen, ferner während der Schwangerschaft und der Laktation der Frau sowie in der Menopause bilden weitere Beweise für den Zusammenhang von Keimdrüsen und Nebennieren. KOLMER hat, wie erwähnt, das Verhalten der Nebennieren auf Grund ihrer morphologischen Reaktion auf die eben aufgezählten Zustände bzw. Lebensphasen beim weiblichen Tier den sekundären Geschlechtsmerkmalen zugerechnet. Weiters spricht die Verschiedenheit der Nebennieren und ihre Größendifferenz bei beiden Geschlechtern für eine enge (vgl. den Abschnitt über den Geschlechtsdimorphismus der Nebennierenrinde auf S. 41) Beziehung zu den Keimdrüsen. Bei nichtkastrierten Ratten verursacht Testosteronpropionat keine sicheren Veränderungen in den Nebennieren; wohl aber vermag es — wie alle Androgene — die Veränderungen der Rinde nach Kastration auszugleichen [HALL und KORENCHEVSKY (1938)]. Beim erwachsenen männlichen Tier führt die Kastration nur zu geringen oder keinen Veränderungen in den Nebennieren (ANDERSEN und KENNEDY). Bei männlichen Früheunuchoiden und bei Männern mit angeborenem Mangel beider Hoden ist jedoch eine Neigung zu einfacher oder knotiger Wucherung der Nebennierenrinde unverkennbar und verhältnismäßig häufig (s. S. 40). Fehlen die Keimdrüsen, so bleibt die Körperbehaarung einschließlich der Geschlechtsbehaarung trotz einer Wucherung der Nebennierenrinde dürftig und kastratenmäßig. Niemals findet man bei Kastraten mit Nebennierenadenomen oder knotiger Nebennierenrindenhyperplasie eine Hypertrichose, wie sie sonst bei diesen Affektionen nicht selten ist. Im besten Fall bleibt die Körperbehaarung halbwegs erhalten, aber eine übermäßige Ausbildung erreicht sie niemals. Umgekehrt findet man bei übermäßig stammbehaarten Männern fast immer eine Hypertrophie der Nebennierenrinde, jedoch nie eine Fibrose der Hoden, es sei denn durch eine Erkrankung.

WILKINS und RICHTER (1940) haben über einen drei Jahre alten, sexuell vorzeitig entwickelten Knaben berichtet, der durch einen besonderen Kochsalzhunger seit dem ersten Lebensjahr auffiel — er aß begierig große Mengen Kochsalz — und unter normaler Krankenhauskost zugrunde ging; bei der Obduktion fand sich eine Hyperplasie der X-Zone der Nebennierenrinde (HOWARD) bei Verschmälerung der übrigen Rinde. Man könnte hiernach vermuten, daß die Geschlechtshormoninkretion von dieser Nebennierenrindenzone ausgeht, wenn nicht auch in anderen Fällen eine isolierte Wucherung einer bestimmten Schichte der Nebennierenrinde bei Atrophie der übrigen Rindenzonen beobachtet worden wäre. A. PRIESEL fand z. B. eine Wucherung und außergewöhnliche Breite der Zona glomerulosa kleiner, lipoidhaltiger Nebennieren mit dünner Rinde und gewöhnlicher Markentwicklung bei einer 59jährigen Frau mit eosinophilem HVL-Adenom (ohne Akromegalie), mit diffuser Kolloidstruma und senil-atrophischen Adnexen. Warum in diesem Fall gerade die Zona glomerulosa allein verbreitert und „wie gewuchert" war, läßt sich nicht sagen.

g) Ähnlichkeit der Wirkung von Keimdrüsenhormon und Nebennierenrindenhormon

Die Keimdrüsenhormone können bis zu einem gewissen Grad die Rindenhormone der Nebenniere ersetzen und umgekehrt die Rindenhormone die der Keimdrüsen. Im vorangehenden ist schon mehrfach davon die Rede gewesen. Desoxycorticosteronacetat ist im Kapaunenkammtest wirksam, hat also androgene Wirkung; es soll ferner imstande sein, Prostata und Samenblasen kastrierter Ratten und Mäuse vor der Rückbildung zu bewahren. Noch stärker und Keimdrüsenhormon-ähnlicher sind die Wirkungen der von der Nebennierenrinde gebildeten Geschlechtshormone. Sie sind in dem Abschnitt über das genitoadrenale Syndrom auf S. 49—56 dargestellt.

Besonders groß ist die Ähnlichkeit in den Wirkungen zwischen den Corticosteronen und den Progestinen. Das Progesteron kann das Corticosteron der Nebennierenrinde in weitem Umfang ersetzen und das Leben von adrenalektomierten Tieren erhalten; andererseits hat Desoxycorticosteron ähnliche Wirkungen auf Uterus, Vagina und Brustdrüsen wie Progesteron. So erzeugt Desoxycorticosteronacetat gewisse prägravide Veränderungen im Uterus, hemmt den Östrus und stimuliert die Mammae und die Brustwarzen normaler und kastrierter Mäusemännchen [van HEUVERSWYN, FOLLEY und GARDNER (1939)].

Julius BAUER sah bei zwei mit Desoxycorticosteron behandelten Addisonkranken eine Gynäkomastie auftreten (s. auch S. 460 unten), eine Wirkung, die sonst nur den Östrogenen zukommt. Das gelegentliche spontane Auftreten von Gynäkomastie bei Nebennierenblastomen ist dieser Beobachtung an die Seite zu stellen.

Die Östrogene und Androgene können von den Corticosteronen nicht in allen ihren Funktionen vertreten werden. Mit den Corticosteronen und Progestinen teilen sie jedoch die Eigenschaft, eine Retention von Kochsalz und Wasser und anderen Stoffen im Organismus zu bewirken.

h) Pathologie der Geschlechtshormoninkretion der Nebennierenrinde. (Das genito-adrenale Syndrom.)

Die Beziehungen der Nebennieren zur Sexualität werden mit eindrucksvoller Deutlichkeit in gewissen Fällen von Blastomen und von Hyperplasie der Nebennierenrinde offenbar, in denjenigen nämlich, welche den Geschlechtscharakter des Trägers sichtbar verändern. Man spricht dann üblicherweise von Interrenalismus oder von genitoadrenalem Syndrom. Die Träger werden zu Intersexen und die Grenze zum Pseudhermaphroditismus ist fließend. Wenn nämlich die das Geschlecht umstimmende Veränderung der Nebennieren schon vor der Geburt, im intrauterinen Leben einsetzt, so resultiert bei Mädchen eine angeborene Klitorishypertrophie und Vermännlichung exzessiven Grades, welche die Erkrankten zu Pseudhermaphroditen stempelt (s. S. 52). Der Unterschied zwischen den echten Scheinzwittern und den (im geschlechtsreifen Alter) erworbenen geschlechtsumstimmenden Nebennierenrindenveränderungen liegt nur darin, daß in diesen Fällen durch eine operative Entfernung des Nebennierenblastoms eine weitgehende Besserung und ein Rückgang der Vermännlichungserscheinungen erzielt wird, während bei den echten Pseudhermaphroditen die Veränderungen zum Großteil nicht mehr zu beeinflussen sind, weil sie bereits im Mutterleib entstanden und nicht mehr rückbildungsfähig sind. Der Pseudhermaphrodit (Hodenzwitter- und Eierstockzwitter) kann gewissermaßen als das Produkt eines genito-adrenalen Syndroms in der Embryonalzeit aufgefaßt werden.

Das genito-adrenale Syndrom ist nach der Darstellung der Lehrbücher selten und soll meistens Frauen betreffen. Familiäre Häufung wurde relativ oft beobachtet, ferner bei anderen Familienmitgliedern Pubertas praecox oder Pseudhermaphroditismus, ein Zeichen für die Verwandtschaft dieser Anomalien mit dem Syndrom.

Das Wesen des Syndroms besteht in einer Überfunktion der Geschlechtshormoninkretion der Nebennierenrinde, wobei diese entweder im Gegensatz zu der der Keimdrüsen des Individuums steht oder mit ihr parallel geht. Demgemäß existieren zwei Untergruppen des Syndroms, eine Gruppe von Fällen, in denen die Nebennierenrinde Geschlechtshormone in reichlichem Maße erzeugt, die denen der Keimdrüsen des Trägers entgegengesetzt sind, wodurch eine Geschlechtsänderung herbeigeführt wird, und eine zweite, wo die Nebennierenrinde gleichgeschlechtliches, den Gonaden des Trägers entsprechendes Geschlechtshormon im Übermaß produziert. Der Effekt ist in diesem Fall eine Verstärkung, eine Akzentuierung des Geschlechtscharakters des Trägers — es resultieren sozusagen Übermännchen bzw. Überweibchen —, während das Ergebnis im ersten Fall verweiblichte Männer und vermännlichte Frauen sind. Die Auswirkungen auf die Keimdrüsen des Erkrankten sind je nach der Art des übermäßig produzierten Geschlechtshormons verschieden. Überreichliche Lieferung konträren Geschlechtshormons schädigt die Gonaden, während Übererzeugung gleichgeschlechtlichen Sexualhormons die Hormonwirkung der vorhandenen Keimdrüsen verstärkt, sich die Geschlechtshormone der Nebennierenrinde zu denen der Gonaden addieren. Aber damit allein hat es nicht sein Bewenden. Es scheint auch eine Stimulierung der eigenen Keimdrüsen durch die gesteigerte Nebennierenrindentätigkeit einzutreten, sofern diese hormonal gleichgerichtet (geschlechtshomolog) ist. In solchen Fällen setzt sich das Syndrom, der Namengebung entsprechend, aus einer Überfunktion der Nebennierenrinde *und* der Keimdrüsen zusammen. Darauf wird noch zurückzukommen sein. Ich rechne auch die Fälle von übermäßiger Stammbehaarung beim Mann und von übermäßiger, abnormer Behaarung der geschlechtsreifen Frau zum Syndrom [R. Chwalla (1948)]. Auch in diesen Fällen ist nämlich anatomisch eine Überfunktion der Nebennierenrinde in Gestalt von Hyperplasie der Nebennieren als Ganzes oder ihrer Rinde als Ursache nachweisbar (l. c.). Bei den übermäßig körperbehaarten Männern besteht eine geschlechtshomologe Überfunktion der Nebennierenrinde und eine Überfunktion der Keimdrüsen: ihre Hoden sind groß und zeigen histologisch eine lebhafte Spermiogenese und die Ausscheidung der 17-Ketosteroide im Harn liegt hoch. Bei weiblichen Individuen mit übermäßiger Körperbehaarung bedarf es noch genauer histologischer Befunde der Gonaden. Man kann geteilter Meinung darüber sein, ob gewisse Fälle von postklimakterischer Vermännlichung der Frau dem genito-adrenalen Syndrom zugezählt werden sollen, obgleich in der Mehrzahl dieser die Nebennierenrinde gleichfalls hypertroph ist (vgl. S. 54/55), und zwar aus dem Grunde, weil die Eierstockfunktion dabei bereits erloschen ist. Wäre das nicht der Fall, so würden die Ovarien ein Gegengewicht gegen die von den Nebennieren ausgehende Vermännlichung bilden. Diese kann erst richtig in Erscheinung treten, wenn die Ovarialinkretion fortgefallen ist. Fraglos handelt es sich aber im Wesen um einen gleichartigen Prozeß, so daß die Einreihung der postklimaterischen Vermännlichung der Frau in das genito-adrenale Syndrom berechtigt ist. Beim angeborenen genito-adrenalen Syndrom der Frau findet man die Eierstöcke klein und unterentwickelt oder atrophiert: sie sind durch das übermäßige suprarenale Androgen und seinen jahre- bzw. jahrzehntelangen Einfluß in ihrer Entwicklung gehemmt oder zur Rückbildung gebracht worden.

Beim genito-adrenalen Syndrom des Mannes begegnen wir meist einer Übervermännlichung. Nur sehr selten führt das Syndrom zu einer Verweiblichung des Mannes infolge überreichlicher Östrogenproduktion der Nebennierenrinde und dann auch zu einer Rückbildung der Hoden.

Beim weiblichen Geschlecht hat die gleichgeschlechtliche Überfunktion der Nebennierenrinde naturgemäß keine Änderung des Geschlechtscharakters zur Folge. In einer Minderzahl von Fällen ist sie auch hier eine geschlechtlich heterologe und dann wird die Vermännlichung deutlich, die äußerlich vor allem in den Behaarungsverhältnissen zum Ausdruck kommt.

Wir können also sagen, daß das genito-adrenale Syndrom, die geschlechtshormonale Überfunktion der Nebennierenrinde oder der geschlechtshormonale Hyperkortikoadrenalismus, in der Mehrzahl der Fälle den Geschlechtscharakter nicht erschüttert, weil die Hyperinkretion der Geschlechtshormone meist im Rahmen des homologen Geschlechtes bleibt. Eine Änderung desselben tritt nur in einer Minderzahl von Fällen ein. Ob bei der Frau absolut öfter als beim Mann, wie es den Anschein hat, ist ohne Hormonanalysen des Harnes schwer feststellbar, weil die Virilisierung einer Frau äußerlich mehr auffällt als die Feminisierung eines Mannes.

Im histologischen Bild unterscheidet sich die Nebennierenrinde der Fälle mit Geschlechtsänderung von der ohne eine solche: die Struktur der Rinde ist in den Fällen mit Geschlechtsumkehr eigentümlich verworfen, ohne deutliche Schichtenbildung und reticularis-ähnlich, ja das Wachstum der Rinde kann geradezu einen geschwulstähnlichen Eindruck machen (A. Priesel). Die Rindenzellen und ihre Kerne fallen durch eine außerordentliche Polymorphie auf (s. S. 309). Nach R. Greene (1948) findet man die höchsten Androgenausscheidungswerte bei virilisierenden Rindengewächsen mit sehr unreifen Zellen. Ein feingewebliches Substrat des suprarenalen Virilismus hat Vines in einem besonderen färberischen Verhalten der Nebennierenrindenzellen in Form der von ihm so genannten „fuchsinophilen" Reaktion beschrieben. Die Zellen vor allem der Zona reticularis, aber in schwächerem Grade auch die der Zonae fasciculata und glomerulosa färben sich nämlich mit Ponceaufuchsin intensiv rot. Ein solches Verhalten fand Vines bei 34 wegen Virilismus operativ entfernten Nebennieren, ebenso auch in Fällen von normalen Nebennieren mit Virilismus (!) und bei Nebennierenkarzinom mit Vermännlichung. Cahill, Melicow und Darby stellten jedoch eine „Fuchsinophilie" bei allen Nebennierenrindengewächsen, unabhängig von endokrinen Wirkungen, fest, obgleich sie bei Vorhandensein solcher deutlicher ausgesprochen war. In einem Fall von kortikosuprarenaler Feminisierung bei einem 32jährigen Mann mit malignem Tumor einer Nebenniere fehlten hingegen fuchsinophile Zellen [Simpson und Joll (1938)], ebenso in der Nebennierenrinde eines Falles von pituitärem Basophilismus [Crooke (1935)]. In der Norm soll die Fuchsinophilie der Rinde ebenfalls vermißt werden oder nur angedeutet sein. Es konnte ferner eine unmittelbare Beziehung zwischen dem Androgennachweis im Harn und den fuchsinophilen Rindenzellen festgestellt werden. Bei rund einem Viertel der von ihm untersuchten erwachsenen Männer und Frauen (!) fand Sudds (1940) fuchsinophile Granula in der Nebennierenrinde, die mit wachsendem Alter an Zahl zunehmen. Nach der Auffassung des englischen Arbeitskreises (Broster, Vines, Allen, Paterson, Greenwood, Marrian, Butler) ist die Ponceaufuchsinreaktion ein histochemischer Ausdruck der Androgenbildung in der Nebennierenrinde. Vines konnte bemerkenswerterweise auch bei weiblichen und männlichen Embryonen des dritten Embryonalmonats ein fuchsinophiles färberisches Verhalten der Rindenzellen feststellen. Nach der Differenzierung der Geschlechtsorgane in der neunten Embryonalwoche tritt eine fuchsinophile Zone in der Nebennierenrinde auf; diese ist bei männlichen Embryonen bis zur zwanzigsten Woche nachweisbar und paradoxerweise auch bei weiblichen, aber normalerweise nur von der elften bis zur fünfzehnten Woche. Diese Zeit ist auf Grund des erwähnten Befundes als eine heterosexuelle Phase der weiblichen Entwicklung aufgefaßt worden, da ja in dieser Lebensperiode, wie wir gehört haben, androgenes Hormon auch bei weiblichen Feten produziert wird. Dauert sie länger als die erwähnten vier Wochen, so schlägt nach der Vorstellung der englischen Forscher die Entwicklung der weiblichen Organe eine teilweise männliche Richtung ein und das Ergebnis ist ein Pseudhermaphroditismus femininus. Bei diesem ist eine Nebennierenrindenhyperplasie außerordentlich häufig (s. S. 330). Erfolgt nach der Geburt oder nach der Geschlechtsreife ein Rückschlag in die androgene und gleichzeitig fuchsinophile Entwicklungsphase, so resultiert das genito-adrenale Syndrom.

Es bestehen enge Beziehungen nicht nur des erwähnten androgenen Entwicklungsabschnittes beim weiblichen Fetus, sondern auch des genito-adrenalen Syndroms im postnatalen Leben zum HVL [über die Veränderungen im HVL beim Syndrom siehe R. Chwalla (1948)]. Bei der erwachsenen Frau soll die Hypophyse gleichfalls einen solchen Rückschlag bewirken können und damit zum klinischen Bild des sogenannten interrenalen

M. Cushing führen, bei dem eine unverkennbare Vermännlichung weiblicher Kranker besteht.

Das Hauptsymptom der Fälle mit Geschlechtsumkehr, wie sie in den Lehrbüchern ausführlich geschildert werden, ist ein Umschlag der sekundären Geschlechtsmerkmale und des Körperbaus ins konträre Geschlecht mit oder ohne psychische Störungen. Die Ursache liegt in einer einfachen (Hyperplasie), einfachknotigen oder blastomatösen (Adenome und Karzinome) Vermehrung der Nebennierenrindenzellen, welche Geschlechtshormone im Übermaß bilden, und zwar Androgen oder Östrogen oder beides. Im ersten Fall tritt eine Virilisierung weiblicher Geschwulstträger bzw. ein Hypervirilismus beim Mann ein, im zweiten eine Feminisierung· beim männlichen Geschlecht und eine Hyperfeminisierung beim weiblichen, und im dritten Fall hängen die Auswirkungen von den relativen Mengenverhältnissen des eingesonderten Androgens und Östrogens zueinander ab; außerdem spielt die biologische Wirksamkeit der im Überschuß erzeugten Androgene und Östrogene eine entscheidende Rolle. Bei den verschiedenen Formen der Wucherung der Nebennierenrinde werden nämlich chemisch verschiedene Wirkstoffe mit und ohne Geschlechtshormonwirkung erzeugt und im Harn ausgeschieden (s. S. 44). Das Nebennierenblastom selbst kann trotz der enormen Androgenmengen im Harn einen nur minimalen Androgengehalt aufweisen. Das überrascht nicht, da z. B. auch der Androgengehalt des Hodens sehr geringfügig ist. Im Schrifttum sind zahlreiche Beobachtungen von Cushingschem Syndrom infolge von Nebennierenrindenblastomen oder von Hyperplasie der Nebennierenrinde veröffentlicht. In seiner Symptomatologie ist eine Virilisierung der weiblichen Kranken sehr eindrucksvoll. Die charakteristischen klinischen Erscheinungen sind rasch auftretende Adipositas von bestimmter Prägung (im Gesicht, Nacken und Rumpf, während die Extremitäten von der Fettablagerung ausgenommen sind), Rundschultrigkeit, Hypertrichose, hauptsächlich von Gesicht und Stamm (bei Frauen und Knaben), vollblütiges Aussehen mit bläulichroten Hautstriae, die HORNECK mittels Nebennierenrindenextrakten künstlich erzeugen konnte, arterieller Hochdruck, erhöhte Erythrocytenzahl, Amenorrhoe bzw. Impotenz der Männer (Häufigkeit von Veränderungen der Zwischenzellen der Hoden beim pituitären Basophilismus!) und schließlich Rücken- und Bauchschmerzen, Ermüdbarkeit und große Schwäche. Bei Mädchen im Kindesalter kommt noch eine vorzeitige Entwicklung der Mammae und der äußeren Geschlechtsteile, ein Tiefwerden der Stimme und eine Akne im Gesicht und am Stamm hinzu. Ein männlicher Schambehaarungstypus und eine Klitorishypertrophie sind weitere Eigentümlichkeiten bei Frauen im geschlechtsreifen Alter mit dem Syndrom. Die Entfernung der blastomatösen Nebenniere (mit Adenom oder Karzinom der Rinde) kann zu nahezu völliger Rückbildung der Symptome führen. Die Hinfälligkeit der Kranken erinnert sehr an den M. Addison und ist ohne Zweifel mit einer schließlich eintretenden Nebenniereninsuffizienz im Zusammenhang. War doch in zwei operierten solchen Fällen ein Mal die zweite Nebenniere verkleinert und ein Mal atrophiert, während die andere das Blastom trug. Wegen der Atrophie der zweiten Nebenniere bzw. ihrer Rinde ist die Operationssterblichkeit von Nebennierenrindengewächsen mit Basophilismus (Cushing'schem Syndrom) hoch. Eine Änderung in der Produktion der sog. Stoffwechselhormone der Rinde löst diese Folge aus.

Der Harn von Frauen mit suprarenaler Virilisierung enthält soviel Androgen (und zwar Transdehydroandrosteron), daß er ohne Hydrolyse bereits die Hahnenkammreaktion gibt. Es ist also freies Androgen im Harn vorhanden, das beim Normalen fehlt und nach operativer Entfernung des Nebennierentumors wieder verschwindet oder doch bedeutend zurückgeht. Gleichzeitig treten neue, im normalen Harn nicht vorhandene Androgene auf, wie z. B. das 3-hydroxy-aetiocholan-17-on. Dieselbe androgene Substanz wie im Harn konnte auch aus dem Nebennierengewächs extrahiert werden, welches das genitoadrenale Syndrom verursacht hatte. Handelt es sich um ein malignes Nebennierenblastom, so erscheint das charakteristische Androgen im Fall eines postoperativen Rezidivs neuerlich im Harn. Ein analoges Verhalten des Östrogens ist bei Nebennieren-rindenkarzinomen des Mannes mit Feminisierung (infolge Produktion einer östrogenen Substanz seitens des Tumors) beobachtet worden (Simpson).

Ich selbst fand bei einem 25jährigen Fräulein mit angeborener Klitorishypertrophie und höchstgradiger Virilisierung den exzessiven Wert von 84 mg % 17-Ketosteroiden im Harn; nach der Entfernung des Nebennierengewächses sank er auf die Hälfte. Gleichzeitig wich die vorher bestandene Oligurie ungefähr normalen Tagesharnmengen. Es ist daraus zu schließen, daß eine Oligurie auch suprarenal-kortikal bedingt sein kann. Ich verweise in diesem Zusammenhang auf die wasserretinierende Wirkung des Androgens (s. S. 48).

Die klinischen Erscheinungen des genito-adrenalen Syndroms hängen, wie schon festgestellt, von der chemischen Natur und der biologischen Wirkung der von der hypertrophischen Nebennierenrinde oder ihrer blastomatösen Wucherung im Übermaß gebildeten geschlechtshormonalen Wirkstoffe ab. Bei der Frau und bei Kindern weiblichen Geschlechts führt die Überfunktion der Nebennieren-rinde meist, wenn auch nicht immer, zu übermäßiger Androgenbildung und -ausscheidung und damit zu Virilisierungserscheinungen wie Hypertrichose, vor allem auch im Gesicht, männlichem Behaarungstypus und Körperbau, Akne, außerordentlicher Grobheit der neugebildeten Haare, männlicher Fettverteilung, Schädigung des menstruellen Zyklus oder Amenorrhoe und männlich tiefer Stimme. Der körperlichen schließt sich eine seelische Vermännlichung an, die kaum weniger auffällig ist: an Stelle früherer Sanftmut und Fügsamkeit können männliche Energie und Aggressivität treten. Aber auch gleichgeschlechtliche Frühreife bei Mädchen infolge von Nebennierenblastomen ist beobachtet (z. B. Fall Bulloch und Sequeira, zit. bei Mathias).

Als Beispiel für die anatomischen und klinischen Erscheinungen einer kortiko-suprarenalen Virilisierung seien die wesentlichsten Befunde aus dem Obduktions-protokoll eines 27jährigen Fräuleins mit angeborenem genito-adrenalen Syndrom infolge von Hypertrophie der Nebennieren, mit Klitorishypertrophie und hochgradigem Virilismus angeführt. Sie zeichnete sich durch virilen Körperbau, starke Muskulatur und tiefe Stimme aus und war im Anschluß an die Exstirpation einer Nebenniere an artefiziellem Pneumothorax und Lungenödem gestorben und von Prof. A. Priesel obduziert worden, dem ich diese Daten verdanke. Die wichtigsten Befunde sind folgende: Fettpolster mäßig reichlich, ohne auffallende Fettansammlung an den Hüften. An Oberlippe, Kinn und Wangen, besonders dicht am Kinn, rasierter Bart. Gesichtszüge weiblich, grob. Brust behaart. Brustwarzen klein, Warzenhöfe stark pigmentiert, darunter kein Drüsenkörper makro- und mikroskopisch auffindbar (!). Achselhöhlenbehaarung kräftig, Bauch stark behaart, das Behaarungsmuster hier annähernd rhombisch um den Nabel angeordnet. Die Linea alba im Unterbauch besonders stark behaart, ebenso das äußere Genitale und die Innenseite der Oberschenkel. Vorderarme und Vorderfläche der Oberschenkel mäßig, Dorsalfläche der Oberschenkel und der Unterschenkel kräftig behaart, Oberarme fast haarlos. Penisartige Klitoris, mit kräftiger Glans und Praeputium versehen, etwa 5 cm lang und fast 2 cm dick. Nymphen stark entwickelt. Das knöcherne Schädeldach etwas dickwandig, Zirbel und Hypophyse äußerlich ohne Auffälligkeit. Rippenknorpel vollkommen verknöchert. Ich bemerke hiezu, daß weibliche Scheinzwitter mit Nebennierenrindenhypertrophie bereits im Kindesalter eine ähnliche ausgedehnte Verknöcherung der Rippenknorpel zeigen können. Uterus sehr klein, das Endometrium äußerst dünn, Dicke des Myometriums 5 bis 6 mm (im gehärteten Zustand). An Stelle des Thymus ein entspre-

chender Fettgewebskörper mit noch relativ viel Parenchym. Beckenform mehr an
die männliche angeglichen, die Darmbeinschaufeln steil stehend, der Schambeinbogen

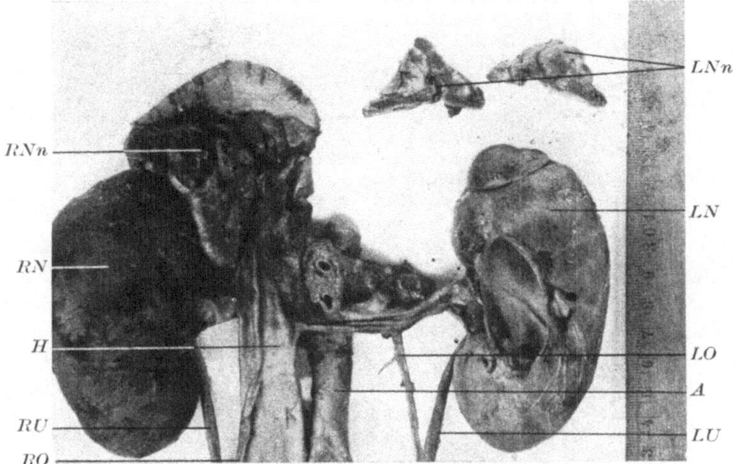

Abb. 8. Nebennieren und Nieren eines weiblichen, 27 Jahre alten Scheinzwitters. — *LNn* = linke,
operativ entfernte Nebenniere. *RNn* = rechte Nebenniere, *LN* und *RN* = Nieren, *A* = Aorta, *H* =
= hintere Hohlvene, *RU* und *LU* = Ureteren, *RO* und *LO* = Ovarialvenen, linke in die Nierenvene
mündend.

nicht vorhanden, hier ein regelrechter Angulus (im gehärteten Zustand) pubicus
von etwa 50⁰. Am Kehlkopf mäßig starke Prominentia laryngea, Schildknorpel und

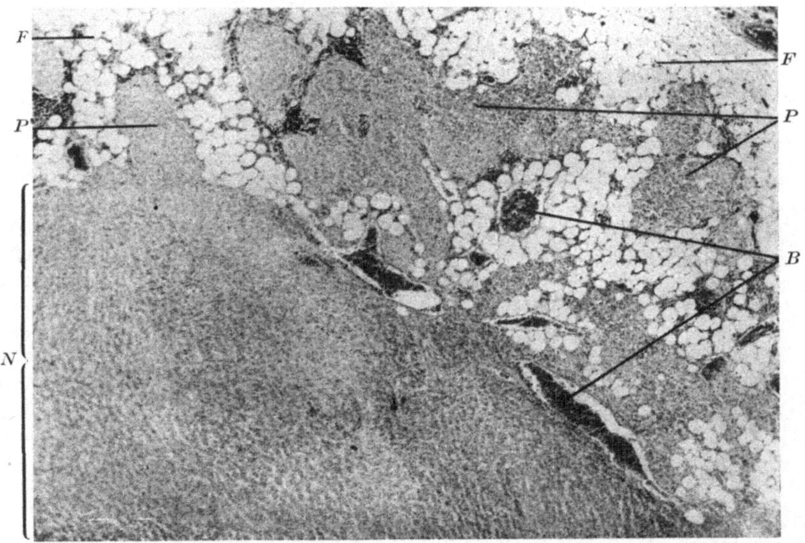

Abb. 9. Vom selben Fall wie Abb. 8. — Nebenniere bei stärkerer Lupenvergrößerung (Zeiß' Planar
20 mm). — Haematoxylin-Eosin-Färbung. — *N* = tumorförmig hyperplastische Nebennierenrinde , von welcher größere und kleinere Parenchyminseln *P* in das Fettgewebe *F* vorgeschoben
erscheinen. *B* = stark gefüllte Blutgefäße.

Ringknorpel in großer Ausdehnung verknöchert! Die im Körper belassene Nebenniere
(s. Abb. 8) ist 7 cm lang, 6 cm breit und kaudal bis 27 mm dick. Am Durchschnitt
zeigt sie eine kaum 1 mm dicke schwefelgelbe Zone, auf die eine 2 mm starke braune
Pigmentzone folgt. Eine Marksubstanz ist nicht deutlich (!). Sie ist beim

Interrenalismus meist unterentwickelt und ihre Chromierbarkeit herabgesetzt (A. OSWALD). Knötchenförmige Hyperplasie der Rinde, die auf Abb. 9 im Schnitt ein förmlich infiltratives Wachstum in das angrenzende Fettgewebe erkennen läßt.

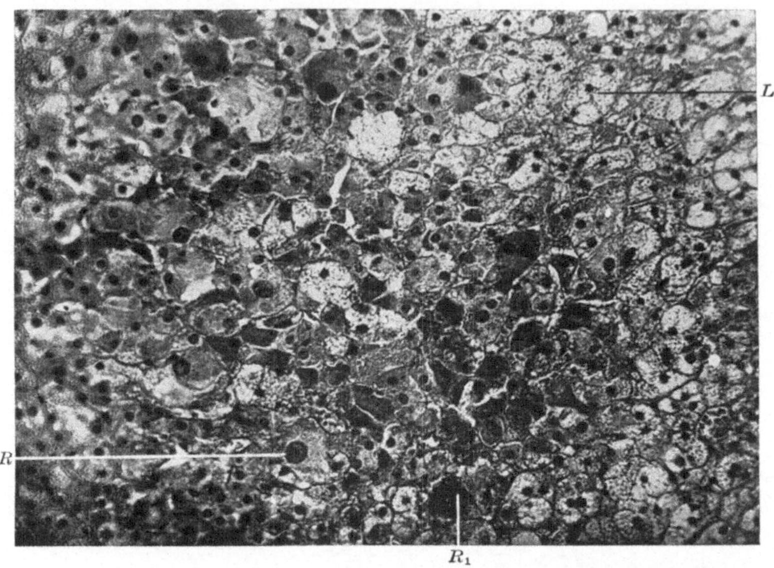

Abb. 10. Vom selben Objekt wie Abb. 8. Gleiche Färbung, starke Vergrößerung (Zeiß' Obj. DD, Ocular 2). — Tumorförmige Rindenhyperplasie der Nebenniere, die Struktur verworfen. Die Zellen bei *L* lipoidreich, mit „hellem" Plasma, sonst dunkler getönt. Bei *R* und *R₁* Riesenkerne, *R* mit deutlichem Nukleol, *R* chromatinreich.

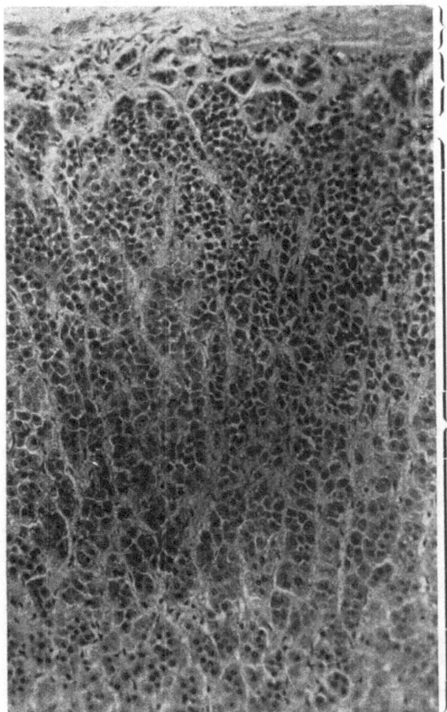

Abb. 11. Aus der Nebennierenrinde. Von einer älteren Frau mit Osteoporose. Färbung: Haematoxylin-Eosin. Vergrößerung: Zeiß' C, Ocular 2. — *K* = Organkapsel, *G* = Zona glomerulosa, *F* = Zona fascicularis. Die Zellen der letzteren fast völlig lipoidfrei, darum ihr Plasma im Bilde in dunklerem Farbton hervortretend.

Die Abb. 10 zeigt das polymorphe mikroskopische Zellbild und das Fehlen der normalen Schichtung der Rinde wie auf Abb. 11 (vgl. S. 309). Die Ovarien äußerlich auffallend hodenähnlich (!), histologisch jedoch kein Hodengewebe auffindbar. Zwischen Harnröhre und Scheide spärliche Prostatadrüsen (!).

Von den erhobenen klinischen Befunden seien folgende hervorgehoben: Grundumsatz + 16 %, leichte Verplumpung des oberen Pols der linken Niere, Blutdruck 120/75. Sieben Jahre vor ihrem Tod war der Patientin ein Eierstock zur histologischen Untersuchung exstirpiert worden und anschließend war ein Ovar transplantiert worden. Daraufhin trat eine wiederholte Menstruation ein. Die Untersuchung ergab normales Eierstockgewebe.

Bei siebzehn Frauen nach dem 45. Lebensjahr mit Bartwuchs am Kinn oder an der Oberlippe oder an beiden Stellen fand ich zehnmal eine Hyperplasie der Nebennierenrinde oder Rindenadenome der Nebennieren. Über 50 % dieser Frauen hatten bemerkenswerterweise Uterusmyome oder Karzinome; nur zwei von ihnen waren frei von jeglichen gut- und bösartigen Neubildungen. Cholelithiasis bereits in jugendlichem Alter ist nicht allzu selten (vgl. S. 468). Besonders sei noch auf die Rückbildung bzw. Unterentwicklung der Mammae aufmerksam gemacht. Schon bei jungen Mädchen mit auffallend stark behaarten Vorderarmen und Unterschenkeln springt die Kleinheit und Parenchymarmut der Brustdrüsen ins Auge (durch Sektionsbefund bestätigt!).

Bei Kindern führen Nebennierenrindenblastome mit starker Geschlechtshormoninkretion zu Pubertas praecox. Bei einem zwölf Monate alten Knaben mit Pubertas praecox, über den FRASER 1940 berichtet hat, war die Ausscheidung der 17-Ketosteroide im Harn größer als bei einem normalen erwachsenen Mann, und bei einem sechseinhalbjährigen Knaben mit Pubertas praecox war sie ebenso groß wie beim Erwachsenen (REILLY 1942), während freies sowohl als auch verestertes Östrogen im Harn fehlte. Der Harn eines dreieinvierteljährigen Mädchens mit vorzeitiger suprarenal-kortikaler Geschlechtsreife (GROSS 1941) war extrem reich an Androgen und Östrogen (!), während bei einem sechzehnjährigen Mädchen mit Virilismus infolge Nebennierenrindengeschwulst eine exzessive Androgenausscheidung nachweisbar war, die nach der Entfernung des Gewächses zur Norm absank (LUKENS & PALMER 1940). Pregnandiol fehlte in einem daraufhin untersuchten Fall.

Die klinischen Erscheinungen bei den Knaben bestanden in Vergrößerung von Penis, Prostata und Samenblasen, in manchen Fällen auch der Hoden, Entwicklung der Schambehaarung, eventuell auch Achselhöhlen- und Brustbehaarung, ja selbst Bartanflug, Pubertätsakne im Gesicht, Tiefwerden der Stimme, äußerst kräftiger Entwicklung der Muskulatur (es ist die treffende Bezeichnung „kindlicher Herkules" für solche Fälle geprägt worden), häufige Erektionen und Masturbation, außerordentliche Zunahme des Gewichtes, bisweilen auch der Körpergröße. Die Hypophyse zeigte makroskopisch keine Veränderung. In anderen Fällen sind Muskelschwäche und leichte Ermüdbarkeit beobachtet. Die geistige Reife bleibt immer eine dem Alter entsprechende. Bemerkenswerterweise kann die Entwicklung der Zähne dem Alter weit vorauseilen (vgl. S. 465), ebenso die der Epiphysen. Ein fünfeinhalbjähriger, von A. PRIESEL beschriebener Eierstockzwitter mit geschlechtlicher Frühreife wies eine Verknöcherung des Skelettes auf, die etwa dem achtzehnten Lebensjahr entsprach. In diesem Fall fiel auch eine starke Braunpigmentierung der Haut, namentlich an Handtellern und Fußsohlen auf, wie man sie bei Nebennierengewächsen antrifft. Das Nebennierenmark war in diesem Fall makro- und mikroskopisch außerordentlich dürftig. Die Schambehaarung bleibt auch nach der Entfernung des Nebennierentumors erhalten. Bei dem dreieinvierteljährigen Mädchen von GROSS mit starker Vermehrung von Androgen und Östrogen im Harn (s. oben) bestand eine enorme Vergrößerung der Klitoris, ein Wachstum der Schamhaare, eine ungewöhnliche Körpergröße und Körperstärke und eine besonders tiefe Stimme neben männlichen Körperformen, aber keine Vergrößerung der Brustdrüsen, deren Parenchym völlig fehlen kann. Der Blutdruck neigt in allen Fällen zu leichter Erhöhung (!). Bei der reinen Virilisierung bildeten sich nach erfolgreicher Entfernung der blastomatösen Nebenniere alle Veränderungen zum Großteil zurück bis auf den Bartwuchs, der bestehen blieb. Spermien werden selbst von vergrößerten Hoden nicht produziert. (Über die Behandlung des genito-adrenalen Syndroms s. S. 306.)

Dies und die mangelnde geistige Reife unterscheiden die suprarenale Form der vorzeitigen Geschlechtsreife von der sogenannten primär-konstitutionellen Pubertas praecox, bei der die Reife eine vollkommene ist.

Die Symptomatologie der suprarenalen Frühreife, wie ich sie eben geschildert habe, bildet in gewissem Sinn das Gegenstück zum Syndrom Keimdrüseninsuffizienz-Nebennierenrindeninsuffizienz (s. S. 85).

Es sei abschließend nochmals betont, daß nur ein kleiner Teil der Hyperplasien, Adenome und Karzinome der Nebennieren endokrine Wirkungen, vor allem geschlechtshormonaler Art, auslöst.

So fand ich bei fünf Erwachsenen mit Nebennierenkarzinomen keine Beeinflussung der Geschlechtsmerkmale; viermal waren auffälligerweise Frauen betroffen (vgl. hiezu die überwiegende Häufigkeit des genito-adrenalen Syndroms beim weiblichen Geschlecht). Ebensowenig war bei 25 Nebennierenrindenhyperplasien (größtenteils knotig-adenomatöser Art, weniger oft einfachen Verdickungen der Nebennierenrinde), sieben Fällen von Nebennierenrindenadenomen und acht Fällen von auffallend großen Nebennieren eine Geschlechtsänderung festzustellen. Hingegen zeigte sich in diesen Fällen eine ähnliche Häufung von uterinen Myomen und Schleimhautpolypen wie bei den Karzinomen der Nebennierenrinde. Ihre Häufigkeit schwankte zwischen 33 und 75 % [CHWALLA (1946)]. Anderseits habe ich bei Atrophie der Nebennierenrinde und M. Addison der Frau Uterusmyome und -polypen vermißt, was ein interessantes Detail und einen bemerkenswerten Nebenbefund bei dieser Krankheit darstellt.

Die geschlechtshormonale Überfunktion der Nebennierenrinde geht außerordentlich häufig mit gewissen somatischen Begleiterscheinungen von großer klinischer Bedeutung einher. Sie bestehen in Förderung der Arteriosklerose und Begünstigung der Blastombildung, und zwar sowohl gut- als auch bösartiger Blastome, vor allem des Krebses. Man findet daher bei den Trägern des genitoadrenalen Syndroms eine besonders schwere und ausgebreitete sowie frühzeitige Arteriosklerose, sehr oft arteriellen Hochdruck, und in Verbindung damit auffallend häufig Herzinfarkte und Gehirnerweichung, Koronarsklerose und Nephrosklerose bis zu den schwersten Formen der arteriolosklerotischen Nierenatrophie (genuine Schrumpfnieren). Sofern die Träger des Syndroms nicht vorher interkurrent sterben, erliegen sie gewöhnlich einer dieser Formen der Arteriosklerose oder einem Blastom. Besonders häufig sind Uterusmyom und Prostatahypertrophie (s. S. 64, 74 und 80). Hingegen ist die Tuberkulose selten und verläuft gewöhnlich gutartig; das hängt wohl mit der Rolle der Nebennierenrinde in der Infektionsabwehr zusammen. Wie diese Verhältnisse zu erklären sind, wurde bereits auf S. 5 erörtert (s. S. 64, 65 und 73). Rheumatismus, den SELYE unter den „Adaptionskrankheiten" des Hyperkortikoadrenalismus neben Hochdruck und Nephrosklerose aufzählt, ist meiner, allerdings beschränkten Erfahrung nach keine typische Klage bei Patienten mit genito-adrenalem Syndrom.

i) Die endokrinen Wirkungen der Nebennierenrinde im Rahmen des hormonalen Geschlechtssystems

Die gonadotrope Wirkung der Nebennierenrinde. Manches spricht dafür (Erfahrungen beim M. Addison und beim genito-adrenalen Syndrom, Ergebnisse der Nebennierenexstirpation und von Nebennierenextraktverfütterung, s. S. 57), daß die Nebennierenrinde ein Hormon mit HVL-gonadotropinartiger Wirkung produziert. F. HOFFMANN konnte es aus der Nebennierenrinde darstellen und vom Cortin abtrennen (1937/38); es ist nur zur Zeit der Geschlechtsreife vorhanden und fehlt beim kastrierten erwachsenen Tier. Eine Ergänzung der bisherigen unzureichenden Untersuchungen über das Verhalten der Hoden beim M. Addison und bei Überfunktion der Nebennierenrinde, worüber histologisch fast nichts bekannt ist, obgleich die Hoden bei Auftreten der Überfunktion im Kindesalter außerordentlich hypertrophisch sein können, ist notwendig, ebenso die Reindarstellung des Nebennierenrindengonadotropins (Identität mit den Geschlechtshormonen der Rinde?) und die biologische Prüfung seiner Wirkungen auf die Keimdrüsen und die Geschlechtsorgane (s. S. 45/46). POTTENGER und SIMONSEN beschrieben eine den Hoden der Ratte vergrößernde und seine Spermienproduktion fördernde Wirkung von Nebennierenrindenextrakt und konnten durch den gonadotropen Faktor in ihm die unterentwickelten äußeren Genitalien eines Knaben (nach einmonatlicher Behandlung) beträchtlich vergrößern, ebenso bei kryptorchen Jugendlichen den Hodendescensus hervorrufen. Neben solchen androgenen übt Nebennierenrindenverabreichung auch östrogene Wirkungen aus [LOONEY (1940), SPEERT (1940)].

Die Wachstumswirkung der Nebennierenrinde. Verfütterung von Nebennierenrindensubstanz erzeugt eine ausgesprochene Wachstumsanregung, die auch die Hoden einschließt. In der Gewebskultur fördert Nebennierenrindengewebe das Kulturwachstum von Leber, Schilddrüse und Hoden. Nach Exstirpation einer Nebenniere und Entnervung der zweiten bei jungen Hunden fand LUCKE einen „Nebennierenzwergwuchs", der völlig dem hypophysären Zwergwuchs glich. Addisonkranke Kinder sind kleinwüchsig und Kinder mit Nebennierenrindengeschwülsten zeigen andererseits eine Beschleunigung des Wachstums. Das gilt im allgemeinen (vgl. dazu den Abschnitt „Nebennierenrinde und Neubildungen" S. 73) sowohl als auch für das Knochenwachstum und das Wachstum von Prostata und Samenblasen, der äußeren Geschlechtsorgane und des Penis. Das Gesamtergebnis ist eine vorzeitige Geschlechtsreife, wie sie bei Nebennierenrindenblastomen bekannt ist. Auch Mädchen mit vermännlichenden Nebennierengewächsen sind größer, als ihrem Alter entspricht, und in der Skelettentwicklung voran. Die Rindenhyperplasie mit gesteigerter Geschlechtshormonproduktion der Nebennierenrinde geht, wenn sie im Wachstumsalter auftritt, ebenfalls mit einem beschleunigten Körperwachstum, mit Zunahme der Körpergröße und einer außerordentlichen Beschleunigung der Verknöcherung des Skeletts einher. Umgekehrt bleiben Kinder mit Addisonismus im Wachstum zurück und zeigen eine verzögerte Pubertätsentwicklung (GLANZMANN, 1942) und einen Infantilismus. Ein 31jähriger, an M. Addison infolge Verkäsung beider Nebennieren verstorbener, mittelgroßer Mann war allgemein hypoplastisch, ein Zeichen für den frühen Beginn der Nebennierentuberkulose in diesem Falle; als vermutlicher Ausgangspunkt war eine einzige (verkalkte) paratracheale Lymphdrüse nachweisbar (Sektionsbeobachtung von A. PRIESEL).

Es ist allerdings fraglich, ob nicht die Beeinflussung des Wachstums seitens der Nebennieren wenigstens zum Teil über die Hoden erfolgt.

Die Bedeutung der Nebennieren für die Entwicklung und Reifung des menschlichen Organismus zeigt am besten eine Betrachtung ihrer Gewichtsverhältnisse. Beim Neugeborenen beträgt das Nebennierengewicht etwa das Dreifache des Hodengewichtes. Nach der Geburt erfolgt ein Gewichtssturz auf Kosten der Nebennierenrinde und erst in der Vorpubertätszeit wird das Geburtsgewicht wieder erreicht. Im Alter von ungefähr 20 Jahren beenden die Nebennieren ihr Wachstum und haben dann etwa ein Drittel des Hodengewichtes. Gerade in der Zeit der geschlechtlichen Differenzierung des Fötus um die sechste bis achte Embryonalwoche erreichen die Nebennieren ihr größtes Volumen und nehmen fast die halbe Bauchlänge ein. Während der Geschlechtsreife werden sie doppelt so schwer als die Hoden, woraus ihre besondere Bedeutung für die Pubertät hervorgeht [G. BAYER (1929)].

Nebennierenrinde und Hoden. LEUPOLD hat Gewichtsbeziehungen zwischen Nebennieren und Hoden festgestellt und ein durchschnittliches Verhältnis der Gewichte beider von 1 : 2,5 gefunden, wobei allerdings diese Regel dadurch viele Ausnahmen erleidet, daß zehrende Krankheiten das Hodengewicht herabsetzen. Schwere Nebennieren fand er mit schweren Hoden vergesellschaftet, leichte Hoden mit leichten Nebennieren. JAFFÉ und Mitarbeiter stellen eine konstante Gewichtsrelation zwischen beiden Organen in Abrede. Eine Funktionsstörung der Hoden (Impotenz, Azoospermie) wurde bei der totalen Nebennierenrindeninsuffizienz, dem M. Addison, von verschiedenen Autoren beobachtet, eine Hodenatrophie dabei hingegen relativ selten [GÜNTZ (1930), s. unten]. Es fehlt jedoch noch an systematischen mikroskopischen Untersuchungen der Hoden bei dieser Erkrankung. Mehrfach wird die auffallend geringe Zahl der Zwischenzellen in solchen Fällen betont. R. CHWALLA fand bei einem Viertel der Addisonkranken am Äußern die manifesten Auswirkungen der inkretorischen Hodeninsuffizienz [R. CHWALLA (1948)]. A. PRIESEL konnte bei einem Zweiundfünfzigjährigen mit hochgradiger Atrophie der ganzen Nebennieren (Rinde vollkommen atrophisch, die Marksubstanz teilweise erhalten) in den (histologisch) völlig fibrös-atrophischen Hoden stellenweise noch Zwischenzellhaufen feststellen. Bei jungen männlichen Tieren (weißen Ratten) beobachtete NOVAK (1914) nach Nebennierenexstirpation eine Entwicklungshemmung der Hoden mit mangelhafter Spermiogenese und Atrophie der äußeren Genitalien sowie eine Herabsetzung des Geschlechtstriebes; Vorhandensein von akzessorischen Nebennierenrindenknötchen hatte ein Ausbleiben dieser Veränderungen zur Folge. Analoge Veränderungen in den Ovarien sowie Hypoplasie des Uterus konnte er bei weiblichen Tieren feststellen, ferner eine Herabsetzung der Konzeptionsfähigkeit. LEUPOLD fand bei Katern nach Ausschaltung der Nebennieren eine Degeneration des Samenepithels und MATHIAS entwickelte die Vorstellung eines protektiven Einflusses der Nebennierenrinde auf die Keimdrüsen.

Die histologischen Veränderungen in den Hoden nach Nebennierenentfernung ähneln denen nach Röntgenbestrahlung der Testikel. Andere Untersucher vermißten Hodenveränderungen [JAFFÉ und MARINE (1923); GAUNT (1933)].

Nach Verabreichung von Nebennierenrindenextrakten wurde umgekehrt eine Vergrößerung der Hoden [MC KINLEY und FISCHER (1926), HOSKINS (1916), POTTENGER und SIMONSEN (1938)], ferner eine Hypertrophie von Samenblasen und Nebenhoden [ASHER und KLEIN (1931)] gesehen. O. FELLNER (1935) fand eine starke Wachstumförderung der glans penis beim kastrierten und nichtkastrierten Meerschweinchen durch wässerigen Nebennierenrindenextrakt („Sakort", Sanabo, Wien); er vermag nach FELLNER die Inkretion des Hodens in frühester Jugend charakteristischerweise voll zu ersetzen. Ebenso führte Verfütterung von Nebennieren zu einer Gewichtszunahme der Hoden von Ratten und Meerschweinchen und zu Hypertrophie der Hoden (HOSKINS und HOSKINS, NOVAK), in geringerem Grad zu einer solchen der Eierstöcke; MC KINLEY und FISCHER fanden eine Größenzunahme der Hoden um 21,5 %. Nebennierenextrakte stimulieren ferner die geschlechtliche Entwicklung. Beim M. Addison, der totalen Nebennieren-(rinden)insuffizienz, kommt, wie schon erwähnt, Hodenatrophie vor. Ich selbst fand an einem Obduktionsgut von zwanzig Addisonkranken zweimal eine fibröse Atrophie beider Hoden, bemerkenswerterweise beide Male bei Addison nicht infolge von Tuberkulose, sondern von Atrophie der Nebennierenrinde (52jähriger und 61jähriger Mann). SCHMIEDEN hat in einem Fall von Nebennierentumor Hodenatrophie beobachtet. Nach Kastration und im Klimakterium der Frau, bei männlichen Früh- und Späteunuchoiden und Kastraten wird gleichfalls eine Hyperplasie der Nebennierenrinde verhältnismäßig häufig gefunden, von der schon die Rede war (s. S. 40).

Nach Transplantation von Nebennieren beim Menschen (Organe von eben

Verstorbenen) wurde Erhöhung des Blutdruckes (!), starke Hautabschuppung, Wachstum von Achsel- und Schamhaaren (!), eine Gewichtszunahme und eine Besserung des Allgemeinzustandes beobachtet (G. Büttner). Über die Wirkungen von reinem Nebennierenrindenhormon auf die Hoden fehlen noch Untersuchungen. Daß es in gewissen Fällen eine ausgesprochene Potenz- und Libidosteigerung bewirkt, habe ich bei Männern mit niedrigen Ausscheidungswerten der 17-Ketosteroide im Harn beobachtet. An Hand der Abderhaldenschen Abbaureaktion hat sich ergeben, daß Hoden- und Nebennierenabbau in 75 % der Fälle miteinander vergesellschaftet waren [Kaminer (1928), s. S. 191].

Nebennierenrinde und Eierstock. Die Verbreiterung der Nebennierenrinde während der Schwangerschaft, in der Brunstzeit bei Tieren und nach Kastration ist bekannt. Ich selbst fand bei fünf von acht aus gynäkologischer Indikation operativ spätkastrierten Frauen eine Hypertrophie der Nebennierenrinde. Eine Gewichtsbeziehung zwischen Eierstöcken und Nebennieren hat Walter (1922) aufzustellen versucht. Kraus fand beim M. Addison atrophische Prozesse am Follikelapparat der Eierstöcke. Zum Teil findet man dabei Menstruationsanomalien [Seitz (1939)] oder Sterilität, nach Kraul Amenorrhoe. A. Priesel fand bei einer 42jährigen Frau mit M. Addison infolge hochgradiger Atrophie der Nebennierenrinde fibröse Eierstöcke mit Zysten und bei einer 38jährigen Addisonkranken zwar makroskopisch ein gewöhnliches Verhalten der Ovarien, mikroskopisch hingegen ein Fehlen der Primärfollikel; jedoch hatte diese Frau eine Atrophie des HVL.

Hinsichtlich der Menstruationsstörungen bei addisonkranken Frauen muß bedacht werden, daß eine innere Genitaltuberkulose dabei verhältnismäßig häufig ist und eine solche deren Ursache abgeben kann: ich fand sie autoptisch zweimal unter zehn Frauen mit Addisonscher Krankheit.

Entfernung der Nebennieren führt zu schweren degenerativen Veränderungen der Ovarien mit Störung oder Aufhören der Brunst, bei schwangeren Tieren zu Unterbrechung der Trächtigkeit. Die Existenz eines gonadotropen Nebennierenrindenhormons mit luteinisierungshormonähnlicher Wirkung ergaben die Untersuchungen von F. Hoffmann (1937 bis 1938) und von Kliachko (1939); nach anderen hat es mehr Follikelhormonwirkung (Engelhardt). Andere Forscher bestreiten jede Wirkung auf die weiblichen Keimdrüsen oder sahen sogar eine Hemmung von deren Reifung nach Verabreichung von Nebennierenrindenextrakten. Dabei muß beachtet werden, ob diese von weiblichen oder männlichen Tieren stammten. Über die Wirkung von reinem Nebennierenrindenhormon auf die Eierstöcke scheinen noch keine Untersuchungen vorzuliegen.

Nebennierenrinde und Prostata. M. B. Schiller (1936) fand, daß Exstirpation der Nebennieren bei Ratten eine Atrophie der Prostata (und der Samenblasen) neben einem Stillstand der Geschlechtstätigkeit hervorruft; Adrenalininjektionen stellten diese bemerkenswerterweise wieder her. Der Verfasser fand bei vier addisonkranken Männern im Alter von 61 bis 77 Jahren kein einziges Mal eine Prostatahypertrophie, wohl aber eine solche beispielsweise bei einem 71jährigen mit *einseitiger* Nebennierenverkalkung. Makroskopisch wurde an den Prostaten von zwanzig addisonkranken Männern verschiedenen Alters keine Auffälligkeit gefunden. Mikroskopische Befunde von diesen Fällen liegen nicht vor, wären aber von Bedeutung, und zwar müßte bei einer solchen Untersuchung unterschieden werden zwischen den Prostaten von Männern mit M. Addison und intakten Hoden und solchen mit geschädigten Hoden, weil eine länger dauernde Minderung der Hodeninkretion ebenfalls eine Rückwirkung auf die Prostata zeitigt. Wo Nebennierenrinde *und* Hoden atrophiert sind, dort bleibt eine Atrophie auch der Vorsteherdrüse nicht aus; in einem solchen Fall bei einem 60jährigen Mann fand ich sie mäßig atrophisch. Ferner war die Prostata bei zwei Späteunuchoiden mit kleinen Nebennieren in dem einen und mit schmaler Nebennierenrinde im zweiten Fall deutlich atrophisch und bei einem 66jährigen fettwüchsigen Früheunuchoid mit völlig fibrotischen Hoden und „etwas kleinen" Nebennieren mit dünner Rinde zumindest nicht vergrößert. Daß sie auch bei einem 58jährigen männlichen Spätkastraten trotz adenomatöser Nebennierenrindenhyperplasie atrophiert war, ebenso bei einem 77jährigen mit Fibrose beider Hoden trotz großen Nebennieren, und daß sie bei einem 27jährigen Eunuchoid trotz „auffallend großen" Nebennieren klein war, spricht gegen eine unmittelbare Bedeutung der Nebennierenrinde bzw. ihrer Androgene für die Ausbildung der Prostata in allen Fällen. Im gleichen Sinn spricht eine weitere Beobachtung bei einem 74jährigen Mann, bei dem der linke Hoden 10 Jahre vorher entfernt worden war, der rechte vollständig fibrös war (und nur kleine Zwischenzellenlager enthielt) und eine Prostatahypertrophie trotz hyperplastischer Nebennierenrinde fehlte, dabei ein mäßiger arterieller Hochdruck vorhanden war.

F. BÜHLER (1939) untersuchte die Wirkung des Nebennierenrindenhormons Desoxycorticosteron auf die Prostata normaler und kastrierter Ratten. Es ergab sich in Übereinstimmung mit den angeführten Sektionsbeobachtungen kein Einfluß beim kastrierten Tier und auch die Kastrationsfolgen konnten nicht verhütet werden; hingegen entstand bei der nichtkastrierten Ratte eine Veränderung des Epithels der Prostatadrüsen, das höher wurde als gewöhnlich. F. BÜHLER schloß daraus, daß ein unmittelbarer Einfluß der Nebennierenrinde auf die Prostata nicht wahrscheinlich sei und die Nebennierenrinde daher für die Entstehung der Prostatahypertrophie nicht in Betracht käme. Nach der Meinung des Verfassers müßten in erster Linie die Androgene der Nebennierenrinde anstatt der Corticosterone auf ihre Prostatawirkung geprüft werden. In diesem Punkte bedürfen also die Untersuchungen von BÜHLER einer sehr wichtigen Ergänzung. Erst dann wird ein bindendes Urteil möglich sein. Der Verfasser fand nämlich an seinem obduzierten Prostatikermaterial (185 Fälle) 12 % Nebennierenwucherung in Form von Nebennierenrindenhyperplasie oder -adenom (F. HARTL [1949] noch mehr!). Das ist sehr auffällig, auch wenn, wie ich den Eindruck habe, die Hypertrophie der Nebennierenrinde mit zunehmendem Alter häufiger wird. Unter 139 Gallenblasenkarzinomen im Alter von 50 bis 90 Jahren (in denselben Altersstufen) fand ich z. B. nur 1,44 % Nebennierenrindenwucherung (s. S. 348). HODLER beobachtete zudem eine Wachstumreaktion der akzessorischen männlichen Geschlechtsorgane bei kastrierten (!) Meerschweinchen nach Nebennierenrindenüberpflanzung und nach Nebennierenrindenextraktverabreichung, SPIEGEL (1940) sogar einen vollständigen Ausgleich der Folgen der Frühkastration durch Adenome der Nebennierenrinde, offenbar auf dem Wege einer verstärkten Hormonlieferung dieser (vgl. dazu S. 43). In diesen Versuchen kamen die gesamten Stoffe der Nebennierenrinde einschließlich der Geschlechtshormone zur Wirkung; außerdem spielt eine entscheidende Rolle, ob die verabreichte Nebennierenrinde von einem männlichen oder weiblichen Tier stammt, ferner das Alter des Tieres, das sie geliefert hatte und dem implantiert wurde. Ein ähnlicher Einfluß wurde bei Ratten und Meerschweinchen beiderlei Geschlechts durch korticotropes HVL-Hormon erzielt. Man muß daraus schließen, daß das Corticotropin des HVL auch die Produktion der Geschlechtshormone der Rinde stimuliert.

Die Frage der Beeinflussung der Prostata durch Nebennierenrindenwirkstoffe bedarf jedenfalls noch gründlichen Studiums unter Berücksichtigung der aufgezeigten Faktoren (s. S. 390).

Thymus und Nebennierenrinde. Über eine Wechselbeziehung von Thymus und Nebennierenrinde ist bisher wenig bekannt. Um solche Beziehungen festzustellen, ist es einerseits nötig, das Verhalten der Nebennierenrinde bei Unterentwicklung und Überentwicklung des Thymus zu studieren und umgekehrt die Beschaffenheit des Thymus bei Atrophie und bei Hypertrophie der Nebennierenrinde zu verfolgen und beide Male auf ein regelmäßiges Verhalten beider Organe zu prüfen. Wohl dürften entsprechende Befunde in bereits erschienenen und zerstreuten kasuistischen Mitteilungen schon vorliegen, doch fehlt bisher eine Sammlung und Auswertung. Im folgenden seien vorerst einige charakteristische Beobachtungen aus dem Sektionsmaterial der Prosektur des Rudolfspitales in Wien angeführt, welche Schlüsse für unser Problem erlauben.

Bei einem siebzehnjährigen, an tuberkulöser Meningitis (bei Lungen- und Darmtuberkulose) verstorbenen Mädchen mit Hypertrichose und sehr dürftiger Entwicklung der Brustdrüsen war der Thymus auffallend klein und dünn, Thymusparenchym überhaupt nur in den oberen Hörnern des Organs deutlich, während die Nebennieren auffallend groß und hyperplastisch gefunden wurden; die Eierstöcke waren groß, der Uterus normal und auffallenderweise in seiner linken Wand eine erbsengroße Zyste vorhanden, die als vom Wolffschen Gang ausgehend gedeutet wurde. Mit Rücksicht auf die vorhandene Virilisierung, die auf eine ohne Zweifel vorhandene übermäßige Androgenproduktion der Nebennierenrinde schließen läßt, ist dieses zystische Relikt sehr bemerkenswert, weil es zwanglos als Hyperandrogeneffekt gedeutet werden kann. An der Hypophyse des Mädchens ist keine makroskopische Besonderheit vermerkt. Bei einem 27jährigen, plötzlich gestorbenen (keine zehrende Krankheit!) Mädchen mit angeborener Hypertrophie und vermännlichender Rindenhyperplasie der Nebennieren war der Thymus gleichfalls unterentwickelt, hingegen nicht unterentwickelt bei einem fünfeinhalbjährigen Knaben mit ungewöhnlich großen Nebennieren und Hyperplasie ihrer Rinde (mit Pubertas praecox und Pseudhermaphroditismus femininus), der an einer postscarlatinösen Myokarditis gestorben war. Hingegen fanden MARKS und Mitarbeiter (1940) bei einem elf Monate alten Mädchen mit vermännlichendem Nebennierenadenom den Thymus klein (die Hypophyse war normal) und bezeichnen eine Reduktion des Thymus als gelegentlichen Befund bei der Fettsucht infolge von Nebennierenrindengewächsen. MATHIAS fand bei einem achtzehnjährigen, stark virilisierten Mädchen mit Nebennierenhypernephrom eine stärkere Involution des Thymus, als dem Alter entsprach (1922). Leider verfüge ich nicht über mehr Beobachtungen von Nebennierenrindenhyperplasie im jugendlichen Alter, das die Blütezeit des Thymus ist und daher allein zur Beurteilung der in Rede stehenden Verhältnissen brauchbar ist. Träger sekundärer (und genuiner) Schrumpfnieren im Kindesalter mit Rindenhyperplasie oder Adenombildung der Nebennieren wären ebenfalls aufschlußreich, doch verfüge ich über kein derartiges Untersuchungsgut.

Bei Atrophie der Nebennierenrinde fand ich in vier Fällen, die klinisch das Bild der Addisonschen Krankheit boten, einmal einen größeren, parenchymatösen Thymus bei einer 42jährigen Frau, während in den übrigen drei Fällen im Alter von allerdings 52, 61 und 77 Jahren kein Thymuskörper mehr vorhanden war. In anderen 24, durch Tuberkulose bedingten, also erworbenen Fällen von M. Addison war hinsichtlich des Thymus kein abnormer Befund zu erheben, auch nicht bei den jüngeren (männlichen) Kranken mit Nebennierentuberkulose im Alter von 27 bis 38 Jahren, mit der einzigen Ausnahme einer 38jährigen Frau, bei der ein Status thymicolymphaticus bestand. Auch hier müßten in erster Linie kindliche und juvenile-Addisontodesfälle zur Beurteilung herangezogen werden, wobei außerdem der konsumierende Charakter einer beiderseitigen Nebennierentuberkulose und die hiedurch bedingte Rückwirkung auf den Thymus gebührend berücksichtigt zu werden hat.

Trat in den bisher erwähnten Beobachtungen im großen und ganzen ein gegenläufiges Verhalten von Nebennierenrinde und Thymus zu Tage, so offenbart sich ein solches auch in den Fällen von Thymuspersistenz und -hyperplasie.

So waren die Nebennieren eines 24jährigen, an Veronalvergiftung gestorbenen Mannes mit mächtigem parenchymatösem Thymus „etwas klein", die eines 29jährigen, durch Suicid mittels Kopfschuß gestorbenen Mannes mit Hyperplasia thymi ebenfalls „etwas klein" und hypoplastisch, ihre Rinde dünn, die Außenzone der Nebennierenrinde einer 55jährigen Frau mit großem, parenchymatösem Thymus „etwas schmal". Von drei Individuen mit Status thymicolymphaticus hatten zwei auffallend kleine, unterentwickelte Nebennieren mit hypoplastischer Rinde. Bei einem 39jährigen und einem 53jährigen Mann mit M. Basedow sowie Thymuspersistenz und -hyperplasie war die Nebennierenrinde schmal bzw. atrophisch. Unter siebzehn weiblichen Basedowkranken fand ich einen gleichartigen Befund als Regel und nur einmal eine schmale, leicht atrophische Nebennierenrinde bei Fehlen einer Thymushyperplasie oder (ausnahmsweise) bei normaler Involution des Thymus. Ebenso selten werden Thymuspersistenz und Nebennierenrindenschwäche zusammen vermißt.

In zwei von acht Fällen von malignen Thymusgeschwülsten (malignen Thymomen, sogenannten lymphoepithelialen Tumoren) war dreimal, bei einem 22jährigen, 35jährigen und einem 57jährigen männlichen Träger eines derartigen Gewächses, die Nebennierenrinde sehr schmal.

In acht Fällen von pluriglandulärer Blutdrüsenatrophie bei Frauen im Alter von 36 bis 68 Jahren, in denen die Nebennierenrinde mit einer einzigen Ausnahme atrophiert war, wurde am Thymus keine grobe Auffälligkeit erhoben; in einem Fall war im thymischen Fettkörper noch Marksubstanz bei einer 50jährigen Frau erhalten und eine 66jährige wies in ihm „äußerst dürftige lymphoidzellige Anhäufungen" auf. Allerdings ist der Zeitpunkt des Einsetzens der Blutdrüsenatrophie in diesen Fällen nicht bekannt. Nur wenn sie vor der Pubertät beginnt, kann ein Einfluß auf den Thymus überhaupt erwartet werden.

Die mitgeteilten Sektionsbeobachtungen bestätigen die Auffassung, daß sich die Nebennieren und auch die Keimdrüsen, wie wir später sehen werden (s. S. 142) zum Thymus antagonistisch verhalten. CHIN und HSUCH (1940) fanden in Übereinstimmung damit bei Hyperplasie des Thymus eine Hypoplasie der Nebennierenrinde.

Am Schluß dieses Kapitels sei darauf hingewiesen, daß bei denjenigen Krankheiten, welche erfahrungsgemäß mit einer Hyperplasie des Thymus häufig einhergehen, wie M. Basedow, Myasthenie und M. Addison (hierbei ist sie selten), die Nebennierenrinde oft bzw. regelmäßig in den Krankheitsprozeß mit einbezogen ist (s. S. 140).

Nun noch einiges Experimentelles zu unserem Problem! Thymusextrakt wirkt blutdruckherabsetzend und hemmt außerdem die Nebennierenrindenfunktion, die zur Aufrechterhaltung eines hohen Blutdrucks offenbar nötig ist. Klinisch ist die blutdruckdepressorische Wirkung von Thymusextrakt nicht immer festgestellt worden; allerdings dürfte es auf die Herkunft des Extraktes und seine Herstellung wesentlich ankommen. Die Blutdruckwirkung des Adrenalins wird durch Thymusextrakte aufgehoben (in der Klinik ist davon meines Wissens noch kein Gebrauch gemacht worden!). Auch hieraus kann auf eine Gegensätzlichkeit der Wirkung geschlossen werden. Thymusexstirpation beim Versuchstier hat eine Hypertrophie des Nebennierenmarkes zur Folge (KLOSE, MATTI, LINDEBERG) und Corticosteron- (also Nebennierenrindenhormon-) verabreichung führt zu einer rapiden Thymusatrophie beim Versuchstier (KENDALL), ähnlich wie Zufuhr von Geschlechtshormon.

Bei Atrophie der Nebennieren soll Thymusvergrößerung häufig sein, ebenso Status lymphaticus und thymicolymphaticus (WIESEL). Nebennierenexstirpation führt beim Versuchstier zu Hypertrophie des Thymus bzw. verzögert seine Involution (MARINE 1924; v. SPRETER 1935). WIESEL hat die Thymushyperplasie bei M. Basedow auf die Nebenniereninsuffizienz des Basedowikers zurückgeführt, WEGELIN hingegen auf die Ovarien und ihre Unterentwicklung. Heute wissen wir, daß beide, Gonaden und Nebennierenrinde, zusammengehören. Die Nebennieren sind gleich den Keimdrüsen Antagonisten des Thymus, wie aus den hier angeführten Tatsachen wohl zur Genüge hervorgeht (s. S. 139). Bei Addisonscher Krankheit ist zuerst von WIESEL eine Hyperplasie des Thymus festgestellt und von späteren Untersuchern mehrfach bestätigt worden. Ich selbst fand unter dreißig Addison-Todesfällen im Alter von 16 bis 83 Jahren (zwanzig Männer, zehn Frauen) einmal einen Status thymicolymphaticus und einmal, bei einer 42jährigen Frau mit M. Addison infolge Atrophie der Nebennierenrinde (keine Tuberkulose), einen größeren, parenchymatösen, Thymus (s. S. 140).

Schilddrüse und Nebennieren (s. S. 149).

Nebennierenrinde und Hypophyse (s. S. 31).

Nebennierenmark und Hodenfunktion. Über eine Wechselbeziehung zwischen Nebennierenmark und Hoden ist fast nichts bekannt. Nach M. BREITMANN soll Adrenalin die Inkretion des Hodens verstärken. Pharmakologisch ist dieses Problem allerdings ebenso wenig geklärt wie morphologisch. A. PRIESEL fand bei einem 38jährigen, an Urämie (!) verstorbenen Mann mit genuinen Schrumpfnieren und einem walnußgroßen, zentralen Phaeochromozytom einer Nebenniere das Samenepithel leicht geschädigt; allerdings betrug der Adrenalingehalt des Gewächses nur ein Drittel desjenigen der zweiten Nebenniere, so daß in diesem Fall das Blastom offenbar nicht vermehrt Adrenalin produzierte. An den Geschlechtsorganen zweier weiterer Fälle von chromaffinen Markgewächsen einer Nebenniere (37jährige Frau, 65jähriger Mann) bestand keine Auffälligkeit mit Ausnahme eines zystischen Ovars auf einer Seite in dem weiblichen Fall. Nach GOLDZIEHER findet sich bei Unterentwicklung des phaeochromen Systems eine Hypoplasie der Geschlechtsorgane. Nach NEUSSER und WIESEL ist mit dem Status thymicolymphaticus eine Unterentwicklung des Nebennierenmarkes und der Keimdrüsen verbunden; von BARTEL ist daher der Ausdruck Status hypoplasticus für diese Anomalie geprägt worden. Meine Nachforschungen an fünf Sektionsfällen von Status thymicolymphaticus im Alter von 20 bis 38 Jahren ergaben allerdings nur in einem einzigen Fall ein dürftiges Marklager in kleinen und hypoplastischen Nebennieren. Im allgemeinen steht die Unterentwicklung der Rinde oder dieser und der ganzen Nebennieren entschieden im Vordergrund, denn von den fünf Fällen hatten drei auffallend kleine Nebennieren mit sehr schmaler Rinde und der vierte einen M. Addison (infolge tuberkuloser Verkäsung der Nebennieren). Nur im fünften Fall verhielten sich diese Organe bei makroskopischer Betrachtung gewöhnlich und mikroskopisch waren sie nicht untersucht worden.

j) Klinische Wirkungen der Nebennierenrinde im Rahmen des hormonalen Geschlechtssystems

Nebennierenrinde und Hypertrichose. Der Verfasser fand (s. S. 275/76) in zehn von elf Fällen auffallend starker Stammbehaarung bei Männern im Alter von 37 bis 75 Jahren eine Wucherung der Nebennierenrinde in Form von Hyperplasie oder Adenombildung oder, in der Minderzahl der Fälle, überdurchschnittlich große Nebennieren, einmal eine Hyperplasie des Nebennierenmarkes. Bei zwei von drei Frauen mit übermäßiger Stamm- und Extremitätenbehaarung war (s. die Zusammenstellung S. 64) eine gleichartige Exzeßbildung der Nebennierenrinde festzustellen, ebenso bei zehn von sechzehn Frauen im Alter von 45 bis 81 Jahren mit Bartbildung an Kinn und Oberlippe (s. S. 274 und 277). Wenn wir diese Verhältnisse in der Umkehrung betrachten, indem wir von den Fällen mit Nebennierenrindenwucherung ausgehen und fragen, wie viele davon eine Hypertrichose entwickelten, so finden wir eine solche nur bei der Minderzahl von Trägern von Nebennierenrindenwucherung. So war bei zwei von dreizehn Frauen meiner Beobachtung mit genuinen Schrumpfnieren und Nebennierenrindenhyperplasie eine Bartentwicklung und bei zwei von vierzehn Männern mit den gleichen Affektionen eine übermäßige Stammbehaarung vorhanden. Von 91 Fällen (s. S. 65) beiderlei Geschlechts von Nebennierenrindenhyperplasie,

Von drei Frauen im Alter von 17 bis 56 Jahren mit übermäßiger Körperbehaarung hatten:

eine Exzeßbildung der *Nebennierenrinde*..	2 (Hyperplasie der Rinde)
Akromegalie	1
starben an *Arteriosklerose*	1 (gen. Schrumpfnieren + präsenile Arteriosklerose + art. Hochdruck)
Blastome	2mal Uterus myomatosus, 1mal Schilddrüsensarkom † 1mal multiple Hautfibrome
starben an *Tuberkulose*	1 (Meningitis tuberculosa)

Nebennierenrindenadenomen oder besonders großen Nebennieren, darunter 41 Fälle von ein- oder beiderseitigen Nebennierenadenomen, wies nur ein kleiner Teil eine Anomalie der Körperbehaarung im Sinne von Hypertrichose auf (s. S. 82). Es führen also nicht alle derartigen Fälle zu einer Überbetonung des Geschlechtscharakters oder, anders ausgedrückt, eine geschlechtshormonale Überfunktion der Rinde ist nur in einem Teil der Fälle von Rindenüberfunktion mit vorhanden. Wovon das abhängt, wissen wir noch nicht. In erster Linie werden eingehende histologische Untersuchungen der Nebennierenrinde in verschiedenen Fällen zunächst den morphologischen Tatbestand zu klären und Hormonanalysen des Harns (17-Ketosteroide, Androgen) zu folgen haben, bevor eine tiefere Einsicht überhaupt möglich ist. Auf alle Fälle ergibt sich, daß eine Nebennierenrindenhyperplasie und ein Nebennierenrindenadenom dem andern nicht gleich ist, daß vielmehr bei diesen Veränderungen noch unaufgeklärte feinstrukturelle Unterschiede bestehen, deren Erforschung auch für die endgültige Aufklärung des Sitzes der Geschlechtshormoninkretion in der Nebennierenrinde aufschlußreich werden dürfte (s. S. 50). Erwähnt sei noch, daß die Hypertrichose und die Vergrößerung der Genitalien bei Akromegalie trotz regressiven Veränderungen der Keimdrüsen als Effekt der Nebennierenrindenhypertrophie gedeutet worden sind (A. OSWALD, 1949).

Nebennierenrinde und Tuberkulose. Dem Verfasser ist an Sektionsmaterial aufgefallen [R. CHWALLA (1948)], daß bei Individuen mit Wucherung der Nebennierenrinde eine Tuberkulose und Tod an Tuberkulose selten angetroffen werden, während solche mit dürftig entwickelter Nebennierenrinde häufig an Tuberkulose erkrankt sind. Es ergibt sich hierin eine Parallele zu der vom Verfasser gefundenen Häufigkeit der Tuberkulose bei Hypogonaden (s. S. 170 und 299 und die Aufstellung S. 65), die nicht überrascht, weil Nebennierenrinde und Keimdrüsen entwicklungsgeschichtlich, morphologisch-histologisch und ihrer Funktion nach verwandt sind. Von 91 Individuen beiderlei Geschlechts mit Nebennierenrindenhyperplasie oder -adenom(en) oder besonders großen Nebennieren im Alter von 45 bis 87 Jahren zeigten nur 5% am Sektionstisch (vgl. die Zusammenstellung S. 65) Zeichen von stattgehabter oder noch vorhandener tuberkulöser Infektion, während nicht ganze 3% an Tuberkulose gestorben waren (R. CHWALLA, 1948). Von 19 Individuen mit schmaler Nebennierenrinde hingegen erwiesen sich 26% am

Obduktionstisch als tuberkulös (s. unten). Unter 30 Todesfällen an M. Addison war dieser 26mal auf eine Tuberkulose der Nebennieren zurückzuführen. Es ist nach dem angeführten nicht verwunderlich, wenn unter 27 an genuinen Schrumpfnieren verstorbenen Männern und Frauen mit Nebennierenrindenhyperplasie oder -adenomen oder mit großen Nebennieren eine aktive Tuberkulose überhaupt nicht gefunden wurde (s. S. 66) und nur zweimal, bei alten Frauen, anthrakotische Spitzenschwielen beobachtet wurden. Ebensowenig konnte bei fünf wegen Uterusmyom oder Uteruskarzinom kastrierten Frauen mit Nebennierenrindenadenomen oder großen Nebennieren mit hyperplastischer Rinde (=Kompensationserscheinung nach dem Verlust der Eierstöcke) eine aktive Tuberkulose festgestellt werden und wurden ein einziges Mal anthrakotische Spitzennarben gefunden (s. S. 66).

Von 91 Patienten beiderlei Geschlechts mit Nebennierenrindenhyperplasie, Nebennierenadenomen oder besonders großen Nebennieren im Alter von 45 bis 87 Jahren ohne Hypertrichose hatten:

schwere *Arteriosklerose* .... fast alle und 44% arteriolosklerotische Schrumpfnieren

gut- oder bösartige Blastome .... 49: 23,6% Karzinome
29 % gutartige Neubildungen
____
53 % zusammen

waren *tuberkulös* 5%
gestorben an *Tuberkulose* .... kaum 3%

Unter neunzehn Individuen mit schmaler Nebennierenrinde:

eine beträchtliche *Arteriosklerose* .... 2mal = 10% (oben nahezu 100%)
keine Nephrosklerose,
kein Hochdruck

Krebs .... 4mal = 21%
Tuberkulose .... 26% (oben 5%)
von 31 primär Hypogonaden waren
tuberkulös .... 17 = 54%
und starben an Tuberkulose .... 14 = 45%
beim Morbus Addison (30 Fälle) .... Arteriosklerose geringfügig,
keine Nephrosklerose,
kein Hochdruck,
keine Myomalacie,
keine Encephalomalacie,
weder gut- noch bösartige Blastome

Andererseits war bei hypotrichotischen erwachsenen Männern und Frauen, die hypogonad und meist auch hypokortikoadrenal sind, in 35,4% der Fälle eine Tuberkulose die Todesursache (s. S. 278). Im Gegensatz dazu fand ich unter sechzehn postklimakterischen Frauen mit Bartbildung an Kinn und Oberlippe mit in zehn Fällen vorhandener Exzeßbildung der Nebennierenrinde nur einmal einen Tuberkulosetod (an M. Addison) und einmal einen anthrakotischen Spitzenherd (s. S. 277), und von elf übermäßig stammbehaarten Männern ging gleichfalls nur einer an Tuberkulose (Miliartuberkulose) zugrunde (s. S. 275). Durch R. PAPE (1925) wissen wir, daß Frauen mit Uterusmyom und Männer mit Prostatahypertrophie relativ selten an Tuberkulose erkranken und daß bei ihnen, wenn das der Fall ist, die Tuberkulose im allgemeinen einen gutartigen Verlauf zeigt und selten zum Tode führt. Der Verfasser konnte diese Feststellung für die Prostata-

hypertrophie bestätigen und auf Prostatakarzinom, Uteruskarzinom und Mammakarzinom erweitern (s. S. 171). Seit ROKITANSKY ist bekannt, daß Tuberkulose
und Karzinom einander im großen und ganzen ausschließen. Das dürfte, zumindest teilweise, mit einer kräftigen Nebennierentätigkeit bei Krebskranken
(sc. im Anfangsstadium des Karzinoms) zusammenhängen. Andererseits scheint
das im großen und ganzen geltende Fehlen der Tuberkulose auch für gutartige
Neubildungen Gültigkeit zu haben, nachdem wir es bei Prostatahypertrophie
und beim Uterusmyom ebenfalls finden.

**Von 27 Trägern genuiner Schrumpfnieren mit Nebennierenrindenhyperplasie,
-adenomen oder besonders großen Nebennieren hatten:**

floride Tuberkulose	0
anthrakotische Spitzennarben	2 Frauen im Alter von 61 und 84 Jahren
Hypertrichose.......................	2 Männer (auffallend starke Stammbehaarung)
	2 Frauen (Bartbildung)
Uterusmyome	5 von 13 Frauen

**Von fünf spätkastrierten Frauen im Alter von 53 bis 70 Jahren mit Nebennieren-
adenomen oder großen Nebennieren und hyperplastischer Rinde hatten:**

anthrakotische Spitzennarben	1
aktive Tuberkulose	0
hohen Blutdruck.....................	3 (2 mal nicht gemessen)
genuine Schrumpfnieren	2
Blastome	Uterusmyom oder Uteruskarzinom

Meine Auffassung vom Zusammenhang der Dinge wird dadurch bestätigt,
daß ich bei Trägern von Prostatahypertrophie und Prostatakarzinom sowie
von Uteruskarzinom keine Unterentwicklung oder Atrophie der Nebennierenrinde finden konnte [R. CHWALLA (1949)]; sie zeichnen sich vielmehr durch eine
bemerkenswerte Häufigkeit von Nebennierenrindenwucherung aus (s. S. 348).
Ferner begünstigt, wie an anderer Stelle ausgeführt wird (s. S. 73), eine kräftige
Nebennierenrindenfunktion das Wachstum von Blastomen und beim M. Addison
scheinen solche völlig vermißt zu werden.

Man gewinnt also den Eindruck, daß eine kräftige Tätigkeit der Nebennierenrinde das Entstehen von Blastomen fördert und der Tuberkulose entgegenwirkt.
Umgekehrt begünstigt Nebennierenrindenschwäche die Tuberkulose und vermindert die Neigung zu Blastombildung. Selbstverständlich ist das kein auf
jeden Einzelfall ausnahmslos anwendbares Gesetz. Die Rolle der Nebennierenrinde in der Infektionsabwehr, die heute bekannt ist, läßt uns, glaube ich, ihre
tuberkulosehemmende Wirkung verstehen.

Wegen der zahlenmäßigen Beschränktheit meines Beobachtungsgutes bedarf
es allerdings noch größerer Beobachtungsreihen, bis die hier gezogenen Schlüsse
als gesichert gelten können. Jedenfalls dürfen wir aber schon jetzt Hypogonadismus und Hypokortikoadrenalismus mit großer Wahrscheinlichkeit als Komponenten der „tuberkulösen Konstitution" ansehen, deren Natur bisher nicht hat
aufgeklärt werden können.

Arteriosklerose und Nebennieren. Eine Beziehung zwischen der Arteriosklerose und den Nebennieren wird seit langem ebenso vermutet wie bestritten.
RAAB vermochte bei Kaninchen (1939) durch Verabreichung von Nebennierenrindensubstanz und Lipoiden experimentell Arteriosklerose und gleichzeitig
arteriellen Hochdruck zu erzeugen. STEINER & KENDALL gelang es, Hunde durch

Cholesterinverfütterung arteriosklerotisch zu machen, wenn gleichzeitig Thiouracil gegeben wurde (vgl. dazu die Arteriosklerose beim kongenitalen, infantilen und juvenilen Myxödem), ähnliches TURNER beim Kaninchen. SELYE, HALL und ROWLEY konnten beim Versuchstier durch große Dosen Desoxycorticosteron und Kochsalz eine beträchtliche Nephrosklerose und Hochdruck mit kardialer Dekompensation (1943) hervorrufen. Die quantitative Bestimmung der 17-Ketosteroide im Harn, vor allem ihrer β-Fraktion, die auf die Nebennierenrinde zurückgeführt wird, weil sie in Fällen von Nebennierenrindengewächsen enorm vermehrt gefunden worden ist, erlaubt uns heute eine biologische Prüfung der Nebennierenrindenfunktion, die auch auf die Arteriosklerose anwendbar ist, sofern nicht die Nebennierenarteriolen selbst in einem solchen Grad beteiligt sind, daß die Tätigkeit der Nebennieren dadurch ernstlich leidet. Beim M. Addison, der totalen Nebennierenrindensuffizienz, bleibt die Arteriosklerose, obwohl es sich um eine erworbene Nebennierenerkrankung von verhältnismäßig beschränkter Dauer handelt, verhältnismäßig geringfügig und wenig ausgebreitet (s. die Zusammenstellung S. 486/87).

Unter 78 Todesfällen an hochgradiger Arteriosklerose im Alter von 32 bis 60 Jahren (21 Frauen und 57 Männer):

Exzeßbildung der Nebenniere	16mal = 20,5% (5 Frauen, 11 Männer, [11mal Hyperplasie der Rinde, 3mal Rindenadenome, 2mal besonders große Nebennieren])
Hyperplasie des Nebennierenmarkes	0
Hypertrichose	öfter
Hypotrichose	2mal (bei Eunuchoidismus)
Tuberkulose	1 † Lungentbc, 3mal aktive Tuberkulose (Gesamthäufigkeit 5%)
gutartige Neubildungen	19mal = 24% (9mal Prostatahypertrophie, 6mal Myom, 4mal Knotenkropf)
Krebs	0
genuine Schrumpfnieren	13mal
Nephrosklerose	77mal
Koronarsklerose	77mal

Von neunzehn vorzeitigen Todesfällen an präseniler universeller Arteriosklerose (Alter 40 bis 59 Jahre) hatten acht eine Exzeßbildung der Nebennieren und acht genuine Schrumpfnieren.

Unter drei jugendlichen Todesfällen an Gefäßspasmen (zweimal Koronararterienspasmus, einmal Spasmus der Aae. femorales) einmal hypertrophische Nebennieren mit hyperplastischer Rinde.

Wenn ein Zusammenhang zwischen Arteriosklerose und Nebennieren besteht, so muß erwartet werden, daß in besonders schweren Fällen von Arteriosklerose eine Überfunktion der Nebennierenrinde auch grob-anatomisch in Erscheinung tritt oder histologisch nachweisbar wird. Um diesen Verhältnissen nachzugehen, studierte der Verfasser die Obduktionsprotokolle von 78 im Alter von 32 bis 60 Jahren an hochgradiger und, wie aus dem Alter der Betroffenen hervorgeht, auch vorzeitiger, „präseniler" Arteriosklerose Verstorbenen (davon 21 Frauen und 57 Männern; beim männlichen Geschlecht war sie also weit häufiger) und fand (s. oben) bei 20,5% (fünf Frauen und elf Männern) eine Exzeßbildung der Nebennieren, und zwar elfmal eine Hyperplasie der Nebennierenrinde, dreimal Nebennierenrindenadenome und zweimal besonders große Nebennieren. Dreizehn von diesen 78 Individuen hatten arteriosklerotische Schrumpfnieren und 77, also fast alle, eine Nephrosklerose, die noch nicht bis zur Atrophie der Nieren gediehen war, ebenso viele (77) eine Sklerose der Koronararterien des Herzens. Daraus geht überdies hervor, wie selten — nur in je einem Fall — die Kranzarterien des Herzens und die Nierenarteriolen von der Sklerose frei geblieben waren. Eine gleichzeitige übermäßige Geschlechtshormoninkretion der Nebennierenrinde gibt sich in dem öfteren Vorhandensein einer abnorm starken Körperbehaarung unter den in Rede stehenden 78 frühzeitigen Arteriosklerosetodesfällen kund. Die Frage, wie sich die Nebennierenrinde in den übrigen 80% solcher Fälle verhält, in denen eine Exzeßbildung der Nebennieren fehlte, wird in Zukunft durch eine genauere, eine mikroskopische Untersuchung einbeziehende Examination der Rinde und durch Bestimmungen der 17-Ketosteroidausscheidung und deren Fraktionen am Lebenden beantwortet werden und die Wissenslücke dadurch vermutlich ausgefüllt werden können. Die meisten von den 78 Todesfällen erfolgten an Koronarsklerose und deren Folgen.

Wenn wir nur die Todesfälle an universeller, hochgradiger, präseniler Arteriosklerose in den engeren Kreis der Betrachtung ziehen, so sind es neunzehn an Zahl im Alter von 40 bis 59 Jahren, von denen (vgl. die Zusammenstellung S. 67) acht, also fast die Hälfte, eine Exzeßbildung der Nebennieren und ebenso viele Individuen genuine Schrumpfnieren aufwiesen. Wir gewinnen daraus den Eindruck, daß die Nebennierenrindenwucherung bei zunehmendem Grad und zunehmender Ausbreitung der Arteriosklerose häufiger vorhanden ist. Es schien mir ferner, daß mit zunehmendem Alter an sich die Nebennierenrinde häufiger in Wucherung gerät, weshalb bei obiger Untersuchung die alten Arteriosklerosetodesfälle im Alter von über 60 Jahren nicht einbezogen wurden.

Da ich sowohl die Hyperplasie der Nebennierenrinde als auch ihre Adenombildung beim männlichen Geschlecht bedeutend häufiger gefunden habe als beim weiblichen (s. S. 79 und 80), ließe sich bloß aus diesem Verhalten die im Schrifttum angegebene [F. Schubert (1924), ferner Handbuch von Henke-Lubarsch] größere Häufigkeit der Arteriosklerose beim Mann ableiten (Verhältnis Mann : Frau wie 3 : 2).

Wenn wir die Verhältnisse in der Umkehrung untersuchen, d. h. von den Nebennierenrindenexzeßbildungen ausgehen und fragen, wie häufig sie mit Arteriosklerose vergesellschaftet sind, so gelangen wir zu einer fast 100%igen Häufigkeitsziffer. Außerdem handelt es sich in diesen Fällen um besonders schwere und ausgebreitete und frühzeitige Arteriosklerosen. So fand ich bei elf Männern mit Exzeßbildung der Nebennierenrinde und Hypertrichose 72,7% Arteriosklerosetod, also in fast drei Viertel der Fälle, und eine ähnliche Häufigkeit eines solchen bei übermäßig körperbehaarten und bei bärtigen Frauen mit Nebennierenüberfunktion, außerdem 36 bis 44% genuine Schrumpfnieren (R. Chwalla), und umgekehrt bei neunzehn Individuen mit schmaler Nebennierenrinde, jedoch ohne Nebennierenrindeninsuffizienz (kompensierte Insuffizienz), ein bedeutendes Zurücktreten von Arteriosklerose nennenswerten Grades jedweder Lokalisation (s. S. 65).

Wenn wir das gesamte angeführte Beobachtungs- und Beweismaterial übersehen, so werden wir, glaube ich, einen Zusammenhang von Arteriosklerose und Nebennierenrinde im allgemeinen als gegeben annehmen dürfen, wenn auch nicht zu leugnen ist, daß es schwere Arteriosklerose bei zumindest grob-anatomisch normalen Nebennieren gibt. Im einzelnen bedarf das Problem noch größerer zahlenmäßiger Unterlagen und eingehender Detailforschung, bis es als restlos geklärt gelten kann.

Ich verweise schließlich hinsichtlich des Zusammenhanges von Arteriosklerose und Nebennierenrinde auf die Rolle dieses Organs im Cholesterinstoffwechsel und im Lipoidstoffwechsel überhaupt. Die Nebennieren haben den höchsten Cholesteringehalt [E. Lehnartz (1943)]. Nach L. Aschoff ist eine Erhöhung des Blutcholesterins eine Ursache der Arteriosklerose. Mjassnikow fand (1937) bei der malignen Arteriosklerose das Blutcholesterin besonders stark erhöht (vgl. S. 487) und andererseits gehört eine Hypercholesterinämie zu den bekannten Auswirkungen der Nebennierenrindenüberfunktion. Steiner fand (1949) bei Koronarsklerose höhere Cholesterinwerte im Blut als bei Kontrollen. Im Tierversuch führt Cholesterinzufuhr zu arteriosklerotischer Gefäßveränderung und zu Verfettung der Leber. Man begegnet nun in den Obduktionsprotokollen von Arteriosklerotikern tatsächlich nicht selten einer Steatose der Leber. Ich verweise ferner in diesem Zusammenhang darauf, daß das Cholesterin die Muttersubstanz nicht nur der Nebennierenrinden-, sondern auch der Geschlechtshormone ist, sowie auf den später zu besprechenden vermutlichen Zusammenhang von Cholesterin und aseptischer Gallensteinbildung (s. S. 466). Dem Adrenalin des Nebennierenmarkes wird heute keine Bedeutung für die Arteriosklerose mehr zuerkannt. Dennoch kann man nicht daran vorübergehen, daß bei Phaeochromocytomen des Nebennierenmarkes häufig arteriosklerotische Veränderungen an den Gefäßen gefunden werden, wenn auch vorwiegend im Sinne einer Mediaverkalkung. Aber auch Atheromatose ist in solchen Fällen schon bei jugendlichen Individuen im Nachpubertätsalter festgestellt worden, so daß auch dieses Problem noch keineswegs als erledigt gelten kann, zumindest, wenn eine krankhaft gesteigerte Adrenalinabgabe ins Blut vorliegt. Im übrigen fassen wir heute Mark und Rinde als nicht nur anatomisch zusammengehörig, sondern auch als funktionelle Synergisten auf.

Arteriosklerose und Neubildungen. Unter 375 Todesfällen an Arteriosklerose bei Individuen beiderlei Geschlechts im Alter von über 60 Jahren fand ich fünfzehn Karzinome (in den verschiedensten Organen). Das entspricht einer Krebshäufigkeit von nur 4 % bei hochgradiger und tödlicher Arteriosklerose alter Menschen. Aber auch gutartige Neubildungen scheinen bei ihnen selten zu sein, denn ich konnte an Hand der Obduktionsprotokolle nur fünfzehn Prostatahypertrophien = (ebenfalls) 4 % Häufigkeit, neunmal Struma adenomatosa und achtmal Uterusmyom feststellen. Zusammen ergibt das 47 gut- und bösartige Neubildungen in 375 Arteriosklerosetodesfällen = 12,5 % Blastomhäufigkeit insgesamt.

Nebennierenrinde und Gefäßspasmen. Es scheint, daß die Nebennieren durch Produktion vasoaktiver Stoffe auch Bedeutung für die Entstehung von Krampfzuständen arterieller Gefäße haben. Vom Adrenalin des Nebennierenmarks ist die Verursachung vorübergehender Gefäßspasmen in verschiedenen Gefäßen bei den Phaeochromocytomen, z. B. in Form einer transitorischen Amaurose, sichergestellt. Bezüglich der Nebennierenrinde haben wir vorläufig noch keine Gewißheit, daß sie gefäßzusammenziehende Stoffe erzeugt, jedoch ist aus der Klinik der Nephritis und der Nephrosklerose sowie des Hochdruckes, bei denen allen die Nebennierenrinde sehr häufig hypertrophiert, das Vorkommen von Gefäßkrämpfen sowie der Hypertonie in verschiedenen Gefäßbereichen bekannt. Soweit die Hirngefäße dabei betroffen sind, hat man das resultierende Symptomenbild auch als „angiospastische Encephalopathie" bezeichnet. Die juvenile oder Bürgersche Gangrän ist ferner in Beziehung zu einer Überfunktion der Nebennierenrinde gebracht worden und ausländische Chirurgen haben versucht, solche Fälle durch teilweise Entfernung der Nebennieren zu beeinflussen, und über Erfolge dieses Behandlungsverfahrens berichtet. In dieser Beziehung ist eine Obduktionsbeobachtung von A. Priesel von Interesse (s. die Zusammenstellung S. 67 unten):

Bei einer 47jährigen Frau mit arteriellem Hochdruck, die in ihrem 44. Lebensjahr in die Menopause gekommen war, bestanden Angiospasmen in beiden Beinen, besonders im rechten. Sie starb unter den Erscheinungen einer dekompensierten Hypertonie. Die Obduktionsdiagnose lautete auf hochgradige präsenile Arteriosklerose mit genuinen Schrumpfnieren und kardialer Stauung. Die Eierstöcke dieser erst Siebenundvierzigjährigen waren klein und fibrös, der Uterus atrophisch und seine Schleimhaut in höchstem Grade atrophiert (!), die Schilddrüse leicht atrophisch. (!). Die Nebennieren waren auffallend groß, ihre Rinde dick, gelb, und enthielt zahlreiche, bis 2 mm große Adenomkeime; das Nebennierenmark war nicht auffallend reichlich und sah durch viele kleinste heterotope Rindeninseln im Mark wie gelb bestäubt aus. Die Art. tibialis antica wurde mit Rücksicht auf die Gefäßkrämpfe in den Beinen histologisch untersucht und erwies sich als zartwandig und nur maximal kontrahiert. Als Nebenbefund ist eine leichte Atrophie des HVL mit Fehlen der Achsenhöhlenbehaarung und Dürftigkeit der Genitalbehaarung zu erwähnen.

Die Analyse dieses Falles lenkt die Aufmerksamkeit ätiologisch außer auf die vorzeitige Atrophie der Eierstöcke, die wohl ohne Zweifel beim Zustandekommen der funktionellen Gefäßkrämpfe mitbeteiligt war, vor allem auf die hypertrophen Nebennieren, wenn auch ein Beweis für ihre ursächliche Rolle in der Pathogenese der Gefäßkrämpfe fehlt und solche auch ohne nachweisbare Nebennierenrindenhypertrophie vorkommen. Ich verweise in diesem Zusammenhang auf den Befund von spastisch kontrahierten Koronararterien bei plötzlichem Herztod und den kürzlich von W. RAAB (1943) in einem solchen Fall bei einem jungen Athleten erhobenen Befund von exzessiven Mengen einer adrenalinartigen (!) Substanz im Herzmuskel. Auch hier scheint eine suprarenale Ätiologie mit Wahrscheinlichkeit auf. Auch die therapeutischen Erfolge der Nebennierenröntgenbestrahlung bei Gefäßspasmen sind hier anzuführen.

Das aufgerollte Problem bedarf gründlichen Studiums.

Nebennierenrinde und Haut. Neben den Keimdrüsen (vgl. S. 105 f.) spielt die Nebennierenrinde unter den endokrinen Drüsen für den Pigmentgehalt des äußeren Integuments eine entscheidende Rolle. Bekannt sind die vermehrten Pigmentationen bei der totalen Insuffizienz der Nebennierenrinde, der Addisonschen Krankheit, die ihr den Namen „Bronzekrankheit" eingetragen haben (THORN, DORRANCE und DAY fanden sie bei 94 % von 158 Addisonkranken vorhanden). Die Verstärkung der Hautpigmentierung beginnt an den dem Licht ausgesetzten Stellen. Weitere bevorzugte Stellen der Hyperpigmentierung beim Addisoniker sind die Gegenden von normalerweise vermehrter Bildung von Hautpigment, wie Genitale und Mammae.

Wir begegnen hinsichtlich der Wirkung auf die Pigmentbildung der Haut einem gegensätzlichen Verhalten von Keimdrüse und Nebennierenrinde: Die Keimdrüsen fördern sie, die Nebennierenrinde hemmt sie (Einschränkung s. S. 71). Im vorgeschrittenen Stadium des M. Addison treten auch Pigmentierungen an den Schleimhäuten, an Lippen, Wangenschleimhaut, Zunge, Vaginal- und Analschleimhaut auf. Auch der Harn wird dünkler. Am Skrotum können sich beim Addisonkranken dunkelbraune Pigmentflecken zeigen. Bemerkenswert ist, daß bei Vergesellschaftung von Atrophie der Keimdrüsen und der Nebennierenrinde sowohl über den ganzen Körper verstreute Pigmentnävi zur Beobachtung kommen als auch das Gegenteil, ausgebreitete Vitiligo am ganzen Körper mit symmetrischer Anordnung der pigmentlosen Hautstellen.

Ersteres fand A. PRIESEL bei einer 68jährigen Frau mit hochgradiger Atrophie von HVL, Ovarien (auch die Zwischenzellen fehlten darin) und Schilddrüse bei leichter Atrophie der Nebennierenrinde neben völligem Fehlen der Behaarung der Achselhöhlen und sehr dürftiger Genitalbehaarung, die Vitiligo bei einer 50jährigen Frau mit Atrophie der Eierstöcke und der Nebennieren (Mark und Rinde dürftig) neben Struma und Hyperplasie der Epithelkörperchen sowie mit Fehlen der Axillar- und

Schambehaarung. Ebenso fanden sich zahlreiche kleine Pigmentnävi am Stamm bei einem 47jährigen Mann mit blutig destruiertem und nekrotischem eosinophilem HVL-Adenom, das mit Atrophie der Nebennieren, insbesondere ihrer Rinde (!), und der Hoden (!) sowie mit Hypotrichose einherging. Man könnte nach diesen Beobachtungen fast vermuten, daß die multiplen Naevi pigmentosi cutis mit einer Nebennierenrindeninsuffizienz im Zusammenhang stehen, wenn sie nicht anderseits auch bei knotig-adenomatös hyperplastischen Nebennieren eines 55jährigen akromegalen Mannes mit überdurchschnittlich kräftiger Behaarung zur Beobachtung gekommen wären; in diesem Falle waren die Nebennieren auch im ganzen, der Akromegalie entsprechend, größer als normal. Bei schwerer Vitiligo scheint die Medikation von Desoxycorticosteron, nach einer Beobachtung von mir, wirkungslos zu sein.

Im einzelnen ist die Rolle der Nebennierenrinde für das Hautpigment noch durchaus unklar. Man findet die Hyperpigmentationen auch bei hochgradiger Unterentwicklung der Nebennieren und ihrer Rinde und vermißt sie in anderen Fällen von Rindenatrophie, z. B. der in Begleitung von Leberzirrhose, von M. Basedow, von Gynäkomastie oder pluriglandulärer Blutdrüseninsuffizienz vorfindlichen. Dieser Umstand weckt die Vermutung, daß sie vielleicht nur dann zustande kommen, wenn Rinde *und* Mark insuffizient werden. Sicher ist, daß hochgradige Unterentwicklung des Markes allein keine abnormen Pigmentationen herbeiführt. Ein Fehlen oder eine Minderpigmentierung an den normalerweise pigmentierten Hautstellen der „Genitalhaut" deutet nach unserem heutigen Wissen auf eine Schwäche der Keimdrüsentätigkeit hin, eine Überpigmentierung, wie man sie bei Tuberkulösen nicht selten antrifft, zumindestens in einem Teil der Fälle auf Schwäche der Nebennierenrindenfunktion. Andererseits ist eine Hyperpigmentierung der Haut auch bei Überfunktion der Nebennierenrinde zusammen mit Hochdruck beobachtet worden (Báráth) und bei Hypergonaden häufig anzutreffen. Man hat auch Beziehungen des Hautpigments zum Melanophorenhormon des Hypophysenzwischenlappens vermutet, das Landgrebe und Waring (1941) nahezu rein darstellen konnten. Fournier, Cervino und Conti wollen durch Injektion desselben in die depigmentierten Hautstellen bei Vitiligo gute Ergebnisse erzielt haben. Sevringhaus hatte jedoch keinen Erfolg (1943). A. Priesel fand in dem Fall von ausgebreiteter Vitiligo an der Grenze zwischen Vorder- und Hinterlappen der Hypophyse entsprechend der Pars intermedia viele Kolloidzysten und daneben größere Rathkesche Zysten, doch konnten gleichartige Befunde auch in anderen Fällen (von pluriglandulärer Insuffizienz) ohne Vitiligo erhoben werden. Hinsichtlich des Zusammenhanges von Nebennierenrinde und Behaarung s. S. 63.

Nebennierenrinde und Fettsucht. Es unterliegt heute keinem Zweifel mehr, daß es eine durch gut- und bösartige Nebennierenrindengewächse ausgelöste Fettsucht gibt, die monströse Ausmaße erreichen kann und schon im frühen Kindesalter beobachtet wird. Entfernung der veränderten Nebenniere bringt sie zum Verschwinden. Addisoniker sind mager und zugleich ausgetrocknet. Adrenalektomierte Ratten verlieren ihr ganzes Körperfett. Die besonderen und zur Erkennung und Differentialdiagnose wichtigen Merkmale dieser Form von Fettsucht, die nach der bisher vorliegenden Kasuistik vorwiegend das weibliche Geschlecht befällt (vgl. hiezu die überwiegende Häufigkeit des genito-adrenalen Syndroms bei der Frau) und die von Bomskov und Schneider (1939) bei der Ratte experimentell erzeugt werden konnte, sind die Vergesellschaftung mit Vermännlichungserscheinungen (Hypertrichose, Bartwuchs, Tieferwerden der Stimme, Akne usw.), mit Hochdruck Hypercholesterinämie und vermehrter Androgenausscheidung im Harn (17-Ketosteroide), wobei jedoch nicht alle diese Eigentümlichkeiten in jedem Fall sämtlich vorhanden sein müssen; ebensowenig ist die Fettsucht eine regelmäßige Begleiterscheinung des Hyperkortikoadrenalismus.

Bei Männern findet man neben der Fettsucht eine starke Rumpfbehaarung, Hochdruck, Rötung des Gesichts und Enwicklung von Hautstriae sowie gleichfalls eine beträchtliche Erhöhung der 17-Ketosteroidausscheidung im Harn. Vaskuläre Nephrosklerose ist bei beiden Geschlechtern häufig. Alle Übergänge zu im Grad geringeren, gleichartigen Veränderungen im Gefolge von hyperplasierenden Prozessen der Nebennierenrinde, z. B. der einfachen oder knotigen Rindenhyperplasie, kommen vor, vor allem im Klimakterium, und unterscheiden sich im allgemeinen nur durch das quantitativ geringere Ausmaß der Veränderungen, darunter der Fettsucht, gegenüber denen bei blastomatösen Rindenprozessen. Auf welche Weise die ,,Nebennierenrindenfettsucht'' zustande kommt, darüber herrscht noch keine Klarheit. Zum Teil mag auch eine Wasserretention eine Rolle spielen. Schilddrüsentherapie kann eine vorübergehende Besserung bringen. Eine Atrophie der Glandula thyreoidea ist gelegentlich beobachtet worden; A. PRIESEL sah am Sektionstisch Hypoplasie der Schilddrüse bei einem 58jährigen, adipösen Mann mit beiderseitigen Adenomen in großen Nebennieren (gestorben an dekompensiertem Hochdruck!) und BOMSKOV u. SCHNEIDER fanden histologisch völlige Inaktivität der Schilddrüse bei der ,,Nebennierenrindenfettsucht''. Die Fettsucht weist nicht immer den sogenannten ,,Büffeltyp'' der nordamerikanischen Literatur auf, d. h. dünne Extremitäten; vielmehr können auch diese durch Fettablagerungen unförmig gestaltet sein. Mehr oder minder rasch auftretenden hochgradigen Verfettungen liegen sehr oft blastomatöse Rindenveränderungen (die linke Nebenniere scheint eigentümlicherweise öfter der Sitz solcher zu sein als die rechte), wie Adenome oder Karzinome, zugrunde. Der Blutdruck kann dabei schon im Kindesalter 200 mm Hg übersteigen.

Schwierig kann die Abgrenzung von Tumoren im Zwischenhirn sein — vielleicht ein Hinweis darauf, wo der letzte Ausgangspunkt des Prozesses zu suchen ist. Im Nachpubertätsalter kommt immer auch der im Kindesalter nach Angabe des Schrifttums ungeheuer seltene M. Cushing zur Differentialdiagnose, doch findet man mitunter auch bei Nebennierenrindengeschwülsten cushingartige Veränderungen in der Hypophyse, z. B. eine Hyalinisierung der basophilen Zellen der Adenohypophyse, wie sie heute vielfach als das charakteristische für den M. Cushing angesehen wird. A. PRIESEL fand in dem oben erwähnten Fall eines 58jährigen Mannes ein Überwiegen des Basophilen mit stellenweiser adenomähnlicher Anhäufung derselben und nur sehr spärlichen Eosinophilen. Das Cushingsche Syndrom im Kindesalter verdankt meistens Nebennierenrindengewächsen seine Entstehung.

Die Zusammengehörigkeit der Organe des hormonalen Geschlechtssystems geht außerordentlich eindrucksvoll aus dem Umstand hervor, daß Veränderungen im Zwischenhirn, im HVL und in der Nebennierenrinde zu den gleichen klinischen Bildern führen können. Nach E. J. KRAUS, ebenso ZEYNEK, soll sich bei der großen Mehrzahl der Fälle jeder Art von Fettsucht eine Vermehrung der basophilen Zellen im HVL finden. R. CHWALLA hat allerdings auch bei Fehlen einer Fettsucht, bei Atrophie des HVL und überhaupt bei den verschiedensten Krankheiten [R. CHWALLA (1948)] eine Basophilie der Adenohypophyse feststellen können. Übrigens ist die Vergrößerung der Nebennierenrinde als das wesentliche beim M. Cushing angesehen worden; die Veränderungen in der Hypophyse werden von den Verfechtern dieser Anschauung als sekundär betrachtet. Zur Unterscheidung gegenüber der pinealen Fettsucht im Kindesalter, die ein ganz ähnliches Bild wie die Nebennierenrindenfettsucht hervorruft, kann dienen, daß erstere fast ausschließlich bei Knaben gefunden wird. Die Differentialdiagnose gegenüber der Dystrophia adiposogenitalis ergibt sich aus den eingangs geschilderten Eigentümlichkeiten der kortikosuprarenalen Fettsucht und dem Hypogenitalismus der adiposogenitalen Dystrophie. Nicht zu vergessen ist, daß gelegentlich auch versprengte Nebennierenrindenknötchen zum Ausgangspunkt eines Blastoms werden und eine Nebennierenrindenfettsucht mit allen ihren Begleiterscheinungen auslösen können.

Erst die Zukunft wird lehren, welche Bedeutung der heute noch wenig bekannten kortikosuprarenalen Fettsucht im Rahmen der Fettsucht im allgemeinen und den Nebennieren in der Pathogenese der Fettsucht zukommt.

Nebennierenrinde und Neubildungen. Bei Addisonkranken fand ich in 30 obduzierten Todesfällen, davon zehn im Alter von über 55 Jahren, weder Krebs noch gutartige Neubildungen irgendwelcher Art. In einer Gruppe von 64 Individuen beiderlei Geschlechts mit Hypotrichose, d. h. fehlender oder dürftiger Achselhöhlen-, Scham-, Stamm- und Extremitätenbehaarung, bei denen stets eine Unterfunktion der Keimdrüsen (Unterentwicklung oder Atrophie) und oft eine Unterentwicklung oder Atrophie der Nebennieren oder ihrer Rinde (ohne Vorhandensein eines M. Addison) bestand, waren nur 6 % maligne Blastome zu verzeichnen (s. die Zusammenstellung S. 278). Bei neunzehn Individuen im Alter von 46 bis 68 Jahren mit schmaler Nebennierenrinde (am Obduktionstisch) ohne M. Addison, also ebenfalls ohne totale bzw. subtotale Nebenniereninsuffizienz, war viermal Krebs am Obduktionstisch vorhanden (=21% Krebshäufigkeit, s. S. 65).

Hingegen hatten von 91 Obduzierten beiderlei Geschlechts mit Nebennierenrindenhyperplasie, Nebennierenrindenadenomen oder überdurchschnittlich großen Nebennieren 49 = 53 % Neubildungen (s. S. 65), und zwar 29 % gutartige und 23,6 % bösartige (Krebs). Wenn wir die 41 ein- oder beiderseitigen Nebennierenadenome (bis Pflaumengröße) herausnehmen und gesondert betrachten, so wiesen siebzehn von ihnen = 41 % Karzinome und 68 % benigne und maligne Neubildungen zusammen auf. Bei elf Männern mit auffallend starker Stammbehaarung im Alter von 37 bis 75 Jahren finden wir gar 63,6 % Blastome gut- und bösartiger Natur (s. S. 275), ähnlich bei drei Frauen mit übermäßiger Körperbehaarung (s. S. 64) und bei sechzehn bärtigen Frauen im Alter von 45 bis 81 Jahren, von welch letzteren 43 % ein Karzinom hatten (s. S. 277).

Aus diesen Ziffern gewinnt man den Eindruck, daß eine gesteigerte Funktion der Nebennierenrinde das Entstehen von Blastomen fördert. In Übereinstimmung mit diesem Ergebnis stehen experimentelle Beobachtungen. So fanden Mori und Nakamura, daß das Geschwulstwachstum durch Nebennierenrindenextraktverabreichung beschleunigt wird. Flörcken stellte nach Entfernung der Nebennieren eine Hemmung des Wachstums von Transplantationstumoren fest. Joannovics fand (1916) keine Beeinflussung des Karzinomwachstums durch Exstirpation der Nebennieren, während Sarkome und Chondrome der Maus eine Wachstumshemmung erfuhren. Es ist also anscheinend die Reaktion auf die Wirkstoffe der Nebennierenrinde bei verschiedenen Gewächsen verschieden. Beim Genitalkrebs und beim Brustdrüsenkrebs soll denn auch eine Nebennierenrindentherapie nach Rominguez in Übereinstimmung mit Ergebnissen des Verfassers (s. S. 66) ungünstig wirken, während sie bei anderen Krebsen einen günstigen Einfluß zeitigte (s. S. 348/49).

Eine praktische Nutzanwendung erfließt aus der Erkenntnis einer Begünstigung des Blastomwachstums, vor allem der genitalen Blastome, durch die Nebennierenrinde (s. S. 74) für Träger derartiger Blastome und die Hypertrichotischen beiderlei Geschlechts, die sich durch eine gesteigerte Nebennierenrindenfunktion auszeichnen, in der Form, daß man ihre Rindenfunktion folgerichtig zu schwächen trachten wird.

Ein Schluß dürfte schon heute unanfechtbar sein, daß nämlich eine gute Nebennierenrindenfunktion eine Teilkomponente der ,,Blastomkonstitution" (R. Chwalla) ist.

Im besonderen sei auf die Häufung von Uterusmyom bei Nebennierenrinden-wucherung hingewiesen, weil sie ganz besonders auffällt. Während ich bei 10 Addison-todesfällen bei Frauen im Alter von 38 bis 82 Jahren kein Uterusmyom feststellen konnte, hatten von 13 Frauen, die an genuinen Schrumpfnieren gestorben waren und eine Nebennierenrindenhyperplasie oder Nebennierenrindenadenome oder, in der Minderzahl der Fälle, besonders große Nebennieren aufwiesen, fünf uterine Myome (s. S. 66), und von zwei übermäßig körperbehaarten Frauen im Myomalter beide einen Uterus myomatosus und eine von ihnen Nebennierenrindenadenome (s. S. 64). Von 16 Frauen im Alter von 45 bis 81 Jahren mit Bartbildung an Kinn und Oberlippe hatte gar die Hälfte Myome im Uterus (s. S. 277). Wenn wir die Fälle zusammenzählen, so wiesen von 31 Frauen mit Exzeßbildung der Nebennieren oder ihrer Rinde fünfzehn Uterusmyome auf.

Ein ähnliches Verhalten zeigen die Männer mit ein- oder beiderseitigen Adenomen der Nebennierenrinde, indem elf von 25 = 44 % eine Prostatahyper-trophie hatten. Umgekehrt fand ich unter 175 Obduktionsfällen von Prostata-hypertrophie 12 % Nebennierenrindenwucherung [R. CHWALLA (1949)], unter 62 Todesfällen an Prostatakarzinom 10 % Nebennierenrindenwucherung und unter 96 Uteruskarzinomtodesfällen 7,3 % Nebennierenrindenparenchymzunahme (Hyperplasie bzw. Adenome). Da ich (s. S. 348) demgegenüber beim Gallen-blasenkrebs (139 Fälle mit zweimal Nebennierenadenomen) nur 1,44 %, beim Magenkrebs (572 Fälle mit sechzehn Rindenadenomen und einmal ,,leichter Hyperplasie'' der Rinde) nur 2,9 % und beim Choledochuskarzinom (74 Todes-fälle im Alter von 43 bis 90 Jahren) 4 % (einmal breite Nebennierenrinde und je einmal ein- bzw. beiderseitige Rindenadenome) Nebennierenrindenwucherung angetroffen habe, geht daraus hervor, daß die genitalen Blastome weit häufiger von Nebennierenrindenwucherung begleitet werden als die extragenitalen. Ohne Zweifel hängt diese Erscheinung mit der Rolle der Nebennierenrinde als Geschlechtshormonproduzent zusammen.

Höchst merkwürdig ist auch die unterschiedliche Häufigkeit von Nebennieren-metastasen bei verschiedenen Karzinomen. Während ich solche z. B. beim Mammakarzinom oder beim Bronchuskarzinom häufig antraf und beim Hyper-nephrom gar in 16 % der Fälle (s. S. 349), erreicht die Häufigkeit ihres Vorkommens beispielsweise beim Dickdarmkarzinom nur 3 %. Die Metastasierung in der Nebenniere scheint dort häufiger zu sein, wo auch eine Nebennierenrinden-wucherung öfter vorkommt. Im allgemeinen wird heute angenommen, daß die Metastasen an loci minoris resistentiae zur Entstehung kommen.

k) Hyperkortikoadrenalismus. (Die Überfunktion der Nebennierenrinde)

Auf die Vergrößerung der Nebennierenrinde bei weiblichen Scheinzwittern hat zuerst MARCHAND (1891) hingewiesen, nachdem KUSSMAUL schon 1862 darauf aufmerksam gemacht hatte, daß die Geschwülste der Nebennierenrinde die Geschlechtsmerkmale beeinflussen können, und APERT (1910) hat das Auf-treten von Hirsutismus, vorzeitiger Entwicklung und Verfettung, für das GALLAIS die Bezeichnung syndrome génitosurrénale prägte (1912), auf eine Hyperplasie der Nebennierenrinde zurückgeführt. Emil SCHWARZ schuf 1925 die Bezeichnung ,,interrenal-genitales Syndrom'', während MATHIAS den Terminus Interrenalismus verwandte.

Die geschlechtshormonale Überfunktion der Nebennierenrinde führt beim Menschen zu folgenden Erscheinungsbildern:

1. bei kleinen Mädchen zu vorzeitiger Entwicklung der äußeren Geschlechts-organe mit gleichzeitiger Vermännlichung, zu verstärktem Wachstum, Entwick-lung einer kräftigen Muskulatur und starker Behaarung nach männlichem Typus,

zu Mutieren der Stimme und penisartiger Hypertrophie der Klitoris (sogenannte heterosexuelle Frühreife).

2. Bei Knaben zu vorzeitiger Entwicklung der männlichen Geschlechtsmerkmale in männlicher Richtung (homologer Typus) mit Hypertrophie des Penis, aber ohne verfrühtes Auftreten des Geschlechtstriebes und ohne echte Reife der Hoden.

Bei Mädchen ist das Krankheitsbild weit häufiger. Bei beiden Geschlechtern waren bis 1938 nach BROSTER etwa 40 Fälle beschrieben.

3. Bei der erwachsenen Frau tritt gleichfalls eine Vermännlichung ein und werden die weiblichen Geschlechtsmerkmale zurückgedrängt. Die charakteristischen Erscheinungen sind Sistieren der Menstruation, Atrophie der Brustdrüsen, virile Augenbrauen und Verlängerung der Wimpern, Hypertrichose mit Bartwuchs, Tieferwerden der Stimme, Hypertrophie der Klitoris, kleinzystische Degeneration der Eierstöcke, Verkleinerung des Uterus, Unfruchtbarkeit und Schwinden der Libido, Fettsucht (nicht immer) und seelische Vermännlichung bei viriler Muskulatur und männlicher Kraft. Im Harn erscheinen große Mengen Androgen [SLOT (1939), VERZÁR (1941)].

4. Beim erwachsenen Mann kann es zu „Geschlechtsumkehr" mit Zurücktreten der männlichen Merkmale und Verweiblichungserscheinungen kommen: Schwinden der Potenz und Libido, Akne, Haarausfall, starker Fettansatz, Atrophie der Hoden und Verkleinerung der Genitalorgane, Vergrößerung der Mammae [Fälle von BITTORF und MATHIAS (Ursache Hypernephrom einer Nebenniere bei einem 26jährigen Mann), WEBER, ZUM BUSCH (Adenokarzinom der linken Nebenniere mit beidseitiger Gynäkomastie), HOLL (zwei Beobachtungen, die eine bei einem 15jährigen Knaben mit beidseitiger Gynäkomastie, weiblicher Schambehaarung und einer pigmentierten Linea alba gleich der einer schwangeren Frau, die zweite bei einem 44jährigen mit bilateraler Gynäkomastie, Verfettung, Akne, Verlust von Libido und Potenz, Verweiblichung der Gesichtszüge, Verkleinerung von Penis und Hoden ohne Änderung der männlichen Behaarung), weitere Fälle bei MARX (1941)]. Im Harn reichliche Ausscheidung von Östrogen, und zwar einer besonderen östrogenen Substanz, die im Embryonalleben möglicherweise Scheinzwittertum zur Folge hat. Nach geglückter Operation und bei Radikalität derselben tritt völlige Wiedervermännlichung ein (z. B. im Fall HOLL, bei einem 44jährigen Manne).

5. Einsetzen der Nebennierenrindenüberfunktion bereits im intrauterinen Leben kann bei genisch weiblichen Früchten und entsprechend frühem Einsetzen Eierstockzwitter hervorbringen, bei späterem Beginn zu angeborener Vermännlichung, aber auch zu Riesenwuchs („Macrosomia interrenalis congenita" BAYER & LANG 1934) führen. Ob auch Hodenzwitter durch eine übermäßige Östrogenbereitung der fetalen Nebennierenrinde entstehen können, läßt sich noch nicht sagen, erscheint aber dem Verfasser durchaus möglich.

Wir sehen also, wenn wir beide Geschlechter zusammen betrachten, als Folge der geschlechtsändernden Formen der Nebennierenrindenhyperplasie meist eine Vermännlichung auftreten, die zahlenmäßig vorherrscht. Durch Verabreichung von Nebennierenrindenextrakten konnte bisher eine geschlechtliche Umstimmung beim Versuchstier nicht [C. MÜLLER (1930), KLEIN (1931)] oder nur von wenigen Forschern [nach HODLER (1937) Vermännlichung der äußeren Genitalien beim Meerschweinchen durch wässerige Rindenextrakte, nach THADDEA durch Überpflanzung von Rindernebennieren auf Meerschweinchen] erzielt werden. Das nimmt nicht wunder, nachdem eine solche Wirkung nur von besonders veränderten Nebennieren ausgeht.

l) Die Überfunktion des Nebennierenmarkes

Gewisse, nicht maligne, abgekapselte und bis Orangengröße erreichende Gewächse des Nebennierenmarkes, die chromaffinen Gewächse oder sogenannten Phaeochromozytome, können durch vermehrte Adrenalineinsonderung ins Blut zu charakteristischen Krankheitserscheinungen führen, die der pharmakologischen Adrenalinwirkung beim Versuchstier entsprechen. Eine ähnliche Wirkung scheint auch von der Hyperplasie des Nebennierenmarkes in gewissen Fällen ausgehen zu können. Daneben gibt es Phaeochromozytome, die eine abnorm gesteigerte Adrenalinproduktion vermissen lassen (vgl. Abb. 12). Eine solche ist einerseits durch Untersuchung des Blutes aus der Armvene des Kranken, besonders während der charakteristischen Anfälle, andererseits durch histochemische Untersuchung

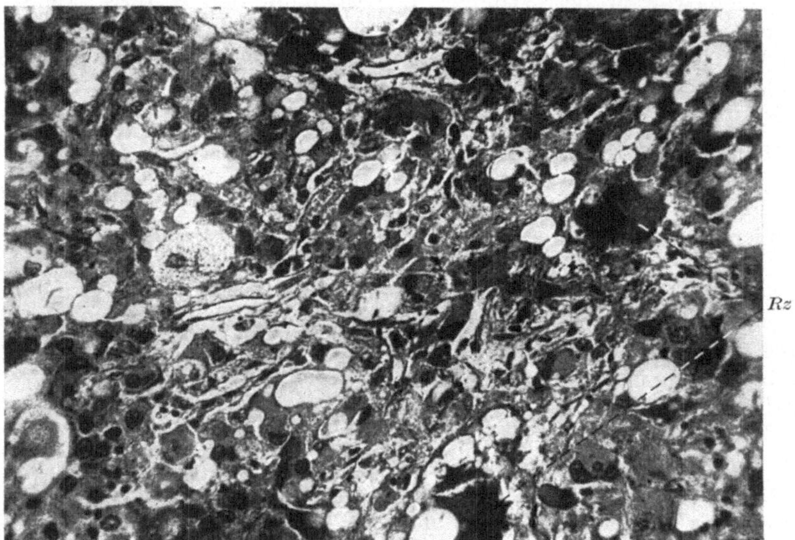

Abb. 12. Chromaffiner Nebennierentumor (Phaeochromozytoblastom). Zufallsbefund bei einem 65 Jahre alten Manne. — Färbung: Haematoxylin. Vergrößerung: Zeiß' DD, Ocular 2. — Polymorphzelliges, teilweise vakuolisiertes Tumorgewebe mit Riesenzellen *Rz*.

des Gewächses nachweisbar. Für den Adrenalinnachweis im Blut existieren mehrere Methoden. Durch ihre Einfachheit zeichnet sich die „Fluoreszenz"-methode nach v. HUEBER aus (1941).

Die charakteristischen klinischen Erscheinungen der Phaeochromozytome bestehen in typischen Anfällen, sogenannten Blutdruckkrisen, die mit einem paroxymalen Blutdruckanstieg auf über 300 mm Hg, mit Blässe, Schüttelfrost, retrosternalem Schmerz, Zyanose, Herzklopfen und Tachykardie, Pupillenerweiterung, Kopfschmerz, Erbrechen und Üblichkeit, Angstgefühl und Tremor, Hyperglykämie sowie heftigen Leibschmerzen einhergehen und von Schweißausbruch und Polyurie mit einer eventuellen und, wenn vorhanden, charakteristischen Glykosurie gefolgt sind. Sie werden besonders durch Erregung ausgelöst und hinterlassen eine Erschöpfung. Selbstverständlich sind nicht in jedem Falle alle aufgezählten Symptome vorhanden. Auch atypische Anfälle, Dauerhochdruck und Grundumsatzerhöhung kommen vor, welch letztere eine Hyperthyreose vortäuschen kann. In vorgeschrittenen Fällen entwickelt sich das Bild einer malignen Nephrosklerose: der Blutdruck ist dauernd erhöht, das Herz hypertrophisch, im Harn sind Eiweiß, Zylinder und Erythrozyten nachweisbar und besteht eine Nierenstarre. Das Sehvermögen leidet und am Augenhintergrund lassen sich Gefäßspasmen und Blutungen nachweisen. Die Autopsie ergibt das Bild genuiner Schrumpfnieren. Das Leben der Kranken endigt durch eine Gehirnapoplexie, meistens im Anfall oder in einem komatösen Zustand, der als Adrenalinvergiftung gedeutet wird. Bisweilen erfolgt der Tod durch eine Blutung in den Tumor, die sich als sogenannte „Apoplexie des Nebennierenlagers" in den Retroperitonealraum hinein erstrecken kann, ähnlich wie das bei Nebennierenrindenkarzinomen gleichfalls vorkommt. In beiden Fällen ist ein rascher Tod unter schweren abdominellen Erscheinungen (paralytischer Ileus) mit oder ohne hämorrhagische Diathese (im Beginn der Erscheinungen) die Folge. Die Hypophyse erwies sich an zwei obduzierten Fällen als makroskopisch ohne Besonderheit. Der Verfasser erlebte einen apoplektischen Todesfall im Anschluß an eine intravenöse Urographie, die zum Zwecke des Seitennachweises des Tumors ausgeführt worden war.

Die Diagnose ist nicht schwierig, wenn die charakteristischen Anfälle mit Blutdruckkrisen vorhanden sind, eine Vergrößerung einer Nebenniere durch das Röntgenverfahren und gleichzeitig eine Adrenalinvermehrung im Blut (ferner eine Hyperglykämie) nachgewiesen werden können, die oft nur während der Krisen glückt. Nach neueren amerikanischen Angaben gibt Tetraäthylammoniumchlorid einen brauchbaren Test auf Phaeochromozytom, indem es bei diesem einen Blutdruckanstieg mit den entsprechenden Begleiterscheinungen auslöst.

Eine erfolgreiche Entfernung der kranken Nebenniere führt zu völliger Heilung. Die große Gefahr der Operation liegt darin, daß es beim Manipulieren an der kranken Nebenniere und am Gewächs oder im Anschluß an die Exstirpation zu starkem Blutdruckabfall und relativ häufig zum Schock und zum tötlichen Versagen des Kreislaufes kommt. Durch fortlaufende Kontrolle des Blutdrucks während des Eingriffs, Vorbereitung des Kranken unmittelbar vor, während und nach der Operation mit intravenöser Zufuhr von Adrenalin mit oder ohne Nebennierenrindenhormon, zugesetzt zu einer Traubenzuckerinfusion, gelingt es, die Sterblichkeit der Operation zu senken und die Resultate ganz erheblich zu verbessern. Keinesfalls darf in Spinalanästhesie operiert werden. Neuerdings ist auch versucht worden, die Anfälle durch ein pharmakologisches Antidot des Adrenalins zu kupieren, z. B. mittels Ergotamin(tartrat) oder durch Nitroglyzerin [HYMAN und MENCHER (1943)], und zwar mit gutem Erfolg.

Im übrigen sollen die Nebennieren gar nicht Adrenalin, sondern das etwa zehnmal wirksamere „Novadrenin" absondern (SZENT GYÖRGY). Es scheint, daß zwischen Nebennierenrinde und -mark ein funktioneller Zusammenhang besteht, den schon die von der Natur geschaffene räumliche Verbindung beider Gewebe nahelegt. Injektion von Adrenalin führt nämlich zu vermehrter Abgabe von Rindenhormon (VOGT 1943, 1944) und umgekehrt wird die blutdrucksteigernde Wirkung des Adrenalins durch Vorbehandlung mit Desoxycorticosteron beträchtlich erhöht (RAAB 1942). Andererseits soll paroxysmale Hypertension auch bei Rindenadenomen ohne Veränderung des Nebennierenmarkes vorkommen (H. STRAUSS 1926, 1928).

Da chromaffines Gewebe auch außerhalb der Nebennieren gefunden wird, ist die Menge der Nebennierenmarksubstanz praktisch-klinisch nicht von allzu großer Bedeutung, es sei denn, daß auch die Rinde sehr dürftig entwickelt ist und damit eine Unterentwicklung oder eine Atrophie des ganzen Organs vorliegt. So fand ich unter 57 Fällen von genuinen Schrumpfnieren dreimal das Marklager der Nebennieren auffallend reichlich, hyperplastisch, und viermal besonders spärlich, dann aber, in Fällen wie den genannten, immer die Rinde verdickt oder knotig gewuchert. Auch Seitenunterschiede kommen vor. So hatte bei einer 63jährigen Frau mit Hochdruck die eine Nebenniere eine auffallend dicke Rinde und ein dürftiges Mark, die zweite eine dünne Rinde und ein größeres Marklager. Ebenso kann arterieller Hochdruck und eine schwere und vorzeitige Arteriosklerose bei sehr dürftigem Mark, aber verbreiterter Rinde bestehen. Das wichtigere ist also das Verhalten der Nebennierenrinde. Eine gewöhnliche Ausbildung des Nebennierenmarkes mit histologischer Unversehrtheit desselben, zusammen mit hochgradiger Atrophie der Rinde wird beim M. Addison nicht selten beobachtet. Bei der Atrophie des HVL kann das Nebennierenmark gewöhnlich entwickelt sein, braucht also an der Atrophie der Nebennierenrinde nicht teilzunehmen. Ähnlich braucht die Marksubstanz an der Hyperplasie der Rinde bei Akromegalie nicht beteiligt zu sein. Bei einem 66jährigen männlichen Eunuchoid war die Rinde der etwas kleinen Nebennieren atrophisch, hingegen ein größeres Marklager vorhanden. Man hat den Eindruck, daß sich Rinde und Mark bis zu einem gewissen Grad gegenseitig vertreten können.

Da chronische Adrenalinvergiftung beim Menschen (RIESSER) und beim Versuchstier eventuell tödliche arteriosklerotische Veränderungen der Gefäße zur Folge hat, die wahrscheinlich mit dem dauernd erhöhten Innendruck im Gefäßsystem in Zusammenhang stehen, ist es verständlich, daß bei Phaeochromozytomen eine Arteriosklerose häufig ist. Fehlt eine erhöhte Adrenalinproduktion des Tumors, dann ist auch die Arteriosklerose nicht auffällig. Andererseits kann trotz reichlichem Adrenalingehalt des Gewächses eine Atherosklerose fehlen (HEDINGER, WEGELIN). Da chromaffines Gewebe, wie schon erwähnt, auch außerhalb des Nebennierenmarkes im Bereich des sympathischen Grenzstranges und der Paraganglien normalerweise vorkommt, ist es zu verstehen, daß Gewächse nach Art der Phaeochromozytome — allerdings sehr selten — auch entfernt von den Nebennieren in den sogenannten Paraganglien zur Entwicklung kommen können und dann dieselben hormonalen Wirkungen zeitigen wie die des Nebennierenmarkes (sogenannte Paragangliome). Auf 29 bioptisch-operativ sichergestellte Phaeochromozytome, die BISKIND, MEYER und BEADNER (1941) aus dem Schrifttum zusammengestellt haben, entfielen vier solche außerhalb der Nebennieren. Die Phaeochromozytome kamen am häufigsten im Alter von 25 bis 45 Jahren und bei Frauen öfter zur Beobachtung als bei Männern. Bei juvenilen Nephrosklerosen soll immer an Phaeochromozytom gedacht und ein solches ausgeschlossen werden [R. CHWALLA (1948)]. Insbesondere ein gegenüber der Schwere der Erscheinungen ständig geringer nephritischer Harnbefund (in nicht vorgeschrittenen Fällen) ist dort verdächtig, wo typische Anfälle mit Blutdruckkrisen fehlen; ein gleiches gilt von angiospastischen Symptomen, wie vorübergehender Amaurose und überhaupt einer Verschlechterung des Sehvermögens. Hochinteressant ist, daß ein siebzehnjähriges Mädchen mit Phaeochromozytom [HOLST (1938)] ein Megakolon aufwies, nachdem das Adrenalin den Magen-Darmkanal erschlafft. Ebenso ist auch eine vorübergehende, intermittierende Albuminurie in Verbindung mit nephrosklerotischen Symptomen auf Phaeochromozytom suspekt. Recklinghausensche Neurofibromatose ist in Begleitung von Phaeochromozytom ebenfalls beobachtet.

Es ist äußerst bemerkenswert, daß die Hyperplasie des Nebennierenmarkes und der Rinde, ebenso Nebennierenmark- und Nebennierenrindengewächse ein ähnliches Krankheitsbild hervorrufen, in dem die Blutdruckerhöhung und Gefäßveränderung im Vordergrund steht. In dieser Beziehung ist von Bedeutung, daß zwar Adrenalin nur in der Marksubstanz nachzuweisen ist, hingegen in der Rinde mehrfach eine Vorstufe desselben gefunden worden ist. Hingegen kommt eine Änderung des Geschlechtscharakters nur bei Nebennierenrindenaffektionen vor.

m) Die Nebennierenrindenhyperplasie

Unter 44 am Sektionstisch beobachteten und ohne Auswahl gesammelten
Fällen von teils einfacher, teils knotiger, adenomähnlicher Hyperplasie der Neben-
nierenrinde fand der Verfasser 30 Männer und vierzehn Frauen, also ein gewaltiges
Überwiegen des männlichen Geschlechtes, das noch stärker ist als beim Nebennierenrindenadenom. Die Todeskrankheit in diesen 44 Fällen mit Nebennieren-
rindenhyperplasie war verschieden: genuine und sekundäre Schrumpfnieren,
M. Cushing und Akromegalie, Diabetes insipidus, Apoplexia cerebri, Pagetsche
Knochenerkrankung, Prostatahypertrophie und Prostatakarzinom, Leberzirrhose.
Außerdem befanden sich darunter Kastraten und männliche Eunuchoide. Es
sind also ähnliche Affektionen wie die, bei denen das Nebennierenrindenadenom
gefunden wird (s. den folgenden Abschnitt „Die Nebennierenrindenadenome").
Das Hauptkontingent stellen unter den Rindenhyperplasien zahlenmäßig der
arterielle Hochdruck (primäre und sekundäre Schrumpfnieren) und die Arteriosklerose (Apoplexie, Encephalomalacie usw.). Die Häufigkeit des gemeinsamen
Vorkommens von Nebennierenrindenverbreiterung und arterieller Hypertonie ist
bereits bekannt, ebenso die blutdrucksteigernde Wirkung der Corticosterone und
der Nebennierentransplantation, von der schon die Rede war. Andererseits können
von einer Nebennierenrindenhyperplasie ähnliche geschlechtshormonale Wirkungen ausgehen wie von gewissen Nebennierenrindenadenomen. So fand ich eine
besonders starke Körperbehaarung bei vier männlichen Trägern von Nebennierenrindenhyperplasie, zweimal eine männliche Bartentwicklung unter vierzehn
weiblichen Individuen mit Nebennierenrindenhyperplasie, und bei einer weiteren
Frau mit einer solchen war eine abnorme Behaarung an Stamm und Extremitäten vorhanden. Ähnliche Folgeerscheinungen trifft man auch bei abnorm
großen Nebennieren (Hyperplasie der Nebennieren).

Wenn wir umgekehrt von der Hypertrichose des Mannes ausgehen, so geht
sie fast in allen Fällen mit einer Exzeßbildung der Nebennierenrinde einher
und eine solche konnte ich auch bei der Mehrzahl der bärtigen und der abnorm
körperbehaarten Frauen nachweisen (s. S. 275/76 und 277).

Bei der Nebennierenrindenhyperplasie steht wie beim Rindenadenom eine
genaue histologische und biologische Erforschung noch aus. Sie wird aufzuklären
haben, welche Rindenschichten im einzelnen an der Wucherung beteiligt sind
und warum die Hyperplasien der Rinde untereinander, klinisch betrachtet, sich
so verschieden verhalten. Uterusmyome fand ich unter den vierzehn Frauen
mit Rindenhyperplasie der Nebennieren dreimal und in zwei Fällen ein Uteruskarzinom, das bereits operiert war.

Der HVL war bei einem von den 44 Individuen mit Nebennierenrindenhyperplasie atrophisch (!) und in einem zweiten Fall ist die Hypophyse als klein
beschrieben. Das sind aber Ausnahmen, denn die Rindenhypertrophie der Nebennieren setzt im allgemeinen eine kräftige HVL-Funktion voraus (s. S. 478/79).
Bei der knotigen Form der Hyperplasie handelt es sich zum Teil um Regenerations-
versuche des Rindengewebes bei Atrophie der übrigen Rinde. Kleinste, steck-
nadelkopfgroße bis hirsekorngroße adenomatöse Herde in der Nebennierenrinde
bezeichnen DIETRICH und SIEGMUND als häufig, denn sie fanden sie bei 33%
der von ihnen untersuchten Individuen.

Eine Sonderstellung nimmt die Nebennierenrindenhyperplasie bei Kastraten
beiderlei Geschlechts allein schon auf Grund ihrer Häufigkeit ein. Ich deute
sie als Kompensationserscheinung des Ausfalls der Keimdrüsen und ihrer Inkretion durch die Geschlechtshormone der Rinde.

Die Diagnose der Nebennierenrindenhyperplasie ist, sofern sie mit einer Steigerung der Androgenproduktion einhergeht, was, wenn überhaupt geschlechtshormonale Auswirkungen vorhanden sind, meist der Fall ist, durch den chemisch-kolorimetrischen Nachweis einer besonderen Androgenvermehrung im Harn nach W. ZIMMERMANN (17-Ketosteroide; s. S. 260) im Verein mit der Röntgenographie der Nebennieren möglich, die die Unterscheidung von größeren Adenomen bzw. Karzinomen der Nebennierenrinde (vgl. darüber auch S. 263) zu treffen hat. Dazu müssen die Konturen der Nebennieren gut sichtbar werden.

Bemerkenswert ist, daß mit Nebennierenrindenwirkstoffen sowohl Vermännlichung als auch Verweiblichung experimentell erzeugt werden konnte. Die Nebennierenrindenhyperplasie bei Scheinzwittern wird an anderer Stelle gesondert besprochen (s. S. 332). RÖSSLE beobachtete eine angeborene Hypertrophie der Nebennierenrinde bei einem Neugeborenen mit starker Vergrößerung des Uterus, MARCHAND bei Pseudohermaphroditismus mit rudimentärer Entwicklung der Eierstöcke.

Klinisch sieht man bei Hyperplasie der Nebennierenrinde in der großen Mehrzahl der Fälle, von der häufigen Erhöhung des Blutdrucks abgesehen, keine auffallenden Erscheinungen; bei einem kleineren Teil kommen das Cushingsche Syndrom oder vorzeitige Pubertät und verfrühtes Wachstum (im Kindesalter), ferner Vermännlichung bzw. Verweiblichung — das sogenannte genito-adrenale Syndrom — und schließlich Pseudohermaphroditismus zur Beobachtung, somit Erscheinungen, die ausgesprochen die Geschlechtssphäre betreffen. Hyperglykämie und Glykosurie sind ebenfalls beobachtet (CHIARI). Überhaupt kann die Nebennierenrindenhyperplasie dieselben Erscheinungen zur Folge haben wie das Adenom und das maligne Blastom einer Nebenniere.

n) Die Nebennierenrindenadenome

Unter 41 am Sektionstisch beobachteten Fällen von Rindenadenomen in einer oder in beiden Nebennieren, teils solitär, teils mehrfach, betrafen 25 das männliche und sechzehn das weibliche Geschlecht (s. unten). Es überwiegt also das männliche Geschlecht ähnlich wie bei der Hyperplasie der Nebennierenrinde beträchtlich. Abb. 13 läßt sehr anschaulich erkennen, wie das Adenom der Nebennierenoberfläche, mächtig vorragend, aufsitzt und wie die Rinde an dieser Stelle unterbrochen ist. Von den 41 Rindenadenomträgern hatten vier Schrumpfnieren (dreimal genuine, einmal sekundäre Schrumpfnieren), drei eine Laennecsche Leberzirrhose, siebzehn Karzinome (in Schilddrüse, Eierstock, Thymus, Uterus, Nierenbecken oder Harnblase), elf eine Prostatahypertrophie und vier eine Gehirnapoplexie (einmal verbunden mit einem großen Gehirngliom); zwei unter den Männern waren Eunuchoide. Man findet also die Adenombildung bei ähnlichen Erkrankungen wie die Hyperplasie. Angesichts der Verwandtheit der Hyperplasie und der Adenombildung, die in der Mischform der „knotigen Hyperplasie" der Nebennierenrinde zum Ausdruck kommt, ist das nicht verwunderlich. Von den sechzehn Frauen mit Rindenadenomen hatten fünf einen männlichen Bartwuchs an Kinn und Oberlippe, ließen also eine offenkundige Vermännlichung erkennen.

Bei 41 ein- oder beidseitigen Nebennierenadenomen (25 Männer, 16 Frauen):

17 Karzinome .... $=41\%$ Karzinom
11mal Prostatahypertrophie .... $=44\%$
gut- und bösartige Neubildungen
    zusammen .... 68% der Fälle

In der Mehrzahl der Fälle von Rindenadenomen der Nebennieren (68%, s. S. 80 unten) lagen entweder gutartige (Prostatahypertrophie) oder bösartige Blastome vor. Das ist sehr bemerkenswert. Es ergibt sich daraus ein Konnex der Blastome mit der Sexualität dadurch, daß die Nebennierenrinde zu dieser in Beziehung steht. Uterusmyome wurden bei den sechzehn weiblichen Nebennierenrindenadenomträgern so oft gefunden, daß von einer Häufung der Uterusmyome bei Nebennierenrindenadenomträgerinnen gesprochen werden muß. In einem Fall von Nebennierenrindenadenom wurden Polypen in Corpus und Cervix uteri beobachtet (ich verweise hier darauf, daß von vierzehn Frauen mit Hyperplasie der Nebennierenrinde drei uterine Myome, zwei ein Uteruskarzinom hatten). Ferner sei hier nochmals darauf aufmerksam gemacht, daß Nebennierenrindenadenome bei allen Formen von Scheinzwittern vorkommen.

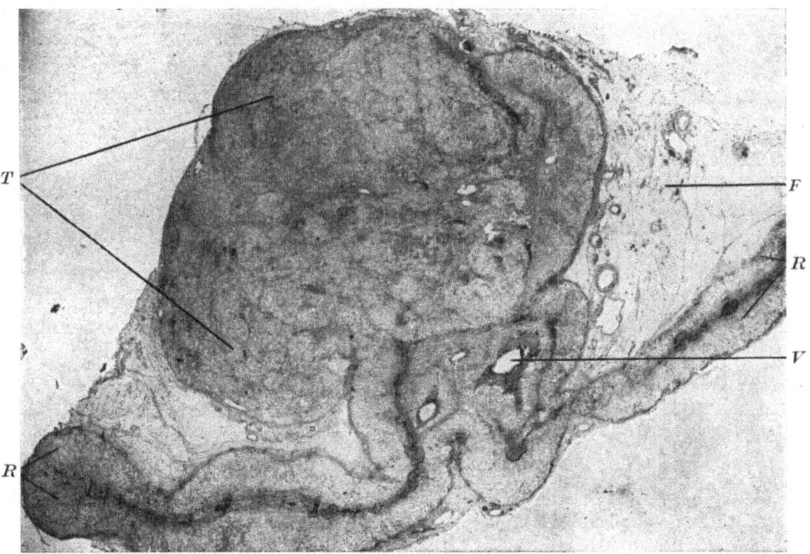

Abb. 13. Rindenadenom der Nebenniere. Von einer 42 Jahre alten, an chronischer Nephritis verstorbenen Frau. — Mit Haematoxylin-Eosin gefärbter Schnitt durch das Organ samt Tumor. Schwache Lupenvergrößerung (Zeiß' Planar 50 mm). — Das Gewächs *T* aus der Rinde in das angrenzende Fettgewebe *F* hinein entwickelt scharf abgegrenzt. *V* = Vena suprarenalis, von einer dünnen Lage (im Bilde dunkler getönter) Marksubstanz umgeben. *R* = normale Nebennierenrinde.

Angesichts der Verwandtschaft von Keimdrüsen und Nebennierenrinde drängt sich ein Vergleich mit den Hodenadenomen gewissermaßen von selbst auf. Die sogenannten tubulären Hodenadenome werden bei Kryptorchen, Eunuchoiden und ebenfalls bei Zwittern beobachtet, also bei ähnlichen Anomalien der Geschlechtsprägung wie die Nebennierenrindenwucherungen. Im Gegensatz zu den tubulären Hodenadenomen haben jedoch die Nebennierenrindenadenome eine viel größere Verbreitung unter den normalgeschlechtlichen Individuen. Besonders oft findet man Nebennierenrindenadenome bei unsicherer Geschlechtsbestimmung des weiblichen Geschlechts. Im großen und ganzen herrscht der Eindruck vor, daß sie bei Männern die Männlichkeit verstärken und bei der Frau nicht selten eine Vermännlichung herbeiführen, bei ihr also dem bestehenden Geschlecht entgegenwirken. Ein Gleiches gilt vom Adenoma testiculare ovarii (H. O. Neumann 1927). Die Mehrzahl der Nebennierenadenome geht jedoch bei beiden Geschlechtern ohne sichtbare Änderung des Geschlechtscharakters einher.

Wir können also dahin zusammenfassen, daß die Adenome der Nebennierenrinde in der Mehrzahl der Fälle keine heterosexuelle Wirkung entfalten — volle
Sicherheit wird diesbezüglich erst nach Vornahme genauer Hormonanalysen des
Harnes auf Androgen und Östrogen gegeben sein, die in jedem Fall von Nebennierenrindenadenom vorgenommen werden sollten — und daß sie in einer Minderzahl von Fällen eine Geschlechtsumstimmung auslösen. L. Seitz führt die von
der Nebennierenrinde ausgehende Geschlechtsänderung auf eine Wucherung von
Resten heterosexueller Zellen in der Nebennierenrinde zurück, ähnlich wie das
für das Arrhenoblastom des Eierstockes heute vermutet wird. Diese Hypothese
hat meines Erachtens sehr viel für sich und bedarf einer histologischen Prüfung.
Ein Überwiegen des gegengeschlechtlichen Anteils soll nach Seitz Intersexualität,
geschwulstmäßiges Wachstum, Geschlechtsumkehr zur Folge haben.

Die klinische Symptomatologie der vermännlichenden Nebennierenrindenadenome bei der geschlechtsreifen Frau, die sehr groß werden können, besteht
in Amenorrhoe (die Eierstöcke enthalten bei der histologischen Untersuchung
in solchen Fällen nur spärliche Primärfollikel und keine Gelbkörper), Hirsutismus,
Verfettung, Tieferwerden der Stimme, zusammen mit lokalen Schmerzen, ferner
tastbarer Tumorbildung bei entsprechender Größe des Rindenadenoms, eventuell
Geschwulstfieber bis zu 40⁰ (vgl. dazu die Hypothermie beim M. Addison,
und geschlechtliche Zuneigung zum gleichen Geschlecht. Hypertonie mit
Herzhypertrophie, Polyglobulie, Glykosurie und Albuminurie kommen vor.
Bei Nebennierenadenomentwicklung beim männlichen Kind wird geschlechtliche Frühreife (ohne Spermiogenese trotz vergrößerter Hoden, aber mit
Pollutionen), beschleunigtes Knochenwachstum, Akne, beschleunigte Dentition (s. S. 465) und ebenfalls Hirsutismus neben den örtlichen Erscheinungen
beobachtet. Hämaturie kommt außerdem vor. Bei kleinen Mädchen rufen die
geschlechtsändernden Nebennierenrindenadenome Hypertrophie der Brustdrüsen,
wiederum Hirsutismus, Tiefer- und Rauhwerden der Stimme, abnormes Wachstum
der äußeren Genitalien, menstruelle Blutungen, Fettsucht und Akne sowie Hypertonie hervor. Nach der Entfernung der das ursächliche solitäre Adenom tragenden
Nebenniere bilden sich die abnormen Erscheinungen zum Großteil, aber nicht
restlos zurück, so wie wir das auch nach der Operation von geschlechtsändernden
Nebennierenrindengeschwülsten sehen.

Bei sämtlichen 41 Fällen von Nebennierenrindenadenomen habe ich eine
Atrophie des HVL vermißt. Dieser stimuliert ja durch sein kortikotropes Hormon
die Nebennierenrinde, welche Wirkung bei der Atrophie des HVL wegfällt. In
einem Fall von beiderseitigen Nebenierenrindenadenomen (57jähriger Mann,
gestorben an Bronchuskarzinom) fand A. Priesel den HVL an granulierten
Zellen, besonders eosinophilen, reich und eine Basophileneinwanderung in den HHL.

o) Die Hypernephrome der Nebennieren

Bei einem Teil der suprarenalen Hypernephrome, die bei beiden Geschlechtern
vorkommen, sind endokrine Fernwirkungen unverkennbar, auf die Mathias
(1922) als einer der ersten hingewiesen hat. Sie vermögen beim weiblichen Geschlecht
Vermännlichung und beim männlichen Verweiblichungserscheinungen hervorzurufen und ähneln in diesen Wirkungen der Hyperplasie der Nebennierenrinde
und dem Nebennierenrindenadenom, mit denen sie ferner die Eigenschaft teilen,
geschlechtsändernde Wirkungen nur in einem Teil der Fälle auszulösen. So teilt
Mathias, um einige charakteristische einschlägige Beobachtungen anzuführen,
den Obduktionsbefund eines achtzehnjährigen Mädchens mit Virilismus (bis weit
auf den Hals hinabreichender Vollbart und sehr starke allgemeine Behaarung)
durch ein Hypernephrom einer Nebenniere mit, die nach der Exstirpation dieser

gestorben war; außer der Vermännlichung ist darin eine Eosinophilie des HVL neben einer adenomartigen Hauptzellenwucherung und eine „Progerie" der Eierstöcke bemerkenswert. DINGEMANSE und LAQUEUR fanden eine sehr starke Hahnenkammreaktion des Harnes bei drei Kranken mit Nebennierenhypernephrom. Aus einem von BITORFF beschriebenen Fall von Feminisierung eines 26jährigen Mannes durch ein Hypernephrom sind eine hochgradige, erworbene Hodenatrophie (nur erbsengroße Hoden beiderseits), eine Potenzabnahme und Gynäkomastie bei normalen Behaarungsverhältnissen hervorzuheben. Die Hoden enthielten fast keine Zwischenzellen (!); eine Spermiogenese war vorhanden.

Im Kindesalter vermögen Nebennierenhypernephrome auch eine *gleichgeschlechtliche* Frühreife zu erzeugen, wie z. B. im Falle LINSER-DIETRICH, (zit. bei MATHIAS) bei einem fünfjährigen Knaben beobachtet wurde, bei dem außerdem bemerkenswert ist, daß bereits eine Spermiogenese in den Hoden des Fünfjährigen vorhanden war. ENGELHARDTS Fall von Nebennierenhypernephrom war ein 59jähriger Scheinzwitter mit weiblichem Äußern und Uteruskarzinom (!). Besonders zu beachten ist in den Beobachtungen von gleichgeschlechtlicher Frühreife die stimulierende Wirkung auf die Spermiogenese im Kindesalter, weil eine solche bei den Adenomen und Karzinomen der Nebennierenrinde mit geschlechtlicher Frühreife meist nicht berichtet wird, und andererseits, beim Erwachsenen, die auffällige Verminderung der Zwischenzellen in den Keimdrüsen, die mit der Geschlechtsumstimmung durch reichliche Produktion gegengeschlechtlichen Hormons Hand in Hand geht. Ein Fehlen der Zwischenzellen in den Eierstöcken ist auch bei Hyperplasie der Nebennieren beobachtet worden, so z. B. von A. PRIESEL bei einer 42jährigen Frau mit Vermännlichung infolge von Hyperplasie beider Nebennieren.

Ich selbst verfüge über drei Obduktionsfälle von Nebennierenhypernephrom, die allerdings keine geschlechtsändernden oder andersgeartete endokrine Wirkungen erkennen ließen. So fand sich ein walnußgroßes Hypernephrom neben einem haselnußgroßen gelben Adenom in einer Nebenniere eines 73jährigen, an Urämie gestorbenen Mannes mit (kombiniert) genuinen und atherosklerotischen Schrumpfnieren. Von dem zweiten Fall, einer 54jährigen Frau, wird später die Rede sein (s. den Schluß dieses Abschnittes). BARÁTH (1943) beobachtete einen „Pseudocushing" mit Hautpigmentierungen und Hypertrichose bei normalen Nieren als Folge eines Nebennierenhypernephroms einer 36jährigen Frau mit morgendlichen Hochdruckkrisen, CRILE (1934) ein echtes Cushingsches Syndrom. Nach E. MATHIAS sollen die geschlechtsändernden Hypernephrome der Nebennieren meist auffallend viel Pigment aufweisen.

Die suprarenalen Hypernephrome können schon sehr frühzeitig auftreten. So sah DOBBERTIN ein Hypernephrom einer Nebenniere bei einem vierzehn Monate alten Mädchen, das eine Hypertrichose (!) aufwies.

Die Hypernephrome der Nebenniere sind ohne Zweifel andere Bildungen als die Hypernephrome der benachbarten Niere trotz ihrer großen Ähnlichkeit mit diesen im Aussehen sowohl als auch im Auftreten von Blutungen sowie von Nekrosen im Gewächs und in der Art der Verbreitung. STOERK hat dies mit histologischen Verschiedenheiten überzeugend begründet, vor allem mit dem Fehlen der charakteristischen hellen Zellen der Grawitztumoren der Niere.

Klinisch gleichen die suprarenalen Hypernephrome den renalen außer in den Symptomen auch darin, daß diese wie jene Geschwulstfieber zu erzeugen vermögen, die Nebennierenhypernephrome noch öfter als die renalen, und beide in den Metastasen ein rein sarkomartiges Bild bieten können. (ISRAEL). Eine Harnblutung dürfte hingegen bei den Hypernephromen der Nebenniere bedeutend seltener sein als bei denen der Niere. Selten sind Hypernephrome in beiden Nebennieren. Im Obduktionsmaterial von Hypernephromen der Niere des Rudolfspitales in Wien fand ich zwei Fälle, wo die Nebenniere der gleichen Seite ein Hypernephrom trug.

Die klinische Unterscheidung der suprarenalen von den renalen Hypernephromen ist durch die Palpation und durch das Röntgenverfahren möglich. Außer auf Grund der besprochenen Beeinflussung der Geschlechtsmerkmale kann sie ferner durch heftige lokale Schmerzen oder durch bräunliche Haut- und Schleimhautverfärbungen, die denen beim M. Addison ähneln, gestellt werden [ISRAEL (1925)].

Die Ergebnisse der chirurgischen Exstirpation der Nebennierenhypernephrome, die sich recht schwierig gestalten kann, wurden 1925 von J. und W. ISRAEL (l. c.) „als die denkbar schlechtesten" bezeichnet. Kein einziger Fall ist nach ihnen dauernd am Leben geblieben. Den Grund sehen J. und W. ISRAEL darin, daß die Frühdiagnose schwierig ist und die Gewächse, sobald sie erkannt werden, bereits inoperabel sind. Ich selbst sah eine bösartige kindskopfgroße Neubildung einer Nebenniere bei einer 54jährigen Frau, die histologisch zum Teil an Hypernephrom, zum Teil jedoch im Aussehen an die Nebennierenrinde erinnerte, die auf die Niere übergegriffen hatte, in die untere Hohlvene eingebrochen war und Lebermetastasen gesetzt hatte. Im Uteruskörper der Trägerin fand sich ein Schleimhautpolyp. Im Fall INGEBRIGSTEN trat nach erfolgreicher Entfernung des hypernephroiden Gewächses völlige Wiederverweiblichung ein (32jährige Frau). BARÁTH (1943) erzielte in einem Fall von Nebennierenhypernephrom eine auffallende und anhaltende Besserung im Sinne von Sinken des Blutdrucks, Aufhören der Kopfschmerzen und Gewichtsrückgang durch Röntgenbestrahlung der Nebennieren (1200 r in drei Wochen), ähnlich in einem zweiten Fall, hier allerdings nur vorübergehend. REDLICH beschrieb ein Nebennierenhypernephrom mit ausgesprochener Impotenz (1930), DIESING Gynäkomastie als Begleiterscheinung eines solchen (1919).

p) Das Nebennierenrindenkarzinom

Die aus undifferenzierten Zellen aufgebauten Nebennierenkarzinome sind selten. Ein Teil von ihnen beeinflußt die Geschlechtsmerkmale, wie wir bereits erfahren haben und wie das andere Nebennierenrindengewächse ebenfalls tun. So können Nebennierenrindenkarzinome eine sogenannte Verweiblichung bei geschlechtsreifen Männern hervorrufen [Fall von SIMPSON und JOLL (1938), 32jähriger Mann] und andererseits bei geschlechtsreifen Frauen eine auffallende Zunahme der Körperbehaarung und Bartwuchs (Beobachtung von A. PRIESEL bei einer 34jährigen, von H. O. NEUMANN bei einer 31jährigen Frau), also eine Vermännlichung zur Folge haben. Der Hirsutismus kann die stärksten Grade erreichen und, wie F. PAUL beobachtete, mit Klitorishypertrophie gepaart sein. Die Eierstöcke zeigen in solchen Fällen einen Schwund der Primärfollikel und lassen Graafsche Follikel vermissen. Polycytämie und Herzhypertrophie sowie vorzeitige Arteriosklerose und dementsprechend Schlaganfälle kommen vor, und zwar schon im Kindesalter, ebenso Glykosurie und Atrophie der Mammae. Bisher sind zehn Beobachtungen von verweiblichenden Nebennierenrindenblastomen bei Männern bekannt geworden [WILKINS (1948]. Die Erscheinungen bei dem Kranken von SIMPSON und JOLL bestanden in beiderseitiger Gynäkomastie bei enorm gesteigerter Östrogenausscheidung im Harn, in Potenzverminderung und Libidoverlust, (anfänglicher) Gewichtszunahme und in Atrophie der Geschlechtsorgane; alles besserte sich nach der Exstirpation der erkrankten Nebenniere. BROSTER (1941) konnte die Verweiblichung eines 38jährigen Mannes mit beiderseitig vergrößerten Nebennieren (!) und haselnußgroßen Hoden durch Entfernung einer

Nebenniere bedeutend bessern: der Haarwuchs nahm zu, die Stimme wurde tiefer, der Penis vergrößerte sich auf das Doppelte, Erektionen, ja eine Chorda, traten auf und das Äußere wurde männlicher, wiewohl die reichliche Östrogen- und geringe Androgenausscheidung p. op. fortdauerte. Die Röntgenbestrahlung scheint ganz erfolglos zu sein. Ich selbst sah einen malignen Tumor der linken Nebenniere mit hämangiomartiger Struktur (1942), der mit arteriellem Hochdruck einherging und durch Metastasen zum Tode führte. In anderen Fällen tritt der Tod an Nebenniereninsuffizienz ein, indem die zweite Nebenniere atrophiert (Inaktivitätsatrophie?). Bei einem 45jährigen Mann, bei dem Bronchuskarzinommetastasen beide Nebennieren vollständig zerstört hatten, entwickelte sich ein M. Addison. Seine Haut war diffus stark bräunlich pigmentiert. Derlei Fälle müssen als sekundäre Karzinome den primären Nebennierenrindenkarzinomen gegenübergestellt werden.

Bei vier Nebennierenkarzinomen aus dem Obduktionsmaterial des Rudolf-Spitales in Wien, von denen eines von einer akzessorischen Nebenniere ausging, fehlten geschlechtsändernde Wirkungen; dreimal war das weibliche Geschlecht (Alter 48 bis 72 Jahre) und nur einmal das männliche betroffen (Alter 78 Jahre). Bei zwei von den drei Frauen mit Nebennierenkarzinom fanden sich kleine Myome und Corpus-Schleimhautpolypen im Uterus (!). Bei einem 25jährigen Mann mit Nebennierenrindenkarzinom [Fall von CROOKE und CALLOW (1939)] bestanden die hormonalen Erscheinungen in Kopfschmerzen, Gewichtszunahme infolge Verfettung (Nebennierenrindenfettsucht"), wobei nur die Gliedmaßen freiblieben (sog. „Büffeltyp"), Gesichtsrötung, Akne und Striae distensae cutis, weiters in vermehrtem Längenwachstum, jedoch keiner Änderung in der Behaarung. Hingegen betrug die Ausscheidung der 17-Ketosteroide im Harn das Dreifache der Norm. Es handelt sich nach der Beschreibung um ein ausgesprochenes Cushingsches Syndrom. Bei Knaben im Kindesalter ist Frühreife infolge von Nebennierenrindenkarzinom wiederholt beschrieben.

q) Das Syndrom Keimdrüseninsuffizienz-Nebennierenrindeninsuffizienz als Versagen der Geschlechtshormonbildung

Es kommt vor, daß sich Keimdrüseninsuffizienz mit allgemeiner Insuffizienz der Nebennierenrinde oder mit Insuffizienz ihrer Geschlechtshormonproduktion vergesellschaftet. Das tritt ein, wenn zu einer bestehenden Nebennierenrindeninsuffizienz eine Insuffizienz der Keimdrüsen hinzutritt oder wenn umgekehrt nach Verlust der Keimdrüsen oder deren Inkretion die Nebennierenrinde insuffizient wird; schließlich kann es sein, daß Nebennierenrinde und Gonaden infolge einer Erkrankung des HVL gleichzeitig versagen. Anscheinend tritt das Syndrom auch primär, zumindest ohne erkennbare Ursache auf (s. den auf S. 43 mitgeteilten Befund bei einem 22jährigen Selbstmörder, bei dem sonst nur noch eine Kleinheit der Schilddrüse auffiel und dadurch eine Verwandtschaft mit der pluriglandulären Blutdrüseninsuffizienz hervortritt). Da die Geschlechtshormone, soweit wir heute wissen, ausschließlich von Keimdrüsen und Nebennierenrinde erzeugt werden, fällt ihre Produktion in einem solchen Fall aus und damit kommen auch alle Geschlechtshormonwirkungen zum Stillstand. Das Vorkommen eines isolierten Ausfalls der Geschlechtshormonproduktion der Nebennierenrinde ist bis jetzt noch nicht sichergestellt und ein solcher hätte vermutlich keine allzu große praktische Bedeutung, solange die Keimdrüseninkretion normal ist. Tatsächlich findet man bei der Addisonschen Krankheit und beim Addisonismus (Nebennierenrindenschwäche) mit Hodenatrophie oder funktioneller Insuffizienz der Gonaden das Syndrom bzw. seine Wirkungen, ebenso bei Kastraten mit unterentwickelter Nebennierenrinde, ferner bei Atrophie und bei Gewächsen des HVL.

Der M. Addison infolge (ihrer Entstehung nach noch unaufgeklärter) Atrophie der Nebennierenrinde ist verwandt mit der pluriglandulären Blutdrüseninsuffizienz oder selbst eine Manifestation einer solchen. Fand ich doch in vier solchen Fällen neben der Rindenatrophie der Nebennieren eine Atrophie von Keimdrüsen, Schilddrüse oder Pankreas in wechselnder Kombination.

Daraus wird verständlich, daß das Syndrom Keimdrüseninsuffizienz-Nebennierenrindeninsuffizienz sich auch bei pluriglandulärer Blutdrüseninsuffizienz häufig findet und in deren Symptomatologie eine Rolle spielt; die Nebennieren sind ja bei der pluriglandulären Insuffizienz sehr oft mitbeteiligt. Ich fand unter sieben Fällen dieser Krankheit fünfmal die Rinde oder Rinde und Mark der Nebennieren atrophiert. Ferner trifft man beim Hypopituitarismus gleichfalls das Syndrom im klinischen Krankheitsbild an, ebenso beim Myxoedem.

So fand ich unter acht HVL-Adenomen verschiedenen histologischen Aufbaues einmal, und zwar bei einem 47jährigen Mann mit eosinophilem Adenom des HVL, eine Atrophie von Nebennieren und Hoden und einen dadurch verursachten Behaarungsmangel. In einem zweiten, weiblichen Fall (59jährige Frau mit eosinophilem Adenom) waren die Adnexe senil-atrophisch und die Nebennieren „eher klein“, ihre Rinde dünn, so daß das Syndrom zweifellos in Ausbildung begriffen war.

Unter dreizehn Fällen von HVL-Atrophie (klinisch: dreimal M. Addison, viermal multiple Blutdrüseninsuffizienz, sechsmal Basedowsche Krankheit) war das Syndrom (anatomisch in Form von Involution der Keimdrüsen und der Nebennieren) allemal entwickelt und äußerlich an Hand des Behaarungsmangels neunmal kenntlich, also in Dreiviertel der Fälle klinisch schon daraus diagnostizierbar. Es kommt jedoch ebenso häufig ohne, wie mit Atrophie des HVL vergesellschaftet vor. In den Fällen, wo eine solche fehlt, fiel mir die Häufigkeit einer Basophilie im HVL auf (Ausgleichserscheinung ?).

Daß beim Myxoedem die Keimdrüsenfunktion leidet, ist bekannt (s. S. 150 ff). Offenbar wird durch den Mangel an Schilddrüsenhormon in gleicher Weise auch die geschlechtshormonale Tätigkeit der Nebennierenrinde beeinträchtigt. Das Syndrom kommt ferner bei der Basedowschen Krankheit nicht selten vor. In solchen Fällen werden atrophische Zustände im HVL gefunden: Unter acht Basedow-Todesfällen (sämtlich Frauen), in denen Nebennieren und Eierstöcke histologisch untersucht worden waren, fand ich siebenmal die Ovarien und die Nebennieren atrophisch oder unterentwickelt. Die Basedowsche Krankheit steht durch die dabei vorkommende Rückbildung mehrerer Blutdrüsen, wie Keimdrüsen und Pankreas, der multiplen Blutdrüseninsuffizienz nahe. Weiterhin kommt das Syndrom wahrscheinlich beim sogenannten Status thymicolymphaticus förmlich in Reinkultur (vgl. S. 464) vor — ich sage wahrscheinlich, weil in meinen diesbezüglichen Beobachtungen die histologischen Befunde zur Sicherstellung meiner Annahme fehlen — und schließlich habe ich es bei hormonaler Gynäkomastie und bei gewissen primären Myopathien der Skelettmuskulatur angetroffen.

Das Syndrom Keimdrüseninsuffizienz-Nebennierenrindeninsuffizienz bildet das Gegenstück zum genito-adrenalen Syndrom geschlechtshomologer Prägung. Es verwirklicht das entgegengesetzte Extrem. Beim genito-adrenalen Syndrom besteht eine Überfunktion der Geschlechtshormoninkretion der Nebennierenrinde, die mit einer Überfunktion der Keimdrüsen vergesellschaftet ist; beim Syndrom Keimdrüseninsuffizienz-Nebennierenrindeninsuffizienz dagegen eine Unterfunktion oder Afunktion beider, deren Folge eine Verstärkung der beim Keimdrüsenhormonmangel zu beobachtenden Erscheinungen ist.

Die Diagnose des Syndroms ist im Laboratorium durch den Nachweis der Insuffizienz der Geschlechtshormonproduktion der Keimdrüsen- und der Nebennierenrinde zu stellen, die mittels einer Bestimmung der Ausscheidung der 17-Ketosteroide im Harn erfolgt (s. S. 260). Die Trennung derselben in die α- und β-Fraktion (s. S. 258) bildet eine wichtige Ergänzung der Messung der Gesamtausscheidung an sogenannten neutralen 17-Ketosteroiden. Solche Hormonanalysen liegen bisher nur spärlich vor. Auf biologischem Wege läßt sich das Syndrom aus einer Verminderung oder einem Fehlen der Androgen- und Östrogenausscheidung (eventuell einem gleichzeitigen Fehlen der Pregnandiolausscheidung bei der Frau) erkennen. Das Vorhandensein einer spontanen Dauerkreatinurie (s. S. 121) beim Mann unterstützt (bei Berücksichtigung der Fehlerquellen des Kreatinnachweises im Harn) die Diagnose des Syndroms. Bei weiblichen Individuen steht nur der biologische quantitative Östrogennachweis im Harn zur Verfügung, solange kein verläßlicher chemischer Östrogennachweis existiert wie beim Androgen. Beim Syndrom Keimdrüseninsuffizienz-Nebennierenrindeninsuffizienz sinkt die Ausscheidung der 17-Ketosteroide bis auf den 0-Wert oder ist gegenüber der Norm vermindert, je nach dem Grad der Insuffizienz.

Die klinische Diagnose basiert auf den Ausfallserscheinungen des Mangels an Geschlechtshormonen der Keimdrüsen und der Nebennierenrinde. Die regelmäßigste Begleiterscheinung des Syndroms (in Dreiviertel der Fälle vorhanden) ist, wie schon oben erwähnt, eine mangelhafte Körperbehaarung bei Individuen im geschlechtsreifen Alter. Die Behaarung der Achselhöhlen, der Genitalgegend, des Stammes oder der Extremitäten fehlt oder ist dürftig. Die Schambehaarung zeigt bei Männern weiblichen Typus, d. h. sie schneidet nach oben mit einer horizontalen Begrenzungslinie ab. Der Bartwuchs ist ebenfalls spärlich oder fehlt; das Kopfhaar weist dagegen keine Einbuße auf. Diese Hypotrichose kann bis zum völligen Haarmangel am ganzen Körper gehen. In solchen Fällen fällt auch das Kopfhaar und Barthaar aus und schwinden die Augenbrauen und die Haare in den Ohren und Nasenlöchern beim Mann. Andere Folgeerscheinungen sind Gynäkomastie — bei vier von A. PRIESEL obduzierten, erwachsenen, hormonalen Gynäkomasten war das Syndrom vorhanden —, ein Fehlen von Arteriosklerose schweren Grades und ausgedehnter Verbreitung, Fehlen von arteriellem Hochdruck, an dessen Stelle vielfach Unterdruck gefunden wird, Fehlen von Uterusmyom und Uteruspolypen bei weiblichen Trägern des Syndroms und darüber hinaus auch ein seltenes Auftreten von gut- und bösartigen Neubildungen einschließlich des Krebses, soferne das Syndrom schon vor Beginn des Krebswachstums vorhanden war. Schließlich kommt eine Myopathie der quergestreiften Muskulatur vor, die mit Degeneration und Atrophie einhergeht und in ähnlicher Form von der Addisonschen Krankheit als der schwersten Form von Nebennierenrindeninsuffizienz her klinisch geläufig ist, aber auch beim Basedow sich findet. Von SCHUMANN (1940) ist die Wirkung der Keimdrüsen- und Nebennierenrindenhormone auf den Muskelstoffwechsel untersucht worden. Mit der relativen Seltenheit von Krebs beim Syndrom Keimdrüseninsuffizienz-Nebennierenrindeninsuffizienz im allgemeinen, den ich nur in einem einzigen Fall des Syndroms beobachtet habe, und mit seinen Auswirkungen auf die akzessorischen Geschlechtsdrüsen steht der Versuch von HUGGINS und Mitarbeitern im Zusammenhang, das Syndrom zwecks Besserung des Prostatakrebses auf operativem Wege künstlich herbeizuführen, dadurch, daß sie das Parenchym von Hoden und Nebennieren entfernten.

Weitere klinische Symptome des Syndroms sind leichte Ermüdbarkeit und Leistungsschwäche, Potenz- und Libidoverminderung oder -verlust, Neigung zu arterieller Hypotonie, vermehrtes Kältegefühl und gesteigerte Kälteempfindlichkeit, aber auch schlechte Verträglichkeit von Hitze — adrenalektomierte Ratten gehen bei 39 Grad ein (HERMANSON und HARTMANN 1945) —, Anfälligkeit gegenüber der Tuberkulose. Bei alten Männern mit dem Syndrom wird eine Prostatahypertrophie selten angetroffen. Endlich scheint das Syndrom auch Anomalien der Hautpigmentierung bewirken zu können, wie sie von der Addisonschen Krankheit her geläufig sind.

Die rechtzeitige Erkennung des Syndroms ist unter anderm aus dem Grund von praktischer Bedeutung, weil man dabei mit operativen Eingriffen besonders vorsichtig und zurückhaltend sein soll.

Die Therapie des Syndroms ergibt sich aus seiner Eigenart. Sie hat in Zufuhr der zu wenig produzierten oder fehlenden Hormone zwecks Ausgleich zu bestehen.

r) Der suprarenale Hochdruck (s. S. 485)

Arterieller Hochdruck wird sowohl bei einem Teil der chromaffinen Gewächse des Nebennierenmarkes (wahrscheinlich auch der Hyperplasien des Nebennierenmarkes) als auch bei einfacher und knotiger Hyperplasie der Nebennierenrinde, hier, soweit man heute sagen kann, zumindest beim Großteil der Fälle und bei einem Teil der gutartigen (Adenome) und bösartigen Nebennierenrindenblastome beobachtet. Es erhellt daraus, daß Exzeßbildung sowohl der Nebennierenrinde als auch des Markes zu Hochdruck führt oder führen kann. Bei den chromaffinen Markgeschwülsten der Nebenniere, den sogenannten Phaeochromozyten, findet sich meist eine paroxysmale Hypertension mit sogenannten Blutdruckkrisen, doch kommt auch ein Dauerhochdruck vor (s. S. 76). Anderseits mehren sich im Schrifttum der letzten Jahre die Berichte über arteriellen Hochdruck bei Nebennierenrindengeschwülsten (s. S. 83 u. 85) und von genuinen Schrumpfnieren in Begleitung von Mark- und Rindengewächsen (z. B. HANTSCHMANN (1941), BARÁTH (1943)]. Bei der einfachen arteriellen Hypertonie ist eine Substanzzunahme der Nebennierenrinde häufig — nach A. OSWALD findet sich bei 89 % aller chronischen Hochdruckformen eine Nebennierenrindenhyperplasie — und bei genuinen Schrumpfnieren konnte R. CHWALLA (1948) in 40 % der Fälle eine Wucherung der Rinde in Form von Nebennierenrindenhyperplasie, bisweilen -adenombildung, feststellen und in weiteren 15 % eine auffallende Größe der Nebennieren als Ganzes (s. S. 485). Bei den nephritischen (sekundären) Schrumpfnieren scheinen Rindenhyperplasie, Rindenadenome und Vergrößerung der ganzen Nebennieren ähnlich oft vorzukommen. Unter sieben Fällen nephritischer Schrumpfnieren fand ich selbst dreimal Rindenhyperplasie, einmal beiderseitige Nebennierenrindenadenome und zweimal besonders große Nebennieren. Bei Adenombildung in beiden Nebennieren wird ein arterieller Hochdruck zumindest in der überwiegenden Zahl der Fälle gefunden; dementsprechend ist eine renale Arteriolosklerose dabei häufig: ich habe sie unter sieben autoptischen Beobachtungen von beiderseitigen Nebennierenrindenadenomen nur ein einziges Mal vermißt. Drei dieser Fälle hatten eine Nephrosklerose und weitere drei genuine Schrumpfnieren. Bei einer späteren Zusammenstellung eines größeren Materials von 41 Fällen ein- oder beiderseitiger Nebennierenadenome (25 Männer, 16 Frauen) fand ich ähnliche Verhältnisse.

Daß auch umgekehrt bei Nebennierenrindenüberentwicklung arterieller Hochdruck häufig ist, geht daraus hervor, daß ich unter 23 Nebennierenrindenhyperplasien bei beiden Geschlechtern, größtenteils knotiger Art, weniger oft einfachen Verdickungen der Rinde, 21mal Schrumpfnieren, und zwar 19mal genuine und 2mal sekundäre Schrumpfnieren, feststellen konnte. Eine umfangreichere spätere Gesamtstatistik über 91 autoptische Beobachtungen von Männern und Frauen (überwiegend Männern) mit Nebennierenrindenhyperplasie, Nebennierenrindenadenomen oder besonders großen Nebennieren ergab 44 % arteriolosklerotische Schrumpfnieren (s. S. 65).

Weiters hatten von acht Kranken mit auffallend großen Nebennieren bei der Obduktion sieben Schrumpfnieren (sechsmal genuine, einmal sekundäre) und nur einer war frei von Nephrosklerose.

Von elf Männern mit auffallend starker Stammbehaarung, die fast immer durch Nebennierenrindenwucherung in Form von Hyperplasie oder Adenombildung der Nebennierenrinde ausgelöst ist (s. S. 275), hatten mindestens sieben einen arteriellen Hochdruck (Sektionsbeobachtungen, weshalb die Höhe des Blutdrucks nicht in allen Fällen bekannt ist) und 36 % (s. S. 275) eine arteriolosklerotische Nierenatrophie (= genuine Schrumpfnieren).

Von sechzehn postklimakterischen Frauen mit Bartwuchs, von denen zehn eine einfache oder knotige Hyperplasie der Nebennierenrinde oder solitäre Nebennierenrindenadenome aufwiesen, die mit dem Bartwuchs in Zusammenhang steht, litten die meisten, wenn nicht alle (auch hier war der Blutdruck im Leben nicht immer gemessen worden) an hohem Blutdruck und ein Viertel an arteriosklerotischen Schrumpfnieren (s. S. 277). Von zwei älteren Frauen mit übermäßiger Behaarung des Körpers (s. S. 64) hatte die eine eine arterielle Hypertonie und genuine Schrumpfnieren. Bei der zweiten hatte keine Blutdruckmessung stattgefunden.

Bei Kastraten beiderlei Geschlechts findet man eine Hypertrophie der Nebennierenrinde und in Vergesellschaftung damit einen erhöhten Blutdruck relativ häufig (vgl. S. 113 und den klimakterischen Hochdruck). Bei malignen Nebennierenrindenblastomen habe ich arteriellen Hochdruck und ein Absinken desselben nach der Exstirpation der blastomatösen Nebenniere sowie ein Wiederansteigen des Blutdrucks mit dem Auftreten von Metastasen beobachtet (s. S. 85).

Beim genito-adrenalen Syndrom, das in einer Überfunktion der Nebennierenrinde besteht, wird meist ein erhöhter Blutdruck gefunden, sogar schon im Kindesalter.

So betrug bei einem neunjährigen, an der Mayo-Klinik beobachteten Mädchen [KEPLER, KENNEDY, DAVIS, WALTERS und WILDER (1934)] mit einem großen Rindenadenom einer Nebenniere und Cushingschem Syndrom mit Virilismus der Blutdruck vor der Operation 132/97, war also erhöht, und vier Monate nachher nur mehr 98/62. Im Falle von CROOKE und CALLOW (1939), einem 25jährigen Mann mit Cushingschem Syndrom infolge Rindenkarzinom einer Nebenniere, schwankte der systolische Blutdruck vor der Adrenalektomie zwischen 125 und 160, der diastolische zwischen 95 und 115; sechs Monate nachher wurde 118/85 gemessen. Bei einem sechseinhalbjährigen Knaben mit vorzeitiger Pubertät infolge eines großen Adenoms einer Nebenniere [REILLY (1942)] betrug der Blutdruck 120/70 und sank nach Exstirpation des Tumors auf 90/50. Ich selbst sah vor kurzem eine 39jährige Frau mit suprarenalkortikalem Virilismus und 210 RR.

Umgekehrt ist bei Atrophie der Nebennierenrinde — die totale Insuffizienz der Nebennierenrinde entspricht dem Krankheitsbild des M. Addison — der Blutdruck immer niedrig und nur dann, absolut betrachtet, normal hoch, wenn er vor Eintritt der Krankheit erhöht gewesen war; er ist also auch in diesen Fällen in ·Wirklichkeit relativ erniedrigt (Pseudonormalität des Blutdrucks). Wird der Blutdruck laufend gemessen, so findet man ein stetiges Absinken mit dem Fortschreiten der Addisonschen Krankheit. Neunzehn Individuen mit schmaler Nebennierenrinde fand ich frei von Hochdruck und (am Sektionstisch) auch frei von Nephrosklerose (s. S. 65). Dasselbe gilt von 30 obduzierten AddisonTodesfällen (zwanzig Männer, zehn Frauen).

Auf Grund dieses Beobachtungsgutes kann, glaube ich, kaum ein Zweifel bestehen, daß ein Zusammenhang zwischen Nebennierenrindensubstanzzunahme und Steigerung des Blutdruckes besteht. Am lebenden Menschen beobachtet man beim Manipulieren an einer Nebenniere, Zerren, Drücken u. dgl. gelegentlich von Operationen starke Blutdruckschwankungen, die lebensgefährlichen Charakter annehmen können und ein Hauptgefahrenmcment chirurgischer Eingriffe an der Nebenniere bilden.

Was den Zusammenhang zwischen dem Verhalten des Nebenmarkes und der Höhe des Blutdrucks betrifft, so sind in dem mir vorliegenden Beobachtungsgut vier Fälle von dürftiger Entwicklung des Nebennierenmarkes enthalten, die genuine Schrumpfnieren hatten und an diesen zugrunde gegangen waren. In drei dieser vier Fälle war jedoch die Rinde hyperplastisch (!) und hatten gewucherte Rindeninseln im Mark dieses fast restlos erdrückt. Nur in einem einzigen Fall war die Marksubstanz auffallend spärlich und gleichzeitig die Rinde nicht vergrößert.

Es hatte sich um einen 35jährigen, an Urämie infolge genuiner Schrumpfnieren verstorbenen Mann mit im ganzen hypoplastischen Nebennieren gehandelt, die um etwa ein Drittel gegenüber der Norm verkleinert waren.

Sind beide, Mark und Rinde, oder nur die Rinde atrophisch, so dürfte kaum ein hoher Blutdruck dauernd bestehen können. Bei nephritischen Schrumpfnieren hat man sehr häufig einen erhöhten Adrenalingehalt der Nebennieren feststellen können und im Blut von Hypertonikern ist gebundenes Adrenalin (Adrenalinlipoid) stark vermehrt (W. Raab 1941; 1943). Unter 47 obduzierten Fällen von genuinen Schrumpfnieren fand ich dreimal eine Hyperplasie des Nebennierenmarkes, unter elf Männern mit übermäßiger Stammbehaarung (genito-adrenales Syndrom) einmal.

Giroud, Desclaux und Martinet fanden den Gehalt des Harns an Nebennierenrindenhormon, den sie mit einer eigenen (noch nicht nachgeprüften) Methcde bestimmen, bei arterieller Hypertonie allgemein erhöht und bei Hypotonie vermindert. Nach einer von Baráth bestätigten Angabe von Giroud soll sich eine Funktionssteigerung der Nebennierenrinde in einer starken Vermehrung der Ausscheidung von Vitamin C im Harn kundtun; im Baráthschen Fall betrug sie das Fünf- bis Sechsfache des Normalwertes. Nach Giroud geht die C-Vitaminausscheidung mit der der Nebennierenrindenhcrmone parallel. Nach Gordon, Severinghaus und Stark (1938) leidet die Speicherung von Vitamin C bei Nebenniereninsuffizienz (vgl. S. 93). Ein anderes blutchemisches Zeichen der arteriellen Hypertension ist die Hypercholesterinämie; ihr steht die Hypocholesterinämie beim Nebennierenschwund gegenüber (A. Oswald 1949).

Der Beweis dafür, daß der hohe Blutdruck wirklich mit der Nebenniere zusammenhängt, ist dadurch erbracht, daß dieser nach Entfernung eines Nebennierenmark- cder Nebennierenrindenblastcms cder einer (ein cder mehrere) Adenome tragenden Nebenniere zur Norm zurückkehrt und normal bleibt.

In welcher Weise der suprarenal-kortikale Hochdruck zustande kommt bzw. welche Wirkstoffe ihn auslösen, ist noch nicht geklärt. Nur vom suprarenal-medullären Hcchdruck wissen wir, daß er durch Adrenalin bzw. durch einen verwandten Körper, den die Nebennieren ins Blut einsondern (Novadrenin *Szent György* ?) ausgelöst wird. Die Tatsache, daß es gelingt, mit Nebennierenrindenpräparaten cder mit Desoxycorticosteron den erniedrigten Blutdruck eines Addisonkranken und eines Hypotonikers nicht nur zu normalisieren, sondern durch Überdcsierung scgar auf hypertone Werte zu steigern (Perera 1945), läßt ebenso wie die Versuche von Selye, Hall und Rowley (s. S. 67) daran denken, daß es das Desoxycorticosteron sein könnte, dessen übermäßige Bildung die Blutdruckerhöhung hervorruft. Selye, Hall und Rowley konnten nämlich (1938) durch Zufuhr von reichlich Desoxycorticosteron und anschließende starke Kochsalz-gaben beim Versuchstier Hochdruck und Nephrosklerose (mit Herzdekompen-sation) experimentell erzeugen. Ähnlich ist beim Menschen durch Überdosierung von Desoxycorticosteron und gleichzeitig hohe Kochsalz- und Wasserzufuhr sowie niedrigen Kaliumgehalt der Nahrung Dauerhochdruck und Herzinsuffizienz beobachtet worden, weshalb bei einer Dauerbehandlung mit Nebennierenrinden-hormon diese Faktoren genau beachtet und geregelt werden müssen. RAAB erzielte Hochdruck und Arteriosklerose durch Injektion eines Nebennierenrinden-lipoidkomplexes und gleichzeitige Verfütterung von Cholesterin (1939) und A. JORES fand im Blut von Hypertonikern das kortikotrope Hormon vermehrt (1936). Transfusion von Hypertonikerblut steigert den Blutdruck Hypotoner (WESTPHAL und SIEVERT 1938). Wir sahen bereits, daß auch die Arteriosklerose mit der Nebennierenrinde zusammenhängt (s. S. 67). Daß zwischen Nephrosklerose und arterieller Hypertonie ein enger Zusammenhang besteht, ist längst bekannt.

Daß für das Zustandekommen eines Hochdrucks die Nebennierenrinde not-wendig ist, beweist auch das Absinken des Nierendrosselungshochdrucks (HART-WICH, GOLDBLATT) auf normale Werte, wenn die Nebennieren entfernt werden. Auch der sogenannte experimentelle Kaolinhochdruck bleibt nach Nebennieren-exstirpation aus. Ob der Entzügelungshochdruck, die dritte Art experimentellen Hochdrucks, ebenfalls dadurch beeinflußt wird, entzieht sich meiner Kenntnis. Einseitige Nebennierenentfernung senkt den genuinen Hochdruck (JENTZER 1936; WESTPHAL und SIEVERT 1938).

Auf Grund des Zusammenhangs von arteriellem Hochdruck und Nebennieren ist im Ausland bereits zur Entfernung einer Nebenniere bei hohem Blutdruck geschritten worden. Dabei ist aber zu bedenken, daß es sich bei den Nebennieren um paarige Organe handelt und daher die Entfernung der einen bei gesunder zweiter Nebenniere ebenso unzulänglich bleiben muß, wie wenn man etwa die Diurese durch Entfernung einer Niere dauernd vermindern wollte. Eine einseitige Adrenalektomie kann vorläufig höchstens bei einem durch eine einseitige Neben-nierenveränderung ausgelösten suprarenalen Hochdruck in Frage kommen. Außerdem ist im Auge zu behalten, daß nach Entfernung einer Nebenniere eine vikariierende Hypertrophie und Mehrleistung der verbliebenen Nebenniere ein-setzt, die das Operationsergebnis zunichte machen müßte. Fand doch HECHT (1910) bei einer 42jährigen Frau mit Aplasie einer Nebenniere die zweite kompensatorisch hypertroph und dabei einen Hochdruck.

Neben dem suprarenalen gibt es einen renalen, von den Nieren ausgehenden (s. S. 351), einen zentralen und anscheinend auch einen pituitären Hochdruck (s. S. 36). Wie diese verschiedenen Hochdruckformen untereinander zusammen-hängen, welche Rolle die Nebennieren beim zentralen und beim hypophysären Hochdruck spielen, ferner ob nicht auch der suprarenale und der hypophysäre Hochdruck einen zentralen Ausgangspunkt (Hypothalamus?) haben, muß erst geklärt werden. Ich habe das gesamte Problem des suprarenalen Hochdrucks an anderer Stelle gründlich erörtert und verweise hier auf diese Darstellung [R. CHWALLA (1947)].

Zur Erkennung des suprarenal-kortikalen Hochdrucks bzw. Beteiligtseins der Nebennieren an einem vorliegenden Hochdruck dürfte sich die Bestimmung der Ausscheidung der 17-Ketosteroide im Harn und vor allem ihrer β-Fraktion heranziehen lassen [übernormal hohe Werte sprechen in diesem Sinn, ähnlich das Äußere des Kranken (Hypertrichose)], zur Erkennung des suprarenal-medullären die Adrenalinmengenbestimmung im Blut.

Bei den chromaffinen Marktumoren der Nebennieren, den Phaeochromo-zytomen, wird der hohe Blutdruck nach der Entfernung der das Blastom tragenden

Nebenniere normal und die paroxysmalen Blutdruckkrisen verschwinden. Zudem ist noch ein experimenteller Beweis für den Zusammenhang der Dinge dadurch geliefert worden, daß intravenöse Injektion des Extraktes aus einem solchen Phaeochromozytom einen beträchtlichen Blutdruckanstieg verursacht [HICKS (1933)] und die chemische Untersuchung einen mitunter enormen Adrenalingehalt solcher Gewächse feststellen ließ. Bei den mit Hypertonie einhergehenden Nebennierenrindenblastomen ist bisher meines Wissens auf eine pressorische Wirkung des Tumorextraktes noch nicht geprüft worden.

Es ist sehr wahrscheinlich, daß zwischen Mark und Rinde der Nebennieren, die zu einem Organ vereinigt sind (obgleich sie in der Phylogenese ursprünglich getrennt waren), ein funktioneller Zusammenhang besteht. MAGISTRIS hat nachgewiesen, daß vollständig adrenalinfreie Nebennierenrindenextrakte unwirksam sind, und SJÖSTRAND fand, daß dieselben Reize, die eine Adrenalinausschüttung zur Folge haben, auch eine vermehrte Durchblutung der Rinde und damit wohl auch eine vermehrte Rindenhormonabgabe auslösen (vgl. S. 77).

Der suprarenal-kortikale Hochdruck wirft die Frage nach der Ursache des Rindenzuwachses bei der arteriellen Hypertonie auf. Wir kennen bisher nur eine Stimulierung des Nebennierenrindenwachstums beim Versuchstier durch das kortikotrope Hormon des HVL und durch das Vasopressin des Hypophysenhinterlappens. Hiemit begegnen wir einer gleichartigen Wirkung des zu einem Organ vereinigten Vorder- und Hinterlappens der Hypophyse wie vorhin bei Mark und Rinde der Nebenniere.

Im Obduktionsgut des Rudolfspitals findet sich eine Beobachtung von Atrophie des Hypophysenhinterlappens (mit Diabetes insipidus) bei einem 26jährigen, an chronischer Lungen- und Darmtuberkulose gestorbenen Mann, bei dem Schilddrüse und Nebennieren „leicht atrophisch" gefunden wurden. In der Nebennierenrinde war stellenweise eine kleinknotige Hyperplasie nachzuweisen, die offenbar als Regenerationsversuch aufzufassen ist. Diese Beobachtung läßt erkennen, daß der Ausfall des Hypophysenhinterlappens hinsichtlich seiner Auswirkung auf das Nebennierenrindenwachstum offenbar durch den Vorderlappen kompensiert werden kann, ähnlich wie z. B. ein völliges Fehlen des Nebennierenmarkes für eine arterielle Hypertonie und ebenso für eine Virilisierung bei vorhandener Hypertrophie der Rinde keine Rolle spielt.

Die geschilderten Verhältnisse geben zu erwägen, ob vielleicht eine gesteigerte Tätigkeit der Hypophyse die Ursache der Nebennierenrindenwucherung und des Hochdrucks bildet (s. S. 39). Bei der Überfunktion des HVL ist ja Hypertonie ziemlich häufig und eine solche kommt bei allen Formen des Hyperpituitarismus vor. Auch die Annahme eines zentral-zerebralen Ursprungs des Hochdrucks ist mit der einer suprarenal-kortikalen Ingangsetzung durchaus vereinbar. Die Nebennierenrinde wäre dann nur der oder einer der Realisatoren, welche den vom Zentrum kommenden Impuls verwirklichen. Anderseits mag vielleicht auch die Ernährung für die Auslösung der Rindenwucherung eine gewisse Rolle spielen. Hat doch Ammoniakzufuhr nach FAZEKAS eine Rindenvergrößerung beim Versuchstier zur Folge, die offenbar mit der Neutralisierung des übermäßig zugeführten Ammoniaks zu tun hat. Das Ammoniak stammt aber aus der Eiweißnahrung. Diese scheint, ebenso wie das Kochsalz oder Muskelarbeit, den Nebennierenrindensubstanzzuwachs zu fördern.

Schließlich sei in diesem Abschnitt nochmals auf die eigentümliche Neigung zu Gefäßspasmen hingewiesen, die sowohl bei den Phaeochromozytomen als auch beim Nebennierenrindenhochdruck und dem mit letzterem zusammenhängenden renalen Hochdruck in gewissen Fällen in der Klinik hervortritt und die ohne

Zweifel mit der Blutdrucksteigerung zusammenhängt. Ich meine die Durchblutungsstörungen des Herzens und des Gehirns z. B. bei chronischer Nephritis und bei schwerer Nephrosklerose, welch letztere man auch als angiospastische Encephalopathie bezeichnet hat. Sie werden bei anderen Formen von renalem Hochdruck, z. B. dem in Begleitung von Zystennieren oder pyelonephritischen Schrumpfnieren, für den eine Nebennierenrindenwucherung nicht so typisch ist, nicht beobachtet, woraus mit Wahrscheinlichkeit auf eine andere Genese des Hochdrucks in diesen Fällen geschlossen werden kann (s. S. 69).

Was die Therapie des von den Nebennieren ausgehenden Hochdrucks anlangt, so ist sie in den Fällen von Blastombildung in Nebennierenmark oder Rinde eine chirurgische. In den Fällen von einfacher oder knotiger Rindenhyperplasie ist im Ausland ebenfalls, wie schon früher erwähnt, eine chirurgische Behandlung im Sinn der Resektion von Nebennierengewebe eingeschlagen worden. Aus den vorhin (s. S. 91) erwähnten Gründen müssen die Erfolge unzulänglich bleiben und scheint daher dem Verfasser der Versuch eines konservativen therapeutischen Vorgehens eher erfolgversprechend. Sein Ziel muß sein, die Überfunktion der Rinde herabzudrücken und, wenn möglich, in eine gerade noch erträgliche Unterfunktion zu verwandeln. Neuerdings wird zu diesem Zweck die Röntgenbestrahlung der Nebennieren (ZIMMERN und COTTENOT 1912) wieder aufgenommen oder wird die Hypophyse oder diese und die Nebennieren röntgenbestrahlt (HUTTON und Mitarbeiter 1949, vgl. S 485). Das Gelingen setzt allerdings nicht allein eine Konstitutionsänderung des Patienten, sondern geradezu eine Verkehrung seiner Konstitution in die gegenteilige voraus. Ob es auf diesem Wege überhaupt erreicht werden kann, erscheint aus dem Grund zweifelhaft, weil Tod an genuinen Schrumpfnieren oder an schwerer, präseniler Arteriosklerose selbst bei hypoplastischen Nebennieren vorkommt, wenn auch allerdings nur ausnahmsweise.

s) Vitaminmangel und Nebennieren

Das Vitamin C spielt eine wichtige Rolle in der Physiologie der Nebennieren. ASHER bezeichnet das Adrenalin, das Rindenhormon und die Askorbinsäure als das eigentliche innersekretorische System der Nebennieren. Auch das Vitamin B_1 und die übrigen Teilfaktoren des Vitamin-B-Komplexes müssen in diesem Zusammenhang genannt werden. Die Nebennierenrinde ist ein Speicherorgan für die Askorbinsäure und neben dem HVL das an C-Vitamin reichste Organ des Körpers. Diese steigert die Wirksamkeit des Adrenalins des Nebennierenmarkes und ebenso des Rindenhormons; daher die beschriebene günstige Wirkung gleichzeitiger Gaben von Rindenhormon und C-Vitamin bei Addisonkranken und bei Diphtherie sowie bei schweren Verbrennungen. Beim Skorbut, der Avitaminose C, hypertrophiert die Nebennierenrinde und beim M. Addison ist die Vitamin-C-Ausscheidung im Harn meist herabgesetzt (SIWE 1935). Aber auch im Corpus luteum, in Hypophyse, Eierstock und Hoden ist Vitamin C reichlich vorhanden und dürfte für die Synthese der Hormone dieser Organe des hormonalen Geschlechtssystems wichtig sein. Es hat also die Askorbinsäure für das gesamte geschlechtshormonale System Bedeutung. Daraus wird verständlich, daß bei der Avitaminose und Hypovitaminose C des Meerschweinchens im Geschlechtsapparat und an den Keimdrüsen typische Veränderungen festzustellen sind. Ob eine solche auch bei der Unterfunktion im hormonalen Geschlechtssystem des Menschen eine Rolle spielt, ist nicht geklärt.

Durch Mangel an Vitamin A wird die Nebennierenfunktion ebenfalls empfindlich geschädigt; es kommt zum Sinken des Blutdruckes und zu Pigmentierungen. Ferner ist die Nebennierenrinde das an Vitamin E reichste Organ.

t) Nebennierenrindenpräparate

Hergestellt aus Nebennierenrinde	Cortidyn „Promonta", Iliren
(Nebennierenrindenextrakte)	„Bayer", Cortigen „Richter",
	Pancortex „Henning"
	Cortin „Degewop"
österreichische	Cortin „Sanabo" (Amp.)
englische	Cortigen, Cortin organ, Eschatin,
	Eucortone, Sapracort
Desoxycorticosteronacetat	Cortenil „Bayer" Amp.
	Cortin „Degewop"
	Cortiron „Schering" Amp. und
	Dragées
	Percorten „Ciba", wasserlösliche und
	ölige Ampullen sowie Kristall-
	ampullen und Linguetten, Tabl.
	zur Implantation à 100 mg
englischer Herkunft	Cortiron (= Desoxycorticosteron)
	D. O. C. A.
	Percorten
	Syncortyl
Hypophysäres Adrenocorticotrophin	
(kortikotropes Hormon des HVL)	Corticotrophin „Organon"

5. Die Keimdrüsen und ihre Hormone
a) Kurzer historischer Überblick und Allgemeines

Das Wesen der inneren Sekretion ist an den Keimdrüsen zuerst erkannt worden. Durch die von BERTHOLD in Göttingen 1849 ausgeführten Hodentransplantationen in die Bauchhöhle am Kapaun wurde erstmalig der Beweis für die innere Sekretion des Hodens erbracht und der sogenannte Hahnenkammtest zum Nachweis der androgenen Substanz entdeckt.

Die urologische Hormontherapie beginnt im Abendland mit der Entdeckung der „verjüngenden" Wirkung der Hodensubstanz durch den Physiologen BROWN-SÉQUARD in Paris, der im Alter von 72 Jahren nach Injektion eines wässerigen Hodenextraktes eine Art Verjüngung an sich selbst erfuhr. Er hat über die „dynamische Wirkung" einer solchen Injektion 1889 in der Pariser Akademie der Wissenschaften berichtet. Ansätze einer empirischen Hormontherapie haben schon Jahrtausende vorher bei alten Kulturvölkern existiert. So haben z. B. die alten Chinesen in uralter Zeit pulverisierte Cervidengeweihsubstanz als Potenzmittel gebraucht, deren Gehalt an Androgen neuestens bestätigt worden ist.

Die Grundlagen für eine erfolgreiche urologische Hormontherapie sind jedoch erst in den letzten zwanzig Jahren geschaffen worden, nachdem die innere Sekretion der Hoden erkannt war. Die Bemühungen der Forscher waren nach dieser Entdeckung zunächst hauptsächlich darauf gerichtet, zu ergründen, von welcher Zellart des Hodens die Hodenhormone produziert werden. Unendliche Mühe ist auf die heute noch nicht völlig entschiedene Frage verwendet worden, ob die interstitiellen Zellen (Zwischenzellen oder Leydigschen Zellen) des Hodens oder die Samenepithelzellen, unter ihnen vor allem die Sertolischen Stützzellen, als die Hormonproduzenten anzusehen sind. Die Entscheidung ist deshalb so schwierig, weil sich diese Zellarten nicht von einander trennen lassen. Wo dies, wie bei gewissen Tieren, möglich ist, dort ist wieder die Berechtigung der Übertragung der gewonnenen Ergebnisse auf den Menschen fraglich. Der erste, dem der quantitative Nachweis eines Hormons in Hodenextrakten (mittels des Hahnenkamm-testes) gelang, war Pézard. Haltbare, injizierbare und wirksame Hodenextrakte haben zuerst Koch, Moore und McGee in Chicago (1926) aus Stierhoden her-gestellt. Loewe und Voss, die Entdecker des Samenblasen- und Prostatatestes zum Nachweis des Androgens, sowie Funk wiesen die Ausscheidung des Andro-sterons im Männerharn nach, das Butenandt und Tscherning 1931 erstmalig rein darstellten. Damit beginnt die Ära der Therapie mit reinem Hodenhormon. 1934 folgte die Synthese des Androsterons durch Ruzicka und 1935 entdeckte der Laqueursche Arbeitskreis in Amsterdam das Testosteron des Hodens.

Die männliche Hormonwirkung ist außerordentlich unspezifisch. Es sind nämlich heute eine große Reihe von Abkömmlingen des Androsterons, Testo-sterons und Dehydroandrosterons bekannt, die sämtliche für das Hodenhormon charakteristische Reaktionen auslösen. Durch Strukturabänderungen können ferner aus den androgenen Substanzen östrogene werden, die die Wirkungen des Follikelhormons aufweisen. Daß auch umgekehrt im lebenden Organismus unter besonderen Bedingungen aus Östrogenen Androgene werden können, haben die Transplantationsversuche von Hill (1937) mit Mäuseovarien bewiesen: in das Ohr überpflanzte Ovarien sezernieren unter diesen veränderten Bedingungen androgene Stoffe. Nach einer Tabelle von Chr. Bomskov (1939) hat die che-mische Forschung bis zum Jahre 1939 38 Derivate des männlichen Geschlechts-hormons hergestellt.

Heute haben sich in der Frage der Wirkungen der Keimdrüsenhormone die Grundlagen dadurch verschoben, daß die Nebennierenrinde als zweiter Produzent von Geschlechtshormonen erkannt ist und eine Teilnahme der Nebennierenrinde an der Prägung der Geschlechtsmerkmale, welche die beiden Geschlechter unter-scheiden, im ante- wie im postnatalen Leben äußerst wahrscheinlich ist, ferner durch die weitere Erkenntnis, daß die Geschlechtsmerkmale nicht allein durch Hormonwirkung entstehen, sondern auch zygotisch bestimmt sind, d. h. zusammen mit dem Geschlecht bei der Befruchtung durch den Geschlechtschromosomen-mechanismus festgelegt werden. Die Hormone ergänzen die zygotische gestalt-liche Determinierung, indem sie die volle Ausbildung der Geschlechtsorgane und Geschlechtsmerkmale und ein normales Funktionieren der Geschlechtsorgane herbeiführen und dadurch die chromosomalen Gestaltungsfaktoren unterstützen. Während früher die Keimdrüsen für die alleinigen Former der Geschlechts-charaktere gehalten wurden, teilen sie diese Rolle nunmehr mit der Nebennieren-rinde und mit dem Zellgeschlecht. Mit anderen Worten, die Bedeutung der Keim-drüsen in dieser Hinsicht ist früher überschätzt worden. Die Natur hat die zweck-dienliche Ausgestaltung der der biologisch so überaus wichtigen Fortpflanzung dienenden Organe und ihrer Hilfsvorrichtungen mehrfach gesichert und nicht bloß den Keimdrüsen überlassen, die unter Umständen verloren gehen können. Dadurch hat auch die Frage, welchen Zellelementen in den Gonaden die Hormon-absonderung zukommt, an Bedeutung verloren und ist ferner die Gültigkeit der auf Tierversuche gegründeten früheren Auffassung von den Hormonwirkungen der Keimdrüsen allein ins Wanken geraten. Auf Grund der neuen Erkenntnisse muß der ganze Fragenkomplex nochmals bearbeitet werden. Soweit es heute schon möglich ist, hat der Verfasser in diesem Buch versucht, den neuen Gesichts-punkten in seiner Darstellung Rechnung zu tragen.

b) Die fetale Entwicklung der Keimdrüsen

Die Anlage der Keimdrüsen oder Gonaden und ihrer Anhangsgebilde erfolgt bei beiden Geschlechtern in der gleichen Weise. Die Keimdrüsen gehen aus dem Keimepithel hervor, das sich im ersten Fetalmonat an der Rückwand der Leibes-

höhle aus dem Coelomepithel entwickelt. In dem embryonalen Bindegewebe
der sogenannten Keimdrüsenfalte unter dem Keimepithel entwickeln sich ver-
zweigte, solide Zellstränge, die sogenannten Keimstränge. Aus drei Elementen,
dem Oberflächenepithel der Keimdrüse oder dem Keimepithel, den Keimsträngen
und dem embryonalen Bindegewebe zwischen den Keimsträngen setzt sich die
erste, indifferente Anlage der menschlichen Keimdrüsen zusammen. Ihre Ge-
schlechtsunspezifität soll durch Transplantationsversuche beim Tier erwiesen
sein: sie können sich in männlicher oder in weiblicher Richtung weiter entwickeln.

Die Keimdrüsen des menschlichen Embryos zeigen nach dem Gesagten ursprünglich keine geschlechtliche Differenzierung: ihre Zellstränge sind bisexuell.
Erst in der dritten Woche des Embryonallebens, bei Embryonen von zirka 13 mm
Steiß-Scheitellänge, wird das Geschlecht durch das Erscheinen der Hodenstränge
beim männlichen Embryo erkennbar und von da ab verläuft die Entwicklung
der Gonaden in verschiedenen Bahnen. Hoden und Eierstock differenzieren sich
in Abhängigkeit vom genischen Geschlecht des Keimlings. Es ist wahrscheinlich,
daß auch eine durch humorale Wirkstoffe vermittelte Induktion seitens der
Nebennieren hierbei eine bestimmende Rolle spielt, und zwar einerseits eine
unmittelbare humorale Kontaktwirkung der Nebennieren (rinde) bzw. von deren
Hormonen, und andererseits eine Beeinflussung auf dem Blutweg vermöge der
Eigenart der ersten embryonalen Venensystemverhältnisse (G. HARTMANN,
1949).

Die Hoden entstehen aus der ursprünglich indifferenten Anlage zu Anfang des
zweiten Fetalmonats in der Weise, daß sich die Keimstränge in Hodenkanälchen,
die in ihnen verstreut vorhandenen Urgeschlechtszellen in Spermiogonien und
die übrigen Zellen in die Sertolischen Zellen umwandeln. Die Leydigschen interstitiellen Zellen entwickeln sich viel später, bei etwa 45 mm langen Früchten,
und zwar aus dem zwischen den Keimsträngen befindlichen spärlichen embryonalen Bindegewebe.

Die Eierstockdifferenzierung beginnt erst bei 18 bis 20 mm langen Embryonen,
doch kann eine von einem mehr als 13 mm langen Embryo stammende Keimdrüse,
welche keine Keimstränge enthält, auf Grund dieses Merkmals bereits als weiblich
bezeichnet werden [A. FISCHEL (1937)].

Analog erfolgt die Entwicklung der Wolffschen Gänge und der Müllerschen
Gänge, aus welchen die Leitungswege für die Produkte der Gonaden hervorgehen,
zunächst in gleicher Weise. Später schreitet die Differenzierung der Wolffschen
Gänge beim männlichen Embryo fort, während die Müllerschen in der Entwicklung
zurückbleiben. Schließlich bleiben nur mehr Reste von ihnen erhalten.

Beim weiblichen Keimling erfahren umgekehrt die Müllerschen Gänge eine
Ausdifferenzierung und die Wolffschen bilden sich bis auf Überbleibsel zurück.
Auch diese Involutions- bzw. Fortdifferenzierungsvorgänge dürften durch Hormonwirkung zustandekommen, wobei wieder den Nebennieren offenbar eine
führende Rolle zukommt. An der Existenz fetaler Hormone und ihrer differen-
zierungsbestimmenden Funktion zweifelt heute kaum noch jemand.

Aus den Müllerschen Gängen gehen bei der weiblichen Frucht der Uterus und
die Eileiter hervor; bei der männlichen verkümmern sie bis auf Reste, die in
Gestalt des Utriculus prostaticus und der Appendices testium Morgagni, der
ungestielten Hydatiden des Hodens, zeitlebens erhalten bleiben.

Von den Wolffschen Gängen bleiben beim weiblichen Embryo Überbleibsel
in Gestalt der Ductus longitudinales des Epoophorons und der Gartnerschen
Gänge erhalten; beim männlichen Keimling bilden sie die Leitungswege für die
männlichen Geschlechtsprodukte, nämlich Nebenhodengang und Samenleiter,

Samenblasen und Ausspritzungskanälchen. Zum Verständnis des späteren ist die Kenntnis dieser entwicklungsgeschichtlichen Tatsachen wichtig.

Die Hoden wandern im Laufe der Entwicklung langsam tiefer, erreichen im achten Fetalmonat den Leistenkanal und bei der Geburt den Hodensack. Aus dem ursprünglichen Keimepithel sollen die Samenkanälchen und das Rete testis hervorgehen. PETER GRÜNWALD hat (1936) zwischen primären und sekundären Keimsträngen unterschieden.

Die Zwischenzellen differenzieren sich beim Embryo relativ frühzeitig und es darf daher mit einem frühzeitigen Beginn der Inkretion derselben gerechnet werden. Festzuhalten bleibt ihre Herkunft vom embryonalen Bindegewebe (A. FISCHEL). Sie läßt uns verstehen, daß die Inkretion der Zwischenzellen dem Charakter der Keimzellen unter Umständen widersprechen kann.

c) Entwicklungsgeschichtliche Beziehungen zwischen Keimdrüsen und Nebennierenrinde

Die Nebennierenrinde, die nächst den Keimdrüsen der wichtigste Geschlechtshormonproduzent im Organismus ist, und die Gonaden haben eine gemeinsame, eng benachbarte Ursprungs- und Bildungsstätte aus dem Mesoderm. Derart ergibt schon die Entwicklungsgeschichte eine gewisse Verwandtheit zwischen der Rinde der Nebennieren und den Geschlechtsdrüsen. Hingegen ist das Nebennierenmark ein Teil des chromaffinen Systems und nervöse Substanz ektodermaler Herkunft. Die akzessorischen Nebennieren, die nur aus Rindengewebe bestehen, liegen — nach dem Gesagten verständlich — vor allem in der Nähe der Keimdrüsen. In den Eierstöcken ist Nebennierenrindengewebe versprengt angetroffen worden, ebenso von A. PRIESEL in den Hoden beobachtet. Welche Bedeutung ein solches Vorkommen (vgl. dazu S. 310/11) für die geschlechtsändernden Blastome der Keimdrüsen, insbesondere beim männlichen Geschlecht, hat, muß erst die Zukunft klarstellen. Die PRIESELsche Beobachtung läßt noch dazu interessanterweise auf eine Kompensation einer vorhandenen Nebennierenrindeninsuffizienz durch die gewucherten Rindenknötchen in den Hoden schließen. Die fetalen Nebennieren sind auffallend groß und noch beim Neugeborenen relativ schwer.

Bis zum siebenten Lebensjahr ist in der Androgen- und Östrogenausscheidung (vgl. den nächsten Abschnitt) zwischen Knaben und Mädchen wenig Unterschied. Nach diesem Lebensalter werden mit zunehmender Deutlichkeit Unterschiede erkennbar, indem die Mädchen mehr Östrogen, die Knaben mehr Androgen (17-Ketosteroide) ausscheiden. Diese vermehrte 17-Ketosteroidausscheidung erfährt eine weitere große Steigerung nach dem elften Lebensjahr, wenn sich die sekundären Geschlechtsmerkmale auszubilden beginnen. Gleichzeitig erfahren Libido, Prostata und Samenblasen einen mächtigen Entwicklungsauftrieb. Das follikelstimulierende Hormon des Hypophysenvorderlappens wird zur selben Zeit im Harn nachweisbar.

Über die Entwicklung der Geschlechtshormoninkretion der Nebennierenrinde ist noch nichts bekannt.

d) Die bisexuelle Anlage der Keimdrüsen (und Nebennieren)

Im Abschnitt „Die fetale Entwicklung der Keimdrüsen" (s. S. 96) ist bereits ausgeführt worden, daß die Keimdrüsen beider Geschlechter anfänglich ein Entwicklungsstadium durchlaufen, das keine geschlechtliche Differenzierung unterscheiden läßt und in diesem Sinn als „bisexuell" bezeichnet werden kann. ALFRED KOHN (1920) hat die Vorstellung entwickelt und histologisch begründet, daß die Keimdrüsen auf Grund eines von den Ahnen vererbten Bauplanes in Zwitterform angelegt werden. Dem infolge phylogenetischer Gestaltungseinflüsse ursprünglich zwittrig gebauten Organ wird nach ihm in der Ontogenese durch den bei der Befruchtung wirksam werdenden geschlechtsbestimmenden Faktor ein unisexueller Differenzierungsimpuls aufgezwungen, der später jederzeit wieder verdrängt werden kann. Die demgegenüber von Anbeginn an eingeschlechtlichen Geschlechtszellen sollen nach KOHN der ihrem Geschlechtsvorzeichen entsprechenden Komponente in der zwittrig angelegten Keimdrüse das Übergewicht verschaffen und dadurch eine Entwicklung der Gonaden in ausgesprochen männliche oder weibliche Richtung veranlassen. Die Intersexualität ist von ihm allerdings nicht berücksichtigt worden. Die „phylogenetische automatische Bisexualität" wird seiner Vorstellung nach von der lebendig wirksamen ontogenetischen Unisexualität bekämpft. Geringfügige Spuren der atavistischen Zwitteranlage bleiben jedoch zurück und verharren meist, d. h. unter normalen Verhältnissen, in Verborgenheit. So sieht A. KOHN die Markstränge und das Rete des embryonalen Eierstocks als eine rudimentäre Hodenanlage an, die er als „Testoid" bezeichnet. Er leugnet allerdings, daß dieses sich so entwickeln könne, daß es Samenzellen hervorbringt, und damit auch die heute sichergestellte Existenz echter Zweidrüsenzwitter mit Bildung von Eichen und Spermien. Homolog sind nach KOHN die Samenkanälchen des Hodens und die funktionslosen Stränge des Eierstocks. Der hochwichtigen Rindenschichte des Ovars, aus der die Eizellen hervorgehen, entspricht nach ihm der indifferente Endothelüberzug des Hodens.

Von einer bisexuellen Anlage der männlichen Keimdrüse ist bei KOHN jedoch nicht die Rede. Seminome des Hodens können allerdings ausnahmsweise Gynäkomastie erzeugen, doch ist es fraglich, ob in diesen Fällen nicht choriales Gewebe wenigstens in Spuren vorhanden ist, die nur bei einer sehr gründlichen Untersuchung des Hodens, vielfach nur bei Zerlegung in Serienschnitte, aufzufinden sind. Bei den bis zu einem gewissen Grad verweiblichenden Chorionepitheliomen des Hodens entstammt die reichliche Follikelhormonausscheidung ebenso wie die Ausscheidung großer Mengen gonadotropen Hormons dem Choriongewebe, von dem wir wissen, daß es auch bei der schwangeren Frau diese Hormone erzeugt. Eine viel stärkere, eindeutige Entmännlichung (Feminisierung) des Mannes wird hingegen bei manchen Karzinomen und Hypernephromen der Nebennierenrinde beobachtet, geht also von der Nebennierenrinde aus. Ob diese Gewächse von präformierten, östrogenbildenden, also weiblichen Rindenzellen ihren Ursprung nehmen, werden künftige Untersuchungen klarzustellen haben. Es ist aber schon jetzt äußerst wahrscheinlich, daß die physiologische Östrogenproduktion des Mannes mindestens teilweise aus der Nebennierenrinde stammt, daß diese also normaliter „weibliche" Zellen enthält. Vom menschlichen Hoden ist eine Östrogenproduktion unter normalen Verhältnissen noch nicht sichergestellt. Die Fortdauer der Androgen- und Östrogenausscheidung im Harn bei männlichen Kastraten spricht ebenfalls für die Nebennierenrinde als Herkunftsort. Wir müssen also die Annahme einer bisexuellen Anlage auch auf die Nebennieren als die „zweiten Sexualdrüsen" ausdehnen. Wird im Sinne von A. KOHN das Vorherrschen eines Geschlechts in den Keimdrüsen durch die einwandernden Urgeschlechtszellen (offenbar durch von ihnen abgesonderte Wirkstoffe) verursacht, so fehlen in der Nebennierenanlage derartige „Geschlechtsbestimmer". Wir müssen daher wohl annehmen, daß es das auf die Befruchtung zurückgehende und durch sie bestimmte Zellgeschlecht ist, welches die Geschlechtsdifferenzierung der Nebennierenrindenzellen in einer Richtung, männlich oder weiblich, veranlaßt. Wenn trotzdem in der Nebennierenrinde wie in den Keimdrüsen sich Zellen mit andersgeschlechtlicher Bestimmung erhalten, so bleibt zur Erklärung dieser Tatsache kaum eine andere Annahme übrig als die, daß die Geschlechtsbestimmung bei der Befruchtung nicht immer eine durchgehende ist in dem Sinne, daß sie ausschließlich Zellen *eines* Geschlechtes schafft.

Die Tatsache einer Vermehrung der Hiluszellen im Eierstockstiel bei älteren Frauen mit Bartanflug und Virilisierung (A. PRIESEL), ferner die Existenz der Arrhenoblastome des Eierstockes spricht durchaus im Sinn der Kohnschen Auffassung, die auch sonst mit den heute bekannten Tatsachen (s. S. 309) in Übereinstimmung steht. R. CHWALLA hat allerdings gezeigt, daß eine derartige Vermännlichung auch bei kastrierten Frauen vorkommt, daß sie also nicht durch eine Hiluszellenvermehrung ausgelöst sein dürfte, vielmehr mit der häufig — bei 17 von 22 bärtigen Frauen — nachweisbaren Nebennierenrindenwucherung in Zusammenhang steht und demnach wohl meist als kortikosuprarenal ausgelöst aufzufassen ist. Lediglich die Fälle von Testovar wären mit der KOHNschen Theorie noch in Einklang zu bringen, da hier der Eierstockanteil dem oberen Hodenpol kappenartig aufsitzt. An dieser Stelle, in der Gegend der ungestielten Hydatide des Hodens, wird man weibliche Keimdrüsenreste also noch am ehesten zu suchen haben. Das normale Zurückbleiben von heterosexuellen Bildungen bei beiden Geschlechtern in Resten, beim Mann in Gestalt des Utriculus prostaticus, bei der Frau in der häufigen Bildung eines Gartnerschen Ganges (RIEDER), ist uns heute durch die Tatsache, daß beide Geschlechter Androgen und Östrogen produzieren, besser verständlich geworden. Diese Reste können während des ganzen Lebens des Individuums durch eine Verschiebung des Verhältnisses Androgen: Östrogen jederzeit einen Entwicklungsauftrieb erfahren und zu wachsen beginnen, wenn z. B. konträres Geschlechtshormon im Übermaß produziert wird. Die fortlaufende Produktion beider Geschlechtshormone bei beiden Geschlechtern läßt uns nicht nur die bisexuelle Anlage der Keimdrüsen verstehen, bzw. diese aus ihr begreifen, sondern auch die während des ganzen Lebens fortbestehende bisexuelle Potentialität von Mann und Frau, die die jederzeitige Möglichkeit einer Geschlechtsänderung in sich schließt, ferner auch die feststellbare Labilität des Sexus verstehen, vor allem im Greisenalter bzw. nach dem Klimakterium der Frau, und seinen fließenden, änderbaren Charakter. Garantiert wird die vorhandene bisexuelle Potentialität aller Wahrscheinlichkeit nach durch den (teilweisen) geschlechtshormonalen Antagonismus von Keimdrüsen und Nebennierenrinde. Eine Unzulänglichkeit der geschlechtsbestimmenden Faktoren kann eine ungenügende Hemmung der heterosexuellen Komponente in der zwittrigen Keimdrüsenanlage zur Folge haben und damit nach KOHN zu Hermaphroditismus führen. Die eigengeschlechtlichen Bildungen erreichen in einem solchen Fall einerseits nicht ihre normale Ausgestaltung und anderseits drängen sich, mangels normaler Hemmung, gegengeschlechtliche Strukturen hervor.

e) Der angeborene Keimdrüsenmangel

Im Vorangegangenen war schon mehrfach ein angeborener Mangel der Hoden oder Ovarien erwähnt worden und von den dabei zu erhebenden Befunden die Rede gewesen. Derlei Beobachtungen sind für die Beurteilung der Keimdrüsenfunktion von größter Bedeutung, denn solche Individuen stellen nichts anderes dar als sozusagen natürliche Frühkastraten, die uns Aufschluß darüber geben, welche Wirkungen eintreten, wenn die Gonaden bereits im intrauterinen Leben, von allem Anfang an, fehlen. Der Verfasser dieses Buches sieht heute keinen Anlaß mehr, zu bezweifeln, daß es sich tatsächlich um ein Fehlen der Anlage der Gonaden, um eine echte Aplasie handelt, und nicht um eine sekundäre Rückbildung in der Fetalzeit. Der Umstand, welcher bisher alle Autoren veranlaßt hat, letzteres anzunehmen und eine Aplasie in Abrede zu stellen, war zunächst der, daß Individuen mit angeborenem Eierstockmangel weibliche und solche mit Hodenmangel männliche Sexuszeichen aufweisen, wenn auch gegenüber normalen in unvollkommener Ausprägung. Man hat daraus, befangen in der Vorstellung von der ausschließlichen Abhängigkeit der Entwicklung der sekundären Geschlechtsmerkmale von den Keimdrüsen, schließen zu müssen geglaubt, daß die Gonaden ursprünglich doch vorhanden waren, weil man die Rolle der Nebennieren für die geschlechtliche Entwicklung während der Fetalzeit ebensowenig kannte wie die des Zellgeschlechtes. Gerade die Nebennieren sind im Embryonalleben, wie wir schon gehört haben, mächtig entwickelt und vermögen vielfach beim Tier, z. B. bei Ratten und Mäusen, selbst nach der Geburt noch die Kastrationsfolgen völlig hintanzuhalten. Ein kongenitaler Mangel beider Nebennieren ist bisher anscheinend noch nicht beobachtet (s. S. 42) und eine intrauterine Epinephrektomie experimenti causa nicht versucht worden; sie begegnet zweifellos größten technischen Schwierigkeiten. Solange jedoch bezüglich der Rolle der Nebennieren für die Sexualentwicklung in der Fetalzeit keine völlige Klarheit geschaffen ist, sind wir nicht berechtigt, eine Aplasie der Gonaden auf Grund des eindeutig eingeschlechtlichen Habitus der Träger von angeborenem Keimdrüsenmangel in Zweifel zu ziehen. Dazu kommt, außer dem Vorhandensein funktionierender Nebennieren, noch ein zweiter, sehr wichtiger Umstand. Man findet bei angeborenem Mangel der Eierstöcke nicht selten Zwischenzellen und sogar sehr reichliche Anhäufungen von solchen im Keimdrüsenfeld (Fälle von A. PRIESEL, GOLDWASSER, RÖSSLE-WALLART). Da außerdem eine „Keimplatte" vorhanden war und die Zwischenzellen nach A. FISCHEL aus dem Zwischengewebe zwischen den sogenannten Keimsträngen entstehen (s. S. 96), fehlt eigentlich nur der generative Anteil der Ovarien. Offenbar mangelten die Urgeschlechtszellen oder gingen bald zugrunde. Man müßte also, genau ausgedrückt, von einem Fehlen des germinativen oder generativen Teiles der Keimdrüsen sprechen. Den Zwischenzellen wird heute mit guten Gründen die Inkretion der Gonaden zugeschrieben und ihr Vorhandensein allein könnte uns schon den eindeutigen weiblichen Geschlechtscharakter der kongenital ovarienlosen Individuen verständlich machen.

Nach den bisher veröffentlichten Beobachtungen zu schließen, ist das angeborene Fehlen der Eierstöcke häufiger als das der Hoden. Beim Hodenmangel ist bisher über ein Vorkommen von extratestikulären Zwischenzellen nichts bekannt, doch ist ein solches durchaus möglich, nachdem extratestikuläre Zwischenzellen schon in der Norm bei hodentragenden Individuen nichts Ungewöhnliches sind (A. PRIESEL).

Ich fasse im folgenden die wesentlichen Befunde, die an Individuen mit kongenitalem Keimdrüsendefekt erhoben wurden, zusammen, um eine Übersicht zu geben: bei genau untersuchten hodenlosen Männern [Fall F. ALTMANN (1930), 48 Jahre alt, gestorben an Herzschwäche acht Stunden nach Magenresektion, und A. PRIESEL (1931), 43 Jahre; einige wenige weitere Beobachtungen finden sich bei A. PRIESEL (1931) angeführt] bestand Hochwuchs, vollkommener Haarmangel im Gesicht, am Stamm und in den Achselhöhlen, daher auch kein Bartwuchs, und ein völliges oder fast völliges Fehlen der Genitalbehaarung. Das äußere Genitale war unterentwickelt, der Hodensack leer; Prostata und Samenblasen waren klein, während die dünnen Samenleiter im Hodensack blind endigten. Die Cowperschen Drüsen waren nicht darstellbar, die Ausspritzungskanälchen vorhanden; in anderen Fällen fehlten sie. Der Penis war ebenfalls hypoplastisch, die Nebenhoden fehlten. Die Brustwarzen waren ausgebildet, die Epiphysenfugen verstrichen. In einem Fall waren Thymusreste erhalten. Die Nebennieren waren im Prieselschen Fall „etwas klein" (!), die übrigen endokrinen Drüsen in diesem Fall ohne Besonderheit. Bemerkenswert ist, daß in dem Altmannschen Fall ab und zu ein geschlechtliches Verlangen, jedoch nur ganz unzulängliche Erektionen bestanden haben sollen, ferner der kräftige Knochenbau und die schwächliche (!) Muskulatur, die Atrophie der inneren Organe (!), der infantile Kehlkopf, die Breite der sehr lipoidreichen Rinde der außerdem großen Nebennieren (!), an der Haut die Unterentwicklung ihrer Anhangsgebilde, wie z. B. der Achselhöhlenschweißdrüsen. Bei dem 43jährigen, von A. PRIESEL obduzierten Individuum war das Kopfhaar bereits leicht ergraut, im Vorderlappen der großen Hypophyse sowie im Altmannschen Fall eine Vermehrung der Hauptzellen feststellbar, an den Brustdrüsen eine Gynäkomastie vorhanden und der Kehlkopf nach Bau und Größe kindlich. Alle diese Befunde gleichen aufs Haar den bei männlichen Früheunuchoiden zu erhebenden (s. S. 292).

Bei den weiblichen Individuen mit angeborenem Eierstockmangel (meine Darstellung stützt sich auf dreizehn Fälle im Alter von 18 bis 61 Jahren, davon acht autoptische Beobachtungen) liegen die Verhältnisse im allgemeinen analog [PICH (1937)]. Der äußere Habitus ist, wie bei den Männern mit Hodenmangel rein männlich, so hier weiblich. In sieben Fällen bestand ein allgemeiner Infantilismus (!) mit Minderwüchsigkeit oder Kleinwuchs, zweimal Hochwuchs, zweimal ein männlicher Einschlag (s. S. 129) im Aussehen und in der Behaarung (vgl. die Parallelerscheinung der Gynäkomastie bei dem einen der beiden Männer mit kongenitalem Hodenmangel, die einen weiblichen Einschlag darstellt). Bezüglich des Fehlens oder fast völligen Fehlens der Genital- und Achselhöhlenbehaarung vgl. S. 107. Die Brustwarzen waren im Gegensatz zu den Brustdrüsen stets vorhanden, aber klein und flach und nicht oder nur geringfügig pigmentiert, die äußeren Geschlechtsorgane fast immer normal weiblich differenziert (nur einmal teilweise hermaphroditisch), aber unterentwickelt, die Klitoris nicht selten hypertrophisch, die inneren Geschlechtsorgane klein und kindlich. Einmal war ein gemeinsames Endstück von Urethra und Vagina neben Hypospadie vorhanden. Menstruation und Libido fehlten immer. Zeichen von Imbezillität sind nicht selten, in der Mehrzahl der Fälle aber die Intelligenz normal, ja bis überdurchschnittlich entwickelt. Der Schluß der Epiphysenfugen ist bei den kongenital ovarienlosen Frauen trotz der Hemmung des Längenwachstums beträchtlich verzögert. Was die endokrinen Drüsen betrifft, so wurde manchmal im Gegensatz zur theoretischen Erwartung auffallende Kleinheit des Thymus oder Atrophie des HVL, bisweilen aber auch Persistenz des Thymus oder eine leichte Hypertrophie des HVL mit Vermehrung der eosinophilen Zellen gefunden. A. PRIESEL stellte in einem Fall eine überwiegende Basophilie im HVL fest, während in dem von A. RANDERATH beschriebenen die basophilen Zellen spärlich waren. Die Nebennierenrinde war, soweit sie untersucht wurde, in einigen Fällen (A. RANDERATH, RÖSSLE-WALLART, BEUTLER) breit (!). A. PRIESEL bringt die vorzeitige Involution des Thymus in vielen Fällen von kongenitalem Gonadenmangel mit diesem in Zusammenhang und deutet anderseits die häufige Minderwüchsigkeit der von Geburt auf ovarienlosen Frauen als thymogen, durch die Kleinheit des Thymus bedingt.

An sonstigen Anomalien in Begleitung des angeborenen Ovarialmangels wurden gefunden: Recklinghausensche Neurofibromatose, Polypose des Dickdarms, Hufeisenniere, Nierenverlagerung, weibliche Hypospadie. Zu den bereits erwähnten Vermännlichungserscheinungen oder heterosexuellen Zügen gehören noch die wiederholt beobachtete Ausbildung eines mächtigen, geradezu nebenhodenähnlichen Paroophorons und ein Vorhandensein von Prostatagewebe um den oberen Harnröhrenabschnitt. Es muß in diesen Fällen ein starker androgener Einfluß stattgehabt haben, der vermutlich aus der Nebennierenrinde stammt. Nähere

Angaben über die heterosexuellen Erscheinungen bei den Gonadenlosen findet der Leser auf S. 156.

Beobachtungen von Gonadenlosigkeit sind schon bei menschlichen Embryonen gemacht worden. So hat ROBERT MEYER einen vollständigen Hodenmangel bei einem 27 cm langen Fetus beschrieben, bei dem auch die Nebenhoden, Samenleiter, ferner Nieren und Harnleiter fehlten (s. S. 127), während Membrum, Hodensack und Prostata entwickelt waren. Wir lernen aus dieser Beobachtung, daß die äußeren und inneren Geschlechtsorgane des Mannes unabhängig von den Hoden zur Entwicklung kommen können. Offen bleibt, ob in diesen Fällen der Entwicklungsantrieb für sie von der Nebennierenrinde und von ihr gebildeten männlichen Wirkstoffen ausgeht oder von der männlichen Bestimmung der Zellen des Anlagematerials, also von der zygotischen Geschlechtlichkeit. Die Beobachtung von R. MEYER läßt meines Erachtens einen primären Bildungsmangel der Hoden, einen Anlagedefekt, im Sinne meiner am Eingang dieses Abschnittes geäußerten Vermutung mit größter Wahrscheinlichkeit als Ursache ihres Fehlens annehmen. Bei einem sieben Monate alten Fetus fand R. MEYER eine linksseitige Monorchidie, d. h. ein Fehlen des rechten Testikels, bei Vorhandensein von Nebenhoden und Samenstrang, eines normalen Membrums und bei Entwickeltsein von Prostata, Nieren und Ureteren.

f) Rückwirkungen der Keimdrüsen und ihrer Hormone auf den Hypophysenvorderlappen

Die Keimdrüsenhormone hemmen die Tätigkeit des HVL und seine gonadotrope Wirksamkeit. Diese nimmt ab, wenn viel Testosteron im Blut kreist, und bei Minderproduktion zu, so daß eine wechselseitige Regelung der Produktion von Keimdrüsenhormon und hypophysärem Gonadotropin statthat. Die hemmende Wirkung des Östrogens scheint dabei stärker zu sein als die des Testosterons. Der Einfluß der Keimdrüsenfunktion auf die gonadotrope Wirksamkeit der Hypophyse zeigt sich ferner in den tiefgreifenden histologischen Veränderungen und Funktionsänderungen der Hypophyse (s. S. 30 und 246) nach Ausfall der Keimdrüsen, außerdem bei schweren Störungen der Keimdrüsentätigkeit, z. B. beim Eunuchoidismus, bei Geschlechtsänderung (Vermännlichung und Verweiblichung) und bei gewissen Blastomen der Gonaden, von denen noch die Rede sein wird, sowie schließlich in der Steigerung der gonadotropen Wirksamkeit der Kastrationshypophyse bei beiden Geschlechtern. Sie äußert sich in erster Linie in einer erhöhten Bildung von Follikelreifungshormon.

Auf Östrogenzufuhr scheint die Hypophyse zunächst mit einem vermehrten Ausstoß von Luteinisierungshormon zu antworten, dann tritt ein Stillstand der Follikelreifungshormonabsonderung ein. Fortdauer der Östrogenzufuhr führt schließlich zum Versiegen der Produktion beider gonadotroper Hormone. Derart gelingt es, die vermehrte Gonadotropinausscheidung im Harn von postklimakterischen, kastrierten oder röntgenkastrierten Frauen durch tägliche Injektion von 10 mg Östradiol [ROWLANDS und SHARPEY-SCHÄFER (1940)] oder von 4000 bis 22000 i. E. Östron jeden zweiten Tag rasch zum Verschwinden zu bringen [FRANK und SALMON (1935), JONES und McGREGOR (1936)]. In Analogie hiezu wird die vermehrte Gonadotropinwirkung der Hypophyse nach Orchidektomie durch Androgenzufuhr aufgehoben. Durch gegengeschlechtliches Hormon läßt sich diese Wirkung nicht erzielen.

In gleicher Weise wie Zufuhr von Östrogen wirkt Verabreichung von Corpus luteum-Hormon und von Androgen hemmend auf die Gonadotropinproduktion des HVL.

Bei Chorionepitheliomen mit ihrer starken Östrogen- und Gonadotropin-produktion wurden Schwangerschaftsveränderungen in der Hypophyse ähnlich wie in der wirklichen Schwangerschaft, wo sie durch das Choriongonadotropin der Chorionzotten der Placenta erzeugt werden, beobachtet, so z. B. beim Chorionepitheliom des Hodens von ENTWISTLE und HEPP (1935). HEIDRICH, FELS und MATTHIAS sahen bei einem Chorionepitheliom des Hodens eine typische Schwangerschaftsveränderung der Hypophyse, etwa dem siebenten bis achten Schwangerschaftsmonat entsprechend, außerdem eine adenomatöse Hypertrophie der Prostata (Folgeerscheinung?) und eine Hypertrophie der Samenblasen (!). A. PRIESEL fand bei einer 31jährigen Frau mit metastasierendem Chorionepitheliom im Uterus eine Hyperostose des Schädeldaches (vgl. dazu die Schwangerschaftshyperostose).

Experimentelle Befunde sprechen dafür, daß die Keimdrüsenhormone nicht unmittelbar auf den HVL einwirken, sondern über das Zentralnervensystem, wahrscheinlich über das Zwischenhirn. HOHLWEG und JUNKMANN (1932) zeigten nämlich, daß sich nach Entfernung der Keimdrüsen eines hypophysektomierten Tieres in einer implantierten Hypophyse keine Kastrationszellen entwickeln. Durchschneidung des Hypophysenstiels und der in ihm verlaufenden Verbindungsbahnen zwischen Hypophyse und Zwischenhirn stört die Wechselwirkung zwischen HVL und Keimdrüsen aufs schwerste.

g) Wechselbeziehungen zwischen den Keimdrüsenhormonen und den sie produzierenden Blutdrüsen einerseits und den Vitaminen anderseits

Vitamin A: Mangel an Vitamin A führt zu Degeneration der Samenkanälchen und Verlust der Spermiogenese und damit Unfruchtbarkeit ähnlich wie der Mangel an E-Vitamin, außerdem zu Verlust des Geschlechtstriebes. Mit Rücksicht auf diese Bedeutung des Vitamins A ist es bemerkenswert, daß größere Mengen von Vitamin A in den Keimdrüsen gefunden worden sind. Interessant ist ferner, daß A-Mangel außerdem auch, wie bereits S. 93 erwähnt, eine Störung der Nebennierenfunktion zur Folge hat, die sich in Absinken des Blutdrucks und in Hautpigmentierungen äußert. Anderseits fördert eine reichliche Zufuhr von A-Vitamin die Tätigkeit der Keimdrüsen (auch der Nebennieren?). Es besteht ferner ein Antagonismus des A-Vitamins zur Schilddrüse und ihrem Thyroxin.

Vitamin B_1: Sein Mangel verursacht eine Insuffizienz fast aller endokrinen Drüsen mit Ausnahme der Hypophyse und der Nebennieren, die hypertrophieren. Nebennierenrindenhormon wirkt dem B_1-Mangel entgegen. Die Rinde der Nebennieren besorgt die Phosphorylierung des Vitamins B_1, das erst dadurch zum eigentlichen Vitamin aktiviert wird. Bei Vitamin-B_1-frei ernährten Ratten tritt unter anderem eine Atrophie der Hoden auf.

Vom Vitamin C war bereits die Rede (s. S. 93). Es ist in Hoden und Eierstock enthalten (NESPOR 1937).

Das Vitamin E ist bei Tieren für die Fortpflanzung notwendig; ob auch beim Menschen, ist noch nicht sichergestellt, ebensowenig, ob der männliche und der weibliche Fruchtbarkeitsfaktor identisch sind. Bisher ist nämlich in dieser Hinsicht fast ausschließlich am weiblichen Tier experimentell gearbeitet worden. Die Avitaminose E ruft bei beiden Geschlechtern der Ratte Sterilität hervor, bei männlichen Tieren schon sehr frühzeitig, und zwar dadurch, daß eine schwere und irreparable Hodenschädigung entsteht. Es tritt eine Atrophie des Samenepithels und Azoospermie auf und das Hodengewicht sinkt bis auf ein Drittel des Normalen (EVANS und SPURR); die Leydigschen Zwischenzellen und die Sertolischen Zellen bleiben im großen und ganzen erhalten. Zufuhr von Vitamin E vermag die Unfruchtbarkeit nur ausnahmsweise zu beheben. Von pathogenetischer Bedeutung sind die Veränderungen im HVL und in den Nebennieren unter dem Einfluß des E-Mangels. Sie lassen erkennen, daß die Vitamine C und E eine besondere Bedeutung für das hormonale Geschlechtssystem haben.

Wir entnehmen aus ihnen, daß fast alle Glieder des hormonalen Geschlechtssystems durch Vitamin-E-Mangel Schaden leiden. In den Nebennieren ist dabei eine Hypertrophie der Rinde bei Atrophie des Markes beschrieben (kompensatorisch ähnlich wie beim Kastraten?), im HVL eine Zunahme der basophilen Zellen ähnlich wie beim kastrierten Tier. Ferner ist mit Rücksicht auf den Zusammenhang zwischen den Hoden und den Nebennieren einerseits und der Skelettmuskulatur anderseits (Involution von Hoden oder Nebennierenrinde bei gewissen primären Myopathien der quergestreiften Muskulatur) interessant, daß bei Ratten und Kaninchen durch E-Mangel eine Degeneration der Skelettmuskeln mit Nekrose und Fettinfiltration auftritt, die durch E-Zufuhr heilbar ist. Das E-Vitamin wird hauptsächlich in den Muskeln, aber auch im HVL und angeblich auch im Hoden gespeichert, was in Hinsicht auf den erwähnten Zusammenhang dieser Organe gleichfalls bemerkenswert ist. Vitamin E ist denn auch bei degenerativen Erkrankungen der quergestreiften Muskulatur mit Hodenrückbildung mit angeblich guten Erfolgen versucht worden (VOGT-MÖLLER, STONE). Es scheint, daß der Mangel an Vitamin E zu alldem noch eine Wachstumshemmung zur Folge hat.

Eine Hypervitaminose E ist nicht bekannt und die experimentelle Erzeugung einer solchen bisher nicht gelungen. Beim infantilen Tier vermag jedoch Zufuhr von Vitamin E eine geschlechtliche Frühreife (!) hervorzurufen.

Im Serum normaler Männer sind nach EMMERIE 5,8 bis 9,8 Gamma/ccm Vitamin E (Tokopherol) enthalten, bestimmt mit der chemisch-kolorimetrischen Methode von EMMERIE und ENGEL. Ob die heute vorliegenden Nachweisverfahren verläßlich genug sind, um die Diagnose eines E-Mangels beim Menschen zu gestatten, ist noch unsicher. Es darf als sehr wahrscheinlich gelten, daß das Vitamin E auch für den Menschen wichtig und zum normalen Funktionieren seiner Keimdrüsen unentbehrlich ist. Sobald das einmal sicher festgestellt sein wird, wird auch die Erkennung von Mangelzuständen, vor allem der Hypovitaminose E — eine Avitaminose E ist angesichts der sehr großen Verbreitung des Vitamins E in der Nahrung und seiner Resistenz nicht wahrscheinlich — Bedeutung erlangen. Vor allem dürfte der Feststellung eines solchen Mangelzustandes in Fällen von Sterilität des Mannes und bei primärer Azoospermie sowie bei der angeborenen Unterentwicklung und Atrophie der Hoden größte Wichtigkeit zukommen.

In der Tierheilkunde ist das Vitamin E entsprechend seiner Unentbehrlichkeit für das Tier bei Unfruchtbarkeit und zur Steigerung der Fruchtbarkeit in großem Maße und mit guten Erfolgen bereits therapeutisch verwendet worden. In der Humanmedizin hat es bei Sterilität des Mannes, Azoospermie und bei Impotenz ebenfalls verschiedentlich Anwendung gefunden und es ist über eine günstige Beeinflussung solcher Affektionen durch E-Vitaminzufuhr berichtet worden (JUHÁSZ-SCHÄFFER, ALBRECHT). Dabei wurden hohe Dosen empfohlen, vor allem bei der oralen Darreichung des Vitamins in Tablettenform, zumal Überdosierungsschäden nach obigem nicht zu befürchten sind. Bei Injektion der Handelspräparate ist mit langsamer Resorption zu rechnen, da es sich um ölige Lösungen des fettlöslichen Vitamins handelt. Unmittelbare Zusammenhänge des Vitamins E mit den Geschlechtshormonen sind bis jetzt nicht festgestellt. Die Wirkung dieser Hormone soll manchen Angaben zufolge (BOSHAMER 1939; STÄHLER 1941) durch das Vitamin E gefördert und verstärkt werden.

Zusammenfassend läßt sich feststellen, welch große Bedeutung den Vitaminen speziell für das hormonale Geschlechtssystem und seine Organe zukommt, eine Bedeutung, der vielleicht in der heutigen Therapie noch zu wenig Rechnung getragen wird.

h) Die unspezifischen Wirkungen der Keimdrüsenhormone

EUGEN STEINACH hat bereits 1910 bis 1912 neben den geschlechtsspezifischen Wirkungen des Hoden- und des Eierstockinkretes, die in Beeinflussung der Geschlechtsmerkmale bestehen, auch unspezifische Wirkungen beider festgestellt. Als solche geschlechtsunspezifische Wirkungen zählt er auf: Allgemeine Hyperämisierung und eine solche des Gehirns, Beeinflussung des Stoffwechsels (Steigerung des Umsatzes und des Sauerstoffverbrauches, Beeinflussung des Fett-, Cholesterin- und Kreatinstoffwechsels), der Blutbeschaffenheit (Steigerung der Zahl der roten Blutkörperchen und ihres Hämoglobingehaltes; O. WILHELM (1922 bis 1930)] und des Haarwachstums (Neubehaarung bei senilen Tieren), Leistungssteigerung der Muskulatur (von O. WILHELM beim senilen Hund und beim Mann am Mossoschen Ergographen nachgewiesen) und Regeneration der senil-atrophischen und entarteten Muskulatur, Aufhellung einer senilen Katarakt und dadurch Wiederherstellung der Sehkraft des Auges. Im Gehirn tritt außer der Hyperämisierung eine Restitution der Ganglienzellen und der Zentrenfunktion ein [O. WILHELM (1933)]. Die Gesamtheit dieser am senilen Tier besonders augenfälligen Wirkungen des Hodenhormons, die den gesamten Organismus betreffen, wird von E. STEINACH als „Reaktivierung" des gealterten Organismus bezeichnet. Da eine Diathermie nach Kastration die Integrität der Geschlechtsmerkmale nach STEINACH zum Teil aufrechtzuerhalten vermag, folgerte er, daß die Wirkung der Keimdrüsenhormone zum Teil auf einer Hyperämisierung beruhe. Er fand ferner, daß eine Reaktivierung beim senilen und eunuchoiden Tier auch durch HVL-Extraktverabreichung erzielbar ist. Transfusion von Schwangerenblut vermag die verlöschende Eierstockfunktion in der Menopause wieder in Gang zu setzen (WESTMAN 1935).

i) Das Inhibin (Contruin)

McCULLAGH und WALSH nehmen an, daß die Hoden außer dem fettlöslichen Testosteron und dessen Verwandten auch einen wasserlöslichen Wirkstoff bilden, der die besondere Eigenschaft hat, die Aktivität des HVL zu hemmen, und den sie daher „Inhibin" oder „contruin" benannt haben. Seine Produktion soll mit zunehmendem Alter zurückgehen und seine Wirkung zu der des Androgens mittelbar antagonistisch sein. Zugunsten dieser Annahme von McCULLAGH und WALSH könnte die Wirksamkeit wasserlöslicher Hodenextrakte verwertet werden, doch wissen wir nicht, welche Stoffe darin wirksam sind. Das Inhibin ist also noch hypothetisch. Es ist in Form wasserlöslicher Hodenextrakte therapeutisch gegen Prostatahypertrophie empfohlen worden (s. S. 406). Nach der Theorie von LOWER, ENGLE und McCULLAGH soll nämlich die Prostatahypertrophie durch eine verminderte Sekretion von Inhibin seitens der Hoden im Alter entstehen. Das Inhibin entsteht angeblich im Samenepithel und hemmt die stimulierende HVL-Wirkung auf die sekundären Geschlechtsorgane in spezifischer Weise.

j) Die spezifischen Wirkungen der Keimdrüsenhormone (s. auch S. 170 ff).

Keimdrüsenhormon und Hautpigmentierung. Die Keimdrüsenhormone fördern die Pigmentbildung der Haut [HAMILTON (1940), HARTMANN (1940)]. Das gilt auch für die besonders pigmentierten Hautstellen. So hatten vierzehn von Geburt auf ovarienlose Frauen sämtlich schwach pigmentierte oder unpigmentierte Areolae mammae und die kleinen Schamlippen entbehren bei ihnen vielfach ebenfalls der Pigmentierung. Die stärkere Pigmentierung der „Genitalhaut", also die individuell verschieden starke dunkle Färbung von Hodensack, Penishaut, Damm- und Perianalgegend — sie fehlt bei Rotblonden und Weißblonden — ist beim Versuchstier von den Keimdrüsenhormonen abhängig. Auch der hypogonade Mann ist an diesen Stellen weniger und darum heller pigmentiert; seine Körperhaut weist ferner eine abgeschwächte Empfindlichkeit gegenüber den ultravioletten Lichtstrahlen auf. Männliche Kastraten und Männer mit hochgradigem Hypoorchidismus erfahren durch das Sonnenlicht keine oder eine nur sehr geringe Bräunung der Haut. TANDLER und GROSS ist bereits 1908 bei den Bukarester Skopzen der Pigmentmangel ihrer Gesichter trotz ihrem Beruf als Droschkenkutscher aufgefallen. Ein zwanzigjähriger, magerer, männlicher Eunuchoider machte mir die Angabe, daß seine Gesichtshaut trotz Sonnenbädern im Sommer niemals bräune, wohl aber die Haut des Körpers. Ein gleiches sieht man bei Mädchen mit ovarieller Insuffizienz. In dieser Beziehung ist bemerkenswert, daß Progynon (=Östradiolbenzoat) durch Ultraviolettbestrahlung inaktiviert wird (LUDWIG & v. RIES 1931). Daß die Ultraviolettstrahlenempfindlichkeit der Haut verschiedener Menschen verschieden ist, ist längst bekannt gewesen. Nach HAMILTON (1939) bedarf es zur Bräunung der Haut unter Ultraviolettbestrahlung des Androgens oder Östrogens, damit sich in der Haut eine farblose Vorstufe des Pigments bildet, die unter der Einwirkung des Lichtes eine Art Entwicklung wie eine photographische Platte erfährt.

Die physiologische Schwangerschaftspigmentierung der Frau wird als eine Östrogenwirkung angesehen (E. KEHRER). Virilismus, also Überschußproduktion von Androgen, erzeugt bei brünetten Frauen nicht selten eine starke Hautpigmentierung und Frauen mit den ebenfalls virilisierenden, weil übermäßig Androgen produzierenden Arrhenoblastomen des Ovars haben vielfach eine dünklere Haut als normale Frauen. Brünette Frauen scheiden mehr Androgen im Harn aus als Blondinen [HAMBLEN, ROSS, CUYLER, BAPTIST und ASHLEY (1939)]. Die Abgrenzung der Bedeutung des Östrogens und des Androgens für das Hautpigment der Frau bedarf jedoch noch der Klärung.

Die Östrogene hemmen das Wachstum der Epidermis. Damit scheint es zusammenzuhängen, daß Frauen eine dünnere und zartere Haut haben als Männer. Möglicherweise hängt auch die dünne Epidermis eunuchoider Männer mit einem Überwiegen des Östrogens in ihrem Organismus zusammen.

Eine weitere Hautanomalie, die man bei endokrinen Störungen beobachtet, sind multiple Hautfibrome, gestielt nach Art der pendelnden Fibrome und weich (Fibromata mollusca). Ich fand solche in besonders großer Zahl bei zwei von drei Akromegalen, also bei Überfunktion des HVL und der Gonaden (s. S. 458). Schließlich muß in diesem Zusammenhang noch angeführt werden, daß Eunuchoide keine Hautakne bekommen (BINGOLD und DELBANCO). Ich vermute, daß sie dies ihrem Defizit am Hodenhormon verdanken.

Keimdrüsenhormon (und Nebennierenrindenhormon) und Körperbehaarung. Hormonales Geschlechtssystem und Behaarung. Die Behaarungsverhältnisse gehören zu den Geschlechtsmerkmalen, die gewisse Rückschlüsse auf die endokrine Konstitution des Individuums ziehen lassen (s. S. 275—281) und deren Kenntnis daher für jeden Arzt und ganz besonders für den Urologen wichtig ist, für ihn aus dem Grunde, weil die Körperbehaarung vom hormonalen Geschlechtssystem bestimmt wird und die meisten Organe dieses Systems in den Zuständigkeitsbereich des Urologen fallen. HVL, Keimdrüsen und die Nebennierenrinde spielen für das Verhalten der Körperbehaarung die Hauptrolle. Daß auch das Zwischenhirn von Bedeutung ist, beweisen Beobachtungen von Haarausfall bei Zwischenhirnschädigung, z. B. bei Gliomen des Hypothalamus oder nach Encephalitis (HOFF und RIEHL). Die Einflußnahme des HVL scheint mehr eine mittelbare und dadurch bedingt zu sein, daß Keimdrüsen und Nebennierenrinde, von denen die Beschaffenheit der Körperbehaarung unmittelbar abhängt, seiner Steuerung unterliegen. Jedenfalls ist Haarausfall ein nicht seltenes Symptom der hypophysären Kachexie. Ferner spielt die Haut selbst und ihre anlagemäßig determinierte Beschaffenheit, die in verschiedenen Körpergegenden verschieden ist, ebenfalls eine wichtige Rolle, die man bisher unterschätzt hat. Nur dadurch ist z. B. die Sonderstellung des Kopfhaares zu erklären, das selbst bei Individuen ohne Keimdrüsen und ohne Nebennierenfunktion normal entwickelt, ja sogar besonders dicht ist. Die Ansicht von SCHWARZ, daß die Keimdrüsen nicht unmittelbar auf den Haarwuchs einwirken, sondern auf dem Umweg über die Nebennieren, ist nicht haltbar; sind doch Kastraten niemals hypertrichotisch, auch wenn ihre Nebennierenrinde hyperplastisch ist. Man hat vielmehr den umgekehrten Eindruck, nämlich den, daß die Nebennieren ihren Einfluß auf die Behaarungsverhältnisse teils über die Keimdrüsen, teils unmittelbar durch ihre Geschlechtshormone entfalten. Beim männlichen Geschlecht ist das evident. Die Glatzenbildung, deren Ursache unbekannt ist, fällt aus diesem Grunde aus dem Rahmen unserer Betrachtung. Bemerkt sei jedoch, daß die Glatzenbildung fast ausschließlich das männliche Geschlecht befällt (vgl. S. 338) und dort, wo sie bei Frauen auftritt, vielfach (ausschließlich?) vermännlichte Frauen betrifft, z. B. solche mit vermännlichenden Eierstockgewächsen oder kortikosuprarenaler Vermännlichung (Nebennierenrindenhyperplasie, -adenom, -hypernephrom). Es ist demnach berechtigt, bei der Glatzenbildung des Mannes in statu nascendi eine massive Östrogenbehandlung zu versuchen.

Eine mangelhafte Ausbildung der Körperbehaarung finden wir bei Atrophie und Unterentwicklung der Gonaden (unabhängig vom Zustand der Nebennieren), ferner bei Eunuchoiden und hormonalen Gynäkomasten. Wir finden sie ferner beim M. Addison und bei der Basedowschen Krankheit, die relativ häufig mit einer Unterentwicklung der Keimdrüsen und der Nebennierenrinde einhergeht, regelmäßig bei der Atrophie des HVL und bei gewissen HVL-Adenomen, und bei einem Teil der Laennecschen Leberzirrhosen. Die Ursache der Hypotrichose bei Laennecscher Leberzirrhose, die völlig derjenigen beim Hypogonadismus oder bei der Addisonschen Krankheit oder bei HVL-Atrophie gleicht, bedarf insoweit noch der Klärung, als zunächst festgestellt werden muß, ob in allen Fällen mit Behaarungsmangel eine Atrophie der Keimdrüsen oder eine Involution der Nebennierenrinde oder eine HVL-Schädigung nachweisbar ist. Systematische histologische Untersuchungen dieser Organe des hormonalen Geschlechtssystems in Fällen von Leberzirrhose mit Behaarungsmangel, der bei dieser Krankheit schon lange bekannt ist, sind also notwendig. Hieher gehören ferner der Haarausfall im Klimakterium der Frau und bei ovarieller Unterfunktion, aber bemerkenswerterweise auch bei Hyperfollikulinämie, also bei quantitativen Inkretionsstörungen des Ovars. Weiters bleibt aufzuklären, warum nur in einem Teil der Fälle, z. B. von Hodenatrophie, die Behaarung leidet (s. S. 270) und ähnlich nur bei einem Teil der Addisonkranken.

Als regelmäßige Erscheinung finden wir ein Fehlen oder eine Dürftigkeit der Stamm-, Achselhöhlen-, Scham- und Extremitätenbehaarung nur bei Atrophie des HVL, beim Syndrom Keimdrüseninsuffizienz-Nebennierenrindeninsuffizienz, beim angeborenen Keimdrüsenmangel und beim Früheunuchoidismus.

Immer finden wir somit bei Behaarungsanomalien Abweichungen im hormonalen Geschlechtssystem, die in allen seinen Gliedern bestehen können und die Ursache bilden. Es ist weiters sehr charakteristisch, daß Behaarungsmängel, außer von Störungen im hormonalen Geschlechtssystem, hauptsächlich von den dieses System beeinflussenden Blutdrüsen, in erster Linie der Schilddrüse, ausgehen (s. S. 111). In den schwersten Fällen der vorgenannten Krankheiten bzw. Anomalien stellt sich ein vollkommener Behaarungsmangel ein, ein Zustand, der auch als Alopecia totalis bezeichnet worden ist und den ich auch bei Addisonkranken, daneben aber auch bei jungen Männern angetroffen habe, die äußerlich keine Zeichen einer ernsten Erkrankung, wohl aber ausgesprochene Zeichen einer Dysfunktion im hormonalen Geschlechtssystem boten. In solch schweren Fällen fallen auch die Augenbrauen und die Kopfhaare, die Haare in den Nasenlöchern und Ohren aus, so daß ein vollständig haarloses Individuum resultiert. Was die zahlenmäßige Häufigkeit anlangt, so fand ich eine Hypotrichose bis zur Atrichose bei sechs von 27 Todesfällen an Addisonscher Krankheit, sämtlich älteren Menschen (beiderlei Geschlechts). Das entspricht einer Häufigkeit von 22 %. Beim seltenen M. Addison vor der Pubertät bleibt die Behaarungsentwicklung sehr mangelhaft.

Eine dürftige bis fehlende Axillar- und Genitalbehaarung bei Fehlen von Haaren an Rumpf und an den Extremitäten findet sich ferner, sofern die Keimdrüsen und die Nebennierenrinde mit atrophiert sind, als Teilerscheinung der pluriglandulären Blutdrüseninsuffizienz und fast regelmäßig bei Atrophie der gesamten Hypophyse oder des HVL wie überhaupt beim Hypopituitarismus.

In sechs Fällen von multipler Blutdrüseninsuffizienz, die sämtlich Frauen betrafen, konnte ich beispielsweise eine solche Behaarungsanomalie allemale feststellen, desgleichen dreizehnmal unter siebzehn Fällen von Atrophie des HVL (in den übrigen Fällen war die Atrophie nur leichtgradig oder hatte noch nicht lange genug gedauert, daß es zum Haarausfall gekommen wäre) und in einem Fall von totaler Atrophie der Hypophyse.

Unter acht HVL-Adenomen fand ich Hypotrichose (etwas dürftiger Bartwuchs, mäßige Achselhöhlenbehaarung, Haarlosigkeit des Rumpfes, horizontale obere Schambehaarungsgrenze) zweimal, und zwar bei einem 47jährigen Mann mit einem kirschengroßen, nekrotischen, eosinophilen Adenom und Atrophie der Nebennieren und Hoden (!) und bei einem 68jährigen Mann mit einem kirschengroßen Hauptzellenadenom.

Unter fünf Individuen beiderlei Geschlechts mit Status thymicolymphaticus im Alter von 20 bis 38 Jahren war eine ebensolche Hypotrichose einmal vorhanden, nämlich bei einer 38jährigen Frau, die allerdings außerdem einen M. Addison infolge verkäsender Tuberkulose beider Nebennieren hatte; in den übrigen Fällen waren die Nebennieren viermal auffallend unterentwickelt und ihre Rinde dünn, also offenbar ein Hypokortikoadrenalismus (Unterfunktion der Nebennierenrinde) vorhanden. Dennoch war es, vielleicht wegen des jugendlichen Alters dieser Fälle von 20 bis 30 Jahren, oder weil die Funktion der Nebennierenrinde doch noch ausreichte, zu keinem Behaarungsausfall gekommen.

Unter zwanzig Todesfällen an Basedowscher Krankheit, die in der großen Mehrzahl der Fälle mit einer Hypoplasie oder Atrophie der Nebennieren oder ihrer Rinde und auch einer solchen der Gonaden vergesellschaftet ist, fand ich viermal — das entspricht 20 % der Fälle — eine Hypotrichose in der gleichen Form wie in den vorerwähnten Fällen.

Männliche Früh- und Spätkastraten und Früh- und Späteunuchoide weisen durchwegs die gleiche Hypotrichose auf, während beim ein- und beiderseitigen Kryptorchismus die inkretorische Hodeninsuffizienz nicht stark genug ist, um in einem größeren Hundertsatz der Fälle zu Behaarungsmangel zu führen. So fand ich bei zwölf Kryptorchen, darunter zwei beiderseitigen, die Körper- und Genitalbehaarung normal und diese von männlichem Typus, ja es kommt sogar eine übermäßig starke Körperbehaarung vor, wie in einem Fall meiner Beobachtung, der allerdings mit mit einer Hyperplasie der Nebennierenrinde vergesellschaftet war. Da Schambehaarung und Stammbehaarung nicht die gleichen Abhängigkeitsverhältnisse zeigen, habe ich sie in den Abschnitten auf S. 267 u. 278 getrennt behandelt.

Es ist klar, daß die Kombination von Atrophie der Keimdrüsen und solcher der Nebennierenrinde öfter Behaarungsmangel zur Folge haben muß als die Komponenten.

Von drei obduzierten Männern mit Hoden- und Nebennierenrindenatrophie (Syndrom Keimdrüseninsuffizienz-Nebennierenrindeninsuffizienz) wiesen zwei einen solchen auf, von vier Frauen mit Atrophie von Eierstöcken und Nebennierenrinde alle. Bei zwei weiteren Frauen mit Atrophie oder Schmalheit der Rinde der Nebennieren war ebenfalls Hypotrichose vorhanden, doch ist eine solche in diesen Fällen keineswegs eine regelmäßige Begleiterscheinung.

Das Gegenteil, eine übermäßige Behaarung des Körpers oder im Gesicht, zumeist beides, beobachtet man bei Überfunktion der Keimdrüsen und bei Überfunktion der Nebennierenrinde. Beim weiblichen Geschlecht fällt eine Hypertrichose mehr auf als beim Mann, der physiologischerweise schon einen stärkeren Haarwuchs aufweist als die Frau. Eine ovariogene Hypertrichose wird bei den virilisierenden Arrhenoblastomen des Eierstockes als Folge einer reichlichen Androgenproduktion dieser Neubildungen beobachtet, eine hypophysäre beim basophilen Adenom (s. S. 305) und bei Basophilismus, und eine suprarenale Hypertrichose bei Hyperplasie der Nebennieren als Ganzes oder ihrer Rinde, ferner, wie wir bereits erfahren haben, bei einem Teil der Hypernephrome, Rindenadenome und der Rindenkarzinome der Nebenniere (s. S. 79—85 und 306). Man findet in solchen Fällen Brust und Bauch der Trägerin nach männlicher Art behaart oder einen Bartwuchs am Kinn oder an den Oberlippen oder an beiden Stellen (über letztere Veränderung vgl. S. 270). Der ganze Körper kann einen gleichmäßigen reichlichen Haarwuchs aufweisen. Eine Hypertrichose fand ich, was die Häufigkeit anlangt, z. B. unter vierzehn Frauen mit Rindenhyperplasie der Nebennieren oder auffallend großen Nebennieren fünfmal, darunter bei einem siebzehnjährigen Mädchen.

Nicht nur die virilisierenden Arrhenoblastome des Eierstockes, sondern auch manche ein- und beiderseitigen Karzinome desselben führen mitunter zu vermehrtem Haarwuchs am Stamm und zu Bartwuchs der Trägerin bei makroskopisch nicht veränderten Nebennieren.

In den Obduktionsprotokollen von 57 Ovarialkarzinomen aus der Prosektur des Rudolf-Spitals fand ich zwei derartige Fälle, einen bei einer 45jährigen Frau mit medullärem Karzinom beider Eierstöcke und den zweiten bei einer 60jährigen mit Krebs eines Eierstockes, bei der aber der Bartwuchs gering und gleichzeitig die Körperbehaarung sehr dürftig war. Man wird nicht umhin können, in Zukunft den Krebs sowohl als auch den Harn solcher Fälle auf Androgen zu untersuchen. In einem Fall fand ich bei großen Krebsgeschwülsten *beider* Ovarien sogar eine Hypotrichose ähnlich der bei Ausfall der Keimdrüsenfunktion. Beide Eierstöcke waren in diesem Fall vollständig durch Krebsgewebe ersetzt und damit die Trägerin einer Kastratin gleichzustellen. Dadurch erklärt sich höchstwahrscheinlich der Behaarungsmangel in diesem einen Fall von Eierstockkrebs.

Bei fünf alten Frauen mit männlicher Bartentwicklung — Barba virilis — (s. S. 2:0 und die Tab. S. 277) ergab die Autopsie dreimal Nebennierenrindenadenome bis zu Pflaumengröße und je einmal eine Hyperplasie der Nebennierenrinde oder als Ganzes auffallend große Nebennieren mit überentwickelter Nebennierenrinde.

Bei Männern mit auffallend starker Körperbehaarung fand ich fast immer (s. S. 267 und 275) ebenfalls eine übermäßige Entwicklung der Nebennierenrinde in diffuser oder knotig-adenomatöser Form. Man findet sie auch bei der Hypertrichose Hodeninsuffizienter. In diesen Fällen wird besonders deutlich, daß die Ursache der Hypertrichose in der Rindenüberentwicklung liegt. Anderseits führt jedoch die Mehrzahl der Nebennierenrindengewächse (Adenome und Karzinome und andere) und der Nebennierenrindenhyperplasien bei Männern nicht zu Hypertrichose, indem sie keine oder keine biologisch wirksamen Geschlechtshormone bilden. Die feminisierenden, durch eine reichliche Östrogeninkretion ausgezeichneten Nebennierenrindenblastome des Mannes haben eine Verminderung des Bartwachstums und der Körperbehaarung zur Folge. Wir finden somit bei Nebennierengewächsen mehrfache Varianten der Körperbehaarung. Eine Überfunktion der Hoden kommt als Ursache von Hypertrichose zweifellos vor, ist jedoch anatomisch schwer feststellbar. Eine biologische und chemische Bestimmung des Androgens im Harn, vor allem der α-Fraktion der 17-Ketosteroide im Harn, wird hier in Zukunft weiterhelfen, vielleicht auch eine genaue histologische Untersuchung der Hoden.

Beim hypogonaden Mann und beim Kastraten mit normaler oder kräftiger Behaarung wird man eine gute Androgenproduktion der Nebennierenrinde vermuten dürfen und umgekehrt beim nebennierenrindenisuffizienten Mann mit normaler Behaarung eine noch ausreichende Inkretion seiner Hoden.

Die Überfunktion des HVL kann, sofern durch übermäßige Gonadotropinproduktion die Keimdrüsen und durch reichliche Einsonderung von kortikotropem Vorderlappenhormon die Nebennierenrinde zu erhöhter Tätigkeit veranlaßt wird, gleichfalls zu Hypertrichose führen. Eine solche ist bei der Akromegalie des Mannes, zumindest im Anfangsstadium, häufig; bei akromegalen Frauen wird ebenfalls eine übermäßige Behaarung und ein männlicher Behaarungstypus beobachtet.

So zeichnete sich eine 56jährige, von A. PRIESEL obduzierte akromegale Frau mit knotiger Nebennierenrindenhyperplasie durch eine kräftige Achselhöhlen- und Genitalbehaarung aus; ihre Unterschenkel waren mäßig stark behaart und ihre Brustwarzenhöfe wiesen einzelne Haare wie bei Männern auf. Hingegen fand A. PRIESEL bei einem 39jährigen akromegalen Mann mit Atrophie der Hoden trotz adenomartiger Hyperplasie der Nebennierenrinde einen sehr schütteren Haarwuchs an Oberlippe, Kinn und Wange, eine spärliche Behaarung in den Axillen und fehlende Brustbehaarung. Die Schambehaarung war kräftig, aber vom weiblichen Typus (!). Bei einem 55jährigen Mann mit Akromegalie hinwiederum waren die allgemeine Körperbehaarung und der Bartwuchs sehr stark, die Genitalien in diesem Fall makroskopisch ohne Besonderheit, die Nebennierenrinde hingegen knotig-adenomatös hyperplastisch.

Hypertrichose beobachtet man schließlich bei Frauen mit M. Cushing, bei dem Hirsutismus zu den gewöhnlichen Krankheitszeichen gehört. CUSHING selbst machte seinerzeit (1932) auf die Tendenz zu Hypertrichose im Gesicht und am Stamm bei sämtlichen, an basophilem Pituitarismus erkrankten Frauen ebenso wie bei präadoleszenten Männern aufmerksam. A. PRIESEL fand bei einem 37jährigen Cushingkranken Mann mit hochgradiger, kleinknotiger Rindenhyperplasie der Nebennieren eine starke Behaarung des Rumpfes und der Extremitäten.

Es scheint aber, daß der HVL auch unmittelbar, nicht nur mittelbar auf dem Wege über Keimdrüsen und Nebennierenrinde, Hirsutismus herbeiführen kann. So wies eine 22jährige Patientin von BISHOP und CLOSE mit basophilem HVL Adenom (1932) eine Behaarung des Gesichtes, der Brust und des ganzen Bauches bei makroskopisch normalen Nebennieren(!) und kleinen Ovarien auf (funktionelle Stimulierung der Rinde ?). Regelmäßig findet man Hirsutismus bei Frauen mit interrenalem M. Cushing und versteht ihn hier zwanglos aus der Wucherung der Nebennierenrinde; er kann mit männlicher Haarverteilung gepaart sein.

EMMENS hat (1942) das Haarwachstum bei der Ratte studiert und gefunden, daß es bei beiden Geschlechtern dieser Tiere durch die Kastration nicht beeinflußt wird, und daß auch die Zufuhr von Androgen keinen Einfluß darauf hat, hingegen Östrogen das Haarwachstum verlangsamt. HOOKER und PFEIFFER (1943) bestätigten die das Wachstum der Haare verzögernde Wirkung der Östrogene, die durch Androgen aufgehoben wird. Bei Ratten, die zweimal wöchentlich Östradiolbenzoatinjektionen erhalten hatten, wuchsen die Haare nach dem Rasieren verzögert nach und die Talgdrüsen der Haut verkleinerten sich. Über die Einflüsse auf die Schambehaarung s. S. 278.

Zu beachten ist, daß auch andere endokrine Drüsen außer den bisher erwähnten Einfluß auf die Beschaffenheit der Körperbehaarung haben, z. B. die Schilddrüse. So kann das Myxoedem zu Ausfall der Sekundärbehaarung führen. In diesem Fall ist sogar das Kopfhaar mitbetroffen und Alopecie häufig. Es kann zu völliger Kahlheit kommen und außerdem ändert sich die Beschaffenheit der einzelnen Haare. Ich fand bei einem 77jährigen Mann mit Atrophie der Nebennierenrinde und M. Addison (bei gleichzeitiger Lungen- und Darmtuberkulose) Fehlen der Axillar-, Stamm- und Extremitätenbehaarung und eine sehr dürftige weibliche Schambehaarung. Die Hoden waren nicht atrophisch, wohl aber die Schilddrüse.

Wir können am Schluß dieses Kapitels dahin zusammenfassen, daß Anomalien der Behaarung bei Störungen aller Glieder des hormonalen Geschlechtssystems und der zu ihm in Beziehung stehenden Blutdrüsen beobachtet werden. Entsprechend diesem Systemcharakter ist eine Abhilfe durch eine „Systemtherapie" möglich. KYLIN sah (1940) bei der Mehrzahl der Fälle von Alopecia totalis ein Wachstum neuer Haare nach Hypophysentransplantation. In anderen Fällen erwies sich das entsprechende Keimdrüsenhormon bzw. Nebennierenrinde als wirksam und bei thyreogener Ursache Schilddrüsensubstanz.

Keimdrüsenhormone und Blutkalk. Das Follikelhormon, ebenso Oestradiol senkt den Kalziumspiegel des Blutes [LEICHER (1922); REISS und MARX (1928)]. Testosteron erhöht ihn bei der Frau [LAFONTAINE & FERIN (1946)]. Man muß deshalb bei latenter Tetanie mit der Verabreichung von östrogener Substanz vorsichtig sein. Die Kastration erhöht ihn [LEITES (1924) gleichfalls, ebenso ein Funktionsausfall der Schilddrüse (Phlegma des Kastraten und des Myxödematösen!). Follikelhormon senkt den Blutkalkspiegel nicht nur beim gesunden, sondern auch beim parathyreopriven Tier, wie HOLTZ und ROSSMANN beim Hund gezeigt haben (1938). Progesteron und Testosteron haben diese Wirkung nicht (vgl. S. 221). Follikelhormon bewirkt in großen Dosen auch eine beträchtliche Senkung des Blutcholesterins [FENZ und ZELL (1939)].

Keimdrüsenhormone und Schmerzempfindung. H. SELYE (1941/42) hat die allgemein anästhesierende Eigenschaft der Keimdrüsenhormone entdeckt, die auch dem Desoxycorticosteron der Nebennierenrinde bzw. seinen Estern zukommt, ebenso auch dem synthetischen Östrogen Stilböstrol. Der Verfasser hält es für möglich, daß durch diese Eigenschaft der Keimdrüsenhormone die in der ärztlichen Praxis zu beobachtende übermäßige Schmerzempfindlichkeit hypogonader Individuen zu erklären ist. Noch mehr tritt eine solche beim Syndrom Keimdrüseninsuffizienz-Nebennierenrindeninsuffizienz hervor. Auch die Individuen mit Status thymicolymphaticus und Hypogonadismus sowie der nicht allzu seltenen Unterentwicklung der Nebennierenrinde gehören hierher. Ich habe wiederholt bei Männern mit übergroßer Schmerzempfänglichkeit und allgemeiner Überempfindlichkeit eine Unterentwicklung oder Atrophie der Hoden und bei Frauen mit dem gleichen Verhalten eine ovarielle Insuffizienz feststellen können.

Keimdrüsenhormone und Schlaf. Bei postklimakterischen Frauen mit sogenannter Altersschlafstörung, d. h. frühzeitigem Erwachen und nicht mehr Weiterschlafenkönnen, habe ich sehr bemerkenswerte Besserungen durch Verabreichung von Östradiolbenzoat (Ovocyclin Linguetten „Ciba") oder auch von Fenocyclintabletten („Ciba") gesehen. Es darf daraus geschlossen werden, daß der Greisenschlaf mit einem Keimdrüsenhormonmangel zumindest teilweise zusammenhängt. In welcher Weise die Wirkung der Keimdrüsenhormone auf den Schlaf zustande kommt, können wir nicht sicher sagen (Wirkung auf die Hirngefäße? Unmittelbare Zentrenwirkung?). Es ist zu hoffen, daß durch Keimdrüsenhormonmedikation in Hinkunft narkotische Schlafmittel eingespart werden können.

Blutzucker und Keimdrüsen. Überfunktion der Keimdrüsen senkt den Blutzuckerspiegel, Unterfunktion steigert ihn (CRISTOFOLETTI). NEUMANN und STERNAD fanden allerdings bei Prüfung an 30 Frauen keinen Einfluß des Follikelhormons und des Progesterons auf den Blutzucker; das steht im Gegensatz zu anderen Angaben, daß Follikelhormonzufuhr den Zuckergehalt des Blutes erhöht, Gelbkörperhormon ihn erniedrigt. Weitere klärende Untersuchungen sind also nötig.

Leber und Keimdrüsen. Auf Beziehungen zwischen der Leber und den Keimdrüsen weist zunächst die chemische Verwandtschaft zwischen den Gallensäuren und den Sexualhormonen hin, weiters die interessante Beobachtung, daß zwischen der Cholinesterase der Leber und dem Östradiol eine Abhängigkeitsbeziehung besteht. Der Cholinesterasegehalt des menschlichen Blutplasmas ist von der Funktion des Geschlechtsapparates abhängig. Die Leber ist ferner ein Stapel- und Ausscheidungsorgan für Cholesterin, dessen Produktion in enger Beziehung zur Nebenniere steht, wie wir bereits erfahren haben. Schließlich läßt die Laennecsche Zirrhose der Leber auf tiefreichende, noch unklare Beziehungen zwischen der Leber und den Gonaden sowie dem hormonalen Geschlechtssystem überhaupt schließen. Die bekannte relative Häufigkeit von Hodenatrophie und von Behaarungsmangel bei Leberzirrhotikern (vgl. S. 173) beleuchtet sie ebenso wie die von mir in 166 Fällen von Leberzirrhose gefundenen 8% Häufigkeit von Unterentwicklung oder Atrophie der Nebennierenrinde bei diesem Leiden (s. S. 173). Aber auch bei der akuten gelben Leberatrophie deuten verschiedene Befunde auf einen primären Hypogonadismus hin. Unter 35 Fällen dieser schweren Lebererkrankung, bei denen keine Lues, keine Schwangerschaft und keine nachweisbare Vergiftung als Ursache bestand, davon 19 Frauen, fand ich nämlich dreimal eine unzulängliche Körperbehaarung und zweimal einen infantil-hypoplastischen Habitus der Erkrankten. Bei zwei Frauen, die einer akuten gelben Leberatrophie erlegen waren, fand sich ferner ein Uterus unicornis, in einem Fall zugleich mit Nieren- und Harnleitermangel auf einer Körperseite; ein männlicher Kranker war leistenbruchoperiert (vgl. S. 462). Höchst auffällig ist auch, daß vier weibliche Todesfälle (= ein Fünftel des Materials!) einen M. Basedow hatten.

Keimdrüsenhormone und Blutdruck. Androgen beeinflußt den Blutdruck nicht oder nicht nennenswert und kann daher auch beim Hypertoniker, in mäßigen Dosen verabreicht, keinen Schaden bringen. Bei Neigung zu Koronarspasmen und bei alten, normogonaden Männern können allerdings meiner Erfahrung nach Injektionen von Testosteronpropionat in Dosen von 25 mg intramuskulär subjektiv nicht gut vertragen werden und kardiale Beklemmung hervorrufen.

Die natürlichen und synthetischen Östrogene senken den Blutdruck, eine Wirkung, die sowohl beim Normalen als auch beim Nierenkranken eintritt. Das Absinken kann bis zu 30 mmg innerhalb einer halben Stunde betragen. Östrogen hat darum bei der essentiellen Hypertonie beider Geschlechter therapeutische

Anwendung gefunden. Vielleicht hängt die schlechte Verträglichkeit von Östrogen seitens mancher Patienten mit dieser blutdruckvermindernden Wirkung zusammen.

Es ist nach dem Gesagten verständlich, daß ein Zusammenhang zwischen dem Erlöschen der Keimdrüsenfunktion und der arteriellen Hypertonie angenommen worden ist, namentlich für das Klimakterium der Frau und den sogenannten klimakterischen Hochdruck (KYLIN). Unter 1000 klimakterischen Frauen fand DONALD bei 16% eine klimakterische Hypertonie. Ferner soll bei Kastraten arterieller Hochdruck häufig sein. Ich selbst fand im Obduktionsmaterial des Rudolf-Spitals drei Todesfälle an genuinen Schrumpfnieren (!) bei operativ kastrierten Frauen, und zwar bei einer 33jährigen (zwei Jahre vor ihrem Tode wegen Eierstockzysten kastrierten) und einer 56jährigen Kastratin (sieben Jahre vor ihrem Tode waren wegen Gebärmutterkrebs Uterus und Eierstöcke entfernt worden), ferner bei einer 61jährigen Frau. Letztere und die 56jährige hatten eine hyperplastische Nebennierenrinde, eine außerdem große Nebennieren, und alle eine besonders schwere und ausgebreitete Arteriosklerose. Eine vierte, seit 28 Jahren wegen Uterusmyom totalexstirpierte, 70jährige Frau litt an arteriellem Hochdruck, Nephrosklerose und schwerer Arteriosklerose. Zwei von den vier bisher erwähnten Frauen zeichneten sich durch eine Bartbildung am Kinn und an den Oberlippen aus. Eine fünfte, 66jährige Frau, die zwar nicht kastriert war, aber auffallend kleine und fibröse Eierstöcke hatte, war gleichfalls an arteriolosklerotischen Schrumpfnieren mit Hochdruck gestorben.

Bei vier anderen Frauen im Alter von 45 bis 71 Jahren, die ihre Eierstöcke (und den Uterus) auf operativem Wege verloren hatten (einmal wegen Myom, zwei wegen Uteruskarzinom, im vierten Fall ist der Grund nicht bekannt), ist über die Höhe des Blutdrucks nichts bekannt, doch hatte eine davon eine Hypertrophie der linken Herzkammer und eine zweite eine Hypertrophie der Nebennierenrinde, so daß eine Hypertonie sehr wahrscheinlich bestanden hat. Alle vier waren an Krebs zugrunde gegangen, und zwar eine an einem Rezidiv ihres Gebärmutterkarzinoms, eine an einem Karzinom der Vagina, eine an Metastasen eines Mammakarzinoms und die vierte an einem Harnblasenkrebs.

Insgesamt verfüge ich über acht operative Kastratinnen im Alter von 33 bis 70 Jahren, von denen zwei ein Adenom in einer, eine ein Adenom in beiden Nebennieren hatten und zwei eine auffallend dicke und hyperplastische Nebennierenrinde (eine von diesen auch besonders große Nebennieren) aufwiesen, so daß insgesamt nicht weniger als fünf von den acht kastrierten Frauen eine Wucherung der Nebennierenrinde darboten. Es ist darum nicht zu verwundern, wenn zumindest vier von den acht eine arterielle Hypertonie hatten. Bei einer weiteren, 70jährigen, operativ kastrierten Frau bestand ein arterieller Hochdruck bei Nebennierenadenomen. Ferner sah ich vor kurzem eine 60jährige Spätkastratin mit über 300 RR. Allerdings ist noch fraglich, ob arterieller Hochdruck bei Frauen mit erloschener Eierstockfunktion häufiger ist als bei solchen mit funktionierenden Eierstöcken. Das muß erst an einem größeren Untersuchungsmaterial festgestellt werden.

Was die Männer anlangt, so litt ein Vierundsiebzigjähriger, bei dem ein Hoden entfernt und der zweite fibrös war, an Hochdruck (und starb an Gehirnerweichung), ein Einundfünfzigjähriger mit rechtsseitigem Leistenhoden an genuinen Schrumpfnieren. Umgekehrt war jedoch bei den jüngeren Trägern von arteriolosklerotischer Nierenatrophie eine Atrophie der Keimdrüsen in meinem Material nicht zu beobachten.

Unter 24 Frauen mit Tod an genuinen Schrumpfnieren waren nur siebzehn über 45 und dreizehn über 55 Jahre alt und daher als postklimakterisch zu bezeichnen. Sieben Frauen, die an genuinen Schrumpfnieren zugrunde gegangen waren, standen im Alter von 33 bis 45 Jahren.

Bei von Geburt auf keimdrüsenlosen Frauen ist bisher über eine besondere Häufigkeit von arterieller Hypertonie nichts bekannt geworden. Allerdings betrafen die meisten bisher veröffentlichten Fälle von kongenitalem Ovarialmangel jugendliche Individuen. Außerdem macht es natürlich einen Unterschied, ob ein Individuum seine Keimdrüsen im Embryonalleben verliert oder nach der Geschlechtsreife oder erst im Alter.

Daß bei alten eunuchoiden Männern der Blutdruck erhöht sein kann, habe ich selbst beobachtet. So fand ich bei einem solchen aus der letzten Zeit einen RR von 220; ein Bruder und eine Schwester dieses Patienten waren bereits in verhältnismäßig jungen Jahren hyperton, wurden im Alter extrem hyperton und gingen daran zugrunde, während der Vater des Eunuchoids an Leberzirrhose gestorben war. Der Eunuchoide selbst hatte auf Grund des Hochdrucks seiner Geschwister schon in der Jugend mit einer kochsalzarmen Ernährung bei sich begonnen, ohne dadurch allerdings das Schicksal abwenden zu können; vielleicht aber wurde der Hochdruck dadurch gemildert.

In Zukunft wird es notwendig sein, bei männlichen Eunuchoiden und bei Kastraten beiderlei Geschlechts systematische Blutdruckmessungen, und zwar möglichst vor und nach der Kastration, vorzunehmen, wenn wir bezüglich des Einflusses der Kastration auf den Blutdruck Klarheit gewinnen wollen. Das Verhalten der Nebennieren scheint dabei im Vordergrund zu stehen. Frühzeitiger Hochdruck mit vorzeitiger Arteriosklerose wurde ferner bei einem adipösen, 37jährigen Intersex mit großen Hoden und „etwas großen" Nebennieren (mit breiter Außenzone der Nebennierenrinde) von mir beobachtet, das einen weiblichen Behaarungstypus aufwies. Das Problem, ob beim Mann ein Gegenstück zum klimakterischen Hochdruck der Frau vorkommt, ist gründlichen Studiums wert, um so mehr, als der hohe Blutdruck so ungemein häufig ist und sein Zustandekommen ohne Zweifel eines der wichtigsten Probleme der inneren Medizin bildet. Die Brücke zum Verständnis der Entstehung eines arteriellen Hochdruckes bei Kastraten sehe ich unter anderm (Überaktivität des HVL!) in der Häufigkeit der Nebennierenrindenhyperplasie nach Kastration (s. S. 40), dies darum, weil wir immer wieder sehen, daß der arterielle Hochdruck so oft mit einer Wucherung der Nebennierenrinde einhergeht.

Psyche und Inkretion der Keimdrüsen. E. STEINACH hat die große Rolle der Psyche für die innere Sekretion der Keimdrüsen aufgezeigt und konnte dartun, daß Isolierung eines Tieres (Gefangenschaft!) zu einem eunuchoidismusähnlichen Zustand und zu Atrophie der Keimdrüsen führen kann. Psyche und Gonaden stehen also in Wechselwirkung und beeinflussen sich gegenseitig. Nicht nur haben die Keimdrüsen einen ungeheuren Einfluß auf das Seelenleben und auf die Charaktereigenschaften, sondern die Hirnrinde beeinflußt auch umgekehrt über die subkortikalen Geschlechtszentren die Keimdrüsen und ihre Tätigkeit. Die Amenorrhoe der Frau unter den verschiedensten seelischen Einflüssen ist ein Beispiel dafür (Arbeitsdienstamenorrhoe im letzten Krieg!). Daß psychische Depression die Hodentätigkeit schädigt, geht aus den eingangs erwähnten Tierversuchen von E. STEINACH hervor. Es läßt sich kaum ein schöneres experimentelles Beispiel für den Einfluß der Seele auf den Körper denken. Bei dem hochdifferenzierten Seelenleben des Menschen im Gegensatz zum Tier steigen die Möglichkeiten der Einflußnahme gegenüber dem Tier ins Ungemessene. Die Wirkung der Keimdrüsen auf die Charaktereigenschaften läßt sich am besten an den Gonadenlosen studieren. Impulsivität, Unternehmungsgeist, Aggressivität, Wehrwille und Initiative sind ihnen fremd. Teils sind sie scheu und verschlossen, in sich gekehrt und wenig mitteilsam; bei anderen entfalten sich Gemeinschaftseigenschaften im Sinne von außergewöhnlicher Milde oder von besonderer Wohltätigkeit und Frömmigkeit, alles Züge, die den Normogonaden mehr oder minder, den Hypergonaden völlig fehlen. Eine somatische biologische Wurzel für die Phänomene der menschlichen Gesellschaft und der Geschichte des Menschengeschlechtes scheint damit auf, die bislang meines Wissens nicht erkannt worden ist. Letzten Endes gehen die genannten Eigenschaften auf die *biologische* Minderwertigkeit des Gonadenlosen und auf seine Unfähigkeit, sich im Daseinskampf bei freiem Wettbewerb zu behaupten, zurück.

k) Keimdrüsenhormone und Klinik

Das männliche Klimakterium. Wenn es auch ein „männliches Klimakterium" als Regel und als physiologische Erscheinung wie bei der Frau nicht gibt, so kommen doch Fälle vor, bei denen dem weiblichen Klimakterium ähnliche und wie dieses auf einen Ausfall der Keimdrüsenhormoninkretion zu beziehende Erscheinungen gefunden werden. Das, was FALTA als Späteunuchoidismus bezeichnet hat, stellt den schwersten Grad dieses Zustandes dar, der vielfach die gerechtfertigte Bezeichnung „männliches Klimakterium" im Schrifttum gefunden hat. In der neueren Literatur darüber sind insbesondere die sorgfältigen und systematischen Untersuchungen von WERNER zu nennen. WERNER (1943, 1945) beobachtete bei 54 Männern folgende, auf eine Verminderung der Hodeninkretion zurückzuführende Hauptsymptome (deren prozentuelle Häufigkeit die beigefügte Ziffer ausdrückt): Nervosität mit innerer Unruhe und Spannung (100%), verminderte Potenz (94%), Depression (zirka 90%), Nachlassen von Gedächtnis und Konzentration [(86,5%); vgl. die von E. STEINACH und seinen Schülern gefundene „Reaktivierung" der zerebralen Ganglienfunktion durch Hodenextrakt], leichte Ermüdbarkeit und Müdigkeitsgefühl (in drei Viertel der Fälle), Verlust von Interesse und Selbstvertrauen (70%), Vergeßlichkeit für rezente Ereignisse, Schlafstörung im Sinne von nur wenigen Stunden Schlafenkönnen oder frühzeitigem Erwachen und daher Erschöpftsein am nächsten Tag (in zwei Drittel der Fälle; vgl. den Abschnitt Keimdrüsenhormone und Schlaf auf S. 112), Reizbarkeit (59%), Erregbarkeit (51%), ferner in ungefähr der Hälfte der Fälle Kopfschmerzen im Scheitel, die als Druck oder Gefühl eines aufliegenden Gewichtes geschildert werden, oder in der Hinterhaupt-Nackengegend, die WERNER fast für ein diagnostisches Merkmal des Hypogonadismus hält. Ebenso häufig sind zirkulatorische Phänomene: heiße Wallungen und Schweißausbrüche, Schwindel, Kribbeln in Händen und Füßen (13% Häufigkeit), nächtliche Beinkrämpfe oder nächtliche Anfälle von Herzklopfen und Tachykardie, ständig kalte Extremitäten (21,6% Häufigkeit). Der Blutdruck war im Durchschnitt der Fälle nicht erhöht. Die Patienten werden menschenscheu und verschlossen, einsam und Selbstvernichtungsideen keimen in 19% der Fälle auf. Die Depression wird in 13% der Fälle zu einer richtigen Psychose („Involutionsmelancholie") und artet bei 5% in Selbstmordversuche aus. (Nur viermal wurde über eine Verminderung der Libido sexualis, über Wallungen achtzehnmal berichtet, über unnatürliches Schwitzen von siebzehn Patienten. Zur Fettsucht kam es bloß in 10% der Fälle; sie ist also in der weiblichen Klimax viel häufiger.) Das Durchschnittsalter der Erkrankten betrug 53 Jahre.

Die Ähnlichkeit mit den psychischen Eigentümlichkeiten der Eunuchoiden und der von Geburt auf Gonadenlosen springt ins Auge, ebenso die Ähnlichkeit mit dem weiblichen Klimakterium, das die gleichen Erscheinungen bietet, wie sie im vorstehenden aufgezählt wurden.

A. Priesel fand bei einem 45jährigen, vorzeitig gealterten Mann (mit vorzeitiger Arteriosklerose) die Hoden hochgradig atrophisch; er war zeitlebens azoosperm gewesen und wies keine Behaarungsmängel auf. Bei einem andern, 51jährigen Mann von früh gealtertem Aussehen fand sich ein weibliches Schambehaarungsmuster (!), eine haarlose Brust und eine Atrophie der Eingeweide, vor allem von Herz, Leber und Milz; er war an einem Bronchuskarzinom gestorben und das Gehirn leider nicht seziert worden, was mit Rücksicht auf das Verhalten der Hypophyse (HVL-atrophie?) zur Aufklärung von Bedeutung gewesen wäre.

Die Kenntnis der aufgezählten Krankheitssymptome ist für den Praktiker von größter Bedeutung.

Therapeutisch gibt Werner dreimal 25 mg Testosteronpropionat intramuskulär in der Woche — die heute übliche Durchschnittsdosierung — oder die drei- bis achtfache Dosis von Methyltestosteron, wodurch zwei Drittel der Patienten ihre Erscheinungen verloren. Vitamin E zusätzlich zu verabreichen, ist empfehlenswert. Zur raschen Beurteilung, ob ein Symptom auf Androgen anspricht, ist nach R. Chwalla eine intravenöse Injektion von Testosteronpropionat in wässeriger Lösung sehr geeignet (s. S. 286). Bei richtigen Psychosen bringt die Testosteronbehandlung nicht viel Erfolg.

Das weibliche Klimakterium (s. Lehrbücher der Frauenheilkunde und S. 283).

Keimdrüseninsuffizienz und hormonale Miktionsstörungen. Der Verfasser hat an anderer Stelle ausgeführt, daß eine Keimdrüseninsuffizienz bei der Kaltfuß- dysurie (R. Chwalla) beider Geschlechter auffallend häufig ist (vgl. die Häufigkeit von ständig kalten Füßen zur Zeit des männlichen Klimakteriums S. 115). Die klimakterische Form der Kaltfußdysurie der Frau (R. Chwalla) beweist eindeutig, daß die Kaltfüße, die erst in der Klimax in Erscheinung treten, sowohl als auch die Blasenfunktionsstörung beide die Folgen des Ausfalls der Eierstockinkretion zumindest sein können. Das Klimakterium der Frau mit seinem Erlöschen der Ovarialtätigkeit kann aber nicht nur Kaltfußdysurie, sondern auch andere funktionelle Störungen der Miktion auslösen, so eine Pollakisurie, die sogenannte klimakterische Pollakisurie, vor allem aber, als häufigste klimakterische Blasenstörung, eine relative Harninkontinenz, bei der allerdings in einer großen Zahl von Fällen neben dem Östrogenmangel auch eine Insuffizienz des bindegewebigmuskulären Haft- und Stützapparates der weiblichen Beckeneingeweide einschließlich der Blase ursächlich mit eine Rolle spielt. Die Abhängigkeit dieser Störung von der Eierstockfunktion drückt sich in der Therapie dadurch aus, daß die relative Harnkontinenz unter Östrogenzufuhr (R. Chwalla) oft ganz oder zum größten Teil zurückgeht. Es kommt aber auch vor, daß das Östrogen nur anfänglich wirkt und sein Heileffekt allmählich nachläßt, in dem Maße, als die erwähnte Insuffizienz zunimmt. Es gibt neben den gemischt hormonalmuskulär verursachten auch seltenere Fälle von rein hormonaler, ausschließlich durch eine Minderproduktion des Follikelhormons bedingte Formen von Incontinentia urinae relativa. Man findet diese Form vor allem bei jungen, virginellen Mädchen. Die hormonale Ätiologie wird ferner aus Beobachtungen von relativer Harnkontinenz nach Röntgenkastration der Frau und bei operativ kastrierten Frauen deutlich, weiters aus solchen bei Frauen mit primärer Amenorrhoe und mit Klimakterium praecox sowie schließlich bei Frauen, die nie geboren haben. Eine relative Incontinentia urinae kann auch durch psychischen Schock entstehen und in diesem Fall akut zum Ausbruch kommen, und zwar dann, wenn unter dem Einfluß eines seelischen Traumas die Ovarialtätigkeit sistiert [R. Chwalla (1947)]. Klinisch gesehen, dürfen diejenigen Fälle von relativer Harninkontinenz im klimakterischen Alter der Frau als hormonal ausgelöst angesehen werden, wo die zystoskopische und die urethroskopische und röntgenurethrographische Untersuchung keine Anomalie aufdeckt und eine Zystokele oder eine Senkung der vorderen oder beider Scheidenwände fehlt und auch nach längerer Beobachtung nicht nachweisbar wird. Das Gros der Fälle stellen die Kombinationsformen von hormonaler und mechanisch bedingter relativer Harninkontinenz dar, wobei der Sphinktertonus einerseits infolge Mangel an tonisierendem Östradiol und anderseits durch mechanischen Zug leidet. Die Kombination von Kaltfußdysurie in schwerer Form mit relativer Harninkontinenz kommt, wenn auch selten, ebenfalls vor; solche Fälle beweisen ebenso die Zusammengehörigkeit und die Verwandtschaft dieser Miktionsstörungen wie die Verwandtheit ihrer Genese, die darin besteht, daß eine ovarielle Insuffizienz bei jeder dieser Affektionen eine wesentliche Krankheitsursache darstellt. Die Rolle des Androgens in der Verursachung der besprochenen funktionellen Blasenstörungen der Frau, der nicht nervösen Reizblase, der relativen Harninkontinenz und der klimakterischen Blasenstörungen des weiblichen Geschlechts, ist noch zu klären. Es läßt sich dazu vorläufig nur sagen, daß es Fälle gibt, wo Androgen therapeutisch versagt. Erst quantitative Analysen der Ausscheidung von Östrogen und Androgen in möglichst vielen Fällen werden uns hier klarer sehen lassen und meine zunächst intuitiv gewonnene Erkenntnis des Zusammenhanges auf eine objektive Grundlage stellen. Solche waren hier seit den letzten Kriegsjahren, in denen ich mir über die angeführte Ätiologie klar wurde, und erst recht in der Nachkriegszeit nicht durchführbar, so daß sie von mir bisher nicht angestellt werden konnten.

In unserm Zusammenhang ist schließlich auch auf die von mir beobachteten, vielleicht ebenfalls ganz (?) oder teilweise hormonal ausgelösten funktionellen Blasenstörungen nach Hysterektomie hinzuweisen [R. CHWALLA (1947)]. Ich habe sie mit dem von manchen Gynäkologen behaupteten Entartungsprozeß der Eierstöcke nach der Uterusexstirpation zu erklären versucht, weil sich diese funktionellen Blasenstörungen nach Uterusentfernung symptomatologisch von manchen klimakterischen Formen nicht unterscheiden.

Alle die angeführten Störungen der Blasenfunktion können in vielen Fällen durch Zufuhr von Östrogen beseitigt werden, da sie durch dessen Mangel hervorgerufen sind oder ein solcher mit eine Rolle spielt. Ziemlich verläßlich ist in der therapeutischen Wirkung meiner Erfahrung nach auch die androgene Substanz in Form von Testosteronpropionatinjektionen oder von Methyltestosteron per os oder auch von Hodenextrakten, und zwar vermöge ihres Einflusses auf die glatte und quergestreifte Muskulatur und auf die Diurese.

Eine andere Form von funktioneller Störung der unteren Harnwege mit hormonaler Komponente ist die Zystalgie und die Urethralgie junger Mädchen und Frauen ohne anatomische Ursache. Beide sind nicht allzu selten. Die Zystalgie äußert sich in Form von ständigem Völlegefühl in der Blase, Druck in der Blasengegend suprapubisch mit Ziehen in beiden Leisten nach abwärts, Nachschmerz nach Entleerung der Harnblase oder auch in einem unangenehmen Schmerzgefühl, wenn die Harnblase voll ist oder einen gewissen Füllungsgrad erreicht hat. Die Urethralgie manifestiert sich in Form von Brennen oder Schmerzen in der Harnröhre ohne urethroskopisch auffindbare anatomische Veränderungen und ohne Sekretion aus der Harnröhre, ferner in Form von Harndrang, mitunter heftigster Art, während des Geschlechtsverkehrs, hervorgerufen durch die mechanische Irritation der Harnröhre beim Geschlechtsakt. Einen Zusammenhang der erwähnten Störungen mit einem Östrogenmangel habe ich deswegen vermutet (R. CHWALLA l. c.), weil man sie bei Mädchen und Frauen mit ovarieller Unterfunktion antrifft und weil sie durch Östrogenzufuhr beseitigt werden können.

Es sei hiezu bemerkt, daß die synthetischen Östrogene in dieser Hinsicht in etlichen Fällen Östradiolbenzoat durchaus nicht ersetzen.

Ein Teil der Fälle von nächtlichem Bettnässen der Mädchen vor und nach der Pubertät gehört gleichfalls in das Kapitel der mit einer ovariellen Insuffizienz zusammenhängenden funktionellen Störungen. Allerdings ist hierbei noch nicht klar, ob die Unterfunktion der Eierstöcke die Ursache des Bettnässens ist oder ob nicht vielmehr beide, das Bettnässen und die Eierstockinsuffizienz, Äußerungen einer gemeinsamen subkortikalen Störung (in der Regio hypothalamica des Zwischenhirns?) darstellen. Konnte der Verfasser doch wahrscheinlich machen [R. Chwalla (1948)], daß das nächtliche Bettnässen der Kinder und Adoleszenten eine Störung ist, die über das subkortikale Blasenzentrum wirksam wird, welches in dieser Hirngegend lokalisiert ist. In der gleichen Gegend, dem Hypothalamus, wird auch ein „Sexualzentrum" für die Genitaltrophik und für die Koordinierung sämtlicher mit der Sexualfunktion zusammenhängenden Vorgänge (vgl. S. 12) angenommen. Daß die ovarielle Insuffizienz zum Bettnässen der Kinder in Beziehung steht, ist deswegen nicht ausgeschlossen, weil eine gewisse, wenn auch geringe Östrogeninkretion schon vor der Geschlechtsreife stattfindet. Solange Analysen der Ausscheidung der Geschlechtshormone bei Bettnässern ausstehen, bleibt der Zusammenhang des Bettnässens mit der Eierstockinsuffizienz hypothetisch und ist lediglich gestützt einerseits durch klinische Beobachtungen von späterem Manifestwerden einer ovariellen Unterfunktion — zur Pubertätszeit — bei Mädchen, die in der Kindheit Bettnässerinnen waren, und anderseits durch Beobachtungen von Bettnässen bei hypogonaden Trägerinnen von Kaltfußdysurie. Nicht nur bei enuretischen Mädchen, sondern auch bei solchen mit Incontinentia urinae relativa sind chronische Kaltfüße ähnlich häufig wie bei den Kaltfußdysurikerinnen. Das nächtliche Bettnässen, die Kaltfußdysurie (Reizblase), die funktionelle Zystourethralgie, die hormonale Form der relativen Harninkontinenz und die Harninkontinenz beim Lachen (sogenannte Lachinkontinenz [R. Chwalla (1946)]) sind alles untereinander verwandte Funktionsstörungen; das einigende Band bilden die bei ihnen allen relative Häufigkeit der Begleitaffektionen ovarielle Insuffizienz und chronische Kaltfüße.

Anderseits kann auch die Überfunktion der Eierstöcke, die Hyperfollikulinämie, beträchtliche Störungen der oberen Harnwege und der Harnblase auslösen, die auf S. 217 besprochen werden, so daß hier darauf verwiesen werden kann.

Ganz ähnlich wie beim weiblichen Geschlecht liegen die Verhältnisse hinsichtlich des Zusammenhanges von Hypogonadismus mit gewissen funktionellen Störungen der unteren Harnwege beim männlichen Geschlecht. So wie bei der Frau finden wir auch beim Mann mit Kaltfußdysurie in einem gewissen Hundertsatz der Fälle eine unzulängliche Funktion der Keimdrüsen. Allerdings ist die inkretorische Hodeninsuffizienz schwerer zu erkennen als die Eierstockinsuffizienz und daher liegt der Zusammenhang derselben mit der Blasenstörung und den chronischen Kaltfüßen nicht so klar zutage wie beim weiblichen Geschlecht. Nur dort, wo eine Unterentwicklung der Hoden sichtbar und fühlbar ist, ist ihre Insuffizienz offenbar. Es muß dazu aufmerksam gemacht werden, daß eine Hodeninsuffizienz auch bei normaler Größe der Hoden, als sogenannte funktionelle Insuffizienz, bestehen kann; eine solche ist sogar auf Grund der Erfahrung des Verfassers nicht selten. Sie ist bei einem geschlechtsreifen männlichen Individuum zu erkennen aus dem Vorhandensein einer spontanen Kreatinurie und einer schlechten Verwertung des Kreatins bei Belastung mit dieser Substanz (s. S. 121), aus einer gesteigerten Ausscheidung von Follikelreifungshormon im Harn, wenn vorhanden, vor allem aber aus der Verminderung des Androgens im Harn gegenüber der Norm (s. S. 260). Infolge der großen Laboratoriumsschwierigkeiten der

Kriegs- und Nachkriegszeit konnte der Verfasser die funktionelle Hodeninsuffizienz bisher nur in einigen wenigen Fällen von Kaltfußdysurie und ausschließlich an Hand der Kreatinausscheidung im Harn sicherstellen. Ebenso fand er eine Kreatinurie bei einigen Männern mit äußerlich normalen Hoden und Harnnachträufeln nach beendeter Miktion oder beim Niedersetzen und Aufstehen vom Sessel. Dieser Zustand ist mit der Incontinentia urinae relativa des weiblichen Geschlechts vergleichbar und wir können ihn als relative Harninkontinenz des Mannes bezeichnen. Eine chronische Prostatitis, welche die häufigste Ursache dieser lästigen Erscheinung darstellt, ist und war nicht in allen solchen Fällen vorhanden und gerade diejenigen, wo sie fehlt, sind auf eine hormonale Ursache verdächtig. Wir können demnach vorbehaltlich einer zukünftigen Bestätigung durch quantitative biologische und chemische Androgenbestimmungen im Harn (eventuell auch im Blut), welche die sichere Unterlage für die Diagnose einer Hodeninsuffizienz abgeben, vorläufig eine hormonal verursachte Form der Incontinentia urinae virilis relativa von einer prostatitischen trennen. Harnnachträufeln hat der Verfasser bereits im Kindesalter beobachtet, wie überhaupt alle funktionellen Blasenstörungen des Erwachsenen bereits beim Kleinkind und beim Schulkind vorkommen. Über die Ursache des Harnnachträufelns beim Kind ist bisher, von zentral-nervösen Erkrankungen abgesehen, nichts bekannt.

Eine funktionelle Zystalgie und Urethralgie kommt beim Mann ebenso vor wie bei der Frau und wird auch beim männlichen Geschlecht gewöhnlich zusammen mit chronischen Kaltfüßen oder kalten Händen und Füßen und in Abhängigkeit von lokaler Kälteeinwirkung beobachtet. Eine inkretorische Hodeninsuffizienz dürfte dabei schon wegen der oft zu beobachtenden Vergesellschaftung von funktioneller Zystourethralgie beim Mann mit Kaltfußdysurie eine Rolle spielen. Der Beweis hiefür steht allerdings noch aus. Bei einem Teil der Knaben und jungen Männern mit nächtlichem Bettnässen findet man unterentwickelte Hoden, oder, im geschlechtsreifen Alter, einen Hypoorchidismus. SIENKIEWICZ (1936) stellte bei Enuretikern in 30 % der Fälle unterentwickelte Hoden, bei 23 % eine Hypoplasie der Prostata fest. Andere wieder zeigen normale, ja mitunter sogar überdurchschnittlich große Hoden. Ob und wie oft in den Fällen mit normalem Genitale trotzdem eine funktionelle Hodeninsuffizienz vorliegt, bedarf noch der Klärung. Im Kindesalter vor der Pubertät ist die Feststellung einer inkretorischen Hodeninsuffizienz, wenigstens bei normaler Entwicklung der Hoden, sehr schwierig. Diese wird erst in den Jahren der Geschlechtsreife offenbar. Die geringe Bedeutung der Inkretion der Keimdrüsen im Kindesalter könnte zugunsten der Annahme verwertet werden, daß das Bettnässen der Kinder und der Hypogonadismus Folgen einer gemeinsamen, übergeordneten Ursache, vermutlich zerebralen Ursprungs, sind. Viel häufiger als eine manifeste Hodeninsuffizienz findet man bei bettnässenden Kindern und Adoleszenten männlichen Geschlechts chronische Kaltfüße, ähnlich wie bei der Kaltfußdysurie, deren Verwandtschaft mit dem Bettnässen der Verfasser dargetan hat (R. CHWALLA, l. c.). Es bestehen fließende Übergänge zwischen diesen beiden Affektionen und ihre Kombination bei einem und demselben Individuum ist nicht selten anzutreffen. Allgemeinen Infantilismus beobachtet man bei Trägern von Kaltfußdysurie ebenso wie bei enuretischen Knaben und Mädchen im Vor- und Nachpubertätsalter und an seiner Entstehung sind die Keimdrüsen mitbeteiligt (s. S. 101). H. WILDBOLZ (1934) ist die Vergesellschaftung von Bettnässen bei Erwachsenen mit Hypogenitalismus oder Infantilismus ebenfalls aufgefallen. Der Verfasser hat bei hypogonaden und hypogenitalen, außerdem allgemein hochgradig unterentwickelten Jünglingen mit weitgehendem Ausbleiben der Geschlechtsreife durch Implantation von Testosteronpropionattabletten (100 mg) ein nahezu völliges Verschwinden einer bestehenden Kaltfußdysurie und schweren Bettnässens erzielt [R. CHWALLA (1945, 1946, 1948)]. Nachuntersuchungen hinsichtlich des Dauererfolges konnten infolge der Kriegsereignisse nicht stattfinden. Das in der Mehrzahl der Fälle mit der Reife eintretende Aufhören des Bettnässens hat der Verfasser mit dem scharfen Ansteigen der Keimdrüsenhormonproduktion zu dieser Zeit in Zusammenhang gebracht. Hypoorchidismus oder Kälteeinflüsse können aber auch zum Persistieren einer infantilen Enuresis nocturna führen. Anderseits kommt im hohen Greisenalter mit seiner verminderten Keimdrüsenhormonproduktion bei beiden Geschlechtern nächtliches Einnässen gleichfalls vor. Mit dem Absinken der Hormonproduktion der Keimdrüsen im letzten Lebensabschnitt kehren die Verhältnisse wieder zu denen der frühen Kindheit zurück. Auch bei männlichen Eunuchoiden habe ich Bettnässen beobachtet (hochgradiger Androgenmangel dieser Individuen!), ebenso bei männlichen Kastraten (LANGE). Ob die von KOCH u. a. festgestellten periodischen, zyklischen Schwankungen des Hormonausstoßes der Hoden bei manchen männlichen Individuen für die Erklärung der zyklischen Enuresis nocturna Bedeutung haben, bleibt zu klären. Man kann sich vorstellen, daß bei steigender Androgenproduktion der Hoden das Bettnässen aufhört und bei absinkender Ausschüttung wiederkehrt. SIENKIEWICZ (1936) hat die Tatsache hervorgehoben, daß Männer, die in ihrer Kindheit an Bettnässen gelitten hatten, im späteren Leben auffallend häufig Potenzstörungen in Form von Erektionsschwäche, Ejakulatio praecox oder Libidoverminderung bekommen. Ich habe das in mehreren Fällen bestätigt gefunden. Ein Hypoorchidismus vermag solche Beobachtungen zwanglos zu erklären. Von französischen Autoren (CAIN) ist eine Behandlung des Bettnässens mit gonadotropem Hormon des HVL empfohlen worden. Auch BOSHAMER (1939) rät, die Enuretiker mit HVL-Präparaten und Sexualhormon zu behandeln. SIENKIEWICZ (l. c.) hat für einen Großteil der Enuresisfälle eine „segmentale physiologische Minderwertigkeit" der Prostata bei normaler Größe der Vorsteherdrüse als Ursache der Enuresis angesprochen; sie soll auf Behandlung mit Prolan gut ansprechen. Eine solche Minderwertigkeit geht, wenn sie besteht, in erster Linie von den Hoden aus. v. DITTEL in Wien hat bereits 1872 darauf hingewiesen, daß bei manchen enuretischen Knaben eine mangelhaft entwickelte Prostata zu finden ist. Ich erinnere in diesem Zusammenhang an die Stimulierung der Hoden und Eierstöcke sowie der Prostata unter dem Einfluß von hypophysärem und von placentär-chorialem Gonadotropin (s. S. 251) und die Abhängigkeit der Prostata vom Androgen.

Auch das Schilddrüseninkret spielt möglicherweise für das Bettnässen eine Rolle, denn hypothyreote Bettnässer verlieren durch Schilddrüsenpräparate oft schnell ihre Enuresis.

Eine *Harninkontinenz beim Lachen* habe ich bis jetzt bei männlichen Individuen nicht beobachtet. Daß sie eine Sonderstellung einnimmt, wie ich ursprünglich angenommen habe [R. CHWALLA (1946)], ist durch eine spätere Beobachtung von mir bei einem achtjährigen Mädchen widerlegt, das seit der Geburt beim Lachen Harn verlor und in den letzten eineinhalb Jahren, bevor ich das Kind zu sehen bekam, auch Bettnässerin wurde, dabei gleichzeitig eine abnorm erhöhte Miktionsfrequenz aufwies. In diesem Fall war außerdem bemerkenswert, daß die Mutter der Kleinen im Schulalter jede Stunde in den Pausen zwischen den Unterrichtsstunden ihre Blase hatte entleeren müssen. Auch die umgekehrte Entwicklung, zuerst (im Kindesalter) Bettnässen und anschließend Auftreten einer relativen Harninkontinenz beim Lachen, Husten, Laufen usw. habe ich bei einem zwanzigjährigen, unterentwickelten Mädchen mit infantilistischer Hypoplasie, ovarieller Unterfunktion, sehr verspäteter Menarche und Pubertät, Kaltfüßen und dürftiger Achselhöhlenbehaarung beobachtet; auch die Mutter dieses Mädchens litt zeitlebens an Incontinentia urinae relativa, jedoch in geringerem Grade. Bemerkenswert war trotz dem Alter von erst zwanzig Jahren der unverkennbare beginnende Descensus vaginae. Östrogenzufuhr beseitigte die Inkontinenz. In einem weiteren Fall von Lachinkontinenz bei einem neunzehnjährigen Mädchen bestand eine ovarielle Insuffizienz und eine Kaltfußdysurie. Der Verfasser hat wahrscheinlich gemacht, daß es sich bei der Lachinkontinenz um eine hypothalamische Störung handelt, und daß das nächtliche Bettnässen gleichfalls vom Hypothalamus, und zwar dem dort gelegenen subkortikalen Blasenzentrum ausgeht.

Keimdrüseninsuffizienz und Harn. Die Kreatinurie bei Keimdrüseninsuffizienz und ihre hormonale Beeinflussung. Daß die Gonaden die Tätigkeit der Harnorgane beeinflussen, ging bereits aus den Ausführungen auf S. 116 ff. hervor. Die Kastratenreizblase (s. S. 379) und die Polyurie vieler Kastraten (s. S. 285; vgl. die Diuresensenkung durch Androgen) sind ebenso Beispiele hiefür wie die klimakterischen Blasenstörungen der Frau [R. CHWALLA (1947)].

Aber auch die Harnzusammensetzung wird durch den Verlust der Keimdrüsenfunktion geändert und davon soll in diesem Kapitel die Rede sein.

READ fand 1921 beim Studium des Stoffwechsels der Eunuchen des früheren kaiserlichen Hofes in Peking bei sechs von ihm untersuchten Eunuchen mit der einzigen Ausnahme eines Spätkastraten eine Kreatinurie, und zwar eine Kreatindauerausscheidung von 0,01 bis 0,42 % im Harn. McNEAL (1922) konnte bei einem Kastraten und bei drei Männern mit nur erbsengroßen Hoden gleichfalls eine Kreatinurie feststellen. E. STEINACH, KUN und PECZENIK (1936) machten die Beobachtung, daß nach der Reife kastrierte männliche Ratten und ebenso eunuchoide Ratten die Fähigkeit der Verwertung des Nahrungskreatins verlieren und zugeführtes Kreatin zum Großteil im Harn unverändert wieder ausscheiden. Nach Injektion männlichen Geschlechtshormons verschwand diese Kreatinurie, Follikelhormoninjektion steigerte sie. Kastrierte weibliche Ratten wiesen keine Kreatinurie auf. STEINACH und Mitarbeiter kamen zu dem Schluß, daß die Kreatinurie „also ein leicht nachweisbares objektives Merkmal für den Stand der endokrinen Funktion des Hodens" darstellt. Zwecks Kreatinbelastung gaben sie menschlichen Versuchspersonen nicht die chemisch reine Substanz, sondern 150 g Emmentaler Hartkäse und schwarzes Fleisch. Menschen im Alter von 51 bis 82 Jahren zeigten nach einer solchen Belastungsmahlzeit regelmäßig eine Kreatinurie von 11 bis 26 %; eine solche von über 10 % nach der angegebenen Mahlzeit zeigt nach STEINACH, KUN und PECZENIK einen Mangel an Hodeninkret an. Werte unter 10 % hingegen weisen auf eine nicht hormonale Ursache einer vorgefundenen Störung, beispielsweise einer Sexualstörung, hin. Nach MUSCHAT, LABESS und MERANZE (1938) ist der Kreatinverwertungstest ein korrekter Indikator für das Ausmaß der Keimdrüsentätigkeit. Der normale Erwachsene retiniert nach ihnen höchstens 13 % zugeführten Kreatins (2,6 g Kreatin. puriss., in Wasser gelöst, wurden gegeben); Eunuchen und alte Männer ohne Prostatahypertrophie retinierten 35 bis 50 %. Anderseits ist von C. BRENTANO durch Tierversuche der Nachweis erbracht worden, daß jedes Auftreten von Kreatin im Harn mit einer Verminderung des Glykogens der Muskulatur zusammenhängt. Es spielt also auch die Skelettmuskulatur in das Problem hinein. Wir wissen heute, daß ein Zusammenhang zwischen der quergestreiften Muskulatur bzw. ihrer Leistung und den Steroidhormonen der Keimdrüsen und der Nebennierenrinde (und damit zum hormonalen Geschlechtssystem) besteht. Bei Greisen und Kindern bis zur Pubertät, also bei im Senium abgesunkener oder — vor der Geschlechtsreife — noch nicht in Gang gekommener Inkretion der Hoden, ist eine gewisse Kreatinausscheidung im Harn physiologisch. Nachdem sie vom Leistungsausmaß der Keimdrüsen abhängt, ist das verständlich. BEUMER und FASOLD (1931) halten die Fähigkeit, zugeführtes Kreatin abzubauen, für eine spezifische Reaktion des geschlechtsreifen Organismus; sie fanden dementsprechend bei einem fünfjährigen Knaben mit Makrogenitosomia praecox, aber unentwickelten Hoden, ein Unvermögen, Kreatin abzubauen, trotzdem die sekundären Geschlechtsmerkmale vorzeitig entwickelt waren. Cortinverabreichung bessert die Kreatinurie. BÜHLER (1933) bestätigte die spontane Kreatinurie bei Menschen mit erloschener oder noch ruhender Geschlechtsfunktion, die nach Belastung mit Kreatin (er gab ½ g intravenös) naturgemäß eine besondere Steigerung erfährt; er fand die Kreatinausscheidung nach Zufuhr im Anschluß an eine Verabreichung männlichen oder weiblichen Geschlechtshormons bedeutend niedriger. Mengenmäßig betrug die spontane Kreatinausscheidung männlicher Kastraten unter fleischfreier Kost über 200 mg pro Tag; nach der intravenösen Belastung erfolgt die Ausscheidung noch am gleichen Tag nahezu quantitativ [SCHITTENHELM und BÜHLER (1935)]. Bei einem achtzehnjährigen Eunuchoid mit völlig infantilem Genitale und Fehlen jeglicher Behaarung fanden SCHITTENHELM und BÜHLER eine tägliche Kreatinausscheidung von 37 bis 48 mg, bei einem 44jährigen Eunuchoid mit Hochwuchs und Fistelstimme eine solche von 50 bis 100 mg. Bei herabgesetzter oder fehlender Schilddrüsentätigkeit war keine Kreatinausscheidung nachzuweisen. Zwei Akromegale zeigten eine Kreatindauerausscheidung bis zu 290 mg täglich, wogegen eine sechzehnjähriger Knabe mit angeblich typischer Dystrophia adiposogenitalis eine solche vermissen ließ (?). Drei Männer im Alter von 50 bis 55 Jahren mit frühzeitigen Alterserscheinungen und Schwund der Libido sexualis boten eine in diesem Alter abnormale Kreatinurie von bis über 150 mg pro Tag. Besonders hohe Ausscheidungswerte beobachteten SCHITTENHELM und BÜHLER bei Vergesellschaftung von Erkrankungen der Skelettmuskulatur mit Keimdrüseninsuffizienz. Bei der Addisonschen Krankheit kommt gleichfalls eine Spontankreatinurie vor, die nicht wunder nimmt, wenn man einerseits die muskuläre Adynamie und anderseits die meist bei dieser Krankheit vorhandene Keimdrüsenschädigung in Betracht zieht, die bis zur fibrösen Atrophie der Hoden gedeihen kann; Nebennierenrindenpräparate bringen sie zum Verschwinden. Es scheint demnach eine Unterfunktion der Nebennierenrinde, des zweiten Androgenproduzenten im männlichen Organismus, ebenfalls eine Spontankreatinurie hervorzurufen. Erst recht gilt das naturgemäß vom Syndrom Keimdrüseninsuffizienz-Nebennierenrindeninsuffizienz.

Es hat also den Anschein, daß die Untersuchung des Harns auf spontane Kreatinausscheidung mit und ohne Belastung mit Kreatin ähnlich wie die Bestimmung der 17-Ketosteroide zur Funktionsprüfung des hormonalen Geschlechtssystems unter gewissen Kautelen verwendet werden kann. Die Belastungsprobe mit Kreatin läßt nach SCHITTENHELM und BÜHLER entscheiden, ob eine Kreatinurie durch Insuffizienz der Keimdrüsen oder durch andere Faktoren ausgelöst ist, indem der Keimdrüseninsuffiziente zwei Drittel von parenteral zugeführtem Kreatin wieder ausscheidet. Proviron (= Androsteronbenzoat) unterdrückte die spontane und die Belastungskreatinurie einschlägiger Fälle fast stets. Hingegen war Östrogen beim Mann und umgekehrt Verabreichung von Androgen bei der Frau in dieser Hinsicht unwirksam. Schon 5 oder 10 mg Proviron genügten, um die Spontankreatinurie für zwei Tage zum Verschwinden zu bringen, und zwar tritt diese Wirkung schon am ersten Injektionstag ein; eine kleine Zulage von Glykokoll (2,4 g) verhinderte die Unterdrückung der Kreatinurie durch Proviron.

Placentäres (Chorion) gonadotrophin, und zwar Prolan „Bayer", vermochte die Spontankreatinurie keimdrüsengestörter Männer gleichfalls zum Schwinden zu bringen, doch genügten dazu oft 100 R. E. nicht. Konnte man vermuten, daß diese Prolanwirkung durch Stimulierung der Hodeninkretion — ein bekannter

Prolaneffekt — zustande kommt, so zeigte R. Chwalla, daß sie nicht über die Hoden erfolgt, weil sie auch beim männlichen Kastraten eintritt [R. Chwalla (1948)]. Zwei Stunden nach intramuskulärer Injektion von 500 R. E. Prolan „Bayer" bei einem Kastraten fand sich nämlich kein Kreatin mehr im Harn, während vor der Injektion der Kreatingehalt des Harnes 0,21 g im Liter betragen hatte. Parallel damit sank nach der Prolaninjektion der Kreatiningehalt des Harnes von 0,72 g im Liter auf 0,5 g im Liter. Auch bei normalen Männern und Frauen senken Testosteronpropionatinjektionen nach Sanford, Koch und Lewis (1940) die Kreatinausscheidung im Harn. Ferner konnte R. Chwalla nachweisen (l. c.), daß auch Vitamin E (Injektion von 1 Amp. E-Viterbin „Knoll") die „Kastratenkreatinurie" unterdrückte; zwei Stunden nach der Injektion war sie verschwunden. Die gleiche Wirkung fand er nach Testosteronpropionatinjektion (25 mg Testoviron „Schering" i. m.); drei Stunden später war kein Kreatin im Harn mehr nachweisbar und gleichzeitig die Kreatininausscheidung gestiegen.

Bei einem 43jährigen Kastraten (im Alter von 23 Jahren waren beide Hoden wegen Tuberkulose entfernt worden) fand ich eine Kreatinausscheidung von 0,13 bis 0,37 g (zwei Bestimmungen zu verschiedenen Zeiten) im Liter Harn (gegenüber 0,8 g Kreatinin im Liter Harn) nach drei Tagen fleischfreier Kost; der Kreatinwert im Blut betrug beim selben Individuum 0,29 mg-% (l. c.), der Kreatiningehalt des Blutes 0,5 mg-%. Bei jungen Männern mit Hodenhypoplasie oder hormonaler Impotenz konnte ich eine Kreatinurie von 0,17 bis 0,8 g pro Liter Harn (Nüchternwerte nach vorangegangener zweitägiger fleischfreier Ernährung) feststellen (l. c.). Im übrigen soll mäßiger Fleischgenuß nach Eimer keine Kreatinurie verursachen.

Von Interesse ist im Zusammenhang mit dem hier Ausgeführten, daß nächst der Skelettmuskulatur die Hoden unter den Geweben des menschlichen Körpers an Kreatin am reichsten sind, und weiterhin, daß Mangel an Vitamin E, dem Antisterilitätsvitamin, eine Kreatinurie zur Folge hat. Ohne Vitamin E aufgezogene Tiere zeigten neben einer Kreatinurie alle Erscheinungen von Kastraten.

Schittenhelm und Bühler nahmen die Kreatin-Kreatininbestimmung mit dem Stufenphotometer am 24stündigen Sammelharn vor.

Frau Dr. phil. Cornelia Brecher, welche die Kreatinbestimmungen für mich ausgeführt hat, konnte neuestens durch Verwendung eines Selenzellenkolorimeters an Stelle des früher gebrauchten Autenriethschen Kolorimeters die Genauigkeit der Ablesung der an Hand der Jafféschen Reaktion gefundenen Kreatinwerte wesentlich verbessern und damit die Verläßlichkeit der Methode sehr erhöhen. Frau Dr. C. Brecher ist ferner in eigenen Untersuchungen dem noch reichlich ungeklärten Verhalten des Harnkreatins beim weiblichen Geschlecht in verschiedenen Lebensaltern nachgegangen, die ohne Einhaltung einer vorgeschriebenen Kost, also bei normaler Lebensweise, mit dem Selenzellenkolorimeter vorgenommen wurden. Die Ergebnisse zeigt die beigefügte (S. 124) Übersicht. Es geht aus ihnen hervor, daß unter normalen Bedingungen bei beiden Geschlechtern stets Kreatin im Harn nachzuweisen war und daß die Menge der Ausscheidung sehr beträchtliche spontane Schwankungen, vermutlich in Abhängigkeit von der Kost und von der Muskelarbeit (schwere Muskelarbeit erhöht sie, ebenso die Schwangerschaft) sowie von endokrinen Einflüssen aufwies. Die gefundenen Mittelwerte der Kreatinausscheidung bei Individuen verschiedenen Alters und beiderlei Geschlechts lassen jedoch deutlich erkennen, daß die Ausscheidung während der Zeit der geschlechtlichen Tätigkeit bei Mann und Frau (beim Mann, besser gesagt, während des Höhepunktes seiner Geschlechtstätigkeit) verhältnismäßig am geringsten ist. Die höchsten Werte wurden vor der Pubertät und im Senium des Mannes beobachtet.

Knaben und Männer

Alter	Kreatinausscheidung in % des Gesamtkreatinins	Zahl der Bestimmungen	Ges.-Kreatinin in g pro Liter Harn
1½ J.	50—70% (Mittelwert 65%) ...	2	1,07—3,03
9	32—42% Mittelwert 37%) ...	2	1,44—1,51
13	54%	1	2,48
16	27%	1	1,68
22	13—26% (Mittelwert 19%) ...	7	1,01—1,89
31	7—20% (Mittelwert 13%) ...	10	0,96—2,25
37	17—36% (Mittelwert 23%) ...	7	0,89—1,39
78	16—59% (Mittelwert 37%) ...	3	1,30—2,93

Mädchen und Frauen

Alter	Kreatinausscheidung in % des Gesamtkreatinins	Zahl der Bestimmungen	Ges.-Kreatinin in g pro Liter Harn
2	44%	1	1,22
11	31%	1	1,98
14	39% (noch nicht menstruiert)	1	1,65
24	Mittelwert 30%	42 (3 Zyklen)	
24	Mittelwert 25%	42 (3 Zyklen)	
27	Mittelwert 15%	42 (3 Zyklen)	
27	Mittelwert 25%	42 (3 Zyklen)	
26	Mittelwert 44% (35—53%) ..	2	2,40—2,47 (Schwangerschaft)
33	Mittelwert 20%	14 (1 Zyklus)	
38	Mittelwert 25%	14 (1 Zyklus)	
41	Mittelwert 35%	14 (1 Zyklus)	
43	Mittelwert 35%	14 (1 Zyklus)	
50	14—15%	2	1,03—1,78 (seit 2 Monaten im Klimakterium)
73	25% (10—39%)	14	0,53—3,67

Neubildungen und Keimdrüsenhormone (Keimdrüseninsuffizienz). BEATSON hat 1896 zum erstenmal die Ansicht geäußert, daß die Keimdrüsen in der Entwicklung des Karzinoms eine ausschlaggebende Rolle spielen. Er hat bei der Frau die Eierstöcke „als den Sitz der erregenden Ursache des Karzinoms" betrachtet, „gewiß für das der Mamma, wahrscheinlich aber auch für die weiblichen Geschlechtsorgane im allgemeinen und vielleicht für den ganzen übrigen Körper". SAUERBRUCH und KNAKE haben 1937 einer ähnlichen Auffassung für das Karzinom beider Geschlechter Ausdruck gegeben und in den letzten Jahren hat insbesondere LACASSAGNE (1939), aber auch eine große Zahl von deutschen und angelsächsischen Forschern Zusammenhänge zwischen Keimdrüsen und Krebsentwicklung aufgezeigt. Nach den Versuchen von LACASSAGNE (1939) bekommen die Männchen aus Mäusestämmen, in denen ausschließlich die Weibchen, und zwar zu 70%, spontan an Mammakarzinom erkranken, nach Kastration gleichfalls sehr oft einen Brustdrüsenkrebs; bei diesen Tieren entfalten also die Hoden eine Art Schutzwirkung gegen die Manifestation der Mammakarzinomanlage. Anderseits führten von den ersten Lebenswochen an fortgesetzte Follikelhormoninjektionen bei den sonst krebsfrei bleibenden Männchen eines mit Mammakarzinom belasteten Stammes in 100 % der Fälle zu Brustdrüsenkrebs. Die histologische Untersuchung zeigt, wie sich in diesen Fällen die Krebsentwicklung durch Vergrößerung der Drüsengänge und der Drüsenalveolen langsam vorbereitet. Beim Menschen sind schon mehrere Fälle von Brustdrüsenkrebs bekannt, der durch eine langdauernde Hexöstrol- bzw. Stilböstrolbehandlung, und zwar in beiden Mammae, entstanden war, u. zw. sowohl bei Prostatikern (W. Stöckl, Wien) als auch bei Prostatakrebskranken (vgl. dazu S. 414 und 435). Es ist demnach kein Zweifel mehr, daß beim Menschen die Folgen einer Östrogenzufuhr dieselben sein können wie bei den erwähnten Versuchsmäusen.

Ferner konnten Harnblasensarkome, Unterhautsarkome, Hodenseminome und Uteruskrebse durch Verabreichung von Follikelhormon beim Versuchstier erzeugt werden, außerdem Knochensarkome und Lymphosarkome bei der Maus. Von gutartigen Gewächsen sind Uterusfibromyome, chromophobe HVL-Tumoren, Zwischenzellentumoren des Hodens, Hepatome, Zysten in Brustdrüsen und Eierstöcken, in Utriculus prostaticus und Knochen durch Östrogenzufuhr experimentell hervorgerufen worden.

In den meisten Fällen handelt es sich also bei den durch Östrogen erzeugten Neubildungen um solche in den Keimdrüsen und dem den Keimdrüsen übergeordneten HVL sowie in den Geschlechtsorganen und deren Hilfsorganen, wie den Brustdrüsen. Die lymphoiden Tumoren durch Östrogenzufuhr erklären sich wohl durch die Wirkung dieses Hormons auf die weißen Blutzellen, die Knochenveränderungen durch die Wirkung des Östrogens auf den Kalkstoffwechsel, und die Hepatome durch die das Östrogen inaktivierende Tätigkeit der Leber (s. S. 207ff.).

Vom männlichen Hormon, dem Androgen, ist heute nur bekannt, daß es eine fördernde Rolle für das Prostatakarzinom (Huggins) und wahrscheinlich auch für die Prostatahypertrophie (Davis, R. Chwalla) ausübt.

Wir dürfen also bis jetzt feststellen, daß sich die blastomfördernde Wirkung der Keimdrüsen hauptsächlich auf die gut- und bösartigen Gewächse der sekundären Geschlechtsorgane von Mann und Frau erstreckt, für deren Entstehung ihre Anwesenheit, bzw. das Vorhandensein ihrer Inkrete, notwendige Voraussetzung ist. Die Keimdrüsenhormone beeinflussen also nicht nur die normale Entwicklung der sekundären Geschlechtsorgane, sondern auch deren Blastombildung (s. S. 473 und 487). Der Verfasser konnte zeigen, daß frühzeitig einsetzender chronischer Androgenmangel gleich der Frühkastration zum Ausbleiben von Prostatahypertrophie und von Prostatakarzinom beim Mann führt — ebenso ein weiblicher Einschlag (vgl. die Tab. S. 316/17) — und in analoger Weise frühes Fehlen von Östrogen zum Ausbleiben von Uterusmyom und Uteruskarzinom bei der Frau [R. Chwalla (1949), s. auch den Schlußabschnitt]. Die Frühkastration hat beim weiblichen Tier (Cori, Lacassagne u. a.) und bei der Frau (Herell) völliges oder fast völliges Ausbleiben von Mammakarzinom (s. S. 489/90) und bei der weiblichen Maus Freibleiben von Uteruskarzinom und von Mammakarzinom zur Folge (Loeb). Ob der Verlust der Keimdrüsen auch auf die Entwicklung extragenitaler Karzinome Einfluß hat, ist zweifelhaft. Höchstens kann es sich um eine Herabsetzung ihrer Häufigkeit und nicht um eine Verhinderung handeln, nachdem bei menschlichen Kastraten und bei eunuchoiden Männern Karzinome ebenso wie bei kastrierten Tieren (Joh. Dobberstein) beobachtet werden. Ob durch den Ausfall der Keimdrüsentätigkeit tatsächlich eine Reduktion der Karzinomfrequenz hervorgerufen wird, muß erst an einem großen Material geprüft werden. Es kommt dabei ohne Zweifel wesentlich auf den Zeitpunkt des Verlustes der Keimdrüseninkretion an. Daß bei menschlichen Spätkastraten Karzinom vorkommt, ist sicher. Bisher liegen nur Einzelbeobachtungen vor. So hat A. Priesel bei einem 60jährigen mit atrophischen Hoden, Nebennierenrindenatrophie und Gynäkomastie (!) ein Pyloruskarzinom beobachtet, bei einem 20jährigen, hochgradig Abgemagerten mit dürftiger Behaarung des Genitales und auffallend kleinen Hoden Tod an Magenkarzinom (!), ebenso bei einem 37jährigen mit kaum haselnußgroßen (histologisch atrophischen) Hoden ein Magenkarzinom mit ausgedehnter Metastasierung gefunden (s. S. 471). Derlei Beobachtungen entsprechen den SAUERBRUCHschen. In zahlreichen anderen Fällen von Magenkarzinom bei Jugendlichen wurde jedoch eine Atrophie der Gonaden vermißt. Zwei an Bronchuskarzinom verstorbene Männer im Alter von 60 bzw. 61 Jahren hatten atrophische Hoden, doch war bei dem einen die Rinde beider Nieren von Metastasen fast restlos zerstört und könnte die auffallende Kleinheit und Schlaffheit seiner Hoden möglicherweise dadurch bedingt sein. Umgekehrt hatten von 218 Männern mit Bronchuskarzinom ohne Nebennierenmetastasen nur drei eine einseitige Hodenatrophie und zwei eine beidseitige. Unter sieben obduzierten Frauen mit angeborenem Eierstockmangel, die im Schrifttum mitgeteilt sind, war bei einer 49jährigen ebenfalls Pyloruskarzinom, bei einer 39jährigen ein malignes Gliom des Kleinhirns die Todesursache. Bei jungen Mädchen und Frauen mit Karzinomen (Sigmakarzinom, Magenkarzinom, Mammakarzinom) findet man mitunter in Analogie zu der Hodenatrophie männlicher Krebsfälle zystische Eierstöcke (s. S. 471) oder allgemeine Hypoplasie. Auch diesbezüglich kann ich die ähnlichen Beobachtungen von SAUERBRUCH bestätigen. Auch gutartige Neubildungen werden bei Individuen mit gewissen Formen von Keimdrüseninsuffizienz oder mit angeborenem Mangel der Keimdrüsen angetroffen. So fand ich bei einem beidseitig Kryptorchen ein fünfschillingstückgroßes Fibrom an einer Fußsohle, bei einem zweiten eine Prostatahypertrophie, während unter den obigen sieben Frauen mit angeborenem Mangel beider Eierstöcke einmal ein Fibrom (der Kniegelenkskapsel) neben einer Neurofibromatose der Haut zur Beobachtung kam. Dabei ist jedoch zu berücksichtigen, daß nur drei dieser Frauen über 45 und bis 61 Jahre alt waren, also in einem Alter standen, wo Neubildungen aufzutreten pflegen.

Anderseits wurde bei zwölf Männern mit Atrophie beider Hoden im Alter von über 50 und bis zu 86 Jahren, also im Krebsalter, am Sektionstisch von mir kein Karzinom gefunden, unter sechs eunuchoiden Männern im Alter von 52 bis 63 Jahren ein einziges Mal ein Karzinom (eines Nierenbeckens), während ein männlicher Spätkastrat im Alter von 58 Jahren krebsfrei war. Von dreizehn Individuen mit Atrophie des HVL, die immer eine Atrophie der Keimdrüsen (und der Nebennierenrinde) zur Folge hat (zehn Frauen und drei Männer im Alter von über 50 Jahren, also ebenfalls im Krebsalter), hatte eines ein Karzinom (Pyloruskarzinom).

Von einer abnormen Krebshäufigkeit kann also bei Individuen mit Atrophie der Keimdrüsen nach den angeführten Beobachtungen nicht die Rede sein, wenn man von dieser ausgeht.

Zur Klärung des angeschnittenen Problems ist es nötig, eine möglichst große Zahl von Sektionsbeobachtungen menschlicher Kastraten zusammenzutragen, auf Vorhandensein von Neubildungen zu untersuchen und die Häufigkeit von Krebs bei ihnen mit der Krebshäufigkeit bei normalen, nicht kastrierten Individuen zu vergleichen.

Keimdrüsenhormon und Induratio penis plastica. Die Ursache der Induratio penis plastica ist bisher unbekannt. Wir wissen jedoch, daß sie Beziehungen zur Keloidbildung, welche auf hormonale Einflüsse zurückzuführen sein soll, einerseits und zur Dupuytrenschen Fingerkontraktur anderseits hat, mit welch letzterer die Induratio penis plastica in einem Teil der Fälle (in zirka 10 % nach v. ALBER-

TINI) vergesellschaftet ist. Es ist nun sehr bemerkenswert, daß die Dupuytrensche Fingerkontraktur (s. S. 338) überwiegend Männer befällt. Was die Keloide betrifft, so ist ein spontanes Auftreten derselben in der Pubertätszeit und ihre Rückbildung nach der Reife beobachtet. Das ist ein deutlicher Hinweis auf eine innersekretorische Abhängigkeit.

Die geschilderten verwandtschaftlichen Beziehungen der Induratio penis plastica sowie Beobachtungen von Kombination einer solchen mit essentiellem Pruritus, die der Verfasser machen konnte, ferner der Umstand, daß nur ältere Männer von der Penisinduration befallen werden und solche, deren Potenz in der Regel intakt ist (sonst würden sie gar nicht den Arzt um Abhilfe aufsuchen), läßt daran denken, daß bei der Entstehung der Induratio penis plastica endokrine Ursachen eine Rolle spielen. Bei einem von A. PRIESEL obduzierten Fall dieser Erkrankung haben sich grob-anatomische Auffälligkeiten an den innersekretorischen Drüsen nicht ergeben. Dennoch wird in Zukunft dem klinischen endokrinen Status der Träger von Induratio penis plastica ebenso wie von Keloiden (Narben- und Spontankeloiden) Aufmerksamkeit geschenkt werden müssen und werden Hormonanalysen im Harn vorzunehmen sein.

Ich fand (s. S. 457) eine beiderseitige Dupuytrensche Fingerkontraktur im Obduktionsmaterial von A. PRIESEL bei einem 43jährigen Mann mit Leberzirrhose (bei Potatorium) und kleinen Rindenadenomen in einer Nebenniere, während die Hoden makroskopisch ohne Auffälligkeit waren. Anderseits sah ich ein Keloid der Schulterhaut bei einem achtzehnjährigen, kräftigen, jungen Mann mit einer auffallend starken Hypertrichose am Stamm. Eine zweite Sektionsbeobachtung von Dupuytrenscher Fingerkontraktur, also einer mit der Penisinduration verwandten Affektion, fand ich gleichfalls bei einem Mann mit Leberzirrhose. Unter 50 Frauen mit atrophischer Laennecscher Zirrhose hingegen kam eine Fingerkontraktur nicht zur Beobachtung (s. S. 338). Vom Östrogen, das bei leberzirrhosekranken Männern vermehrt im Harn ausgeschieden werden soll (regelmäßig?), wissen wir, daß es eine Bindegewebsvermehrung bei experimenteller Zufuhr am Versuchstier zur Folge hat. Die experimentelle Hormonforschung hat ferner ergeben, daß Androgenverabreichung an Ratten- und Mäuseweibchen zur Ausbildung eines bleibenden Klitorisknochens, ähnlich dem normalen Os penis der männlichen Tiere, führt. Beim Menschen ist das Vorkommen einer Knochenbildung in den fibrösen Herden der Induratio penis plastica bekannt.

Alle diese Tatsachen sprechen, ebenso wie die Geschlechtsbegrenztheit der mit der Penisinduration verwandten Fingerkontraktur, für eine Mitwirkung von Hormonen, und zwar im besonderen der Geschlechtshormone, bei der Entstehung der Induratio penis plastica, wie sie auch bereits von manchen Autoren vermutet worden ist. Auffällig ist, daß ich bei zwei von 31 (mit transvesikaler Keilexcision) operierten Männern mit primärer Sphinkterstarre eine Induratio penis plastica gefunden habe, einer Erkrankung also, die der Pylorushypertrophie (s. S. 338) ähnlich ist und deren Ätiologie ebenfalls noch dunkel ist [R. CHWALLA (1929)].

Keimdrüsenhormone und angeborene Anomalien der oberen Harnwege. Ich beobachtete vor kurzem bei einem neunzehnjährigen, kräftigen und stark vermännlichten Mädchen (mit Bart an der Oberlippe und Hirsutismus sowie seit jeher unregelmäßiger Menstruation) beiderseitige Hydronephrosen infolge angeborener Stenose am Ureterabgang und halte es für möglich, daß an der Entstehung derartiger Harnleiteranomalien das Übermaß an Androgen beteiligt ist. Anderseits besteht der gerechtfertigte Verdacht, daß das Östrogen bei ihrem Zustandekommen bei männlichen Individuen eine Rolle spielt. Ein operierter Fall beidseitiger hoher Ureterinsertion mit Spornbildung betraf eine Frau. Daß bei einseitigem Nieren- und Harnleitermangel beim Mann die ableitenden

Samenwege derselben Körperseite fehlen, ist außerordentlich häufig (s. S. 448) und ein typischer Befund (A. PRIESEL). Bei der Frau ist die Aplasie einer Niere mit Anomalien am Uterus, der aus den Müllerschen Gängen hervorgeht, verknüpft. Die einseitige Nierenaplasie ist beim männlichen Geschlecht bedeutend häufiger als beim weiblichen, ebenso allem Anschein nach Beckenniere, Hufeisenniere und angeborene Nierenhypoplasie (vgl. S. 371). Umgekehrt beobachtet man bei Verbildungen in den Samenwegen nicht nur Agenesie, Hypoplasie und Dystopie einer Niere, sondern — charakteristischerweise — bisweilen auch Erhaltenbleiben von Resten der Müllerschen Gänge. Eine kombinierte Mißbildung dieser Art wirft meines Erachtens ein Licht auf ihre mögliche Entstehung, nämlich durch übermäßige Östrogenwirkung oder, was auf dasselbe hinausläuft, durch Androgenmangel. In letzterem Sinn spricht das gelegentliche Vorkommen einer solchen Mißbildung bei früheunuchoiden Männern (A. PRIESEL). Da der bleibende Harnleiter vom Wolffschen Gang, einer spezifisch männlichen Bildung, aussproßt, ist eine Hemmung der Harnleiterentwicklung durch zuviel Östrogen oder zuwenig Androgen verständlich. So läßt es sich verstehen, daß die Verlagerung einer Niere, beispielsweise einer Beckenniere, mit Entwicklungsstörung an den samenableitenden Wegen einhergehen kann oder gelegentlich mit Kryptorchismus oder Hypospadie vergesellschaftet gefunden wird (s. S. 371 u. 447). Jedenfalls wird in Hinkunft auf die erwähnten Zusammenhänge geachtet werden müssen. Interessant ist diesbezüglich eine Beobachtung von KAPSAMMER: Das erste Kind einer Frau, ein Knabe, hatte eine Hypospadie, das zweite war ein Zwitter und das dritte mit einer zystischen Erweiterung des unteren Harnleiterendes behaftet. Diese Beobachtung erweckt den Verdacht, daß die zystische Dilatation des vesikalen Ureterostiums genetisch mit den Keimdrüsenhormonen zu tun hat. A. PRIESEL fand bei einem 46jährigen, an einem periproktalen Abszeß gestorbenen Mann mit fast völligem Haarmangel an Brust und in den Achselhöhlen und weiblichem Schambehaarungsmuster (!) eine angeborene, sogenannte infrakollikuläre Harnröhrenstenose (zwei divergierende, vom unteren Rand des Samenhügels ausgehende Schleimhautfalten) und bei einem 54jährigen mit partieller Verdopplung eines Samenleiters große Nebennieren mit auffallend breiter Rinde. In einem ähnlichen Fall bei einem 58jährigen wurde ein Ureter duplex auf einer Körperseite beobachtet und bei einem 37jährigen Mann mit Ureter duplex ein Bronchuskarzinom.

Harnröhre und Keimdrüsenhormon. Durch Verabreichung kleiner Androgendosen in Form von Proviron (= Androsteronbenzoat) oder von Hodenextrakt (Hombreol) an Meerschweinchen und Ratten vor der Geburt oder in den ersten Lebenstagen kann eine Hypospadie der *weiblichen* Harnröhre erzeugt werden [WIESNER (1935), HAIN (1935)]. Eine solche entsteht auch bei einem Teil der weiblichen Nachkommenschaft von Muttertieren, die während der Trächtigkeit Androgen bekommen hatten, oder wenn sie Östrogen und Progesteron erhalten hatten. Eine weibliche Hypospadie kann somit beim Versuchstier durch alle drei Arten von Keimdrüsenhormonen hervorgerufen werden (HAIN, LACASSAGNE, BURROWS). Der wesentliche ursächliche Faktor liegt bei diesen Versuchen in einer abnormalen Verschiebung der Mengenverhältnisse der Keimdrüsenhormone.

Anderseits läßt sich eine Hypospadie der *männlichen* Urethra bei Versuchstieren (Ratten) durch Zufuhr von Östrogen, also geschlechtskonträrem Hormon, erzeugen (s. S. 214). Diese experimentellen Ergebnisse machen es sehr wahrscheinlich, daß die Hypospadie des Menschen intersexuellen Einflüssen während der Entwicklung dieses Harnröhrenabschnittes ihre Entstehung verdankt (s. S. 447), demnach ein intersexuelles Phänomen darstellt. Über die auffallende Häufigkeit von Krebs bei Hypospadikern s. S. 473. Vgl. ferner S. 371.

Keimdrüseninsuffizienz und Chlorose. BEUTLER hat aus dem pathologischen Institut von HENKE einen Obduktionsfall von Chlorose bei einer 39jährigen Frau mitgeteilt, bei der bemerkenswerterweise die Eierstöcke fehlten (1923). Diese Beobachtung ist angesichts der Seltenheit von Obduktionsbefunden bei Chlorotischen wichtig. Selbstverständlich vermag sie für sich allein die Frage nicht zu entscheiden, ob es sich um eine Chlorose bei einem weiblichen Eunuchoid mit fehlenden Eierstöcken gehandelt hat, oder ob eine ursächliche Beziehung zwischen der Chlorose und dem Keimdrüsenausfall besteht. Daß eine ovarielle Insuffizienz für die Chlorose charakteristisch ist, entspricht jedoch einer von zahlreichen Internisten geäußerten Ansicht. In anderen, autoptisch beobachteten Fällen von Fehlen der Ovarien wird von einer Chlorose nichts berichtet. Die Klinik verzeichnet hingegen bei Chlorose des öfteren genitale Hypoplasie und ovarielle Insuffizienz sowie eine infantil-hypoplastische Konstitution bei Chlorotischen, so daß ein Zusammenhang von Chlorose und Keimdrüseninsuffizienz wahrscheinlich ist. Die wesentlichen klinischen und autoptischen Befunde in dem von BEUTLER beobachteten Fall — ich führe sie als Beispiel für die Folgen des Gonadenausfalls beim weiblichen Geschlecht an — sind folgende:

39jährige, hochwüchsige Frau mit abnorm langen Extremitäten (!). Eine Schwester von ihr war an Lungentuberkulose gestorben (!), Vater und Bruder waren auffallend groß (!). Mit 18 Jahren setzte auch bei ihr ein auffallendes Längenwachstum ein. Menstruation bestand zeitlebens keine. Die Kranke war immer blaß, ihre Haut alabasterweiß und bräunte auch bei intensiver Sonnenbestrahlung nicht (!). Viriler Habitus (!), Muskulatur normal, reichliches Fett (!), Überwiegen der Unterlänge über die Oberlänge (!). Scham- und Achselhaare sehr spärlich, Brustdrüsen schwach entwickelt, die Warzenhöfe pigmentarm (!). Blutdruck 96/118 RR. Uterus und Genitale infantil. Typisches chlorotisches Blutbild. Autoptisch: Fehlen der Eierstöcke, Uterus höchstgradig unterentwickelt, Nebennierenrinde auf das Doppelte der Norm verbreitert (!), vom Thymus nichts erhalten. Zirbel klein (!), erbsengroß.

Der Fall weist alle Zeichen auf, die auch sonst bei Ovarialaplasie gewöhnlich sind. Besonders sei die Nebennierenrindenhyperplasie und eine gewisse Virilisierung hervorgehoben. Ungewöhnlich ist angesichts der Nebennierenrindenhyperplasie der niedrige Blutdruck dieses Falles, der vielleicht mit der schweren Anämie und der Chlorose zusammenhängt. Über männlichen Habitus ist bei Frauen mit Aplasie der Eierstöcke mehrfach berichtet worden, ja sogar über männliche Bartbildung und Schambehaarung [ROBERT MEYER (1925)], doch liegen in diesen Fällen bisher keine Obduktionsbefunde vor, so daß über das Verhalten der Nebennieren und ihrer Rinde, die ja so häufig zu Vermännlichung führen, dabei nichts bekannt ist. Gerade aus diesem Grund ist der Fall von BEUTLER auch von Bedeutung, weil er über die Nebennieren Aufschluß gibt und die theoretisch nach dem Ausfall der Gonadenfunktion zu erwartende Hyperplasie der Nebennierenrinde (Kompensationserscheinung des Eierstockausfalles?) tatsächlich erkennen läßt. Ich möchte es für äußerst wahrscheinlich halten, daß das männliche Erscheinungsbild der Kranken mit der Rindenhypertrophie in Zusammenhang steht.

Sympathicusunterbrechung und Keimdrüsenfunktion. DICK beobachtete nach Resektion des sympathischen Grenzstranges von L_4—S_2 eine Potenzabnahme (in fünf Fällen ein Erlöschen von Libido und Potenz und dreimal Hodenatrophie), Erscheinungen, die er mit der von ihm festgestellten Temperaturerhöhung im Hodensack nach dem Eingriff in Zusammenhang bringt (1937). TAKAHASHI fand nach einseitiger Exstirpation des Bauchgrenzstranges eine schwere Atrophie des gleichseitigen Hodens (1922) und neuestens hat DRESSLER auf das Ausbleiben von Erektion, Ejakulation und Orgasmus nach Exstirpation des lumbalen Grenzstranges hingewiesen (1949). Auf diese Folgen der Exstirpation des Grenzstranges, die heute in der Chirurgie nicht selten ausgeführt wird, sei hier nachdrücklich aufmerksam gemacht.

Die Keimdrüsenschädigung durch Alkohol und andere Genußmittel und durch Suchtgifte. Ihrer praktischen Bedeutung halber sei diese Frage in diesem Rahmen erörtert. SIMMONDS hat 53 von 87 Männern mit chronischem Alkoholismus azoosperm gefunden. BERTHOLET stellte (1913) bei 86% von ihm untersuchten Trinker eine mehr oder weniger hochgradige Hodenentartung und ein Fehlen der Spermiogenese fest und WEICHSELBAUM (1910) bei 57 Gewohnheitstrinkern regelmäßig eine Hodenatrophie, und zwar auch in von Leberzirrhose freien Fällen [WEICHSELBAUM und KYRLE (1912)]. Im Einklang mit diesen Ergebnissen stehen die experimentellen Untersuchungen von KYRLE und SCHOPPER (1914) und von STIEVE (1923) bei alkoholvergifteten Versuchstieren.

Das Koffein kann nach der zusammenfassenden kritischen Untersuchung von MARTIN STÄMMLER (1942/43) nicht als Keimdrüsengift im eigentlichen Sinn bezeichnet werden. Es wirkt nach ihm nur dann nachweisbar giftig auf die Keimdrüsen, wenn es am Gesamtorganismus Schäden gesetzt hat. Ähnliches gilt nach M. STÄMMLER vom Nikotin. Dieser Autor kommt zu dem Schluß, daß „eine einwandfrei schädigende Wirkung von Nikotin auf die Keimdrüsen anatomisch nicht nachgewiesen werden kann". Das schließt jedoch eine Keimschädigung nicht aus, wie sie GRUMBRECHT und LÖSER an einem allerdings kleinen Untersuchungsmaterial gefunden haben. Auch chronischer Morphinismus soll nur auf dem Wege über eine schwere Schädigung des gesamten Organismus zu einer Keimdrüsenschädigung führen. Dagegen sind nach M. STÄMMLER Thallium und Benzol ausgesprochene und frühzeitig wirkende Gifte für die Keimdrüsen. Ähnlich erwies sich das Pervitin, zumindest bei der Ratte, als ein besonders die Hoden schwer schädigendes Mittel [EGER (1937)].

1) Die Zwischenzellen der Keimdrüsen

Die Zwischenzellen des Hodens und ihre Bedeutung. Von den Zwischenzellen des Hodens, den von LEYDIG 1850 entdeckten und nach ihm benannten Leydigschen Zellen, soll nach BOUIN und ANCEL (1903) und vor allem nach der Lehre von EUGEN STEINACH (1910), der sich TANDLER und GROSS (1913) und WIESEL (1916) angeschlossen haben, die Hormoninkretion der Hoden ausgehen und die Prägung und Erhaltung der sekundären Geschlechtsmerkmale bewirkt werden. Ihre Gesamtheit bezeichnete STEINACH als „Pubertätsdrüse", der er die Funktion zuschrieb, die Geschlechtsreife herbeizuführen, ja sogar die geschlechtliche Differenzierung des Embryos zu bewirken. Eine fast unübersehbare Literatur liegt über diese Frage vor (STIEVE, ROMEIS, HARMS, SAND, LIPSCHÜTZ, BERBLINGER, CLARA, KRAUS, SALLER, SCHINZ und SLOTOPOLSKY, STERNBERG). Die Zwischenzellen entstehen aus dem Zwischengewebe des Hodens (vgl. den Abschnitt „Die fetale Entwicklung der Keimdrüsen" auf S. 95) und scheinen sich nach den Untersuchungen von F. ALTMANN auf Grund von Befunden an Hoden Eunuchoider in Bindegewebszellen umwandeln (rückverwandeln) zu können. Nach ihrer Herkunft wäre das verständlich. Wenn man die Ausbildung der Zwischenzellen bei verschiedenen Tieren übersieht, so läßt sich kein Zusammenhang mit dem Grad der Ausbildung der sekundären Geschlechtsmerkmale feststellen: bei Tieren mit reichlichen Zwischenzellen sind diese schwächer entwickelt als bei Tieren mit weniger Zwischenzellen und beim Menschen (V. PATZELT). V. PATZELT zählt die Zwischenzellen zur Gruppe der mesenchymalen Speicherzellen. Sie finden sich, was für die Beurteilung ihrer Funktion sehr bedeutungsvoll ist, auch außerhalb des menschlichen Hodens, und zwar im Bereich des Rete testis, des Nebenhodens und in der Ampulle des Ductus deferens. Bemerkenswert ist ferner ihre enge Beziehung zu den sympathischen Nerven (s. S. 133). Dieser Umstand unterstützt die Annahme einer inkretorischen Tätigkeit, noch dazu, wo die extratestikulären Zwischenzellen bei verschiedenen Tieren den Funktionswechsel der testikulären mitmachen, z. B. bei Maulwurf, Katze, Kaninchen, Hund. Den Zwischenzellen des Hodens entsprechende Zellen finden sich im Hilus des Eierstockes (s. Abb. 14) und bei diesen sind die gleichen Beziehungen zu den Nerven nachweisbar. Über die absolute Menge der Zwischenzellen im Hoden

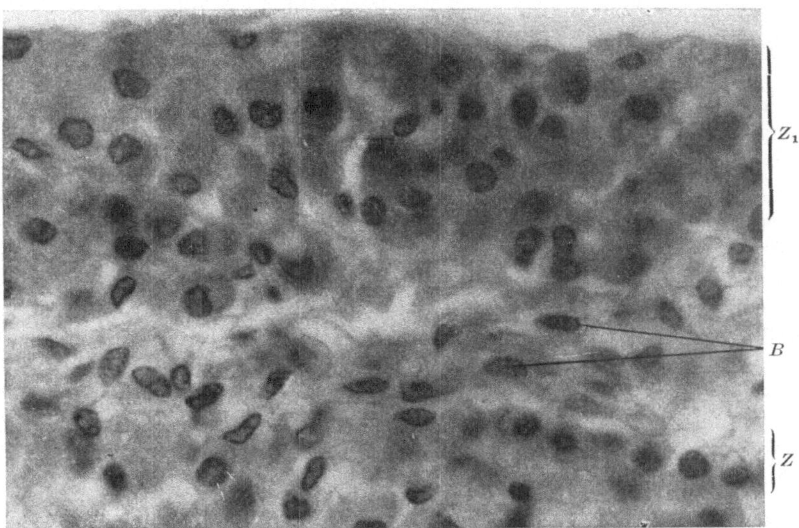

Abb. 14. Zwischenzellen im Ovarialstiel (Hiluszellen). Von einer 63 Jahre alten Frau. — Haematoxylin-Eosin-Färbung. Vergrößerung: Zeiß' homog. Immersion 1/12″, Ocular 2. — Z = Hiluszellen, Z_1 mit Pigment beladene solche. B = Bindegewebszellen.

kann ohne planimetrische und gravimetische Messungen kein sicheres Urteil abgegeben werden und man ist in dieser Hinsicht ohne solche Messungen früher vielfach zu irrtümlichen Schlüssen gelangt.

Bezüglich der Funktion der Zwischenzellen existieren drei Auffassungen. Die einen sehen in ihnen, wie schon erwähnt, eine endokrine Drüse (BOUIN, STEINACH, SAND, LIPSCHÜTZ) von maßgebender Bedeutung für die Ausbildung der sekundären Geschlechtsorgane und für die Erhaltung des Geschlechtsgepräges; andere lehnen eine endokrine Funktion ab (STIEVE, HARMS) und halten die Zwischenzellen für ein trophisches Hilfsorgan für die Samenbereitung (KYRLE). Ihr Vorkommen auch außerhalb des Hodens läßt sich allerdings mit dieser Auffassung schwer vereinbaren. Eine dritte Gruppe von Autoren nimmt eine vermittelnde Stellung ein (V. PATZELT u. a.). Sicher ist, daß die Frage der Funktion der Zwischenzellen auf morphologischem Wege allein nicht entschieden werden kann; vielmehr muß dazu auch das Experiment, von dem die Steinachsche Schule in ausgiebigem Maße Gebrauch gemacht hat, und die biologische Chemie herangezogen werden. Der Gedanke der „Pubertätsdrüse" gründet sich in der Hauptsache auf Befunde nach Samenleiterunterbindung und bei Hodentransplantationen. STEINACH fand nämlich nach der Vasoligatur eine Vermehrung der Zwischenzellen und brachte die Steigerung des Geschlechtstriebes und die Reaktivierungserscheinungen beim gealterten Tier nach diesem Eingriff (s. S. 418) mit der Vermehrung der Zwischenzellen in Zusammenhang. Nach den Untersuchungen von ROMEIS (1922), SCHINZ und SLOTOPOLSKY (1924) handelt es sich hierbei jedoch hauptsächlich um eine nur scheinbare Zunahme der Zwischenzellen infolge starker Degeneration der Samenkanälchen und eine nur unbedeutende absolute Volumenzunahme der

Zwischenzellen. Da ferner nach der Vasoligatur stets Samenbildungszellen erhalten bleiben und die „Verjüngungs"wirkung zeitlich schon vor dem Einsetzen der vermeintlichen Zwischenzellenwucherung auftritt, wurde die Schlußfolgerung von Steinach als nicht bewiesen angesehen. Demgegenüber hat Steinach betont, daß es ihm mit Hilfe der Hodentransplantation gelungen sei, eine wirkliche „Isolierung der Pubertätsdrüse" zu erzielen und daß unter deren Wirkung die Geschlechtsmerkmale auf voller Höhe erhalten bleiben. Romeis konnte (1943) drei Katzenhodentransplantate beobachten, die sechseinviertel, acht und neun Jahre lang in Funktion geblieben, ja sogar gewachsen waren und fast ausschließlich aus Leydigschen Zwischenzellen bestanden. Die Geschlechtscharaktere der kastrierten Kater, denen sie eingepflanzt worden waren, waren vollkommen erhalten geblieben. Romeis hält es auf Grund dieser Beobachtung für bewiesen, daß bei der Katze die Leydigschen Zellen das Hormon absondern, das die volle Entwicklung der sekundären Geschlechtsmerkmale und die Erhaltung der akzessorischen Geschlechtsdrüsen bewirkt. Diese seine Auffassung wiegt um so schwerer, als sie seiner ursprünglichen Ansicht widerspricht und eine Änderung des Standpunktes bedeutet.

Allerdings fehlt wegen der Rolle der Nebennierenrinde eines, um den Beweis im Sinne von Romeis als erbracht anzusehen, nämlich die Exstirpation und anschließende Wiedereinpflanzung des Transplantates und die Prüfung des Verhaltens der Geschlechtsmerkmale unter der Wirkung dieser Eingriffe. Eine biologische Prüfung des Transplantationshodens auf Androgen wäre ein weiteres schlüssiges Glied in der Beweiskette.

Der Hauptgegner der Lehre von der endokrinen Funktion der Zwischenzellen ist Stieve, der sie als ein ernährendes Hilfsgewebe für die Samenkanälchen ansieht. Er begründet dies damit, daß bei etlichen Tieren die Zwischenzellen fehlen, so daß bei ihnen die Inkretion im generativen Hodenanteil seßhaft sein muß, und daß die Brunst bei den periodisch brünstigen Tieren mit einer gewaltigen Zunahme des samenbildenden Apparates ohne oder ohne entsprechende Zunahme der Zwischenzellen einhergeht. Vielfach läßt sich sogar eine gewisse Gegenläufigkeit von generativem Hodenanteil und Zwischenzellen nachweisen. Ferner lasse die Mengenentwicklung der Zwischenzellen bei vielen Tieren und beim Menschen keine Beziehungen zum geschlechtlichen Verhalten und zur Brunst erkennen und bei gemästeten Tieren, die sich wie Kastraten verhalten, weisen die Zwischenzellen keine Abweichungen auf (nach Romeis wandeln sie sich in fettspeicherndes Gewebe um, das seine endokrine Tätigkeit einstellt), während das Keimgewebe einer Rückbildung verfällt. Ich habe jedoch schon gesagt, daß die Morphologie allein die Zwischenzellenfrage nicht mit Sicherheit zu entscheiden vermag. Ferner gibt es, worauf M. Stämmler hinweist, atrophische Hoden, die ganz aus Zwischenzellen bestehen, so daß in solchen Fällen unmöglich von einem trophischen Hilfsorgan für die Samenbildung die Rede sein kann, und geht zudem der Untergang des Hodengewebes oft mit echter, ja mit geschwulstmäßiger Wucherung des Zwischengewebes einher. Eine solche Wucherung brauche jedoch durchaus nicht zu einer Steigerung der Sexualität und der Geschlechtsmerkmale zu führen. Das ist jedoch nach der Meinung des Verfassers kein Gegenbeweis gegen eine endokrine Tätigkeit der Zwischenzellen unter andern Verhältnissen, denn auch die gewucherten Nebennierenrindenzellen, z. B. von Nebennierenadenomen, lassen in einem Fall den Geschlechtscharakter unbeeinflußt, verstärken ihn im andern und verändern ihn ins Gegenteil im dritten. Funktion und Morphologie gehen nicht unbedingt parallel. Darum ist die Frage ohne biologische Prüfung nicht zu klären. A. Priesel sah in einem Fall, wo die Hoden fast nur aus Zwischenzellen bestanden, einen ausgesprochenen Eunuchoidismus des Trägers. Anderseits kann der Geschlechtscharakter bei Individuen mit Hoden, die fast keine Zwischenzellen enthalten, normal sein, ja sogar geschlechtliche Frühreife bestehen.

In dieser Beziehung aufschlußreich ist ein von A. PRIESEL (1932) beschriebener Fall von angeborenem Fehlen beider Samenleiter bei einem 47jährigen, an Nephrosklerose gestorbenen Mann. Bei ihm waren nämlich die Hoden groß und zeigten normale Spermiogenese, während das Zwischengewebe sehr dürftig und „fast frei von typischen Leydig'schen Zellen" war; dabei war das Individuum äußerlich normal männlich und bot außer einer *Stammbehaarung nach weiblichem Typus* nichts Ungewöhnliches im somatischen und geschlechtlichen Exterieur. Das Fettpolster war reichlich.

Ich glaube, diese widersprechenden Beobachtungen lassen nur den Schluß zu, daß sich die Zwischenzellen in verschiedenen Fällen biologisch bezüglich ihrer Hormonproduktion verschieden verhalten, daß also ihre Funktionsleistung in verschiedenen Fällen ungleich ist. Es ist anzunehmen, daß es eine funktionelle inkretorische Insuffizienz der Zwischenzellen gibt, was auch daraus hervorgeht, daß Zwischenzellengewächse mit und ohne endokrine Tätigkeit vorkommen (s. S. 137). Daß auch die Nebennierenrinde Geschlechtshormone erzeugt, muß stets mitberücksichtigt werden.

M. STÄMMLER weist auf die enge funktionelle Verbindung der Zwischenzellen des Hodens mit dem HVL (durch das zwischenzellstimulierende Hormon des HVL?) und der Nebennierenrinde hin. Bei der Addisonschen Krankheit schwinden sie (KRAUS), was jedoch nach Beobachtungen von A. PRIESEL bei addisonkranken Männern nicht immer der Fall ist, und sie können bei hypophysär bedingter Hodenatrophie vermindert sein (BERBLINGER, KRAUS; vgl. S. 25). Das genito-adrenale Syndrom und sein Gegenstück, das Syndrom Keimdrüseninsuffizienz-Nebennierenrindeninsuffizienz, lassen eine gegenseitige Abhängigkeit und Parallelität zwischen den Nebennierenrindenzellen und den Zwischenzellen vermuten. Auch STÄMMLER kommt zu dem Schluß, daß es sehr wahrscheinlich sei, daß die Zwischenzellen in der Norm eine endokrine Funktion zu versehen haben. Der Verfasser macht in diesem Zusammenhang auf zwei weitere morphologische Eigentümlichkeiten aufmerksam, die in gleichem Sinne sprechen, nämlich das Fehlen der Zwischenzellen bei männlichen Eunuchoiden (A. PRIESEL) und ihre enge Verbindung in- und außerhalb des Hodens mit den autonomen Nerven (s. unten). Heute gilt das neurovegetativ-hormonale System vielfach als eine Einheit, ja es wird als eine untrennbare biologische Einheit betrachtet: nach GOECKE lassen sich nach Ausschaltung des vegetativen Nervensystems keine hormonalen Veränderungen im Organismus mehr auslösen. Tatsächlich nimmt die Mehrheit der Forscher heute an, daß die Zwischenzellen die Träger der Inkretion des Hodens sind. Eine letzte Entscheidung in dieser Frage ist allerdings nicht gefallen. Weitere Versuche in dieser Richtung sind notwendig und werden die Klärung bringen, denn sie ist heute erreichbar geworden.

Zwischenzellen und Nervensystem. Bemerkenswert sind die innigen Beziehungen zwischen den Nerven und den Zwischenzellen des menschlichen Hodens. Diese haben eine teils peri- und intraneurale Lagerung und umgekehrt die Nerven unmittelbaren Kontakt mit den Zwischenzellen, indem Nervenfasern zwischen Gruppen von Zwischenzellen eindringen und ihre Neurofibrillen dieselben umspinnen [OKKELS und SAND (1940)]. Es wird vermutet, daß es sich um sekretorische Nerven handelt und daß die „neurotropen" Leydigschen Zellen durch ein spezifisches Inkret die Hodennerven beeinflussen. Derart könnten die Hodenhormone auf das Zentralnervensystem bis zum hypothalamischen Zentrum für die Sexualvorgänge unmittelbar einwirken. Vom Hypothalamus wird anderseits der HVL beeinflußt. Wir haben demnach ein enges Zusammenwirken von Nervensystem und Keimdrüsen anzunehmen, wie es auch bei andern endokrinen Drüsen beobachtet wird.

Die Entwicklung der Zwischenzellen des Hodens. Die Zwischenzellen des Hodens erscheinen im ersten bis zweiten Embryonalmonat und erreichen im vierten Monat einen Höhepunkt der Entwicklung gegenüber dem generativen Hodenanteil, enthalten aber weniger Lipoide als beim Erwachsenen und niemals Kristalloide (KITAHARA, STIEVE). Vom fünften Monat an bilden sie sich zurück und dieser Rückbildungsprozeß dauert bis über die Geburt hinaus, so daß Zwischenzellen vom zweiten Lebenjahr an meist nicht mehr nachweisbar sind.

Nach F. SCHEUNIG (1923) zeigt sich während der fetalen Entwicklung des Hodens eine gegenläufige Beziehung zwischen den Leydigschen interstitiellen Zellen und den Hodenkanälchen. Die Zwischenzellen nehmen nach ihm bis zum vierten Fetalmonat an Zahl zu, enthalten aber zu dieser Zeit niemals Kristalloide und weniger Lipoide als beim Erwachsenen, während das Kanälchenwachstum bis dahin sehr langsam vor sich geht. Vom fünften bis zum sechsten Fetalmonat geht die Zahl der Zwischenzellen rasch zurück und zur gleichen Zeit setzt ein plötzliches und schnelles Wachstum der Samenkanälchen ein, das sich hauptsächlich in einer außerordentlichen Schlängelung äußert. Vom siebenten Fetalmonat ab soll dann die Rückbildung der Zwischenzellen und der Samenkanälchen gleichmäßig langsam und ohne Unterbrechung erfolgen. Inwieweit hierbei die großen, zu dieser Zeit im Organismus der Schwangeren produzierten Östrogenmengen eine Rolle spielen, ist noch unbekannt.

Erst im zwölften Lebensjahr treten die Zwischenzellen wieder deutlich hervor und nehmen von da ab an Zahl und Größe ständig zu: Auch das spricht für ihre Bedeutung in der Pubertät. Nach dem zwanzigsten Lebensjahr enthalten sie neben Lipoiden reichlich Lipofuscin (V. PATZELT). Charakteristischerweise verhält sich die Nebennierenrinde beim menschlichen Embryo ähnlich wie die Zwischenzellen. Sie erreicht während der Fetalzeit eine auffallende Größe und macht nach der Geburt, wie wir bereits auf S. 42 erfahren haben, eine Rückbildung durch (KOHN).

Die Zwischenzellen des Hodens erreichen somit lange vor der Ausbildung der Keimzellen und vor der Geburt einen Höhepunkt ihrer Entwicklung und gehen mit dem Verhalten der Nebennierenrinde parallel. Manche Tiere mit Brunsterscheinungen zeigen im postembryonalen Leben eine gegenläufige Wechselbeziehung zwischen den Hodenkanälchen und den Zwischenzellen, wie der Igel und das Murmeltier, während z. B. beim Maulwurf ein umgekehrtes Verhältnis besteht, indem bei diesem die Zwischenzellen zur Zeit der Brunst ihr Entwicklungsminimum und während des Winterschlafes ein Entwicklungsmaximum aufweisen. Diese mit den Perioden der Geschlechtstätigkeit der genannten Tiere zusammenhängenden Schwankungen, die man als Funktionsdimorphismus derselben bezeichnet hat, dauern bis zum Aufhören der Geschlechtstätigkeit mit dem Eintreten des Alters. Zu dieser Zeit, während des Nachlassens der Geschlechtsfunktion, erreichen die Zwischenzellen bei vielen Tieren, so bei alten Mäusen, Meerschweinchen und Hunden, einen zweiten Höhepunkt ihrer Entwicklung.

Auch beim Menschen erlangen sie einen ersten Höhepunkt ihrer Ausbildung in der Embryonalzeit lange vor der Ausdifferenzierung der Keimzellen und lassen einen zweiten Höhepunkt ihrer Entwicklung beim alternden Mann in der Zeit der Altersinvolution des Samenepithels erkennen. Sie zeigen somit eine Steigerung ihrer Tätigkeit gerade während des Darniederliegens der Geschlechtsfunktion und so wie beim Tier ein gegenläufiges Verhalten zum Samenepithel. Für die Deutung ihrer Funktion ist dieses Verhalten wichtig. Die Parallelität mit der

Androgenausscheidung wird noch zu prüfen sein. Bei Hodenatrophie wird
eine Vermehrung der Zwischenzellen oft gefunden.

Über die Beziehungen der Zwischenzellen zur Geschlechtstätigkeit s.
V. Patzelt, „Das endokrine System und die Zwischenzellen" (1947). Sie stehen
nach diesem Autor einerseits in einer Art Kompensationsverhältnis zu den Samenkanälchen und vielleicht auch zur Nebennierenrinde und bilden funktionell mit
dem generativen Anteil des Hodens eine Einheit. Nach Ausschaltung der Hodenkanälchen können die Zwischenzellen nach der Auffassung von Patzelt deren
Inkretion „auch allein in einem für die Geschlechtserscheinung genügenden
Ausmaß fortsetzen" (Patzelt l. c.).

Die Zwischenzellen bei Zweidrüsenzwittern und bei Scheinzwittern. A. Priesel
fand bei einem 79jährigen *weiblichen Scheinzwitter* mit psychisch weiblichem
Verhalten und auf das männliche Geschlecht gerichtetem Geschlechtstrieb, aber

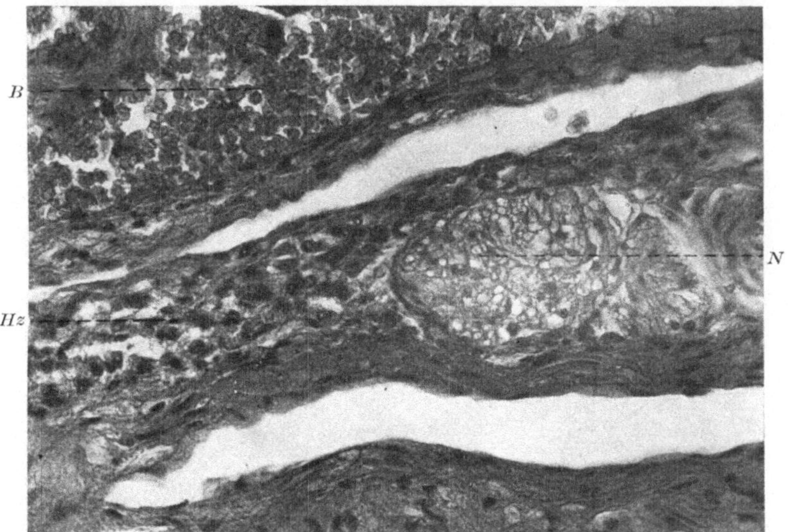

Abb. 15. Zwischenzellen im Eierstockstiel (bei Barba virilis). — Färbung: Haematoxylin-Eosin.
Vergrößerung: Zeiß' Objektiv DD, Ocular 2. — *B* = Blut in Gefäß, *N* = Nervenstämmchen mit
angelagerten Hiluszellen *Hz*.

mit Hypertrichose, Bartwuchs und männlichem Schambehaarungstypus, männlichem Kehlkopf, mit Adamsapfel und männlichen Brustdrüsen reichlich Zwischenzellen im Eierstockstiel, wie sie auch bei postklimakterischen Frauen mit Bartwuchs vorkommen (vgl. Abb. 15), und eine hochgradige Rindenhyperplasie der
Nebennieren.

Unter den *Ovotestis*fällen bei Erwachsenen, die A. Priesel (1931) anführt,
enthielt im Fall Salén der Hodenanteil reichlich Zwischenzellen; dabei war
weiblicher Habitus und Geschlechtstrieb und Menstruation vorhanden. Ähnlich
waren im Fall Garré-Simon reichlich Hodenzwischenzellen bei mehr weiblichem
Habitus, weiblicher Schambehaarung und weiblichen Mammae sowie Menstruation
festzustellen. Wir sehen also, daß das Vorhandensein selbst reichlicher testi-
kulärer Zwischenzellen die Weiblichkeit nicht zu beeinträchtigen braucht.

Was die Fälle von *beidseitigem glandulärem Hermaphroditismus* betrifft, so
finden wir im Fall Polano-Daube Zwischenzellen im Eierstock und im Fall
Gödel von Ovariotestis bei männlicher Lebensweise und männlicher Schambehaarung reichlich Zwischenzellen im Hodenanteil. Das Rete ovarii kann in

den Zwitterdrüsen mächtig gewuchert sein. Aber auch in „normalen" Eierstöcken kommt eine Retehyperplasie, wie sie Abb. 16 zeigt, vor. In einem reinen Fall von *Hermaphroditismus masculinus* tubularis bei einem im neunten Lunarmonat totgeborenen Knaben fand A. PRIESEL in den normal entwickelten Hoden zahlreiche Zwischenzellen bei völligem Erhaltensein der Wolffschen *und* der Müllerschen Gänge. Die sekundären Geschlechtscharaktere folgen beim Hermaphroditismus masculinus tubularis nach A. PRIESEL in der Mehrzahl der Fälle den Keimdrüsen. Bei einem 68jährigen, verheiratet gewesenen Mann mit männlichem Habitus, männlicher Stimme, hingegen weiblicher Schambehaarung wiesen die mäßig atrophischen Hoden eine beträchtliche Zwischenzellenvermehrung bei Hermaphroditismus masculinus tubularis lateralis et externus auf. Beim Hermaphroditismus masculinus und femininus externus geht das Verhalten der sekun-

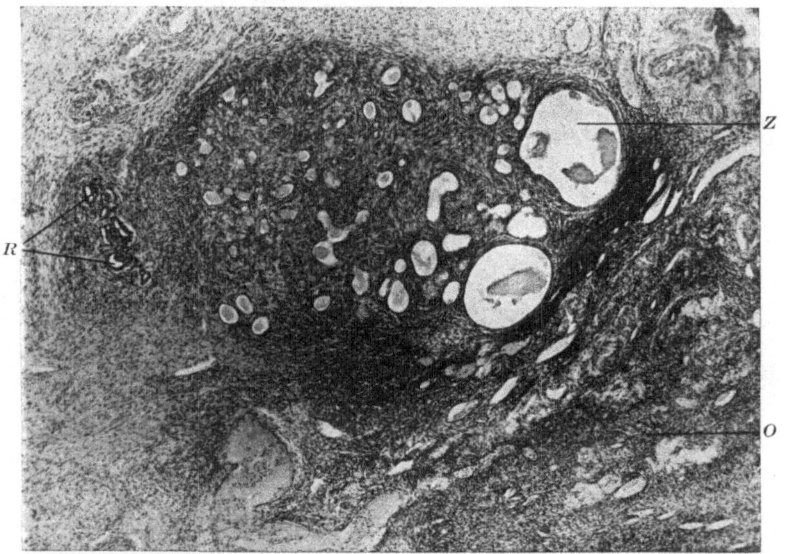

Abb. 16. Retehyperplasie im Ovarialstiel. Von einer 50 Jahre alten Frau. Operationspräparat. — Haematoxylin-Eosin-Färbung. Vergrößerung: Zeiß' Planar 20 mm. — Zwischen dem atrophischen Ovarium *O* und unversehrt erhaltenen Reteresten *R* ein knotiger Bezirk gewucherter Reteformationen mit dichtem, zellreichem Stroma. Die adenomähnlich proliferierten Kanälchen leicht oder stärker (zu kleinen Zysten *Z*) ausgeweitet.

dären Geschlechtsmerkmale in der Regel mit dem der äußeren Geschlechtsteile parallel.

Wir sehen also die Zwischenzellen sich morphologisch in diesen Fällen ebenso verhalten wie bei normalen Individuen.

Allerdings sagt das morphologische Verhalten der Zwischenzellen nichts über ihre Funktion, d. h. die Art ihrer Hormoninkretion, und gerade diese ist vielleicht für das Verständnis der Erscheinungen bei Zwittern entscheidend. In Hinkunft muß daher die Art und Menge der von den Gonaden der echten und der Scheinzwitter gebildeten und im Harn ausgeschiedenen Geschlechtshormone untersucht (s. S. 336) und im biologischen Versuch geprüft werden. Ein Gleiches gilt von der Geschlechtshormoninkretion der Nebennierenrinde dieser Individuen.

Die Zwischenzellengewächse des Hodens. Die Zwischenzellentumoren des Hodens sind sehr seltene Gewächse. Es dürften bisher noch kaum zwanzig Fälle in der Weltliteratur mitgeteilt worden sein. Es ist jedoch möglich, daß sie tattächlich häufiger vorkommen und bloß nicht immer diagnostiziert werden, besonders, wenn sie klein sind. Das ist um so leichter möglich, als sie ohne endokrine Veränderungen einhergehen können, wie unter anderem ein von A. Priesel obduzierter Fall zeigt. Allerdings dürfte für diese Wirkungen das Alter des Trägers mit von entscheidender Bedeutung sein. Manche Zwischenzellengewächse im Kindesalter vermögen eine vorzeitige Geschlechtsreife hervorzurufen und beim Erwachsenen eine Gynäkomastie zu bewirken (z. B. im Fall Budd 1937), die sich nach der Entfernung des den Tumor enthaltenden und mehr oder minder stark vergrößerten Hodens zurückbildet und vermutlich auf eine starke Östrogenbildung der gewucherten Zwischenzellen zurückgeht. Eine Feminisierung durch einen Zwischenzellentumor ist zwar selten, aber einwandfrei beobachtet. In einem solchen Fall bei einem 42jährigen Mann wurden 1000 Einheiten Luteinisierungshormon (!) pro Liter im Harn gefunden und kehrte die geschwundene Potenz und Libido sofort nach Entfernung des befallenen Hodens zurück. Auch die Brustdrüsen waren einen Monat später wieder normal. Anderseits konnte bei einem Zwischenzellentumor vermehrt Androsteron im Harn festgestellt werden. Nach Hunt und Budd (1939) gehen die Zwischenzellentumoren des Hodens meist ohne Veränderung der Geschlechtsmerkmale einher und nur ausnahmsweise mit Gynäkomastie und Verlust der geschlechtlichen Libido. In den Fällen von Pubertas praecox infolge Zwischenzelltumor des Hodens [bei einem sechsjährigen Knaben im Fall von Rowlands und Nicholson (1929), vierjähriger Knabe im Fall von Stewart, Bell und Roehlke (1936)] trat nach der Orchidektomie entweder keine oder eine teilweise Rückbildung der vorzeitig voll entwickelten sekundären Geschlechtsmerkmale ein. Ausbleiben der Rückbildung muß an eine extratestikuläre Ursache der Zwischenzellenstimulierung denken lassen. Eine Klärung ist ohne genaue und vollständige Sektionsbeobachtungen nicht möglich.

Masson hat 1923 und 1943 zwei Fälle von Zwischenzellenkarzinom bei einem 62jährigen und einem 32jährigen Mann veröffentlicht, die er später nachuntersuchen konnte. In beiden Fällen kam es nach Jahren zu einer ausgedehnten,

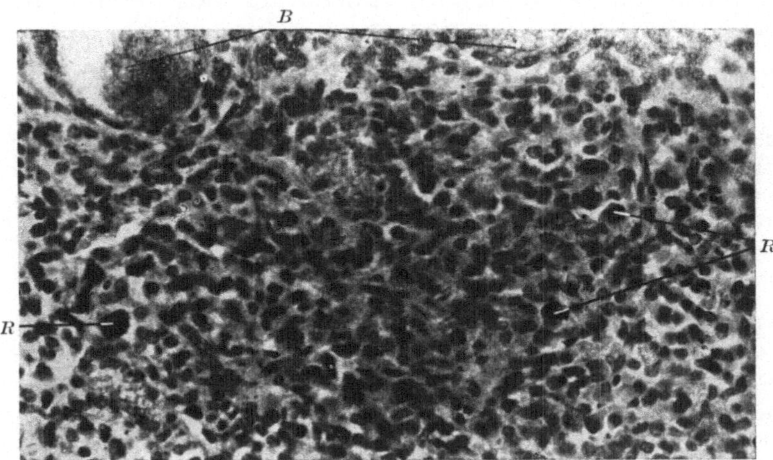

Abb. 17. Tumorförmige Zwischenzellenhyperplasie im Hoden. Von einem 74 Jahre alten Mann. — Haematoxylin-Eosin-Färbung. Vergrößerung: Zeiß' Obj. DD, Ocular 2. — Die dicht gelagerten Zellen zeigen größere Kernpolymorphie. — Bei R = Riesenkerne, B = Blutgefäße.

tödlichen Metastasierung; in dem einen war der Gonadotropingehalt (!) und der Östrogengehalt des Harnes leicht erhöht, zudem die Ausscheidung der 17-Ketosteroide (!) fünfmal so hoch als normal (ein Befund von den Nebennieren liegt allerdings nicht vor).

Außer den blastomatösen Zwischenzellwucherungen gibt es tumorähnliche Hyperplasien, die in kryptorchen und in atrophischen Hoden vorkommen. Abb. 17 zeigt eine solche tumorförmige Zwischenzellenhyperplasie im Hoden. Die Träger dieser nicht blastomatösen Wucherungen („Zwischenzellpseudotumoren" OBERNDORFER) können ausgesprochene Eunuchoide sein oder sich im Gegenteil durch besonders starke geschlechtliche Tätigkeit und Potenz auszeichnen. Der erste Befund spricht nicht gegen die Annahme, daß die Zwischenzellen die Träger der Inkretion der Hoden sind, sondern nur dafür, daß sie nicht in allen Fällen inkretorisch tätig sind. Warum ein Zwischenzelltumor vermännlicht und der andere verweiblicht und ob hierin etwa ein Zusammenhang mit „männlichen" und „weiblichen" Zwischenzellen (den sogenannten M- und F-Zellen des Hodens von E. STEINACH) zu erblicken ist, läßt sich heute noch nicht entscheiden. Weder SCHEUNIG noch PATZELT konnten allerdings in Hoden von Homosexuellen und Scheinzwittern weibliche Zwischenzellen finden und nach V. PATZELT sind die von STEINACH angegebenen Unterschiede zwischen den beiden Arten von Zwischenzellen, den männlichen und den weiblichen, nicht immer feststellbar. Allerdings darf dabei nicht übersehen werden, daß diese Frage rein morphologisch nicht zu entscheiden ist. Es erscheint mir durchaus möglich, daß die mit Gynäkomastie einhergehenden Zwischenzelltumoren Blastome von weiblichen Zwischenzellen in Hoden sein könnten, noch dazu, wo in Tierhoden östrogene Substanz bereits gefunden wurde (vgl. S. 205). Auch ein Erbfaktor scheint eine Rolle zu spielen. KAUFMANN fand nämlich Zwischenzelltumoren bei zwei Brüdern. In einem Fall von Zwischenzelltumor des Hodens ist schließlich reichlich Androsteron als Natriumsulfatverbindung gefunden worden. Das sind die hypervirilisierenden Formen (vgl. auch die Beobachtung S. 137).

III. Endokrine Einflüsse auf das hormonale Geschlechtssystem

1. Der Thymus und seine Stellung zum hormonalen Geschlechtssystem

a) Angeborener Thymusmangel und angeborene Hypoplasie des Thymus

Nach G. B. GRUBER (in E. SCHWALBE „Morphologie der Mißbildungen") ist ein angeborenes Fehlen des Thymus bisher nur in einem einzigen Fall, der noch dazu nicht völlig sicher ist, beobachtet worden, und zwar von G. B. GRUBER selbst. Dieser Autor betrachtet überdies selber das Vorkommen eines angeborenen Thymusmangels äußerst skeptisch. Hingegen kommt eine angeborene Unterentwicklung des Thymus nach ihm zweifelsfrei vor. A. PRIESEL vermutet Beziehungen derselben zum Infantilismus.

b) Thymus und Hypophyse

Bei Atrophie und bei zystischer Entartung des HVL ist Thymusatrophie beschrieben (E. J. KRAUS, PRUSSENER, W. KOCH, s. ferner S. 141 oben). BOMSKOV hat die Ansicht entwickelt, daß die Hypophyse ein thymotropes Hormon analog den übrigen tropen Hormonen bildet (s. unten). Nach Hypophysektomie und nach Atrophie des HVL (R. CHWALLA) wird jedoch eine Atrophie des Thymus nicht regelmäßig, sondern nur gelegentlich beobachtet (HOUSSAY), ja von manchen Forschern ist sogar eine Hypertrophie des Thymus nach Entfernung der Hypophyse gesehen worden (KOSTER; RICHTER und WISLOCKI; vgl. die Vergesellschaftung von HVL-Atrophie mit Thymuspersistenz und -hyperplasie (!) bei einem Teil der Basedowiker). Der atrophische Thymus der hypophysektomierten Ratte hypertrophiert bei Verabreichung von hochgereinigtem Wachstumshormon des HVL, während alle anderen endokrinen Drüsen unbeeinflußt bleiben [DINGEMANSE (1938); FREUD (1938)]. Diese Forscher bezeichnen daher das Wachstumshormon des HVL als thymotrope Substanz. Analog hypertrophiert der Thymus bei Akromegalie, bei der ja eine übermäßige Einsonderung von Wachstumshormon stattfindet.

Ich selbst fand unter neunzehn Fällen von Thymushyperplasie bei Erwachsenen beiderlei Geschlechts — davon 15 mit M. Basedow — fünfmal eine leichte bis mäßige Atrophie des HVL, zehnmal makroskopisch keine Auffälligkeit an der Hypophyse (mikroskopisch in drei histologisch untersuchten Fällen ein Überwiegen der Basophilen, zweimal eine fast völlige Entgranulierung der Zellen des HVL, wie sie neuestens als charakteristisch für den M. Cushing angesehen worden ist; in diesen Fällen war jedoch ein solcher nicht vorhanden). Zweimal war die Hypophyse groß und viermal gegenüber der Norm „etwas klein", vor allem die Vorderhypophyse; in einem der vier Fälle der letzten Gruppe war außerdem eine erbsengroße Zyste in der Hypophyse an der Grenze beider Lappen vorhanden. Bei einem neunzehnjährigen, an Zuckerkrankheit verstorbenen Mädchen mit Hypertrophie der Rinde des Thymus verhielt sich die Hypophyse makroskopisch gewöhnlich; das Mädchen hatte eine Struma parenchymatosa und einen hypoplastisch-asthenischen Habitus.

Wenn wir umgekehrt von der Atrophie der Hypophyse bzw. ihres Vorderlappens ausgehen und fragen, wie sich der Thymus dabei verhielt, so fand sich in einem Fall von Atrophie der gesamten Hypophyse (postencephalitisch) mit den klinischen Erscheinungen von hypophysärer Kachexie und Diabetes insipidus bei einer 41jährigen Frau keine Atrophie des Thymus (Atrophie des HVL erst nach der Geschlechtsreife erworben!). Unter 21 Fällen von Atrophie bloß des HVL (zwölfmal hochgradige, neunmal leichte Atrophie im histologischen Bild) war der Thymus siebenmal, bei Individuen im Alter von 23 bis 66 Jahren, auffallenderweise sämtlich Frauen, erhalten und hyperplastisch (klinisch einmal M. Addison, sechsmal M. Basedow) und verhielt sich in 14 = zwei Drittel der Fälle im Alter von 32 bis 68 Jahren (vier Männer, zehn Frauen, darunter zwei Addisonkranke) normal. Nicht einmal bei dem jüngsten, 32jährigen, war ein größerer Thymusrest vorhanden.

Wenn wir die Überfunktion des HVL in bezug auf das Verhalten des Thymus betrachten, so war unter drei Fällen von Akromegalie der Thymus entsprechend der übermäßigen Inkretion von Wachstumshormon hypertrophisch (vgl. die früher angeführten experimentellen Ergebnisse von DINGEMANSE und FREUD) und in einem Fall von M. Cushing (37jähriger Mann) mit Basophilie und Entgranulierung vieler basophiler Zellen waren im Thymusfettkörper nur spärliche strangförmige Reste von Parenchym ohne Hassalsche Körperchen nachweisbar. Unter acht HVL-Adenomen verschiedener histologischer Natur bei Individuen beiderlei Geschlechts im Alter von allerdings 40 bis 68 Jahren wichen die Verhältnisse an Thymus nicht vom gewöhnlichen ab.

Wenn wir die anatomischen Ergebnisse zusammenfassen, so geht daraus eine Abhängigkeit des Thymus von der Hypophyse bzw. ihrem Vorderlappen, vom Einfluß des Wachstumshormons des HVL abgesehen, nicht hervor. Der HVL wurde klein oder atrophisch bei Individuen mit und ohne Persistenz des Thymus gefunden und er kann bei Thymus persistens normal sein. Basophilie im HVL war bei erhaltenem Thymus ebenso anzutreffen wie bei normaler Involution desselben. Trotz normaler Größe und histologisch normaler Beschaffenheit der Hypophyse kann der Thymus im jugendlichen Alter unterentwickelt sein. Allerdings können die Beziehungen von Hypophyse und Thymus nur an einem kindlichen Sektionsmaterial endgültig abgeklärt werden, das mir nicht zur Verfügung stand.

c) Thymus und Nebennierenrinde

Die Beziehungen zwischen Thymus und Nebennierenrinde sind bereits auf S. 60 ff erörtert worden. Die folgenden Ausführungen ergänzen die dort gemachten Angaben.

SCHMINCKE (Handb. von HENKE-ZUBARSCH) gibt an, daß sich bei Nebennierenatrophie häufig eine Thymusvergrößerung finde und oft auch ein Status lymphaticus. CHIN und HSUCH fanden bei Thymushyperplasie eine Hypoplasie der Nebennierenrinde. Von vier von A. PRIESEL obduzierten Individuen mit Status thymicolymphaticus (Alter 20 bis 35 Jahre, zwei Frauen, zwei Männer) hatten drei hypoplastische Nebennieren; im vierten Fall waren die Nebennieren „gewöhnlich", wurden jedoch histologisch nicht untersucht. Die Unterentwicklung betraf hauptsächlich die Rinde, während das Mark zweimal gewöhnlich entwickelt war.

Unter zwanzig Basedow-Todesfällen hatten fünfzehn einen persistenten und hyperplastischen Thymus und von diesen fünfzehn Thymushyperplasien nur drei „gewöhnlich" entwickelte Nebennieren bei makroskopischer Betrachtung (eine histologische Untersuchung fehlt!), alle übrigen (zwölf) eine unterentwickelte Nebennierenrinde; in den fünf Basedowtodesfällen ohne Thymushyperplasie waren die Nebennieren makroskopisch (in einem mikroskopisch untersuchten Fall auch histologisch) ohne Auffälligkeit (vgl. die S. 62 erwähnte Hypothese von WIESEL).

Welche mit Thymuspersistenz einhergehende Affektion (s. S. 61 ff) wir immer betrachten (vgl. auch S. 215), stets ergibt sich ein Antagonismus Thymus-Nebennierenrinde. In acht Fällen von Thymushyperplasie bei jungen Frauen waren die Nebennierenrinde oder die Nebennieren als Ganzes fünfmal unterentwickelt oder atrophisch. Bei einer dieser Frauen fiel eine leichte Braunfärbung der Haut neben einer Dürftigkeit der Achselhöhlen- und der Genitalbehaarung auf, bestanden also deutliche Erscheinungen von Addisonismus.

In einem Gesamtmaterial von dreizehn *Thymushyperplasien* (fünf Männer und acht Frauen), davon vier Fällen von Status thymico-lymphaticus und neun von Basedowscher Krankheit, wurde achtmal eine Schmalheit oder Atrophie der Nebennierenrinde, zum Teil eine Hypoplasie der ganzen Nebennieren, und zweimal eine hochgradige Hypotrichose festgestellt; dabei ist zu betonen, daß bei den übrigen fünf Thymushyperplasien die Nebennieren histologisch nicht untersucht worden sind. Wäre das geschehen, so wäre möglicherweise der Hundertsatz der Fälle von Nebennierenrindenunterentwicklung noch größer. Die Häufigkeit von Nebennierendefekten (und Keimdrüsendefekten) bei der Basedowschen Krankheit macht etliche klinische Erscheinungen bei dieser Krankheit verständlich, so die relative Häufigkeit von Reizblase (Kaltfußdysurie; vgl. R. CHWALLA 1949), von Hypotrichose (von mir bei 20 % der Basedow-Todesfälle beobachtet), das Vorkommen von Gynäkomastie, Kreatinurie u. a.

Hinsichtlich der Myasthenia gravis pseudoparalytica, bei der nach neueren Angaben eine Vergrößerung des Thymus relativ häufig sein soll, verfüge ich nur über einen einzigen, autoptisch beobachteten Fall bei einer 43jährigen Frau. Bei ihr waren die Nebennieren „etwas klein", ihre Rinde dünn, das Mark dürftig. Die äußere schwefelgelbe Zone der Rinde war kaum über 1 mm dick. In dem schmalen und dünnen Thymusfettkörper war jedoch kein Thymusparenchym histologisch mehr erkennbar.

Das gegensätzliche Verhalten zwischen dem Thymus und den Keimdrüsen ist in den nächsten Kapiteln erörtert (s. S. 141). Wir verstehen, wenn wir das hier und dort Gesagte berücksichtigen, warum im Kindesalter, das ist während der Blütezeit des Thymus, die Gonaden und die Nebennierenrinde zurücktreten. Wenn man von den Verhältnissen während der Geschlechtsreife ausgeht, herrscht gewissermaßen in der Kindheit ein relativer Grad von (Syndrom) Keimdrüseninsuffizienz-Nebennierenrindeninsuffizienz. Aus der Kenntnis der Wirkungen dieses Syndroms heraus verstehen wir den Behaarungsmangel des Kindes und das gewöhnliche Fehlen von Krebs und Arteriosklerose im Kindesalter erst vollends und erkennen, daß sich die genannten Eigentümlichkeiten des Kindesalters ohneweiters aus seinen hormonalen Besonderheiten ergeben und ableiten lassen.

Unter acht primären *Thymuskarzinomen* (malignen lymphoepithelialen Tumoren), bei denen von vornherein für einen Teil der Fälle eine ähnliche Wirkung wie bei einem erhaltengebliebenen und hyperplastischen Thymus vorausgesetzt werden darf, fand ich in drei Fällen, bei einem 22jährigen, 35jährigen und einem 57jährigen Mann, die Nebennierenrinde sehr schmal und zweimal die Nebennieren „eher klein"; in zwei Fällen war die Nebennierenrinde auffallend lipoidarm und in einem weiteren enthielten beide Nebennieren große Metastasen des Thymusgewächses. Einmal wurde in einer Nebenniere ein walnußgroßes Adenom beobachtet. In fünf von den acht Thymuskarzinomfällen waren die Nebennieren schon grob-anatomisch beträchtlich geschädigt.

Bei einem fünfzehnjährigen, grazilen Mädchen von infantil-hypoplastischem Habitus, das an einer Luftembolie gelegentlich der Anlegung eines künstlichen Pneumothorax wegen kavernöser Oberlappentuberkulose zugrunde gegangen war, fand A. PRIESEL eine *Atrophie des Thymus* bei großen (!) Nebennieren mit reichlichem Mark und großen, glatten Ovarien; der Uterus war infantil, die Tuben dünn und geschlängelt. Histologisch war besonders die Rinde des Thymus hochgradig atrophisch.

Im allgemeinen findet sich also der Antagonismus zwischen Nebennierenrinde und Bries auch in dieser Gruppe von Fällen bestätigt.

Es bleibt noch zu untersuchen, ob auch das Umgekehrte gilt, d. h. bei Überentwicklung der Nebennierenrinde der Thymus unterentwickelt gefunden wird. Die auf S. 61 bereits angeführten Beobachtungen lassen erkennen, daß das in zwei von drei Fällen tatsächlich der Fall war, so daß die obige These auch von dieser Seite her verifiziert ist.

d) Thymus und Keimdrüsen

Mit der Pubertät beginnt die Rückbildung des Thymus. Sie wird durch die Inkretion der Keimdrüsenhormone herbeigeführt [CHIODI (1938, 1940)]. Frühkastration (vor der Geschlechtsreife) hemmt daher die Involution des Thymus bei Tier und Mensch (TANDLER und GROSS) und die Involution des Thymus erfolgt bei Kastraten verspätet (s. S. 143). Die Schwangerschaft führt eine starke Involution des Thymus herbei, was allein schon angesichts der starken Östrogen- und Choriongonadotropinproduktion der schwangeren Frau verständlich ist. Zufuhr von Schwangerenharn- wie von Stutenserumgonadotropin hat bei Ratten beiderlei Geschlechts ebenfalls eine Rückbildung des Thymus zur Folge [EVANS und SIMPSON (1934)]; bei kastrierten Tieren bleibt diese Wirkung aus. KLEIN (1936) konnte mit Schwangerenharnprolan den Thymus männlicher Meerschweinchen zur Atrophie bringen, sofern die Tiere nicht kastriert waren. Die Wirkung tritt verständlicherweise nur bei Vorhandensein der Keimdrüsen ein; da Prolanzufuhr eine Hyperplasie der Zwischenzellen hervorruft, scheint der Effekt über diese zu erfolgen.

Umgekehrt wurde durch Verabreichung von Thymusextrakten eine Hemmung der Entwicklung der Gonaden nicht mit voller Sicherheit ausgelöst. Das Ausbleiben dieser Wirkung läßt die Wirksamkeit des Extraktes zweifelhaft erscheinen. Thymuseinpflanzung hemmt die Keimdrüsen (BALAWANETZ 1930), und zwar soll vor allem die Rinde diese Hemmung auslösen.

e) Thymus und Hoden

Die Thymektomie vor der Geschlechtsreife führt nach PLATON (1904) zu einer Vergrößerung der Hoden des Meerschweinchens. Ähnlich stellten KLOSE und VOGT (1910) eine bedeutende Gewichtszunahme von Hoden und Eierstöcken bei thymuslosen Tieren fest. Hiemit stimmt überein, daß zur Zeit der Blüte des Thymus, im Kindesalter, die Keimdrüsen unentwickelt sind. Hingegen hatten gleichartige Versuche von RANZI (1909) und TANDLER, ferner PAPPENHEIMER (1914) ein negatives Ergebnis, ja HART und NORDMANN (1910) fanden sogar atrophische Veränderungen der Keimdrüsen (anderweitige Ursache derselben?) nach Thymektomie beim Hund. Nach Röntgenbestrahlung des Thymus sahen GERSON-COHEN, SHAY, FELS und MERANZE (1938) eine Verzögerung der Hodenentwicklung. Hingegen ist eine Vergrößerung und Persistenz des Thymus nach Kastration (s. S. 143) regelmäßiger gefunden worden. HEWER sah verzögerte Hodenentwicklung nach Verfütterung von Thymus (1915/16) bei jungen Ratten und als allgemeine Folge Sterilität. HART und NORDMANN (1910) fanden nach Implantantion von Thymus keine geschlechtlichen Veränderungen. Auch Thymusextrakte führen bei unreifen Tieren eine gewisse Verzögerung der Geschlechtsreife herbei [IN (1939)]. Behandlung mit dem von CHRISTIAN BOMSKOV hergestellten Thymushormon, dem sogenannten Thymhormon, hatte bei jungen Ratten eine Gewichtsabnahme von Hoden, Samenblasen und Prostata zur Folge (1940).

Das Studium der Gewichtsbeziehungen von Thymus und Keimdrüsen [LEUPOLD (1920)] spricht ebenfalls für eine gegenseitige Beeinflussung und Abhängigkeit von Thymus und Keimdrüsen. Daß sie eine gegenläufige ist, ist äußerst wahrscheinlich. Am menschlichen Sektionsmaterial fand ich unter zwei Fällen von Status thymicolymphaticus bei einem 20jährigen die Hoden etwas klein, während bei einem 35jährigen keine Angabe über sie vorliegt. Im allgemeinen wird das Genitale bei Individuen mit dieser Konstitutionsanomalie hypoplastisch gefunden. F. ALTMANN fand bei männlichen Früheunuchoiden im Alter von 54 und 55 Jahren mehr Thymusparenchym erhalten als gewöhnlich. Auch bei männlichen Frühkastraten bleibt der Thymus länger erhalten (TANDLER und GROSS, WAGENSEIL). Auch bei einem 48jährigen Mann mit angeborenem Mangel beider Hoden waren noch Thymusreste nachweisbar (Beobachtung von A. PRIESEL, s. S. 100). Anderseits geht die Atrophie des Thymus während seiner physiologischen Blütezeit häufig mit Unterentwicklung auch der Gonaden einher. So waren bei einem 20jährigen, imbezillen (!), asthenischen Mann, der an einer Arrosionsblutung aus einem Duodenalgeschwür gestorben war, bei hochgradiger Atrophie des Thymus die Hoden „auffallend klein“, die Behaarung männlich (die Unterschenkel sogar besonders stark behaart). Einem analogen Verhalten — Vergesellschaftung von Thymusatrophie mit Atrophie der Keimdrüsen anstatt, wie erwartet, Hypertrophie derselben — begegnen wir beim weiblichen Geschlecht (s. S. 143 und 193).

f) Thymus und Eierstock

Nach IN führt Thymektomie zu einer Beschleunigung der Reifung der Eierstöcke (1939) und KLOSE und VOGT fanden die Ovarien thymusloser Tiere beträchtlich vergrößert. PAPPENHEIMER konnte das nicht bestätigen (1914), ebensowenig PLAGGE (1941). Thymusimplantation kann die Brunst bei Tieren verzögern oder sistieren. Die experimentellen Ergebnisse sind also bisher unstimmig, ähnlich wie bei der männlichen Keimdrüse. Bei zwei Frauen mit Status thymicolymphaticus bestand in einem Fall, bei einer 30jährigen, keine grobe makroskopische Auffälligkeit an Uterus und Eierstöcken, ebensowenig im zweiten Fall, einer 38jährigen. Mikroskopisch hingegen waren ihre Ovarien frei von Primärfollikeln; daneben hatte diese Frau allerdings einen atrophischen HVL und einen M. Addison. Bei einer 21jährigen Frau mit M. Basedow und Thymushyperplasie fanden sich bei großem HVL beiderseits zystische Eierstöcke und bei einer 55jährigen Frau mit großem, parenchymatösem Thymus ohne Basedow waren die Geschlechtsorgane ohne Auffälligkeit. In Basedowfällen mit Thymushyperplasie kann das Verhalten der Eierstöcke nicht zum Vergleich herangezogen werden, weil eine Abhängigkeit etwaiger Eierstockveränderungen, wie des häufigen Fehlens von Primärfollikeln, vom Thymus keineswegs feststeht. Hingegen war bei einer 29jährigen, amenorrhoischen, an einer Hirnblutung verstorbenen und von A. Priesel obduzierten Frau mit hochgradig unterentwickelten Ovarien makroskopisch noch auffallend und ungewöhnlich reichlich Thymusparenchym vorhanden. Anderseits waren die Eierstöcke eines neunzehnjährigen, im Coma diabeticum verstorbenen Mädchens mit Rindenhypertrophie des Thymus „etwas groß", enthielten aber mikroskopisch keine Primärfollikel; der Uterus war „etwas klein", das Endometrium gewöhnlich, jedoch die Schambehaarung dürftig und das Parenchym der Brustdrüsen spärlich, so daß wohl eine ovarielle Insuffizienz bestanden hat.

Eine hochgradige Kleinheit des Thymus bestand bei einem von A. Priesel obduzierten achtzehnjährigen Mädchen mit angeborenem Fehlen beider Eierstöcke neben Minderwüchsigkeit und allgemeiner Unterentwicklung, wobei allerdings ein Scharlach und ein Bauchtyphus der Todeskrankheit — eitriger Meningitis — vorausgegangen waren. Ein fünfzehnjähriges, durch Luftembolie gestorbenes Mädchen mit Atrophie des Thymus und infantil-hypoplastischem Habitus hatte große, glatte Eierstöcke, aber einen infantilen Uterus und dünne Eileiter, was auf eine Minderinkretion der Ovarien schließen läßt. In einem zweiten Fall von angeborenem Fehlen beider Ovarien bei einer 49jährigen, an Magenkarzinom (!) verstorbenen Frau wies der Thymus gleichfalls eine „mit Rücksicht auf das übrige infantile Verhalten ungewöhnlich hochgradige Parenchymreduktion" auf.

g) Thymus und Kastration

Bei den verschiedensten Versuchstieren (Kaninchen, Rind, Ziege, Hund, Rehbock) führt die Kastration zu einer verzögerten Involution und Vergrößerung, ja zu einer Hypertrophie des Thymus [Calzolari (1898), Hendersen; Hammar; Tandler und Gross], und zwar sowohl die Kastration vor als auch die nach der Geschlechtsreife; im letzten Fall muß es sich wohl um eine Reaktivierung des Thymus handeln. Ein ähnlicher Befund wird an menschlichen Kastraten und Eunuchoiden erhoben (s. S. 142). Die Altersinvolution des Thymus findet allerdings auch bei Kastraten, jedoch verzögert, statt.

h) Thymus und Prostata (s. S. 391)

i) Thymushandelspräparate

Thymus sicc. „Sanabo", Tabl. und Amp. (1 Tabl. entspricht 1 g frischer Drüse). — Thymus und Thymus forte „Richter" (entspricht 5 g frischer Drüse). — Tabloid Thymus „*Wellcome*".

k) Thymus und Krebs (s. S. 481)

2. Zirbel und hormonales Geschlechtssystem

a) Das Verhältnis der Zirbel zu Keimdrüsen, Nebennierenrinde und HVL

A. Priesel fand bei einem 48jährigen Mann mit angeborenem Mangel beider Hoden die Zirbel klein; bei einer 49jährigen Frau mit angeborenem Fehlen beider Eierstöcke zeigte sie ein „mehr kindliches" Verhalten und bei einer 29jährigen Frau mit hochgradig unterentwickelten Eierstöcken keine Auffälligkeit. Hingegen war die Zirbel in einem von Beutler beschriebenen Fall von kongenitalem Defekt der Ovarien (s. S. 129) klein und erbsengroß. Zandrén fand bei einem sechzehneinhalbjährigen Hypoplasten mit starker Hodenunterentwicklung eine Aplasie der Glandula pinealis.

Foà sah bei jungen Hähnen nach Exstirpation der Zirbel eine Hypertrophie der Hoden, die sowohl die Kanälchen als auch das Zwischengewebe betraf. Junge epiphyseoprive Hähne wie Hennen zeigten ferner nach Izawa eine vorzeitige somatische und geschlechtliche Entwicklung. O. Marburg hält eine solche und eine Fettsucht für die besonderen Zeichen einer Zirbelaffektion. Aschner fand umgekehrt einen Parenchymschwund in der Zirbel von kastrierten Katzen, Kaninchen, Meerschweinchen, Hunden und Rindern. Berblinger hält dafür, daß bei Jugendlichen wie Erwachsenen als Folge einer Zirbelschädigung eine genitale Hypertrophie vorkommt. Die Makrogenitosomie bei Gewächsen und bei Hypoplasie der Zirbel wird von Berblinger wie von Marburg auf einen Hypopinealismus zurückgeführt. Anderseits ist aber bei Zirbelgewächsen auch Hodenschädigung beobachtet (Berblinger 1944).

Die Äußerung einer Zirbelüberfunktion ist noch unbekannt (s. S. 149). Bei männlichen Eunuchoiden konnte F. Altmann keine charakteristischen Veränderungen an der Zirbel feststellen.

A. Priesel fand sie bei einem 56- und einem 66jährigen, fettwüchsigen männlichen Eunuchoid klein (Maße in dem einen Fall 4 : 3 : 2 mm) und histologisch parenchymreich; bei einem 58jährigen hochwüchsigen männlichen Eunuchoid war sie erbsengroß und verhielt sich histologisch „gewöhnlich". Sie war ferner klein, kaum erbsengroß, bei einem 52jährigen mit Mangel beider Samenleiter und „etwas kleinen, schlaffen" Hoden (außerdem Eichelhypospadie). Bei einem 37jährigen Cushingkranken mit großen Hoden und hyperplastischer Nebennierenrinde (Sektionsbeobachtung von A. Priesel) verhielt sich die Zirbel gewöhnlich, ebenso bei einem zwanzigjährigen Mann mit Status thymicolymphaticus, größerem Thymus und auffallend kleinen Nebennieren mit sehr schmaler Rinde sowie „etwas kleinen" Hoden; hingegen war sie klein, kaum erbsengroß, bei einer 48jährigen Basedowikerin mit kleinen Eierstöcken und atrophischen Nebennieren, ebenso bei einer 21jährigen Frau mit seit drei Jahren bestehendem M. Basedow, großem Thymus und großem HVL sowie gewöhnlich großen Nebennieren; sie war an einer Septikopyämie gestorben. Eine kleine, kaum erbsengroße Zirbel verzeichnet ferner der Obduktionsbefund bei einer 48jährigen, an akuter gelber Leberatrophie und allgemeiner Miliartuberkulose gestorbenen Frau mit „wenig verkleinerter" Hypophyse, kleinen Eierstöcken und kaum 1 mm dicker Nebennierenrinde (bei M. Basedow) sowie völlig fehlender Achselhöhlen- und außerordentlich dürftiger Genitalbehaarung. Bei einer 57jährigen, an Kreislaufinsuffizienz gestorbenen Basedowikerin mit fibrös-atrophischen und zystischen Ovarien und kleinen Nebennieren wurde die Zirbel ohne Besonderheit und bei drei weiteren Basedowfrauen gewöhnlich entwickelt gefunden. Die eine, 23jährige, hatte auffallend kleine Nebennieren mit schmaler Rinde, und große, an der Oberfläche fast vollkommen glatte Ovarien, eine mittelgradige Atrophie des HVL und einen Status thymicolymphaticus; die zweite, 66jährige, einen Thymus persistens, auffallend kleine Nebennieren mit verschmälerter Rinde, senil-atrophische Genitalien und einen leicht atrophischen HVL.

Von zehn Frauen mit Atrophie des HVL hatten zwei eine gewöhnlich entwickelte Zirbel, vier eine solche von Erbsengröße, eine eine kleine, kaum erbsengroße, und drei Frauen eine nur linsengroße Zirbel, nahezu alle atrophische Ovarien und die drei Frauen mit nur linsengroßer Zirbel auch atrophische Nebennieren. Ein 53jähriger, an chronischer Lungentuberkulose verstorbener Diabetiker mit leichter Atrophie des etwas kleinen HVL hatte eine sehr kleine Zirbel, die jedoch im histologischen Bild ein gewöhnliches Verhalten zeigte. Bei einem 61jährigen Mann mit Atrophie der Nebennierenrinde (klinisch M. Addison) und fibröser Atrophie beider Hoden war die Zirbel klein, „nur erbsengroß", hingegen bei einer 38jährigen Addisonikerin mit Verkäsung der Nebennieren, Status thymicolymphaticus, Atrophie des HVL und äußerlich normalen inneren Geschlechtsorganen (histologisch fehlten allerdings

Primärfollikel in den Eierstöcken) gewöhnlich entwickelt, ebenso bei einer 42jährigen Addisonkranken mit größerem, parenchymatösem Thymus.

Bei einem 60jährigen Gynäkomasten mit hochgradig atrophischen, nur spärliche Zwischenzellen enthaltenden Hoden, leichter Atrophie der Nebennierenrinde und hochgradiger Atrophie des HVL war die Zirbel „noch parenchymreich" und bei einer 56jährigen Frau mit arteriolosklerotischer Nierenatrophie und knotiger Hyperplasie der Nebennierenrinde war sie gewöhnlich groß.

Im allgemeinen gewinnt man aus diesen Beobachtungen den Eindruck, daß bei besonders kleiner Zirbel auch die Keimdrüsen unterentwickelt oder atrophisch sind, daß also die Ansicht von BERBLINGER zumindest nicht regelmäßig zu Recht besteht, wonach Hypopinealismus zu Hypergenitalismus führt (s. S. 301). Wie die genitale Überentwicklung oder vorzeitige Entwicklung bei epiphyseopriven Versuchstieren zu erklären ist und ob sie mit einer Schädigung des Zwischenhirns gelegentlich der Epiphysektomie zusammenhängt, wie vermutet wurde, läßt sich heute noch nicht sagen. Bei Unterentwicklung oder Atrophie der Keimdrüsen habe ich die Zirbel entweder klein oder makroskopisch normal entwickelt gefunden; genaue mikroskopische Befunde von ihr liegen nicht vor.

Im Verhalten der Nebennieren und ihrer Rinde gegenüber der Zirbel kann ich eine eindeutige Beziehung nicht feststellen: bei hyperplastischen Nebennieren fand ich die Zirbel ohne Besonderheit, bei Atrophie der Nebennieren entweder klein oder gewöhnlich und bei normalen Nebennieren können sie klein sein. Auch bei gleichzeitiger Atrophie von Hoden und Nebennierenrinde ist das Verhalten der Zirbel verschieden. Bei der allgemeinen Bewertung dieser Ergebnisse darf nicht vergessen werden, daß für eine inkretorische Tätigkeit der Zirbel bis heute ein sicherer Beweis noch nicht vorliegt.

Über die angebliche Rolle der Zirbel als Ausgangspunkt der Geschwulstbildung s. S. 482, über ihre hemmende Wirkung auf den HVL (vgl. S. 146).

b) Die Rolle der Zirbel für die geschlechtliche Entwicklung

Die Beobachtung von Pubertas praecox bei Teratomen der Zirbeldrüse hat eine endokrine Funktion dieses Organes und einen Einfluß der Zirbel auf die Geschlechtsentwicklung und das Wachstum vermuten lassen. Foà (1912, 1928) fand bei jungen Hähnen nach Exstirpation der Glandula pinealis eine geschlechtliche Frühreife mit Vergrößerung der Hoden, Hypertrophie sowohl der Hodenkanälchen als auch des Zwischengewebes und eine Zunahme des Körpergewichtes und des Kammwachstums. IZAWA und andere bestätigten diese Ergebnisse; dieser Autor fand eine vorzeitige somatisch-sexuelle Entwicklung nicht nur bei jungen, epiphyseopriven Hähnen, sondern auch bei Hennen nach Zirbelexstirpation; ihre Ovarien wiesen viele große Follikel auf. Bei anderen Tieren, wie Ratten und Mäusen, waren die Ergebnisse des Eingriffes ebensowenig eindeutig wie die nach Implantation einer Glandula pinealis und nach Injektion von Zirbelextrakten. ROWNTREE und Mitarbeiter (1934 bis 1938) injizierten Epiphysenextrakte aufeinanderfolgenden Generationen von Ratten und stellten ein Zurückbleiben des Wachstums und eine sexuelle Frühreife fest. Diese Ergebnisse sind Gegenstücke zu den mittels Thymusextrakten erzielten. Mit Ochsenzirbel zusätzlich gefütterte Kaulquappen wurden eigentümlich durchsichtig, so daß das schlagende Herz sichtbar wurde [McCORD und ALLEN (1917)]. BIACH und HULLES fanden bei jungen kastrierten Katzen eine Atrophie der Zirbel, ASCHNER einen Parenchymschwund in der Zirbel bei kastrierten Katzen, Kaninchen, Meerschweinchen, Hunden und Rindern. ZANDRÉN fand bei einem sechzehneinhalbjährigen Jungen eine Aplasie der Zirbel neben einer starken Hypoplasie der

Hoden und ein allgemeines Zurückbleiben der Entwicklung bei sonst normalen Blutdrüsen, A. Priesel bei einer 49jährigen Frau mit angeborenen Mangel beider Eierstöcke die Zirbel von „mehr kindlichem Verhalten", parenchymreich und im wesentlichen ohne Gliaherde. Über das Verhalten der Zirbel bei Atrophie des HVL, die regelmäßig eine Atrophie der Keimdrüsen nach sich zieht s. S. 144 und 149. Bei eunuchoiden Männern verschiedenen Alters fand F. Altmann keine charakteristische Veränderung an der Zirbel, ebensowenig bei einem 58jährigen männlichen Spätkastraten. Bei einem 48jährigen Mann mit angeborenem Mangel beider Hoden war sie klein; A. Priesel fand sie bei einem 18jährigen Mädchen mit kongenitalem beiderseitigem Eierstockmangel ohne Auffälligkeit, Beutler bei einer 39jährigen, von Geburt auf ovarienlosen Frau klein, erbsengroß. Beobachtungen von A. Priesel über das Verhalten der Zirbel bei männlichen Eunuchoiden sind bereits auf S. 144 angeführt worden. Ein 79jähriger, an einem Bronchuskarzinom mit einer kirschengroßen Metastase in der Zirbel gestorbener Mann fiel durch eine spärliche Körperbehaarung (!) auf.

Es überwiegt also der Eindruck, daß die Zirbel bei Mangel der Keimdrüsen — in Übereinstimmung mit den vorhin mitgeteilten Befunden bei kastrierten Tieren — auch beim Menschen eher klein ist. Ein gleiches gilt für den Keimdrüsenschwund im Gefolge von HVL-Atrophie.

Nach den eingehenden Versuchen von P. Engel und Mitarbeitern hemmen Zirbelextrakte die Wirkung des Follikelreifungs- und des Luteinisierungshormons des HVL; diese Hemmung der Wirkung des hypophysären Gonadotropins kann geradezu zur Testierung der Stärke von Zirbelextrakten und deren antigonadotroper Wirkung verwendet werden. Auch bei männlichen Tieren wird nach Engel die gonadotrope Wirkung der Hypophyse durch Epiphysenauszüge deutlich abgeschwächt. Tägliche Verabreichung hoher Dosen von Extrakten aus menschlichen Zirbeldrüsen ruft eine bedeutende Hemmung des Hodenwachstums junger Ratten hervor. Die Vergrößerung von Prostata und Samenblasen der Ratte nach Injektion gonadotropen Hormons konnte in Analogie dazu durch gleichzeitige Injektion entsprechend hoher Zirbeldosen verhindert werden. Auch die Wirkung des Wachstumshormons der Hypophyse wird durch Behandlung mit Epiphyse aufgehoben. Das könnte, im Falle diese Beobachtungen bestätigt werden, unter Umständen für die Behandlung und Prophylaxe der menschlichen Akromegalie Bedeutung gewinnen. McCord hat ausgedehnte Fütterungsversuche mit Zirbel an Hühnern, Meerschweinchen und Hunden durchgeführt und schließt aus ihnen im Gegensatz dazu auf eine wachstumsbeschleunigende Wirkung der Verabreichung von Zirbeldrüse.

In klinischen Versuchen konnte Hofstätter Hypersexualitätserscheinungen beim Menschen durch das Zirbelpräparat „Epiphysan" bessern. Er fand damit auch bei Kastraten eine Hemmung des Geschlechtstriebes und schließt daraus auf einen zentralen Angriffspunkt des Zirbelextraktes. Ähnlich sind in der Veterinärmedizin Zirbelpräparate mit gutem Erfolg gegen erhöhten Geschlechtstrieb angewendet worden. Von anderen Wirkungen der Pinealextrakte sind bekannt geworden: Erweiterung der Kopf- und Darmgefäße, Schlafsucht, inkonstante Wirkung auf den Blutdruck, Förderung der Milchsekretion (bei laktierenden Ziegen), ferner Körpergewichtszunahme und beschleunigtes Wachstum. Von den letzten zwei Effekten war schon die Rede. Nach O. Marburg sind Zirbelaffektionen durch eine beschleunigte somatische und sexuelle Entwicklung und durch Fettsucht besonders gekennzeichnet. Jenseits der Pubertät, bei Erwachsenen, führen Zirbelschädigungen nach Berblinger zu Hypertrophie der Genitalorgane. Im Kindesalter hat Hypopinealismus durch Neoplasmen oder Hypoplasie der Zirbel eine Makrogenitosomia praecox nach der übereinstimmenden

Ansicht von O. Marburg und von Berblinger zur Folge. Hingegen sind nach Berblinger die Äußerungen eines Hyperpinealismus noch unbekannt; theoretisch wäre eine Einschränkung der Keimdrüsenfunktion zu erwarten.

Diese Befunde sprechen in der Mehrzahl für eine hemmende Wirkung der Epiphyse auf das Wachstum und die Sexualentwicklung, wenn auch noch etliche Unstimmigkeiten zu klären sind. Nach v. Kup wird diese Hemmung über die Zwischenhirnzentren wirksam. Seiner Meinung nach spielt die Zirbeldrüse bei Keimdrüsenstörungen, die bisher für hypophysär bedingt angesehen wurden, eine wichtige Rolle und ist die Zirbel ein Antagonist zum HVL und dessen Wachstum- und gonadotroper Wirkung. Möglicherweise führt also Unterfunktion der Zirbeldrüse zu Hyperorchidismus, ihre Überfunktion zu Hypoorchidismus. Es wird angenommen, daß die voll entwickelte Zirbel die Keimdrüsen in Schach hält (Brugsch) und diese daher erst mit der Pubertät zur Entwicklung und Tätigkeit kommen. Vom 30. Lebensjahr an verfällt die Glandula pinealis einer allmählichen Rückbildung.

Von den pathologisch-anatomischen Veränderungen der Zirbel führen praktisch nur die Geschwülste zu deutlichen klinischen Erscheinungen. Diese Blastome finden sich fast ausschließlich beim männlichen Geschlecht (Berblinger). Bing, Globus und Simon haben kürzlich 177 Fälle von Zirbelgewächsen aus dem Schrifttum gesammelt und fanden nur ein einzigesmal ein weibliches Individuum betroffen. Eine Pubertas praecox bei einem Mädchen spricht also im allgemeinen gegen einen Epiphysentumor als Ursache der verfrühten Reife. Von den Zirbelneubildungen macht jedoch nur ein kleiner Teil endokrine Erscheinungen, bestehend in vorzeitigem Wachstum, Pubertas praecox und Fettsucht, wie bereits erwähnt. Es erkranken überwiegend Knaben im Vorpubertäts- und Kindesalter. Die Frühreife kann eine vollkommene sein, indem sie Soma, Intellekt und Psyche in gleicher Weise betrifft. Die Erkrankten sterben gewöhnlich im jugendlichen Alter an Hirndruckerscheinungen. Beim Erwachsenen mit Zirbelgewächsen fehlen endokrine Auswirkungen meistens. Hypertrophie der Hoden (Berblinger) und Fettsucht sind aber auch bei ihnen beschrieben worden. Was die Natur der Blastome betrifft, so finden sich bei der vorzeitigen Geschlechtsreife meist Teratome der Zirbel, die in der Zirbel überhaupt auffallend häufig sind (Berblinger). Die Frühreife kommt jedoch auch bei anderen Geschwülsten der Zirbel außer Teratomen und Teratoiden vor. A. Priesel fand eine erbsengroße Zyste in der Epiphyse eines 63jährigen Prostatikers ohne sonstige makroskopische Auffälligkeit am Genitale. Desgleichen war in einem zweiten Fall einer erbsengroßen Zystenbildung in der Zirbel eines 50jährigen Diabetikers das Genitale ohne Besonderheit — angesichts des Alters des Betroffenen ist das auch nicht verwunderlich —, ebenso bei einem 79jährigen Mann mit einer kirschengroßen Metastase eines Bronchuskarzinoms in der Zirbel; in diesem Falle fiel jedoch eine Dürftigkeit der Körperbehaarung auf, für die der sonstige Sektionsbefund keine Erklärung lieferte. Es ist nicht sicher, ob es der Ausfall der Epiphysenfunktion (durch Druckatrophie von seiten des Tumors) ist, der den vorerwähnten Symptomenkomplex hervorruft, denn Pinealome führen zu keinen endokrinen Folgeerscheinungen und die völlige Zerstörung der Zirbel kann symptomlos bleiben. Von etlichen Untersuchern wird darum die Möglichkeit in Betracht gezogen, daß die klinischen Symptome durch Druck des Tumors auf das Zwischenhirn und seine Zentren bedingt sein könnten und gar nicht durch den Ausfall einer endokrinen Leistung der Zirbel, für die uns bis heute noch der schlüssige Beweis fehlt. Dem Verfasser dieses Buches kommt diese Hypothese, da das Geschlechtszentrum in der Gegend des Tuber cinereum oder unweit davon, jedenfalls an der Zwischenhirnbasis sitzt, der räumlichen Entfernung wegen recht unwahrscheinlich vor.

Von entscheidender Wichtigkeit für die Auffassung des Zusammenhanges der vorzeitigen Geschlechtsreife mit der Zirbel ist der anatomische und histologische Befund an den übrigen endokrinen Drüsen in einschlägigen Fällen. Über ihn ist jedoch, wie schon BERBLINGER mit Recht hervorhebt und bemängelt, noch kaum etwas bekannt. L. ASCHOFF (1938) bezeichnet die Zirbel als eine vergängliche endokrine Drüse, da er im Greisenalter keinerlei Zeichen einer erhaltenen Funktion beobachten konnte. Wahrscheinlich beherrscht nach ihm die Zirbel die Pubertät und später geht ihre Rolle zu Ende.

Erwähnt sei noch, daß bei Knaben mit Pubertas praeocox infolge von Zirbelgewächsen die Ausscheidung der 17-Ketosteroide im Harn normal gefunden worden ist. Dieser Umstand kann allein schon zur Unterscheidung von der suprarenalen Frühreife dienen und spricht für eine zentral-nervöse Ursache der Frühreife.

Abschließend ist festzustellen, daß das Problem Zirbel und Geschlechtsentwicklung noch weiterer Erforschung zur Klärung bedarf. Aus der Mehrzahl der bisher vorliegenden Beobachtungen geht ein Zusammenhang beider hervor.

c) Zirbel und Hoden

Bei Geschwulstbildungen der Zirbel, hauptsächlich Teratomen, ist geschlechtliche Frühreife, bisher ausschließlich bei Knaben, öfter beobachtet worden. Sie wird als Folge von Apinealismus oder Hypopinealismus von MARBURG, BERBLINGER und von ASKANAZY angesehen. Bei einem Gliom der Zirbel ist beiderseitige Hodenhypertrophie bei einem 35jährigen Mann von BERBLINGER beobachtet worden (vgl. hiezu den auf S. 146 von A. PRIESEL bei einer 49jährigen, von Geburt auf eierstocklosen Person erhobenen Befund). Soweit histologische Befunde von den Hoden in Fällen von pinealer Frühreife bisher vorliegen, zeigten sie volle Reife (GOLDZIEHER, HÜBSCHMANN). Die im Tierversuch erzielten Auswirkungen der Exstirpation der Glandula pinealis auf die Keimdrüsen und die Geschlechtsorgane werden von den Untersuchern äußerst unterschiedlich dargestellt. Eindeutig positiven Ergebnissen im Sinne von Vergrößerung der Hoden, und zwar aller seiner geweblichen Aufbauelemente, und der sekundären Geschlechtsmerkmale [FOÀ (1912 bis 1914), DEMEL (1927/28), CLEMENTE (1923), IZAWA (1923), MESAKI (1939)] stehen völlig negative gegenüber [DANDY (1915), KOLMER und LÖWY (1922), HOFMANN (1925), ANDERSEN und WOLF (1934), SULLENS und OVERHOLSER (1941)]. Letztere Autoren fanden überhaupt keine Wirkung des Eingriffes auf die Geschlechtsorgane und ihre Entwicklung. Auch nach Verfütterung von Zirbeldrüsen ist einerseits bisweilen eine gewisse Frühreife [McCORDS (1914/15)], anderseits Wachstumshemmung und Degeneration der Keimdrüsen gesehen worden (WILANSKI); SISSON und FINNEY (1920) fanden keinen Einfluß und MESAKI eine Verzögerung der Geschlechtsreife nach Einspritzung von Zirbelextrakten. ENGEL fand eine östrogene Wirkung der Zirbeleinpflanzung bei kastrierten weiblichen Mäusen (1933/1935) und eine Hemmung der Hoden bei jungen männlichen Tieren. Auch MILCO fand 1941 eine Östrusverstärkung durch wässerige Zirbelextrakte, während TOMORUG keinen Einfluß feststellen konnte (1942).

So gehen also die Ergebnisse teilweise auseinander. Nach der Meinung des Verfassers spielt das Alter der Versuchstiere immer eine Rolle, wo es sich um eine Wirkung auf die Gonaden handelt. Eine Beeinflussung dieser ist am geschlechtsreifen Tier schwer festzustellen. A. PRIESEL fand bei einem 53jährigen, an chronischer Lungentuberkulose gestorbenen Mann eine sehr kleine Zirbel von histologisch gewöhnlichem Verhalten; in den Hoden war das Samenepithel bis auf die Stütz- und die Ursamenzellen völlig geschwunden, der HVL des kräftigen, stark marantischen Mannes leicht atrophiert, desgleichen die Schilddrüse, während die Nebennieren von gewöhnlicher Größe, ihre Rinde stark braun, das Mark dürftig war. Der HVL war histologisch nur aus Hauptzellen und Basophilen zusammengesetzt. Dieser Befund legt einen Zusammenhang von Zirbel und HVL nahe (s. unten unter e).

d) Zirbel und Kastration

BIACH und HULLES fanden bei der Katze nach Kastration eine Atrophie der Zirbel, ebenso ASCHNER bei kastrierten Meerschweinchen, Kaninchen, Hunden und Katzen. SARTECHI konnte hingegen bei kastrierten Kaninchen, Ziegen, Rindern, Schweinen und Hähnen keine Veränderungen in der Struktur der Zirbel feststellen, ebensowenig F. ALTMANN bei einem 58jährigen männlichen Spätkastraten.

e) Hyperpinealismus und Hypopinealismus

Theoretisch soll die Überfunktion der Zirbel eine Verminderung der Keimdrüsenfunktion zur Folge haben. Tatsächlich ist noch nicht bekannt, wie sich ein Hyperpinealismus äußert, da ein gesicherter Fall von primärer Zirbelhyperplasie bisher nicht beschrieben worden ist (E. SCHWALBE).

Hingegen fand ich im Material von A. PRIESEL in mehreren Fällen eine Zirbel von auffallender Kleinheit bei Individuen beiderlei Geschlechts. In diesen Fällen waren bemerkenswerterweise Hoden wie Eierstöcke atrophisch und ebenso auch der Vorderlappen der Hypophyse. Wir können bisher nur aus der Größe und aus dem geweblichen Bild auf die Funktion der Zirbel schließen. Andere Kriterien für ihren Funktionszustand sind heute nicht bekannt. Das erschwert die Beurteilung um so mehr, als die Größe keinen eindeutigen Schluß auf den Parenchymwert gestattet.

f) Zirbel und Blastombildung (s. S. 482)

g) Epiphysenpräparate

Epiphysan „Richter" Amp. und Tabl. — Epiglandol „Roche" Amp. und Dragées. — Epiphysis „Sanabo" Amp.

3. Schilddrüse und hormonales Geschlechtssystem

a) Schilddrüse und HVL

Thyroxin vermindert die Gonadotropininkretion des HVL (CAMPBELL und Mitarbeiter) und wirkt auf diese Weise mittelbar keimdrüsenschädigend (s. S. 151 und 153). Das gonadotrope und das Wachstumshormon des HVL bedürfen des Schilddrüsenhormons zur Entfaltung ihrer Wirkung. Bei Atrophie des HVL fand ich die Schilddrüse klein und atrophisch ähnlich wie nach Hypophysektomie. Da man aber auch bei schwerem M. Basedow nicht selten eine Atrophie des HVL antrifft, ist festzustellen, daß trotz atrophischem HVL ein Überfunktionszustand der Glandula thyreoidea vorkommen kann (vgl. S. 480). Zufuhr von Schilddrüseninkret verkleinert den HVL und nach Entfernung der Schilddrüse hypertrophiert er.

b) Schilddrüse und Nebennieren

Bei Schilddrüsenmangel wurde Atrophie der Nebennieren beobachtet. Eine isolierte Atrophie der Schilddrüse *und* Nebennieren hat KOTHE als Status thyreosuprarenalis (M. B. SCHMIDT) beschrieben; sie verlief klinisch unter dem Bild des M. Addison und gehört zu den biglandulären Formen der multiplen Blutdrüsenatrophie. A. PRIESEL obduzierte eine 40jährige Frau mit höchstgradiger Unterentwicklung und auffallender Kleinheit der Nebennieren und Hypoplasie der Schilddrüse, die ein kleines eosinophiles Adenom im HVL hatte, ohne daß

Addisonerscheinungen bestanden; sie war wenige Stunden nach einer vaginalen Totalexstirpation eines myomatösen Uterus im Kollaps gestorben.

Ein Antagonismus zwischen Nebennieren und Schilddrüse tritt hingegen beim M. Basedow zutage. Die Kombination von M. Addison und M. Basedow kommt jedoch ebenfalls vor (HART, RÖSSLE); ich habe im Obduktionsmaterial des Rudolf-Spitals zwei solche Fälle unter 21 Basedowtodesfällen gefunden.

Eine Unterentwicklung der Nebennieren und ihrer Rinde bis zur Atrophie ist bei der Überfunktion der Schilddrüse, beim Hyperthyreoidismus des M. Basedow, verhältnismäßig häufig [R. CHWALLA (1949)] und spielt zweifellos eine Rolle bei den plötzlichen Todesfällen nach Resektion der Schilddrüse von Basedowikern, die man früher auch auf eine ungenügende Funktion des Nebennierenmarkes zurückgeführt hat (MATTI). Bei einer 55jährigen Frau mit Kolloidknoten in beiden Schilddrüsenlappen war in ähnlicher Weise die Außenzone der Nebennierenrinde „etwas schmal" und der Thymus persistent, groß und parenchymatös, doch bestand klinisch kein Basedow. Umgekehrt sind beim kongenitalen Myxödem die Nebennieren nicht selten vergrößert [E. J. KRAUS (1929)].

Dieser Autor fand bei einem neugeborenen Knaben mit Aplasie der Schilddrüse eine mächtige Hyperplasie des HVL und der Nebennieren, und zwar von Mark und Rinde, neben hochgradiger Unterentwicklung des Thymus (daneben Bauchhoden!).

Die Beziehungen Schilddrüse : Nebennieren sind bei der anatomischen Analyse somit widerspruchsvoll. Ähnliches gilt, wenn man sie im Tierversuch studiert (s. S. 153), so daß eine endgültige Klärung noch offen ist. Verfütterung von Nebennierenrindensubstanz hemmt die Schilddrüsenfunktion beim Kaninchen und Zufuhr von Schilddrüse [HOSKINS (1910)], Thyroxin oder thyreotropem Hormon [KADEN, OEHME und WEBER (1937)] bringt die Nebennierenrinde zur Wucherung. Bei der Überfunktion der Nebennierenrinde tritt der selbe Antagonismus in Erscheinung. So fand ich bei einem 58jährigen Mann mit Hochdruck, Nephrosklerose und Herzdekompensation die Schilddrüse bei Vorhandensein von *Adenomen* in beiden großen Nebennieren *hypoplastisch*.

Das Nebennierenmark dieses Mannes war sehr dürftig. Er war hochgradig fettleibig und wies eine starke Rumpfbehaarung auf; seine Hoden waren von gewöhnlicher Größe. Im HVL war ein Überwiegen der Basophilen mit stellenweiser adenomähnlicher Anhäufung derselben bei nur sehr spärlichen eosinophilen Zellen festzustellen.

Bei einer 47jährigen, an dekompensiertem arteriellem Hochdruck gestorbenen Frau mit kleinen und fibrösen Eierstöcken war die Schilddrüse bei *Hypertrophie* der Nebennieren und Hyperplasie ihrer Rinde leicht *atrophisch*.

Bei Addisonkranken trifft man mitunter auf eine auffallend kleine oder atrophierte Schilddrüse. Ähnlich werden bei der pluriglandulären Blutdrüsenatrophie gewöhnlich Schilddrüse und Nebennierenrinde gemeinsam im Zustand der Atrophie gefunden, sofern der HVL atrophisch ist. Besteht keine HVL-Atrophie, so kann eine Struma vorhanden sein. Ein Antagonismus zwischen Schilddrüse und Nebennieren wird im allgemeinen nur bei nicht atrophischem HVL zutage treten. Interessant ist in unserem Zusammenhang, daß ich auch unter zwanzig Schilddrüsenkarzinomen zweimal eine schmale Nebennierenrinde und einmal „etwas kleine" Nebennieren feststellen konnte. Zwischen dem thyreotropen und dem kortikotropen Hormon des HVL besteht noch JULESZ (1942) ein Ausschlußverhältnis: Vermehrung des einen senkt das andere.

c) Der Einfluß der Schilddrüse auf die Geschlechtsorgane

Daß ein Einfluß der Schilddrüse auf die Entwicklung der Keimdrüsen und der Genitalorgane besteht, geht aus der hochgradigen genitalen Unterentwicklung beim Kind mit Myxödem hervor. Bei Knaben sind in solchen Fällen die äußeren

Geschlechtsorgane klein und Leistenhoden, Bauchhoden (vgl. oben) oder Kryptorchismus die Regel (A. Jores). Bei Mädchen mit Myxödem besteht Amenorrhoe, Hypoplasie des Uterus und Unterentwicklung der äußeren Genitalien. Bei beiden Geschlechtern bleibt die Entwicklung der sekundären Geschlechtsmerkmale unvollkommen oder ganz aus, ebenso der Geschlechtstrieb. Beim Myxödem des Erwachsenen erlöschen Libido und Potenz und sistiert die Menstruation; Sterilität ist häufig.

Bei jugendlichen Kretins mit ihrer Schilddrüseninsuffizienz von Geburt auf sind die Hoden stark hypoplastisch und bleiben in der Entwicklung auf kindlicher Stufe stehen; später tritt Atrophie und Fibrose ein. Die männlichen Geschlechtsorgane zeigen ebenfalls Unterentwicklung. Das gleiche gilt für weibliche Kretins und für die kongenitale Aplasie der Schilddrüse (M. Stämmler). Die Pubertätsentwicklung tritt bei einem Großteil der Kretins nicht ein, so daß die äußeren Genitalien klein und unentwickelt bleiben und die Schambehaarung sich nicht ausbildet. Ebenso fehlt der Geschlechtstrieb. Die Schädigungen sind beim männlichen Geschlecht schwerwiegender als beim weiblichen.

Ähnlich führt beim jugendlichen Versuchstier die Entfernung der Schilddrüse zu einem Stehenbleiben der Sexualentwicklung auf infantiler Stufe. Beim geschlechtsreifen Tier erlischt nach diesem Eingriff der Sexualtrieb und atrophieren die Hoden (Falta).

Aber auch bei der Überfunktion der Schilddrüse, den Hyperthyreosen und dem M. Basedow, finden wir meistens eine herabgesetzte Keimdrüsenfunktion, die möglicherweise über den HVL zustande kommt (s. S. 150). Libido und Potenz der männlichen Kranken gehen zurück und bei den weiblichen bleibt die Menstruation aus. Oligo- und Amenorrhoe sind nicht seltene Frühsymptome der Basedowschen Krankheit (s. S. 153). Beim präpuberalen Hyperthyreoidismus verzögert sich die Geschlechtsreife.

Anatomisch fand ich bei vierzehn von siebzehn an M. Basedow gestorbenen Frauen, zum Großteil im geschlechtsreifen Alter, kleine oder bereits im geschlechtsreifen Alter fibrös-atrophische Eierstöcke oder es fehlten die Primordialfollikel in ihnen bzw. waren nur spärlich. Fast ebenso viele Basedowfrauen hatten kleine, unterentwickelte oder atrophische Nebennieren oder, wo deren Größe dem Durchschnitt entsprach, eine dünne bzw. atrophische Nebennierenrinde. Gleichzeitig war der HVL klein oder atrophiert.

Es ist also die Basedowsche Krankheit eine pluriglanduläre Störung, die deutlich das gesamte hormonale Geschlechtssystem in Mitleidenschaft zieht und schädigt. Beim männlichen Geschlecht, bei dem die Basedowsche Krankheit selten ist, verfüge ich über keine histologischen Befunde von den Hoden. Beim Meerschweinchen besteht nach Bratiano und Mitarbeitern (1939) ein Antagonismus zwischen der Schilddrüse und den *Zwischenzellen* des Hodens.

Zur Zeit der Pubertät, der Menstruation und der Schwangerschaft der Frau vergrößert sich die Schilddrüse, ein weiterer Beweis für einen Zusammenhang dieser mit den Vorgängen im Geschlechtsapparat.

Follikelhormoninjektionen führen bei Ratten, Kaninchen und Hunden zu Veränderungen in der Schilddrüse nach Art eines Kolloidkropfes und zu vermutlicher Unterfunktion der Glandula thyreoidea [Bialet-Laprida (1933); Kapp und Kostriewicz (1933)]. Follikelhormonzufuhr normalisiert die Schilddrüsenüberfunktion von experimentell kryptorch gemachten Ratten. Farbman (1944) fand auch beim Menschen eine gewisse Hemmung der Schilddrüsenfunktion durch große Dosen Östrogen, wovon in der Therapie der Basedowschen Krankheit bereits Gebrauch gemacht wird.

Beim Versuchstier ruft die Exstirpation der Schilddrüse unter anderem eine leichte Vergrößerung des HVL und der Nebennierenrinde hervor — ein Gegenstück zu den vorhin erwähnten anatomischen Befunden bei Basedowikern (vgl. ferner unten). Überfütterung mit Schilddrüsensubstanz führt (s. S. 153) beim Versuchstier zu Degeneration der Samenkanälchen. Anderseits ist bei Samenmängeln mit Begleiterscheinungen, die auf eine Unterfunktion der Schilddrüse hindeuten, mehrfach eine deutliche Besserung durch Schilddrüsenmedikation festgestellt worden (s. S. 450/51). Bei den rumänischen Skopzen, die sich aus religiösen Gründen frühzeitig der Kastration unterziehen, ist die Schilddrüse nach TANDLER und GROSS wegen ihrer Kleinheit kaum zu palpieren. Bei der Autopsie von Frühkastraten wurden ebenfalls sehr kleine Schilddrüsen gefunden. BIEDL fand bei kastrierten Hunden ein gleiches. Anderseits spricht ASCHNER von einer Schilddrüsenhypertrophie nach Kastration und im weiblichen Klimakterium. In diesem Lebensabschnitt der Frau tritt der M. Basedow gehäuft auf (A. JORES). Entfernung der Eierstöcke führt in Übereinstimmung damit zu einer Vermehrung der Inkretion des thyreotropen HVL-Hormons. Bezüglich der verwickelten Beziehungen zwischen der Schilddrüse und dem weiblichen Genitalsystem sei der Leser auf die Darstellung von FR. SIEBERT (1945) verwiesen. A. PRIESEL fand bei einer 49jährigen Frau mit angeborenem Mangel beider Eierstöcke, allerdings im Stadium der Kachexie infolge eines Pyloruskarzinoms, die Schilddrüse „etwas klein" und in einem zweiten Fall von Aplasie der Ovarien bei einem achtzehnjährigen, an otcgener Meningitis gestorbenen Mädchen ohne Auffälligkeit. Im großen und ganzen war bei den bisher beschriebenen Fällen von kongenitaler bilateraler Ovarialaplasie eine auffallende Veränderung an der Schilddrüse nicht festzustellen. F. ALTMANN fand bei sieben eunuchoiden Männern dreimal diffuse Kolloidstrumen, zweimal Schilddrüsenadenome, einmal eine Atrophie der Glandula thyreoidea und einmal eine normale Schilddrüse, A. PRIESEL bei einem 66jährigen, fettwüchsigen Eunuchoid eine geringe Parenchymatrophie; ALTMANN kam zu dem Schluß, daß keine sicheren Anzeichen für eine *gesetzmäßige* Beeinflussung der Schilddrüse durch den Keimdrüsenausfall bestehen, und damit dürften die Erfahrungen der Gynäkologen an klimakterischen Frauen im allgemeinen übereinstimmen. Hingegen zeigte ein von F. ALTMANN beobachteter, 58jähriger männlicher Spätkastrat eine schwere Atrophie der Schilddrüse, die daneben Adenomknoten enthielt.

Das Problem des Verhaltens der Schilddrüse nach Verlust der Keimdrüsen und bei Ausfall ihrer Funktion bedarf also ncch weiteren, sowohl pathologisch-anatomischen und histologischen als auch klinischen Studiums zwecks Klärung.

d) Hypothyreoidismus und Geschlechtsorgane

Im Tierversuch führt Exstirpation der Schilddrüse zu Degeneration der Hoden und Eierstöcke (HOFMEISTER, v. EISELSBERG); der normale Deszensus der Hoden kommt nicht zustande, sie bleiben klein und unterentwickelt. Auch bei sorgsamer Schonung der Epithelkörperchen tritt die Rückbildung der Keimdrüsen junger Hunde nach der Thyreoidektomie ein (BIEDL). Nach intensiver Röntgenbestrahlung der Schilddrüse wurde eine Atrophie der Ovarien gleichfalls beobachtet. Die Fruchtbarkeit wird durch die Schilddrüsenexstirpation herabgesetzt; Totgeburten sind, sofern überhaupt Trächtigkeit eintritt, häufig. Allgemein vermindert die Unterfunktion der Schilddrüse die Keimdrüsentätigkeit. Bei hypothyreoten Männern kommt es zur Sterilität; Behandlung mit Schilddrüse erzielt, wie schon erwähnt, gute therapeutische Erfolge. Ähnlich soll Schilddrüsenverabreichung bei Amenorrhoe oft helfen, sogar, wenn keine sicheren Zeichen von Hypothyreoidismus vorhanden sind. Schilddrüsenstörungen, und zwar sowohl die Unter- wie die Überfunktion der Schilddrüse, haben, wie bereits gesagt, häufig Menstruationsanomalien zur Folge.

e) Hyperthyreoidismus und Geschlechtsorgane

Bei schweren Formen von Basedowscher Krankheit kommt Rückgang von Libido und Potenz beim Mann vor und bei der Frau treten Störungen der Menstruation auf. Bezüglich des anatomischen Verhaltens der Keimdrüsen (s. S. 151) liegen hauptsächlich Untersuchungen von den Ovarien, nur wenige solche von den Hoden vor. Die Ovarien wurden meist hypoplastisch und atrophisch gefunden, die Zahl der Primärfollikel ist bis zum völligen Fehlen derselben herabgesetzt. Reifende und Graafsche Follikel werden fast immer vermißt (E. J. KRAUS, WEGELIN). Im Hoden fand KRAUS die Spermiogenese herabgesetzt. Andere stellten leichte Degenerationserscheinungen des Testikels fest. Ich selbst konnte (s. S. 151) diese Ergebnisse an Hand eines Obduktionsmaterials von zwanzig Basedowtodesfällen bestätigen [R. CHWALLA (1949)]. Davon waren siebzehn Frauen, drei Männer.

Im Experiment führt kurzdauernde Zufuhr kleiner Dosen von Schilddrüsenhormon beim Versuchstier zu Beschleunigung der Geschlechtsreife, während größere Dosen in Übereinstimmung mit obigen anatomischen Ergebnissen bei der Basedowschen Krankheit die Keimdrüsen schädigen. Prolongierte Verfütterung hat Atrophie der Eierstöcke und Unfruchtbarkeit zur Folge. Bei männlichen Tieren sind teils keine Folgeerscheinungen, meist aber schwere Schädigungen der Hoden gesehen worden. Soweit überhaupt infolge der resultierenden Unfruchtbarkeit Nachkommen gezeugt werden konnten, waren diese körperlich schwächlich (DÖDERLEIN). Die Unfruchtbarkeit tritt bemerkenswerterweise schon vor dem Nachweisbarwerden histologischer Veränderungen ein.

Es ist in Analogie dazu damit zu rechnen, daß auch beim hypothyreoten Mann die Unfruchtbarkeit noch vor dem Nachweisbarwerden eines Spermamangels auftritt oder auftreten kann, was klinisch von Bedeutung ist. Beim weiblichen Tier wird nach Zufuhr von Schilddrüsensubstanz Konzeptionsunfähigkeit und Abortieren sowie eine Schädigung der Eizellen beobachtet (s. S. 151) und als Endeffekt großer Dosen und langdauernder Verabreichung resultiert eine fibröse Umwandlung der Ovarien. Die männlichen Jungen von durch Schilddrüsenzufuhr hyperthyreotisch gemachten Muttertieren werden ebenfalls fortpflanzungsunfähig (DÖDERLEIN, SCHULZE). Auch diese Ergebnisse sind praktisch wichtig und fordern zu einer Untersuchung auf Analogie beim Menschen dringend auf. Nach Ausfall der Eierstockfunktion soll die Schilddrüse hypertrophieren, ebenso in der Menopause. Verabreichung von Eierstocksubstanz verkleinert umgekehrt die durch eine Schwangerschaft vergrößerte Schilddrüse. Nach PIGHINI (1925) ruft Behandlung mit Schilddrüsenextrakt bei Säugern eine Degeneration der Geschlechtszellen und der Nebennierenrinde hervor. Auch das steht in Übereinstimmung mit meinen Befunden bei Basedowkranken (s. S. 150/51), indem bei solchen Rückbildungsprozesse in Nebennierenrinde und Keimdrüsen auffallend häufig sind. Anderseits hat man beim Versuchstier durch Thyroxin angeblich eine Hypertrophie der Nebennierenrinde erzielt.

Das Schilddrüsenhormon soll beim Kaninchen die Ausschüttung des Follikelreifungshormons des HVL bremsen und die des zwischenzellstimulierenden Hormons steigern. Östroninjektionen führen bei Ratten, Kaninchen und Hunden zu einem Kolloidkropf, so daß im allgemeinen — von der Hyperthyreose abgesehen — von einem Parallelismus in der Funktion der Glandula thyreoidea und der Keimdrüsen gesprochen werden darf. Bei den Granulosazelltumoren des Eierstockes mit Hyperöstrogenämie ist das Verhalten der Schilddrüse noch nicht untersucht, ebensowenig bei den überfeminisierenden Nebennierenrindengewächsen der Frau. Ich erinnere in diesem Zusammenhang ferner an die moderne, besonders in der USA geübte Östrogenbehandlung der Basedowschen Krankheit. Besonders beim menopausalen M. Basedow sind davon ausgesprochene Besserungen berichtet worden [GOLDMAN (1940), STORCK (1942), SHUTE und SHUTE (1942)]. Wird doch die Schilddrüsenfunktion durch Östrogenzufuhr gehemmt (GRUMPRECHT und LÖSER, MARINE u. a.). Ebenso hemmt eine spontane Steigerung der Östrogeninkretion die Schilddrüse. Die Kastration kann sowohl einen vorübergehenden Ausfall der Schilddrüsentätigkeit als auch eine Hyperthyreose auslösen.

f) Schilddrüse und Kastration

Vom Verhalten der Schilddrüse nach Kastration war schon die Rede (s. S. 152 und oben). Sie zeigt nach der Entfernung der Gonaden eine Abflachung des Epithels und eine Vergrößerung der Follikel. Diese Kastrationsveränderung kann nun durch Zufuhr von Follikelhormon, wie GRUMBRECHT und LÖSER (1938) zeigten, nur dann rückgängig gemacht werden, wenn das Follikelhormon unmittelbar in den Uterus eingebracht wird. Die Beeinflussung der Schilddrüse durch Follikelhormon findet also nach diesen Autoren über den Uterus statt.

g) Schilddrüse und Krebs (s. S. 481)

IV. Hormongeschlecht und Zellgeschlecht

1. Das Somageschlecht. Asexualität

Unter Somageschlecht oder Zellgeschlecht versteht man den durch die Geschlechtschromosomen (X- und Y-Chromosom) bei der Befruchtung festgelegten Geschlechtscharakter jeder einzelnen Körperzelle. Sämtliche Körperzellen stammen ja von der befruchteten Eizelle ab und tragen durch ihren Geschlechtschromosomengehalt einen Geschlechtsstempel.

Alle Somazellen enthalten nach der herrschenden Lehre bei der Frau 48 Chromosomen, beim Mann 47 Chromosomen. Das kommt daher, daß die Hälfte der Spermien nach der Reduktionsteilung weibchenbestimmend, die andere Hälfte männchenbestimmend ist. Hingegen sind die Eizellen alle gleicher Art. Dringt eine weibchenbestimmende Samenzelle bei der Befruchtung in die Eizelle ein, so entsteht ein weibliches Individuum. Trifft ein männchenbestimmendes Spermium auf sie, so entwickelt sich ein männliches Individuum. Der uns heute faßbare gestaltliche Ausdruck für die Geschlechtszugehörigkeit der Zellen ist die Chromosomenzahl. Nach der bei der Reifung bei sämtlichen Geschlechtszellen erfolgenden Reduktionsteilung enthalten sämtliche menschliche Eizellen 24 Chromosomen, während die Spermien teils 24, teils nur 23 Chromosomen enthalten, wobei das 24. das sogenannte Geschlechts- oder X-Chromosom ist. Das weiblich bestimmte befruchtete Ei enthält somit $24 + 24 = 48$ Chromosomen, das männlich determinierte $24 + 23 = 47$ Chromosomen, also um eines weniger. Bei jeder Teilung der befruchteten Eizelle und der aus ihr hervorgehenden weiteren Zellen bleibt die Zahl der Chromosomen der neuentstehenden Zellen dieselbe wie in der befruchteten Eizelle.

Die Differenzierung der Keimdrüsen, denen man zunächst ihren männlichen oder weiblichen Charakter nicht anmerkt, die vielmehr anfänglich indifferent aussehen (s. S. 96), dürfte durch die in die Keimdrüsenanlage einwandernden Urgeschlechtszellen (und durch Hormone der embryonalen Nebennierenrinde ?) ausgelöst werden. Die Art der Bildung der sekundären Geschlechtsorgane, ob männlich oder weiblich, wird wahrscheinlich von den Nebennieren bzw. deren Rinde beeinflußt, welche embryonale Geschlechtshormone oder Prägungsstoffe bilden.

Das Somageschlecht und seine Rolle ist rein nur in denjenigen Fällen von gonadenlosen Individuen zu erfassen, in denen auch die geschlechtshormonproduzierende Tätigkeit der Nebennierenrinde niemals begonnen hat bzw. zum Stillstand gekommen ist. Nur wenn auf diese Weise, durch Ausfall von Keimdrüsen und Nebennierenrinde, die Hormongeschlechtlichkeit völlig wegfällt, vermag das Somageschlecht unverfälscht zur Geltung zu kommen. Es tritt dann das ein, was ich als Syndrom Keimdrüseninsuffizienz-Nebennierenrindeninsuffizienz bezeichnet habe (s. S. 85).

Es ist heute fraglich, ob außer den Keimdrüsen und der Nebennierenrinde noch andere Organe Geschlechtshormone zu bilden vermögen; solches wird z. B. von der Leber behauptet, die die Fähigkeit besitzen soll, Östrogen aus Cholesterol zu bilden. In der Zirbel (in wässerigen Extrakten aus ihr) fanden SILBERSTEIN und ENGEL (1933) eine Substanz, die bei kastrierten Mäuseweibchen den Allen-Doisy-Test gibt. L. MOSZKOWICZ hat sogar die Fähigkeit der Geschlechtshormonbildung grundsätzlich allen Körperzellen zugesprochen. Er ist allerdings den Beweis dafür schuldig geblieben. Gegen seine Annahme spricht das Sinken der 17-Ketosteroidausscheidung im Harn auf den Nullwert beim Syndrom Keimdrüseninsuffizienz-Nebennierenrindeninsuffizienz, wie es beispielsweise beim M. Addison, beim Myxödem oder bei der Atrophie des HVL beobachtet wird.

Ein vollständiges Auslöschen der hormonalen Geschlechtlichkeit durch einen Funktionsausfall der Organe des hormonalen Geschlechtssystems ist praktisch jedenfalls äußerst selten. Am ehesten erscheint ein solcher Zustand als erworbene Veränderung bei der Atrophie des HVL, bei der sowohl die Gonaden als auch die Nebennierenrinde konsekutiv atrophieren, und bei Fällen von M. Addison mit vollständiger Involution der Keimdrüsen einschließlich ihres Zwischengewebes oder beim Addison von Kastraten verwirklicht, und zwar auch dann nur bei sehr frühzeitigem Auftreten dieser Affektionen im Kindesalter vor der Reife. Im späteren Leben — die Atrophie des HVL tritt meistens erst bei Erwachsenen auf — werden nur relativ geringe Auswirkungen zu erwarten sein (s. S. 17), weil die geschlechtliche Prägung bereits stattgefunden hat und vollendet ist.

Früher war man der Ansicht, daß die Gonadenlosigkeit bereits das Somageschlecht in reiner Ausprägung erkennen lasse. Heute wissen wir, daß das nur annähernd der Fall ist. J. HALBAN hat bereits 1903 erkannt, daß die Entstehung der Geschlechtsmerkmale von der Art und Beschaffenheit der Keimdrüsen unabhängig ist. Er stützte sich dabei auf die Tatsache, daß keimdrüsenlose Individuen keineswegs als Neutren erscheinen, sondern ausgesprochen männlich oder weiblich oder auch, müssen wir heute hinzufügen, zwittrig aussehen. Damals war die Rolle der Nebennierenrinde für die geschlechtliche Prägung noch nicht erkannt. Wir dürfen heute vermuten, daß die immerhin deutlichen männlichen bzw. weiblichen Geschlechtsmerkmale der von Geburt auf keimdrüsenlosen Individuen durch die Geschlechtshormoninkretion der Nebennierenrinde bedingt sind. Sind doch die Nebennieren als die Sexualdrüsen der frühen Embryonalzeit erkannt. Keimdrüsenhormonanalysen vom Harn gonadenloser Individuen müssen für die Entscheidung des in Rede stehenden Problems abgewartet werden. Erst wenn die Geschlechtshormoninkretion der Nebennierenrinde als Ursache der Differenzierung der sekundären Geschlechtscharaktere der Gonadenlosen ausgeschlossen worden ist, wenn also keinerlei hormonale Einflüsse mehr wirksam sind und nachgewiesen werden können, erst dann kann diese Differenzierung auf einen ausschließlich genischen Faktor zurückgeführt werden. Es muß also in Zukunft dem Verhalten der Nebennierenrinde bei den gonadenlosen Individuen besonderes Augenmerk geschenkt werden. Tatsächlich ist sie nicht selten bei ihnen hypertrophisch, wie wir bereits erfahren haben (s. S. 101).

Am besten können wir die Rolle des Somageschlechts in Fällen von angeborenem Syndrom Keimdrüseninsuffizienz-Nebennierenrindeninsuffizienz studieren. Ich selbst verfüge nur über erworbene derartige Fälle bei geschlechtsreifen, erwachsenen Individuen, bei denen das konstanteste und ein sehr häufiges Symptom eine Hypotrichose im Sinne von Fehlen der Stamm-, Extremitäten- und Achselhöhlenbehaarung und starker Reduktion der Schambehaarung ist. Männer lassen außerdem einen weiblichen Typ der zudem dürftigen Schambehaarung erkennen. In diesen Fällen hat es sich um eine nach der Reife erworbene Atrophie von Hoden und Nebennierenrinde gehandelt. Die Auswirkungen einer solchen sind begreiflicherweise nicht so schwerwiegend wie die einer angeborenen Atrophie beider Organe oder einer solchen im Kindesalter. Am reinsten wäre das Somageschlecht in Fällen von primärer, bereits intrauterin vorhandener Aplasie der Keimdrüsen und der Nebennierenrinde zu erfassen. Über solche Fälle verfüge ich bisher nicht. Nur sie wären imstande, zu zeigen, wie ein Individuum beschaffen ist, das der Geschlechtshormone ab ovo entbehrt.

Bei Gonadenlosen fällt das überaus häufige Vorkommen von heterosexuellen Merkmalen, also von Intersexualität, auf.

In zwei von A. Priesel obduzierten Fällen von angeborenem Eierstockmangel fand sich in einem ein Epoophoron von besonderer Mächtigkeit mit Kanälchen, welche eine weitgehende Ähnlichkeit mit einem unterentwickelten Nebenhodengang besaßen, im zweiten Fall eine penisartige Klitorishypertrophie neben einer leichten Behaarung an Kinn und Oberlippe und eine Entwicklung von Prostatadrüsen. In einem weiteren Fall (A. Priesel) von hochgradiger Unterentwicklung der Eierstöcke fanden sich Gartnersche Gänge (= eine Persistenz der Wolffschen Gänge). In elf von G. Pich zusammengestellten Fällen von kongenitalem Ovarialmangel wurden gefunden: Im Fall Olivet (1925) Epoophoronkanälchen, im Falle Robert Meyer (1925) ein ausgesprochener Virilismus (tiefe Stimme, männliche Brust, männliche Schambehaarung, Schnurr- und Backenbart) und eine penisartige Klitoris neben Epoophoronkanälchen, im Falle Schürmann (1927) beiderseits ein großes Epoophoron, im Falle Baer (1927) männlicher Habitus, im Falle Rössle-Wallart eine etwas große Klitoris und reichlich nebenhodenartige Epoophoronkanälchen, im Falle Goldwasser (1933) wiederum Klitorishypertrophie und männliche Körpermaße.

Es zeigt sich also, daß eine Minderung der hormonalen Geschlechtlichkeit sehr oft zu einer Geschlechtsänderung führt. Das nimmt nicht Wunder, denn die normale hormonale Geschlechtsprägung leidet durch den Ausfall der Keimdrüseninkretion schweren Schaden. Dem gleichen Verhalten, Änderungen im Geschlechtscharakter bei Schädigung des hormonalen Geschlechtssystems, begegnen wir bei der Intersexualität, wie wir später sehen werden. Bei ihr läßt sich stets ein Defekt im System nachweisen. Es kann kaum ein Zweifel bestehen, daß die männlichen Impulse bei den kongenital ovarienlosen Individuen von der Nebennierenrinde ausgehen. Man hat den Eindruck einer Art Waagebalkengleichgewichtes zwischen den männlichen und weiblichen Potenzen, repräsentiert durch Keimdrüsen und Nebennierenrinde und deren teilweisen geschlechtshormonalen Antagonismus als physiologischer und spontaner Erscheinung. Dieser Eindruck wird dadurch verstärkt, daß ein Hinüberschwenken zum konträren Geschlecht nicht nur bei den Gonadenlosen, sondern auch — nicht selten — im Klimakterium der Frau und im höchsten Alter bei beiden Geschlechtern, ferner bei Kastraten und Hypogonaden zu beobachten ist, immer dann also, wenn das eigene Geschlecht eine Schmälerung erfahren hat. Es geht daraus ferner hervor, daß die bisexuelle Potentialität während des ganzen Lebens fortdauert.

2. Die hormonale Geschlechtlichkeit. (Das Hormongeschlecht)

Das bei der Befruchtung festgelegte Geschlecht, die sogenannte zygotische Sexualität, von der im vorhergehenden die Rede war, ist *ein* und ein wesentlicher Faktor, der (bei normaler Epistase) die Entwicklung der Keimdrüsen aus einem für den mikroskopischen Betrachter hinsichtlich der Geschlechtszugehörigkeit unkenntlichen Stadium in die männliche oder weibliche Richtung bewirkt. Andere Faktoren sind die embryonalen Hormone, über deren Natur heute noch nichts bekannt ist. Als einen Bildungsort für diese Stoffe kennen wir jedoch bereits die Nebennierenrinde, die in der Norm beim männlichen Embryo offenbar einen männlichen, beim weiblichen einen weiblichen Prägungsstoff bildet. Entsprechend der ihr zugeschriebenen Bildung eines männlichen Hormons konnte die fuchsinophile Zone von VINES bereits in früher Embryonalzeit festgestellt werden (über diese Zone und ihre Bedeutung s. S. 50). Mit der Geburt soll die androgene Zone der Nebennierenrinde nach GROLLMANN zugrunde gehen; man erklärt das damit, daß der neugeborene Organismus der Abwehr gegen die mütterlichen weiblichen Hormone nicht mehr bedarf. Nach noch unbestätigten Untersuchungen existiert also bereits im intrauterinen Leben eine Hormongeschlechtlichkeit. Nach der Geburt nehmen die Sexualhormonbildner Keimdrüsen und Nebennierenrinde und ihre Steuerungsorgane, der HVL sowie die zentralnervösen Geschlechtszentren, verstärkten Einfluß auf die Prägung der Geschlechtsmerkmale. Die Keimdrüsen treten dabei erst mit Eintritt der Geschlechtsreife wesentlich in Aktion. Etliches spricht dafür, daß sogar die zerebralen Zentren ihre Wirkung auf humoralem Wege entfalten (s. S. 12).

Die Gesamtheit der hormonal-humoralen Einflüsse auf das Geschlechtsgepräge fassen wir in ihren sichtbaren Auswirkungen als das Hormongeschlecht oder die hormonale Geschlechtlichkeit zusammen. Die Aufgabe der daran beteiligten Hormone ist es, eine normale, vollständige, artgemäße Ausdifferenzierung der Keimdrüsen, der akzessorischen Geschlechtsorgane und der Geschlechtscharaktere sicherzustellen; sie unterstützen und verstärken damit die zygotische Geschlechtlichkeit, das Zellgeschlecht, das die Entwicklungsrichtung primär festlegt. HALBAN schreibt ihnen die Funktion zu, bei sinkender Epistase des Zellgeschlechts, bei Absinken von dessen Stärke, im Sinne der Erhaltung des Keimdrüsengeschlechtes, also des bestehenden Geschlechtes, „protektiv‟ zu wirken (HALBAN, A. JORES). Allerdings ist das Substrat der Epistase und damit dieser Begriff und seine morphologische Grundlage noch reichlich unklar. Meiner Auffassung nach bestimmt das Zellgeschlecht die *Reaktionsweise* der Zellen gegenüber geschlechtshormonalen Einflüssen, legt die Art ihres Ansprechens ihnen gegenüber fest. Auf die so in ihrer Ansprechbarkeit in bestimmter Richtung geformten Zellen wirken die Geschlechtshormone von Keimdrüsen und Nebennierenrinde ein. Ihre Produktion kann zu- oder abnehmen oder auch, was besondere Auswirkungen zeitigt, auseinandergehen. Im letzteren Fall liefert die Nebennierenrinde ein zur Inkretion der Keimdrüsen gegensätzliches Geschlechtshormon im Überschuß. Das muß eine Veränderung der Geschlechtsmerkmale zur Folge haben. Anatomisch sind bei einer Geschlechtsänderung immer Gonaden oder Nebennierenrinde oder beide und überhaupt das ganze hormonale Geschlechtssystem, also auch der HVL, beteiligt. Eine bloße Veränderung des Zellgeschlechtes ins konträre Geschlecht ist nach unseren heutigen Kenntnissen lediglich eine Abstraktion, die in der Wirklichkeit, wenigstens beim Menschen, keine Entsprechung hat. Wie ein menschlicher Organismus ohne Hormongeschlecht aussieht oder aussehen würde, läßt sich experimentell schwer feststellen, weil dazu die Keimdrüsen und die Nebennieren bereits in statu nascendi entfernt werden müßten, und die Natur verwirklicht derartiges ebenfalls nicht. Die Trennung in Zellgeschlecht und Hormongeschlecht ist also eine künstliche, von unserem Denken vorgenommene. In Wirklichkeit existieren nur Geschlechtshormone und Rezeptoren für diese.

Ob eine Geschlechtsentwicklung ausschließlich auf Grund des Zellgeschlechtes möglich ist, steht dahin. Nur zum Teil läßt der angeborene Keimdrüsenmangel die Beschaffenheit eines Individuums ohne Hormongeschlecht ermessen (ein angeborener Mangel beider Nebennieren kommt nicht vor; s. S. 42), infolge des Vorhandenseins der Nebennieren und der Geschlechtshormone ihrer Rinde mit ihren Auswirkungen auf die Geschlechtlichkeit gerade im intrauterinen, aber auch im extrauterinen Leben, eben nur zum Teil. Die sogenannten Zwicken sind vielleicht hier anzuführen, da sie als intrauterine Kastraten aufgefaßt werden, bei denen außerdem die Aktivität der Nebennierenrinde gering zu sein scheint (MARSMANN). Beim weiblichen Geschlecht endet die hormonale Geschlechtlichkeit mit dem Erlöschen der Eierstcckfunktion in der Mencpause, allerdings nur soweit sie ovariogen ist. Die Eunuchoiden beiderlei Geschlechts stellen eine partielle Insuffizienz der Hormongeschlechtlichkeit dar. Ihr Zellgeschlecht dürfte eindeutig männlich bzw. weiblich sein, wie der therapeutische Erfolg einer Hormonzufuhr, welche das Hormondefizit bei ihnen ausgleicht, erschließen läßt.

Wir erkennen also, daß das Hormongeschlecht ebensowenig rein erfaßt werden kann wie das Zellgeschlecht. Ich komme aus diesem Grunde zu der Anschauung, daß beide untrennbar miteinander verbunden sind und nur im abstrakten Denken geschieden werden können. Dafür spricht auch die Überlegung, daß die hormonale Geschlechtlichkeit letzten Endes eine Auswirkung der zygotischen ist, da diese die geschlechtliche Konstitution der Keimdrüsen und der Nebennierenrinde und damit deren beider Geschlechtshormoninkretion bestimmt. Da die Entfernung der Nebennierenrinde mit dem Fortbestand des Lebens unvereinbar ist, läßt sich die hormonale Geschlechtlichkeit nicht ausrotten, ohne gleichzeitig die Existenz des Individuums in Frage zu stellen. Nach MOSZKOWICZ wirkt die Epistase des Zellgeschlechts im Hormongeschlecht fort, womit MOSZKOWICZ anscheinend einen ähnlichen Gedanken ausdrückt, wie ich ihn eben formuliert habe. Die männliche Epistase — die Vitalität der männlichen Keimdrüse — ist stärker als die der weiblichen und übt ihren Einfluß während des ganzen Lebens des Mannes aus, während die weibliche mit dem Klimakterium ihr Ende findet; ein „Geschlechtsumschlag" tritt daher im höheren Alter bei der Frau öfter und leichter auf als beim Mann. L. MOSZKOWICZ deutet die postklimakterische Vermännlichung mancher Frauen als Umschlag des Zellgeschlechtes (vgl. S. 272). Wenn diese Deutung von MOSZKOWICZ richtig wäre, müßte aus einer solchen Frau ein vollkommener Mann werden, zudem auch eine hormonale Virilisierung in solchen Fällen unzweideutig vorhanden ist. In Wirklichkeit handelt es sich bei der postklimakterischen Vermännlichung der Frau höchstens um eine teilweise Virilisierung, die nach den zu erhebenden anatomischen Befunden in der Mehrzahl der Fälle von der Nebennierenrinde ausgeht und nicht von einer Änderung des nicht faßbaren Zellgeschlechts, die also ein nachweisbares Organsubstrat hat. Auch wenn man die Veränderung der Nebennierenrinde auf einen Umschlag des Zellgeschlechtes zurückführen würde, kann sich nur das Zellgeschlecht der Nebennierenrinde geändert haben, also lediglich ein örtlicher Umschwung eingetreten sein; ansonsten wäre ja die kortikosuprarenale Virilisierung nicht operativ heilbar. Obige Befunde waren MOSZKOWICZ nicht bekannt und so kam er auf rein gedanklich-spekulativem Wege zu seiner Hypothese. Die die postklimakterische Vermännlichung der Frau auslösende *letzte* Ursache bedarf noch der Aufklärung (hypophysär?). In der Mehrzahl der Fälle läßt auch hier die pathologische Anatomie einen kortikosuprenalen Ausgangspunkt erkennen, so daß wir sie als durch eine männliche Anlage der Nebennieren bedingt auffassen müssen im Sinne einer lokalen Intersexualität (s. S. 324). Voraussetzung für ihr Entstehen ist der Ausfall der Ovarialfunktion, eben die Menopause. Eine analoge Geschlechtsänderung wird daher nach Kastration beobachtet.

Funktionsstörungen, Blastome und andere Veränderungen der Nebennierenrinde, der Keimdrüsen und der Adenohypophyse im Sinne von Über- oder Unterfunktion dieser Organe oder qualitativer Änderung ihrer Inkretion vermögen die Hormongeschlechtlichkeit zu beeinflussen bzw. zu verändern (hormonale Geschlechtsänderung); sie bildet sich nach Beseitigung der Veränderung zurück. Zur Erklärung des Auftretens einer hormonalen Geschlechtsänderung sind drei Hypothesen aufgestellt worden: eine von F. Fränkel (1921) besagt, daß männlich und weiblich gerichtete Blastomzellen das Substrat der Geschlechtsänderung bzw. geschlechtsändernder Gewächse seien. Die Hypothese von Julius Bauer und Medvei nimmt an, daß die Nebennierenrinde immer das unterdrückte Geschlecht schützt; ihr Ausfall führe daher zu heterosexueller Geschlechtsumwandlung. Diese Hypothese ist dadurch erledigt, daß es sowohl vermännlichende als auch verweiblichende Nebennierengewächse bei beiden Geschlechtern gibt. L. Moszkowicz endlich hält die Träger geschlechtsändernder Blastome für Umwandlungsmänner (= genetische Weiber) oder Umwandlungsfrauen (= genetische Männer), also für primäre Intersexe, bei denen die Unzulänglichkeit ihrer Geschlechtlichkeit in einer Krisenzeit offenbar wurde. Er bleibt allerdings einen Beweis für diese Auffassung schuldig. Am meisten für sich hat meiner Meinung nach auf Grund des heutigen Standes unseres Wissens die Fränkelsche Hypothese. Hingegen scheint mir eine andere Vermutung von Moszkowicz, daß nämlich vielleicht verschiedene endokrine Störungen, wie Diabetes, Hochdruck oder Fettsucht, auf das Überwiegen der Hypophyse oder Nebennieren als Folge eines Hypoorchidismus zurückzuführen seien, beachtenswert und verdient Prüfung. Man beobachtet nämlich derartige Erkrankungen bei Individuen mit angeborenem Keimdrüsenmangel (ebenso nach der Menopause der Frau) relativ häufig und sie bilden bei solchen nicht selten die Todesursache. Die Leberzirrhose wäre noch hinzuzufügen (s. S. 173).

Das Verhalten der Hormongeschlechtlichkeit bei den echten Zwittern und den Scheinzwittern muß noch auf breiter Grundlage geklärt werden (s. S. 336).

3. Die Geschlechtsbestimmung und ihre Grundlagen

Man pflegt das Geschlecht eines Individuums herkömmlicherweise nach der histologischen Beschaffenheit seiner Keimdrüsen, und zwar ihres germinativen Anteils, vorzunehmen. Wo dieselben von Geburt auf fehlen, entscheidet der äußere Gesamteindruck des Individuums; in einem solchen Falle sind als Geschlechtspräger noch die höheren Glieder des hormonalen Geschlechtssystems vorhanden und fungieren die Nebennierenrinde und wahrscheinlich auch die trotz Fehlen der Gonaden gewöhnlich ausgebildeten gonadalen Zwischenzellen als Geschlechtshormonbereiter. Solche Individuen sind also durchaus nicht geschlechtslos und ebensowenig geschlechtshormonlos.

Wir entnehmen daraus, daß es gar nicht so einfach ist, die Geschlechtszugehörigkeit eindeutig zu definieren und dies um so mehr, als wir bei den Pseudohermaphroditen noch sehen werden, daß die Geschlechtshormoninkretion des Individuums dem histologischen Keimdrüsengeschlecht zuwiderlaufen kann. Da die Keimdrüsen nicht nur fehlen, sondern auch zwittrig sein können, scheint

es verläßlicher zu sein, die Geschlechtsbestimmung nach der Art der Geschlechtshormonproduktion im Organismus bzw. der Ausscheidung der Geschlechtshormone
im Harn oder aber nach dem Zellgeschlecht vorzunehmen. In dieser Hinsicht
ist von großer theoretischer Bedeutung, daß die Zwischenzellen der Keimdrüsen
vom embryonalen Mesenchym abstammen (A. FISCHEL), die Keimzellen bzw.
das germinative Gewebe der Gonaden von den sekundär in die Keimdrüsenanlage
eingewanderten Urgeschlechtszellen (Keimbahnlehre von C. RABL). Die Zwischenzellen sind nun aber in den Hoden die Träger der Inkretion; die Mehrzahl der
heute bekannten Tatsachen spricht wenigstens in diesem Sinne. Wir dürfen also
annehmen, daß die Inkretion der Zwischenzellen das Zellgeschlecht widerspiegelt.
Dazu kommt die Eigentümlichkeit, daß die Eierstöcke im Gegensatz zu den
Hoden die Einheit von Keimzellenproduktion und Endokrinie zumindest teilweise
zu wahren scheinen. Da nämlich der Liquor folliculi Östrogen (nach BISHOP
Östradiol) enthält, sind in ihnen germinativer und inkretorischer Apparat zumindest teilweise eins. Dagegen scheinen auch im Eierstock die Zwischenzellen
und vor allem die sogenannten Hiluszellen des Rete ovarii die Fähigkeit zu besitzen, Geschlechtshormon, und zwar Androgen zu produzieren, und unter
Umständen beträchtliche Mengen Androgen einsondern zu können. Leider
ist es derzeit praktisch noch nicht möglich, die Geschlechtsbestimmung auf
der Grundlage des Geschlechtshormonquotienten vorzunehmen, da unsere diesbezüglichen Kenntnisse gerade bei den Intersexen noch zu dürftig sind. Es
könnte aber ohne weiteres sein, daß eine darauf gegründete Geschlechtsbestimmung
viel richtigere, d. h. mit dem Beobachtbaren, dem äußeren Habitus, geschlechtlichen Verhalten usw. besser übereinstimmende Ergebnisse liefert als die Bestimmung nach der Beschaffenheit des germinativen Gewebes der Keimdrüsen.
Als weiter komplizierender Umstand tritt hinzu, daß das hormonale Geschlechtssystem aus einer Mehrzahl von Organen besteht, die sämtlich auf die Geschlechtlichkeit Einfluß nehmen. Dieses Prinzip der mehrfachen Sicherung, das die
Natur dadurch offenbart, entspricht der biologischen Bedeutung der Fortpflanzungsaufgabe. Anderseits schließt die mehrfache Steuerung vermehrte
Störungsmöglichkeiten in sich. Nur die vollkommene Harmonie im gesamten
hormonalen Geschlechtssystem wird ein völlig eingeschlechtliches Individuum
hervorbringen. Das ist nicht allzu häufig der Fall.
   Eine Revision der Grundlagen der Geschlechtsbestimmung kann nicht ohne
Folgen für die Lehre von der Intersexualität und von der Vererbung des Geschlechtes bleiben. Wir müssen das Geschlecht der Urgeschlechtszellen und des
sich von ihnen ableitenden Gewebsanteiles der Keimdrüsen und das Geschlecht des
Somas als etwas Verschiedenes und getrennt betrachten. Der Geschlechtscharakter
der Urgeschlechtszellen kann folgerichtig grundsätzlich unabhängig vom Geschlecht des Somas variieren und umgekehrt. Es muß also ein zwittriges Somageschlecht ebenso geben wie ein zwittriges Keimdrüsengeschlecht. Der Geschlechtshormoninkretion der Gonaden steht die Geschlechtshormoninkretion
der Nebennierenrinde, deren Zellen gleichfalls dem Soma zugehören, gegenüber, so daß das Somageschlecht schon normalerweise zwiespältigen Charakter
trägt. Maßgebend für die geschlechtliche Prägung des Somas ist die Beschaffenheit der gebildeten Geschlechtshormone bzw. der Geschlechtshormonquotient und
die Empfänglichkeit ihrer Erfolgsorgane. Die Bereitung der Geschlechtshormone
kommt im Lichte des hier dargelegten zumindest zum größeren Teil dem Soma
zu, vor allem beim männlichen Geschlecht. Bei ihm bestehen mehr Störungsmöglichkeiten als bei dem, wie wir vorhin gesehen haben, stabileren weiblichen, von
dem Klimakterium der Frau abgesehen. Für das Verständnis der Phänomene
der lokalen Intersexualität (vgl. S. 324) ist das hier dargelegte Voraussetzung.

Wenn der Verfasser in der Darstellung dieses Buches dennoch der bisher gültigen Geschlechtsbestimmung auf Grund der Beschaffenheit des germinativen Keimdrüsengewebes gefolgt ist, so einerseits deshalb, weil die Heranziehung einer anderen Grundlage die Darstellung kompliziert hätte, und anderseits aus dem Grund, weil unsere Kenntnisse auf dem Gebiet der neuartigen Betrachtungsweise, wie ich schon erwähnte, noch sehr gering und für eine lehrbuchmäßige Darstellung durchaus unzureichend sind.

V. Die Wirkungen des hormonalen Geschlechtssystems

1. Die Geschlechtshormone als Sendboten und Realisatoren des hormonalen Geschlechtssystems

a) Allgemeines über die Geschlechtshormone (Sexualhormone)

Die Geschlechtshormone sind chemische Wirkstoffe, die hauptsächlich von den Geschlechtsdrüsen (Keimdrüsen) Hoden und Eierstock, aber auch von anderen endokrinen Organen, wie der Nebennierenrinde und der Placenta, vielleicht sogar von drüsigen Organen (der Leber?), erzeugt werden und die die männlichen und weiblichen Geschlechtsmerkmale, den Geschlechtstrieb und die geschlechtliche Verhaltensweise bei den hormonbildenden Lebewesen prägen bzw. beherrschen. Aus dieser Beeinflussung des Geschlechtes leitet sich ihr Name her. Sie fördern ferner das Wachstum und die Tätigkeit der äußeren und inneren (akzessorischen) Geschlechtsorgane, welche ohne die Geschlechtshormone keine normale Entwicklung erreichen. Sie stehen, auf eine kurze Formel gebracht, im Dienste der Fortpflanzung und damit der Erhaltung der Art.

Die Geschlechtshormone werden von den sie produzierenden endokrinen Drüsen ins Blut abgegeben. Zum Teil besteht auch eine lokale Kontaktwirkung derselben im lebenden Körper. Ihre Absonderung oder Inkretion durch die Gonaden und die Nebennierenrinde unterliegt einer Steuerung seitens des HVL.

Es gibt drei Arten oder Gruppen von Geschlechtshormonen: 1. Die männlichen Prägungsstoffe oder Androgene, 2. die weiblichen Prägungsstoffe oder Östrogene, und 3. die Wirkstoffe der Gelbkörper des Eierstockes und zum Teil auch der Placenta, die mit dem Sammelnamen Progestine bezeichnet werden. Die Hoden stellen *hauptsächlich* die erste Gruppe von Geschlechtshormonen her, die Eierstöcke die zweite. Die Androgene sind daher auch als „männliche Hormone“, die Östrogene „als weibliche Hormone“ bezeichnet worden. Diese Namengebung stammt aus einer Zeit, in der noch nicht bekannt war, daß im Hoden auch „weibliches“ Hormon gebildet werden kann, im Eierstock, zumindest unter pathologischen Verhältnissen, männliches Hormon in großen Mengen, daß somit die Keimdrüsen beider Geschlechter befähigt sind, „männliche“ und „weibliche“ Hormone herzustellen. Dazu kommt, daß die Funktionen des „männlichen“ Hormons keineswegs ausschließlich auf das männliche und die des „weiblichen“ nur auf das weibliche Geschlecht beschränkt sind. Kein sogenanntes Geschlechtshormon ist weder nach Vorkommen noch nach Wirkung auf ein Geschlecht beschränkt. Von der Nebennierenrinde wissen wir heute, daß sie bei Mann und Frau beiderlei Geschlechtshormone, solche mit männlicher und solche mit weiblicher Wirkung erzeugt.

Die von den Keimdrüsen, Hoden und Eierstock, ins Blut abgegebenen, „eingesonderten“ oder ausgeschütteten Geschlechtshormone werden als Keimdrüsenhormone bezeichnet. Es sind ihrer heute hauptsächlich drei bekannt, und zwar das Testosteron des Hodens, das Östradiol des Eierstockes und das

Progesteron des Ovars. Alle anderen in den Keimdrüsen gefundenen männlichen und weiblichen Wirkstoffe dürften Umwandlungs- bzw. Ausscheidungsprodukte dieser drei „nativen" Keimdrüsenhormone darstellen. Der Name Testosteron bezeichnet ein von den Hoden gebildetes Steron; es ist das Hauptinkret der männlichen Gonade, vielleicht nicht das einzige (s. S. 105). Das Östradiol und das Progesteron werden im Eierstock gebildet, und zwar das Östradiol von den reifenden Follikeln und das Progesteron von den Corpora lutea des Eierstockes; Follikel und Gelbkörper stellen somit zwei inkretorisch verschiedene Organe dar.

So wie der Ausstoß der drei nativen Keimdrüsenhormone vom HVL gelenkt wird, wird umgekehrt die inkretorische Tätigkeit der Vorderhypophyse von den Keimdrüsenhormonen beeinflußt. Es besteht also eine Wechselwirkung, die einen den Bedürfnissen entsprechenden, sinnvoll ausregulierten Gleichgewichtszustand herbeiführt und unter normalen Verhältnissen eine Überschußproduktion an Hormon ebenso verhindert wie eine unzureichende, eine Unterproduktion.

Die chemische Grundformel der genannten drei Haupttypen von Keimdrüsenhormonen ist im wesentlichen die gleiche und es bestehen nur geringfügige chemische Unterschiede (s. S. 255/56). Es ist derzeit noch nicht bekannt, an welche chemische Molekularstruktur die biologische Wirkung gebunden ist. Sicher ist aber die angeborene Reaktionsweise der Empfangszellen von ausschlaggebender Bedeutung für die Wirkung.

Wirkungen der Geschlechtshormone: Die Hauptfunktion der Androgene ist die Prägung des männlichen Geschlechts, d. h. der für dieses kennzeichnenden Merkmale einschließlich der männlichen Charaktereigenschaften, ferner die Herbeiführung der vollen Entwicklung der inneren und äußeren männlichen Geschlechtsorgane und die Sicherung und Erhaltung ihrer normalen Funktion.

Die Wirkung der Östrogene besteht in der Erfüllung der analogen Aufgaben beim weiblichen Geschlecht.

Der physiologische Zweck des Progestins ist die Vorbereitung und die Aufrechterhaltung bzw. Sicherung der Schwangerschaft.

Die Wirkungen der Keimdrüsenhormone sind lediglich organgerichtet und nicht geschlechtsgebunden. Das bedeutet, daß das Androgen auch bei der Frau auf männlich bestimmte Organe, d. h. Organe männlichen Ursprungs, im weiblichen Körper seine alle männlichen, d. h. aus den Wolffschen Gängen hervorgehenden, Strukturen fördernde Wirkung entfaltet, und umgekehrt Östrogen „weibliche" Strukturen, das sind die von den Müllerschen Gängen stammenden Gebilde, auch im männlichen Organismus stimuliert. Die Wolffschen und die Müllerschen Gänge werden daher als „Geschlechtsgänge" bezeichnet. Die Fähigkeit eines Organs oder Gewebes oder auch einer Zelle, auf ein bestimmtes Keimdrüsenhormon anzusprechen, ist eingeboren und vom Geschlecht des Individuums unabhängig; sie ist an einen spezifischen Rezeptor gebunden. So wirkt Androgen spezifisch auf die Zellen der Wolffschen Gänge des männlichen Embryos und deren Abkömmlinge *bei beiden Geschlechtern* und das Östrogen wirkt spezifisch auf die Zellen der Müllerschen Gänge und der aus ihnen bei Mann und Frau hervorgehenden Strukturen. Ebenso beeinflussen die gonadalen Hormone bei beiden Geschlechtern die Brustwarzen und Brustdrüsen, welche beiden Geschlechtern gemeinsam sind, *in der gleichen Weise.*

Beiderlei Keimdrüsen können in einem und demselben Individuum funktionieren und sich vertragen, ohne ihre Wirkungen gegenseitig aufzuheben. Das zeigt sich nicht nur bei den echten oder Zweidrüsenzwittern, sondern auch bei Überpflanzung geschlechtsverschiedener Keimdrüsen in einen Tierorganismus sowie bei künstlicher Vereinigung eines männlichen und eines weiblichen Tieres (durch die sogenannte Parabioseoperation). Die Bildung reifer Geschlechtszellen bleibt allerdings nach Einpflanzung einer andersgeschlechtlichen Keimdrüse sogar in ein kastriertes Tier aus.

Das Sich-Vertragen entgegengesetzter Keimdrüsen ist um so leichter möglich, als sich die Wirkungen der Keimdrüsenhormone zum Teil überschneiden und eine Umwandlung von Androgen in Östrogen und umgekehrt im menschlichen und tierischen Organismus stattfindet Bei männlichen Tieren unterstützen kleine Dosen von Östrogen die Androgenwirkung und steigern diese (sogenannte synergistische oder kooperative Wirkung). Es ist wahrscheinlich, daß beide, Androgen und Östrogen, normaliter zusammenwirken und vorhanden sein müssen, um ein Maximum der Hormonwirkung zu erzielen. Offenbar liegt hierin die tiefere biologische Bedeutung des Vorhandenseins von beiderlei Geschlechtshormonen in jedem Organismus. Dabei entfaltet jede Komponente auf einen bestimmten Anteil des Gewebes des Erfolgsorgans eine ihr eigentümliche Wirkung. Von verschiedenen Forschern ist z. B. gezeigt worden, daß die Androgene bei unreifen Tieren auf die Scheide und den Uterus, z. B. von Ratte und Maus, oder auf das Gefieder von Vögeln wie Östrogen wirken. Noch viel deutlicher wird diese Wirkung beim kastrierten Tier. Östrogeninjektionen stimulieren z. B. Prostata und Samenblasen kastrierter Ratten, die sonst nach der Kastration einer Atrophie verfallen, in ausgesprochener Weise. Anderseits hat z. B. das Testosteronpropionat eine teilweise östrogene Wirksamkeit. Ein Antagonismus tritt hingegen in der Wirkung der Geschlechtshormone auf die mehr oder minder geschlechtseigentümlichen Strukturen hervor, von denen eben die Rede war. Gewisse Androgene verursachen, in einem frühen Zeitpunkt der Entwicklung gegeben, bei männlichen und weiblichen Embryonen Intersexualitätserscheinungen, die durch das Plus des zugeführten Hormons bzw. gegengeschlechtlichen Hormons bedingt sind. Hier ist es die Verschiebung der normalen Mengenverhältnisse der Geschlechtshormone, die geschlechtsändernd wirkt. Das Androgen wirkt auf den Uterus unreifer Kaninchen ähnlich wie Progesteron und umgekehrt stimulieren hohe Dosen von Progesteron die Prostata und die Samenblasen von kastrierten Mäusen und Ratten. Eine androgene Wirkung des Eierstockprogesterons zeigt sich auch in der Förderung der Spermiogenese bei der hypophysektomierten Ratte, wie sie in ähnlicher Weise durch Androgen hervorgerufen wird. Der Verfasser konnte mittels Progesteron bei exzessiver Pollakisurie und Polyurie von Prostatikern überraschende Wirkungen erzielen, die die des Androgens noch übertraf (1946); vielleicht liegt hier gleichfalls eine Art androgene Progesteronwirkung vor.

Es sind also die hormonalen Wirkungen der Androgene, Östrogene und Progestine einander ähnlich. Möglicherweise ist das in der Verwandtheit ihrer chemischen Struktur (s. S. 255/56) begründet. Alle drei hemmen ferner die Gonadotropinausschüttung des HVL.

Schließlich gibt es Stoffe, die gleichzeitig androgene, östrogene und progesteronartige Wirkungen entfalten, so z. B. das Pregneninolon (s. S. 167). Das „Androstendiol" besitzt sowohl männliche als auch weibliche Wirkungen und gehört damit zu den „Zwitterstoffen".

Aber nicht nur die drei Keimdrüsenhormone sind in ihren Wirkungen nicht scharf geschieden, auch die des Nebennierenrindenhormons Desoxycorticosteron und seiner Ester gleicht ihnen in vieler Beziehung. Das überrascht nicht, wenn man die chemische Strukturformel dieses Hormons betrachtet (s. S. 256). Außerdem gibt es unter den zahlreichen Wirkstoffen der Nebennierenrinde etliche mit ausgesprochen androgener Wirkung, die sogenannten androgenen Geschlechtshormone oder Androgene der Nebennierenrinde (s. S. 44). Die Keimdrüsenhormone können sogar das Corticosteron der Nebennierenrinde in gewissem Umfang ersetzen und anderseits bringt dieses einige Wirkungen der Keimdrüsenhormone hervor. Die Zusammengehörigkeit der Organe des hormonalen Geschlechtssystems tut sich hierin kund. So kann Progesteron nach Entfernung der Nebennieren das Leben zunächst noch weiter erhalten und Desoxycorticosteron hat vielfach die gleiche Wirkung auf Uterus, Scheide und Brustdrüsen wie das Progesteron (vgl. hiezu S. 47). Das Desoxycorticosteronacetat wirkt ferner ähnlich allgemein anästhesierend wie die gonadalen Hormone. Die Ähnlichkeit der drei nativen Keimdrüsenhormone und einiger Nebennierenrindenhormone offenbart sich nicht nur in ihrer gleichartigen Förderungswirkung auf gewisse sekundäre Geschlechtsorgane, sondern auch in anderen ähnlichen Wirkungen, z. B. einer Hervorrufung von Hypospadie und von Retentio testis bei der Nachkommenschaft von trächtigen Muttertieren, welche solche Hormone zugeführt erhalten hatten, ferner in der Hemmung der Ausscheidung von Wasser, Natrium und Chlor seitens der Nieren, welche durch alle diese Wirkstoffe bewirkt wird. Am stärksten wasser- und parallel damit kochsalzretinierend wirkt das Progesteron. In diesem Zusammenhang sind die „endokrinen Ödeme", vor allem das so häufige Lidödem bei Frauen mit Störungen der Menstruation und bei klimakterischen Frauen zu erwähnen, die mit Östrogen örtlich und per injectionem erfolgreich bekämpft worden sind (GUTZEIT). In der urologischen Klinik werden diese Wirkungen auf breiter Basis zur Bekämpfung pollakisurischer und polyurischer Zustände in Begleitung von nicht entzündlichen urologischen Affektionen noch auszunützen sein. Bis jetzt sind die Keimdrüsenhormone auf Grund dieser Wirkung hauptsächlich beim Diabetes insipidus therapeutisch verwendet worden.

Die Wirkung eines Keimdrüsenhormons ist, wie für das Follikelhormon gezeigt worden ist, größer, wenn die Dosis mehrfach unterteilt wird, als wenn sie auf einmal gereicht wird. Sie hängt ferner von der Darreichungsart ab. So ist bei den Androgenen und Östrogenen die Aufpinselung des gelösten Hormons auf das Testorgan besonders erfolgreich, ähnlich die Einbringung in die Scheide bei den natürlichen und synthetischen Östrogenen. Beim Laboratoriumstier ist auch die direkte Injektion in das zu beeinflussende Organ, z. B. in die Samenblase, versucht worden; sonst unterschwellige Testosterondosen erwiesen sich bei dieser Applikation bereits als wirksam. Vielleicht führt dieser wenn auch schwierige und riskante Weg einer unmittelbaren Einbringung von Östrogen bei der karzinomatösen und bei der hypertrophischen Prostata zu einer Verbesserung der klinischen Erfolge.

Bei den Androgenen und Östrogenen stehen uns heute sechs klinische Anwendungsarten zur Verfügung: Die Verabreichung als Tabletten und als Tropfen in alkoholischer Lösung, die intramuskuläre und subkutane Injektion einer öligen Hormonlösung oder einer Kristallsuspension (protrahierte Wirkung dieser [!]), die Einreibung in die Haut (perkutane Applikation) einer öligen Hormonlösung oder einer Hormonsalbe (das Östradiol ist sogar als Gesichtscreme von MOORE, LANNOR und BACK angewendet worden) und schließlich die Einpflanzung einer Hormontablette unter die Haut (Implantation DEANESLEY und PARKES (1937)], subfascial oder intratestikulär [HOHLWEG und ZAHLER (1940)] bzw. ins Cavum vaginale testis. Diese letzte Applikationsart gewährleistet die längste und die Injektion der Kristallsuspension die gleichmäßigste Wirkung. SCHREUSS untersuchte die Resorption beim Menschen und fand sie zwischen 0,22 und 0,45 mg pro Tag schwankend. Lediglich die intravenöse Injektion wird fast gar nicht ausgeführt, weil angesichts der raschen Resorption einer solchen in der Regel eine häufige Wiederholung der Injektion nötig ist. Voraussetzung für die Möglichkeit einer intravenösen Verabreichung ist die Herstellung einer wasserlöslichen Hormonverbindung, die erst durch die Schaffung von Glukosidverbindungen möglich wurde.

Die Wahl der Anwendungsart hängt nach dem Gesagten nicht nur von den Verhältnissen ab, die allgemein für die Entscheidung zwischen peroraler Verabreichung und Injektion maßgebend sind, sondern auch von der Lage des Erfolgsorganes im Sinne seiner Zugänglichkeit und Erreichbarkeit — so ist z. B. die lokale, perkutane Einverleibung bei der Mamma nicht nur die natürlicherweise gegebene Applikation, sondern angeblich auch wirkungsvoller als die anderen Darreichungsverfahren —, ferner von der Dauer der Notwendigkeit der Hormontherapie. Im allgemeinen ist die perorale Einverleibung in Form der sogenannten Lingualtabletten (Linguetten) und von Hormondragées nicht nur die einfachste und für den Patienten angenehmste Darreichungsform, sondern auch die für viele Fälle zweckmäßigste Behandlungsart. Die Wirkung der Lingualtabletten ist bereits eine halbe Stunde nach der Einnahme in einem Anstieg der Hauttemperatur (Hyperämisierung) nachweisbar. Die besonderen Anzeigen für die Verabreichung von Keimdrüsenhormon und die heute verfügbaren Handelspräparate werden in den Abschnitten über Androgene, Östrogene und Progestine besprochen.

Die Stärke der eintretenden Wirkung hängt unter anderem von der Höhe der körpereigenen Produktion an Hormon, bei Tieren auch von der Tierart ab. So antworten z. B. Maus und Ratte auf gleiche Dosen desselben Hormons verschieden. Schließlich reagieren verschiedene Stämme der gleichen Tierart und artgleiche Individuen untereinander ganz verschieden, indem verschiedene Veränderungen in verschiedenen Organen durch gleiche Hormondosen, z. B. von Östron (Follikelhormon) ausgelöst werden; ein Gleiches ist auch für den Menschen anzunehmen. So erzeugt bei der gleichen Versuchstierart die gleiche Menge Östron einmal einen Brustdrüsenkrebs, einmal Zwischenzelltumoren der Hoden, in anderen Fällen eine Skrotalhernie oder chromophobe HVL-Adenome, ein andermal ein Nebennierengewächs und bisweilen lediglich eine Verhornung des Epithels in den akzessorischen Geschlechtsdrüsen. Wir können diese sehr bemerkenswerten Unterschiede in der Reaktionsweise heute schwerlich anders erklären als durch die Annahme, daß bei verschiedenen Individuen (von Mensch und Tier) die einzelnen Organe und Zellen auf Keimdrüsenhormon von vornherein, d. h. anlagegemäß in verschiedenem Grade empfänglich sind. Die ungeheure Variabilität der lebendigen Substanz kommt in diesem verschiedenen Verhalten sinnfällig zum Ausdruck.

Jedes Geschlecht reagiert im allgemeinen auf konträrgeschlechtliches Hormon stärker als auf das geschlechtseigene. Am stärksten sprechen Lebewesen im Entwicklungsstadium und in der absteigenden Lebensphase an, wenn die eigene Hormonproduktion noch gering ist bzw. wieder nachgelassen hat. Auch unter den Organen, deren Entwicklung und Ausbildung durch ein Keimdrüsenhormon gelenkt wird, z. B. den akzessorischen Geschlechtsdrüsen Prostata, Samenblasen usw., ist die Wirkung des betreffenden Keimdrüsenhormons auf jedes einzelne Organ verschieden stark. Bei langdauernder Darreichung großer Dosen schwächt sich die Wirkung allmählich ab, und zwar dadurch, daß Gegenreaktionen von seiten des Körpers gegen den Hormonüberschuß ausgelöst und wirksam werden. Alle diese Verhältnisse zusammen mit dem physiologischen Schwanken der körpereigenen Hormonproduktion sowie der schon erörterten gegenseitig hemmenden oder verstärkenden Wirkung der Keimdrüsenhormone gestalten die Voraussage der Wirkung im Einzelfall ebenso schwierig wie sie die biologische Auswertung eines Hormons beim Versuchstier beeinflussen. Auch dieses verhält sich hinsichtlich seiner Reaktionsweise jeweils verschieden und der Status seiner Hormonorgane wie die Höhe seiner Hormonproduktion sind gewöhnlich unbekannt. Es ist daher verständlich, daß die Antworten der Versuchstiere ungleich ausfallen.

Man unterscheidet unter den Keimdrüsenhormonwirkungen rückbildungsfähige oder reversible und nicht rückbildungsfähige oder irreversible. Die reversiblen Veränderungen gehen nach Aussetzen der Hormonzufuhr wieder zurück. Gewisse bleiben hingegen dauernd bestehen, z. B. durch Keimdrüsenhormonzufuhr erzeugte Knochenveränderungen oder Neubildungen, Hypospadie, Klitorishypertrophie. Das sind die irreversiblen.

Größte praktische Bedeutung gewann die Entdeckung von MIESCHER, WETTSTEIN und TSCHOPP (1936), daß Veresterung mit verschiedenen Fettsäuren, besonders mit Propionsäure, die Wirkung des Testosterons verstärkt. Die handelsüblichen Testosteronpräparate enthalten aus diesem Grunde heute fast ausschließlich Testosteronpropionat. Von LAQUEUR und seinen Mitarbeitern wurde die Beobachtung gemacht, daß Zusatz von Gewebsextrakten vermöge in ihnen enthaltener Stoffe, die sie auf Grund ihrer unbekannten Natur X-Substanzen nannten, eine sehr beträchtliche Wirkungssteigerung des Testosterons herbeiführt. Dieses Prinzip der Wirkungsverstärkung ist aber zu Gunsten des Veresterungsverfahrens aufgegeben worden.

Für die therapeutische Verwendung ist ferner wichtig, daß durch langdauernde Zufuhr von Keimdrüsenhormon gut- und bösartige Blastome entstehen können (s. S. 174, 470 und 487).

Das Zusammenwirken der Geschlechtshormone. Ich habe schon erwähnt, daß Östrogen, zu Androgen in einer bestimmten, und zwar geringen Menge zugesetzt, die Androgenwirkung verstärkt (s. S. 163). Diese unterstützende Wirkung tritt nur bei einem bestimmten Mengenverhältnis von Androgen : Östrogen ein und hat auch nur für gewisse Androgenwirkungen Gültigkeit. Wird die zugesetzte Östrogendosis gesteigert, so stellt sich ein antagonistischer Effekt ein (s. S. 167), indem die Androgenwirkung gehemmt wird.

Eine genaue Analyse der sogenannten „synergistischen" oder „kooperativen" Wirkung, die wir hier vor uns haben, hat ergeben, daß dabei die beiden Wirkungskomponenten, das Androgen und das Östrogen, auf verschiedene Zellelemente des Erfolgsorganes einwirken. Wird z. B. die Prostata kastrierter Mäusemännchen durch Zufuhr von Androgen + Östrogen normalisiert, so wirkt hierbei das Androgen auf die Drüsenepithelien ein und erzeugt ein Wachstum derselben und eine Funktionssteigerung, während das Östrogen das Bindegewebe und die glatte Muskulatur der Prostata vermehrt. Durch exzessive Dosen werden alle drei Aufbauelemente zur Hypertrophie gebracht. Es handelt sich also um einen Additiveffekt. Nicht wirksame, weil unterschwellige Androgendosen werden durch Zusatz kleiner Östrogenmengen so potenziert, daß eine Stimulierung resultiert. Die Additivwirkung ist nicht nur an bestimmte, festliegende Dosen geknüpft, sondern tritt auch nur bei bestimmten Androgenen zusammen mit einem bestimmten Östrogen und nicht bei Kombination mit jedem beliebigen Östrogen ein. Das muß für die praktische Anwendung beachtet werden. Die Hypertrophie der männlichen akzessorischen Geschlechtsdrüsen der Nager wird durch Östron- oder auch durch Progesteronzusatz (!) verstärkt.

Der Antagonismus der Geschlechtshormone. Trotz und neben der oben erörterten, nur bei bestimmten, kleinen Zusätzen konträren Geschlechtshormons eintretenden synergistischen Wirkung ist ein gewisser Antagonismus der Keimdrüsenhormone unverkennbar. Er zeigt sich darin, daß die biologische Wirkung

von Androgen durch gleichzeitige Verabreichung entsprechend großer Östrogendosen und umgekehrt aufgehoben wird. Es tritt also eine Neutralisierung durch
das gegengeschlechtliche Keimdrüsenhormon ein. Die Gegenwirkung scheint
teils eine unmittelbare, im Erfolgsorgan stattfindende zu sein, teils auf dem
Wege über den HVL durch Hemmung von dessen Gonadotropinproduktion
zustande zu kommen. Sowohl die natürlichen Östrogene als auch das synthetische
Diäthylstilböstrol und das Progesteron heben die Testosteronwirkung auf den
Kapaunenkamm auf [Mühlbock (1938)].

Auf der Ausnützung des Antagonismus der Keimdrüsenhormone beruht die
moderne Hormonbehandlung gewisser Blastome, z. B. des Prostatakarzinoms,
der Prostatahypertrophie, des Mammakarzinoms, des Uterusmyoms u. a.
(s. S. 409, 434, 489 und 501).

Geschlechtshormone mit gleichzeitig männlicher und weiblicher Wirkung.
Gewisse Hormone, z. B. das Pregneninolon und das Dehydroandrosteron, entfalten
sowohl eine männliche als auch eine weibliche Wirkung (Hohlweg, Bomskov).
So bewirkt das Dehydroandrosteron im Allen-Doisy-Test bei infantilen Ratten
Vaginaöffnung und Brunst und zeitigt bei männlichen Tieren eine Androgenwirkung. Diese Hormone sind daher auch als „Zwitterstoffe“ bezeichnet worden.
Ob sie tatsächlich bei Zwittern eine Rolle spielen, ist noch nicht geklärt. Gleichzeitig männliche und weibliche Prägungswirkungen entfaltet ferner das Androstendiol (s. S. 163).

Das Pregneninolon. Das synthetische Progestin Pregneninolon oder
Aethinyltestosteron, 1938 von Hohlweg und Inhoffen synthetisiert und als
Proluton C von der Firma *Schering* in den Handel gebracht, ermöglicht eine
perorale Progestintherapie und ist gleichzeitig billiger als das Progesteron. Es
hat nicht nur dessen Wirkung (zirka ein Drittel der Progesteronwirksamkeit
im Clauberg-Test), sondern zugleich auch geringe androgene und östrogene
Eigenschaften. Chemisch stellt es ein anhydro-hydroxyprogesteron dar (Strukturformel auf S. 256). Es wird nach Hamblen und Mitarbeitern im weiblichen
Organismus nicht in Pregnandiol umgewandelt und daher nicht wie das Progesteron als Pregnandiol im Harn ausgeschieden.

Geschlechtshormone im Harn. Im Harn werden nach dem heutigen Stand
unseres Wissens folgende Geschlechtshormone ausgeschieden: Androsteron und
Dehydroandrosteron (sie sind wahrscheinlich die Ausscheidungsprodukte des
Testosterons der Hoden), Östron und Östriol, Pregnandiol (das Ausscheidungs-
produkt des Progesterons des Eierstocks), sämtlich als Glukuronide (Glukuron-
säureester) oder Sulfate, also größtenteils in gebundener, veresterter Form;
ferner die neutralen 17-Ketosteroide (s. S. 257), die Endprodukte des Sterol-
stoffwechsels, die hauptsächlich Androgene sind und aus den Hoden und aus
der Nebennierenrinde stammen. Die Veresterung findet wahrscheinlich in
der Leber statt. Der Zweck dieses Prozesses ist offenbar eine Aktivitäts-
verminderung der Geschlechtshormone während ihrer Ausscheidung und der
Passage der abführenden Harnwege, vielleicht auch eine Erleichterung des
Passierens des Nierenfilters. Die 17-Ketosteroide (s. S. 257) bzw. ihre Ausscheidung hängt bei beiden Geschlechtern wesentlich von der Geschlechtshormonproduktion der Nebennierenrinde ab. Ihre Messung nach Trennung in die
α- und β-Fraktion erlaubt daher einen Rückschluß auf diese, beim Mann außerdem
auf die Hodenfunktion. Männer mit starker Stammbehaarung zeigen Werte an
der obersten Grenze des Normalen (R. Chwalla). Bei der Rindenhyperplasie
der Nebennieren nämlich (ob bei jeder oder nur in einem Teil der Fälle, ist noch
nicht geklärt), ferner bei den vermännlichenden Nebennierenrindengewächsen

(Adenomen und Karzinomen), bei Kindern mit interrenaler Pubertas praecox und beim interrenalen M. Cushing steigt ihre Ausscheidung im Harn sehr beträchtlich und kann das Zehn- bis Zwanzigfache der Norm erreichen. Gleichzeitig können neue, sonst nicht vorkommende Androgene im Harn auftreten. Umgekehrt nehmen die 17-Ketosteroide bei Atrophie der Nebennierenrinde, also beim M. Addison, und bei der HVL-Insuffizienz sehr und bis zum Nullwert ab. Darauf beruht ihre praktische Bedeutung als Diagnostikum für den geschlechtshormonalen Funktionszustand der Nebennierenrinde und für die genannten Affektionen, um somehr, als ihr Nachweis im Harn nicht allzu schwierig ist (vgl. S. 260).

Geschlechtshormone und Geschlechtstrieb. Die Androgene und Östrogene bzw. bestimmte Arten dieser Geschlechtshormone beeinflussen den Geschlechtstrieb nach Intensität und Richtung, hinsichtlich der Richtung jedoch nur unter der Voraussetzung einer bestimmten angeborenen Reaktionsweise des zerebralen Zentrums für den Geschlechtstrieb. Das bedeutet, daß die Richtung des Geschlechtstriebes einerseits von den im Körper kreisenden Geschlechtshormonen und anderseits von der angeborenen Reaktionsfähigkeit des Zentrums bestimmt wird. Androgenzufuhr erzeugt nämlich nicht unter allen Umständen und bei beiden Geschlechtern einen auf das weibliche Geschlecht gerichteten Geschlechtstrieb, vermag vielmehr auch Frauen normal zu erotisieren. Anderseits ruft Östrogenzufuhr nicht immer nur einen auf das männliche Geschlecht gerichteten Trieb bei der Frau hervor, sondern kann sogar Männer normal erotisieren, also eine scheinbar geschlechtskonträre Wirkung entfalten. Langdauernde Zufuhr großer Dosen geschlechtskonträren Hormons bringt jedoch den normalen Geschlechtstrieb bei beiden Geschlechtern zum Erlöschen und ruft unter Umständen sogar eine konträre Triebrichtung hervor, wie bei den geschlechtsändernden Nebennierenaffektionen zu beobachten ist. Das ist offenbar dann der Fall, wenn die normale Einstellung des Zentrums für den Geschlechtstrieb nicht sehr fest verankert ist. Für die Art der Wirkung einer Geschlechtshormonzufuhr spielt auch das Vorhandensein oder Fehlen der Keimdrüsen eine Rolle. Fehlt dieser natürliche hormonale Schutzwall, dann ist eine willkürliche Beeinflussung des Geschlechtstriebszentrums durch Androgen- oder Östrogenzufuhr und eine Umstimmung des Geschlechtstriebes entsprechend dem Charakter dieser Hormone anscheinend viel leichter möglich als bei im Besitz ihrer Gonaden befindlichen Individuen. So hat der Verfasser beobachtet, daß bei männlichen Vollkastraten homosexuelle Neigungen auftreten können, die durch Androgenzufuhr wirksam bekämpft, d. h. zum Schwinden gebracht werden konnten. Daraus geht hervor, daß ein Einfluß der Geschlechtshormone auf die Richtung des Geschlechtstriebes unzweifelhaft besteht. So kann es auch sein, daß durch jahrelange Einwirkung eines andersartigen Geschlechtshormons die angeborene Einstellung des Zentrums verdeckt werden kann. Eine spontane hormonale Perversion des Geschlechtstriebes tritt, außer bei Kastraten, dann ein, wenn sehr große Mengen konträren Geschlechtshormons durch sehr lange Zeit einwirken, wie z. B. beim genitoadrenalen Syndrom beider Geschlechter. Sie wird auch in diesem Falle offenbar erst dadurch möglich, daß die Keimdrüsen eines solchen Individuums (mit Geschlechtsumstimmung infolge genito-adrenalem Syndrom) geschädigt und durch das überreichliche konträre Geschlechtshormon wahrscheinlich außer Funktion gesetzt werden. In ähnlicher Weise wurde von E. STEINACH bei einem Homosexuellen, der beide Hoden verloren hatte, durch Hodenüberpflanzung neben der Ausprägung männlicher Körpermerkmale und Verschwinden der früheren weiblichen eine männliche Erotisierung beobachtet. Es erscheint mir allerdings sehr zweifelhaft, daß es sich in diesem Falle um eine angeborene, echte

Homosexualität gehandelt hat. Jedenfalls schwächt aber die Kastration die bestehende Geschlechtstriebrichtung bzw. deren Intensität, d. h. im Falle von Homosexualität auch die abnorme Triebrichtung.

Der Sitz des Geschlechtstriebes ist charakteristischerweise der älteste Teil der Gehirnanlage, das Zwischenhirn (Diencephalon), und zwar wird er in die Zwischenhirnbasis verlegt, wie wir bereits (s. S. 14) erfahren haben. In der Kindheit gering, nimmt die Erregbarkeit des Zentrums mit dem Beginn der Geschlechtsreife zu und im Alter wieder an Stärke ab. Die Erregbarkeit des Zentrums für den Geschlechtstrieb wechselt also mit dem Alter des Individuums. Bisweilen ist sie selbst während der geschlechtsreifen Phase gering. Man spricht dann von Geschlechtskälte. Eine solche dürfte beim normal entwickelten Mann seltener vorkommen als bei der Frau. Häufig trifft man Geschlechtskälte bei Hoden- und Eierstockzwittern an. Normalerweise wird das Zentrum für den Geschlechtstrieb durch Reize, die ihm von den Sinnesorganen oder von den assoziativen Zentren der Rinde zufließen, erregt. Vorbedingung dazu ist eine Sensibilisierung desselben durch das entsprechende Geschlechtshormon, das Androgen beim Mann und das Östrogen beim Weibe. Diese Sensibilisierung tritt erst mit der Geschlechtsreife ein. Daher kommt es, daß nach Androgenzufuhr beim Mann eine geschlechtliche Übererregbarkeit beobachtet wird, besonders dann, wenn vorher die Androgenproduktion des Organismus ungenügend war, und in gleicher Weise nach Östrogendarreichung beim weiblichen Geschlecht. Wir können einen hormonalen Hypererotismus (Satyriasis, bei der Frau Nymphomanie), der durch Überproduktion von Geschlechtshormon seitens der Keimdrüsen (und der Nebennierenrinde?) hervorgerufen ist, und einen auf übermäßiger Reizbarkeit des Zentrums beruhenden zentralen oder zerebralen Hypererotismus unterscheiden.

Im Gegensatz zum Tier vermag der Mensch, zumindest der Kulturmensch, seinen Geschlechtstrieb zu zügeln. Die Hemmung geht von den Rindenzentren bzw. der Psyche aus. Aber auch davon abgesehen, haben beim Menschen die Geschlechtshormone in der Regel keinen so elementaren und übermächtigen Einfluß mehr wie etwa beim brünstigen Tier.

Bei nicht wenigen Menschen manifestiert sich die Geschlechtshormoneinsonderung der Hoden (Zwischenzellen?) und die dadurch ausgelöste Sensibilisierung des Zentrums für den Geschlechtstrieb in gewissen körperlichen Sensationen, wie Spannungsgefühl in den Hoden, Ziehen im Samenstrang bis zu richtigen Schmerzen (Auslösung durch extratestikuläre Zwischenzellen?) in beiden, die den Koitus veranlassen. Objektiv äußert sich diese Hormonwirkung in einer Kneifempfindlichkeit des Funiculus spermaticus und in einer verstärkten Druckempfindlichkeit der Hoden zur Zeit der geschilderten Beschwerden.

Nicht alle Vollkastraten werden homosexuell, genau so wie nicht alle Träger von geschlechtsändernden Blastomen eine Änderung ihrer geschlechtlichen Libido erfahren. Ob letztere nur durch die Überproduktion von konträrem Geschlechtshormon seitens der Nebennierenrinde oder durch das Manifestwerden einer primären, verdeckten Intersexualität des Geschlechtszentrums verursacht ist, die von den Keimdrüsen und ihren Hormonen solange unterdrückt war, als diese vorhanden waren, werden künftige Untersuchungen zu klären haben. Bei im Besitz ihrer Keimdrüsen befindlichen Individuen können beiderlei Geschlechtshormone eine normale stimulierende Wirkung auf die genotypisch festgelegte Richtung der Libido sexualis entfalten. So vermag, wie schon erwähnt, Testosteron den Geschlechtstrieb der Frau ebenso zu verstärken wie Östrogen, und bei einem Homosexuellen kann z. B. Testosteron den abnormen Trieb intensivieren. FISCHER (zit. nach J. BAUER) beobachtete in Übereinstimmung damit eine Entfachung der gleichgeschlechtlichen Libido bei einem homosexuellen Eunuchoid nach Überpflanzung des Hodens eines normalen Mannes, ein Beweis mehr, daß die genisch bestimmte Reaktionsweise des Zentrums entscheidend ist. Progesteron vermindert als Antagonist des Östrogens den Geschlechtstrieb der Frau.

E. STEINACH hat die „Erotisierung des Zentralnervensystems" durch Androgen am Versuchstier experimentell demonstriert.

Daß es für die Richtung des Geschlechtstriebes entscheidend auf die angeborene, durch die Zellgeschlechtlichkeit bedingte Reaktionsweise des Zentralnervensystems ankommt, vermag am besten das Beispiel des Hengstes zu beweisen, der trotz Kreisen von überreichlich Östrogen in seinem Blut einen rein männlichen Geschlechtstrieb entfaltet und ein völlig männliches Gepräge und Verhalten aufweist.

Klinische Zusammenhänge. *Geschlechtshormone und Tuberkulose.* Ich habe an anderer Stelle (vgl. Sitzungsbericht der Wiener Gesellschaft für innere Medizin vom 4. November 1948) Beobachtungen angeführt, die zeigen, daß Hodeninsuffiziente für Tuberkulose besonders anfällig sind, auffallend häufig an ihr erkranken und zugrunde gehen, und habe daraus den Schluß gezogen, daß der Hypogonadismus zu Tuberkulose disponiert und einen ungünstigen Verlauf der tuberkulösen Erkrankung begünstigt. Von 31 obduzierten, hauptsächlich männlichen Hypogonaden aller Grade mit Krytorchismus, Atrophie beider Hoden, angeborenem Keimdrüsenmangel, Früh- und Späteunuchoidismus oder pluriglandulärer Blutdrüseninsuffizienz (die ausnahmslos mit Atrophie der Keimdrüsen einhergeht), erwiesen sich nämlich siebzehn am Sektionstisch als tuberkulös (meist chronische Lungentuberkulose) und vierzehn, somit fast die Hälfte, starben an Tuberkulose (vgl. die beifolgende Zusammenstellung S. 171).

Im einzelnen starben von drei Männern mit bilateraler Hodenatrophie alle an Tuberkulose, ebenso ein 43jähriger Mann mit angeborenem Mangel beider Hoden (einer von zwei obduzierten Fällen mit dieser Anomalie) und eine 45jährige, von Geburt auf ovarienlose Frau (beides autoptische Beobachtungen von A. PRIESEL). Von sechs Frauen mit pluriglandulärer Blutdrüseninsuffizienz, darunter fünf mit Atrophie der Eierstöcke, starben zwei an Tuberkulose und von siebzehn weiblichen Basedowkranken mit unterentwickelten oder fibrös-atrophischen Ovarien starb eine an Miliartuberkulose und eine zweite litt an Tuberkulose (der Lungen). Von sieben männlichen Eunuchoiden im Alter von 27 bis 63 Jahren, die F. ALTMANN beschrieben hat (1930), litten fünf an chronischer Lungen- oder Knochentuberkulose und diese bildete bei drei die Todesursache. Ein 26jähriger, fettwüchsiger Eunuchoider mit hochgradig hypoplastischen und atrophischen Hoden starb an Urämie infolge Nierentuberkulose, ein vierzehnjähriger Knabe mit kaum haselnußgroßen Hoden und infantil-hypoplastischem Habitus an Miliartuberkulose und Meningitis tuberculosa. Von zwei Männern mit Späteunuchoidismus im Alter von 44 und 48 Jahren waren beide tuberkulös; der eine hatte eine alte Wirbelsäulenkaries mit einem Senkungsabszeß, der zweite eine Lungen- und Darmtuberkulose. Von zwölf Kryptorchen schließlich starben zwei an Tuberkulose.

Diese Häufigkeit ist so überzeugend, daß man kaum umhin kann, anzunehmen, daß hochgradiger Hypogonadismus die Widerstandsfähigkeit des Körpers gegen die tuberkulöse Infektion vermindert oder für ihr Haften eine besondere Disposition schafft. Es sei in diesem Zusammenhang daran erinnert, daß E. STEINACH bei senilen Ratten mit Lungentuberkulose nach beiderseitiger Vasoligatur bei einem Teil der Tiere ein Schwinden der Tuberkulosesymptome und ein am Lebenbleiben der Tiere beobachtet hat (1936). Für eine die Tuberkulose fördernde Wirkung des Hypogonadismus sprechen ferner experimentelle Ergebnisse. STOERTEBECKER studierte 1939 den Verlauf der Tuberkulose nach

Kastration bei Meerschweinchen und fand, daß die Infektion mit dem Typus humanus des Tuberkelbazillus bei kastrierten Tieren einen rascheren und schwereren Verlauf nahm als bei nichtkastrierten und daß bei den kastrierten Tieren die Lungen eher befallen wurden als bei den normalen.

Es litten oder starben an Tuberkulose:

von 3 Männern mit beiderseitiger Hodenatrophie	3†
von 2 Männern mit angeborenem Mangel beider Hoden	1†
von 2 Frauen mit angeborenem Mangel beider Eierstöke	1†
von 8 männlichen Früheunuchoiden	6 tuberkulös, 4†
von 2 männlichen Späteunuchoiden	2 tuberkulös, 1†
von 8 blastomfreien Kryptorchen	2†
von 6 Frauen mit multipler Blutdrüsenatrophie	2†
Zusammen 31 Fälle mit 17 Erkrankungen und 14 Todesfällen an Tuberkulose	

Wenn es richtig ist, daß der Hypogonadismus, die Unterfunktion der Keimdrüsen, die Entstehung und den malignen Verlauf einer Tuberkulose begünstigt, so ist zu erwarten, daß beim Gegenteil desselben, dem Hypergonadismus oder der Überfunktion der Keimdrüsen, die Tuberkulose verhältnismäßig selten gefunden wird und im allgemeinen einen milden Verlauf nimmt. Wenn nun auch der Hypergonadismus heute ohne Hormonanalysen noch schwer zu erkennen ist, so hat sich doch gezeigt, daß gewisse Affektionen, die erfahrungsgemäß mit einer kräftigen Keimdrüsenfunktion einhergehen, wie Prostatahypertrophie und Prostatakarzinom beim Mann, Uterusmyom und Mammakarzinom bei der Frau, tatsächlich außerordentlich selten von Tuberkulose begleitet werden und noch seltener mit Tod an Tuberkulose enden. Von pathologisch-anatomischer Seite ist von FLAMM und HOCHMILLER (1926) und von klinisch-urologischer Seite durch P. BLATT (1926) darauf hingewiesen worden, daß beim Prostatiker die Tuberkulose selten ist und im allgemeinen gutartig verläuft. Ich habe das an meinem klinischen Prostatikermaterial und ebenso an einem Obduktionsgut von 185 Fällen von Prostatahypertrophie vollauf bestätigt gefunden und von lungenfachärztlicher Seite hat FRISCH eine übereinstimmende Erfahrung gemacht. (Diskussionsbemerkung im Anschluß an meine Mitteilung in der Sitzung der Wiener Gesellschaft für innere Medizin vom 4. November 1948). Ein gleiches gilt von den *Prostatakrebskranken,* denn ich fand unter 63 Todesfällen an Prostatakrebs nur viermal eine tuberkulöse Erkrankung in Form einer alten Lungenspitzentuberkulose (mit Bildung kleiner Spitzenkavernen) bei Prostatakrebsträgern im Alter von 55 bis 77 Jahren und bei einem 74jährigen Prostatakarzinomkranken pleurale Spitzenschwielen. Bei *Uterusmyom*trägerinnen ist die Tuberkulose nach PAPE (1925) gleichfalls selten und tritt vorwiegend in gutartigen Formen auf; zum Tode führt sie nicht einmal halb so oft wie bei Frauen ohne Uterusmyom. Unter 123 obduzierten Frauen mit *Brustdrüsenkrebs* fand ich überhaupt keine frische oder chronische Tuberkulose, sondern lediglich bei drei Frauen mit Mammakarzinom im Alter von 68 bis 78 Jahren antrakotische Spitzenschwielen und bei drei anderen Mammakarzinomträgerinnen alte tuberkulöse Veränderungen in Lungen oder Adnexen. Nun hat allerdings schon ROKITANSKY behauptet, daß Krebs und Tuberkulose einander ausschließen, und das ist im großen und ganzen heute anerkannt. Nach dieser Rokitanskyschen These gilt der Ausschluß der Tuberkulose für das Karzinom im allgemeinen und nicht nur für das Prostata- und Mammakarzinom. Da aber auch Uterusmyom und Prostatahypertrophie der Tuberkulose sichtlich entgegenwirken, so ist meine, aus der Häufigkeit der Tuberkulose bei Hypogonaden abgeleitete Hypothese, daß die Keimdrüseninkretion hiefür verantwortlich sei, zumindest nicht widerlegt. Anscheinend wirkt die Bereitschaft zu gut- und bösartigen Blastomen im allgemeinen ebenso tuberkulosefeindlich wie der Krebs. Daß für diese Gegenwirkung auch die Abwehrkraft der Nebennierenrinde eine Rolle spielt, welch letztere gleichzeitig blastomfördernd wirkt (s. S. 73), ist bereits auf S. 66 ausgeführt worden. Mit der Nebennierenrinde sind die Keimdrüsen als die zweiten Hauptproduzenten von Steroidhormonen im Körper eng verwandt. KYRLE konnte zeigen, daß Kinder mit Hodenhypoplasie gegen Infektionskrankheiten weniger widerstandsfähig sind als normale.

Es ist ferner heute nicht mehr zweifelhaft, das die Träger des Habitus asthenicus seu phthisicus, der bekanntermaßen zu Tuberkulose disponiert, hypogonad sind. Der leptosome Körperbau und der Hochwuchs oder Fettwuchs, die schlechte Entwicklung und Schlaffheit der Muskulatur dieses Konstitutionstyps sind ein Ausdruck von Unterfunktion der Keimdrüsen. Im Lichte dieser Erkenntnis erscheint die Anfälligkeit des Asthenikers für die Tuberkulose zumindest teilweise humoral-hormonal bedingt.

Für die klinische Bewertung meiner Hypothese ist im Auge zu behalten, daß der Formenkreis des Hypogonadismus sich nicht auf die in der eingangs erwähnten Statistik angeführten anatomischen Formen von Keimdrüsenunterfunktion beschränkt, sondern praktisch weit darüber hinausgeht, da es einerseits eine nicht wenig verbreitete funktionelle Hodeninsuffizienz gibt und anderseits auch bei normaler Hodengröße, ja bei überdurchschnittlich großen Hoden die inkretorische Leistung der Testikel insuffizient sein kann.

Wenn sich meine Hypothese von der Resistenzverminderung des Hypogonadismus gegenüber der tuberkulösen Infektion an einem großen Beobachtungsmaterial als richtig erwiesen haben wird, so hat sie entsprechende Konsequenzen für die Behandlung und die Vorbeuge der Tuberkulose, sofern die Erkrankten bzw. Gefährdeten hypogonad sind. Wenn auch heute die Chemotherapie der Tuberkulose mit Recht im Vordergrund des Interesses der Ärzte steht, so wird doch eine Unterstützung der Behandlung durch eine zweckentsprechende Hormonzufuhr nur vorteilhaft sein. Ob ein Keimdrüsenhormon- und Nebennierenrindenhormonmangel für die Alterstuberkulose eine Rolle spielt, ist ein Problem, das meine Ausführungen aufwerfen und das noch zu untersuchen ist.

Geschlechtshormone und Gelenkserkrankungen. MENGE hat (1924) bei klimakterischen, operativ kastrierten und röntgenkastrierten Frauen eine hauptsächlich in den Kniegelenken seßhafte und mit Fettsucht verbundene Gelenkserkrankung beschrieben und Arthropathia ovaripriva benannt. RECKNAGEL berichtete über ausgezeichnete therapeutische Erfolge in zwanzig derartigen Fällen mit hohen Dosen Progynon (1938). Ähnliche Erfolge bei mit ovariellen Störungen kombinierten Gelenkerkrankungen haben LEESER und SIMPSON, BAUER sowie KÜHNAU mitgeteilt. Der chronische Gelenkrheumatismus und das Malum coxae senile beim weiblichen Geschlecht sind mit der Menopause in Zusammenhang gebracht worden. Ein Gleiches gilt von der Umberschen „Periarthritis destruens endocrina" und der „Polyarthritis sicca endocrina" von MUNK, die von der Ovarialtätigkeit abhängen soll, indem der Ausfall der Eierstockhormone die Entwicklung des Gelenkleidens begünstigt. Auch in Begleitung einer Amenorrhöe werden Gelenkleiden beobachtet. Beim Mann sind Gelenkerkrankungen angeblich viel seltener als bei der Frau. Ich habe bei hypogonaden Männern ebenfalls bisweilen chronische Gelenkaffektionen gefunden; ein Einfluß des Mangels von Hodenhormon auf sie ist dabei zwar auf Grund der Analogie mit dem weiblichen Geschlecht einigermaßen wahrscheinlich, aber keineswegs sicher. Die Verhältnisse bedürfen bei beiden Geschlechtern noch gründlichen Studiums.

Geschlechtshormone und Leberzirrhose. Die im Organismus erzeugten Keimdrüsenhormone werden, soweit sie nicht durch die Nieren und die Galle den Körper verlassen, von den Leberzellen inaktiviert (s. S. 206/7). Dadurch ist verständlich, daß bei Leberparenchymschäden große Östrogenmengen im Harn gefunden werden, die noch dazu in freier, nicht veresterter und daher biologisch aktiver Form im Harn vorhanden sind, und daß zugeführtes Östrogen infolge verminderter Unwirksammachung eine verstärkte Wirkung auslöst. Bei der Laennecschen Zirrhose der Leber werden Hypogonadismus und Hypogenitalismus häufig auffallend angetroffen. Darauf ist besonders von der Wiener Schule schon vor langem aufmerksam gemacht worden. Ich verweise in dieser Hinsicht auf das relativ häufige Vorkommen von Hodenatrophie bei Leberzirrhosekranken (WEICHSELBAUM, KYRLE, C. STERNBERG u. a.), die geringe Stammbehaarung der Zirrhotiker (CHVOSTEK, NEUSSER, GOLDZIEHER), die Hypoplasie des Genitales (Hypogenitalismus) bei ihnen (NEUSSER und FLECKSEDER) und auf die Fettsucht der Zirrhotiker, die wahrscheinlich nicht ausschließlich auf den Alkoholgenuß zurückzuführen ist, und schließlich auf das Auftreten von Gynäkomastie bei diesen Kranken. Unter dreizehn Todesfällen an Leberzirrhose fand ich dreimal Hodenatrophie am Sektionstisch und von vier von A. PRIESEL obduzierten Gynäkomasten hatte einer eine atrophische Leberzirrhose (außerdem unterentwickelte, kleine Nebennieren!). GLASS, EDMONDSON und SOLL (1940) fanden bei einer speziell darauf gerichteten Untersuchung unter vierzehn Männern mit Leberschäden allemale eine mehr oder minder starke Hodenatrophie und achtmal (!) eine Gynäkomastie (vermutlich sind dabei schon leichte Schwellungen der Brustdrüsen berücksichtigt worden) und bei der Hormonanalyse im Harn eine Verringerung der Androgenausscheidung, die sich zwanglos durch die Hodenatrophie erklären läßt, neben einer Erhöhung der Östrogenausscheidung. Alle die angeführten Störungen, der Hypoorchidismus und Hypogenitalismus, die Gynäkomastie und die Hypotrichose bei Männern mit Leberzirrhose wären als Auswirkungen einer Hyperöstrogenämie infolge verminderter Inaktivierung des Östrogens, die von den Leberzellen selbst besorgt wird (ZONDEK und SKLOW), verständlich. CANTAROW zeigte, daß bei Leberzirrhose große Mengen Östrogen durch die Galle ausgeschieden werden. Aus Cholesterol vermag ferner die Leber Östrogen zu bilden. Die Gynäkomastie der Leberzirrhosekranken dürfte wie auch sonst häufig mit einer Hoden- und Nebennierenrindeninsuffizienz einhergehen. So waren in dem vorhin erwähnten Fall von (linksseitiger) Gynäkomastie bei einem 51jährigen, im Leberkoma gestorbenen Mann mit atrophischer Leberzirrhose und Hypotrichose (keine Stammbehaarung und dürftige Genitalbehaarung von weiblichem Typus!) die Nebennieren klein. Bei 166 Leberzirrhosekranken fand ich 8% Unterentwicklung oder Atrophie der Nebennierenrinde in den Obduktionsprotokollen (s. S. 469).

Überaus bemerkenswert ist schließlich, daß hypo- und agonade Individuen *umgekehrt* relativ oft an Leberzirrhose und überhaupt an Leberparenchymschäden erkranken und zugrunde gehen. Bei Eunuchoiden und Intersexen ist Leberzirrhose ebenfalls nicht selten und ähnliche Defekte in der geschlechtlichen Prägung sind, wie wir bereits gesehen haben, auch bei der akuten gelben Leberatrophie anzutreffen (s. S. 174). Das läßt auf tiefreichende Zusammenhänge zwischen den Gonaden und der Leber schließen (s. S. 112).

So starben von acht obduzierten Frauen mit angeborenem Mangel beider Eierstöcken zwei an Leberzirrhose im Alter von erst 26 (!) und von 61 Jahren [G. Picii (1937)]. Bei Frauen mit Leberzirrhose kommt Atrophie der Eierstöcke und der Nebennieren mit Behaarungsmangel vor und umgekehrt bei Frauen mit pluriglandulärer Blutdrüsenatrophie nicht selten eine Leberzirrhose. In der Vorgeschichte von Hypogonaden wird ferner nicht selten über einen Icterus catarrhalis berichtet.

Von siebzehn an Basedowscher Krankheit verstorbenen Frauen, einer Erkrankung, bei der häufig eine Insuffizienz von Keimdrüsen, Nebennierenrinde und HVL in Gestalt von Unterentwicklung oder Atrophie dieser Organe am Sektionstisch gefunden wird [R. Chwalla (1949)], hatte eine eine schwere Gelbsucht und zwei hatten eine subakute Leberatrophie, ferner zwei von diesen Frauen kleine bzw. atrophische Nebennieren, hochgradig unterentwickelte oder atrophische Eierstöcke und einen „etwas kleinen" HVL, der in einem Fall überdies eine erbsengroße Zyste an der Grenze zwischen Vorder- und Hinterlappen enthielt. Im dritten Fall waren bei makroskopischer Begutachtung lediglich die Ovarien hochgradig unterentwickelt und frei von Primärfollikeln. Zwei von diesen drei Basedowfrauen mit Leberschaden hatten obigen Befunden entsprechend keine Achselhöhlenbehaarung und eine äußerst dürftige Schambehaarung.

Von vierzehn Frauen mit HVL-Atrophie hatte eine eine Zirrhose der Leber und starb im Leberkoma und zwei andere hatten eine Leberatrophie bzw. einen Ikterus. Bei der Addisonschen Krankheit habe ich gleichfalls im Sektionsmaterial des Rudolf-Spitales Lannecsche Leberzirrhose beobachtet.

Bei nicht weniger als vierzehn von 35 Frauen mit Leberzirrhose fand ich ferner in den Obduktionsprotokollen uterine Myome oder Schleimhautpolypen, in einem fünfzehnten Fall eine zystische Hyperplasie des Endometriums und bei der sechzehnten war das Genitale bereits operativ entfernt, so daß wahrscheinlich gleichfalls Myom oder Karzinom bestanden hat. Man könnte diese besondere Häufigkeit von Uterusmyom und Uteruspolyp bei Zirrhose der Leber an dem mir vorliegenden autoptischen Material zwanglos als eine Wirkung des abnorm reichlichen Östrogens im Organismus (vgl. jedoch S. 501) deuten.

Der Eindruck ist unverkennbar, daß Hypogonade beiderlei Geschlechts eine Neigung zur Leberzirrhose haben. Der Zusammenhang ist noch völlig unklar und der künftigen medizinischen Forschung eröffnet sich hier ein interessantes Problem. Jedenfalls ist es zumindest in etlichen Fällen ausgeschlossen, den Hypogonadismus und Hypogenitalismus als eine Folge der Zirrhose zu deuten, sondern besteht an dem Erstvorhandensein der genitalen Störung kein Zweifel. Ich habe an anderer Stelle dieses Buches darauf hingewiesen, daß von vierzehn Männern mit Atrophie beider Hoden nicht weniger als zehn eine Leberzirrhose hatten (s. den Abschnitt über die endokrinen Beziehungen der Stammbehaarung des Körpers auf S. 267). Anderseits ist auch eine Schwäche der mit den Keimdrüsen verwandten Nebennierenrinde bei Leberzirrhose nicht allzu selten, wie wir erfahren haben. Sollten vielleicht die Steroidhormone auch der Keimdrüsen sowie die der Nebennierenrinde eine entgiftende Wirkung haben und ein Mangel an ihnen eine schädliche Auswirkung für die Leber zeitigen?

Geschlechtshormone und Blastomwachstum (s. S. 470, ferner „Neubildungen und Keimdrüseninsuffizienz" auf S. 124).

Geschlechtshormone und Genitalkrebs. Den Östrogenen ist eine karzinogene Fähigkeit zugeschrieben worden. Tatsächlich spielen sie für gewisse Blastome, z. B. den Krebs der weiblichen Brustdrüse der Maus, neben anderen Faktoren ätiologisch eine wichtige Rolle. Das geht daraus hervor, daß eine sehr frühzeitige Kastration ihre Entstehung bei einem sonst äußerst anfälligen Stamm verhindert [Cori (1927)]. Umgekehrt erhöht die Injektion von Östrogen in großen Dosen, durch längere Zeit gegeben, die Häufigkeit des Mammakarzinoms der Maus beträchtlich und vermag sogar bei männlichen Tieren, bei denen spontane Mammakarzinome praktisch nicht vorkommen, solche hervorzurufen [LACASSAGNE (1932)]. Ein gleiches gilt vom Mann: es sind Fälle bekannt, wo durch eine langdauernde Östrogenbehandlung wegen Prostatahypertrophie (W. STÖCKL) oder Prostatakarzinom ein Krebs in beiden Brustdrüsen entstanden war (vgl. S. 435). GARDNER vermochte durch Östrogeninjektionen beim Versuchstier Sarkome der Mamma zu erzeugen.

Gleichwie in der Brustdrüse kann auch im Uterus der Maus durch Östrogene Krebs experimentell hervorgerufen werden (und zwar Cervixkarzinom). Frühkastration verhindert den Uteruskrebs der Maus vollständig oder weitgehend (LOEB).

Im Hoden der Maus vermögen verschiedene Östrogene bei Zufuhr Zwischenzelltumoren oder metastasierende maligne Hodengewächse auszulösen. Allerdings bedarf es zur Krebserzeugung ungeheurer Östrogendosen. Es scheint, daß Androgenverabreichung in mäßigen Dosen die karzinogene Fähigkeit der Östrogene aufhebt [MURLIN (1939); NATHANSON und ANDERVONT (1939)].

Es liegt bis jetzt jedoch kein Beweis vor, daß die Geschlechtshormone in kleinen und in den gewöhnlichen therapeutischen Dosen ein Karzinom erzeugen; ein gleiches gilt von den synthetischen Östrogenen. Man kann es allerdings nicht als völlig ausgeschlossen bezeichnen, daß kleine Mengen die Entstehung von Karzinom in Gebärmutter und Brustdrüse *disponierter* Individuen mit entsprechender Erbanlage begünstigen. Man wird daher mit einer solchen Behandlung, vor allem mit Östradiol, dort zurückhalten, wo man in der Vorgeschichte erfährt, daß in der Aszendenz Uterusmyom, Uteruskarzinom oder Mammakarzinom bestanden haben, oder wo die Anfangsstadien solcher Erkrankungen bei der zu behandelnden Frau bereits vorliegen, ebenso bei der geschlechtsreifen Frau überhaupt. Es ist das um so leichter möglich, als auch die in dieser Beziehung, soweit heute bekannt, ungefährlichen Androgene vielfach einen zufriedenstellenden Ersatz dort bieten, wo die therapeutische Östrogenwirkung benötigt wird.

In analoger Weise ist mit der therapeutischen Anwendung von Androgen, in erster Linie von Testosteron und seinen Estern, in größeren Dosen (von über 50 mg) über längere Zeiträume Vorsicht geboten, wo eine Prostatahypertrophie oder ein Prostatakarzinom vorliegt oder bei der Untersuchung Anzeichen für beginnende solche Leiden vorhanden sind. Das Abstandnehmen von der Androgentherapie fällt auch hier praktisch nicht schwer, weil oft mit Östrogen ein ähnlicher therapeutischer Erfolg wie mittels Androgen zu erzielen ist und außerdem ohne Hormontherapie, durch andere Behandlungsmaßnahmen, die Beschwerden ebenso gebessert werden können wie durch Androgen.

Alle Geschlechtshormone leiten sich von dem natürlichen Sterol Cholesterol ab. Ihm und den Androgenen und Östrogenen, dem Progesteron des Corpus luteum und dem Corticosteron der Nebennierenrinde, den sogenannten Steroidhormonen, ist in ihren chemischen Strukturformeln der Cyclo-pentano-phenantren-Kern gemeinsam (s. S. 255—257). Anderseits hat die moderne Forschung sogenannte karzinogene Kohlenwasserstoffe kennengelehrt, deren stärkster das sogenannte Methylcholantren ist, das mit den Gallensäuren chemisch verwandt ist. Zahlreiche solche karzinogene Kohlenwasserstoffe wurden nun interessanterweise bei Mäusen und Ratten auch östrogenwirksam befunden (COOK und DODDS). Extrakte aus bituminösem Material, Kohle und Petroleum, haben eine ausgesprochene östrogene Wirkung [ASCHHEIM und HOHLWEG (1933)]. Es ist daher verständlich, daß KENNAWAY und COOK auf die Vermutung gekommen sind, daß die im menschlichen Körper den Krebs auslösenden Substanzen sich von physiologischen Stoffen ableiten. Das verstärkte die Furcht vor einer Krebsauslösung durch Östrogen.

Manche Prostatakrebse werden durch Androgenzufuhr rapid verschlechtert (ROBINSON). Es spielt also das Androgen für den Prostatakrebs und ebenso für den äußerst seltenen primären Samenblasenkrebs, den Krebs der Cowperschen Drüsen und des Nebenhodens — beides ebenfalls Raritäten — kurzum für den Krebs der Derivate der Wolffschen Gänge, können wir im allgemeinen feststellen, eine ähnliche fördernde Rolle wie das Östrogen für den Brustdrüsenkrebs, den Uteruskrebs und den Eileiterkrebs weiblicher Individuen, also für das Karzinom der Abkömmlinge der Müllerschen Gänge und das der Mamma. Auf diesen Verhältnissen beruht die moderne Androgenbehandlung des Mammakarzinoms und die Östrogenbehandlung des Prostatakarzinoms (HUGGINS) und der Prostatahypertrophie. Ebenso fußt die Kastrationsbehandlung der genannten Krebsformen darauf: sie beruht auf Androgenentzug bei Prostatahypertrophie und -karzinom und auf Östrogenentzug beim Mamma- und Uteruskarzinom (s. S. 487).

Die karzinogenen Kohlenwasserstoffe wirken nach HADDOW wachstumshemmend, also keineswegs proliferationsanregend (wenigstens auf die Mehrzahl der Organe), wie man auf Grund ihrer kanzerogenen Fähigkeit erwarten könnte. Sie erregen den Krebs nicht durch Wachstumsstimulierung, sondern durch eine Zellschädigung, die sie hervorrufen. Es entsteht durch sie nach der Theorie von HADDOW (Royal Cancer Hospital, London) eine neue Zellrasse. Wachstumsfördernd und zu höchstmöglicher Entwicklung stimulierend wirken hingegen die Östrogene auf den Uterus, die Androgene auf die akzessorischen männlichen Genitalorgane, nämlich Prostata, Samenblasen, Cowpersche Drüsen, Samenleiter und Penis. In allen diesen männlichen Organen mit Ausnahme der Prostata ist jedoch die Krebsentwicklung eine Rarität, die Peniskarzinome ausgenommen, die jedoch kutane Epitheliome darstellen.

In diesem Zusammenhang müssen die Untersuchungen von A. v. CHRISTIANI (1946) erwähnt werden, der im Organismus des Krebskranken einen „pathogenen Cholesterinester" aufgefunden hat, der einerseits das die Krebszellen auflösende Ferment des normalen Serums blockiert und anderseits als Nährstoff für die Krebszellen dient. Der gegen ihn gerichtete krebsabwehrende „Entaktivator" von v. CHRISTIANI ist ein Derivat des Ergosterins und konnte synthetisiert werden; er hebt bereits in äußerst geringer Konzentration die Wirkung des pathogenen Cholesterinesters auf und vermag die sogenannten karzinogenen Stoffe, wie das schon erwähnte und bekannte Methylcholanthren und das Benzpyren unwirksam zu machen. In beiden vorhin erwähnten Substanzen begegnen wir, wie schon der Name sagt, Vertretern der Klasse der Sterine, von denen das Cholesterol wahrscheinlich die Muttersubstanz der Steroide der Keimdrüsen und der Nebennierenrinde, aber auch der Gallensäuren und des Vitamins D_3 ist. Die Leber vermag, wie bereits erwähnt, aus Cholesterol Östrogen zu bilden.

Geschlechtshormone und extragenitales Karzinom (s. S. 299).

b) Die Wirkungen der Geschlechtshormone im einzelnen

α) *Die männlichen Prägungsstoffe oder Androgene*
Allgemeines

Vorkommen: Im Harn beider Geschlechter findet sich Androsteron, und zwar ungefähr in gleicher Menge, und sein Isomer Aetiocholanolon [BUTENANDT und DANNENBAUM (1934)], ferner Dehydroandrosteron, im Hoden Testosteron (das allerdings bisher nur im Stierhoden nachgewiesen wurde) und wahrscheinlich Androstendion, dessen androgene Wirksamkeit schwächer ist als die des Testosterons und das aus Schweinehoden isoliert worden ist, in der Nebennierenrinde u. a. das Adrenosteron (s. S. 256 und die Ausführungen über die Androgene der

Nebennierenrinde auf S. 44). Die Androgenbildung im Hoden wurde durch Durchströmungsversuche von Stierhoden mit Blut bewiesen [DANBY (1938, 1940)].

Es wird angenommen, daß das Androsteron und das Aetiocholanolon Abbauprodukte des von den Hoden sezernierten Testosterons sind, die aus diesem in der Leber gebildet und durch die Nieren in den Harn ausgeschieden werden. Injektion von Testosteronpropionat erhöht die Androsteronausscheidung im Männerharn (DORFMANN und HAMILTON). Ob die Nierenfunktion einen Einfluß auf die Androgenausscheidung hat, ist noch nicht untersucht. Die anderen Androgene des Harns einschließlich des trans-Dehydroandrosterons und ein Teil der 17-Ketosteroide entstehen in der Nebennierenrinde. Der Harn des Menschen enthält von allen untersuchten Lebewesen am meisten Androgen. Es gibt im übrigen zahlreiche natürliche, im lebenden Körper von Tier und Mensch gebildete, und viele künstliche, im Laboratorium synthetisierte Androgene. Nach F. C. KOCH waren bis 1939 über 80 Substanzen mit Androgenwirkung bekannt, denen sechs natürliche, aus Harn und Geweben isolierte Androgene gegenüberstanden. Ihre Wirkung ist, da es sich um chemisch einander zwar sehr ähnliche, aber nicht gleiche Substanzen handelt, nicht nur gradmäßig bei Prüfung an einem und demselben Organ verschieden, sondern auch qualitativ abweichend. Es müssen daher bei Prüfung der androgenen Wirksamkeit im biologischen Test immer Organ und Versuchstier angegeben werden, auf welche sich die Angabe bezieht.

Die Androgene sind Wuchsstoffe für den gesamten männlichen Genitaltrakt und Prägungsstoffe für alle männlichen Geschlechtsmerkmale und Charaktereigenschaften. Sie wirken auf die Drüsenepithelien der Anhangsdrüsen des männlichen Geschlechtsapparates wachstums- und differenzierungsfördernd. Ihre Wirkung beruht zum Teil auf einer starken Hyperämisierung.

Bildung: Die Bildung der männlichen Prägungsstoffe erfolgt in den Keimdrüsen beider Geschlechter und in der Nebennierenrinde. Bei Virilisierung von Frauen infolge von Eierstock- oder Nebennierenrindengeschwülsten sind die Androgene im Harn vermehrt. Zugleich treten neue, chemisch anders konstituierte Androgene im Harn auf. Androgen ist ferner in solchen Fällen im freien Zustand im Harn vorhanden, so daß dieser ohne weiteres, d. h. ohne Säurehydrolyse, die Hahnenkammreaktion gibt. Als Hormonbildner innerhalb der Hoden werden von den meisten die Leÿdigschen Zwischenzellen, von andern die Sertolischen Zellen bzw. das Samenepithel angesehen (s. S. 130 ff).

Biologische Nachweisverfahren des Androgens: Die wichtigsten und am meisten verwendeten sind der sogenannte Hahnenkammtest (GALLAGHER und KOCH) — er ist, für sich allein angewendet, zur Androgenbestimmung bei Säugern nicht verläßlich — und der Test an Prostata und Samenblasen kastrierter Ratten; er mißt deren Gewichtszunahme nach der Kastration bzw. der durch sie herbeigeführten Atrophie. Beim Hahnenkammtest dient die Wachstumszunahme des Kapaunenkammes oder Kückenkammes nach Injektion oder Aufpinseln der zu prüfenden Lösung (Test nach FUSSGÄNGER) a's Maß für die androgene Wirkung. Die internationale Einheit ist in 0,1 mg kristallisierten Androsteron vorhanden. Be'm Vesikulardrüsentest (LOEWE und VOSS) bildet die Größenzunahme der Vesikulardrüsen von kastrierten Ratten oder Mäusen das Maß. Die Drüsen werden histologisch untersucht und ihr Gewicht bestimmt.

Die verschiedenen Androgene verhalten sich bei Prüfung an Hand dieser Tests sehr verschieden. Hodenextrakte geben eine andere Wirkung als die reinen Androgene. Die Tests gehen im Ergebnis nicht unbedingt parallel, wozu kommt, daß Prostata und Samenblasen von verschiedenen Androgenen in unterschiedlichem Grade beeinflußt werden. Das Testosteron wirkt z. B. zweieinhalb- bis fünfmal so stark auf die Prostata wie Androsteron, das ebenfalls klinische Ver-

wendung findet, und zehnmal so stark wie das Androsteron. Die biologische
Testierung erfolgt in internationalen Einheiten (I. E., I. U. = international units).
Vorzuziehen ist die Angabe der Dosis in Gewichtseinheiten. Eine solche setzt
die chemische Bestimmung des Androgens in dem zu prüfenden Substrat voraus,
wie sie z. B. bei der Messung der Ausscheidung der sogenannten 17-Ketosteroide
im Harn (s. S. 257) durchgeführt und heute viel verwendet wird. Diese Messung
erfaßt den Gehalt des Harnes an „neutralen" 17-Ketosteroiden, die zum Großteil
Androgene sind, in mg-Prozent, bezogen auf Androsteronäquivalent. Verabreichung
von Androgen erhöht die Ausscheidung von Androsteron und von Aetiocholanolon
im Harn; Desoxycorticosteron hat diese Wirkung nicht.

Das Androgen des Eierstockes wird möglicherweise von männlichen Zwischenzellen im Rete ovarii gebildet. Gewisse Blastome, die von diesen Zellen abgeleitet
werden, haben nämlich eine vermehrte Androgeneinsonderung und dadurch eine
Vermännlichung der Trägerin zur Folge (sogenannte Arrhenoblastome des Ovars,
siehe den Abschnitt „Pathologie der Androgeninkretion" unten). Das Androgen
des Eierstockes ist von dem des Hodens chemisch verschieden, aber mit ihm nahe
verwandt oder physiologisch identisch (HILL und STRONG). Daß der Eierstock
androgene Aktivität besitzt, die unter bestimmten Umständen in Erscheinung
tritt, ist von PARKES, DEANESLY sowie von HILL und GARDENER am Versuchstier
gezeigt worden (s. S. 95). Bemerkenswert ist, daß die Veränderungen der Androgen-
und Östrogenausscheidung der Frau unter physiologischen Verhältnissen parallel
gehen, daß jedoch die Androgenexkretion im Harn im wesentlichen vom Zyklus
unberührt ist [M. FURUHJELM (1948)]. Das Vorkommen von Androgen im normalen Frauenharn ist bereits 1932 von WOMACK und KOCH festgestellt worden.
Unter normalen Verhältnissen dürfte es, zumindest zum größten Teil, der Nebennierenrinde entstammen.

Chemische Bestimmung des Androgens im Harn: Siehe unter „Der Nachweis
der 17-Ketosteroide im Harn" auf S. 260.

Laqueurs X-Substanz. Nach LAQUEUR, ebenso DEANESLY und PARKES und
anderen Autoren enthält der Hoden eine noch unbekannte und daher von LAQUEUR
als X-Faktor bezeichnete Substanz, die weder androgen noch östrogen ist und die
Wirksamkeit des Testosterons wesentlich verstärkt. Sie findet sich auch in der
Leber, in den Nebennieren (!) und Eierstöcken, ferner in Weizenkeimlingen und
im Harn, ist lipoidlöslich und hat die Eigenschaften einer in hohem Grad unge-
sättigten Fettsäure. Diese Substanz konnte soweit gereinigt werden, das ½ mg
davon, täglich gegeben, die Testosteronwirkung bei der Ratte beträchtlich verstärkte [FREUD, LAQUEUR und MÜHLBOCK (1939)].

Pathologie der Androgeninkretion. Da Androgene von den Keimdrüsen und
der Nebennierenrinde geliefert werden, unterscheiden wir eine Pathologie der
Androgeninkretion der Gonaden und eine solche der Nebennierenrinde. Die
letztere ist im Kapitel „Pathologie der Geschlechtshormoninkretion der Nebennierenrinde (Das genitoadrenale Syndrom)" auf S. 48 abgehandelt und ich verweise hier darauf.

Die Pathologie der Androgenausschüttung der Keimdrüsen zerfällt in eine
solche der Hoden und der Ovarien, also beim männlichen und beim weiblichen
Geschlecht, die im folgenden gesondert besprochen werden.

a) *beim Mann:* Die Androgeninkretion der Hoden kann gegenüber der Norm
vermindert sein — inkretorische Unterfunktion der Hoden oder inkretorischer
Hypoorchidismus — oder sie kann übermäßig gesteigert sein — inkretorische
(im Gegensatz zur spermienliefernden oder exkretorischen Hodenfunktion) Überfunktion der Testikel oder inkretorischer Hyperorchidismus. Im ersten Fall
resultiert das klinische Bild des sogenannten Hypogonadismus oder Hypoorchi-

dismus, im zweiten das des Hypergonadismus oder Hyperorchidismus. Beide, Hypo- und Hypergonadismus, sind vom Hypo- und Hypergenitalismus zu unterscheiden und zu trennen. Diese Begriffe bezeichnen eine Unter- bzw. Überentwicklung der äußeren Geschlechtsorgane und der inneren (akzessorischen) Geschlechtsdrüsen.

Hypoorchidismus kann nämlich bei normal entwickelten äußeren Genitalien und normaler Prostata sowie normalen Samenblasen bestehen und umgekehrt gibt es einen Hyper- und Hypogenitalismus ohne oder ohne sichtbaren, d. h. mit Vergrößerung bzw. Verkleinerung der Hoden einhergehenden Hyper- resp. Hypogonadismus. Beispielsweise können Nebennierenrindengewächse durch übermäßige Androgenbildung bei Knaben vor der Reife eine außerordentliche Vergrößerung des Penis, der Prostata und der Samenblasen ohne entsprechende Vergrößerung der Hoden herbeiführen (s. S. 55). Es ist in solchen Fällen noch nicht klar, ob eine funktionelle Stimulierung der Hodeninkretion unter der Reizwirkung der blastomatösen Nebennierenrinde oder eine unmittelbare Wirkung der Rinde auf die akzessorischen Geschlechtsdrüsen vorliegt. Zufuhr von Adrenocorticotrophin des HVL (ohne Beimengung von Gonadotrophin oder Wachstumshormon des HVL) — ein anderes Beispiel einer unmittelbaren Beeinflussung — erzeugt Hypertrophie von Nebennierenrinde, Prostata und Samenblasen ohne Beeinflussung der Hoden. Daraus geht hervor, daß die Entwicklung der akzessorischen Geschlechtsdrüsen auch von der Hypophyse beeinflußt werden kann. Die Hoden sind bei manchen Männern sehr groß und gleichzeitig die Prostata auffallend klein. Anderseits sagt die Größe der Hoden nichts über ihre inkretorische Wertigkeit aus. Große Hoden können nur spärliche Zwischenzellen enthalten und atrophische reichlich Zwischenzellen, in die die Mehrzahl der Forscher den Sitz der Hodeninkretion verlegt. Übermäßige Östrogenzufuhr vergrößert umgekehrt die Prostata und verkleinert gleichzeitig die Hoden.

Über den *Hyperorchidismus* ist noch sehr wenig bekannt, ebensowenig über seine Beziehung zum Hypererotismus. Das liegt daran, daß eine isolierte Erfassung und quantitative Bestimmung des Hodenandrogens (α-fraktion der 17-Ketosteroide) noch nicht in einer genügenden Zahl von Fällen ausgeführt ist. Es ist äußerst wahrscheinlich, daß eine auffallend starke, übermäßige Stammbehaarung wegen der Abhängigkeit der Hoden von der Nebennierenrinde neben dem anatomisch erwiesenen Hyperkortikoadrenalismus dieser Fälle gleichzeitig auch einen Hyperorchidismus bedeutet.

Was die Bedeutung der Nebennierenrinde und der Hypophyse für den Hyperorchidismus anlangt, so kann Hyperpituitarismus sicher eine inkretorische Überfunktion der Hoden zur Folge haben. Bei Akromegalie und beim M. Cushing können große Hoden gefunden werden. Ein solcher, hypophysär ausgelöster (sekundärer) Hyperorchidismus kann eventuell vom primär-testikulären durch eine Überausscheidung von hypophysärem Gonadotropin im Harn bei jenem abgetrennt werden. Der suprarenal-kortikale Hyperorchidismus (s. S. 49) tritt in Form von verstärkter Behaarung des Stammes oder von Stamm und Extremitäten in Erscheinung. In der französischen und amerikanischen Literatur (FANCHER (1936)] wird ein Menschentyp als Träger von Hodenüberfunktion geschildert, der durch große (gänseeigroße) Hoden, kräftigen Körperbau, athletische Muskulatur und besondere Körperstärke, eher Kleinwuchs, starke Behaarung (!) und gerötetes Gesicht sowie tiefe Stimme gekennzeichnet ist, sich durch Unverträglichkeit und Aggressivität auszeichnet, einen übermäßigen Geschlechtstrieb entfaltet und durch diese Eigenschaften nicht selten mit dem Gesetz in Konflikt gerät. Entfernung eines Hodens oder Stilböstrolbehandlung soll Heilung oder Besserung herbeiführen können. Bei Männern ohne Hoden — infolge kongenitaler Agenesie oder Verlust der Hoden — scheint niemals eine Hypertrichose vorzukommen, selbst wenn ihre Nebennierenrinde hypertroph ist oder ihr HVL überfunktioniert. Wir können daraus schließen, daß eine übermäßige Körperbehaarung beim Mann ohne Hoden nicht zustande kommt und dürfen eine solche als ein Zeichen von primärer oder sekundärer Hodenüberfunktion ansehen. Wir haben damit ein Kriterium des inkretorischen Hyperorchidismus herausgearbeitet, das nur den einen Nachteil hat, daß es gleichzeitig ein Zeichen von Hyperkortikoadrenalismus ist.

Zum Hyperorchidismus zählt schließlich auch die sogenannte primär-konstitutionelle Form der Pubertas praecox bei Knaben (s. S. 456), bei der volle Reife in sexueller Beziehung erreicht wird und auch die Psyche abnorm früh entwickelt ist: die Keimdrüsenhormonausscheidung entspricht dabei der eines erwachsenen Mannes.

Ferner gehört hieher ein Teil der Gewächse der Zwischenzellen des Hodens. Bei einem metastasierenden malignen Zwischenzellentumor eines Hodens fand z. B. BROWNE (1938) die Ausscheidung der 17-Ketosteroide fünfmal so hoch als normal. Solche Gewächse können bei Auftreten im Kindesalter verständlicherweise eine vorzeitige Pubertät zur Folge haben.

Endlich ist noch des Hyperorchidismus zu gedenken, den BERBLINGER bei Zirbelgewächsen beschrieben hat. Diese Form von Hyperorchidismus und der Hyperorchidismus bei konstitutioneller Frühreife führen zur Konzeption eines zentralnervös ausgelösten Hyperorchidismus. Ich glaube, wir dürfen einen solchen bei Überfunktion des Geschlechtszentrums im Zwischenhirn supponieren.

Hypoorchidismus finden wir am häufigsten bei beiderseitiger Hodenhypoplasie und bei Hodenatrophie primärer oder sekundärer Natur sowie beim Eunuchoidismus, ferner bei allen das Hodenparenchym konsumierenden oder diffusen Hodenerkrankungen und schließlich als bloße Funktionsstörung. Die verschiedensten Ursachen können eine solche auslösen, so Mangel an Vitamin A, B oder E, Fettsucht, Unterernährung, unnatürliche Lebensweise (bei Tieren die Domestikation oder Gefangenhaltung), primäre Minderwertigkeit der Hoden und die verschiedensten Allgemeinerkrankungen, Infekte und fokalen Infektionsherde, im besonderen anscheinend die chronische Prostatitis. Eine funktionelle Hodeninsuffizienz kann ferner der Vorläufer einer Hodeninvolution sein oder eine Hodenatrophie einleiten. Es kommen allerdings auch schwerste Grade von Hodenunterentwicklung und -atrophie ohne auffällige endokrine Auswirkungen, ohne eunuchoide Züge und ohne Hypotrichose bei Jugendlichen wie bei geschlechtsreifen Männern vor. Die Vermutung, daß in solchen Fällen die Nebennierenrinde durch Mehrproduktion an männlichem Geschlechtshormon einen Ausgleich schafft, läßt sich grob-anatomisch nicht in allen Fällen erhärten (R. CHWALLA).

Die *klinischen Erscheinungen des Hypoorchidismus* sind entsprechend den zahlreichen Wirkungen der Androgene, die wir im einzelnen noch kennenlernen werden (s. S. 183 ff), mannigfacher Art. In erster Linie machen sie sich in der Sexualsphäre geltend und hauptsächlich hiedurch die Hilfe des Arztes erforderlich. Sie äußern sich auf diesem Gebiet in Erektionsschwäche oder in Ejaculatio praecox (hormonale, i. e. hormonal ausgelöste Form beider Störungen), in Libidomangel und in Herabsetzung der Zeugungsfähigkeit, die je nach der Beschaffenheit der Generationsorgane der Geschlechtspartnerin eine Verzögerung oder ein gänzliches Ausbleiben von Nachkommenschaft zur Folge hat. Bei der Untersuchung des Ejakulates hypogonader Männer findet man Oligozoospermie und eine Zunahme der Zahl der abnormen Spermienformen sowie der Zellen des Samenepithels bis zu Azoospermie. Andere Äußerungen sind Leistungsunfähigkeit, Müdigkeit, Schlaflosigkeit und Depressionszustände, schwache Muskulatur und geringe muskuläre Leistungsfähigkeit, eventuell Muskelschmerzen und abnorme Ermüdbarkeit im allgemeinen. Dazu kommen vermehrtes Kältegefühl, Neigung zu kalten Händen und Füßen und livide Verfärbung derselben, Blasenirritation (Reizblase) bei Kälteexposition, imperiösem Harndrang und vermehrtem Urinieren, Polyurie und Incontinentia urinae relativa virilis. Man erkennt unschwer die große Ähnlichkeit, ja Analogie mit den Erscheinungen des männlichen (s. S. 115) und weiblichen Klimakteriums. Auch die Kombination von Sexual- und Miktionsstörung der genannten Art wird nicht selten beobachtet. Nicht nur die Skelettmuskulatur, sondern auch der Herzmuskel des Hypogonaden ist weniger leistungsfähig als beim normalen („schwaches" und leicht erregbares Herz, „Herzneurose"). Ich habe den Eindruck, daß hypogonade Männer auch zu Zahnkaries disponiert sind. Ebenso scheint es mir, daß sie eine Neigung zum Icterus catarrhalis, also zu Leberparenchymschäden aufweisen. Andere Erscheinungen des Hypoorchidismus sind Zartheit und Blässe der Haut — sie ist zum Teil auf eine Anämie infolge des Androgenmangels, zum Teil auf eine Engerstellung der Hautkapillaren zurückzuführen —, schwacher Bartwuchs und schwache Körperbehaarung bei normalem oder sogar üppigem Kopfhaar, ein weiblicher Typus der Schambehaarung (oben mit einer horizontalen Begrenzungslinie abschneidend) und die sogenannte Erythrocyanosis cutis (KLINGMÜLLER). Weitere Symptome des Hypogonaden sind Unvermögen, auch nur geringe Schmerzen zu ertragen, und im späteren Leben die Neigung zu Verfettung, Mastopathie und zu einem Klimakterium virile (s. S. 115). Schließlich sind Hodeninsuffiziente für Tuberkulose in besonderem Maße anfällig und weisen eine verminderte Abwehrkraft gegen diese Krankheit auf (s. S. 170). Die tiefgreifenden Wirkungen der Geschlechtshormone auf den Zellstoffwechsel kommen sinnfällig darin zum Ausdruck, daß Kastraten Kreatin an Stelle von Kreatinin im Harn ausscheiden (s. S. 121). Damit sind aber die Folgen die eine unzulängliche Keimdrüseninkretion auslösen kann, keineswegs erschöpft. Wenn wir die erstaunliche Mannigfaltigkeit und Fülle von Störungen, die z. B. bei der Frau durch eine mangelhafte Eierstockfunktion hervorgerufen werden können und die z. B. E. TSCHERNE in seinem jüngst erschienenen Buch „Sexualhormontherapie" geschildert hat, überblicken, so wird klar, daß ähnliche Rückwirkungen auch beim Mann als Folge einer unzulänglichen Hodeninkretion existieren müssen. Vor allem für bisher nicht erwähnte Hautkrankheiten, für Magen-, Darm- und Gefäßstörungen, Gelenkerkrankungen und viele funktionelle Krankheitsbilder beim Mann ist die Erforschung eines Zusammenhanges mit einer Dysfunktion im hormonalen Geschlechtssystem, den wir nach der Tscherneschen Zusammenstellung vermuten dürfen, eine Aufgabe der Zukunft. Wenn wir auf diesem Gebiet beim männlichen Geschlecht gegenüber dem weiblichen noch sehr im Rückstand sind, so aus dem schon hervorgehobenen Grund, daß der Hypoorchidismus so viel schwerer zu erfassen ist als die Störungen der Eierstockfunktion.

b) *bei der Frau:* Im Harn der Frau finden sich dieselben Androgene wie beim Mann, und zwar Androsteron, Dehydroandrosteron und Aetiocholanolon [CALLOW und Mitarbeiter (1939); HIRSCHMAN (1939)] und in fast der gleichen Menge; nach CALLOW und CALLOW enthält der Frauenharn 1,3 mg Androsteron und ebensoviel Aetiocholanolon sowie 0,2 mg Dehydroandrosteron im Liter. Im Klimakterium wird Androgen vermehrt ausgeschieden [HAMBLEN und Mitarbeiter (1939)]. Nach operativer Kastration bleibt die Androgenausscheidung ungefähr die gleiche [M. FURUHJELM (1938)]; die Art- und Mengenverhältnisse sind dieselben wie bei nicht kastrierten Frauen [HIRSCHMAN (1939)]. Daraus geht hervor, daß die Quelle des Harnandrogens der Frau normalerweise außerhalb der Eierstöcke liegt. Wir wissen heute, daß es aus der Nebennierenrinde stammt, die bei Hyperplasie oder Gewächsbildung exzessive Mengen Androgen produziert (CALLOW, KENYON, SLOT). Während der Schwangerschaft steigt die Androgenbildung der Nebennierenrinde (TALBOT und Mitarbeiter).

Daß eine Androgeninkretion der Eierstöcke unter pathologischen Verhältnissen stattfindet, wird aus dem Vorkommen der vermännlichenden Eierstockgewächse (s. S. 309) deutlich, welche große Mengen Androgen erzeugen und dadurch eine Vermännlichung der Trägerin bewirken. Ausgangspunkt derselben sind nach R. Meyer heterosexuelle, also männliche, undifferenzierte Bildungselemente im Rete ovarii, die von der ursprünglich bisexuellen Anlage der Keimdrüse her liegengeblieben sind. Sie werden als das weibliche Homologon des Hodens angesehen und auch als männliche Zwischenzellen im Eierstock bezeichnet. Sie entsprechen durchaus den Leydigschen Zellen im Hoden und zeigen dieselbe enge Beziehung zu den sympathischen Nerven wie diese. Als typische männliche Zwischenzellen sind sie von den Zwischenzellen des Eierstockes unterscheidbar. Während also im Ovar zweierlei Zwischenzellen, männliche und weibliche, ohne weiteres bereits morphologisch getrennt werden können, ist die Unterscheidung von ebensolchen zwei Arten von Zwischenzellen im Hoden noch durchaus strittig. v. Szathmáry hat 1937 im Harn einer Arrhenoblastomträgerin reichlich männliches Hormon nachgewiesen und seither ist dieser Befund vielfach bestätigt worden. Kleine bringt die leichten Vermännlichungserscheinungen mancher postklimakterischer Frauen gleichfalls mit diesen heterosexuellen Zellelementen im Eierstock in Verbindung, die jenseits des Klimakteriums eine Vermehrung erfahren sollen. Im Einklang damit fand A. Priesel eine Vermehrung der Hiluszellen im Eierstockstiel älterer Frauen mit Bartanflug. Andererseits findet man jedoch bei solchen Frauen in mehr als der Hälfte der Fälle eine Exzeßbildung der Nebennierenrinde in Form von einfacher oder knotiger Hyperplasie oder von solitärer Adenombildung der Rinde (s. S. 270 und die Zusammenstellung auf S. 277). Da ich ferner eine Bartentwicklung bei zwei Frauen gefunden habe, die seit langem keine Eierstöcke mehr hatten, ist es wahrscheinlich, daß die Ursache in der (gewucherten) Nebennierenrinde liegt. Sonst bliebe nur die Möglichkeit, die Bartentwicklung mit einem Zurückbleiben von extraovariellen, männlich determinierten Hiluszellen nach der Entfernung der Eierstöcke zu erklären. Daß ein Männerbart einer Frau vom Eierstock aus hervorgerufen werden kann, geht mit Sicherheit aus der Beobachtung von Bartwuchs bei Frauen mit vermännlichenden Eierstockgewächsen (l. c.) und Rückbildung des Bartes nach Exstirpation des Gewächses hervor.

Die Wirkungen der männlichen Prägungsstoffe. *Die Wirkung der Androgene auf die Keimdrüsen und ihre Ableitungswege.* Hinsichtlich der Wirkung der Androgene auf die Keimdrüsen ist zunächst festzustellen, daß durch sie am Eierstock bedeutend stärkere Veränderungen gesetzt werden als im Hoden. Das entspricht der schon früher (S. 165) erwähnten Tatsache, daß Zufuhr konträren Geschlechtshormons eine stärkere Wirkung hervorruft als eine solche gleichgeschlechtlichen Hormons. *Im Ovar* sind die Schädigungen um so größer, je früher während seiner Entwicklung die Androgeneinwirkung einsetzt, und besonders groß, wenn sie während der Embryonalzeit erfolgt. Die fertigen Gonaden werden durch Keimdrüsenhormon weniger beeinflußt. Die Art der Einwirkung erfolgt in verschiedener Weise: 1. Hemmt Androgen den HVL und seine Gonadotropinausschüttung und bremst dadurch die körpereigene Keimdrüsenhormonproduktion, 2. stimuliert Androgen die spezifisch männlichen Strukturen, also die Wolffschen Gänge des Embryos und ihre Abkömmlinge, beim weiblichen Individuum das Epoophoron, 3. verändert es, je nach seiner Menge, die Wirkungen des Östrogens und des Progestins beim weiblichen Individuum in förderndem (synergistisch) oder hemmendem (antagonistischem) Sinne, während bei einem männlichen Wesen die Androgenwirkung zusätzlich erhöht wird, 4. kommt die in gewissem Grade progesteronartige Wirkung von

Androgen bei weiblichen Individuen und die androgene Wirkung des Östrogens bei eben diesen (s. S. 163) in Betracht, und 5. eine unmittelbare Wirkung auf Hoden und Eierstock. Die unmittelbare Androgenwirkung auf den Hoden ist gering. Unzweifelhaft fest steht die unter 1. angeführte Hemmung des HVL, die sich u. a. in einem Ausbleiben des Hodendeszensus bei großen Dosen äußert, und die Wirkung auf die Wolffschen Gänge und deren Derivate. Die Wolffschen Gänge persistieren unter Androgenwirkung bei beiden Geschlechtern und ihre Abkömmlinge werden zu maximaler Entwicklung gebracht. Androgenverabreichung an den Keimling zu einem sehr frühen Zeitpunkt der Entwicklung zeitigt daher beim Versuchstier tubuläre Formen des Hermaphroditismus und Intersexe bis zu echten Zwittern in Abhängigkeit vom Zeitpunkt der Einwirkung, der Dosis und der Tierart. Bei der weiblichen Nachkommenschaft blieben die Wolffschen Gänge und die von ihnen abgeleiteten Strukturen auch dann teilweise erhalten, wenn die Muttertiere in der Trächtigkeitsperiode Testosteronpropionatinjektionen erhalten hatten [WOLFF, DANTCHAKOFF, RAYNAUD, GREEN & IVY (1936 bis 1938)]. Bei einem kastrierten weiblichen Versuchstier entwickelt Androgen eine männliche Prostata, ähnlich wie sie bei weiblichen Früchten von mit Androgen behandelten trächtigen Tieren zur Ausbildung kommt.

Die Androgenwirkung auf die Müllerschen Gänge ist noch nicht klargestellt, ebensowenig, ob die Rückbildung derselben beim männlichen Keimling durch Androgen oder infolge Mangel an Östrogen erfolgt (BURROWS). Zugunsten der letzteren Auffassung spricht zunächst, daß Androgenzufuhr bei weiblichen Embryonen die Entwicklung der Eileiter anregt [WITSCHI und FUGO (1940)]. Ferner stützen sie meines Erachtens gewisse Beobachtungen beim Menschen, wie die von A. PRIESEL (1932), wo nämlich ausgedehnte Defekte der Abkömmlinge der Müllerschen Gänge zusammen mit Eierstockmängeln ohne Vermännlichungserscheinungen und ohne Persistenz der Wolffschen Gänge oder von Teilen dieser (!) bestanden (Ursache: Unzulängliche Östrogenproduktion der Placenta?).

Am ausdifferenzierten Eierstock beschleunigt Androgen, z. B. Testosteron (DANTSCHAKOFF, SELYE), zunächst die Follikelreifung und erzeugt, ähnlich wie Gonadotropinzufuhr, Follikelzysten. Länger dauernde Verabreichung hemmt die Menstruation auf dem Wege der Beeinflussung der Hypophyse und die Ovulation durch Hemmung der Absonderung von Luteinisierungshormon seitens des HVL. Noch größere Dosen, über längere Zeit gegeben, hemmen die Follikelbildung und bringen zuletzt als Endeffekt den Eierstock zur Atrophie. Beim Interrenalismus der Frau findet man daher Amenorrhoe und hochgradige Kleinheit, zystische Degeneration oder Atrophie der Eierstöcke (s. S. 48).

Anderseits beobachtete TSCHERNE eine Rückbildung zystischer Vergrößerungen der Eierstöcke durch eine therapeutische Androgenzufuhr.

Mehr Interesse für den Urologen hat die *Wirkung des Androgens auf den Hoden*. Der Initialeffekt kleiner, kurzdauernder Androgendosen ist, analog zu den Verhältnissen beim Ovar, eine Aktivierung und Vergrößerung der Hoden mit einer Beschleunigung der Spermiogenese, während die Zwischenzellen unbeeinflußt bleiben. Bei der hypophysektomierten Ratte vermag Androgen, und zwar nur sofortige Androgenverabreichung nach dem Eingriff (MOORE), die Spermiogenese eine Zeitlang zu erhalten, obwohl die Zwischenzellen atrophiert sind. Progesteron und Hefeextrakte haben dieselbe Wirkung (MOORE). Außer nach Hypophysenexstirpation findet man eine Stimulierung der Hoden durch Androgen nach MOORE nur noch bei herabgesetzter Tätigkeit der Hoden, z. B. bei Winterschlaf haltenden Tieren. Ähnlich beobachtet man beim Hypogonadismus eine Anregung der Hoden durch kleine Testosteronpropionatgaben unabhängig von seiner Stimulierungswirkung auf die akzessorischen Geschlechtsdrüsen Prostata und Samenblasen, deren Sekrete auf die Spermien nach heutiger Auffassung konservierend und motilitätserhöhend wirken. Mittelbar vermag somit Androgen die Beweglichkeit der Samenzellen zu fördern. Exzessive Androgenzufuhr erzeugt im Hoden durch Hemmung der Gonadotropinausschüttung des HVL einen Stillstand der Spermiogenese und eine Involution des Samenepithels, ferner eine Verkleinerung der Testikel (um 60 bis 80 % innerhalb von drei Wochen nach Moore und Price bei jungen Tieren) und eine Atrophie derselben als Endzustand, die hauptsächlich bei jungen Tieren als Schlußeffekt exzessiver Androgeneinwirkung gefunden wird. Bei alten Tieren bleibt die Atrophie aus oder ist viel geringer. Gleichzeitige Gonadotropinzufuhr verhindert ihr Eintreten [Bottomley und Folley (1938)]. Nach Aussetzen der Androgenverabreichung erholt sich der geschädigte Hoden wieder. Weitere Androgenwirkungen bei jugendlichen Tieren sind das Ausbleiben des Descensus der Hoden in dem Hodensack und eine Hypertrophie und maximale Stimulierung der Sekretion der akzessorischen Geschlechtsdrüsen durch unmittelbare Androgenwirkung auf diese Organe. Diese Wirkungen des Androgens erfahren wegen ihrer klinischen Bedeutung eine gesonderte Besprechung in dem Abschnitt unten auf den Seiten 185/86.

Die Androgenwirkung auf den Hoden. Die Mehrzahl der Untersucher fand nach Androgenzufuhr, insbesonders beim unreifen Versuchstier, eine ausgesprochene Schädigung des Hodens, seines Kanälchenepithels und der Spermiogenese, die bis zur Azoospermie gedeihen kann. Damit verbindet sich eine Gewichtsabnahme und eine Wachstumshemmung der Hoden. Die Schädigung ist von der Höhe der verabreichten Androgendosis abhängig und rückbildungsfähig: nach Aufhören der Androgenzufuhr tritt völlige Wiederherstellung ein. Bei senilen Tieren konnte in einem kleinen Teil der Fälle eine vorübergehende Regeneration und Besserung des histologischen Hodenbefundes beobachtet werden; bemerkenswert ist das Auftreten von Zwischenzellentumoren bei diesen alten Tieren. Außerordentlich stark hodenschädigend wirken, nebenbei bemerkt, Spermainjektionen.

Daß exzessive Überdosierung von männlichem Geschlechtshormon auch für den Menschen schädlich ist, beweist eine von Rössle und Zahler (1938) mitgeteilte Beobachtung: der Behandelte wies einen ausgesprochenen Schwächezustand auf, seine Muskulatur war schlaff und äußerst schnell ermüdbar, die Haut blaß und schlecht durchblutet; der Blutdruck war auf 80 RR abgesunken und es war völlige Impotenz bei weichen, schlaffen Hoden eingetreten. Außerdem bestand eine Fettsucht mit typischer eunuchoider Lokalisation der Fettansammlungen sowie eine Gynäkomastie, daneben schwerste seelische Depression und reichliche Ausscheidung von Östrogen im Harn (200 ME); diese Schädigungen, die durch monatelange Selbsteinspritzungen von Hodenextrakt zustande gekommen waren, glichen sich nach einiger Zeit vollkommen aus. Sie entsprechen sichtlich einer völligen Aufhebung der Androgenwirkung, denn sie verkörpern genau das Gegenteil dieser Wirkung.

Eine völlige Verödung der Hodenkanälchen vermochten Rössle und Zahler bei Hunden durch Androgen nicht zu erzielen.

Die Wirkung der Androgene auf die akzessorischen Geschlechtsdrüsen des Mannes. Die Androgenwirkung auf die Prostata und Samenblasen läßt sich am besten an den atrophisch gewordenen Organen von kastrierten oder von hypophysektomierten männlichen Tieren studieren. Zufuhr von Hodenextrakt (Moore, Gallagher und Koch, Freud, Walsh, Cuyler und McCullagh) verhindert die nach der Hypophysektomie eintretende Atrophie bei Ratten, Hunden, Meerschweinchen und Rhesusaffen und verschiedenen anderen untersuchten Tieren und bewirkt eine Gewichtszunahme der Prostata bei senilen Tieren. Die gleiche Wirkung haben Injektionen von Androsteron. Auch beim nichtkastrierten, unreifen Tier wird die Prostata durch Androgen spezifisch stimuliert. Dieselbe Wirkung tritt bemerkenswerterweise bei weiblichen Ratten ein, die unter der Wirkung verschiedener Androgene eine Prostata entwickeln, die derjenigen des männlichen Tieres ähnlich ist. Daraus geht die Spezifität der Androgenwirkung auf die Vorsteherdrüsenelemente hervor. Einem ähnlichen Wachstumsantrieb auf die der männlichen Prostata homologen Drüsen der weiblichen Harnröhre begegnet man beim genito-adrenalen Syndrom der Frau und ebenso bei weiblichen Scheinzwittern, bei ersteren unter der Wirkung der übermäßigen Androgenbildung der Nebennierenrinde, bei den weiblichen Pseudhermaphroditen wohl in analoger Weise durch Einwirkung eines Vermännlichungsstoffes während einer bestimmten Phase der Embryonalentwicklung. Bei kastrierten Rattenweibchen werden die der männlichen Prostata entsprechenden Drüsen, die sonst einer Prostata kastrierter Männchen gleichen, durch Androgen zu Hypertrophie und sekretorischer Aktivität gebracht [KORENCHEVSKY und Mitarbeiter [1936/37]). Bei alten männlichen Ratten kann die Wirkung unter Umständen eine gegenteilige sein, indem eine Verkleinerung der akzessorischen Geschlechtsdrüsen an Stelle einer Vergrößerung eintritt.

Die histologische Untersuchung ergibt, daß durch das Androgen hauptsächlich die Drüsenepithelien der Prostata und Samenblasen eine Stimulierung erfahren. Sie vergrößern sich und entwickeln eine maximale Sekretionstätigkeit. An menschlichen Prostataadenomen, richtiger gesagt, Adenomen der periurethralen Drüsen, führten Testosteronpropionatinjektionen ($\frac{1}{4}$ bis 1 g Gesamtdosis) zu keinen besonderen, histologisch nachweisbaren Veränderungen (MOORE, MILLER und McLELLAN). Männer mit angeborenem Mangel beider Hoden und ebenso Kastraten haben infolge Fehlens des Hodenandrogens kleine, unterentwickelte Prostaten und Samenblasen. Androgen vermag ferner die akzessorischen Geschlechtsdrüsen vor der Wirkung zugeführten Östrogens zu bewahren, sofern es im Überschuß gegeben wird.

Die Prostata ist das an saurer Phosphatase (s. S. 430) reichste Organ des menschlichen Körpers. Die Produktion dieser hängt vom Androgen ab. Ihre Absonderung nimmt daher zur Zeit der Pubertät enorm zu. Nach Kastration kommt sie beim Hund [HUGGINS, MASINA, EICHELBERGER und WHARTON (1939)] und beim Rhesusaffen [GUTMANN (1942)] zum Versiegen, um nach Testosteronpropionatverabreichung wieder aufzutreten. Östrogen bewirkt ein Absinken der sauren Phosphatase im Serum ähnlich wie die Kastration [HUGGINS, SCOTT und HODGES [1941]). Androgenverabreichung erzeugt hingegen einen scharfen Anstieg, wie HUGGINS und HODGES (1941) bei drei Prostatakrebskranken gefunden haben und DODDS bestätigen konnte.

Ein Prostatakrebs kann vermehrt saure Phosphatase produzieren [HUGGINS, SCOTT und HODGES [1943]). Vor allem aber ist solches bei Metastasen eines Prostatakarzinoms der Fall [HUGGINS, STEVENS und HODGES (1941)] und darauf beruht die Diagnostik des Vorsteherdrüsenkrebses aus der Untersuchung des Blutes auf saure Phosphatase (s. darüber ausführlich S. 430). Die Androgenwirkung auf die Prostata bildete den Ausgangspunkt für die Kastrations- und die Hormonbehandlung des menschlichen Prostatakarzinoms und der Prostatahypertrophie bei Mensch und Hund (s. S. 409, 416 und 434). Die Wirkung der Hodenentfernung und der Keimdrüsenhormone auf die Sekretionstätigkeit der Prostata alter Hunde ist experimentell von HUGGINS und CLARK (1940) studiert worden. Es darf jedoch dabei nicht vergessen werden, daß die sogenannte Prostatahypertrophie ein Problem nicht der Prostata selbst, sondern der submukösen Drüsen der Schleimhaut der hinteren Harnröhre und des Blasenhalses ist. Ob sich diese ebenso verhalten wie die Prostata, bedarf erst der Feststellung. DEMING, JENKINS und VAN WAGENEN fanden, daß diese Drüsen bei der Ratte nach Kastration nicht atrophieren wie die eigentliche Prostata.

Die Reaktion der *Samenblasen* auf Androgen ist mit graduellen Unterschieden derjenigen der Vorsteherdrüse analog. Sie hängt ferner von der Art des zugeführten Androgens ab. Ein Androgen stimuliert mehr die Prostata, das andere mehr die Samenblasen. Beim Kastraten wird das Samenblasensekret glasig-durchsichtig und dickt ein. Bei männlichen Frühkastraten sind die Samenblasen gleich der Prostata und den Ampullen der Samenleiter klein und atrophisch, ähnlich bei Früheunuchoiden.

Die Kontraktionen ausgeschnittener Samenleiterstückchen werden durch Testosteron gehemmt. Die Kastration, desgleichen Östron, steigern sie (s. S. 438).

Das Wachstum des *Samenstranges* wird durch Testosteron gefördert (DEMING). Dieses ist ferner ein Wachstumshormon für die Samenleiter und den M. cremaster (s. S. 444). In zwölf Fällen von sogenanntem Pseudokryptorchismus („spastische Hodenretention") erreichten HAMILTON und HUBERT (1938) einen dauernden Abstieg der Hoden in den Hodensack durch Androgen in Dosen, die noch keine Erektion und kein Wachstum des Hodensackes auslösten.

Auch das *Skrotum* hängt in seiner Entwicklung vom Androgen ab und atrophiert nach der Kastration. Androgenzufuhr vergrößert es. Durch Testosteronpropionatverabreichung läßt sich das kleine Skrotum von Kastraten, Eunuchoiden, beidseitig Kryptorchen und manchen männlichen Individuen mit atrophischen Hoden vergrößern, ebenso bei Knaben vor der Reife. Gonadotrophin zeitigt durch sekretorische Stimulierung der Hoden die gleiche Wirkung, wie sich bei einer erfolgreichen Behandlung kryptorcher Knaben zeigt. Die Kontraktion der Tunica dartos scroti auf Kältereize scheint bei der Ratte an die Anwesenheit von Androgen geknüpft zu sein [ANDREWS (1940)], indem sie nach der Kastration zum Großteil verlorengeht.

Auch das Wachstum und die Entwicklung des *Penis* sind vom Androgen abhängig. Der Penis des Frühkastraten, aber auch des bald nach der Geschlechtsreife Kastrierten und des Hodeninsuffizienten ist klein; beim kastrierten Tier und Menschen verkleinert er sich (s. S. 448). Androgenzufuhr verhindert dies oder vergrößert — nach erfolgter Kastration — den Penis wieder. Auch bei Eunuchoiden und Hypogenitalen bewirkt Androgen eine Vergrößerung des männlichen Gliedes. Bei Kleinkindern und Knaben mit Pubertas praecox infolge übermäßig Androgen bildenden Nebennierenrindenblastomen vergrößert sich der Penis auf Dimensionen ähnlich wie beim Erwachsenen.

Die sogenannte *Verklebungsphimose* beim Kind, die durch ein Persistieren der fetalen Synechie zwischen Eicheloberfläche und innerem Vorhautblatt bedingt ist, bleibt beim frühkastrierten Tier bestehen; ihre Lösung hängt vom Androgen ab. Sie wird daher durch Testosteron bei verschiedenen kastrierten Tieren herbeigeführt (RAYNAUD und LACASSAGNE, HALL, BURROWS); beim Menschen ist dieser therapeutische Weg noch nicht versucht. Es ist natürlich einfacher, die Synechie mit einer stumpfen Sonde zu lösen.

Eine *rüsselförmige Vorhaut* ist bei früheunuchoiden Männern häufig. Es scheint mir daher, daß auch für diese Gestaltung des Praeputiums die unzulängliche Androgeninkretion der Hoden verantwortlich ist. Es wird in Zukunft zu untersuchen sein, ob das rüsselförmige, hypertrophische Praeputium auch sonst, allgemein, mit einer angeborenen bzw. im Fetalleben vorhandenen Insuffizienz der Androgeninkretion zusammenhängt, wofür etliche Beobachtungen sprechen (s. S. 189 unten).

Die Androgenwirkung auf die weiblichen Geschlechtsorgane. Die Wirkungen der Androgene auf die weiblichen Fortpflanzungsorgane seien im Rahmen dieser Darstellung ebenfalls kurz erörtert, einerseits der Vollständigkeit halber, und anderseits deshalb, weil ihre Kenntnis für das Verständnis der Befunde beim Virilismus der Frau und bei weiblichen Scheinzwittern praktische Bedeutung besitzt.

Auf den Uterus normaler Ratten wirken die Androgene vergrößernd. Diese Vergrößerung kommt durch Ödem und Hypertrophie des fibromuskulären Stromas zustande. Der Uterus scheint, so wie andere Organe, zu seiner vollen Entwicklung Androgen zu benötigen. Es wird noch zu untersuchen sein, wie sich der mesenchymale Anteil der Gebärmutter bei Frauen mit größerer und geringerer Androgenproduktion verhält. Daß die Androgene Brunst, Menstruation und Ovulation unterdrücken, wurde bereits auf S. 183 gesagt. 300 bis 800 mg Testosteronpropionat heben die Menstruation auf (TSCHERNE). Noch größere Dosen hemmen die Follikelbildung und haben eine Entstehung von Follikelzysten im Ovar zur Folge. Sehr große Androgendosen bringen ferner das Endometrium zur Atrophie. Endometriome werden durch Androgen verkleinert — ist doch ihr Wachstum von der Keimdrüsenfunktion der Trägerin abhängig —, die von ihnen ausgehenden Blutungen und Schmerzen durch Androgen zum Stillstand gebracht. In der Therapie der Endometriose der Harnorgane findet Androgen daher ebenfalls erfolgreiche Anwendung, ferner zum Stillen von uterinen Blutungen nach Entfernung der Eierstöcke. Bei jungen Mädchen mit genito-adrenalem Syndrom und Vermännlichung ist die Scheide eng und klein, die Schamlippen sind unentwickelt, der Uterus infantil, die Klitoris dagegen abnorm groß (vgl. unten).

Das Wachstum von Uterusmyomen wird durch Androgen beim Meerschweinchen verhindert oder zum Stehen gebracht [LIPSCHÜTZ, VARGAS und RUZ (1939)], ebenso bei myomkranken Frauen vor, aber auch nach dem Klimakterium [TURPAULT (1937), REIST (1946)], wobei im Fall der Androgentherapie der Uterusmyome im geschlechtsreifen Alter der Frau (s. S. 507) die vorerwähnten Nebenwirkungen des Androgens berücksichtigt werden müssen (s. auch S. 189).

Der Tonus der *Eileiter* wird durch Testosteronpropionat vermindert (RUBIN und DAVIDS).

Das *Epoophoron* wird bei ausgewachsenen weiblichen Meerschweinchen durch Testosteron zur Hypertrophie gebracht und gewinnt in seiner histologischen Struktur nebenhodenähnlichen Charakter [GRANEL (1939)]. Bei Frauen mit vermännlichenden Nebennierenblastomen wird ein gleichartiger Befund erhoben, ebenso relativ häufig bei weiblichen Pseudhermaphroditen und nicht selten bei Frauen mit angeborenem Mangel der Eierstöcke (s. S. 101).

Von der Entwicklung einer „*weiblichen Prostata*" durch Androgenstimulierung war bereits andernorts die Rede (s. S. 183 und 185 oben). Eine solche ist bei virilisierenden Nebennierenrindengewächsen, regelmäßig beim Pseudhermaphroditismus femininus (GUGGISBERG und NEUWEILER), der fast immer mit einer Hyperplasie der Nebennierenrinde verbunden ist, und gelegentlich bei kongenitalem Defekt der Ovarien ohne Veränderung an den Nebennieren beobachtet worden.

Die *Klitoris* wird durch die verschiedensten Androgene vergrößert und penisartig umgestaltet, wie zahlreiche Untersucher bei verschiedenen Tierarten festgestellt haben, und zwar sowohl bei jugendlichen als auch bei ausgewachsenen weiblichen Tieren. Besonders ist das Testosteronpropionat in dieser Hinsicht wirksam [HALL (1939)]. Östron beeinflußt die Klitoris nicht, wohl aber Nebennierenrindenhormon. Klitorishypertrophie findet man relativ oft bei Frauen mit angeborenem Mangel der Ovarien, zum Teil vergesellschaftet mit Entwicklung von Prostatadrüsen, bei weiblichen Scheinzwittern und regelmäßig beim Interrenalismus der Frau infolge von Nebennierenrindenhyperplasie oder Nebennierenrindenblastomen (Adenomen und Karzinomen) — hierbei kann es sogar zur Bildung eines richtigen Präputiums ähnlich wie am männlichen Glied kommen —, ferner beim interrenalen M. Cushing und bei den Arrhenoblastomen des Eierstockes. Beim interrenalen M. Cushing bildet sie, wenn vorhanden, geradezu ein differentialdiagnostisches Kriterium gegenüber der hypophysären Form des M. Cushing. Ganz allgemein darf man eine hypertrophische Klitoris als ein Zeichen des Vorhandenseins eines vermännlichenden Einflusses ansehen. Beim Ausfall der Eierstockfunktion findet man einen Umschlag zum männlichen Typus nicht selten, ein Beweis mehr für die bisexuelle Anlage jedes Organismus. Bei weiblichen Ratten und Mäusen kommt es zugleich mit der Vergrößerung der Klitoris durch Androgenverabreichung zur Entwicklung eines bleibenden Os clitoridis ähnlich dem normalen Os penis der männlichen Tiere [WIESNER (1935)]. Bei Hypospadie der weiblichen Harnröhre, die durch Androgen künstlich erzeugt werden kann (s. S. 128), soll sich regelmäßig eine Hypertrophie und eine penisähnliche Gestaltung der Klitoris vorfinden [V. BLUM (1904)]. Die spontane Klitorishypertrophie und Hypospadie der weiblichen Meerschweinchen, die erblich ist, wird durch eine Entfernung der Ovarien nicht beeinflußt [LIPSCHÜTZ (1927)]. Das ist durchaus verständlich, denn der androgene Einfluß, der durch die Therapie ausgeschaltet werden müßte, geht von der Nebennierenrinde aus. An ihr müßte daher der therapeutische Hebel angesetzt werden.

Die Wirkung der Androgene auf die Brustdrüsen beider Geschlechter. Die Androgenwirkung auf die Brustdrüsen, die beiden Geschlechtern gemeinsam sind, ist beim männlichen und weiblichen Geschlecht die gleiche. Wir haben (s. S. 162) festgestellt, daß die Wirkung eines Keimdrüsenhormons auf beiden Geschlechtern gemeinsame Geschlechtsmerkmale identisch ist, nachdem sie organ- und nicht geschlechtsspezifisch ist.

Die *Brustwarzen* werden durch die verschiedensten Androgene bei Meerschweinchen und Ratten vergrößert, allerdings nicht bei jedem Tier; mitunter wird sogar der entgegengesetzte Effekt beobachtet. Interessant ist, daß A. PRIESEL bei einem 45jährigen, an hochgradiger Arteriosklerose mit Hochdruck (!) und Herzinsuffizienz gestorbenen Mann beiderseits je eine 3 mm große, von Haarwuchs umgebene Nebenmamille neben kräftiger Allgemeinbehaarung und auffallend großen (fast doppelt so groß als gewöhnlich) Nebennieren mit sehr dicker, hyperplastischer, schwefelgelber Rinde beobachtet hat; das dürftige Marklager der Nebennieren war von kleinsten gelben Rindeninseln durchsetzt. Die Vergesellschaftung der überzähligen Brustwarzen mit einer Nebennierenveränderung, welch letztere man bei Zwittern so häufig begegnet, fällt auf. Östron und Corticosteron (!) stimulieren die Brustwarzen ebenfalls.

Die *Mammae* selbst, d. h. ihr Parenchym, wird durch kleine Dosen Androgen, z. B. von Testosteronpropionat beim Meerschweinchen, leicht stimuliert — die Brustdrüsenalveolen vergrößern sich durch Androgen bei Ratten beiderlei Geschlechts und sezernieren, allerdings keine echte Milch — durch große zur Rückbildung und schließlich zur Atrophie gebracht. Die Wirkung des Androgens hängt nach dem Gesagten entscheidend von der zugeführten Androgenmenge ab. Die moderne Androgenbehandlung der Mastodynie, Mastopathie und des Brustdrüsenkrebses gründet sich auf diese Wirkung; sie erzielt jedoch nicht immer eine günstige Beeinflussung (s. S. 494 u. 498). Unreife und ausgewachsene Tiere, kastrierte und nichtkastrierte verhalten sich gegenüber Androgen in Hinsicht auf die Brustdrüsen gleich. Zahlreiche Untersucher haben das bei verschiedenen Versuchstieren bestätigt. Bei den vermännlichenden Arrhenoblastomen des Eierstockes atrophieren die Mammae in Übereinstimmung mit dem Ergebnis des Tierversuches, werden klein und flach, ebenso bei den vermännlichenden Nebennierengewächsen des weiblichen Geschlechts mit ihrer reichlichen Androgenproduktion. Bei einem 22jährigen, durch Suicid mittels Lysol gestorbenen Mädchen ohne makroskopische Nebennierenveränderung (mit Kystom eines Eierstockes) fand A. PRIESEL neben *starker Behaarung* der Vorderarme und Unterschenkel *kleine, parenchymarme Brustdrüsen.* Bei männlichen Früheunuchoiden mit Involution der Nebennieren bzw. ihrer Rinde schwindet das Brustdrüsenparenchym völlig.

Die Laktation wird durch Androgen bei Mensch und Tier infolge Hemmung des HVL unterdrückt; nach der Hypophysektomie bleibt verständlicherweise diese Wirkung aus. In der Human- und Veterinärmedizin wird von ihr bei übermäßiger oder überlanger Milchbildung Gebrauch gemacht, ebenso von einer lokalen Anwendung von Androgen bei Hypermastie und gegen prämenstruelle Mastalgie.

Über die Abhängigkeit der Brustdrüsen vom HVL s. S. 493/94.

Klinische Androgenwirkungen beim weiblichen Geschlecht. Beim weiblichen Geschlecht wirkt Androgen in vieler Beziehung antagonistisch zum Östrogen. Nach ALBRECHT (1939) hemmt Androgen bei der Frau den HVL, unterdrückt den Zyklus und die Ovulation und entfaltet zum Teil die gleichen proliferativen Wirkungen wie Östrogen, allerdings nur in hohen Dosen (im Verhältnis 7 : 1 gegenüber Östrogen nach ZUCKERMANN, 50 : 1 nach SCHORR, 300 : 1 nach ROBSON, bezogen auf Testosteronpropionat). In sehr großen Dosen erzeugt Androgen eine Atrophie der Eierstöcke und des Endometriums; als Spontaneffekte werden diese Wirkungen beim suprarenalen Virilismus bzw. langem Bestand eines solchen beobachtet.

Die Androgenwirkungen bei der Frau sind nur zum Teil vermännlichende, zum andern Teil sogar verweiblichende. Die vermännlichenden bestehen in Vergrößerung der Klitoris, in Hypertrichose und Akne, die verweiblichenden in einem Größenwachstum des infantilen Uterus und in Hervorrufung des Zyklus durch Androgen. Die Hemmungswirkung auf die Menstruation und Ovulation kommt über die Hypophyse zustande. Das Initialsymptom vermännlichender Blastome von Nebennierenrinde oder Eierstock ist das Sistieren der Menses. Eine Atrophie auch der Mammae ist, wie wir im vorangehenden Abschnitt bereits erfahren haben, bei lang bestehendem Virilismus kein ungewöhnlicher Befund. Die Laktation wird durch Androgen gehemmt.

Klinische Erfolge sind mit Androgen bei den unregelmäßigen Blutungen der zystischen Hyperplasie des Endometriums und bei den regelmäßigen, verstärkten Menstruationen, bei Mastodynie und Mastopathie der weiblichen Brustdrüse erzielt worden.

Die Folgen einer Zufuhr großer Dosen Androgen bestehen, außer Stillegung der Eierstockfunktion und Schädigung der Generationsorgane, in Bartwachstum, Hypertrophie der Körpermuskulatur, Heiserkeit, Stimmbruch und Klitorishypertrophie. Derartige Wirkungen treten erst bei Dosen von über ½ g Testosteronpropionat monatlich auf (GEIST) und werden spontan beim suprarenalem Virilismus angetroffen (s. S. 51).

Androgene und Skrotum. Bei eunuchoiden Männern ist das Skrotum in der Regel hochgradig unterentwickelt. Im übrigen vergleiche das auf Seite 186 Gesagte.

Androgene und Vorhaut (s. S. 370). Von der Abhängigkeit der Lösung der epithelialen Verklebung zwischen Eicheloberfläche und Vorhaut beim Neugeborenen (sogenannte fetale Synechie) vom Androgen war bereits auf Seite 186 die Rede. Es wäre von Interesse, an Hand der späteren Entwicklung des Kindes zu verfolgen, ob diese sogenannte „Verklebungsphimose“ vielleicht als ein Frühzeichen von Hypogonadismus zu werten ist.

Vorhautenge, vor allem aber ein rüsselförmiges Präputium, findet man bei männlichen Eunuchoiden auffallend häufig. Es besteht daher die Wahrscheinlichkeit eines Zusammenhanges beider mit dem Hypogonadismus. Unter sieben männlichen Eunuchoiden, deren Obduktionsbefunde F. ALTMANN (1930) mitgeteilt hat, wurde zweimal Phimose und dreimal ein rüsselförmiges Präputium gefunden. Zwei von A. PRIESEL obduzierte fettwüchsige Eunuchoide hatten beide eine stark phimotische Vorhaut. Desgleichen ist eine rüsselförmige Beschaffenheit der Vorhaut bei einem von zwei von A. PRIESEL beschriebenen, von Geburt auf Anorchen beobachtet. Ich selbst sah wiederholt bei jugendlichen und alten männlichen Eunuchoiden ein rüsselförmiges, hypertrophisches Präputium und je einmal daneben oder als alleinigen Befund eine angeborene Phimose. In Zukunft wird dem Zusammenhang von Phimose und Hypogonadismus, für den die Klinik reichlich Anschauungsmaterial liefert, näher nachzugehen sein. Meiner Meinung nach dürfte es kaum mehr zweifelhaft sein, daß bei der Entstehung der angeführten Vorhautanomalien ein Androgenmangel zumindest mit im Spiele ist.

Androgene und HVL. Chronische Androgenzufuhr hemmt die Funktion des HVL (das Androgen ist allerdings in dieser Beziehung weniger wirksam als das Östrogen). Außerdem wirkt Androgen auf die Hypophyse des männlichen Versuchstiers weniger als auf die des weiblichen. Das Zellbild im HVL wird durch Testovironverabreichung zugunsten der Eosinophilen verschoben (v. GYÖRGY und KALI). Hemmt also das Androgen den HVL, so vergrößert sich dieser umgekehrt nach der Kastration [KORENCHEVSKY (1930)], offenbar infolge Fortfall der Hemmungswirkung des Androgens (vgl. den Abschnitt „Der HVL nach Kastration“ auf Seite 30). Bei angeborenem Mangel beider Eierstöcke ist in der Mehrzahl der Fälle eine leichte Hypertrophie des HVL festgestellt worden (A. PRIESEL), die mit Zunahme der Eosinophilen oder der Hauptzellen einherging. Ein 48jähriges, von Geburt auf beidseitig hodenloses Individuum [F. ALTMANN (1930)] hatte in Analogie dazu eine große Hypophyse mit einer Vermehrung der Hauptzellen. Ähnliche Befunde erhebt man bei Eunuchoiden und Frühkastraten männlichen Geschlechts, wenn auch nicht regelmäßig. F. ALTMANN fand beim Eunuchoidismus des Mannes die Hypophyse immer vergrößert und eine ungewöhnliche Zellart, nämlich hypertrophische Hauptzellen, enthaltend. Bei einem 58jährigen, im Alter von 26 Jahren kastrierten Mann konnte er in der Hypophyse eine Vermehrung der Hauptzellen und besonders der genannten hypertrophischen Zellen feststellen. Umgekehrt fand ich am Obduktionsmaterial von A. PRIESEL bei zwei von vier Männern mit Hauptzellenadenom des HVL eine Hodenatrophie. Bei einem 66jährigen, fettwüchsigen männlichen Eunuchoid fand A. PRIESEL die Hypophyse gewöhnlich groß und in ihrem Vorderlappen ein Überwiegen der Basophilen, die auch in den Hinterlappen immigriert waren. Ähnlich enthielt der HVL eines zweiten, 56jährigen, fettwüchsigen, eunuchoiden Mannes, der zum Unterschied vom vorhergehenden keinen Hochdruck hatte, überwiegend basophile Zellen. Bei einem andern alten, mageren und hochwüchsigen Eunuchoid konnte er im HVL ein erbsengroßes Hauptzellenadenom feststellen. Bei ersteren beiden waren die Hoden atrophisch, bohnen- bzw. haselnußgroß und enthielten keine Zwischenzellen. Bei weiblichen Ratten unterdrückt Testosteron die Ausschwemmung von Follikelreifungshormon aus dem HVL und verstärkt die Abgabe des Luteinisierungshormons [HELLBAUM und GREEP (1943)].

Androgene und Nebennieren. Nebennieren und Kastration. Androgenzufuhr bewirkt eine gewisse Verkleinerung der Nebennierenrinde. Umgekehrt vergrößert sich nach Kastration männlicher Versuchstiere die Nebennierenrinde [CESA

BIANCHI (1907), SCHENK (1910/11), SSERDJUKOFF (1922), JAFFÉ und DAVID (1923) und nehmen die Nebennieren als Ganzes an Gewicht zu [KORENCHEVSKY (1930)]; Androgenzufuhr verhindert beides. Die histologische Untersuchung der Nebennierenrinde solcher Fälle ergab eine Hypertrophie der Zona reticularis und fasciculata und ein Schwinden der sogenannten Demarkationszone (GROLLMANN) zwischen der Zona fasciculata und der glomerulosa. Der Verfasser vermutet, daß es sich bei der Vergrößerung der Nebennierenrinde des Kastraten um eine kompensatorische oder Ersatzhypertrophie handelt, die die verlorengegangene Geschlechtshormoninkretion der Keimdrüsen ausgleichen soll. Über die Häufigkeit einer Hypertrophie der Nebennierenrinde bei früheunuchoiden Männern vgl. S. 292, über ihre Häufigkeit bei Hodenatrophie und beim angeborenen Mangel beider Hoden die diesbezüglichen Abschnitte. Wo in diesen Fällen eine makroskopische Nebennierenrindenhypertrophie vermißt wird, dort wird künftig eine mikroskopische Untersuchung der Nebennierenrinde vorzunehmen sein, eventuell an eine funktionelle Mehrleistung der Rinde gedacht werden müssen, die sich auf chemischem Wege, durch eine Bestimmung der 17-Ketosteroide (β-Fraktion) im Harn, nachweisen läßt. In den Sektionsprotokollen von zwölf Kryptorchen, darunter zwei beidseitig Kryptorchen, habe ich in keinem einzigen Fall eine Unterentwicklung der Nebennieren gefunden.

Es ist möglich, daß in der Norm die Keimdrüsen die Geschlechtshormonproduktion der Nebennierenrinde bremsen, weil sie überflüssig ist, solange die Keimdrüsen inkretorisch gut funktionieren. Anderseits vermögen die Keimdrüsen die Nebennierenrinde nicht in vollem Ausmaß zu ersetzen, weil die Nebennierenrinde außer den Geschlechtshormonen noch andere und lebenswichtige, den Stoffwechsel und den Mineralhaushalt des Organismus regelnde Hormone spezifischer Art herstellt. Nach LEUPOLD, ebenso R. ABDERHALDEN ist die Nebennierenrinde den Hoden im Lipoidstoffwechsel übergeordnet. In der Rinde der Nebennieren wird das Cholin gebildet, das die Entwicklung der Keimdrüsen und des Gehirns (vgl. die Anencephalie bei Agenesie der Nebennieren) und das Eintreten der Pubertät beeinflußt. Vor allem sind es die Zwischenzellen des Hodens, die durch ihren Lipoidreichtum und ihr wechselndes Verhalten, das mit dem der Rinde parallel geht, sowie durch ihren Gehalt an Vitamin C ihre Beziehung zur Rinde verraten und denen anderseits die Inkretion des Hodenhormons zugeschrieben wird. Es besteht ein gegenseitiges und in der Norm gleichsinniges Abhängigkeitsverhältnis (s. S. 44 u. 58) der Größe von Nebennieren und Hoden [LEUPOLD (1920 bis 1923)]. V. PATZELT stellt das Verhältnis beider als ein ergänzendes hin, das er bei einem vier Monate alten Pferdeembryo tatsächlich feststellen konnte, indem bei ihm sehr kleine Nebennieren und eine schmale Rinde derselben mit außerordentlich großen, fast nur aus lipoidreichen Zwischenzellen bestehenden Hoden vergesellschaftet waren. Nach Entfernung der Nebennierenrinde sollen umgekehrt die interstitiellen Zellen im Hoden keine Veränderung erfahren. Bei der Atrophie der Nebennierenrinde, dem M. Addison, kommt es nicht selten zu Atrophie der Hoden und meist (regelmäßig?) zu einer Schädigung derselben (s. S. 58). Tatsächlich ist beim M. Addison das Gesamtandrogen des Harnes und die Ausscheidung der 17-Ketosteroide beträchtlich vermindert.

Für die Richtigkeit meiner Deutung der Nebennierenrindenvergrößerung nach Hodenentfernung als Kompensationserscheinung spricht, daß die androgene Gesamtaktivität des Harnes nach dieser nicht wesentlich absinkt. Sehr lehrreich wäre in solchen Fällen in Zukunft ein Vergleich der Höhe der auf die Nebennierenrinde zurückgeführten β-Fraktion der 17-Ketosteroide vor und nach dem Ausfall der Hodenfunktion. Der Geschlechtsdimorphismus der Nebennierenrinde beider Geschlechter (s. S. 41) ist hauptsächlich durch die Keimdrüsenhormone hervorgerufen (BURROWS). Ich möchte allerdings zu bedenken geben, ob er nicht in erster Linie genisch bedingt ist. Das Studium der Nebennierenrinde bei Zweidrüsenzwittern läßt diesbezüglich interessante Aufschlüsse erwarten. Nach SELYE (1940) ruft Testosteron eine Atrophie der Nebennieren hervor, besonders bei weiblichen Tieren, und bei diesen eine ebenso starke Atrophie wie das Corticosteron. Man hat den Eindruck, daß es sich hierbei zum Teil um eine Inaktivitätsatrophie handelt: Die Androgenzufuhr macht die Androgenproduktion der Nebennierenrinde ähnlich überflüssig (s. S. 51) wie die Zufuhr von Nebennierenrindenhormon die entsprechende Inkretion der Nebennierenrinde (vgl. auch S. 58 und 45 ff).

Androgene und Nieren (Diurese). Die Nieren von Ratten und Mäusen beiderlei Geschlechts werden durch Androgenzufuhr vergrößert [KORENCHEVSKY und DENNISON (1934), SELYE (1939); PFEIFFER, EMMEL und GARDNER (1940)]. Diese Vergrößerung kommt hauptsächlich durch Hypertrophie des Epithels der Tubuli contorti zustande, wodurch die Nierenrinde verdickt wird. SELYE fand bereits nach zwei- bis dreiwöchentlicher Verabreichung von Testosteronpropionat die Nieren beträchtlich vergrößert. Östrogenzulagen steigern die Nierenhypertrophie unter Androgenwirkung noch mehr. Es wird notwendig sein, die Durchschnittsgewichte von Nieren Hypogonader mit denen von normo- und hypergonaden Individuen zu vergleichen. Die normale Hundeniere scheidet unter Testosteron oder Testosteronpropionatwirkung Wasser, Na und Cl vermindert aus [THORN und HARROP (1937)]. Aber auch die Ausscheidung von N, K, Kreatin (vgl. S. 122) und anorganischem P im Harn sinkt bei Mann und Frau in gleicher Weise unter Testosteronpropionatinjektionen; bei Greisinnen kann Oligurie, unter Umständen beunruhigenden Ausmaßes, deren Folge sein. Nach Aufhören der Zufuhr tritt eine Ausschwemmung der zurückgehaltenen Stoffe ein. Eine ähnliche Wasserretention wie Androgen machen auch Hodenextrakte, wie ich beobachten konnte: Die Organe und Gewebe werden wasserreicher. Das äußert sich nicht nur in einer vermehrten Sukkulenz des Unterhautzellgewebes, sondern auch an den parenchymatösen Organen und den Geschlechtsorganen, die ein gewisses Ödem erkennen lassen. Bei Androgenüberdosierung wird Knöchelödem beobachtet. Die Haut des Jugendlichen im geschlechtsreifen Alter und des Kindes ist wasserreich („Turgor"), im Gegensatz dazu die Haut mancher Kastraten welk, trocken und runzelig gleichwie die eines Greises und wie diese von tiefen Furchen durchzogen (Gerodermie). Wahrscheinlich handelt es sich um eine Retention in den Geweben — in der „Vorniere" — und nicht oder nicht so sehr um eine Verminderung der Rückresorption von Wasser, worüber noch keine Klarheit geschaffen ist. Der Kapaunenkamm ist bedeutend wasserreicher als der normale Hahnenkamm [BERDNIKOFF und CHAMPY (1934)].

Als gewisser Antagonist der Keimdrüsenhormone in bezug auf die Diurese wirkt das Hypophysenhinterlappenhormon. Dieses verursacht zwar ebenfalls eine Verminderung der Wasserausscheidung der Nieren, hingegen eine Ausschwemmung von Cl, Na, K, Mg und P. Es wird demgemäß nach Injektion von Adiuretin des Hypophysenhinterlappens weniger Harn und ein konzentrierterer Harn mit erhöhtem Chloridgehalt ausgeschieden, wobei dieses Hormon in erster Linie an den Nieren selbst angreift. FORTUNATO fand in Übereinstimmung mit den Ergebnissen des Tierversuchs bei sieben gesunden Versuchspersonen eine hemmende Wirkung des Testosterons (ebenso wie von HVL-Extrakt und von Pituitrin) auf die Diurese (1941).

Androgene und Thymus [s. S. 141 sub e) und 141 sub d)]. Androgen und Keimdrüsenhormon überhaupt hemmen die Thymusdrüse und bringen sie zur Atrophie bzw. rufen eine vorzeitige Involution des Thymus hervor. Die Kastration (s. S. 143) verzögert die Rückbildung des Thymus, Injektion von Keimdrüsenhormon beschleunigt sie. Umgekehrt wirken Thymusextrakte auf die Keimdrüsen hemmend, doch sind die in dieser Hinsicht bisher erzielten Ergebnisse nicht eindeutig. Bei Frühkastraten persistiert der Thymus und auch bei Eunuchoiden soll er länger als normal persistent bleiben (TANDLER und GROSS) oder bleiben Parenchymreste ungewöhnlich lang erhalten. Beim Versuchstier (KRAUS) wird nach Entfernung der Keimdrüsen die physiologische Involution des Thymus verlangsamt. Bei einem 37jährigen Gynäkomasten mit kaum bohnengroßen Hoden (und leichter Atrophie der Nebennierenrinde sowie Reduktion der granulierten Zellen im HVL) waren vom Thymus außer Fett größere Markreste mit spärlichen Hassalschen Körperchen erhalten (Beobachtung von A. PRIESEL). F. ALTMANN fand bei vier männlichen Eunuchoiden im Alter von 54 und 55 Jahren größere Thymusreste als gewöhnlich bei gleichaltrigen Individuen. Auch nach A. PRIESEL scheint bei männlichen Eunuchoiden und Frühkastraten Thymusgewebe reichlicher als sonst bei Individuen gleichen Alters und in wechselnder Menge erhalten zu bleiben. Bei einem 53jährigen Basedowiker mit großem, persistierendem Thymus fand ich eine fibröse Atrophie eines Hodens, während bei einem 39jährigen Basedowkranken, dessen Thymus gleichfalls hyperplastisch war, das Genitale makroskopisch keine Auffälligkeit bot; seine dürftige Stamm- und die fehlende Brustbehaarung ließ jedoch zumindest auf eine funktionelle Insuffizienz der Hoden schließen. Besonders die Rinde des Thymus zeigte eine „ausgiebige" Hyperplasie bei ganz geringer Fettinfiltration und eher spärlichen Hassalschen Körperchen.

Die angeführten Sektionsbeobachtungen bestätigen die im allgemeinen hemmende Wirkung des Thymus auf die Hoden und ihre Inkretion.

Die Androgenwirkung auf die übrigen endokrinen Drüsen. Androgen in Form von Testosteronpropionatinjektionen vergrößert *Schilddrüse* und *Nebenschilddrüse* bei der Maus [SELYE (1939)]. Fortfall des Androgens durch Kastration verkleinert die Schilddrüse. Umgekehrt bringt Exstirpation der Schilddrüse die Hoden zur Atrophie [BENOIT und ARON (1934)] und stimuliert Verfütterung von Schilddrüse oder injiziertes Thyroxin die Hoden unreifer Enten [BENOIT (1937)]. Beim Myxödem des Kindes bleibt, wie wir bereits gehört haben, die geschlechtliche Entwicklung stark zurück und der Deszensus der Hoden in der Regel aus. Bei jugendlichen Kretins sind die Hoden stark unterentwickelt und verfallen später der Atrophie und Fibrose; auch die äußeren Geschlechtsorgane sind hypoplastisch, die Pubertät bleibt nahezu ganz aus, der Geschlechtstrieb fehlt oder ist gering (s. S. 149 ff). Nach heutiger Ansicht verlaufen die Beziehungen zwischen Schilddrüse und Keimdrüsen über die Hypophyse, und zwar über das thyreotrope Hormon des HVL. Daß die Pubertätsstruma mit der um diese Zeit stark erhöhten Androgenproduktion zusammenhängt, liegt im Bereich der Möglichkeit.

Der *Blutzucker* wird durch Testosteron reduziert, ein bestehender Altersdiabetes daher günstig beeinflußt [VEIL und LIPPROS (1938); THADDEA und HAMPE (1940)].

Testosteronpropionat erhöht die Zahl der *roten Blutkörperchen* bei Ratten beiderlei Geschlechts (VOLLMER und GORDON), die Kastration senkt sie (vgl. die Polyglobulie bei — durch reichliche Androgenproduktion — virilisierenden Nebennierenrindengewächsen!). Auch beim Menschen steigern die Androgene den Erythrozyten- und den Hämoglobingehalt des Blutes (McCULLAGH und JONES); ihre Wirkung ist diesbezüglich zu der der Östrogene entgegengesetzt. Die Blässe und Anämie der Haut der Kastraten ist zum Teil eine Folge ihrer Blutarmut, zum Teil durch eine Engstellung der Hautkapillaren bedingt. Testosteronpropionat bessert beides. BURROWS nimmt an, daß die größere Zahl der roten Blutkörperchen beim Mann gegenüber der Frau eine Androgenwirkung ist.

Androgene und Haut. Ich habe 1945 die Pubertätsakne der Knaben mit dem scharfen Ansteigen der Androgenproduktion der Hoden zu Beginn der Reife in hormonalen Zusammenhang gebracht, gestützt auf die Erfahrung, daß übermäßige Androgenverabreichung unter anderm zu Akne führt. Der englische Dermatologe BARBER hat diese Theorie zu einer Östrogenbehandlung der Akne vulgaris ausgebaut. Zugunsten der Annahme, daß diese Hautkrankheit mit dem Androgen zu tun hat, spricht ferner, daß Frauen mit einer überreichlichen Androgenproduktion infolge von Nebennierenrindenhyperplasie mit Virilismus oder von vermännlichenden Blastomen der Nebennierenrinde ebenfalls eine Akne, besonders im Gesicht, bekommen, desgleichen Kleinkinder mit kortikosuprarenaler Pubertas praecox. Darin liegt zugleich ein Beweis, daß auch die Androgene der Nebennierenrinde Akne erzeugen können. Ein gleiches ist bei Frauen mit vermännlichenden Arrhenoblastomen des Ovars, die ebenfalls reichlich Androgen einsondern, der Fall. Endlich hat man bei der Androgenbehandlung männlicher Eunuchoider das Auftreten von Akne vulgaris beobachtet. Die Lokalisation der durch Testosteronmedikation hervorgerufenen Aknepusteln entspricht der der Pubertätsakne. Weitere Stützen liegen in der Erfahrung, daß eunuchoide Männer, die nur wenig Androgen produzieren, niemals eine Akne bekommen (BINGOLD und DELBANCO) und daß Jünglinge mit einer solchen sexuell intensiv tätig sein können. Auch die große Häufigkeit der Pubertätsakne spricht für eine hormonale Ursache oder Teilursache: so sollen nach Angabe des Lehrbuches von ZIELER 60 bis 70% aller älteren Schulkinder an Akne erkranken und gegen die Mitte der zwanziger Jahre verliert sich dieses Hautleiden. Die Androgene verursachen beim weiblichen Geschlecht außer Akne auch eine Hypertrichose (s. S. 109). Das Auftreten von Akne bei den vorhin genannten Nebennierenrindenaffektionen der Frau geht daher immer mit übermäßigem Haarwuchs und mit Bartentwicklung einher.

Die Ursache der Akne vulgaris beim weiblichen Geschlecht bzw. die Frage, ob sie auch bei ihm mit abnorm hohen Androgenwerten zusammenhängt, ist noch nicht geklärt. LAWRENCE und WERTHESSEN haben bei acht Frauen mit und ohne Akne vergleichende Hormonanalysen des Harns vorgenommen und eine beträchtliche Verminderung des Östrogens bei den Aknekranken festgestellt (1940). Tatsächlich findet man bei Mädchen mit Unterfunktion der Eierstöcke eine Akne auffallend häufig und in solchen Fällen führt Östrogenzufuhr zur Heilung einer juvenilen Akne, deren Behandlung vorher allen Bemühungen getrotzt hatte (URBACH und SCHILLER); auch Östrogensalbe lokal wirkt günstig. Ähnliche Erfolge wurden bei Akne rosacea, Ekzemen, Psoriasis, Urticaria und Dermatitiden (s. bei E. TSCHERNE) berichtet, die mit Menstruationsstörungen vergesellschaftet waren. Es scheint demnach, daß ein Mangel an Östrogen beim weiblichen Geschlecht zu Akne führt oder führen kann; Verminderung des Östrogens hat aber, gleichbleibende Androgenproduktion vorausgesetzt, ein relatives Überwiegen des Androgens zur Folge. Wir dürfen also vorläufig (bis zur endgültigen Klärung des Problems) annehmen, daß die Akne der Frau, gleichwie die Körperbehaarung, mit dem Verhältnis von Androgen zu Östrogen im weiblichen Organismus bzw. Störungen dieses Verhältnisses zusammenhängt, wobei allem Anschein nach auch ein Mißverhältnis im Sinne von Überwiegen des Östrogens im Hormonquotienten Hauterkrankungen nach Art der genannten auslösen kann.

Androgenmangel hat beim Mann Hypotrichose zur Folge. Je früher er einsetzt, desto stärker ist die Hypotrichose ausgeprägt. So findet man bei Männern mit angeborenem Mangel beider Hoden Haarlosigkeit im Gesicht und am Stamm, in den Achselhöhlen und am Genitale und keinen Bartwuchs, und ähnliches bei Frühkastraten. Bei Kleinkindern und Knaben mit Pubertas praecox infolge von übermäßig Androgen bildenden Nebennierenrindengewächsen entwickelt sich eine Schambehaarung und Achselhöhlenbehaarung wie sonst erst zur Pubertätszeit; auch perimamillärer Haarwuchs und selbst Bartanflug wird beobachtet (s. S. 55) und daneben eine Akne.

Die Androgene haben auch Einfluß auf die *Beschaffenheit der Haare*. Bei Mädchen und Frauen mit Virilismus infolge von übermäßig Androgen produzierenden Nebennierenrindenblastomen wird das Haar grob und borstig und ist dabei dünn im Gegensatz zum normalen, weichen, seidigen Frauenhaar. Anderseits lassen alte früheunuchoide Männer die Borstenhaare in den Augenbrauen vermissen. Bezüglich der Frage, ob das Ergrauen der Haare im Alter mit dem Androgen zusammenhängt s. S. 274. Brünette Frauen scheiden mehr Androgen im Harn aus als Blondinen [HAMBLEN, ROSS und Mitarbeiter (1939)]. Es scheint also auch die Haartönung zu den Androgenen in Beziehung zu stehen.

Schließlich fördern die Keimdrüsenhormone auch die *Pigmentbildung der Haut* (s. S. 105). HAMILTON und HUBERT fanden, daß beim Kastraten die Bräunung der Haut auf Sonnenlicht ausbleibt. Testosteronpropionatinjektionen riefen diese Fähigkeit zurück. Ein gleiches gilt vielfach von eunuchoiden Männern. Von hypogonaden jungen Männern und Mädchen hört man die Angabe, daß sie trotz intensiver Besonnung ihre „weiße" Haut nicht verlören. Dasselbe zeigt der von BEUTLER (1923) veröffentlichte Fall (s. S. 129) einer 39jährigen, von Geburt auf eierstocklosen, hochwüchsigen, weiblichen Person, die zeitlebens blaß war; auch intensive Sonnenbetrahlung vermochte sie nicht zu bräunen.

Vor kurzem sah ich einen 26jährigen Sportler, der ein Jahr vorher zugleich mit einem Verlust von Libido und Potenz seine gesamte Kopf- und Körperbehaarung restlos verloren hatte. Gleichzeitig traten Ermüdung, reichliches Schwitzen, Kältegefühl und das Schellongsche Zeichen auf. Seine Haut wurde fahl und blaß und bräunte in der Sonne nicht mehr wie früher. Gleichzeitig ließen die Nägel eine Längsrillenbildung und krallenartige Verkrümmung erkennen. Nach Biergenuß wurde eine starke Pollakisurie auffällig. Sein Blutdruck betrug 110 RR.

Für den Pigmentgehalt der Haut spielt ferner die Nebennierenrinde eine wichtige Rolle (s. S. 70). Immer wieder sehen wir, daß Keimdrüsen und Nebennierenrinde an gewissen Funktionen gemeinsam beteiligt sind.

Androgene und Skelett. Das Knochensystem und damit die Körpergestalt und das Gesamtbild der äußeren Erscheinung wird von den Keimdrüsenhormonen beeinflußt. Androgen fördert die männliche Ausprägung des Skeletts, die männliche Konfiguration des knöchernen Beckens und den für den Mann gegenüber der Frau kennzeichnenden gröberen Knochenbau. Es fördert die Verknöcherung der Epiphysenfugen und das Längenwachstum minderwüchsiger hypogonader Knaben. Der Vorpubertätskastrat und der angeboren Hypogonade haben weibliche Beckendimensionen und einen relativ engen Schultergürtel wie eine Frau. Diese weist anderseits bei Vorhandensein eines angeborenen oder in der Kindheit erworbenen suprarenalen Virilismus eine männliche Beckenform auf (vgl. den Obduktionsbefund S. 53). Männer mit angeborenem Mangel beider Hoden sind hochwüchsig (s. S. 100 und 199). Die Epiphysenfugen waren bei einem 48jährigen solchen Individuum (Beobachtung von A. PRIESEL) durchwegs verstrichen. Männliche Frühkastraten und Eunuchoide sind zum Teil ebenfalls hochwüchsig, zum anderen, vermutlich größeren Teil fettwüchsig. Eine

Besonderheit bildet das Verhalten des Kehlkopfes. Dieser ist bei männlichen Frühkastraten und Früheunuchoiden klein, kindlich und unverknöchert. An Hand dieses Verhaltens des Kehlkopfes lassen sich männliche Früh- und Späteunuchoide unterscheiden (F. ALTMANN). Ich weise in diesem Zusammenhang darauf hin, daß gute Altistinnen häufig einen Virilismus, umgekehrt Tenöre nicht selten einen femininen Einschlag erkennen lassen. Bei Kindern mit kortiko-suprarenaler Pubertas praecox und kleinen Mädchen mit vermännlichenden Nebennierenblastomen eilt die Entwicklung des Skelettes und ebenso der Zähne (s. S. 465) dem wahren Alter um viele Jahre voraus. So entsprach die Verknöcherung des Skelettes bei einem fünfeinhalbjährigen solchen Intersex mit geschlechtlicher Frühreife der eines achtzehnjährigen (A. PRIESEL).

Androgene und Muskulatur. Eine reichliche Inkretion der Hoden hat eine kräftige Entwicklung der Muskulatur zur Folge. Androgen- (Testosteron-) Zufuhr führt zu Hypertrophie der Skelettmuskeln (HAMILTON). Eine athletische Muskulatur eignet daher hyperorchen, eine schwächliche hypoorchen Individuen. Bei Haustieren ist die Kastration zur Erzielung eines weichen und wohlschmeckenden Fleisches seit alters her gebräuchlich. Hypogonade Männer sind muskelschwach und muskulär wenig leistungsfähig, ermüden verhältnismäßig rasch und geben keine Turner und Sportler ab. Nach Kastration ist eine Verminderung des Glykogen- und Phosphagengehaltes der Muskeln nachgewiesen, ein biochemischer Ausdruck ihrer Degeneration. Bei männlichen Frühkastraten und Früheunuchoidismus ist die Muskulatur ebenfalls schwächlich. A. PRIESEL fand bei einem 28jährigen, wegen Hodentuberkulose kastrierten Mann dementsprechend eine schwache Ausbildung der Muskulatur. Die Ausbildung und die Leistungsfähigkeit der Skelettmuskeln ist außerdem von der Nebennierenrinde abhängig. In der Wirkung auf die Muskulatur gehen Hoden und Nebennierenrinde parallel. Knaben mit suprarenaler Pubertas praecox infolge von Nebennierenrindenblastomen haben auffallend starke Muskeln und eine Muskelkraft, die zu der Bezeichnung „kindlicher Herkules" für solche Knaben geführt haben. Ein Gleiches gilt für weibliche Kinder und für Mädchen und Frauen mit kortiko-suprarenaler Virilisierung und dadurch hervorgerufener Hyperandrogenämie. Ein vierjähriger solcher, von A. PRIESEL beobachteter Eierstockzwitter vermochte mit jeder Hand gleichzeitig ein 10-kg-Gewicht zu stemmen. Namentlich beim weiblichen Geschlecht ist die Zunahme der Muskelkraft und die Zunahme des Muskelvolumens während einer Androgenbehandlung, aber auch bei Verabreichung von Hodenextrakt auffallend. Bei pathologischer Muskelasthenie erzielt man durch Androgen (oder Nebennierenrindenhormon) eine beträchtliche Besserung. Bei Messung mit dem Ergographen steigt die Leistungsfähigkeit der quergestreiften Muskeln unter Androgengaben um etwa 50%. VEIL und LIPPROS stellten eine Kräftigung des Ausatmungsdruckes beim Emphysematiker unter Androgenwirkung fest. Die Gewichtszunahme unter Androgenbehandlung ist zum Teil auf die Zunahme des Muskelvolumens, zum Teil auf eine Wasserretention zurückzuführen.

Die Muskelschwäche der Addisonkranken ist bekannt. Ich konnte bei primären Myopathien, und zwar bei der Dystrophia musculorum progressiva und bei der Myasthenia gravis pseudoparalytica, eine Keimdrüsen- oder Nebennierenrindeninsuffizienz oder beides aus den Sektionsprotokollen erschließen. Ferner beobachtete ich eine myotonische Muskelreaktion in Vergesellschaftung mit Libido- und Potenzverlust. HESSER, LANGWORTHY und VEST haben eine ebenfalls hiehergehörige Myopathie, kombiniert mit Keimdrüsenatrophie und Nebennierenrindendegeneration, unter dem Namen „Myotonia atrophica" beschrieben und eine beträchtliche Besserung der Muskelleistung in solchen Fällen durch Testosteronpropionatinjektionen, jeden zweiten Tag je 25 mg, erzielt. Ferner hat Testosteronpropionat Anwendung bei Muskelschwund, z. B. infolge von Dystrophia musculor. progr. oder amyotrophischer Lateralsklerose, gefunden.

Die *glatte Muskulatur* erfährt durch Androgen eine ähnliche Leistungszunahme wie die quergestreifte. So fanden LIPPROS und VEIL (1938) eine Verstärkung der Dicke und Projektionskraft des Harnstrahls nach Gaben von Proviron oder von Testoviron; die Beeinflussung ist beim Jugendlichen gering, hingegen deutlich bei Einschränkung des Kalibers des Harnstrahls im Alter. Die Menge etwa vorhandenen Restharns geht durch Verbesserung der Austreibungskraft des M. detrusor vesicae zurück (vgl. S. 410).

Für eine Tonisierung der Darmmuskulatur sprechen die Selbstversuche von BROWN-SÉQUARD, der eine obstipierte Darmtätigkeit nach Verabreichung von Hodenextrakt gebessert fand.

Die Beeinflussung der glatten Muskulatur der akzessorischen Geschlechtsorgane des Mannes durch Androgen wird an anderer Stelle gesondert erörtert (s. S. 438).

Androgene und Herz (s. auch S. 461). Der Herzmuskel erfährt durch Androgen eine Volumsvermehrung und eine Vergrößerung der einzelnen Fasern (KORENCHEVSKY und Mitarbeiter (1941)]. Kastration reduziert ihn und Androgen gleicht die entstandene Reduktion wieder aus. Auch der Chemismus des Herzmuskels erfährt nach Verlust der Keimdrüsen eine Änderung: er verarmt so wie die quergestreifte Skelettmuskulatur an Glykogen und Phosphagen [H. SCHUMANN (1939/40)]. Reichliche Testosteronzufuhr kann beim Menschen eine röntgenologisch nachweisbare Herzhypertrophie erzeugen (HAMILTON). Von zwei bei G. PICH (1937) angeführten Fällen von angeborenem Mangel beider Hoden starb der eine (von F. ALTMANN beschriebene Fall) an einer postoperativen Herzmuskelschwäche (!) einige Stunden nach einer Magenoperation. Bei Kriegskastraten mit traumatischem Verlust beider Hoden wurden langdauernde Herzbeschwerden (Herzklopfen, Kurzatmigkeit) beobachtet und in ähnlicher Form bei akuter Hodeninsuffizienz, in gemilderter beim Späteunuchoidismus und im männlichen Klimakterium. Einen gleichartigen Einfluß wie das Androgen der Hoden hat die Nebennierenrinde auf das Herz. Bekannt ist die Herzschwäche des Addisonkranken, dem die Nebennierenhormone fehlen. Das Myokard kann bei solchen Kranken auffallend dünn sein (Beobachtung von A. PRIESEL). Abnorme und auffallende Kleinheit des Herzens fand A. PRIESEL ferner bei einer 43jährigen Frau mit Myasthenia gravis pseudoparalytica und dünner Rinde der „etwas kleinen" Nebennieren sowie dürftigem Mark, ferner bei Frauen mit kongenitalem Eierstockmangel und bei einem 51jährigen, früh gealterten Mann mit weiblicher Schambehaarung (!) und Hypotrichose (!). Der hypogonade Mann hat ein „schwaches," „nervöses" Herz. Möglicherweise ist das, was man Herzneurose nennt, zum Teil mit einem Hypogonadismus oder auch Hypokortikoadrenalismus in Zusammenhang. Ein Gleiches darf man von den funktionellen Herzbeschwerden mancher Adoleszenten vermuten. Es ist ferner wahrscheinlich, daß das „schwache" Herz des Asthenikers mit seinem Hypogonadismus oder auch mit einer Unterfunktion der Nebennierenrinde in Zusammenhang steht. Die mangelhafte Entwicklung des Herzmuskels, die zu geringer Leistung und frühzeitiger Erschöpfung führt, erreicht die höchsten Grade bei Addisonkranken mit Atrophie der Hoden.

Umgekehrt ist es möglich, daß beim sogenannten „Sportherz" ein Hypergonadismus des Trägers mit eine Rolle spielt; denn nur ein Normo- oder Hypergonader kann ein leistungsfähiger Sportler werden.

Der *Blutdruck* wird durch Androgene, wie ich mich gelegentlich von intramuskulären Testosteronpropionatinjektionen (zu 25 mg) an Prostatikern überzeugt habe, nicht beeinflußt. Ein gleiches gilt von der Pulszahl. Andere fanden eine Senkung des Blutdrucks im Alter (O. LIPPROS (1938)].

Sonstige Androgenwirkungen. Auf das *Gehirn* wirkt Androgen durchblutungssteigernd. Auf diese gefäßerweiternde Wirkung wird die günstige Beeinflussung von spastischen Zuständen der Gefäße, wie Angina pectoris (siehe unten) und Migräne, zurückgeführt. Besonders stark werden die Genitalorgane hyperämisiert und ein Teil der Wirkung des Androgens auf sie kommt auf diese Weise zustande. Die vermehrte Blutfülle ist z. B. bei der Androgentherapie des Kryptorchismus augenfällig. Ferner ist dem Androgen eine allgemein gefäßerweiternde Wirkung zugeschrieben worden. Der Verfasser hat mitunter einen günstigen Einfluß bei chronisch kalten Füßen beobachtet. Auch bei anderen peripheren Durchblutungsstörungen ist über Erfolge durch Androgen berichtet worden, so z. B. bei der Bürgerschen Krankheit. LESSER fand in ungefähr der Hälfte von 100 mit Androgen behandelten Fällen von Angina pectoris eine ausgesprochene Besserung, allerdings erst nach sechs bis acht Wochen. Die allgemeine Tonisierung durch Androgen ist begreiflicherweise vor allem beim gealterten Menschen und beim Hypogonaden deutlich.

Von der unter Androgenbehandlung feststellbaren *Gewichtszunahme*, die teils auf eine Wasserretention, teils auf eine Zunahme von Muskulatur und Knochen zurückzuführen ist, war bereits die Rede (s. S. 196). HAMILTON sah Gewichtszunahmen von 5 bis 10 kg unter Testosteronverabreichung. Kinder mit Pubertas praecox infolge von reichlich Androgen produzierenden Nebennierenrindengewächsen nehmen unverhältnismäßig an Körpergröße und -gewicht zu. Die Kastration reduziert umgekehrt das Gewicht bei allen Versuchstieren.

Testosteronpropionat hat daher Anwendung bei Untergewichtigkeit und bei Unterernährung gefunden [H. E. BOCK (1942)].

Die *Stoffwechselgröße* wird durch Androgen nicht beeinflußt, ebensowenig der respiratorische Quotient.

Die *Verfettung* des Mannes *nach der Kastration* ist seit langem bekannt. Das Kapaunisieren und das Verschneiden des Rindes sind Beispiele dafür beim Tier. Nicht jeder Kastrat verfettet jedoch. Bei zwei Männern mit angeborenem Mangel beider Hoden im Alter von 43 und 48 Jahren war ebenfalls von Fettsucht keine Rede. Menschliche Kastraten und Eunuchoide können fett oder groß und mager sein, genau wie kastrierte Ratten. Es wird vermutet, daß das Eintreten von Fettsucht oder Magersucht bei den Kastraten von der Rückwirkung der Kastration auf die Schilddrüse (auf den HVL?) abhängt. Andernorts wurde ausgeführt (s. S. 193), daß die Glandula thyreoidea sich nach der Kastration verkleinert. Das könnte die Verfettung vielleicht erklären. Möglicherweise stellt jedoch sie eine zentrale Rückwirkung der Kastration dar. Die Anlage des Individuums spielt dabei eine wichtige, vielleicht die entscheidende Rolle. Ich habe einen von einem Elternteil her mit Fettsucht belasteten und selbst korpulenten jungen Mann beobachtet, der durch Tuberkulose beide Hoden verloren hatte und nachher in außerordentlichem Grade verfettete. JULIUS BAUER ist schon früher zu einer ähnlichen Auffassung gelangt. In fettleibigen Familien neigt nach ihm der Eunuch zur Fettsucht, in mageren und hochwüchsigen zum Hochwuchs. Die Fettverteilung beim Kastraten ist im übrigen der bei der Dystrophia adiposogenitalis FRÖHLICH ähnlich.

Die Wirkung der Kastration auf das *Körperwachstum* ist aus der wachstumshemmenden Wirkung der Androgene zu verstehen, die anscheinend durch Hemmung des HVL und seines Wachstumshormons zustande kommt. Es besteht ein ausgesprochener Antagonismus zwischen den Keimdrüsenhormonen und diesem Wachstumshormon. Die Kastration beseitigt die Hemmung des HVL und äußert sich in Hochwuchs, wenn der Hodenverlust frühzeitig, im Kindesalter, erfolgt ist. Er kommt dadurch zustande, daß die Epiphysenfugen verspätet verknöchern. Die Folge ist eine Körpergröße bis zu 2 m. Eine weitere Eigentümlichkeit des Kastraten ist seine besondere Unterlänge, die die Oberlänge überwiegt, und die relative Kleinheit des Rumpfes. Auch die Arme des Kastraten sind auffallend lang und seine Hände lang und schmal. Die Proportionen sind also gestört. Das Becken zeigt eine Mittelform zwischen dem männlichen und dem weiblichen Typ. Mit zunehmendem Alter verfettet auch der in der Jugend schlanke und hochwüchsige Kastrat oft. Früheunuchoide Männer (und Frauen und ebenso weibliche Frühkastraten) zeigen gleichfalls öfters einen Hochwuchs, der auch hier als Folge einer gestörten Hypophysentätigkeit aufgefaßt wird. Bei minderwüchsigen, unterentwickelten Knaben führt Testosteron, wie ich schon sagte, ein vermehrtes Längenwachstum herbei. Das Pubertätswachstum ist wahrscheinlich zum Teil ein Androgeneffekt, das gesteigerte Längenwachstum der Knaben mit Pubertas praecox desgleichen (analoge Wirkung der Androgene der Nebennierenrinde bei der kortikosuprarenalen Form der Pubertas praecox!).

Androgenverabreichung führt beim Erwachsenen, vor allem aber beim Kastraten und beim Hypogonaden, zu gehäuften *Erektionen* und *Samenergüssen* bis zum Priapismus (bei hochdosierter Dauerverabreichung). Dasselbe beobachtet man spontan bei Kleinkindern und Knaben mit vorzeitiger Geschlechtsreife infolge von übermäßig Androgen produzierenden Nebennierenrindengeschwülsten oder Hyperplasie der Nebennierenrinde. Die Bildung eines befruchtungsfähigen Samens und das Koagulieren des Ejakulats ist an das Vorhandensein des Androgens im Organismus geknüpft.

Die Androgene verursachen ein ausgesprochenes *Kehlkopfwachstum* und die männliche Ausbildung des Kehlkopfes. Dadurch wird die Stimme von Frauen, die reichlich Androgen bekommen haben oder spontan virilisiert sind, tief und rauh (vgl. den bereits erwähnten Virilismus von Altistinnen). Bei Frühkastraten bleibt die Stimme hoch (Fistelstimme); Androgengaben machen sie tiefer. Kleinkinder und Knaben mit Pubertas praecox infolge von überreichlich Androgen bildenden Nebennierenblastomen zeichnen sich ebenfalls durch eine abnorm tiefe und fast heiser klingende Stimme aus.

Blastomentstehung durch Androgene. LACASSAGNE (1939) beobachtete bisweilen Sarkome nach subkutanen Injektionen von Testosteronestern bei Mäusen beiderlei Geschlechts an der Injektionsstelle. Sonst ist bisher über Neubildungen durch Androgenwirkung nichts bekanntgeworden. BURROWS weist darauf hin, daß eine Umwandlung von Androgen in Östrogen im Körper erfolgen könne und Östrogen kanzerogene Eigenschaften habe. HUGGINS und Mitarbeiter betrachten das Androgen beim Prostatakrebskranken als krebsfördernd und suchen folgerichtig seine Produktion im Organismus möglichst zu unterbinden. Der Verfasser hält es für sehr wahrscheinlich, daß das Androgen in der Ätiologie sowohl des Prostatakarzinoms als auch der Prostatahypertrophie eine wesentliche Rolle spielt (s. S. 397 u. 427). DAY behandelte allerdings mehrere Prostatiker zwei Jahre lang mit Androgen und konnte keine nachweisbare Vergrößerung der Prostata feststellen.

Die Therapie mit androgenen Wirkstoffen. Die Androgene finden heute bei beiden Geschlechtern therapeutische Anwendung, ja man kann feststellen, daß die Zahl der Indikationen ständig wächst, seitdem auch gewisse Neubildungen (s. S. 488) in den Kreis der mit Geschlechtshormon zu behandelnden Affektionen einbezogen worden sind. Im folgenden wird hauptsächlich die Verwendung des Androgens in der urologischen Therapie entsprechend der Aufgabe dieses Buches dargestellt.

Die Testosteronester gelten heute als die wirksamsten Androgene und es beschränkt sich daher die therapeutische Anwendung beinahe ausschließlich auf sie. Namentlich das Propionat hat sich zur Androgenbehandlung in öliger Lösung, das Methyltestosteron zur oralen Androgentherapie allgemein durchgesetzt. Zur Erzielung einer Depotwirkung werden die Kristallampullen, welche die wasserunlöslichen Hormonkristalle in einer wässerigen Lösung enthalten, daneben im In- und Ausland viel verwendet. Die Lösung in Öl gewährleistet eine so langsame Resorption, daß eine jeden zweiten Tag erfolgende Injektion auch für eine starke Behandlung genügt. Gemessen an der Wachstumswirkung auf die akzessorischen Geschlechtsdrüsen, sind die Ester des Testosterons viermal so wirksam wie das reine Testosteron. Die Androsteronpräparate sind in den Hintergrund getreten, ohne daß ihr therapeutischer Wert und Indikationsbereich abgeklärt wäre.

Das Testosteron soll stärker auf die Sexualsphäre wirken als das Androsteron. Dieses verursacht nach VENZMER keine Steigerung der Libido sexualis, so daß dieser Autor bei Beschwerden des sogenannten männlichen Klimakteriums stets Androsteron gibt, hingegen Testosteron bei Störungen der männlichen Potenz bevorzugt. Androsteron wirkt wenig auf die Samenblasen und stärker auf die Prostata. Testosteron beeinflußt umgekehrt stark die Samenblasen und wenig die Prostata, wirkt jedoch nach KOCH, absolut genommen, immer noch sechsmal so stark auf die Prostata als Androsteron.

Die Therapie mit (fett- und wasserlöslichen) Hodenextrakten ist seit der Verwendung der reinen Hormone infolge deren hoher Wirksamkeit in den Hintergrund getreten. Die Extrakte eignen sich vor allem zur peroralen Behandlung in Tablettenform und erfüllen meiner Erfahrung nach sehr viele Indikationen der Therapie mit Testosteronpropionat. Zur Injektion sind sie weniger zu empfehlen, da sie Eiweißstoffe enthalten und durch die parenterale Einverleibung artfremden Eiweißes die Gefahr allergischer Reaktionen gegeben ist.

Mit gutem Grund wird angenommen, daß das Testosteron in Form von Androsteron (und Isoandrosteron) in den Harn ausgeschieden wird. Da dieses ebenfalls androgen wirksam ist, ergibt sich bei Anwendung des Testosterons eine zweifache Wirkung: eine auf dem Blutwege und eine über den Harn. Der hormonhaltige Harn bespült die Wandung der Harnkanälchen der Niere und die Schleimhaut der Harnwege. Da die Wirkung von der Einwirkungsdauer abhängt, muß sich die stärkste Wirkung in dem Harnbehälter, der Harnblase, geltend machen. Sie ist in Fällen von Restharn noch gesteigert, weil sich dann ständig androgenhaltiger Harn in der Harnblase befindet. Von der Lichtung der Harnwege aus wirkt das Androgen durch die Schleimhaut hindurch auch auf die tieferen Wandschichten ein, wie die Durchspülversuche mit hormonhaltigem Harn von F. HOFF an der Grazer Frauenklinik überzeugend dargetan haben.

Die Dosierung des Androgens hängt nicht nur vom speziellen Zweck der therapeutischen Verabreichung, sondern auch vom Alter des Patienten ab. Im jugendlichen Alter vor der Reife ist seine Bildung im Organismus gering und daher die Wirkung einer Zufuhr ungleich stärker; zu große Dosen können Pubertätserscheinungen auslösen. Bei längerer Zufuhr größerer Dosen empfiehlt es sich, wegen der wasserretinierenden Wirkung dort, wo diese unerwünscht ist, z. B. bei adipösen Menschen, die Flüssigkeitszufuhr einzuschränken und salzarme Kost einzuhalten. BOSHAMER empfiehlt, in allen refraktären Fällen das Androgen mit Vitamin E zu kombinieren, da bei einem Mangel an diesem Vitamin die Sexualhormone unwirksam sein sollen. Ich vermag aus eigener Erfahrung nicht zu sagen, ob durch diese Kombination, die ich in zahlreichen Fällen angewendet habe, die Wirkung verstärkt wird oder noch eintritt, wo die reine Androgenzufuhr versagt.

Ich habe dabei das Vitamin E in Tabletten verabreicht oder zusammen mit Testosteronpropionat intramuskulär injiziert.

Zur Implantation von Testosteronpropionattabletten — eine Methode, von der ich in zahlreichen Fällen Gebrauch gemacht habe, wo eine Dauerbehandlung mit Androgen nötig ist, z. B. bei Kastraten, in der Entwicklung zurückgebliebenen Enuretikern und bei Eunuchoiden —, sei bemerkt, daß sie gleich den einfachen, nicht veresterten Testosteron- und den Progesterontabletten manchmal ausgestoßen werden und daß die Resorptionsgeschwindigkeit bei verschiedenen Individuen recht schwankt. Foss hat die Resorptionsgröße bei einer Anzahl von Patienten ermittelt und fand für Testosteronpropionat, daß von einer implantierten Tablette im Gewicht von 190 mg 0,85 Gewichtsprozent pro Tag resorbiert wurden. Vier Stück Testosterontabletten zu 50 mg, demselben Individuum implaniert, verloren täglich 1,18 Prozent an Gewicht.

Die Indikationen der urologischen Androgentherapie beim Mann: Beim männlichen Geschlecht wird Androgen im allgemeinen entweder zum Ersatz einer fehlenden oder unzureichenden eigenen Androgenproduktion der Hoden (und der Nebennierenrinde) als Ersatztherapie oder auf Grund gewisser pharmakologischer Wirkungen der androgenen Substanz therapeutisch verwendet.

Eine Ersatztherapie mit Androgen ist angezeigt bei Kastraten und bei Hypoorchen mit nicht stimulierungsfähigen Hoden, z. B. Eunuchoiden, ferner beim Syndrom Keimdrüseninsuffizienz — Nebennierenrindeninsuffizienz zum Ausgleich der Ausfallserscheinungen. Bei der Mehrzahl der männlichen Kastraten ist ein praktisch genügender Ausgleich durch Testosteronpropionat erzielbar. Beim kastrierten Versuchstier, z. B. der Ratte, vermag sowohl Androsteron als auch Testosteron und dessen Propionat die innere Sekretion der Hoden nach MOORE vollkommen zu ersetzen und es ist beim so behandelten Tier selbst histologisch kein Unterschied gegenüber einem nicht kastrierten nachweisbar. Es ist klar, daß bei den eben aufgezählten Zuständen infolge des Mangels einer hodeneigenen Produktion an Androgen die Ersatztherapie ständig fortgeführt werden muß. Man wird allerdings zeitweise, wenn die Störungen behoben sind, pausieren und die Behandlung wieder aufnehmen, sobald sich die Mangelerscheinungen von neuem zeigen.

Die Dauerbehandlung mit Androgen ist durch das oral wirksame Methyltestosteron wesentlich vereinfacht worden. Damit lassen sich gleich gute Resultate erzielen wie mit Testosteronpropionatinjektionen.

Beim Kastraten ist zunächst eine sogenannte Aufbaudosis nötig, welche den vollständigen Mangel des Hodenandrogens auszugleichen hat, und, sobald dies geschehen ist, eine ständige Zufuhr weiterer, kleiner Hormonmengen zum Ersatz der fehlenden laufenden Produktion. Das geschieht durch die sogenannte Erhaltungsdosis. Das Ideal wäre, gerade soviel zuzuführen, als normalerweise von den Hoden erzeugt wird, und außerdem eine möglichst kontinuierliche Zufuhr, so wie im allgemeinen im lebenden Organismus. Allerdings ist die Größe der physiologischen Tagesproduktion der Hoden nicht bekannt. LAROCHE, MARSAN und BOMPARD schätzen die tägliche Testosteronproduktion gesunder Männer auf 30 bis 40 mg, HAMILTON die Höhe der nötigen Tageszufuhr auf etwa 20 mg Testosteronpropionat intramuskulär mit der stichhaltigen Begründung, daß durch eine solche Dosierung die Androgenausscheidung im Harn beim Hodeninsuffizienten auf normaler Höhe gehalten werde. In praxi ist die orale Verabreichung von Methyltestosteron in gleichmäßigen Zeitabständen das Einfachste. Ich beginne die Ausgleichstherapie beim männlichen Kastraten gewöhnlich mit der intramuskulären Implantation einer Testosterontablette pro implantatione zu 100 mg oder der Injektion einer Kristallampulle zu 50 mg, um rasch einen völligen

Ausgleich herbeizuführen und durch den Erfolg dem Patienten Vertrauen in die Wirksamkeit der Behandlung einzuflößen, und setze bei den ersten Anzeichen eines Abflauens der Wirkung mit Methyltestosterontabletten dreimal täglich 10 mg fort. Ist wieder die Kompensation eingetreten, gehe ich mit dieser Dosierung langsam auf zweimal 10 mg und schließlich einmal 5 mg pro Tag herunter und versuche nach einiger Zeit ganz auszusetzen, bis wieder Ausfallsymptome eintreten. BOSHAMER empfiehlt zum Ausgleich der Kastrationsfolgen viermal wöchentlich je 10 mg Testoviron. Über die Höhe der Aufbau- und Erhaltungsdosis orientieren uns die vorliegenden Erfahrungen.

So erreichte HAMILTON mit 120 mg Testosteronpropionat in einer Woche eine vollständige sexuelle Funktion; als Erhaltungsdosis waren 14 mg wöchentlich erforderlich. Foss gibt als Anfangsdosis 100 bis 140 mg Testosteronpropionat und nachher ungefähr 40 mg wöchentlich. Man soll grundsätzlich mit so wenig als möglich auszukommen trachten und bei der Menge bleiben, die eben noch die Störungen beseitigt. HOWARD und VEST empfehlen als Erhaltungsdosis 4 mg. VEST und HOWARD versenken „pellets" von reinem Testosteronpropionat, die bis zu 800 mg davon enthalten, mittels eines „injectors" in die Subkutis des Hodensackes oder subfascial in den Schenkel. Täglich wurden im Durchschnitt 6,9 mg der kristallinen Substanz resorbiert, kleine Tabletten rascher als größere wegen ihrer verhältnismäßig größeren Oberfläche.

Durch die Androgenbehandlung ist es möglich, die Kastrationsfolgen vollkommen zu beseitigen, und gelingt es in der Mehrzahl der Fälle, nicht nur die körperlichen, sondern auch die nervösen und seelischen Folgen des Hodenverlustes zum Schwinden zu bringen.

Es sind aber auch Versager der Androgenbehandlung bei Kastraten berichtet worden. In solchen Fällen erinnere man sich der synergistischen Wirkung (vgl. S. 163) kleiner Östrogendosen zum Androgen und berücksichtige, daß das Zusammenwirken beider Hormone einen gesteigerten therapeutischen Effekt erzielen läßt. E. STEINACH, KUN und PECZENIK (1936) fanden, daß Östrogen beim kastrierten Rattenmännchen geschlechtliche Erotisierung und Begattungsvermögen auslöst, und daß dabei durch Zusatz von Östrogen Androgen eingespart werden kann. Bei einem 27jährigen Patienten dieser Autoren mit Impotenz versagte Proviron, wogegen durch eine Zulage von Progynon (nach ihrer Auffassung infolge von dessen stark hyperämisierender Wirkung) die Impotenz behoben werden konnte. Auch bei seelischen Störungen bewährte sich STEINACH und seinen Mitarbeitern die Kombination von Proviron (= Androsteronbenzoat) mit Östradiolbenzoat (Progynon), viermal in der Woche eine Injektion, durch vier bis sechs Wochen hindurch. Foss beobachtete (1939) einen 38jährigen männlichen Kastraten, bei dem Testosteron die Beischlafsfähigkeit nur zum Teil wiederherstellte, hingegen zusätzliche Verabreichung von Östradiolbenzoat oder Progesteron eine beträchtliche Besserung erzielte. Ein Zuviel an Androgen ist im übrigen bei dieser Indikation von Übel, weil es die glatte Muskulatur der akzessorischen Geschlechtsdrüsen stillegt. Es sei in diesem Zusammenhang daran erinnert, daß Kastraten bei biologischer Prüfung nur Spuren von Androgen wie von Östrogen im Harn ausscheiden (KENYON und Mitarbeiter; FREUD, LAQUEUR und MÜHLBOCK). Anderseits ist es vorteilhaft, kleine Dosen von Nebennierenrindenextrakt zum Androgen zuzulegen. Die Anzeige dazu ist vor allem bei unternormalem Blutdruckwert und bei Verminderung beider Fraktionen der 17-Ketosteroidausscheidung im Harn gegeben.

Die richtige Art und Dosierung der Behandlung ist dann erreicht, wenn Hormonanalysen vom Harn als Kontrolle normale oder annähernd normale Ausscheidungsverhältnisse für Androgen und Östrogen ergeben.

Beim Eunuchoidismus und durch gonadotrope Stimulierung der Hoden nicht mehr ausgleichsfähigen Hypoorchidismus sind die therapeutisch erforderlichen Androgendosen entsprechend dem nicht völligen Mangel an eigenem Hodeninkret geringer. Man beginnt hier mit kleineren Androgenmengen, z. B. zweimal wöchentlich 25 mg Testosteronpropionat, durch mehrere Wochen und steigert nur, wenn sich diese als unzureichend erweisen. Man erreicht nicht selten einen Dauererfolg, d. h. ein Anhalten der Wirkung auch nach Aussetzen der Androgenzufuhr durch einige Wochen, vielleicht infolge Anregung der eigenen Hormonproduktion der Hoden des Behandelten — wie vielfach angenommen wird. Im übrigen ist jedoch nachgewiesen, daß die Wirkung einer einzigen intramuskulären Injektion von 25 mg Testosteronpropionat lange nachweisbar ist.

Testosteron bei atrophischer Rhinitis und bei Pruritus senilis. Therapeutische Erfolge mit Testosteron sind auch bei essentiellem Pruritus alter Männer und bei atrophischer Rhinitis [FELDMANN (1942)] berichtet worden. Eine Hyperämie der Nasenschleimhaut gehört zu den Androgenwirkungen. In diesem Zusammenhang sei ferner erwähnt, daß die Nasenschleimhaut des Affen, besonders die der unteren und mittleren Nasenmuschel, auf Östrogenzufuhr mit Rötung und Schwellung reagiert und daß diese Erscheinung sich im Prämenstruum periodisch beim Menschenaffen wie bei der Frau wiederholt [MORTIMER, COLLIP und Mitarbeiter (1936)]. Andererseits konnte WIETHE eine vasomotorische Rhinitis bei einer 27jährigen Frau mit Amenorrhoe durch Progynon heilen. Allgemeiner Pruritus und örtlicher Pruritus vulvae ist mehrfach bei Frauen im Klimakterium oder bei Vergesellschaftung mit Menstruationsstörungen durch Östrogen geheilt worden, kann aber andererseits bei nicht ovarialinsuffizienten Frauen durch Zufuhr weiblichen Hormons hervorgerufen werden. Einem solchen Verhalten, daß nämlich eine und dieselbe Störung durch zuviel wie durch zuwenig Hormon ausgelöst wird, begegnet man vielfach; es ist in der Endokrinologie nicht überraschend.

Folgen der Androgenüberdosierung beim männlichen Geschlecht. Bei geschlechtsreifen erwachsenen Männern wurden nach sehr lange dauernder Behandlung mit großen Dosen von Testosteronpropionat beobachtet: Hodenschädigung bis zur Azoospermie, Knöchelödem, Kurzatmigkeit, Herzklopfen und Präkordialangst, sogar Versagen des Herzens bei Greisen, ferner Akne am Stamm und im Gesicht und abnorme Müdigkeit, interessanterweise auch eine Empfindlichkeit und ein Erektilwerden der Brustwarzen, eine Erscheinung, wie sie von der Östrogenzufuhr beim Mann bekannt ist. Andere Folgen sind Hypertrophie des Herzmuskels und der Skelettmuskeln (HAMILTON) und eine Körpergewichtszunahme. Im Kindesalter vor der Pubertät ruft Androgenüberdosierung eine verfrühte Reife und einen vorzeitigen Schluß der Epiphysenfugen hervor.

Androgen-Handelspräparate. *Androsteron:* Androviron.

Androsteronbenzoat: Proviron.

Englische Präparate: Androfort, Proviron.

Testosteronpropionat: Anertan „Boehringer", Perandren „Ciba", „Testoviron Schering". 1 mg = 5 HE (Hahnenkammeinheiten). Internationale Einheit ist die Wirkung von o, 1 mg ($= 100\,\gamma$) Androsteron.

Englisch: Neo—Hombreol, Oreton, Perandren, Sterandryl, Testoviron.

Methyltestosteron: Perandren Lingual Tabletten.

Anertan Dragées.

Testoviron Dragées.

Englisch: Neo-Hombreol (M).

Österreichisch: Telipex„Sanabo"Injektionen.

Testosteronpropionat Injektionen „Becker".

β) *Die Östrogene oder weiblichen Prägungsstoffe*
Allgemeines

Die Östrogene sind nach der Definition von H. BURROWS Stoffe, die eine Verhornung der Scheide der erwachsenen Maus gleich derjenigen zur Zeit der natürlichen Brunst herbeiführen. Darüber hinaus sind sie bei den Vertebraten für alles, was mit der Fortpflanzung beim weiblichen Geschlecht zusammenhängt, und für alle Merkmale im Erscheinungsbild und, im Verhalten verantwortlich, die das weibliche Geschlecht vom männlichen unterscheiden. Zudem stellen sie ein Wachstumshormon für die glatte Muskulatur dar, was wohl mit der Notwendigkeit einer Verstärkung der glatten Muskelhaut des schwangeren Uterus, um der Geburtsaufgabe gerecht zu werden, zusammenhängt. Die Definition von BURROWS bedarf wahrscheinlich der auf S. 155 gemachten Einschränkung. Die Rolle der Östrogene der Nebennierenrinde für die Prägung der angeborenen Geschlechtsmerkmale muß nämlich erst geklärt werden, bevor es möglich ist, zu sagen, ob die Östrogene die ausschließlichen weiblichen Prägungsstoffe sind oder mehr den Charakter von Hilfsstoffen haben, welche nur die volle, die *normale* Prägung und Ausdifferenzierung der weiblichen Merkmale verwirklichen. Die eindeutige geschlechtliche Differenzierung der Individuen mit angeborenem Keimdrüsenmangel hat diese Frage aufgeworfen (vgl. über diese S. 100). Mit Sicherheit kann man die Hormone der Keimdrüsen nur für jene Mängel verantwortlich machen, die Individuen ohne Keimdrüsen gegenüber normalen aufweisen.

Die Hauptaufgabe der Östrogene besteht darin, Uterus, Eileiter, Scheide und Brustdrüsen und die weiblichen Geschlechtsmerkmale zur vollen Entfaltung zu bringen.

Einteilung, Nomenklatorisches und Historisches: Es sind heute drei Gruppen von natürlichen, d. h. im lebenden Organismus der Frau vorkommenden weiblichen Prägungsstoffen bekannt, das Östron (Follikelhormon, Theelin oder Follikulin, von mancher Seite auch Östrin genannt) — es ist das Hormon, das sich im reifenden Eierstockfollikel und in seinem Saft findet und von ersterem erzeugt wird —, das Östriol, auch als Follikelhormonhydrat oder Theelol bezeichnet, und das Östradiol oder Dihydrofollikelhormon. Dieses wurde von DOISY und Mitarbeitern im Harn der schwangeren Frau nachgewiesen und ist in Form seines Monobenzoats therapeutisch besonders wirksam. 0,1 Gamma Östradiol-Monobenzoat gilt heute als internationale Benzoateinheit.

Dazu kommen noch eine Reihe anderer, bisher entdeckter östrogener Substanzen, so das Equilin, Hippulin und Equilenin des Stutenharns.

Ihnen gegenüber stehen die *synthetischen*, im Laboratorium hergestellten *Östrogene*, die im lebenden Frauen- und Tierkörper nicht vorkommen. Für die natürlichen Östrogene wird auch die Bezeichnung *Östrin* als Sammelname und Kollektivbezeichnung gegenüber den synthetischen östrogenen Wirkstoffen verwendet. Der Ausdruck „weibliches Geschlechtshormon" für Östrogen ist ungenau, weil heute Dutzende von weiblichen Prägungsstoffen bekannt sind, und allein drei, wie wir eben gehört haben, im Eierstockfollikel vorkommen, ferner weil im männlichen Organismus ebenfalls Östrogen ständig gebildet und ausgeschieden wird. Durch die Forschungen der letzten Jahre haben die weiblichen Hormone von der ihnen früher zugeschriebenen Spezifität für den weiblichen Organismus wesentlich eingebüßt. Wir wissen heute, daß jedes der beiden Geschlechter fortlaufend Androgen und Östrogen produziert und daß der Unterschied der Geschlechter in geschlechtshormonaler Beziehung nur in den relativen Mengenverhältnissen von Androgen und Östrogen besteht (vgl. S. 207).

Als erster weiblicher Prägungsstoff ist das Follikelhormon 1923/24 von ALLEN und DOISY entdeckt worden, die auch 1923 den nach ihnen benannten klassischen Test zum Nachweis der östrogenen Substanz fanden. 1929 wurde es fast gleichzeitig von DOISY (1929) und von BUTENANDT (1929) in kristalliner Form rein dargestellt. 1929 bis 1934 erfolgte die Konstitutionsaufklärung und Synthese des Follikelhormons durch DOISY, BUTENANDT und LAQUEUR unabhängig voneinander. 1926 wurd durch LOEWE und LANGE erstmalig Östrogen im normalen Frauenharn nachgewiesen.

Vorkommen: Die wichtigste Quelle ist der Eierstock, in dem schon beim Fetus Östrogen nachweisbar ist. Zweitens produziert die Nebennierenrinde und während der Schwangerschaft die Placenta Östrogene (und zwar die Östrogene Emmenin, Östriol, Östron und Östradiol). Schließlich findet sich östrogene Substanz in den Hoden — der Hoden des Hengstes hat sich paradoxerweise als die reichste natürliche Östrogenquelle erwiesen [ZONDEK (1934)] — und enthält die Nahrung nicht unbeträchtliche Mengen. Eine Östrogenbildung seitens der Nebennierenrinde wurde durch die Beobachtung nahegelegt, daß die Frau auch nach Entfernung der Ovarien (Kastration) und nach dem Wechsel Östrogen im Harn ausscheidet. In Auszügen aus Nebennieren verschiedener Tiere wurde Östrogen schon 1930 von ENGELHART nachgewiesen und in der Nebenniere des Ochsen ist Follikelhormon chemisch identifiziert worden [BEALL (1939, 1940)]. Bei Frauen und Männern mit Nebennierenkarzinom können große Mengen von Östrogen im Harn erscheinen. Die Nebenniere bildet schon beim menschlichen Fetus Östrogen und beim weiblichen Neugeborenen ist sie ziemlich reich an Östrogen [CARNES (1940)].

α-Östradiol ist das stärkste natürliche Östrogen und findet sich, neben Östron, in der menschlichen Placenta und in den Ovarien der Sau, ferner neben Östron in den Hoden des Hengstes. Das α-Östradiol wird als *das* Hormon des Eierstockes angesehen. Östriol findet sich nur beim Menschen und ist das Hauptausscheidungsprodukt der östrogenen Substanz im menschlichen Harn.

Freies Östrogen erscheint im Harn der Frau zur Zeit des Follikelsprunges (Ovulation), unter pathologischen Verhältnissen bei hyperöstrogenen Granulosazelltumoren des Eierstockes und bei gewissen Ovarialkarzinomen [PALMER (1940)]. Eine dem menstruellen Zyklus entsprechende rhythmische Östrogenausscheidung tritt im Harn schon eineinhalb Jahre vor der Menarche auf (NATHANSON, TOWNE und AUB). Die Tagesausscheidung im Harn der geschlechtsreifen Frau beträgt nach PALMER (1940) 40 bis 1300 i. E., nach FURUHJELM 20 bis 400 i. E. Östron.

Östrogen beim männlichen Geschlecht: Im Hoden verschiedener Tiere ist, wie bereits erwähnt, Östrogen nachgewiesen worden, ebenso im Männerhoden (DE JONGH 1929; FRATTINI & MAINO 1930) und Männerharn (LAQUEUR, DINGEMANSE, HARTH & DE JONGH 1927), ferner in gewissen Hoden gewächsen beim Menschen. Der Hengsthoden ergab die bisher reichste Ausbeute an Östrogen (und zwar Östradiol und Östron) und im Hengstharn ist Follikelhormon ebenfalls chemisch sichergestellt [CARTLAND, MEYER, MILLER und RUTZ (1935)]. Hingegen enthält der Harn des Wallachen, d. i. des kastrierten männlichen Pferdes, nur wenig Östrogen [ZONDEK 1934; DEULOFEU (1939)]. Im normalen Männerharn finden sich (LAQUEUR, DOHRN und HIRSCH, KEMP, ÖSTERREICHER) 50 bis 200 ME Follikulin pro Liter = 10 Mikrogramm. Vor der Pubertät und nach dem 60. Lebensjahr findet sich im Männerharn kaum noch östrogene Substanz (BÜHLER). Chemisch handelt es sich um Östron (DORFMANN), daneben um ein noch unbekanntes Östrogen, das weder Östron noch Östriol ist. Daß die Zwischenzellen des Hodens dessen Östrogen produzieren, geht mit Wahrscheinlichkeit aus dem Befund von COURRIER (1934) hervor, daß in den hauptsächlich aus Zwischenzellen bestehenden ektopischen

Schweinehoden ebensoviel Östrogen wie im normalen Schweinehoden vorhanden ist. Dasselbe wurde in nur aus Leydigschen und Sertolischen Zellen bestehenden kryptorchen Eberhoden im Verhältnis zum normalen Eberhoden von SEEMANN 1937 gefunden. In den Hoden verschiedener Tiere konnte östrogene Substanz in verschiedener Menge nachgewiesen werden. Große Mengen enthält der Hengsthoden (ZONDEK), kleine der Hoden des Stieres und in der Mitte steht der Eberhoden (SEEMANN). E. STEINACH hat angenommen, daß es im Hoden zweierlei Zwischenzellen gibt, männliche und weibliche, die sich gestaltlich voneinander unterscheiden (s. S. 138). Es ist jedoch auch die Auffassung vertreten worden, daß das von Östradiol nicht unterscheidbare Östrogen des Hodens vom Samenepithel erzeugt wird (TÖRNBLOM). Kastraten können eine Hyperöstrogenurie und die ausgesprochenen Folgen einer Hyperöstrogenämie aufweisen (QUENTAL 1937).

Die Östrogenzufuhr mit der *Nahrung* ist unter Umständen nicht zu vernachlässigen, denn die tierischen und pflanzlichen Nahrungsmittel enthalten nicht unwesentliche Mengen Östrogen. Östrogenhaltig sind Milch, (befruchtete) Hühnereier, Kartoffeln, Honig, Hefe, Hummer, Petersilienwurzel. Es ist daher die Möglichkeit nicht von der Hand zu weisen, daß durch die Kost östrogene Wirkungen im Körper ausgelöst bzw. solche verstärkt werden. Diese Möglichkeit muß wegen der vielfach behaupteten kanzerogenen Eigenschaft der Östrogene und ihrer Wirkung auf die weiblichen Geschlechtsorgane geprüft werden. ENG hat berechnet, daß mit der durchschnittlichen Kost täglich 300 bis 400 ME Follikelhormon aufgenommen werden. Ferner wurde Östrogen in mineralischen Produkten, so in Kohle, Asphalt, Naphta, Mineralöl, nachgewiesen.

Schicksal im Organismus und Ausscheidung: Östron wird als gekoppeltes Sulfat im Harn der schwangeren und wahrscheinlich ebenso der nicht schwangeren Frau ausgeschieden, Östriol als Glukuronid (s. S. 207). Ungefähr in der Mitte des menstruellen Zyklus erscheint freies Östrogen im Harn, das wahrscheinlich beim Follikelsprung zum Teil in die Bauchhöhle ergossen und sofort ausgeschieden wird. Freies Östrogen ist ferner in geringer Menge im Harn knapp vor Beginn der Menstruation nachweisbar (PALMER). Diese Verhältnisse sind für gewisse ovariogene oder ovariell beeinflußte funktionelle Miktionsstörungen der Frau von Bedeutung und darum bespreche ich sie hier.

Östrogen wird ununterbrochen produziert, vermutlich nicht oder wenig im Organismus gespeichert und zum Teil im Körper inaktiviert, zum andern Teil durch Nieren und Galle, ferner in den Fäces — in letzteren besonders nach oraler Follikelhormonverabreichung — ausgeschieden. Beim Mann führt Darreichung von α-Östradiol zu Ausscheidung von Östron und Östrongaben haben eine Ausscheidung von Östriol zur Folge (CAMERON). Der Abbau erfolgt in der Leber, und zwar sehr rasch, wie zahlreiche experimentelle Untersuchungen erwiesen haben. Zum Abbau ist bei der Ratte der Vitamin B-Komplex nötig. Während viele Gewebe die Wirkung von Follikelhormon vermöge eines in ihnen enthaltenen, von LAQUEUR X-Substanz genannten Stoffes (s. S. 178) verstärken, wahrscheinlich durch Umwandlung in Östradiol mittels eines Fermentes, inaktiviert Lebergewebe und ebenso Nierengewebe Östradiol im Reagensglas, Niere allerdings weniger stark als Leber. Unter Progesteronwirkung scheidet der Organismus mehr Östrogen im Harn aus (Gegenregulation zur Neutralisation des zugeführten Progesterons?). Ebenso hat Zufuhr von Testosteron eine erhöhte Östrogenausscheidung zur Folge [DORFMANN und HAMILTON (1939)]. Schilddrüsensubstanz scheint ähnlich zu wirken. Umgekehrt ist während der Schwangerschaft die Empfindlichkeit gegenüber Stilböstrol enorm herabgesetzt. Das ist mit Rücksicht auf die kolossal erhöhte Östrogenproduktion der schwangeren Frau durchaus zweckmäßig.

Leberschädigung macht die Inaktivierung zugeführten natürlichen Östrogens, die von den Leberzellen selbst besorgt wird, unmöglich. Bei Leberzirrhose wird daher vermehrt Östrogen im Harn und in der Galle ausgeschieden und noch dazu in freier, nicht veresterter und daher biologisch aktiver Form. Da man bei Leberzirrhose relativ häufig Hodenatrophie und nicht allzuselten Gynäkomastie (vgl. S. 173) findet, liegt die Vermutung nahe, daß die Hodenatrophie und die Gynäkomastie bei männlichen Leberzirrhosekranken eine Östrogenwirkung darstellen und durch dessen Vermehrung hervorgerufen sind.

Nur ein kleiner Bruchteil, 3 bis 5% von subkutan, intramuskulär oder intravenös verabreichtem Östrogen, erscheint bei beiden Geschlechtern im Harn (3% nach parenteraler Einverleibung und 4% nach oraler Darreichung), und zwar unverändert. Der Höhepunkt der Ausscheidung wird nach 24 Stunden erreicht (Bomskov). Nach oralen Follikelhormongaben tritt mehr Hormon in Harn und Kot auf als nach parenteraler Einverleibung (Bomskov). Aus dem Blut verschwindet injiziertes Östrogen sehr schnell. Dennoch ist der Östrogennachweis im strömenden Blut gelungen.

Die tägliche Östrogenproduktion der menschlichen Eierstöcke wird nach Doisy auf 0,4 mg geschätzt (bezogen auf Östron). Soviel heute bekannt ist, dürfte das Östrogen in Form von α-Östradiol von den Eierstöcken abgegeben werden. In dem Harn der Frau wird es als verestertes und dadurch unwirksames Östriol und Östron, zum Teil als Östradiol, gebunden an Glukuronsäure, ausgeschieden. Bakterien vermögen diese Ester zu spalten, so z. B. B. coli.

Das Neugeborene steht vor der Geburt unter dem übermächtigen Einfluß reichlichen Östrogens und Gonadotropins. Darauf werden gewisse Erscheinungen am Neugeborenen, das in den ersten Lebenstagen auch beträchtliche Mengen von Follikelhormon ausscheidet, zurückgeführt, so die Brustdrüsenschwellung, die Sekretion der sogenannten „Hexenmilch", die Hypertrophie von Uterus und Prostata und die Epithelmetaplasie im Utriculus masculinus des Neugeborenen. Auch das Fruchtwasser enthält Östrogen.

Knaben und Mädchen vor der Pubertät scheiden nur kleine Mengen Androgen und Östrogen im Harn aus. Zu Beginn der Reife steigt die Östrogeninkretion und -ausscheidung scharf an, aber auch die von Androgen; jedoch übertrifft bei Mädchen die Östrogenausscheidung die des Androgens. Knaben scheiden ab der Reife mehr Androgen aus als Mädchen. Zur Zeit der Menstruation erreicht die Östrogenausscheidung bei der geschlechtsreifen Frau ihren Tiefpunkt, im Intermenstruum zwei Gipfel. Das Maximum der Ausscheidung entspricht dem Zeitpunkt der Ovulation. Es ist wahrscheinlich, daß beim Follikelsprung freies Östrogen nicht nur in die Bauchhöhle, sondern mit dem Follikelsaft durch den Eileiter auch in den Uterushohlraum gelangt und hier eine lokale Kontaktwirkung entfaltet. Der Verfasser vermutet, daß eine solche Kontaktwirkung für die Entstehung gewisser Wandveränderungen des Uterus, so für die zystisch-glanduläre Hyperplasie des Endometriums und die Uterusmyome, Bedeutung hat (s. S. 507). Während der Schwangerschaft wird hauptsächlich Östriol im Harn ausgeschieden.

Der normale Mann scheidet mehr Androgen und weniger Östrogen im Harn aus als die Frau. Bei dieser übertrifft umgekehrt die Östrogen- die Androgenausscheidung. Die durchschnittliche Ausscheidungsmenge beider Hormone bei Mann und Frau liegt jedoch innerhalb der Grenzen der individuellen Variationsbreite des andern Geschlechts. Das bedeutet, daß der Unterschied beider Geschlechter hinsichtlich der Keimdrüsenhormonausscheidung hauptsächlich im Verhältnis von Androgen: Östrogen liegt, das als *Hormonquotient* bezeichnet wird. Weiters folgt daraus, daß der wesentliche Unterschied der Geschlechter im Zellgeschlecht liegt. Im Blut von Krebskranken kommen große Mengen Östrogen vor, das vom Eierstockhormon chemisch verschieden ist.

Die Wirkungen der Östrogene. Allgemeines. Die Östrogene fördern unmittelbar das Wachstum und die Funktionen der weiblichen Geschlechtsorgane mit Ausnahme der Eierstöcke als der Produzenten selbst und verändern oder verstärken die Wirkungen von Androgen und Progestin in manchen Beziehungen. Die geschlechtliche Verhaltensweise, die Richtung des Geschlechtstriebes und die Psyche werden durch sie ebenfalls entscheidend beeinflußt.

Der HVL stimuliert durch seine Gonadotropine die Östrogeninkretion der Ovarien. Umgekehrt hemmen die Östrogene die Gonadotropinausschüttung der Hypophyse und dadurch ihre eigene Produktion. Es besteht also in der Norm ein ausregulierter Gleichgewichtszustand zwischen den genannten Hormonen.

Über die Geschlechtsorgane und ihre Anhangsgebilde hinaus beeinflussen die Östrogene ähnlich wie Androgen die meisten Organe und Gewebe des Körpers. Diese sind nicht nur bei einem und demselben Individuum gegenüber Östrogen verschieden und gestuft empfindlich, sondern es antworten bei verschiedenen Individuen jeweils andere Organe (s. S. 165) selbst auf einen gleich hoch dosierten Östrogenreiz.

Die Reaktionsfähigkeit auf Östrogen und ihr Grad sind angeborene Zelleigentümlichkeiten. Die Tatsache, daß im Blut des Hengstes ständig große Mengen von Östrogen kreisen, ohne daß der männliche Charakter des Hengstes dadurch beeinträchtigt wird, läßt aufs deutlichste erkennen, daß es bei der Wirkung eines Keimdrüsenhormons nicht allein auf dessen Menge und Beschaffenheit, sondern in erster Linie auf die angeborene Reaktionsfähigkeit und Reaktionsbereitschaft der Empfangszellen der Erfolgsorgane ankommt. Bleiben diese gegenüber dem Reiz des Hormons stumm, so vermögen noch so große Mengen Hormons keine Antwort hervorzulocken. Diese Erkenntnis ist praktisch von großer Bedeutung. Die tatsächliche Wirkung eines Geschlechtshormons ist jeweils die Resultante aus zwei Komponenten, dem Hormon und der Fähigkeit der Zellen, darauf anzusprechen.

Die meisten Östrogenwirkungen gehen zurück, sobald die Zufuhr aufhört; manche jedoch nicht, z. B. durch Östrogen erzeugte Knochenveränderungen, Gewächse, Hypospadie, erhalten gebliebene Müllersche Gänge oder Teile von ihnen. Die letzterwähnte Wirkung, die Erhaltungs- und Entwicklungsförderung der Müllerschen Gänge, ist eine spezifische Funktion des Östrogens (vgl. S. 162). Sie ist nur in der Weise erklärbar, daß die Zellen der Müllerschen Gänge und ihrer Abkömmlinge „Haptophoren" (im Sinne der Ehrlichschen Seitenkettentheorie) für die Östrogene (die der Wolffschen Gänge ebensolche für Androgen) von Natur aus besitzen. Auch hier steht die eben erwähnte, angeborene Empfänglichkeit der „Empfangszellen" im Vordergrund. RAYNAUD (1939) injizierte trächtigen Mäusen natürliches und synthetisches Östrogen und fand bei den männlichen Wurftieren eine Persistenz des Müllerschen Systems, die Entwicklung einer Vagina und eine Hemmung der Entwicklung von Nebenhoden, Samenblasen und Prostata als spezifisch männlicher Organe. Bei mit Östrogen behandelten Mäusemännchen beobachtete BURROWS anderseits einen großen, zystischen Utriculus masculinus und eine Verhornung seines Epithels. Nach Injektion von Östrogen in Vogeleier sahen verschiedene Forscher gleichfalls ein Erhaltenbleiben der Müllerschen Gänge und ihrer Abkömmlinge bei der männlichen Brut; das Wolffsche System blieb unbeeinflußt.

Die Wirkung der Östrogene auf den Eierstock. Bei unreifen Säugetieren hemmen die Östrogene in größeren Dosen auf dem Wege über den HVL, dessen Gonadotropinausschüttung gebremst wird, die Entwicklung der Ovarien. Gleichzeitige

Darreichung von Östrogen und HVL-Extrakt, ebenso von Diäthylstilböstrol und plazentärem Gonadotrophin, vergrößert hingegen die Eierstöcke der Ratte beträchtlich. Außerdem werden die Eierstöcke durch die östrogene Substanz auch unmittelbar beeinflußt. SELYE und COLLIP fanden nämlich, daß Östronverabreichung die Ovarien hypophysektomierter Ratten vergrößert. Durch langdauernde Verabreichung großer Dosen natürlicher oder synthetischer Östrogene wird das reife Ovar inaktiviert und schließlich zu Atrophie gebracht („kompensatorische Atrophie" nach SELYE); dieser Effekt ist nach Aufhören der Östrogenzufuhr rückbildungsfähig. Die Gelbkörperbildung wird durch Östrogen infolge vermehrter Inkretion von Luteinisierungshormon verstärkt.

Östrogenzufuhr an trächtige Muttertiere bringt das junge Ei zum Absterben. Überpflanzung von Ovarien nicht trächtiger Tiere, ebenso Follikelhormoneinspritzungen, erzeugen beim weiblichen Versuchstier vorübergehende Sterilität infolge von Luteinisierung der Eierstöcke, die durch Anregung der Ausschüttung von Luteinisierungshormon seitens des HVL zustande kommt (hormonale Sterilisierung). Placentarextrakte und Schwangerenserum haben dieselbe Wirkung. Nach ARNOLD, GRUMBRECHT und LÖSER ist das Follikulin auch bei intrauteriner Anwendung wirksam, beeinflußt jedoch in diesem Fall nicht die Eierstocktätigkeit. Bei senilen Weibchen wurde durch Östrogen nicht nur eine Brunst erzielt, sondern auch von manchen Autoren ein normaler, rhythmischer Brunstzyklus wieder auftreten gesehen.

Wird Follikelhormon geschlechtsreifen Weibchen vor der Begattung (Befruchtung) zugeführt, so werden uneinheitliche Folgen für die Nachkommenschaft berichtet: teils wird ein Überwiegen der weiblichen Nachkommenschaft (FELLNER und UHLMANN, BONDI und NEURATH), teils ein solches der männlichen angegeben (GOSTIMIROVIC); von anderen Untersuchern konnte eine sichere Abweichung überhaupt nicht festgestellt werden (KOCH). Andere und schwerwiegende Folgen für die Frucht treten ein, wenn Östrogen während der Trächtigkeitsperiode zugeführt wird (s. S. 208).

Östrogene und weibliche Geschlechtsorgane. Bei der Wirkung des Östrogens auf den *Uterus* lassen sich mehrere Wirkungsstufen in Abhängigkeit von der Größe der verabreichten Dosis und der Dauer der Einwirkung unterscheiden. Hyperämie, Oedem und Hypertrophie des Bindegewebes und der glatten Muskulatur sind die zunächst und ohne Mitwirkung der Hypophyse eintretenden Folgen. Das Östrogen steigert ferner die Erregbarkeit der glatten Muskelzellen des Uterus. Dadurch werden die Kontraktionen vermehrt und verstärkt. In Uterusextrakten findet sich daher darnach ein vermehrter Acetylcholingehalt. Es kommt also die Östrogenwirkung auf die Gebärmutter einer Stimulierung des Parasympathicus gleich. Die aktive Größenzunahme des Uterus während der Schwangerschaft der Frau, in der seine Muskelmasse infolge Hypertrophie und Hyperplasie sämtlicher Aufbauelemente um mehr als das Zwanzigfache zunimmt (STIEVE), beruht bis zum fünften Monat hauptsächlich auf einer Follikelhormon- und Progesteronwirkung (F. HOFF).

Fortgesetzte Östrogenzufuhr führt zu zystisch-glandulärer Hyperplasie des Endometriums, wie sie z. B. bei den hyperöstrogenen Granulosazelltumoren desEierstockes nach COUNTISS (1938) fast immer zu finden ist und nach Zufuhr von über 300.000 E. Follikelhormon nach TSCHERNE auftreten kann, als nächste Stufe zu Epithelmetaplasie, und bei der Maus, aber nur bei gewissen Stämmen, zu Fibromyombildung (COURRIER & GROS 1934) und schließlich zu Karzinom des Uterus. Über die Rolle des Östrogens bei der Entstehung der Uterusmyome und Uteruskarzinome der Frau und der Myome überhaupt s. S. 501 und 509. Die durch Östrogen erzeugten uterinen Fibromyome lassen sich durch Progesteron

[LIPSCHÜTZ, MURILLO und VARGAS (1940)] und durch Testosteronpropionat verhindern. Das Eintreten der Schwangerschaft wird durch Östrogen hintangehalten, eine bestehende solche durch gesteigerte Tätigkeit des Uterusmuskels und der Placenta unterbrochen. Die normale saure Scheidenreaktion wird durch Östrogenmangel, z. B. in der Menopause oder nach Kastration oder durch ovarielle Insuffizienz, ins alkalische verändert.

Der Uterus wird schließlich durch Östron für Mutterkornpräparate sensibilisiert.

Die Wachstumsvorgänge am Genitale der schwangeren Frau lassen sich zum Großteil auf den Einfluß des in der Placenta gebildeten Follikelhormons zurückführen [E. PHILIPP (1945)], so vor allem das gigantische Wachstum des Uterus. CLAUBERG und BREIPOHL konnten bei Versuchstieren durch sehr große Follikelhormongaben aus Kastratenuteri Riesenuteri erzeugen (E. PHILIPP).

Sehr ausgesprochen sind auch die in gleicher Weise als Östrogenwirkungen erklärten Veränderungen am Uterus des weiblichen Neugeborenen: Die Cervix wird durch das mütterliche Östrogen tonnenförmig aufgetrieben und vergrößert, ihre Drüsen erfahren eine mächtige Entwicklung und zeigen lebhafte Sekretion. In der Vagina wird das Epithel so verdickt, daß es am Ende der Schwangerschaft aus 60 bis 90 Zellagen besteht. Ferner ist die Vulva des neugeborenen Mädchens oft geschwollen und sind die großen Schamlippen ödematös. Alle diese Wirkungen führt man mit Recht auf den starken Östrogeneinfluß vor der Geburt zurück.

Die *Brustwarzen und Brustdrüsen* werden durch Östrogen vergrößert, und zwar wirkt das Follikelhormon ausschließlich auf das Milchgangsystem (HEROLD und EFFKEMANN). Daher sieht man bei Mädchen mit reichlich Östrogen produzierenden Granulosazelltumoren eines Ovars schon im präpuberalen Alter eine Hypertrophie der Brustdrüsen entstehen, desgleichen in der Schwangerschaft. Die Brustdrüsenschwellung des Neugeborenen, bei der es manchmal zur Sekretion der sogenannten Hexenmilch kommt, gilt ebenfalls, wie schon erwähnt, als ein Östrogeneffekt. Progesteron und Pregneninolon halten die durch Östrogen zu erzeugende Vergrößerung der Mammae hintan. Ein Fehlen der Mammae (ihres Drüsenkörpers) findet man beim angeborenen beiderseitigen Eierstockmangel und bei hochgradiger Unterentwicklung der Eierstöcke. Die Brustwarzen sind in solchen Fällen erhalten, aber klein und flach, die Warzenhöfe ebenfalls klein und kaum pigmentiert. Die Haut der Brustwarzen ist für Östrogen besonders sensibel. Fortgesetzte Östrogenzufuhr — auch hier erfahren die Veränderungen eine stufenweise Steigerung — erzeugt bei Tieren beiderlei Geschlechts, z. B. Affen, Mastopathia chronica cystica und bei Mäusemännchen eine Gynäkomastie. Höchstwahrscheinlich ist auch die Mastitis chronica cystica der Frau durch übermäßige Östrogenwirkung verursacht. Zum Gutteil scheint die Östrogenwirkung auf die Brustdrüse über die Hypophyse zu gehen (s. S. 493).

Sehr lange Östrogenverabreichung, und zwar sowohl natürlichen als auch synthetischen Östrogens, kann bei Mäusen beiderlei Geschlechts als letzte und schlimmste Wirkung zu Brustdrüsenkrebs führen. Die Entstehung dieses Krebses ist auf gewisse, dafür empfängliche Mäusestämme beschränkt, woraus hervorgeht, daß zur Entstehung des Mammakarzinoms noch andere und bis heute teilweise unbekannte Faktoren nötig sind, von denen wir bisher nur einen Erb- oder Anlage- und den sogenannten Muttermilchfaktor kennen; durch Testosteronpropionat läßt sich der experimentelle Brustdrüsenkrebs damit belasteter weiblicher Mäuse, wenn es frühzeitig und in entsprechenden Dosen gereicht wird, verhüten. Darauf beruht die moderne Androgenbehandlung des Mammakarzinoms der Frau (s. S. 494). Die Kastrationsbehandlung desselben ist durch Östrogenentzug wirksam. Nach Frühkastration, ebenso beim angeborenen Mangel der Eierstöcke, atrophieren die inneren und äußeren weiblichen Geschlechtsorgane.

Die Östrogenwirkung auf den Hoden. Östrogen verhindert bei unreifen Tieren die Reifung der Hoden und außerdem ihren Deszensus in den Hodensack [LACASSAGNE am Kaninchen (1934)]. Die Hoden bleiben klein und im Retroperitonealraum oder am inneren Leistenring oder im Leistenkanal, je nach dem Zeitpunkt der Östrogenzufuhr und dem bis dahin erreichten Punkt ihrer Wanderung, liegen. Bei reifen Tieren tritt ein Stillstand der Spermiogenese, eine Verkleinerung und schließlich eine Atrophie der Testikel ein, deren Ausmaß bei verschiedenen Tieren verschieden ist. Histologisch zeigt sich eine starke Hyperplasie und Zunahme der Zwischenzellen und des Interstitiums bei fast völligem Schwund der Tubuli. Eine Verkleinerung von Hodensack und Penis und eine Atrophie von Prostata und Samenblasen sind weitere Folgen. Diese Wirkungen sind nach heutiger Auffassung durch Hemmung der Gonadotropinausschüttung des HVL verursacht. Eine weitere Folge der Zufuhr von natürlichem oder synthetischem Östrogen ist (bei gewissen Mäusestämmen) eine Vermehrung der Zwischenzellen des Hodens, die offenbar eine Abwehrreaktion darstellt. Anscheinend ist es eine verstärkte Hormoninkretion der hyperplasierten Zwischenzellen, die das Ausbleiben der sonst unter Östrogenwirkung eintretenden Atrophie der akzessorischen Geschlechtsorgane in diesen Fällen herbeiführt. Bei einem empfänglichen Mäusestamm entstanden sogar ausgesprochene Zwischenzelltumoren [BONSER (1942)] und nach achtmonatiger Behandlung mit Östradiol oder Stilböstrol bei einem beträchtlichen Hundertsatz der Versuchstiere metastasierende Hodengewächse. Derselbe Effekt konnte von BURROWS bei Kaninchen durch Zufuhr von Equilin (einem Östrogen aus Stutenharn) erzielt werden.

Östrogenverabreichung an trächtige Muttertiere hat gleichfalls Hodenretention bei der männlichen Nachkommenschaft von Maus und Ratte zur Folge. Ob eine östrogene Ätiologie für den Kryptorchismus des Menschen Gültigkeit hat, die nach dem Ausgeführten unzweifelhaft zu erwägen ist, läßt sich noch nicht sagen und muß erst geprüft werden (s. S. 440 ff.).

Die Rückbildungsvorgänge im Hoden des Neugeborenen werden mit Recht auf das überreichliche Östrogen der Mutter (REIPRICH, H. O. NEUMANN) zurückgeführt.

Übergroße, einer Vergiftung gleichkommende Dosen von Diäthylstilböstrol verursachen ähnlich wie Östron in hohen Dosen eine Schrumpfung der Hoden und der Nebenhoden der Maus mit völligem Schwinden der Spermiogenese [KREITMAIR und SIECKMANN (1939)].

Die Wirkung der Östrogene auf die akzessorischen Geschlechtsdrüsen des Mannes (*Prostata, Samenblasen usw.*). Es ist bereits erwähnt worden, daß kleine Dosen Östrogen für die Erhaltung, normale Entwicklung und Funktion der großen Anhangsdrüsen des männlichen Geschlechtsapparates förderlich, ja anscheinend sogar notwendig sind. Beim kastrierten Tier vermögen kleine Östrogendosen infolge ihrer stimulierenden Wirkung die Kastrationsatrophie von Prostata und Samenblasen teilweise und bis zu einem gewissen Grad aufzuhalten bzw. zu bessern, wenn sie bereits eingetreten war. Ein Funktionieren der Drüsenepithelien wird jedoch durch Östrogenzufuhr nicht erreicht. Die hauptsächlichen Wirkungen des Östrogens bestehen in einer Hypertrophie der glatten Muskulatur und des Bindegewebes von Prostata und Samenblasen, wodurch eine bedeutende Gewichtszunahme dieser Organe bis zu einem mehrfachen des ursprünglichen Gewichtes eintritt, und in einer Entwicklung von verhornendem Plattenepithel in den Ausführungsgängen derselben, wobei dieser metaplasierende und Verhornungsprozeß von den Harnröhrenmündungen der Ausführungsgänge drüsenwärts fortschreitet [LACASSAGNE (1933), DE JONGH (1933)]. Die peripheren Drüsenacini werden zuletzt betroffen.

In der *Prostata* des Versuchstieres verursachen die Östrogene in größeren Dosen außerdem eine Atrophie des sekretorischen Epithels, das als erste Wirkung seine Sekretionstätigkeit einstellt, und bei sämtlichen untersuchten Tieren regelmäßig eine Hypertrophie des fibromuskulären Stromas mit dadurch bedingter Vergrößerung und Gewichtszunahme der Vorsteherdrüse. Gleichzeitig wird, wie eben erwähnt, das Drüsenausführungsgangsepithel metaplastisch verändert und verhornt. Auch Aufpinselung gelösten Östrogens auf die Haut führt bei der Maus diese Veränderungen herbei, die allerdings nicht in der ganzen Vorsteherdrüse gleichmäßig vor sich gehen (s. S. 389). Weiter fortgesetzte Östrogenzufuhr kann eine neoplastisch anmutende Wucherung der metaplasierten Ausführungsgänge zur Folge haben (BURROWS und KENNAWAY). LACASSAGNE hat bereits 1933 bei der Maus durch fünf Monate lange Behandlung mit 500 ME Follikelhormon pro Woche eine Hypertrophie des dorsalen Prostatazipfels erzielt, gleichzeitig Harnverhaltung und Hydronephrose. Ähnliche Beobachtungen machten BURROWS und KENNAWAY, DAVID, FREUD und DE JONGH (1934), ferner KORENCHEVSKY und DENNISON (1934), COURRIER & GROS (1934), doch ist die Wirkung der östrogenen Substanzen auf die Prostata (s. S. 388) der jugendlichen kastrierten Maus stets viel geringer als die des männlichen Hormons. Auch bei kastrierten männlichen Ratten erzeugt Injektion von Östron Veränderungen an der Prostata (BURROWS, KORENCHEVSKY, MOORE), ebenso bei Affen, und zwar bei verschiedenen Affenarten in verschiedenem Grade [PARKES und ZUCKERMANN (1935), COURRIER und GROS (1934, 1936)]. In allen Fällen ist die Wirkung auf die Prostata wesentlich geringer als die Wirkung auf die Samenblasen. Beim nicht kastrierten männlichen Tier sind die Veränderungen erheblich schwerer erzielbar als beim kastrierten; jene zeigen erst Prostataveränderungen, wenn die zwanzigfache Dosis Östron verabreicht wird, indem die Hoden gegen die Wirkung des Östrogens schützen, ähnlich wie gleichzeitig gegebenes männliches Hormon [LAQUEUR (1935)]. Progesteron vermag dagegen diese Follikelhormonwirkung nicht aufzuheben (ZUCKERMANN und PARKES). Wohl aber lassen sich die nach Injektion von Östron an Prostata und Harnröhre männlicher Affen hervorgerufenen Reaktionen nach ZUCKERMANN durch die siebenfache Dosis Testosteronpropionat verhindern. Gleichzeitige Injektion von männlichem Hormon und Follikelhormon bewirkt eine bedeutend stärkere Reaktion, vor allem auf die Samenblasen, weniger auf die Prostata, als die alleinige Zufuhr eines der beiden Hormone, und zwar ist diese „co-operative action" oder „Schrittmacherwirkung" am stärksten bei Verwendung von Testosteronpropionat. Sie fehlt jedoch beim Affen (ZUCKERMANN und PARKES) und bei der Ratte (MOORE, DEANESLY und PARKES).

Der menschliche Fetus zeigt in den späten Stadien der Schwangerschaft eine ausgedehnte Epithelmetaplasie in der außerdem vergrößerten Prostata [ASCHOFF (1894), SCHLACHTA (1904)]; diese Veränderungen werden mit dem reichlichen Östrogen in Zusammenhang gebracht, dessen Wirkung die Frucht in dieser Zeit ausgesetzt ist. Der Beweis dafür, daß die Östrogenwirkung beim Menschen dieselbe ist wie beim Versuchstier, haben SHARPEY-SCHÄFER und ZUCKERMANN (1941) durch einen Versuch geliefert, indem sie zwei Säuglingen mit Herzfehler bzw. Wasserkopf bis zu ihrem Tode durch fast zwei Monate hindurch täglich 5 mg Östradiolbenzoat spritzten; in beiden Fällen zeigte die Prostata die erwähnte Östrogenwirkung in Form von Plattenepithelmetaplasie des Utriculus masculinus, der harnröhrennahen Prostataausführungsgänge und der Crista urethralis. Percortenzufuhr soll nach Angabe von A. OSWALD die Epithelmetaplasie im Genitalschlauch unter Östrogenwirkung verhüten.

Die in der Prostata der Maus unter Östrogenzufuhr eintretenden Veränderungen haben zu der Hypothese geführt, daß die Prostatahypertrophie des Menschen durch einen relativen Überschuß an Östrogen im Organismus des Prostatikers ausgelöst sei, die außerordentliche Verbreitung gewonnen hat. ZUCKERMANN erzielte (1938) bei einem jungen, kastrierten Rhesusaffen durch tägliche Zufuhr von 100 Gamma Östron durch ein Jahr eine Vergrößerung der Prostata auf das Dreifache des Normalen, die jedoch, wie erwähnt, durch eine Vermehrung des fibromuskulären Gewebes bedingt war, ähnlich KOK bei einem Hund (1936) durch tägliche Injektion von 4000 i. E. Östron durch mehrere Wochen. Beim nicht kastrierten Tier sind diese Veränderungen infolge der Schutzwirkung der intakten Hoden viel schwerer auszulösen.

Das Problem der Prostatahypertrophie betrifft jedoch in Wahrheit überhaupt nicht die Prostata, sondern die allerdings mit den Prostatadrüsen aufs engste verwandten Drüsen in der Submukosa der hinteren Harnröhre. Nach BURROWS (1945) sprechen die bisherigen experimentellen Ergebnisse nicht dafür, daß die Prostatahypertrophie des alternden Mannes durch eine übermäßige Östrogenwirkung oder durch einen Mangel an Androgen verursacht ist. Eine eingehende Darstellung der Entstehungstheorien der Prostatahypertrophie durch Östrogen findet der Leser in dem Abschnitt auf S. 403; (s. ferner S. 60, 388, 397 und 403).

Der Utriculus masculinus erfährt beim Versuchstier und beim Menschen unter Östrogenzufuhr ebenfalls einen Umbau seines Epithels zu geschichtetem und verhornendem Plattenepithel. BURROWS behandelte 373 Mäusemännchen mit verschiedenen Östrogenen und fand den Utriculus masculinus bei ihnen groß und zystisch, sein Epithel verhornt. In der Norm ist nach J. SCHAFFER (1933) das Utriculusepithel des Menschen einschichtig, doch scheinen mir zur Klärung seines „normalen" histologischen Verhaltens noch Untersuchungen nötig.

Der Utriculus (seu Uterus) masculinus ist ein Derivat der Müllerschen Gänge des Embryos und darauf ist seine Stimulierung und Veränderung durch Östrogenverabreichung zurückzuführen. Bei hormonalen Gynäkomasten präsentiert sich aus dem gleichen Grund sein Epithel auffallend vielschichtig (s. S. 461), wohl infolge der übermäßigen Östrogenproduktion und -ausscheidung, die Hormonanalysen vom Harn solcher Individuen nachgewiesen haben.

Über die Größenverhältnisse des Utriculus in Abhängigkeit vom Androgen: Östrogenquotienten ist noch nichts bekannt. Seine Ausdehnung ist außerordentlich verschieden. Eine Längenausdehnung bis zu 3 cm und ein Durchmesser bis $1\frac{1}{2}$ cm kommt (nach MOORE) vor, doch bilden derart große Utriculi schon einen Übergang zur zystischen Dilatation des Utriculus (ENGLISCH). In einem Fall von Leberzirrhose fand A. PRIESEL (s. S. 392) einen außerordentlich großen Utriculus, ebenso bei einem Fünfundfünfzigjährigen mit weiblicher Schambehaarung und großen Nebennieren, ferner bei einem Fünfundvierzigjährigen mit dem gleichen Befund neben Samenleitermangel und Fehlen der Nebenhodenhydatiden, also bei verschiedenen Formen von Intersexualität. Ähnlich kommt, jedoch aus mechanischer Ursache, ein abnorm großer Utriculus bei Harnröhrenstriktur und bei Prostatakarzinom vor. Bei der Prostatahypertrophie weist der Utriculus keine Metaplasie seines Epithels auf [MOORE (1937)]. Eine richtige Metaplasie zu Pflasterepithel mit Stachelzellenbildung beobachtete MOORE bei einem Fünfundvierzigjährigen mit Metastasen eines Magenkrebses in beiden Hoden (!) und im HVL (!).

Der *Appendix testis Morgagni*, die ungestielte Hydatide des Hodens, ist gleichfalls ein Überrest des Müllerschen Ganges beim Mann. Auch bei ihm sind daher Schwankungen im Entwicklungsgrad in Abhängigkeit von der Östrogenproduktion des Organismus theoretisch zu erwarten. Über sein Verhalten fand ich keine Darstellung im Schrifttum; darin sind nur Einzelbeobachtungen niedergelegt, deren Zusammenfassung von dem aufgezeigten hormonalen Gesichtspunkt aus lehrreich wäre. A. PRIESEL, der die Fehlbildungen des männlichen Genitales bearbeitet hat, beschrieb bei angeborenem Samenleitermangel (s. die Zusammenstellung auf S. 316 unten) einseitiges Fehlen der ungestielten Hydatide des Hodens und bei einem 77jährigen Eierstockzwitter kennzeichnenderweise ein beiderseitiges Fehlen (s. auch S. 440). In einem Fall von Mammakarzinom (!) neben Prostatahypertrophie wurde charakteristischerweise eine Metaplasie des Epithels der Appendix testis beobachtet [BURROWS (1936)]; diese Veränderungen wie der Brustdrüsenkrebs sprechen dafür, daß dieser Mann unter übermäßigem Östrogeneinfluß gestanden hatte.

Am *Samenleiter und Nebenhoden* sowie in den *Samenblasen* verursacht Östrogen analoge Veränderungen wie in der Prostata, nämlich Atrophie des Epithels und Wandverdickung bzw. Organvergrößerung infolge Zunahme des fibromuskulären Gewebes; die normale Sekretionstätigkeit der Drüsen der genannten Organe geht verloren. Exzessive Dosen von Diaethylstilböstrol erzeugen eine starke Schrumpfung der Samenblasen [KREITMAIR und SIECKMANN (1939)]. Bemerkenswerterweise beobachtet man am Sektionstisch bisweilen die Vergesellschaftung von Atrophie der Hoden und der Samenblasen und anderseits von diffuser Hyperplasie der Prostata neben auffallender Größe der Samenblasen (Androgenwirkung!). Wenn in ersteren Fällen eine postentzündliche Atrophie auszuschließen und die Prostata entzündungsfrei ist, muß an eine hormonale Atrophie beider Organe gedacht werden oder die Samenblasenatrophie als Folge der Hodenatrophie gedeutet werden. Dann muß auch die Vorsteherdrüse atrophische Veränderungen erkennen lassen.

Die Östrogenwirkung auf das äußere Genitale beider Geschlechter und auf die Harnröhre. Das Wachstum von Penis und Hodensack wird durch Östrogen unterdrückt und ihre Gestaltung, falls die Einwirkung während der intrauterinen Entwicklung stattfindet, dem äußeren Genitale des Weibes angenähert; dann bleibt der Penis klein und kurz, stummelförmig, und die paarigen Skrotalwülste, welche das Skrotum bilden, werden flach und gewinnen dadurch Ähnlichkeit mit den großen Schamlippen einer Frau. Außerdem wird die Harnröhre im Sinne einer Hypospadie (bei der männlichen Ratte) verbildet, wenn Östrogen zu einem ausreichend frühen Zeitpunkt der Entwicklung trächtigen Muttertieren injiziert wurde [GREENE, BURRILL und IVY (1940)]. Erfolgt die Östrogendarreichung an Jungtiere nach dem Wurf, so daß das Hormon auf dem Wege über die Milch nachgewiesenermaßen auf die Jungtiere übergeht, oder wird es dem neugeborenen Tier selbst zugeführt, so tritt lediglich eine Entwicklungshemmung und Verbildung des äußeren männlichen Genitales ein, weil die Entwicklung der Harnröhre bereits abgeschlossen ist. Bei neugeborenen Knaben ist der Hodensack durch die Einwirkung des reichlichen placentären Östrogens oftmals geschwollen.

Bei der weiblichen Nachkommenschaft von mit Östrogen behandelten trächtigen Muttertieren kommt es analog zu Hypospadie der weiblichen Harnröhre, einer sogenannten ventralen Harnröhrenspalte, welche Scheide und Harnröhre in Kommunikation bringt, und zu Hypertrophie der großen und der kleinen Schamlippen. Eine gleichartige weibliche Hypospadie wird bei Maus und Ratte auch durch Progesteron- oder durch Testosteronzufuhr an neugeborene oder trächtige Tiere erzeugt [BURROWS (1939); vgl. S. 128].

Beim ausgewachsenen weiblichen Tier treten unter Östrogenzufuhr keine besonderen Veränderungen der äußeren Genitalien mehr ein, außer einer Vergrößerung und einem Ödem. Bei jungen Mädchen vor der Pubertät wird hingegen durch hyperöstrogene Granulosazelltumoren eines Ovars eine Vergrößerung der äußeren und inneren Genitalorgane und eine vorzeitige Reife und verfrühte

Ausbildung der sekundären Geschlechtsmerkmale ausgelöst [PARKS (1938)]. Bei erwachsenen Männern mit gut- und bösartigen feminisierenden Nebennierenrindengewächsen, welche reichlich Östrogen produzieren, verkleinern sich die äußeren männlichen Geschlechtsorgane [s. z. B. den Fall von SIMPSON und JOLL (1938)].

Bei unreifen und bei ausgewachsenen männlichen Ratten ruft Östrogenverabreichung als erste und konstante Wirkung eine Atrophie der Mm. bulbocavernosi und erectores penis hervor, die dem Geschlechtsakt dienen. Die Folge davon ist, daß die Tiere fortpflanzungsunfähig werden. In der Harnröhre von Maus und Ratte wird das Epithel unter Östrogenzufuhr metaplastisch verändert.

Östrogene und Hypophyse. Der HVL wird bei Mäusen und Ratten beiderlei Geschlechts durch Zufuhr natürlichen und synthetischen Östrogens zunächst vergrößert und seine Gonadotropinproduktion gesteigert; nach Aussetzen der Zufuhr bildet sich die Vergrößerung wieder zurück. Chronische Behandlung mit Östrogen schwächt dagegen die HVL-Tätigkeit und führt schließlich bei Ratten beiderlei Geschlechts zu Atrophie der Hypophyse mit hypophysärer Insuffizienz. Bei gewissen Stämmen kommt es zur Entwicklung von HVL-Adenomen, die hauptsächlich aus chromophoben Zellen bestehen und mit einer verminderten gonadotropen HVL-Funktion einhergehen (CRAMER und HORNING (1936), NELSON (1941)]. Die Veränderung des HVL der schwangeren Frau, bestehend in Vergrößerung des HVL und in Verdrängung seiner eosinophilen und basophilen Zellen durch die aus den Hauptzellen hervorgehenden, sogenannten Schwangerschaftszellen, ist als Östronwirkung gedeutet worden (BANIECKI); dieselbe Veränderung läßt sich nämlich beim Versuchstier durch Follikelhormon mehr oder minder deutlich auslösen und kann in ähnlicher Ausprägung bemerkenswerterweise auch bei eunuchoiden Männern gefunden werden. Auch chromophobe Adenome kommen bei ihnen vor (A. PRIESEL) und anderseits eine vermehrte Östrogenausscheidung im Harn, die offenbar die Folge einer Hyperöstrogenämie ist. Es beginnt also in die bisher dunklen Zusammenhänge bereits Licht zu dringen. Auch das Choriongonadotropin wurde als Ursache der Veränderung in der Hypophyse während der Schwangerschaft angesehen. Hat man doch beim Chorionepitheliom des Hodens, das mit einer vermehrten Ausscheidung von Choriongonadotropin sowohl als auch von Östrogen einhergeht, schwangerschaftsartige Veränderungen im HVL festgestellt (s. S. 446). Ich fand bei einer 67jährigen, an Apoplexie gestorbenen Frau mit Hauptzellenadenom des HVL einen Polypen im Corpus uteri und bei einer 49jährigen zystische Ovarien und Uterusmyome, bei deren Entstehung Östrogen eine Rolle spielt (s. S. 501). Behandlung mit natürlichen oder synthetischen Östrogenen hemmt bei Ratten beiderlei Geschlechts das Körperwachstum und reduziert das Gewicht, Wirkungen, die wahrscheinlich über die Hypophyse zustande kommen; hebt doch Verabreichung von hypophysärem Wachstumshormon diese Wachstumshemmung auf. Auch die nach exzessiven Dosen Follikelhormon auftretende Hoden- und Eierstockatrophie entsteht nach heutiger Auffassung durch Hemmung der (gonadotropen) Funktion der Hypophyse; sie kann daher durch gleichzeitige oder nachfolgende Injektion des HVL-Hormons verhütet bzw. rückgängig gemacht werden [MOORE und PRICE (1932)].

Östrogene und Thymus. Beim jugendlichen Versuchstier (Ratte) verursachen beiderlei Geschlechtshormone, Androgen und Östrogen, eine Atrophie (Rückbildung) des Thymus. Mit Rücksicht darauf wäre das Verhalten des Thymus bei jungen Mädchen mit hyperöstrogenen Granulosazelltumoren eines Eierstockes von Interesse, doch fehlt es mir an entsprechenden Beobachtungen. Überentwicklung des Thymus bei Frauen mit Status thymicolymphaticus, Basedowscher Krankheit (s. S. 192), Myasthenia gravis pseudoparalytica, und bei weiblichen

Kastraten und Eunuchoiden geht umgekehrt mit einer Schädigung der Eierstöcke oder deren Fehlen — bei Kastratinnen — einher. So fand ich unter siebzehn Basedowfrauen bei mindestens vierzehn mangelhaft entwickelte Eierstöcke (Sektionsmaterial).

Die Kastration verzögert die Involution des Thymus. In Übereinstimmung damit beobachtete HAMMAR bei einer 51jährigen, spätkastrierten Frau einen hyperplastischen Thymus. Das scheint aber kein regelmäßiger Befund zu sein bzw. vom Zeitpunkt der Kastration abzuhängen, denn ich fand bei acht (operativ) spät kastrierten Frauen im Alter von 33 bis 71 Jahren keine Thymuspersistenz und -hypertrophie (eine mikroskopische Untersuchung des Thymusfettkörpers liegt nicht vor). Sektionsbefunde von weiblichen Eunuchoiden stehen mir nicht zur Verfügung. Das gewöhnliche Verhalten beim angeborenen Fehlen oder angeborener Unterentwicklung der Eierstöcke ist eine Hyperplasie des Thymus oder, jenseits der Pubertät, eine Verzögerung der Rückbildung desselben. Die normale Involution des Thymus dürfte durch die volle Entwicklung und den Funktionsbeginn der Ovarien zur Zeit der Pubertät eingeleitet werden.

Damit stimmt überein, daß der Thymus während der Schwangerschaft mit ihrer reichlichen Östrogenproduktion, beim Versuchstier sowohl wie beim Menschen, eine Rückbildung erfährt; beim Kaninchen und Meerschweinchen wird er gegen Ende der Trächtigkeit völlig atrophisch und nach der Ausstoßung der Frucht erfolgt eine Regeneration. Eine verfrühte Geschlechtsreife nach Entfernung des Thymus tritt nach den bis jetzt vorliegenden Untersuchungsergebnissen nicht regelmäßig ein, vor allem nicht bei weiblichen Tieren [A. JORES (1945)]. In den meisten, im Schrifttum niedergelegten Beobachtungen von Unterentwicklung des Thymus waren die Keimdrüsen unterentwickelt, atrophiert oder insuffizient. A. PRIESEL fand bei einem fünfzehnjährigen, bei der Anlegung eines künstlichen Pneumothorax durch Luftembolie gestorbenen Mädchen mit Atrophie des Thymus zwar makroskopisch große, glatte Eierstöcke, doch verrieten der infantile Uterus und die dünnen Tuben die unzulängliche Inkretion derselben. Warum in diesen Fällen ähnlich wie bei einem Teil der Individuen mit angeborenem Keimdrüsenmangel der gewöhnliche Antagonismus einem parallelen Verhalten beider Organe Platz macht, läßt sich heute noch nicht aufklären.

Östrogene und Schilddrüse. Große Dosen von Östrogen hemmen in gewissem Grade die Schilddrüse [FARBMAN (1944)]. Die Östrogenbehandlung des Hyperthyreoidismus, vor allem der klimakterischen Hyperthyreose, beruht darauf und ist durch Hemmung der Ausschüttung des thyreotropen Hormons des HVL wirksam. Umgekehrt ist nach den Untersuchungen von GRUMBRECHT und LOESER ein fördernder Einfluß der Schilddrüse auf die Inkretion des Eierstockes wahrscheinlich: daher Hyperthyreose in der Pubertät, im Prämenstruum und in der Schwangerschaft. Zwischen beiden ist nach ihnen die Gebärmutterschleimhaut als Zwischenglied eingeschaltet. Ohne Vorhandensein des Uterus wird nach diesen Autoren der fördernde Einfluß der Schilddrüse auf die Ovarialtätigkeit nicht wirksam; die ovariellen Mangelerscheinungen nach Uterusexstirpation sollen darin ihren Grund haben (vgl. hiezu die Blasenfunktionsstörungen, die nach Hysterektomie beobachtet werden, und S. 117). Andererseits sprechen die Eierstöcke von thyreopriven jungen Kaninchen auf gonadotropes Hormon nicht an, wohl aber nach Thyroxinverabreichung (GRUMFRECHT 1939).

Die Östrogenwirkung auf die Harnblase. Übermäßige Östrogenzufuhr führt bei Mäusen beiderlei Geschlechts gelegentlich zu Harnstauung mit Überdehnung der Harnblase und Hydronephrosen [LACASSAGNE (1933); BURROWS und KENNAWAY

(1934)]. Ähnlich wird bei Ratten unter dem Einfluß einer langdauernden und hochdosierten Behandlung mit Follikelhormon Harnverhaltung beobachtet. Burrows faßt die Insuffizienz der Harnentleerung solcher Fälle als eine neuromuskuläre Miktionsstörung auf, da ein mechanisches Miktionshindernis nicht vorläge.

Der Verfasser hat [R. Chwalla (1948)] die Vermutung ausgesprochen, daß bei der sogenannten Sphinkterstarre der menschlichen Harnblase eine Östrogenwirkung mit eine Rolle spielen könnte (vgl. S. 373). Klinische Versuche mit natürlichen und synthetischen Östrogenen bei Frauen haben ergeben, daß schon Zufuhr verhältnismäßig kleiner Dosen Harndrang und öfteres Urinieren erzeugt (Ehrhardt); noch größere Dosen rufen auch eine Erschwerung der Miktion (!) hervor. Ähnliches beobachtet man mitunter bei der Östrogenbehandlung des Prostatakrebses. Die Hyperfollikulinämie der Frau, als deren Symptome von Ségyu (zit. nach *Tscherne*) angegeben werden: Schwellung und Schmerzhaftigkeit der Brust während der Menstruation, ein- oder beiderseitige ovarielle Schmerzen, intermenstruelle Blutungen und starke sowie schmerzhafte Menstruation mit großen Gerinnseln, soll in analoger Weise eine Verminderung der Blasenkapazität und ein spastisches Verhalten der Blase erzeugen (Lacour). Wir stoßen damit auf die in der Endokrinologie immer wieder zu beobachtende und schon erwähnte Tatsache, daß sowohl ein Zuviel als auch ein Zuwenig eines Hormons ähnliche Störungen auslöst. Es scheint also auf die Erschütterung des Gleichgewichtes hauptsächlich anzukommen. Die Auswirkung einer solchen Erschütterung auf das Zwischenhirn wird neuerdings mehr und mehr als das eigentliche krankheitauslösende Agens hingestellt. Hoffmann und Treite fanden bei zehn von neunzehn von ihnen untersuchten prä- und postklimakterischen Frauen schon nach Injektion von 5 mg Östradiolbenzoat eine 35%ige Verminderung der Blasenkapazität. Der Sphinktertonus wurde erhöht. Darauf beruht die therapeutische Verwendung des Follikelhormons bei der relativen Harninkontinenz der postklimakterischen Frau (Hoffmann und Treite, Esch, Martins, Hortolomei und Burghele, Steinkamm, R. Chwalla). Ich habe bei einer 56jährigen Frau mit Eierstockkarzinom eine Sphinkterstarre mit Blasendivertikelbildung gesehen. In diesem und in einem zweiten Fall von weiblichem Blasendivertikel bei einer 63jährigen Frau mit HVL-Atrophie bestand eine adenomatöse Hyperplasie der Nebennierenrinde. Frauen mit primärer Sphinkterstarre scheinen von relativer Harninkontinenz verschont zu bleiben. Bei Männern mit Sphinkterstarre fällt nicht selten eine merkwürdige Kleinheit der Prostata trotz normal großen Hoden auf, eine Kleinheit, die nicht etwa durch eine postentzündliche Schrumpfung verursacht ist. Sie hat in früherer Zeit zur Bezeichnung Prostataatrophie für das, was wir heute Sphinkterstarre nennen, Veranlassung gegeben.

Bei der Schwangerenblase und ihren Verhaltenseigentümlichkeiten spielt ebenfalls das Östrogen eine ursächliche Rolle, wenngleich es hier schwer ist, hormonale und mechanische ursächliche Faktoren zu trennen. Ähnliches gilt von den Schwangerschaftsveränderungen der Nierenbecken und der Harnleiter und beider Erweiterung in der Schwangerschaft.

Die Östrogenwirkung auf Nierenbecken und Harnleiter. Seit Stöckel ist die teilweise hormonale Aetiologie der Schwangerschaftsdilatation der oberen Harnwege allgemein anerkannt. Die Versuche von Hoff an der Grazer Universitäts-Frauenklinik haben es wahrscheinlich gemacht, daß die Erweiterung in der Hauptsache eine mechanische Ursache, das Wachstum der Ureteren in der Schwangerschaft, die Verdickung ihres Epithels und ihrer Wand eine hormonale Ursache hat, die nach F. Hoff zum Großteil im Gelbkörperhormon liegt [Franz Hoff (1943)]. Auch die Weitstellung der Ureteren der schwangeren Frau und ihre Hypotonie werden heute zum Teil als ein Effekt des Progesterons aufgefaßt.

Bei der Untersuchung des Einflusses des Follikelhormons auf die Harnleiter-motilität kamen verschiedene Untersucher zu verschiedenen Ergebnissen. So fand ZANNE am überlebenden Harnleiter vom Schwein eine eindeutige Hemmung der Peristaltik, ebenso BOMPIANI und CONTIADES — sie tritt am isolierten Harnleiter schon nach Gaben von 1000 bis 4000 Einheiten Follikulin deutlich zutage —, während SCHMITZ einen Einfluß des Östrons auf die Harnleiterbewegungen ablehnt. Auch nach den Untersuchungen von F. KOCH üben die Eierstockhormone keinen hemmenden Einfluß auf die Harnleiterfunktion aus; weder Tonus noch Peristaltik würden durch sie verändert. HUNDLEY, DIEHL und DIGGS (1942) verabreichten einer nicht schwangeren Frau täglich zweimal 2 mg Stilböstrol durch zehn Wochen und fanden dadurch eine Verstärkung des Tonus der Ureteren und ihrer Peristaltik; Progesteron, das dem Östron entgegengesetzt wirkt, verminderte den Harnleitertonus. In Übereinstimmung mit diesem Ergebnis zählt LACOUR (1941) als Folgen einer Hyperfollikulinämie bei der Frau auf: prämenstruelle Pollakisurie, Nephralgie oder Zystalgie, und funktionelle Hydronephrose, ferner Kolizystopyelitis. Er bringt für die urologischen Auswirkungen der Hyperfollikulinämie charakteristische Krankengeschichten, die hier wegen ihrer grundsätzlichen Bedeutung kurz angeführt seien:

Krankengeschichte I: Junges Mädchen mit hyperhormonaler Oligomenorrhoe und zystitischen Erscheinungen vom fünfzehnten Tag des Intermenstruums an mit besonderer Exacerbation knapp vor der Menstruation (vgl. S. 207), begleitet von Nierenschmerzen. Beide hören während der Menstruationsblutung auf. Blase normal. Lediglich Kalzium und Testosteronpropionat waren erfolgreich. Progesteron wirkte ebenfalls heilsam. LACOUR weist darauf hin, daß eine derartige Störung oft für eine ovarielle Insuffizienz gehalten wird und infolgedessen mit Follikelhormon oder Eierstockextrakt — zu Unrecht — behandelt wird. Dadurch können richtige Nierenkoliken ausgelöst werden. Die Unterscheidung könne durch die starke Hypocalcämie der hyperfollikulinämischen Frau von 8 mg Prozent Blutkalzium (s. S. 111) getroffen werden.

Die Krankengeschichte II ist ebenfalls sehr charakteristisch: Eine 29jährige Frau verliert durch zehn Tage vor der Monatsregel den Harn, dabei Spannungsgefühl und Kribbeln in der Blase. Bei ihr bestand eine Hypocalcämie und Hyperphosphorämie, also ein Hypoparathyreoidismus, und gleichzeitig eine Hyperfollikulinämie. Die Erscheinung wird als Blasentetanie aufgefaßt und konnte durch Kalzium + Progesteron intravenös beseitigt werden.

Die Hyperfollikulinämie wirkt sich nach LACOUR auf die Harnwege durch Erzeugung einer Hyperkinese von Nierenbecken und Ureteren aus, die oft von einer Tonusstörung gefolgt ist, ferner durch Erzeugung von Blasendetrusorspasmen und durch eine Begünstigung der Vermehrung der Kolibazillen und eine Sensibilisierung des Organismus gegenüber ihnen und ihren Toxinen, und schließlich durch Hervorrufung einer Blutkongestion in Blase und Nieren.

Die klinisch-urologischen Erscheinungsbilder der Hyperfollikulinämie sind nach LACOUR 1. gewisse Hydronephrosen, 2. prämenstruelle Pollakisurie, 3. Zystalgie, 4. Kolizystitis und -pyelitis. Zur Behandlung wird von LACOUR Progesteron empfohlen. Der Verfasser hat das Testosteronpropionat ebenfalls wirksam gefunden.

Ich selbst habe gleichfalls hieher gehörige Fälle beobachtet.

Es ist nicht ausgeschlossen, daß die sogenannte „kleine schmerzhafte Hydronephrose", für die ALLEMANN die extramuköse Durchtrennung des pyeloureteralen Schließmuskels empfohlen hat, hierher gehört und bei ihr eine Hyperfollikulinämie eine Rolle spielt.

Das Follikelhormon erzeugt ferner (ebenso wie die Stilbene) eine Kongestion von Nieren und Harnblase und begünstigt das Wachstum von B. coli in vitro sowohl als auch im Lebendversuch an der Maus (Lacour). Die Entstehung einer Kolizystitis und Kolipyelitis wird dadurch gefördert. Dieser wichtige Befund scheint das Rätsel der Häufigkeit der Pyelitis in der Schwangerschaft, vom Faktor Harnstauung abgesehen, der Lösung näherzubringen.

Östrogene und Haut. Östrogen verzögert das Haarwachstum und das Nachwachsen der Haare nach Kürzung derselben und vermag Haarausfall herbeizuführen. Ich beobachtete bei einem 53jährigen Gynäkomasten starken Haarausfall, verbunden mit Atrophie der Hoden und Libido- und Potenzverlust (Effekt von Hyperöstrogenämie?). Anderseits führt ovarielle Unterfunktion gleich dem Klimakterium der Frau nicht selten zu Haarausfall und tritt in solchen Fällen durch Östrogenzufuhr Besserung ein, für die E. Tscherne in seinem Buch „Sexualhormontherapie" instruktive Beispiele bringt. Daß auch die Akne juvenilis durch eine mangelhafte Eierstockfunktion bedingt oder durch die Klimax ausgelöst werden und dementsprechend durch Östrogenbehandlung oder örtliche Anwendung von Östrogensalbe geheilt werden kann, dafür finden sich ebenfalls lehrreiche Beispiele in dem Buch von Tscherne. Ob der vermehrte Haarwuchs bei der schwangeren Frau durch Östrogen oder Progesteron zustande kommt (Augustiniok), wird als noch nicht geklärt bezeichnet. Dem Verfasser scheint die Hypertrophie der Nebennierenrinde in der Schwangerschaft die Hauptrolle dafür zu spielen.

Der Unterschied in der Hautbehaarung der Frau gegenüber dem Mann geht sicher mindestens zum Teil auf eine Östrogenwirkung zurück. Der weibliche Schambehaarungstypus, das ist das horizontale Abschneiden der Schambehaarung nach oben, dürfte ebenfalls ein Östrogeneffekt, das männliche Schambehaarungsmuster eine Androgenwirkung sein (s. S. 278). Parks sah bei einem viereinhalbjährigen Mädchen mit einem hyperöstrogenen Granulosazelltumor eines Eierstockes sich eine reichliche, normal weibliche Schambehaarung entwickeln, die nach Entfernung des Gewächses völlig schwand. Bei virilisierenden Nebennierenrindenblastomen von Mädchen im Kindesalter nimmt hingegen das Verhalten der hier ebenfalls vorzeitig auftretenden Behaarung männlichen Charakter an. Das spricht für die vorerwähnte geschlechtshormonale Verursachung des Schambehaarungsmusters.

Nach wiederholten Östrogeninjektionen ist von mehreren Forschern die Entstehung von Unterhautsarkomen, und zwar Spindelzellensarkomen, gesehen worden. Die sogenannten Schwangerschaftsstreifen der Haut bei schwangeren Frauen werden zum Teil als ein Östrogeneffekt aufgefaßt, ebenso die vermehrte Sukkulenz des Unterhautzellgewebes der schwangeren Frau und des weiblichen Geschlechtes gegenüber dem männlichen überhaupt. Im Klimakterium auftretende Hautkrankheiten sowie verschiedene Hautaffektionen, die mit Unregelmäßigkeiten der Menstruation verbunden waren oder Beziehungen zur Menstruation erkennen ließen, sind mit angeblich guten Erfolgen mit Östrogen behandelt worden [Giesen (1940); Schreuss (1944); Tscherne].

Sonstige Östrogenwirkungen. Im *Gehirn* verursachen die Östrogene eine starke Hyperämie [E. Steinach, Kun und Peczenik (1936)], die auch beim männlichen Versuchstier deutlich und stärker als die des Testosterons ist. In gleicher Weise werden die Geschlechtsorgane hyperämisiert und derart durch Östrogen bei der kastrierten männlichen (!) Ratte Geschlechtstrieb und Begattungsfähigkeit wiederhergestellt. Die genannten Autoren empfehlen aus diesem Grunde bei der Androgenbehandlung der Impotenz des Mannes eine Östrogenzulage, im Falle Androgen nicht ausreichend wirkt. Aber auch die Gefäße der Haut und des Herzens werden durch Östrogen erweitert. Es hat daher Anwendung für die

Herstellung von Frostsalben gefunden, ferner zur Behandlung kardialer und peripherer Durchblutungsstörungen [N. RATSCHOW (1947)]. Östron verhindert nämlich die Adrenalin- und Ergotamingangrän des Rattenschwanzes (RATSCHOW). Eine besonders gute Wirkung entfaltete in dieser Beziehung das Cyren. Bei Männern empfiehlt RATSCHOW, gleichzeitig Testosteron zu geben; Hauptindikation ist die Endarteriitis obliterans.

Östrogen beschleunigt *die Verknöcherung* der Epiphysenfugen und hemmt dadurch das Längenwachstum der *Knochen*. Die Knochenlänge wird daher durch Östrogen verkürzt; außerdem wird die Kompaktabildung der langen Röhrenknochen verstärkt. Junge Mädchen mit hyperöstrogenem Granulosazelltumor eines Ovars und dadurch ausgelöster Pubertas praecox weisen im Gegensatz zu diesem experimentellen Ergebnis eine beträchtlich gesteigerte Körpergröße gegenüber gleichaltrigen normalen auf (PARKS). Individuen mit angeborenem Mangel der Eierstöcke sind umgekehrt meist minderwüchsig, seltener hochwüchsig, wie es der Erwartung auf Grund des vorerwähnten entspräche; dementsprechend bleiben die Knochenfugen vielfach über den normalen Zeitpunkt hinaus offen. Später verknöchern sie aber doch trotz dem Fehlen des Östrogens der Eierstöcke (Östrogenwirkung der Nebennierenrinde?). G. PICH vermutet, daß die Wachstumshemmung mit dem verzögerten Epiphysenfugenschluß und dem daraus resultierenden Minderwuchs als Folge einer frühzeitigen Involution des Thymus in solchen Fällen zusammenhängt, also thymogen bedingt sei.

Hochdosierte Östrogenzufuhr kann Knochenzysten und Knochensarkome erzeugen. Anderseits löst Östrogen eine übermäßige Verkalkung des Skelettes aus, die besonders Becken, Wirbelsäule und Oberschenkelknochen betrifft. Man hat vermutet, daß die günstige Wirkung der Östrogenbehandlung bei (osteoklastischen?) Metastasen eines Prostatakrebses mit dieser Wirkung in Zusammenhang steht. Ferner sei an dieser Stelle auf das bevorzugte Befallensein des weiblichen Geschlechtes bei superkalzifizierenden und superostotischen Knochenprozessen hingewiesen (s. S. 463 und 464). Bei jungen Mäusemännchen kann ein Paget-ähnliches Krankheitsbild als Folge von Östrogenverabreichung beobachtet werden. Bei einem hormonalen Gynäkomasten, bei denen gewöhnlich eine Hyperöstrogenämie besteht, wurde interessanterweise ein M. Paget in einer Tibia von A. PRIESEL festgestellt. Hormonanalysen des Harns von menschlichen männlichen Pagetkranken stehen noch aus, ebenso eine Untersuchung solcher auf morphologische Zeichen von Hyperöstrogenämie (z. B. Stimulierung der Abkömmlinge der Müllerschen Gänge beim Mann).

Das *Knochenmark* wird bei gewissen Versuchstieren durch Östrogene geschädigt und dadurch die Zahl der Erythrozyten und ihr Hämoglobingehalt herabgesetzt. Das Ergebnis größerer Dosen von Follikelhormon, Östradiolbenzoat oder Stilböstrol ist eine Anämie [HOLTZ (1937)]. Gleichzeitige Verabreichung von Testosteron oder Testosteronpropionat verhindert sie nicht. Kleine Dosen Follikelhormon regen hingegen die Knochenmarkstätigkeit an (FEUCHTINGER (1942)]. Nach den Tierversuchen von ARNOLD, HAMPERL, HOLTZ, JUNKMANN und MARX führt langdauernde Behandlung mit Östron zu einer tödlichen hämorrhagischen Diathese; die Blutplättchen können vollständig schwinden [MCBRYDE, CASTRODALE und Mitarbeiter (1942)]. Vergleiche hiezu den Thrombozytenabfall während der Menstruation. Nach RATSCHOW finden sich die Unterschiede im Hämoglobin und in den Blutzellen zwischen Mann und Frau nur während der Geschlechtsreife. Östradiolbenzoat vermindert die roten Blutkörperchen bei kastrierten Rattenweibchen (VOLLMER und GORDON) und bei der durch übermäßig Östrogen ausgelösten glandulären Hyperplasie des Endometriums finden sich pathologische Blutbilder (ELERT). Vielleicht steht die sogenannte Schwangerschafts-Pseudoanämie mit ihrer geringen Herabsetzung der Erythrozytenzahl und des Hämoglobingehaltes unter die Normalwerte zum Teil mit der Hyperöstrogenämie während der Schwangerschaft im Zusammenhang. FEUCHTINGER hat bei Polycytämia rubra gute Erfolge von 50 bis 150000 E. Östron täglich gesehen. Anderseits kann durch Östrogenzufuhr beim Laboratoriumstier auch eine Leukämie myeloischen und lymphatischen Typs ausgelöst werden. Beim Menschen ist ein eventueller Zusammenhang der Leukämie mit einer Östrogenvermehrung noch nicht erforscht. Jedenfalls ist Östrogen eine Noxe, durch die Leukämie beim Versuchstier hervorgerufen werden kann. Progynon- (= Östradiolbenzoat) Injektionen führen demgemäß nach KRAMER und BRODERSON zu einer raschen Erhöhung der Leukozytenwerte im Blut.

Von der blutstillenden Wirkung des Follikelhormons bei Hämophilie wird noch die Rede sein (s. S. 339). FRANKE und LITZNER gelang es, eine lebensbedrohende hämophile Blutung durch intravenöse Follikelhormoninjektion zu stillen. Die Erklärung scheint in der Beobachtung von DRUCKREY (1933) zu liegen, daß die Eierstockhormone eine Verlängerung der Blutgerinnungs- und der Blutungszeit bei weiblichen Ratten hervorrufen.

Der *Blutzucker* und der Kalziumgehalt des Blutes wird durch natürliches und synthetisches Östrogen erhöht und die Insulinabgabe der Langerhansschen Inseln des Pankreas gesteigert. Die Injektion von zweimal 1 mg Stilböstrol zweimal in der Woche erniedrigt den Insulinverbrauch von Frauen mit postklimakterischem Diabetes beträchtlich [MAZER, ISRAEL und RAVETZ (1941)]. Die Hyperkalzämie durch Östrogenbehandlung, die bei der Ratte zu Entkalkung von Haut und Knochen führt, kann bei der Maus eine Entstehung von Harnsteinen im Harnapparat zur Folge haben, die hauptsächlich bei männlichen Tieren (!) auftritt. Es wird noch zu untersuchen sein, ob beidseitige aseptische Kalknierensteine bei der Frau etwas mit einer übermäßigen Ovarialtätigkeit zu tun haben. Nach KREITMAIR und SIECKMANN hingegen, ebenso nach E. BACH (1937), senken Progynon und Östradiol den Blutkalk; Diäthylstilböstrol (Cyren) soll diese Wirkung nicht haben. Es bedarf also noch endgültig klärender Untersuchungen diesbezüglich.

Ferner führt natürliches wie synthetisches Östrogen im Blut zu *Lipämie*, zu Leukozytose und zu Verminderung der Thrombocyten im peripheren Blut — Wirkungen, von denen schon die Rede war — sowie zu einer Verlängerung der Blutungszeit. Eine Lipämie ist bemerkenswerterweise auch in der Schwangerschaft mit ihrer Hyperöstrogenämie vorhanden.

Der *Blutdruck* wird durch Östrogen beim Normalen und beim Nierenkranken etwas gesenkt. SCHICKELE entdeckte bereits 1912, daß die Eierstöcke eine blutdrucksenkende Substanz enthalten (vgl. dazu den klimakterischen Hochdruck!). Die Hautkapillaren erfahren in Abhängigkeit von der Phase des menstruellen Zyklus rhythmische Änderungen ihrer lichten Weite. RATSCHOW konnte die Mutterkorngangrän der Rattenschwanzspitze durch Progynoninjektion verhindern. Beim Menschen tritt nach einer solchen vielfach ein allgemeines Wärmegefühl auf. Vor allem die Gefäße der Haut, des Gehirns und des Herzens erfahren eine Erweiterung. Daher die günstigen Erfolge bei Durchblutungsstörungen, wie Migräne, Endangitis, Ulcus cruris, Akrocyanose, und bei vikariierenden Menstruationsblutungen (TSCHERNE). Hand in Hand damit geht eine Erweiterung der Kapillaren und eine Steigerung ihrer Durchlässigkeit. Östrogen hat daher Anwendung in Salbenform gegen Frostschäden, ferner gegen angiospastische Zustände gefunden.

Die *klimakterischen Beschwerden* der Frau, vor allem die Wallungen, werden durch natürliche und synthetische Östrogene oft beseitigt. Der Mechanismus dieser Wirkung ist noch nicht klargestellt. Vielfach wird angenommen, sie käme durch eine Bremsung der in der Menopause erhöhten HVL-Aktivität zustande. Die gesteigerte Inkretion von Follikelreifungshormon des HVL erfährt nämlich durch Östrogen eine Hemmung.

Die *glatte Muskulatur* des Darmes wird gleich der des Uterus und der Tuben durch Östron tonisiert. Im Klimakterium der Frau ist hartnäckige Obstipation häufig. Corpus luteum Hormon hemmt die Darmperistaltik des Kaninchendickdarms, Östron steigert seine Reaktion auf peristaltikerregende Mittel [TSUTSUPULOS (1941)]. Auch die ovarielle Verursachung gastrointestinaler Störungen wie Gastritis, Hypazidität und Hypotonie und sogar die Heilung von Magen- und Zwölffingerdarmgeschwüren mit Menstruationsstörungen oder nachweisbaren Durchblutungsstörungen durch Östrogen ist mehrfach berichtet worden (TSCHERNE).

Die *Nebennieren* werden durch Östrogen vergrößert, vor allem ihre Rinde. Das ist allerdings bestritten worden. Nach SELYE (1940) erzeugt Östradiol bei der Ratte eine Hypertrophie der Nebennierenrinde (vgl. dazu die Hypertrophie der Nebennierenrinde bei der schwangeren Frau) und steigert das Blutcholesterin. Bei Mäusen sind durch langdauernde Östrogenbehandlung sogar Blastome der Nebennierenrinde hervorgerufen worden. Bei weiblichen Versuchstieren soll Entfernung der Nebennierenrinde eine Zunahme und auffällige Fettanfüllung der interstitiellen Zellen im Eierstock zur Folge haben. Bei Tauben vergrößern sich die Nebennieren periodisch mit der Ovulation [HARMS (1926)]. Nebennierenrindenhormon hemmt ferner bei weiblichen Jungtieren die Entwicklung der Eierstöcke und ihre Luteinisierung [BERNER (1923, 1928); ASHER (1936)]. Das steht in Übereinstimmung mit klinischen Erfahrungen bei Nebennierenrindenhyperplasie und Nebennierenblastomen junger Mädchen.

Wie alle Keimdrüsenhormone und Nebennierenrindenhormon führt Östrogen in großen Dosen zu Retention von Na, Cl und Wasser. Derart entstehen allgemeine oder lokale Hautödeme nach Verabreichung von natürlichem Östrogen und ebenso von Diaethylstilböstrol. Das Oedem und Präoedem der hochschwangeren Frau in den letzten Monaten der Gravidität wird als ein kombinierter Östrin-Progesteroneffekt aufgefaßt. Die Stickstoffausscheidung und die Ausscheidung anorganischen Phosphors wird bei geschlechtlich unterentwickelten Männern und Frauen durch Östradiolbenzoat vermindert.

Die *Leber* erfährt durch exzessive Östrogendosen eine fettige und hydropische Degeneration; ferner tritt eine Hypertrophie der Gallengänge ein. Übermäßige Stilböstrolzufuhr erzeugt Leber- und Nierennekrosen [MAZER, ISRAEL und RAVETZ (1941)].

Die Mitosegiftwirkung des Östrogens. Nach Hans LETTRÉ (1943)] ist das Diäthylstilböstrol (Cyren B) ein Mitosegift, das in der Wirkung dem Colchizin gleicht. Es muß demnach als möglich erachtet werden, daß ein Teil der günstigen Wirkung des Diaethylstilböstrols bei Prostatakarzinom und anderen epithelialen Gewächsen dieser Wirkung zuzuschreiben und damit unspezifischer Natur ist.

Das weibliche Geschlechtshormon beim männlichen Individuum und seine Rolle im männlichen Organismus. Die Follikelhormonausscheidung im Harn des normalen Mannes liegt gar nicht sosehr unter der der Frau; sie wurde mit 15 bis 150 i.E. bestimmt [GLASS, DEMEL und WRIGHT (1940)]. Bei homosexuellen Männern ist sie bisweilen erhöht, zugleich die Androgenausscheidung nach denselben Autoren vermindert. Sehr erhöhte Östrogenwerte im Männerharn finden sich ferner bei gewissen Hodengewächsen, vor allem beim Chorionepitheliom des Hodens, wo Werte von 1500 bis 2000 i.E. im Liter Harn gefunden werden, und bei feminisierenden Nebennierenrindenblastomen. DOHRN, LAQUEUR und Mitarbeiter haben bereits 1927 das Vorhandensein von Östrogen im Männerharn entdeckt.

Injiziertes Follikelhormon stimuliert beim kastrierten männlichen Tier, wie bereits erwähnt (s. S. 211), das Wachstum der akzessorischen männlichen Geschlechtsdrüsen, ebenso Eierstocküberpflanzung [HILL und GARDENER (1936)]. Dies wird als „paradoxe Wirkung" bezeichnet. Als „paradoxe Menformonwirkungen", i. e. Follikelhormonwirkungen beim männlichen Tier, sind ferner beschrieben worden [BOMSKOV (1939)]: Verdickung des Bindegewebes und der glatten Muskulatur der Samenblasen und der Samenleiter sowie ihrer Ampullen, Hyperplasie der Prostata und Metaplasie ihrer Epithelien, Wachstum der Samenblasen — weniger des Penis, Epithelmetaplasie (auch) in den Cowperschen Drüsen, Veränderungen des interstitiellen Gewebes im Mäusehoden, psychische Feminisierung und Hermaphrodisierung, Veränderung an der Harnröhre (Epithelmetaplasie!) und den Nebennieren, Trennung der Schambeine bei männlichen Mäusen ähnlich wie beim weiblichen Tier während dessen Trächtigkeit, Vergrößerung der Harnblase [BURROWS (1934); dieser Autor zieht hier den Begriff des „prostatisme sans prostate" zum Vergleich heran; vgl. S. 217]. Diese Wirkungen, die dem Leser aus der vorangehenden Darstellung bereits bekannt sind, sind in Wirklichkeit keine echten paradoxen Wirkungen, sondern dadurch zu erklären, daß das Follikelhormon beim männlichen Tier genau so wie beim weiblichen wirkt. Es ist bei beiden Geschlechtern ein Wachstumshormon der glatten Muskulatur, des Schichtepithels und gewisser Drüsenepithelien ektodermalen Ursprungs (BOMSKOVS). Es wirkt auf die Teile des männlichen Genitaltrakts, die dem Müllerschen Gang und dem Mesodermgewebe entsprechen (BOMSKOV).

Pathologische Physiologie der Östrogeninkretion. Eine übermäßige Östrogeninkretion der Eierstöcke, eine sogenannte Hyperöstrogenämie („Hyperöstrogenismus" der angelsächsischen Literatur) bildet die Ursache etlicher gynäkologischer Affektionen, so der Metropathia haemorrhagica, die bei Affenweibchen durch Zufuhr exzessiver Östrogendosen experimentell erzeugt werden konnte und auf eine Behandlung mit Progesteron oder anhydrohydroxyprogesteron (Proluton C) ausgezeichnet anspricht (KAUFMANN), ferner der zystischen Hyperplasie des Endometriums, die am Versuchstier durch reichliche Östrogenzufuhr hervorgerufen wird und von KAUFMANN auch bei einer kastrierten Frau auf die gleiche Weise reproduziert werden konnte, weiters der Menometrorrhagie junger Mädchen, die gleichfalls durch Progesteron beherrscht werden kann (RUBENSTEIN), und schließlich mag eine Hyperöstrogenämie bei der Endometriose vielleicht eine Rolle spielen; intramuskuläre Injektionen von Testosteronpropionat stillen die von einer Endometriose ausgehende Blutung dort, wo die chirurgische Excision des veränderten Gewebes nicht vorgenommen werden kann. Das gilt u. a. für die Endometriose der Harnblase, bei der die endovesikale Verschorfung des endometranen Gewebes als zusätzliches Behandlungsverfahren mit in Konkurrenz tritt. Ferner ist Hyperöstrogenämie die Folge gewisser Blastome des Eierstocks, die übermäßig Östrogen produzieren und dadurch zu einer Hyperfeminisierung der Trägerin führen. Es sind das die sogenannten Granulosazelltumoren des Ovars, die in der Regel mit einer Ausscheidung großer Östrogenmengen, darunter freiem Östrogen, im Harn und einem erhöhten Östrogengehalt des Blutes einhergehen. Beides fehlt nur, wenn bei gleichzeitig bestehender Amenorrhoe eine Luteinisierung des Tumors vorliegt. Die Entfernung des Gewächses führt vollständige Heilung herbei.

Die urologischen Auswirkungen der Überfunktion der Eierstöcke sind bereits im Kapitel „Die Östrogenwirkung auf Nierenbecken und Harnleiter (s. S. 217) besprochen worden.

Eine Hypoöstrogenämie infolge Unterfunktion der Eierstöcke (ovarielle Insuffizienz) ist die Ursache vieler Menstruationsstörungen der Frau aus endokrinen Gründen, so gewisser Formen von sekundärer Amenorrhoe, von Hypomenorrhoe und Oligomenorrhoe. Sie gehören in das Gebiet des Frauenarztes und ich verweise diesbezüglich auf die Darstellungen von berufener gynäkologischer Seite. Die Unterfunktion der Eierstöcke hat jedoch auch, ähnlich wie die der Hoden, urologische Auswirkungen, die hier interessieren und im Abschnitt „Keimdrüseninsuffizienz und Miktionsstörungen" ausführlich besprochen worden sind (s. S. 116). Eine solche findet sich sehr häufig bei der sogenannten Kaltfußdysurie oder „Reizblase". Erhebt man bei jungen Mädchen und Frauen mit einer solchen Kaltfußdysurie bzw. Reizblase eine genaue Anamnese, so findet man außerordentlich oft die Symptome der ovariellen Insuffizienz (R. Chwalla), wie sie z. B. von L. Kraul beschrieben worden sind [L. Kraul (1941)], nämlich Hypoplasie der inneren Genitalien und der Brustdrüsen, virgineller Fluor albus, kleine oder zystische Ovarien und Regelanomalien (Amenorrhoe öder Oligomenorrhoe). Bei sehr vielen Frauen mit Kaltfußdysurie dauert der Zyklus nicht 28 Tage, sondern 26 bis 30 Tage, und seine Dauer wechselt fast von Fall zu Fall. Die Menarche erfolgt nicht selten verspätet und die Fruchtbarkeit ist herabgesetzt. Am Körperäußeren können die Züge des Hypogonadismus unter Umständen sehr deutlich ausgeprägt sein. Krankengeschichten, welche meine Auffassung bestätigen, führt Tscherne in seinem Buch „Sexualhormontherapie" an. Die von ihm als pathognomonisches Symptom angesehene Trabekelbildung halte ich für einen Ausdruck der übermäßig gesteigerten Empfindlichkeit der „Reizblase" gegenüber dem Eingriff der Zystoskopie, die ein stärkeres Hervortreten der angespannten Muskelbalken zur Folge hat. Trabekulation sieht man allgemein bei der Zystoskopie überempfindlicher Blasen. Bei sonst normalen Verhältnissen in der Blase und mäßiger Füllung mit körperwarmer Flüssigkeit kann dieses Zeichen als Symptom einer abnormen Empfindlichkeit der Blase gewertet werden, die ihrerseits eine endokrine Ursache haben kann. Die Fälle von Auftreten einer Reizblase Hand in Hand mit einer Amenorrhoe oder hypoovariellen Menstruationsanomalien unterstreichen den von mir angenommenen Zsuammenhang der Dinge. Der Verfasser hat ihn in dem Sinne gedeutet, daß das Fehlen des die Gefäße erschlaffenden Östradiols bzw. seine zu geringe Inkretion zu den chronischen Kaltfüßen wie überhaupt zu angiospastischen Zuständen und zu Spasmen der glatten Muskulatur disponiert. Ein gleiches gilt vom Hodenhormon Testosteron beim männlichen Geschlecht. Anderseits wirken die Keimdrüsenhormone auch auf die glatte Muskulatur der Harnblase, den M. detrusor vesicae, tonisierend (durch Hyperämisierung?, unmittelbar?) und aus dieser Wirkung und dem endogenen Kältereiz, der von den chronischen Kaltfüßen ausgeht und auf dem Wege über das subkortikale, hypothalamische Blasenzentrum den Blasenaustreibemuskel in Erregung versetzt, als zweitem ursächlichen Faktor resultiert wahrscheinlich die Kaltfußdysurie.

In ähnlicher Weise entwickelt sich in der Menopause der Frau durch den Ausfall der Eierstockinkrete bisweilen die klimakterische Reizblase [R. Chwalla (1947)] und bei männlichen Kastraten analog eine „Kastratenreizblase" (R. Chwalla, s. S. 379). Der Verfasser hat ferner eine Symptomentrias, bestehend in chronischen Kaltfüßen bzw. kalten Händen und Füßen, in Kaltfußdysurie und Hypogonadismus, als ein geradezu typisches Syndrom beschrieben, das man bei Trägern von sogenannter Reizblase häufig findet. Es wird in Zukunft festzustellen sein, ob und wie häufig bei hyperöstrogenen Affektionen eine Kaltfußdysurie vorkommt und anderseits die Östrogenausscheidung im Harn, ferner der Östrogen- und Kalziumspiegel im Blut bei den genannten Affektionen zu untersuchen und mit denen der Norm zu vergleichen sein.

Durch mangelnden Sphinktertonus der Harnblase der Frauen und virginellen Mädchen mit ovarieller Insuffizienz, ferner bei klimakterischen und postklimakterischen Frauen mit erloschener Eierstockfunktion, entsteht die hormonale Form der sogenannten relativen Harninkontinenz.

Die Kastration und ebenso Östrogenzufuhr führen beim männlichen Versuchstier zu gesteigerter Erregbarkeit und Kontraktilität der männlichen akzessorischen Geschlechtsdrüsen [MARTINS und VALLE am Rhesusaffen (1938)]. Testosteron normalisiert die Verhältnisse. Wir sind damit schon bei der *Pathologie der Östrogeninkretion beim männlichen Geschlecht.*

Wir wissen heute, daß die Verhältnisse der Geschlechtshormoninkretion von maßgebender Bedeutung für das Geschlechtsleben und seine Störungen sowie auch für gewisse Abweichungen des geschlechtlichen Trieblebens sind. STEINACH und HOLZKNECHT haben bereits 1916 festgestellt, daß ein Ersatz der Keimdrüsen eines Versuchstieres durch solche des andern Geschlechts, im Falle die Überpflanzung gelingt, zu Homosexualität führt. Wird nur der eine Hoden entfernt und an seiner Stelle ein Eierstock eingepflanzt, so werden die erfolgreich operierten Tiere bisexuell [SAND (1919); MOORE (1919)]. Während beim normalen Mann die Ausscheidung von Androgen die des Östrogens im Harn überwiegt, haben Hormonanalysen des Harns von homosexuellen Männern ein umgekehrtes Verhalten ergeben (vgl. S. 222). Wir begegnen damit einer hormonalen Komponente der Homosexualität, die (s. S. 326) nur bei echter, angeborener Homosexualität und auch hier vermutlich nur in einem Teil der Fälle (vgl. BRAHN 1931) vorhanden ist. Homosexualität ist ferner bei eunuchoiden Männern häufig. Nach Kastration ist beim Mann ebenfalls eine starke Vermehrung der Östrogenausscheidung im Harn beobachtet (QUENTAL 1937), desgleichen das Auftreten von homosexueller Triebrichtung (R. CHWALLA). Beide Abweichungen dürften miteinander in Zusammenhang stehen. Auch ein Umschwenken der somatischen Geschlechtsmerkmale in die entgegengesetzte Richtung ist nach dem Erlöschen der eigenen Geschlechtsfunktion verhältnismäßig häufig. Hieher gehören außerdem die Mastopathia senescentium, das Auftreten von Myomen und die seelische Verweiblichung bei alten Männern usw. (s. S. 503). Ein Analogon der Vermehrung des Östrogens bei kastrierten Männern stellt die bei postklimakterischen Frauen zu beobachtende Steigerung der Androgenausscheidung im Harn dar (HAMBLEN und Mitarbeiter). Ein Korrelat der so veränderten Keimdrüsenhormonverhältnisse bildet die bekannte Vermännlichung solcher Frauen (Bartwuchs, seelische und charakterliche Virilisierung). Ob bei ihnen auch eine Perversion des Geschlechtstriebes in die gleichgeschlechtliche Richtung vorkommt, ist mir nicht bekannt, aber wahrscheinlich. Das gegengeschlechtliche Hormon bei Kastraten stammt aus der Nebennierenrinde.

Eine erworbene Hyperöstrogenämie beim Manne findet sich außer bei Verlust und bei Atrophie der Hoden vor allem bei feminisierenden Nebennierenrindengewächsen [BURROWS (1937)] und beim Chorionepitheliom des Hodens. Über die dabei auftretenden Symptome s. S. 49 und 445. QUENTAL beobachtete (1937) bei einem hyperöstrogenurischen Spätkastraten eine rhythmische Libido, verbunden mit Schmerz und Volumszunahme der Brustdrüsen ähnlich wie bei manchen Frauen zur Zeit der Menstruation. Eine vermehrte Östrogenbildung und -ausscheidung begleitet ferner die hormonale Gynäkomastie; fraglich ist schließlich, ob sie nicht auch für eine Myombildung beim Mann (s. S. 503) Voraussetzung ist.

Nach BURROWS ist eines der frühesten und ein konstantes Zeichen übermäßigen Östrogeneinflusses beim männlichen Versuchstier eine Vergrößerung des Utriculus prostaticus, weil dieser ein Abkömmling der Müllerschen Gänge ist, und eine

Metaplasie und Verhornung seines Epithels (s. S. 213). Da ich bei erwachsenen Männern mit Gynäkomastie eine ähnliche Beschaffenheit des Utriculus prostaticus gefunden habe und beim Neugeborenen eine solche ebenfalls festgestellt worden ist, darf erwartet werden, daß sich eine andauernde übermäßige Inkretion von Östrogen im Organismus des Mannes ähnlich wie beim Laboratoriumstier männlichen Geschlechts am Utriculus prostaticus in der beschriebenen Weise äußert. Wo wir also bei einem männlichen Wesen das Bestehen einer Hyperöstrogenämie vermuten, wird dem Verhalten des Utriculus in erster Linie Augenmerk zu schenken und auf eine Vergrößerung desselben, Verdickung und Metaplasie seines Epithels als gestaltlicher Ausdruck dieser Veränderung zu prüfen sein, desgleichen dem Verhalten des Appendix testis (s. S. 213).

Eine besondere Rolle kommt einer übermäßigen Östrogeneinwirkung auf die werdende Frucht im Mutterleib zu, indem durch eine solche im Tierexperiment bei Embryonen beiderlei Geschlechts nicht nur eine Schädigung der männlichen Keimdrüsen, sondern auch Intersexualität, Pseudhermaphroditismus und echter Hermaphroditismus (letzterer allerdings nur bei Vögeln und Amphibien, soweit bisher bekannt ist) sowie gewisse Fehlbildungen hervorgerufen werden können, z. B. Hypospadie der männlichen und weiblichen Harnröhre, Kryptorchismus, Skrotalhernie, Klitorishypertrophie und Anomalien an den Wolffschen und Müllerschen Gängen und ihren Abkömmlingen. Es ist dabei für die Entstehung dieser Folgen gleichgültig, ob das natürliche oder synthetische Östrogen dem trächtigen Muttertier zu einem bestimmten Zeitpunkt der Entwicklung der Frucht oder während der Stillzeit zugeführt wird, wobei dann das verabreichte Östrogen durch die Muttermilch auf das Jungtier übergeht, oder dem neugeborenen Tier nach dem Wurf verabreicht wird. Als Quelle des überreichlichen Östrogens, das die spontane Hypoplasie oder Atrophie der Hoden oder Eierstöcke, die Erscheinungen der Zwittrigkeit oder die angeführten Fehlbildungen bei der Frucht erzeugt, kommt im Körper des trächtigen Tieres bzw. der schwangeren Frau in erster Linie die Placenta und die Nebennierenrinde in Betracht.

Östrogennachweis im Blut: Für den Nachweis des Follikelhormons im Blut existieren Bestimmungsmethoden von FRANK und GOLDBERGER, ferner von TH. NEUSTÄDTER und von KEMP (vgl. bei BOMSKOV).

Pathologische Veränderungen beim Versuchstier durch Östrogenwirkung. Blastomentstehung durch Östrogen. An Organveränderungen beim Versuchstier durch langdauernde Östrogenzufuhr sind — ich fasse hier nochmals zusammen — bekannt: Zunächst Veränderungen der Genitalorgane, wie Cervixkarzinom bei der Maus und Fibromyome der Uterushörner beim Meerschweinchen, zystische Hyperplasie des Endometriums, Eierstockzysten, Zysten und Krebs in der Brustdrüse bei Mäusen gewisser Stämme in beiden Geschlechtern, metaplastische Epithelveränderungen und Hodengewächse bei männlichen Tieren, Hypertrophie der Zwischenzellen und Zwischenzelltumoren der Hoden, Zysten im Utriculus prostaticus, ferner Vergrößerung der Hypophyse und chromophobe HVL-Adenome bei Mäusen und Ratten, Hepatome und Leberhämangiome bei männlichen Mäusen, ferner Wucherungen der Gallenwege, Nebennierenrindentumoren ebenfalls bei der Maus, Knochenzysten und Knochensarkome, lymphatische Leukämie, lymphoide Tumoren und Lymphosarkome, Harnblasensarkome, Unterhautsarkome bei der Maus (nach wiederholten Injektionen an der Stichstelle). Betroffen sind also von Neubildungen neben den Organen des hormonalen Geschlechtssystems fast nur die Ausscheidungsorgane (Leber, Harnblase). Eine andere Veränderung, die durch chronische Behandlung mit Follikelhormon hervorgerufen wird, ist eine hämorrhagische Diathese.

Eine spontane Häufung von Veränderungen, wie sie durch übermäßige Östrogenzufuhr experimentell erzeugt werden können und eben erwähnt wurden, fanden GARDNER, STRONG und SMITH (1936) bei einer verendeten Maus, und zwar beiderseitige Granulosazelltumoren der Eierstöcke und einen chromophoben Hypophysentumor neben Mammakarzinom und zystischer Hyperplasie des Endometriums. Dieser Beobachtung steht beim Menschen das Vorkommen einer Auslösung von Mammakarzinom bei mit Stilben behandelten Prostatikern und Prostatakrebskranken zur Seite.

Die einzige, bisher mit Sicherheit reproduzierbare krebserzeugende Wirkung des Follikelhormons und der synthetischen Östrogene der Stilböstrolreihe liegt in der Auslösung ebenfalls von Brustdrüsenkarzinom bei Männchen oder kastrierten Weibchen von Mäusestämmen, bei denen die normalen Weibchen eine hohe spontane Anfälligkeit für Brustdrüsenkarzinom aufweisen (A. BUTENANDT). A. BUTENANDT und Mitarbeiter KAUFMANN und MÜLLER kommen jedoch auf Grund ausgedehnter Tierversuche zu dem Schluß, daß auch in diesem Fall von einer krebserzeugenden Wirkung des Follikelhormons nicht mit Sicherheit die Rede sein könne. Die Östrogene erzeugen nach ihnen vielmehr nur eine sehr intensive Proliferation der Zellen der Brustdrüse und schaffen damit die Voraussetzung für eine Bildung maligner Blastome. Tatsächlich entsteht ein Krebs nur bei krebsbelasteten Tieren und durch große Östrogendosen. Zu derselben Ansicht ist LACASSAGNE auf Grund seiner Versuche gelangt. Friedrich FREKSA hat 1940 alle auf das Problem Follikelhormon und Krebs bezüglichen Beobachtungen zusammengestellt.

Die Therapie mit östrogenen Wirkstoffen in der Urologie.

a) bei der Frau: In der gynäkologischen Urologie sind es die Auswirkungen einer Hypoöstrogenämie, also von ovarieller Insuffizienz, auf die Harnorgane, die auf eine Therapie mit Östrogen gut ansprechen, so Reizblase (Kaltfußdysurie) und nächtliches Bettnässen in Verbindung mit unzureichender Funktion der Eierstöcke oder mit Hypogenitalismus, die relative Harninkontinenz bei Virgines und nulliparen Frauen mit ovarieller Insuffizienz oder im Klimakterium, und schließlich die funktionelle Zystalgie und Urethralgie junger Mädchen und Frauen. In solchen Fällen bildet eine Zufuhr von Östrogen nicht nur eine Ersatzbehandlung der ovariellen Unterfunktion, sondern beseitigt auch die Funktionsstörung der unteren Harnwege und ist damit eine echte Konstitutionstherapie. Zur Beseitigung der aufgezählten urologischen Affektionen habe ich in der Regel täglich dreimal fünf bis zehn Tropfen Progynon stark oder dreimal täglich ein Dragée Progynon stark (à 10000 i. E.) durch einige Tage, also eine ziemlich starke Dosierung, gegeben. In diesem Zusammenhang sei darauf hingewiesen, daß als Erhaltungsdosis bei der kastrierten oder postklimakterischen Frau eine Tagesmenge von drei bis vier Tropfen Progynon forte angegeben wird. ESCAMILLA und LISSER erzielten bei einem weiblichen Eunuchoid erst mit dreimal 5 mg Östradioldipropionat wöchentlich nach zwei Monaten, also 120 mg, einen Erfolg hinsichtlich Auslösung der Menstruation, Vergrößerung der Brüste und Zunahme der Achselhöhlen- und Schambehaarung.

Bezüglich der Dosierung der synthetischen Stilbene bei oraler Medikation sei angeführt, daß nach STODDARD und METZGER die Injektion von 1 mg Follikelhormon mit der Injektion von 0,42 mg Östradiolbenzoat oder 0,5 mg Stilböstrol wirkungsgleich ist. Zur Beseitigung der klimakterischen Ausfallserscheinungen genügt nach EISFELDER (1942) 1 mg Östron injiziert für vier bis sechs Tage, 1 mg Östradiolbenzoat (injiziert) für acht bis zehn Tage und von Stilböstrol per os ist 1 mg täglich, nach GREENE und DORR nur bei zirka ein Fünftel der Frauen mehr als 0,5 mg täglich nötig. Aus Tierversuchen und bei weiblichen

Kastraten hat sich ergeben, daß die Ovarien der Frau täglich ungefähr 0,4 mg Östrogen (bezogen auf Östron) und etwa 10 mg während eines normalen menstruellen Zyklus erzeugen (DOISY). Für den Ausgleich der klimakterischen Phänomene sowohl als auch der urologischen Ausfallserscheinungen der weiblichen Klimax sind diese Ziffern von Wert. Die tägliche Östrogenproduktion der Placenta in der späten Schwangerschaft wird hingegen auf 12 bis 50 mg täglich geschätzt (PINCUS und PEARLMAN). Von Hexöstrol sollen 6 mg täglich per os die wirksame Schwellendosis darstellen [MCELROY, SNYDER und CLARK (1943)]. BOSHAMER empfiehlt (nach HOFFMANN), zur Therapie der klimakterischen relativen Harninkontinenz 50000 i. B. E. Unden „Bayer" (= Östron) in drei Wochen zu geben. Das entspricht ungefähr dreimal täglich 1 Dragée Unden zu 1000 i. E. oder zweimal wöchentlich 1 Amp. der öligen Lösung à 10000 i. B. E. Meiner Erfahrung nach braucht man oft sehr viel mehr, um völlige Trockenheit zu erzielen.

Was die Wahl des zweckmäßigsten Präparates anlangt, so läßt sich dazu folgendes sagen: Die Wirkung der synthetischen Östrogene läßt oft ganz im Stich, wo Östradiol noch sehr gut wirkt, z. B. bei der relativen Harninkontinenz der Frau. Ich bevorzuge im allgemeinen die Östradiolester als die stärksten natürlichen (das Eti- und das Fenozyclin und die Stilbene sind die stärksten synthetischen Östrogene). Aber auch bei Anwendung verschiedener Ester ein und desselben Östrogens bestehen Wirkungsverschiedenheiten. So soll z. B. Östradiolbenzoat bei Menopausenbeschwerden weniger wirksam sein als Östradioldipropionat (GREENE). Gegen die sublinguale Applikation von Östradiol in alkoholischer Lösung, die mit der gleichen Gewichtsmenge Östradiolbenzoat, injiziert, wirkungsgleich sein soll, spricht lediglich der Umstand, daß die Höhen der resorbierten Dosis nicht feststellbar ist.

b) beim Mann: Beim männlichen Geschlecht finden die Östrogene in erster Linie beim Prostatakarzinom (s. S. 434) und bei der Prostatahypertrophie therapeutische Anwendung (s. S. 413), ferner gegen Hyperorchidismus (s. S. 302) und Priapismus und als Adjuvans des Androgens bei der Ersatztherapie mit Androgen. DUNN hat über zwei Fälle von Hypersexualität bei Männern, und zwar bei einem Adoleszenten und einem Erwachsenen berichtet, die durch Behandlung mit Stilböstrol gebessert wurden.

Schon während des Krieges hatte ich die Beobachtung gemacht, daß sich durch Diaethylstilböstrol (Cyren B. „Bayer") die häufige nächtliche Miktionsfrequenz von Prostatikern beträchtlich herabsetzen läßt. Aseptische Verhältnisse, also Freisein von Zystitis und von Prostatitis, sowie nicht zu große Restharnmengen scheinen Voraussetzung für einen Erfolg dieser Therapie zu sein. Als Beispiel diene folgende Beobachtung:

Josef Tr. Leidet seit der Jugend an kalten Füßen. Urologisch Prostatahypertrophie im zweiten Stadium, Harn klar, Restharn 80 ccm. Muß in der Nacht gegen zwanzigmal seine Blase entleeren. Zunächst versuchte warme Sitzbäder sind wirkungslos. Unter Medikation bloß von Cyren B geht die nächtliche Miktionsfrequenz sehr rasch auf sieben- bis achtmal zurück.

Seit der theoretischen Erkenntnis von der fördernden Rolle des Androgens für die Entstehung der Prostatahypertrophie (s. S. 397) bin ich zur Östrogenbehandlung jedes obigen Bedingungen entsprechenden Prostatikers übergegangen und unterstütze die perorale und Injektionsbehandlung mit Östrogen durch östrogenhaltige Mastdarmsuppositorien.

Andere Anzeigen nicht urologischer Art für eine Östrogentherapie beim Mann ergeben sich meiner Erfahrung nach in nicht zu schweren Fällen von intermittierendem Hinken und von Spasmen der Koronargefäße: die Beschwerden, das Stehenbleibenmüssen nach kurzem Gehen oder Laufen einerseits und die präkordiale Oppression anderseits werden oft überraschend schnell beseitigt, vorausgesetzt, daß kein Nikotinmißbrauch vorliegt. Auch bei dieser Indikation habe ich Hexöstrol wirkungslos gefunden, während Östradiolbenzoat prompt wirkte.

Man ersieht daraus, daß die Wahl des Östrogens, wie bereits auf S. 228 festgestellt, von größter Bedeutung ist und daß die synthetischen Östrogene durchaus nicht in jeder Hinsicht mit den natürlichen wirkungsgleich sind.

Östrogen-Handelspräparate.

a) Östron: Östroglandol „Roche" (Tabl., Amp. und Salbe)
             Perlatan „Böhringer"
             Unden „Bayer"
             Menformon „Organon" Amp. und Dragées
             Theelin (Parke Davis, London)
             Glandubolin
             Menformon

1 mg kristallisiertes Follikelhormon (Östron) = 1000 i. E. (internationale Östroneinheiten). 1 mg Dihydrofollikelhormonbenzoat = 10000 i. B. E. (internationale Benzoateinheiten).

             Österreichisch: Folipex „Sanabo"
                       Ovosan standard. Tabl. „Sanabo"

b) Östradiolbenzoat: Menformon „Degewop"
                      Progynon „Schering"
                      Ovocyclin Kristallamp. „Ciba"
englischer Herkunft: Dimenformonbenzoate
                      Benzo-Gynoestryl
                      Progynon B
Östrogensalben: Östroglandolsalbe Roche (1 g enthält 0,1 mg Östron)
                      Ovocyclinsalbe Ciba (1 g enthält 0,1 mg Östradiol)

c) Östradioldipropionat: Dimenformon dipropionate (englisch)
                      Ovocyclin P (englisch)
                      Ovocyclin Amp. Ciba

d) reines Östradiol: Ovocyclin Linguetten und Implantationstabl., Dimenformon
                      Tropfen und Amp. (Organon)

e) Aethinylöstradiol: Eticyclin Linguetten „Ciba"
Östrocyclan Amp. „Sanapha" (= α-Östradiolchlorameisensäureester) zu 10000 und 50000 i. E.

     γ) Die synthetischen weiblichen Prägungsstoffe einschließlich der Stilbene

Die ersten dieser Stoffe verdanken wir E. C. Dodds und seinen Mitarbeitern, die gezeigt haben (1938), daß östrogene Wirkungen auch durch Substanzen ausgelöst werden können, die chemisch völlig anders konstituiert und wesentlich einfacher gebaut sind als die im lebenden Körper von Mensch und Tier vorkommenden *natürlichen* Östrogene. Sie fanden wirksame Östrogene unter den Derivaten des Diphenylmethans, die einen allerdings nur schwachen Follikulineffekt aufweisen, und des Diphenylaethylens, die eine besonders starke östrogene Wirkung entfalteten. Diese Körper werden als Stilbene bezeichnet und wirken stärker und anhaltender als die natürlichen weiblichen Prägungsstoffe. Außerdem sind sie in der Herstellung billiger als diese. Dadurch haben sie außerordentliche Verbreitung erlangt und die natürlichen Östrogene heute vielfach verdrängt, obwohl auch diese längst peroral angewendet werden können. Unter den Stilbenen gilt das Diaethylstilböstrol, auch kurz Stilböstrol (die vollständige chemische Bezeichnung lautet 4 : 4'-Dihydroxy-$\alpha\beta$-diaethylstilben), als das wirksamste (die Strukturformel S. 256). Neben ihm ist das Hexöstrol die stärkste bisher erhaltene Verbindung. Daß der Phenanthrenkern für die östrogene Wirkung ohne Bedeutung ist, ergibt die Konstitution des ebenfalls östrogenen Anols und des Dihydroxydiphenyls. Das Diaethylstilböstrol ist fast dreimal so stark als Östron und in Hinsicht auf die Wirkungsstärke fast mit dem Östradiol vergleichbar; oral ist es wirksamer als Östron und Östradiol, was einen Vorteil für die praktische therapeutische Anwendung bedeutet. Bisher sind am Versuchstier lediglich belanglose Unterschiede in der Wirkungsweise der Stilbene gegenüber dem Follikelhormon nachgewiesen worden. Für die erstrebte klinische Wirkung beim Menschen ist es — von der Anwendung in der Gynäkologie abgesehen, hinsichtlich deren der Verfasser sich nicht zuständig fühlt — jedoch keineswegs gleichgültig, ob man synthetisches oder natürliches Östrogen verabreicht. Letzteres ist in vielen Fällen wirksam, wo z. B. jede Stilbenwirkung fehlt. Beispiele dafür sind im vorausgehenden schon mehrfach erwähnt worden (s. S. 228). Die Ester des Diaethylstilböstrols verhalten sich ähnlich wie die der natürlichen Östrogene; ihre Wirkung hält länger vor. Das Dipropionat ist besonders wirkungsstark und hat in Form des Cyren B „Bayer" deswegen und seiner guten Verträglichkeit halber die ausgedehnteste Verwendung gefunden. Die Aufbaudosis wurde von HERRENBERGER mit 10 mg Cyren B am Uterus der Kastratin ermittelt; hingegen beträgt sie z. B. für Östradiol in alkoholischer Lösung von SCHERING, ein hochwirksames Präparat, 150 bis 195 mg, also ein Vielfaches. Nach DODDS soll das Hexöstrol oder 4 : 4'-dihydroxyphenyl-$\gamma\delta$-n-hexan stärker sein als das Stilböstrol.

Nicht zu den Körpern der Stilböstrolreihe gehört das mit diesem ungefähr wirkungsgleiche Octofollin [2,4-di (p-hydroxyphenyl)-3-aethyl-hexan]. Eine gegenüber dem Stilböstrol bedeutend prolongierte Wirkung kommt dem D. B. E. von ROBSON und SCHÖNBERG [-$\alpha\alpha$-di (p-aethoxyphenyl)-ß-phenyl-brom-aethylen zu. Immer neue synthetische Östrogene von noch stärkerer Wirksamkeit produziert die moderne pharmazeutische Industrie. Noch größere Wirkung und Billigkeit bei besserer Verträglichkeit sind dabei das Ziel und in dieser Beziehung sind die natürlichen Östrogene schon überflügelt. 1944 haben MIESCHER und TSCHOPP in den Laboratorien der Ciba eine neue Klasse von synthetischen Körpern mit hoher östrogener Wirksamkeit in Gestalt der Hydroxydoisynolsäure [die „Doisynolsäure" ist eine von DOISY (1933) entdeckte Verbindung] und ihrer Derivate dargestellt, die den natürlichen Östrogenen chemisch nahestehen und als „Fenocyclin" in Tablettenform (1—7-methyl-bisdehydro-doisynolsäure) zu 0,1 und 1 mg in den Handel kommen. Das Fenocyclin ist von stärkerer und längerer Wirksamkeit als alle bisher bekannten Östrogene und zeichnet sich außerdem durch eine sehr gute Verträglichkeit aus. Allerdings muß berücksichtigt werden, daß ein Vergleich immer nur in Hinsicht auf denselben therapeutischen Effekt unter gleichartigen Voraussetzungen und bei gleicher Anwendungsweise möglich ist und daß allgemeine Angaben hinsichtlich der Wirkungsstärke mit dieser Einschränkung zu verstehen sind. So soll gegenüber der obenerwähnten Feststellung von DODDS nach FREED hinsichtlich der Behebung der klimakterischen Beschwerden das Stilböstrol fünfmal so wirksam sein als Hexöstrol; dagegen ist bei Testierung am Laboratoriumstier dieses stärker als Stilböstrol.

Die Zukunft wird für jedes einzelne Indikationsgebiet das beste und zugleich billigste Präparat feststellen und damit angesichts der verwirrenden Fülle von synthetischen Östrogenen, welche heute auf den Markt kommen, die notwendige Klärung für den ärztlichen Praktiker schaffen. Eine solche steht im besonderen für den urologischen Indikationsbereich, beispielsweise für die Östrogenbehandlung der Prostatahypertrophie und des Prostatakarzinoms, noch aus. Auch in dieser Beziehung scheinen durchaus nicht alle Östrogene gleichwertig sein. So soll z. B. das moderne Dienöstrol und das D. B. E. von ROBSON und SCHÖNBERG gegen Prostatakarzinom wenig oder gar nicht wirksam sein. Bei Prostatahypertrophie hat Stilböstrol bisher keine anatomische Wirkung im Sinne von Verkleinerung der Adenome erkennen lassen.

Stilböstrol (Diaethylstilböstrol) hat eine ähnliche Wirkung auf den Uterus der kastrierten Ratte, auf den Begattungsvorgang und die ihm folgenden Reaktionen, ferner auf die Geschlechtsorgane unreifer Ratten und das Wachstum der Brustwarzen beim Meerschweinchen wie das Follikelhormon. Seine Stimulierungswirkung auf die Brustdrüsen ist geringer als die von Östron. Myombildung im Uterus und Hyperplasie des Endometriums werden beim Versuchstier durch Stilböstrol genau so ausgelöst wie durch die natürlichen Östrogene. Hingegen kann die lokale Wirkung bei örtlicher Anwendung verschieden sein, ein Umstand, der EMMENS veranlaßt hat, zwischen Pro-Östrogenen, die erst im Stoffwechsel zu Östrogen umgeformt werden, und Östrogenen, die bei lokaler wie allgemeiner Verabreichung die gleiche Wirkung zeitigen, zu unterscheiden. Ferner verursacht Stilböstrolinjektion ebenso wie die natürlichen Östrogene eine Vergrößerung der Hypophyse und eine Stimulierung ihrer Gonadotropinproduktion und in großen Dosen eine Atrophie der Keimdrüsen [WOLFE und BROWN (1942)].

Die toxischen Wirkungen übermäßiger Stilböstrolverabreichung beim Versuchstier sind ähnlich denen exzessiver Gaben von natürlichen Östrogen. In beiden Fällen entsteht eine schwere Schädigung der Leber und des Knochenmarkes mit einer aplastischen Anämie, doch ist die Verträglichkeit gleich großer toxischer Dosen bei verschiedenen Tieren verschieden. Bei der Anwendung am Menschen haben sich vor allem Magen- und Darmerscheinungen als Unverträglichkeitszeichen ergeben, so Erbrechen, Üblichkeit, Leibschmerzen.

Handelspräparate

Cyren A (Diaethyldioxystilben) „Bayer" Preßlinge (zu 10 und 25 mg) zur Implantation. — Cyren B „Bayer" (Diaethyldioxystilbendipropionat oder Diaethylstilböstroldipropionat). Tabl. (0,1 und 0,5 mg), Amp. (0,5 und 2,5 mg), Salbe und Kristallsuspensionen (2,5 und 5 mg). — Cyclostilbosan Amp. „Sanapha" (= Diaethylstilböstrolchlorameisensäureester) zu 0,5 und 2,5 mg. — Östromon „Merck". — Fenocyclin „Ciba". — Retalon „Sanabo" (Hexöstrol) Lingual Tabl., Amp. Implantationsstäbchen und Salbe. Retalon oral Tabl. „Sanabo" (=Dienöstrol).—Östrogen „Holzinger" Tabl., Injektionen und Salbe.— Dienol (= Dienöstrol) „Aesca" Tabl., Amp., Salbe und Tropfen. — Hormo-Stilboral-Neu. — Stilbarol (=Diaethylstilböstrol). — Stilboral (Diaethylstilböstrol-Dipropionat). — *Englische Stilböstrolpräparate:* Clinestrol, Ovendosyn, Pabestrol, Syntestrin. — Stilböstroldipropionat: Pabestrol D. — Diaethylstilböstrol: Stilböstroform. — Stilböstrol monomethylether, Octofollin.

δ) *Die Progestine*

Das Progesteron. Die Progestine (BURROWS, ALLEN) oder Gelbkörperhormone sind Wirkstoffe der Gelbkörper des Eierstockes. Ihr Hauptvertreter ist das Progesteron der Corpora lutea ovarii. Außerdem gehören noch andere Stoffe in diese Gruppe, so das Pregnandiol und das synthetische Pregneninolon (s. S. 167);

sie alle haben Progesteronwirkung. Diese besteht in Beeinflussung hauptsächlich der Empfängnis, Schwangerschaft, Geburt und möglicherweise auch der Brustdrüsen. Im einzelnen sind dabei die Aufgaben des Hormons die Hemmung der Ovulation, der Umbau der Uterusschleimhaut zur prägraviden Phase, die Erhaltung des Eies auf seine Wanderung durch die Tuben und nach seiner Einbettung im Uterus die Aufrechterhaltung der Schwangerschaft.

Im Harn (s. S. 233) finden sich als Ausscheidungsprodukte Allopregnandiol und Epi-allo-pregnanolon sowie Pregnantriol.

Die Strukturformel des Progesterons (s. S. 256) ist der des Testosterons und des Corticosterons sehr ähnlich und dementsprechend sind seine biologischen Wirkungen mit denen dieser beiden Hormone verwandt (s. S. 47 unten und 233). Das Desoxycorticosteron der Nebennierenrinde (s. S. 256) ist ein Hydroxyprogesteron. Das Progesteron entfaltet seinerseits eine gewisse Nebennierenrindenhormonwirkung.

Durch R. CHWALLA hat das Progesteron Eingang in die urologische Therapie gefunden und aus diesem Grund, ferner seiner Wirkungen auf die Fortpflanzungsorgane beider Geschlechter und auf die Harnorgane der Frau halber findet es hier Erörterung, während es sonst hauptsächlich den Frauenarzt interessiert.

Historisches: CORNER und ALLEN stellten 1929 den ersten wirksamen Gelbkörperextrakt aus den Gelbkörpern der Sau her. Sie zeigten ferner, daß eine Schwangerschaft, die durch Entfernung des Corpus luteum graviditatis unterbrochen wurde [LOEB (1908)], durch Injektion eines solchen Gelbkörperextraktes aufrecht erhalten werden kann. Bei der Behandlung mit Gelbkörperextrakten ist die von BURROWS hervorgehobene Tatsache im Auge zu behalten, daß diese oft außer Progestin auch Östrogen, je nach dem Stadium der Reife enthalten, in dem die Gelbkörper bei der Herstellung extrahiert worden sind. Durch die Mischung mit Östrogen wird die Wirkung verändert, d. h. der Progesteroneffekt infolge der antagonistischen Wirkung des Östrogens in Abhängigkeit von der Höhe der Östrogenbeimischung beeinflußt. Wird nämlich zugleich Östrogen und Progestin gegeben, so zeigt sich entweder eine synergistische (kooperative) oder eine antagonistische Wirkung dieser Kombination im Vergleich zur reinen Progesteronwirkung. Das wird bestimmt von dem Mengenverhältnis Östrogen: Progesteron und der Zeitdauer der kombinierten Verabreichung beider. Im allgemeinen ist das Progesteron ein Antagonist des Follikelhormons. Im Parabioseversuch läßt sich die antagonistische Wirkung beider schön demonstrieren. Zur Unterdrückung der Follikelhormonwirkung sind allerdings bei der Maus große Dosen Gelbkörperhormon erforderlich.

Die Isolierung und Reindarstellung des Progesterons in kristalliner Form erfolgte im Jahre 1934, und zwar gleichzeitig durch vier Arbeitskreise (BUTENANDT, WESTPHAL und HOHLWEG; ALLEN und WINTERSTEINER; SLOTTA, RUSCHING und FELS; HARTMANN und WETTSTEIN). Im gleichen Jahr gelang BUTENANDT und FERNHOLZ unabhängig voneinander die Aufklärung der chemischen Struktur des Progesterons und BUTENANDT, WESTPHAL und HOHLWEG, ferner DIRSCHERL und HANUSCH seine Synthese.

Vorkommen: Progesteron findet sich im Eierstock, dessen gelbe Körper es [nach BLOCH (1945) vermutlich aus Cholesterin] bilden, ferner in der Placenta von Tier und Mensch und in der Nebennierenrinde [CALLOW und PARKES (1936)], und zwar schon beim Fetus (HOFFMANN). Während der Schwangerschaft stammt das Progesteron in den ersten vier Monaten aus dem Corpus luteum graviditatis, später, nach dessen Untergang, aus der Placenta, die nunmehr den Schutz des Eies übernommen hat und den Fortbestand der Schwangerschaft sichert. Innerhalb der Placenta soll es vom Syncytium gebildet werden. Das Progestin im

Harn von Kastraten beiderlei Geschlechts und im Menopausenharn stammt aus der Nebennierenrinde, ebenso zum Teil das Progestin im Urin nicht schwangerer Frauen. Möglicherweise entsteht es aus dem Desoxycorticosteron der Nebennierenrinde, dessen Zufuhr bei Schimpansen und Kaninchen zu einer Erhöhung der Pregnandiolausscheidung im Harn führt (FISH, HORWITT und DORFMAN; HOFFMANN, KAZMIN und BROWNE). Hodenextrakte ergeben bemerkenswerterweise eine beträchtliche Progesteronwirkung [CALLOW und PARKES (1936)]; die klinischen Wirkungen beider auf die menschliche Harnblase sind sehr ähnlich.

Ausscheidung: Das Progesteron wird im Frauenharn während der zweiten Hälfte des menstruellen Zyklus und in der Schwangerschaft als Natrium-pregnandiol-glukuronat ausgeschieden (VENNING und BROWNE); die Ausscheidung setzt binnen 48 Stunden nach der Ovulation ein und hört 24 bis 48 Stunden vor Beginn der Menstruationsblutung auf (VENNING und BROWNE). Das Maximum der Ausscheidung liegt zwischen dem 18. und 20. Tag des menstruellen Zyklus [VENNING und BROWNE (1940)]. Die Kenntnis dieser Verhältnisse ist wegen der Beeinflussung von funktionellen Blasenstörungen der Frau auch für den Urologen von einiger Bedeutung. Außerdem erscheinen noch andere Abbauprodukte in kleinen Mengen im Harn wie Allopregnandiol, epi-allopregnanolon und epi-pregnanolon. Im Harn schwangerer Frauen finden sich noch weitere Progestine außer den erwähnten. Progesteroninjektionen führen nicht nur bei der Frau, sondern auch beim Mann [BUXTON und WESTPHAL (1939)] zur Ausscheidung von Pregnandiol als Natriumglukuronid im Harn. Eine Progesteronwirkung zeigt der Frauenharn nur nach Zufuhr sehr hoher Dosen Progesteron, und auch dann nur in Spuren [HOFFMANN und v. LAM (1943)]. Biologisch ist Pregnandiol wenig wirksam. Die Veresterung mit Glukuronsäure erfolgt in der Leber. Für die Ausscheidung des Pregnandiols im Harn ist daher eine normale Leberfunktion und vermutlich auch eine gute Nierenfunktion Voraussetzung; sie hat als Funktionsprüfung der Placenta Anwendung gefunden. Im Klimakterium der Frau fehlt Pregnandiol im Harn. Im geschlechtsreifen Zustand wird die Tagesausscheidung mit 3 bis 6 mg während der Corpus-luteum-Phase der Menstruation angegeben. Für gewisse funktionelle Blasenstörungen, die bei hysterektomierten Frauen beobachtet werden [R. CHWALLA (1947)], könnte vielleicht die Tatsache von Bedeutung sein, daß bei der hysterektomierten Frau die Pregnandiolausscheidung im Harn fehlt [BROWNE und VENNING (1938)]. Das Endometrium fördert nämlich, sofern es normal funktioniert, die Umwandlung des Progesterons in Pregnandiol, die allerdings auch von anderen Körpergeweben ausgeführt werden kann. Ohne Endometrium tritt sie erst nach Injektion von großen Dosen Progesteron oder Pregnandiol auf. Im Hinblick auf die beruhigende Wirkung des Progesterons auf die glatte Muskulatur auch der abführenden Harnwege, die zum Teil von der Lichtung dieser Organe aus über den Harn erfolgt und vor allem in der Schwangerschaft deutlich ist (s. S. 235), erscheint mir die Vermutung eines Zusammenhanges von Progesteron und Blasentätigkeit bei der Frau berechtigt.

Stiere scheiden ebenfalls Pregnandiol im Harn aus, und zwar sogar mehr als die trächtige Kuh und die schwangere Frau (MARKER, WITTLE und LAWSON).

Nachweis des Progesterons: Das Progesteron wird an der Uterusschleimhaut von Kaninchen nach dem Corner-Allen-Clauberg-Test ausgewertet. Als internationale Einheit gilt 1 mg Progesteron. Das Pregnandiol wird im Harn nach der Methode von VENNING und BROWNE nachgewiesen. H. A. MÜLLER (1940) hat sie nachgeprüft. Die quantitative Bestimmung der Ausscheidung von Pregnandiolnatrium dient als Maß der Progesteronbildung im Organismus und damit auch der Funktion des Gelbkörpers. Andere Methoden gestatten die Bestimmung des freien, nicht veresterten Pregnandiols.

Die Wirkungen des Progesterons:

Sie werden hier nur insoweit besprochen, als sie urologisches Interesse bieten. Vorausgeschickt sei, daß das Vitamin E als Aktivator des Progesterons beim Tier fungieren soll.

Auf die Keimdrüsen: Die Progestine hemmen den menstruellen Zyklus und die Ovulation — nach eingetretener Schwangerschaft stellen sich diese beiden Wirkungen ein — und führen in großen Dosen zu Atrophie der *Eierstöcke.* Auf die *Hoden* wirkt das Progestin stimulierend und im Gegensatz dazu interessanterweise entwicklungsfördernd. Die Hoden von ausgewachsenen Ratten und Mäusen werden nach kurzer Verabreichung von Progestin größer [Burrows (1940)]. Bei hypophysektomierten Ratten vermag es die sonst ausfallende Spermiogenese für eine Weile aufrechtzuerhalten [Nelson (1937)]. Ob diese angegebene „Gonadotropin"wirkung des Progestins auf den Hoden auch für den Menschen gilt, ist noch nicht untersucht. Das zu erforschen, ist außerordentlich wichtig, da wir bisher über kein wirksames Stimulans für die Spermiogenese verfügen. Untersuchungen von mir sind daher im Zuge. Bei einem jungen Mann mit primärer Azoospermie gewann ich den Eindruck einer leichten Förderung der Spermienbildung. Bei jungen männlichen Ratten verhindert hingegen Progesteron entsprechend seiner Hypophysenwirkung den Deszensus der Hoden und hemmt ihre Entwicklung. Fels sah bei jungen Ratten keine Beeinflussung der Hoden und der sekundären Geschlechtsorgane nach Progesteronbehandlung. Bomskov bestätigt letzteres.

Auf die akzessorischen Geschlechtsorgane: Auf den Uterus und auf seine Muskulatur wirken die Progestine in jeder Beziehung hemmend, auf die Brustdrüsen schwach stimulierend, und zwar wirken sie im Gegensatz zum Follikelhormon auf die Alveolen des Mammaparenchyms [Herold und Effkemann (1937)]. Zusammen mit Östrogen gegeben, rufen sie ein mächtiges Wachstum der Mammae hervor. Nach den Untersuchungen von Hoffmann, Treite und Hohlweg (1940) bewirkt Progesteron am infantilen Uterus ein Schleimhaut- und Muskelwachstum. In der Schwangerschaft wird diese Wachstumswirkung des Progesterons auf die Gebärmutter besonders deutlich; das enorme aktive Wachstum des Uterus in den ersten Schwangerschaftsmonaten gilt als Progesteroneffekt (Hoff).

Die *Prostata* und die *Samenblasen* unreifer kastrierter Ratten, die sonst nach der Kastration atrophieren, werden durch Progesteronverabreichung vor dieser Atrophie bewahrt. Progesteron entfaltet auch in dieser Beziehung eine Androgenwirkung, ebenso auf die Klitoris, die bei weiblichen Meerschweinchen durch Progesteron vergrößert und penisartig umgewandelt, also „vermännlicht" wird. Die atrophierende Wirkung von Östrogen auf die Prostata und Samenblasen nicht kastrierter Mäuse wird durch Progesteron aufgehoben. Hingegen ist nach Albrieux und Mitarbeitern (1936) Corpus luteum-extrakt ohne Wirkung auf das Genitale kastrierter männlicher Ratten und im Hahnenkammtest unwirksam; ebensowenig beseitigt es die Kastrationsveränderungen in der Hypophyse.

In der *weiblichen Harnröhre* erzeugt Progesteron, neugeborenen weiblichen Ratten und Mäusen injiziert, eine Hypospadie (in gleicher Weise wie Androgen und Östrogen).

Auf die Hypophyse wirkt Progestin hemmend, indem es in großen Dosen die Ausscheidung des Follikelreifungshormons zum Stillstand bringt und ebenso die Inkretion des adrenokortikotropen HVL-Hormons hemmt [Clausen (1940)]. Es wirkt dadurch schädigend und hemmend auf die Nebennierenrinde. Praktisch sind diese beiden Wirkungen bisher noch nicht ausgenützt. Anderseits entfaltet das Progesteron in mehrfacher Hinsicht eine gleichartige Wirkung wie Nebennierenrindenhormon, mit dem es chemisch-strukturell verwandt ist (s. S. 256).

So vermag es das Leben adrenalektomierter Ratten zu verlängern. Auf Uterus und Brustdrüsen wirkt es ähnlich wie Nebennierenrindenhormon, dem es auch in seiner lokalen wasserretinierenden Wirkung auf die Gewebe gleicht. Nach Burrows fallen die Progestinwirkungen bei Tieren mit und ohne Nebennieren verschieden aus. Beim Hund wird die antidiuretische Wirkung des Hypophysen-hinterlappenhormons durch Progesteron aufgehoben. Die Wirkung des Neben-schilddrüsenhormons auf den Blutkalkspiegel beim Hund wird durch voraus-gehende Gelbkörperextraktinjektionen ebenfalls zunichte gemacht, die Insulin-wirkung auf den Blutzucker gehemmt, die Wirkung des Fettstoffwechselhormons der Hypophyse herabgesetzt. Corpus-luteum-Extrakte vermögen also eine ganze Reihe von Stoffwechselwirkungen zu hemmen oder ganz aufzuheben. Vielleicht erklärt sich in ähnlicher Weise die von R. Chwalla gefundene über-raschende Wirkung von Gelbkörperhormon sowohl wie von reinem Progesteron auf gewisse exzessive Pollakisurien. Es besteht ferner ein Antagonismus zwischen Corpus-luteum-Hormon und Schilddrüsenhormon, der in der Therapie des Hyperthyreoidismus bisher noch nicht ausgenützt worden ist.

Auf die Harnorgane: F. Hoff (1943) hat durch eingehende Untersuchungen wahrscheinlich gemacht, daß die histologischen Veränderungen, die am Harn-leiter des Kaninchens während der Schwangerschaft vor sich gehen, vor allem die Dickenzunahme sämtlicher Wandschichten um ein Mehrfaches und die Auflockerung des Bindegewebes, hauptsächlich durch Gelbkörperhormon, weniger durch Follikelhormon verursacht sind. Er konnte sie nämlich am Ureter nicht trächtiger Kaninchen durch Injektion von 25 mg Proluton innerhalb von einigen Tagen künstlich hervorrufen. An den auftretenden Wachstumseffekten hat nach ihm die lokale „Kontaktwirkung" der im Harn erscheinenden Abbauprodukte des Prolutons (Pregneninolons) einen größeren Anteil als die Wirkung auf dem Blutwege. Zum Teil bestehen die experimentell erzielten Veränderungen in einer hydropischen Quellung der Zellen des Epithels und des Bindegewebes der Ureter-wand, eine Wirkung, die ohne Zweifel mit der Wasserretention durch Progesteron zusammenhängt. Die Dickenzunahme betrifft in erster Linie das Epithel und erfolgt in der Hauptsache durch Zellwachstum. Dabei wird der Kaninchen-harnleiter in der Schwangerschaft weder erweitert noch hypotonisch wie beim Menschen, wohl aber hypertrophisch-hyperplastisch (F. Hoff). Der Ureter des normalen und des trächtigen Tiers reagiert auf eine intravenöse Progesteron-injektion mit einer eindeutigen Erregbarkeitssteigerung und Tonuszunahme (F. Hoff). Nach Hoff muß auf eine ausgesprochene Wachstumswirkung des Gelbkörperhormons auf die Harnleiterwand geschlossen werden.

Im Gegensatz zu Hoff fand O. Saitz am überlebenden Meerschweinchenureter durch Gelbkörperextrakte eine Hemmung der Harnleiterperistaltik, ebenso D. Zanne am Schweineureter. Nach Lacour verursacht 0,12 g Gelbkörper eine Verminderung der Amplitude und eine Verlangsamung der Harnleiterkontrak-tionen.

Für den menschlichen Ureter konnte Friedel keine Hemmung der Ureter-tätigkeit durch Gelbkörperhormone feststellen. Möglicherweise ist die men-struelle Ureterhypotonie durch den Einfluß des Progesterons ausgelöst. Ähnliche Veränderungen wie die Harnleiter erfahren die Nierenbecken. Lacour (1941) weist auf eine Erweiterung der oberen Harnwege während der Menstruation hin, die sich durch die intravenöse Urographie und das Vorhandensein von Stauharn bei der Harnleiterkatheterung nachweisen läßt.

Auch die Harnblasenveränderungen in der Schwangerschaft und die trotz Beschränkung der Entfaltungsmöglichkeit infolge des Uteruswachstums nicht sonderlich geänderte Kapazität der Schwangerenblase dürften zum Teil ein

Progesteroneffekt sein. Nimmt doch auch die Harnblase ähnlich wie der Ureter an dem allgemeinen Wachstum der Urogenitalorgane während der Gravität teil. Auch HOFFMANN und TREITE führen die Atonie der Harnleiter in der Schwangerschaft und die Vergrößerung der Blasenkapazität in der normalen Gravidität auf eine Gelbkörperhormonwirkung zurück. Es gelang ihnen allerdings nicht, bei der Frau durch Gaben von Corpus-luteum-Hormon den Harnblasentonus zu beeinflussen (1941) gleich BRACK und LANGWORTHY, die bei Kaninchen mit Gelbkörperhormon eine Zunahme der Blasenkapazität von 50% erzielten. Die Nieren von Ratten und Mäusen werden durch Progesteronverabreichung vergrößert [SELYE (1939)], wenn auch nicht in dem Maße wie durch Testosteron.

Auf die Prostata: F. BÜHLER (1939) prüfte die Wirkung des Progestins „Degewop" auf die Prostata an normalen und kastrierten Ratten und fand beim nicht kastrierten Tier keine Veränderungen in der Vorsteherdrüse. Beim kastrierten hingegen zeigten sich in der Prostata ähnliche Wirkungen wie nach Follikelhormonverabreichung, nämlich Vermehrung des Interstitiums, Mehrschichtigwerden und Wucherung des Epithels der Prostatadrüsen und Verkleinerung der Acini. Beim Affen konnten ZUCKERMANN und PARKES die Veränderungen der Prostata, welche unter Follikelhormonwirkung eintreten, durch Progesteron nicht hintanhalten.

Sonstige Progesteronwirkungen: Bei normalen Individuen erzeugt Progesteron eine geringfügige Wasserretention ähnlich wie Desoxycorticosteron und seine Ester; bei Addisonkranken ist sie stärker [LOEW (1941)]. Kochsalzgaben verstärken die durch die genannten Hormone hervorgerufenen Ödeme. Gelbkörperextrakte wirken blutzuckersenkend und grundumsatzsenkend (DE AMILIBIA, RIML und ENGELHART).

Die Progesteronwirkung wird therapeutisch gegen hyperfollikulinämische Zustände der Frau und ihre urologischen Auswirkungen ausgenützt (s. S. 218).

Pathologische Physiologie der Progesteroninkretion. Gewisse Fälle von drohendem Abort sind auf einen Mangel von Progesteron zurückgeführt und erfolgreich mit Progesteron oder Anhydro-Hydroxyprogesteron (Proluton C) behandelt worden. Auch eine übermäßige Bildung von Progesteron bei der Frau mit Ausscheidung abnorm großer Mengen von Natriumpregnandiolglukuronid im Harn ist beschrieben worden (HAMBLEN); sie ging mit Ekchymosen, Polymenorrhoe, Dysmenorrhoe und Kopfschmerz gegen Ende des Menstruationszyklus einher. Intensive Östrogenbehandlung brachte die Beschwerden und die übermäßige Pregnandiolausscheidung zum Schwinden. Wegen der möglichen Auswirkung der übermäßigen Progesteronbildung solcher Frauen im Falle der Schwangerschaft auf die Frucht im Sinne der Erzeugung von gewissen Fehlbildungen wie Hypospadie, Kryptorchismus und Klitorishypertrophie, Anomalien, die sich in einem entsprechenden Stadium der Entwicklung durch Progesteronzufuhr experimentell erzeugen lassen, ist eine übermäßige Progesteronbildung in der Schwangerschaft, vor allem seitens der Placenta, wahrscheinlich von Bedeutung auch für die Nachkommenschaft, doch bedarf das erst der Untersuchung. Eine übermäßige Progesteronwirkung wird neuestens auch für die Übertragung der Schwangerschaft verantwortlich gemacht.

Ich selbst sah eine junge Frau, deren erste Schwangerschaft mit einem Abort geendet hatte und die deshalb, als sie das nächstemal schwanger wurde, vom zweiten bis ins sechste Monat der Gravidität täglich drei Tabletten Proluton C (=Pregneninolon) nahm und ein Kind mit *beiderseitigem Leistenbruch* zur Welt brachte, wie er bei gewissen Versuchstieren (s. S. 462) durch Östrogenzufuhr erzeugt werden kann.

Die Therapie mit Progesteron in der Urologie. Wenngleich die Hauptindikationen für die therapeutische Anwendung von Progesteron auf frauenärztlichem

Gebiet liegen, so hat der Verfasser auf Grund der die Blasenkapazität erhöhenden Wirkung des Progesterons im Tierversuch (s. S. 236 oben) und der stark wasserretinierenden und die Diurese senkenden Wirkung des Gelbkörperhormons dieses gegen Pollakisurie und Nykturie nicht entzündlichen Ursprungs bei beginnender Prostatahypertrophie versucht und damit überraschende symptomatische Erfolge in etlichen Fällen erzielt. Sie betrafen Männer mit geringer oder bei der Rektaluntersuchung fehlender Vergrößerung der Prostata, klarem Harn und wenig Restharn, die durch eine außerordentlich hochgradige, diurne und nokturne Pollakisurie, imperiösen Harndrang und dysurische Harninkontinenz ausgezeichnet waren und durch die Heftigkeit dieser Erscheinungen bei nur mäßiger intravesikaler Prostatahypertrophie ein besonderes Gepräge aufwiesen; gleichzeitig litten diese Patienten — naturgemäß ältere Männer — an chronisch kalten Füßen. Eine einzige Injektion von 10 mg Proluton „Schering" intramuskulär genügte, um die genannten Miktionsbeschwerden schlagartig durch viele Wochen ohne jede andere Therapie zu beseitigen. Ich lasse eine charakteristische Krankengeschichte als Beispiel für diese Wirkung folgen:

Karl C., 64 Jahre. 1946 in meine Behandlung getreten. Leidet seit 1927, also seit seinem 45. Lebensjahr, an Pollakisurie bei Tag und Nacht und dünnem Harnstrahl. Jeder Wettersturz und jede Kälteeinwirkung verschlechtert den Zustand der Blase bzw. ruft einen sofortigen Rückfall der Blase hervor, wenn die Störung sich bereits beruhigt hatte. Auch die Kost beeinflußt sie, jedoch nicht in dem Maße wie Wind und Kälte. Der Patient war schon als Student wetterfühlig und gegen Föhn anfällig und litt bei Föhn an Schlaflosigkeit. Zugleich mit den oben geschilderten Beschwerden stellt sich ein dysurischer Harndurchbruch ein, der ein Einnässen in die Leibwäsche zur Folge hat. In den Jahren 1932/33 durch zwei bis drei Monate intermittierende Harnblutung. Patient wurde damals von einem Wiener Urologen zystokopiert und es wurde eine Prostatahypertrophie festgestellt. 1935/36 litt er an Schwindel und Kopfschmerzen sowie Sprachstörungen. Seit 1940 sind diese Beschwerden sehr gebessert und selten geworden. 1941 bis 1943 Frontdienst bei der Wehrmacht ohne Beschwerden (!). Seit 1944 leidet er an kalten Händen und Füßen; besonders nach dem Zubettgehen machen ihm die kalten Füße sehr zu schaffen und er nimmt aus diesem Grund immer eine Wärmeflasche ins Bett. Am 4. März 1946 trat der Patient in meine Behandlung mit folgenden Klagen: Brennen beim Urinieren, dünner Harnstrahl, Polyurie, Nykturie von drei bis vier Litern, ständiger Harndrang, so daß er nachts zwanzigmal urinieren muß (!), und Einnässen untertags, wobei der Harn durch die Hose zu Boden abläuft. Befund: Harn klar, ohne Befund. Restharn zirka 10 ccm. Rektal nichts Besonderes. Zystokopie: Mäßige Trabekelblase. Mehrere Inzisuren an der Übergangsfalte, ferner auf 10 Uhr, 1 Uhr und links konvexe Vorwölbungen und rückwärts deutliche Hebung der Übergangsfalte in Form einer niedrigen Barre. Blasenschleimhaut und Uretermündungen normal. Arterielle Hypotonie. Wassermann-Reaktion negativ. Diagnose: Sphinkterstarre oder beginnende Prostatahypertrophie mit sehr langsamem Wachstum? Nach 20 Tabletten Lutocyclin (= Progesteron Ciba) war die nächtliche Miktionsfrequenz auf zweimal abgesunken und die dysurische Inkontinenz geschwunden. Nur der imperative Charakter des Harndranges war noch vorhanden, die Nykturie auf ein Liter zurückgegangen. Testosteronpropionat in Form einer intramuskulären Injektion zu 25 mg, ebenso perorale Medikation von Methyltestosteron hatten merkwürdigerweise eine bedeutende Verschlechterung der Miktionshäufigkeit und der dysurischen Inkontinenz zur Folge. Hingegen war der Patient, solange er täglich dreimal zwei Tabletten eines Progesteronpräparates in Tablettenform nahm, praktisch beschwerdefrei. Setzt er mit dieser Medikation aus, so tritt nach zwei bis drei Tagen ein Rückfall der füheren Blasenbeschwerden ein. Nur bei sehr gutem, gleichmäßigem Wetter und Vorsicht in der Kost vermag er, höchstens eine Woche, ohne die Progesterontherapie auszukommen (ohne die Blasenbeschwerden zu haben). Eine monatelange orale Progesteronbehandlung brachte den Patienten so weit, daß er anschließend drei Monate mit nur geringen Beschwerden und einer nächtlichen Miktionsfrequenz von dreimaligem Urinieren ohne jede andere Behandlung existieren konnte. Ich bemerke noch ausdrücklich, daß der Patient außer Progesteron keine andere Therapie erhalten hatte.

In anderen Fällen von beginnender Prostatahypertrophie mit nur geringer Erhöhung der Miktionsfrequenz und keinen entzündlichen Erscheinungen in der Blase oder Prostata sprangen die Erfolge weniger in die Augen. Sie äußerten sich in einer Reduktion der nächtlichen Miktionshäufigkeit und der Nykturie. Der Umstand, daß Progesteronpräparate in der ersten Nachkriegszeit in Wien kaum erhältlich waren, hat den Verfasser bisher verhindert, zu untersuchen, inwieweit die therapeutischen Erfolge mit der Beseitigung der Nykturie durch das Gelbkörperhormon in Zusammenhang stehen. Nach früheren Untersuchungen von R. CHWALLA (1947) weist ein Teil der Prostatiker eine Nykturie, das ist eine Erhöhung der Nachtharnmenge über die Tagesharnmenge, auf und es ist klar, daß die Normalisierung einer solchen Nykturie an sich schon das häufige nächtliche Harnbedürfnis des Prostatikers vermindern muß. Die perorale Progesteronmedikation in Form von dreimal täglich einer Tablette Lutocyclin (Ciba) à 5 mg erwies sich ebenfalls als erfolgreich, wenn auch nicht in dem Maße wie die Injektionstherapie.

Bemerkenswert ist ferner, daß der Verfasser eine tabische Harninkontinenz mäßigen Grades bei einem Mann durch eine Gabe von zweimal 10 mg Proluton „Schering" intramuskulär für einige Wochen beseitigen konnte. Dies gelang auch in einem gleichartigen Fall, wo Testosteronpropionat, das anfänglich ebenfalls gut wirksam war, schließlich trotz Dosiserhöhung bis auf 50 mg versagt hatte. In einem Fall von exzessiver Pollakisurie und Polyurie mit überraschender sofortiger Heilung durch Progesteroninjektion (10 mg) hatte Testosteronpropionat (25 mg intramuskulär) überhaupt keine Wirkung.

Man wird daraus die Lehre ziehen, in Fällen von exzessiver Pollakisurie bei initialer Prostatahypertrophie und Versagen der Androgentherapie einen Versuch mit Progesteroninjektionen (zweimal wöchentlich je 10 mg) zu unternehmen, desgleichen in analog gelagerten Fällen von tabischer Incontinentia urinae. Schließlich ist Progesteron überall dort am Platze, wo es sich um die Bekämpfung polyurischer und nykturischer Zustände handelt, wie sie besonders gegen Kriegsende und in der Nachkriegszeit, teilweise sicher alimentär bedingt, so zahlreich zur Beobachtung gekommen sind. Es empfiehlt sich, während eine längerdauernden Progesterontherapie die Flüssigkeits- und die Kochsalzzufuhr einzuschränken. Nachteile sind von der urologischen Progesteronmedikation beim Mann nicht zu befürchten. Schließlich wird das Progesteron auch bei Diabetes insipidus zu versuchen sein.

Progesteron und Krebs

Nach MARINUCCI soll Progesteron das Krebswachstum hemmen. Verschiedentlich hat man davon schon Gebrauch gemacht, so z. B. bei Seminomen des Hodens. Beim Uteruskarzinom stehen diesbezügliche Versuche noch aus, wogegen eine Progesterontherapie beim Uterusmyom bereits Anwendung gefunden hat (s. S. 508). In diesen Fällen wird das Gelbkörperhormon als Antagonist des Follikelhormons verwendet und nicht als allgemeines Antikrebsmittel.

Progesteron-Handelspräparate

Luteogan „Henning" Amp., Dragées. — Lutocyclin „Ciba" Amp., Kristallamp., Linguetten (à 5 mg) und Implantationstabl. zu 100 mg. — Luteosteron Amp., „Ebewe". — Lutren „Bayer" Amp. — Luteosan Amp. „Sanabo". — Proluton „Schering". — Progestin „Degewop" Amp. — Progestin „Organon" Amp.

und Implantationstabl. Englische: Gestone, Glanducorpin, Lipolutin, Luteostab, Lutocyclin, Lutogyl, Lutren, Progestin B. D. H., Progestin Organon, Progestone, Proluton. — *Pregneninolon;* Proluton C „Schering" Dragées (5 und 10 mg). — Progestoraltabl. „Organon" (5 und 10 mg). — Lutocyclin Linguetten „Ciba" zu 5 mg.

ε) *Die Gonadotrop(h)ine. Allgemeines*

Die Gonadotrop(h)ine sind (größtenteils wasserlösliche) Substanzen von Eiweißkörpernatur, welche die Entwicklung und die Funktion der Keimdrüsen beider Geschlechter kontrollieren und sich im Blut und Harn oder in beiden finden. Sie werden hauptsächlich, wenn auch nach unseren heutigen Kenntnissen nicht ausschließlich, im HVL gebildet und gehören zu den sogenannten glandotropen Hormonen des HVL, mittels deren die Adenohypophyse ihre Aufgabe erfüllt, die Funktion der (meisten) endokrinen Drüsen als übergeordnete Lenkungsstelle zu steuern. So weit es sich um eine Beeinflussung der Generationsdrüsen handelt, wird diese ihre Wirkung als „gonadotrop" oder auch als „gonadotroph" (H. BURROWS) im Sinne einer Art nutritiver Wirkung auf die Keimdrüsen bezeichnet, während der Ausdruck gonadotrop eine allgemeine, auf die Keimdrüsen gerichtete Einflußnahme bedeutet. Aus der Masse der übrigen glandotropen Hormone des HVL herausgehoben, werden diese Substanzen als Gonadotrop(h)ine oder gonadotrop(h)e Wirkstoffe bzw. Hormone zusammengefaßt. Über die Abhängigkeit der Keimdrüse von der Hypophyse s. S. 17, 25 und 26.

Arten der Gonadotrop(h)ine: Es gibt außer dem Gonadotropin des HVL noch andere gonadotrope Wirkstoffe, und zwar zunächst einmal das Gonadotropin im Harn und Blut schwangerer Frauen, das 1928 von ASCHHEIM und ZONDEK entdeckt und Prolan genannt worden ist, ferner das sogenannte Stutenserumgonadotropin, das sich im Blut trächtiger Stuten findet. Vermutlich bildet auch die Nebennierenrinde einen (spezifischen?) gonadotropen Wirkstoff (s. S. 56) Die Spezifität, die ausschließliche Wirkung auf die Keimdrüsen, ist für den Begriff der Gonadotropine grundlegend, denn die Gonaden bedürfen zu ihrer normalen Entwicklung auch der Inkrete anderer endokriner Drüsen außer HVL und Nebennieren(rinde). Das eben genannte Schwangerenharngonadotropin oder Prolan ist, wie wir heute wissen, placentär-chorialen Ursprungs und wird wegen seiner Bedeutung für die urologische Therapie gesondert besprochen (s. S. 250), desgleichen das Stutenserumgonadotropin (s. S. 252). Zur Unterscheidung aller der angeführten Gonadotropine wird das aus dem HVL stammende als hypophysäres, HVL- oder Drüsengonadotropin bezeichnet. Es findet sich in Gesamtextrakten aus HVL. Ihm steht das Schwangerenharn- oder choriale Gonadotropin, auch Choriongonadotropin oder Prolan genannt, und das Stutenserumgonadotropin als dritte Art gonadotroper Wirkstoffe gegenüber.

Quellen: Die Quellen der Gonadotropine bilden nach dem Gesagten zunächst der HVL und der fetale Trophoblast, also das Choriongewebe der Chorionzotten der Placenta. Daher kommt Gonadotropin in von diesem Gewebe ausgehenden Blastomen, z. B. den Chorionepitheliomen beider Geschlechter, ebenfalls und in reichlicher Menge vor. Bei Chorionepitheliomen finden sich die höchsten Ausscheidungswerte für das choriogene („chorionic" im angelsächsischen Schrifttum) Gonadotropin oder Prolan im Harn. Sein Nachweis im Harn bildet die Grundlage des Aschheim-Zondekschen Schwangerschaftstestes. Die Bildung der Placenta geht nämlich mit einer enormen Vermehrung placentären Gonadotropins einher, das im Harn erscheint und dort auf biologischem Wege nachgewiesen wird. Genau genommen liegt also in der Aschheim-Zondekschen Reaktion gar kein Test auf Schwangerschaft, sondern ein solcher auf Choriongonadotropin vor. Hypophysäres (pituitäres) Gonadotropin bzw. FRH[1] wird durch die Probe von HELLER und HELLER im Harn nachgewiesen. Nebennierenrindenextrakte sind als Quelle eines weiteren, vermutlich besonderen Gonadotropins (Fr. Hoffmann (1937/8) bereits erwähnt worden. Bei gewissen Teratomen und manchen Seminomen des Hodens tritt gleichfalls eine Gonadotropinvermehrung im Harn auf, die — bei Teratomen — mit einem oft nur mikroskopisch erhebbaren Befund von Choriongewebe im Teratom in Zusammenhang steht oder — bei Seminomen — hypophysären Ursprungs sein soll (vgl. S. 446/47). Außerhalb des menschlichen bzw. Tierkörpers kommt ein Gonadotropin in der Hefe vor [HISAW, GREEP und FEVOLD (1936)].

Das hypophysäre, das Schwangerenharn- und das Stutenserumgonadotropin finden heute in Form von reinen Handelspräparaten (s. S. 254/55) therapeutische Anwendung. Sie sind nicht nur der Herkunft nach verschieden, sondern haben auch eine unterschiedliche Wirkung und daher ungleiche therapeutische Wertigkeit.

Unterschiede zwischen den verschiedenen Gonadotropinen: Während das Schwangerenharn- und das Stutenserumgonadotropin, soweit heute bekannt, eine einheitliche Substanz darstellen, zerfällt das hypophysäre Gonadotropin in zwei voneinander trennbare Fraktionen, das FRH, von ZONDEK seinerzeit als Prolan A bezeichnet, und das Luteinisierungshormon (LH[2]), früher auch Prolan B genannt. Es ist heute noch nicht endgültig entschieden, ob es sich um chemisch verschiedene Substanzen, also um zwei verschiedene Hormone handelt. Die Entscheidung ist deshalb so schwierig, weil sich das FRH und das LH gegenseitig beeinflussen. BURROWS weist mit Recht darauf hin, daß ihre Verschiedenheit solange nicht als sicher gelten kann, als beide nicht in chemisch reiner Form dargestellt sind. HOFFMANN soll allerdings in den letzten Kriegsjahren die Isolierung von reinem LH gelungen sein; es soll mit dem kortikotropen HVL-Hormon identisch sein. Die Wirkung des FRH und des LH ist eine verschiedene. Das Schwangerenharngonadotropin wirkt größtenteils wie LH, das Stutenserumgonadotropin ähnlich wie HVL-Extrakte.

Im angelsächsischen Schrifttum ist für das FRH das Symbol FSH (= folliclestimulating hormone) gebräuchlich, für das LH die Bezeichnung ICSH (interstitial cell-stimulating hormone). Auch die Bezeichnung Thylakentrin wird für das FRH, der Terminus Metakentrin für das LH (nicht zu verwechseln mit dem Luteohormon der Corpora lutea des Eierstocks!) gebraucht und schließlich ist das FRH auf Grund seiner Eigenschaften als gameto-kinetisches Hormon oder als „gamogenic" bezeichnet worden.

Zum Unterschied vom hypophysären und vom Schwangerenharngonadotropin geht das Stutenserumgonadotropin nicht in den Harn über, sondern ist nur im Blut nachweisbar.

Chemie: Die chemische Konstitution der Gonadotropine ist noch nicht vollständig geklärt. Man weiß bisher, daß sie Eiweißkörper in Verbindung mit einem Kohlehydrat, nämlich Mannose oder Galaktose sind, und somit zu den sogenannten Glykoproteinen gehören. Proteolytische Fermente spalten sie auf.

Vorkommen: Das FRH findet sich nahezu rein in der Hypophyse des kastrierten Pferdes, ferner, gegenüber dem LH überwiegend, im menschlichen Kastraten- und Menopausenharn sowie im normalen Harn. Das LH findet sich besonders konzentriert im Blut und Harn schwangerer Frauen und bei gewissen Genitaltumoren. Beide, FRH und LH, finden sich gemeinsam in unfraktionierten

---

[1] FRH-Abkürzung für Follikelreifungshormon.
[2] LH = Abkürzung für Luteinisierungshormon.

Hypophysenextrakten. Aus der Höhe ihrer Ausscheidung lassen sich Störungen der HVL-Funktion erkennen (vgl. S. 248), doch ist eine breitere Anwendung der hiedurch gegebenen Möglichkeit, gewisse Erkrankungen des HVL zu erschließen, noch Sache der Zukunft.

Ausscheidung: Das Hypophysen- und das Choriongonadotropin werden zum Teil durch die Nieren mit dem Harn in biologisch aktiver Form ausgeschieden, zum Teil in noch nicht näher bekannter Weise im Organismus inaktiviert. Eine nennenswerte Speicherung findet im menschlichen Körper nicht statt (BURROWS). Leber und Muskulatur sind an ihr nicht beteiligt (ZONDEK). Nach intramuskulärer Injektion menschlichen Choriongonadotropins erscheinen 5 bis 15% der zugeführten Menge im Harn [FRIEDMANN und WEINSTEIN (1937)]. Die von ASCHHEIM und ZONDEK entdeckte Ausscheidung großer Mengen von Choriongonadotropin im Harn der schwangeren Frau ist ein wertvolles diagnostisches Mittel zur Frühdiagnose der Schwangerschaft, aber auch zur Erkennung von Hodengewächsen, insbesondere von Chorionepitheliomen und von extragenitalen chorialen Blastomen, geworden.

Die Gonadotropinproduktion des HVL beginnt beim Tier schon in der Fetalzeit, also sehr frühzeitig. Ein Gleiches ist für den Menschen wahrscheinlich. Schon im Kindesalter wird Gonadotropin im Harn ausgeschieden, wenn auch vor der Reife nur in sehr kleinen Mengen. Zur Zeit der Reife steigt die Produktion an, um nach Abschluß der Periode der Geschlechtstätigkeit bei beiden Geschlechtern merkwürdigerweise häufig eine weitere Erhöhung (s. unten) zu erfahren. Der Eintritt der Pubertät und das Erwachen des Geschlechtstriebes hängt zum Teil vom HVL und seinen Gonadotropinen ab. Zu dieser Zeit haben die Keimdrüsen ihrerseits eine gewisse Reife erlangt, die Voraussetzung dafür ist, daß sie auf den verstärkten Gonadotropinreiz antworten. Unterentwickelte Hoden erfahren keinen nennenswerten Entwicklungsauftrieb. Für die Therapie ist das im Auge zu behalten. Bei der Frau erreicht die Gonadotropinausscheidung außerhalb der Schwangerschaft ihr Maximum zur Zeit der oder kurz vor der Ovulation, also ungefähr in der Mitter des menstruellen Zyklus. In der Schwangerschaft werden die höchsten Ausscheidungswerte etwa zwei Monate nach der Konzeption erreicht [EVANS und Mitarbeiter (1937); SMITH und SMITH (1937). Postklimakterische Frauen scheiden in 65% der Fälle weiterhin Gonadotropin und sogar in vermehrter Menge aus [ÖSTERREICHER (1933)], ähnlich kastrierte Frauen. Nach Entfernung der Ovarien oder Röntgenkastration der Frau steigt die FRH-Ausscheidung auf das fünf- bis zwanzigfache (Beginn des Ansteigens nach WALTER, GEIST und SALMON (1940) schon drei Tage nach der Kastration) und wird in einem kleinen Teil der Fälle auch LH nachweisbar, ähnlich im weiblichen Klimakterium. Sogar im Blut der kastrierten Frau wird die sonst negative HVR I in der Mehrzahl der Fälle positiv [FLUHMANN (1929)]. Bei ovarieller Insuffizienz ist die Erhöhung der Gonadotropinausscheidung wesentlich geringer als nach Kastration oder im Klimakterium.

Beim Mann fanden EVANS und GORBMAN (1942) im Sammelharn unter normalen Verhältnissen eine Ausscheidung von 1 bis $4\frac{1}{2}$ Reifungseinheiten = 6 bis 20 Mäuseeinheiten Gonadotropin pro Liter Harn. Im Alter nimmt auch beim Mann sowie bei der Frau die Gonadotropinausscheidung zu, allerdings nur in etwa 20 bis 30% der Fälle. So fanden HENDERSON und ROWLANDS bei alten Männern zwischen 60 und 70 Jahren eine Erhöhung der gonadotropen Wirksamkeit des Harnes, die sich zwischen 55 und 110 ME FRH im Liter Harn bewegt. Auch der Hormongehalt der Hypophyse selbst ist bei Männern über 45 Jahre nicht in dem Ausmaß erhöht wie bei alten Frauen (WILTSCHY, GARDNER und RILEY). Im Mittel scheiden normale, geschlechtsreife Männer 10 bis 15 Mäuseeinheiten FRH im Liter Harn aus. Die gefundenen Werte schwanken zwischen 11 und 55 ME FRH im Liter Frühharn (SAETHRE) im Alter von 20 bis 24 Jahren. Bei Männern mit Potenzstörung fand GOSTIMIROVIC in fünfzehn von siebzehn untersuchten Fällen eine (erhöhte) Ausscheidung von mehr als 50 ME FRH, ebenso GOLDHAMMER & LÖWY (1935) bei Ejakulatio praecox und deuten sie als Zeichen von inkretorischem Hypoorchidismus. Ähnlich stellte ÖSTERREICHER bei einem jungen Mann mit Hodenatrophie eine dauernd erhöhte Ausscheidung fest. Eine stark gesteigerte Gonadotropinausscheidung in Abhängigkeit von der Höhe des Blutdrucks weisen ferner Hochdruckkranke auf (KYLIN 1934). Im normalen Blut konnten nordamerikanische Untersucher mittels besonderer Anreicherungsverfahren 1 Mäuseeinheit in 40 ccm Blut feststellen.

Innerhalb des HVL sind die basophilen Zellen als die Produktionsstätte des FRH, die eosinophilen als die des LH angesehen worden.

Nach der Menopause werden die Keimdrüsen gegenüber dem Gonadotropinreiz refraktär. Bei Fehlen der Gonaden fällt die Gonadotropinwirkung weg.

Die Wirkungen der gonadotropen Hormone des HVL auf den Hoden und Eierstock.

Das FRH des HVL fördert die Entwicklung der Hodenkanälchen (der Sertolischen Zellen der Kanälchenwand ?) und die Spermiogenese, wirkt also auf das germinative Gewebe der Hoden, wie sich an hypophysektomierten Ratten ergeben hat. Für sich allein verabreicht, vermag es die Hormonproduktion der Hoden nicht zu steigern. Dazu ist ein gewisser Zusatz von LH notwendig. Das Zwischengewebe der Hoden sowie die Anhangsdrüsen bleiben nämlich durch FRH unbeeinflußt, während das Samenepithel proliferiert und eine zunehmende Ausreifung erkennen läßt. Da Extrakte aus Harn von Frauen nach der Menopause reich an FRH sind, ja fast ausschließlich dieses enthalten [KATZMAN und DOISY (1934)], bewirken sie eine Stimulierung des Samenepithels und der Spermiogenese [SMITH, ENGLE und TYNDALE (1934)]. Ja sogar eine Befruchtung wird bei hypophysektomierten geschlechtsreifen Ratten ermöglicht. Bei unreifen Tieren wird die Hodenentwicklung stimuliert und eine geschlechtliche Frühreife ausgelöst. Bei manchen Tierarten werden die Hoden auch zum Hinabsteigen ins Skrotum veranlaßt. Darauf gründet sich die Behandlung des Kryptorchismus und des Hypogonadismus mit Gonadotropinen (s. S. 250). Die Kombination von HVL-Gonadotropin mit Stutenserumgonadotropin wirkt nach Angabe des Schrifttums auf das Samenepithel stärker als Choriongonadotropin. Dieses beeinflußt hingegen das Zwischengewebe sehr viel stärker als HVL-Extrakte. Die Kombination von HVL-Gonadotropin mit chorialem Gonadotropin verstärkt die Wirkung der Komponenten im Sinne eines Synergismus (BOMSKOV). Auf der Wirkung der Gonadotropine auf den Hoden begründet, ist ein Hodentest zur Auswertung gonadotroper Substanzen entwickelt worden.

Diese am Versuchstier gewonnenen Ergebnisse lassen sich allerdings nicht in allen Fällen befriedigend mit den autoptischen Befunden in Übereinstimmung bringen.

So sah A. PRIESEL bei einem 39jährigen Akromegalen, der nach einer endonasalen Hypophysektomie gestorben war, eine Atrophie der Hodenkanälchen, während bei einem 55jährigen Akromegalen die Genitalorgane makroskopisch normal waren. Beide hatten Hauptzellenadenome. Allerdings handelt es sich bei der Akromegalie hauptsächlich um eine übermäßige Einsonderung des Wachstumshormons des HVL.

Bei fünf Männern mit HVL-Geschwülsten, von denen drei durch histologische Untersuchung als Adenome (ein eosinophiles, zwei Hauptzellenadenome) sichergestellt sind, fand ich dreimal eine Hodenatrophie verschiedenen Grades, darunter bei dem Träger des eosinophilen Adenoms und des einen der beiden Hauptzellenadenome (s. S. 21/22).

Die Produktion des FRH wird, wie ich schon sagte, heute vielfach (FELS; BERBLINGER; E. J. KRAUS) in die basophilen Zellen des HVL verlegt. Die Richtigkeit dieser Hypothese vorausgesetzt, wäre beim basophilen Pituitarismus, dem oft, aber bei weitem nicht immer, das Krankheitsbild des M. Cushing zugeordnet ist, eine Stimulierung des Samenepithels zu erwarten.

Tatsächlich fand A. PRIESEL bei einem 37jährigen Cushingkranken mit besonders hochgradiger Hyperplasie der basophilen Zellen des HVL und Entgranulierung derselben große Hoden mit lebhafter Spermiogenese; die Zwischenzellen der Hoden waren spärlich. MARBURG und RAAB fanden hingegen bei Männern mit M. Cushing atrophische Hoden mit sehr spärlichen Spermien und Verminderung der Zwischenzellen. Mangelnde Potenz und Libido sind ein gewöhnlicher Befund beim voll ausgebildeten Krankheitsbild des M. Cushing (vgl. S. 27), doch ist auch über gesteigerte Sexualität berichtet worden (REICHMANN). Der Pathologe BERBLINGER betont, daß von einem Hypogenitalismus bei der Cushingschen Krankheit nicht gesprochen werden könne. Anderseits fand ich eine Basophilie des HVL sowohl bei Hypertrichotischen beiderlei Geschlechts als auch bei hypotrichotischen Männern mit Atrophie der Hoden und umgekehrt in den Sektionsprotokollen von acht Männern mit überwiegender Basophilie im HVL zweimal eine Hodenatrophie (einmal verbunden mit Eunuchoidismus, einmal mit atrophischer Leberzirrhose und mit Gynäkomastie). Ebenso läßt mein Untersuchungsmaterial keine Parallelität im Verhalten der Basophilen und der Zwischenzellen erkennen: bei Basophilie des HVL können die Zwischenzellen sowohl reichlich als auch spärlich gefunden werden (vgl. hiezu das Vorkommen von Basophilie bei arteriellem Hochdruck wie bei Unterdruck und bei hochgradiger wie bei leichter Arteriosklerose). Hyper- und Hypotrichose sind Ausdruck von Hyper- bzw. Hyposexualität.

Es ist also eine eindeutige Beziehung des Verhaltens der Hoden zu bestimmten Zellelementen im HVL nicht zu erkennen und weitere Aufklärung nötig.

Soviel über die rein morphologische Korrelation der Zellelemente des HVL und den Hoden (vgl. dazu auch den Abschnitt S. 29).

Das FRH bewirkt, wie der Name sagt, eine Reifung der Follikel im Eierstock. Zur Inkretproduktion derselben bedarf es eines gewissen Zusatzes von LH (vgl. die Analogie zum Hoden S. 242), ebenso zur Auslösung der Ovulation. Durch die Kontrolle über die Follikelreifung hat die Hypophyse Einfluß auf die Östrogeninkretion des Eierstockes und die östrogenen Wirkungen desselben. Übermäßige Gonadotropinzufuhr kann Bildung sogenannter Follikelzysten im Eierstock zur Folge haben (auch bei der Frau nach Behandlung mit Antex oder Physex Leo [MOVIN (1949)], in gleicher und charakteristischer Weise auch Östrogenzufuhr. Umgekehrt sind HVL-Tumoren, und zwar chromophobe Adenome, durch übermäßige Östrogenverabreichung beim Versuchstier erzeugt worden. Die Klinik und pathologische Anatomie vermögen zu diesen Beziehungen ebenfalls einiges Tatsachenmaterial beizutragen: Bei Akromegalie sind in Übereinstimmung mit dem Erwähnten Eierstockzysten beobachtet worden [CUSHING und DAVIDOFF (1927)]. A. PRIESEL hat bei einer 56jährigen Akromegalen mit eosinophilem HVL-Adenom eine einseitige Parovarialzyste beobachtet, während der Uterus bis walnußgroße Myome enthielt; die Ovarien dieser Frau waren gyriert. Diese Befunde verdienen Beachtung, denn den eosinophilen Zellen im HVL ist die Produktion des LH zugeschrieben worden. Wir müssen, wenn diese Ansicht zutrifft, bei der Akromegalie, soweit sie mit eosinophiler Adenombildung einhergeht, wenigstens in einem Teil der Fälle, eine gesteigerte Luteinisierung erwarten. Hingegen wäre beim basophilen Pituitarismus, der Überfunktion der Basophilen im HVL, eine übermäßige Abgabe von FRH anzunehmen, wenn dieses von den basophilen Zellen erzeugt wird. Ich verfüge zwar über keine Sektionsbefunde von Frauen mit basophilem Adenom, hingegen über solche von fünf Frauen mit überwiegender Basophilie des HVL: zwei von diesen hatten fibrös-atrophische Eierstöcke im Alter von erst 36 bzw. 47 Jahren, beide Male verbunden mit einer hochgradigen Atrophie des Endometriums (vgl. die Analogie zum Hoden).

Ich verfüge ferner über drei Fälle von HVL-Adenomen bei Frauen aus dem Sektionsmaterial von A. PRIESEL und schildere nachstehend den in diesen Fällen am Genitale erhobenen Befund. Bei einer 67jährigen, an Apoplexie verstorbenen Frau mit Hauptzellenadenom fand sich ein Corpuspolyp im Uterus (solche können im Tierexperiment durch Östrogenzufuhr experimentell erzeugt werden!). Bei einer 49jährigen, an einer Blutung ins Kleinhirn bei arterieller Hypertonie und Arteriosklerose gestorbenen Frau mit einem (histologisch nicht untersuchten) HVL-Adenom waren zystische Ovarien (!) und Uterusmyome (!) vorhanden und bei einer 59jährigen, nach einer Scheidenprolapsoperation zugrunde gegangenen Frau mit eosinophilem HVL-Adenom (ohne Akromegalie) waren die weiblichen Adnexe senil-atrophisch.

Wir verzeichnen also bei zwei von drei Frauen mit HVL-Adenomen Affektionen, die beim Versuchstier durch übermäßige Östrogeneinwirkung hervorgerufen werden können (Uterusmyome und Uteruspolypen). Umgekehrt ist es im Lichte der Tatsache, daß Hauptzellenadenome durch Östrogenzufuhr bei der Maus experimentell erzeugt werden konnten, auffällig, daß sich in einem Fall von Hauptzellenadenom ein uteriner Schleimhautpolyp und in einem anderen Fall von HVL-Adenom uterine Myome und zystische Eierstöcke fanden. GARDNER, STRONG und SMITH haben, wie schon erwähnt, bei einer Maus einen chromophoben HVL-Tumor neben beiderseitigen Granulosazelltumoren der Eierstöcke, einer zystischen Hyperplasie des Endometriums und einem Mammakarzinom gefunden, alles Affektionen, die zu einer Hyperöstrogenämie in Beziehung stehen, indem Granulosazellgeschwülste des Ovars reichlich Östrogen produzieren können und anderseits chromophobe HVL-Adenome, wie erwähnt, aber auch die zystische Hyperplasie des Endometriums und das Mammakarzinom durch Östrogenzufuhr experimentell hervorgerufen werden können (vgl. S. 209/10).

Die Klinik weist bei akromegalen Frauen gewöhnlich Oligo- oder Amenorrhoe aus, ebenso beim hypophysären M. Cushing, doch kommt bei beiden auch normale Geschlechtsfunktion vor.

Die Wirkungen des LH auf den Hoden. Das LH ruft eine Zunahme des Zwischengewebes der Hoden hervor. Die entstehende Wucherung der Zwischenzellen hat eine gesteigerte Inkretabgabe, wie heute angenommen wird, und auf diesem Wege eine Stimulierung der akzessorischen Geschlechtsdrüsen zur Folge. Eine weitere Wirkung der Zufuhr von LH ist daher eine Vergrößerung dieser Drüsen.

Das Schwangerenharngonadotropin hat Luteinisierungswirkung und ruft daher ebenfalls eine Zunahme des interstitiellen Hodengewebes und ein Wachstum der Anhangsdrüsen des männlichen Geschlechtsapparates hervor. Dieselben Wirkungen zeigen Extrakte aus dem Harn schwangerer Frauen, die viel LH enthalten.

Die Wirkungen des LH auf den Eierstock. Im Eierstock ruft LH eine Luteinisierung hervor (s. S. 26).

Die *Kombination von FRH und LH* hat, wie wir zum Teil bereits erfahren haben, eine stärkere Wirkung als die Verabreichung der Einzelkomponenten für sich allein. Sie steigert auch die Spermiogenese mehr als FRH allein und stimuliert gleichzeitig das Zwischengewebe und die sekundären Geschlechtsdrüsen. Wenn man HVL-Extrakte gibt, so erzielt man eine solche kombinierte Wirkung. Allerdings muß dabei in der Praxis berücksichtigt werden, daß die Zusammensetzung des hypophysären Gonadotropins je nach dem Stadium der Lebensphase, in welchem die Extraktion der Hypophyse des Schlachttieres vorgenommen war, wechselt. Einmal enthält der Extrakt mehr FRH, das anderemal mehr LH. Die gonadotrope Wirksamkeit hängt ferner vom Alter und vom Geschlecht der Tiere ab. Die Hypophyse infantiler und alter Tiere enthält fast ausschließlich FRH, die von Tieren im geschlechtsreifen Alter immer eine gewisse Menge von LH mit dazu. Aus Hypophysen männlicher Schlachttiere hergestellte Extrakte sollen wirksamer sein als solche aus Hypophysen weiblicher.

Praktische Schlußfolgerungen für die Indikationsstellung zur therapeutischen Verabreichung. Aus dem Gesagten ergibt sich eine Verschiedenheit der Wirkung von hypophysärem und Choriongonadotropin (s. S. 250 bis 251). Schwangerenharnextrakt werden wir dort verabreichen, wo wir hauptsächlich auf die Zwischenzellen einwirken wollen, FRH (das jedoch rein in Handelspräparaten bisher noch nicht existiert) dort, wo die Spermiogenese und die Entwicklung der Hodentubuli gefördert werden soll; die Kombination beider, also HVL-Extrakt, in Fällen, wo beide stimuliert werden sollen. Mit diesen knappen Sätzen ist die Indikationsstellung für die Praxis in ihren Grundzügen umrissen. Anderseits bedarf eine Therapie mit placentärem Gonadotropin, wenn ein Wirkungsmaximum erreicht werden soll, einer guten HVL-Funktion als synergistischem Faktor (s. S. 248). Eine Beigabe von etwas HVL-Extrakt bei einer Schwangerenharngonadotropintherapie ist also zumindest dort zu empfehlen, wo die HVL-Funktion schwach zu sein scheint, und das wird in vielen, ja in den meisten Fällen der Praxis der Fall sein, denn bei kräftiger HVL-Funktion wäre ja eine Gonadotropinmedikation überhaupt nicht nötig. Bei hypophysenlosen Tieren ist die Wirkung des placentären Gonadotropins infolge Wegfalls der synergistischen Wirkung der Hypophyse gering [EVANS, SIMPSON und AUSTIN (1933)]. In der klinischen Praxis werden diese am Versuchstier gewonnenen Erkenntnisse bisher zu wenig beachtet. Das kann zur Ursache von therapeutischen Versagern werden.

Nach Entfernung eines Hodens vergrößert sich der zweite kompensatorisch. Dieser Effekt ist unter anderem an die fortdauernde, ja infolge Ausfall eines Hodens und damit Verringerung der Bremswirkung des Hodenhormons noch gesteigerte Ausschüttung von Gonadotropin seitens des HVL gebunden. Infolge dieser Steigerung tritt kein sehr ausgesprochener Rückgang der Spermiogenese beim Versuchstier ein. Über die Fruchtbarkeit von Männern, welche einen Hoden verloren haben, liegen dem Verfasser keine statistischen Unterlagen vor. Es ist aber nach dem Gesagten kaum anzunehmen, daß sie nennenswert vermindert ist.

Eine Unterteilung der Gonadotropindosis bringt eine stärkere Wirkung hervor als die Verabreichung der gesamten Menge auf einmal. Wiederholte Gonadotropininjektionen erzeugen eine abgeschwächte Wirkung und schließlich eine Resistenz. Sie ist zum Teil als eine Immunität gegenüber dem artfremden Eiweiß aufzufassen.

Einflüsse auf die Gonadotropinproduktion des HVL. Die gonadotrope Wirksamkeit des HVL unterliegt verschiedenartigen Einflüssen. Nerveneinflüsse (Erregung, Schreck), Temperatur, Lichtstrahlung (gesteigerter Geschlechtstrieb im Frühjahr!), humorale Reize, die sich auch über den Liquor cerebrospinalis auswirken, neben hormonalen Einwirkungen spielen eine Rolle, ebenso Östrus und Schwangerschaft bei weiblichen Individuen, der Ernährungszustand, Vitaminmangel, vor allem ein solcher des B-Komplexes, aber auch von Vitamin A und E. Fehlen von B führt auch bei sonst völlig normal zusammengesetzter Kost zu einem Rückgang der Gonadotropinproduktion des HVL; nachherige Zufuhr von Vitamin B gleicht den Schaden wieder aus. Fehlen von E-Vitamin schädigt den Hoden selbst und diese Schädigung ist nicht rückbildungsfähig (im Gegensatz zu den A- und B-Mangelschäden). Mangel an Schilddrüsenhormon vermindert gleichfalls die gonadotrope Wirksamkeit der Hypophyse. Die Produktion des gonadotropen und des thyreotropen Hormons des HVL sind in ihrer Menge gekoppelt. Auch die Ernährung scheint einen Einfluß auszuüben: so soll ketogene Diät die Gonadotropinausscheidung bei Mann und Frau beträchtlich erhöhen (JULESZ 1942).

Es besteht ein den Erfordernissen entsprechend abgestimmtes Gleichgewicht zwischen den Keimdrüsenhormonen und den gonadotropen Hormonen des HVL, die auf einer gegenseitigen Regulation der Produktion beruht. Sie wird in ihrer Kompliziertheit besonders deutlich an Hand der zwei Arten von Eierstockhormonen, dem Östrogen und dem Progesteron, indem Östrogen die Hypophyse zur Produktion von LH reizt und die Ausschüttung von FRH seitens des HVL bremst. Entfernung der Keimdrüsen unterbricht die fein ausgewogene Regulation und beeinflußt die Gonadotropinsekretion gewaltig (s. den Abschnitt S. 30). Nach der Kastration beobachtete ZONDEK (1932) bei Mensch und Tier beiderlei Geschlechts eine Steigerung der FRH-Ausscheidung im Harn, von der bereits auf S. 241 die Rede war. Gleichzeitig nimmt die Bildung von LH stark ab (vgl. hiezu die Beobachtung des Verf. auf S. 287).

Morphologische Veränderungen im HVL als Ausdruck von Änderungen seiner Gonadotropinproduktion. Die Schwankungen und Änderungen der Gonadotropinproduktion des HVL gehen mit histologisch nachweisbaren Veränderungen seiner drei hauptsächlichen epithelialen Zellelemente, der Chromophoben oder Hauptzellen und der Chromophilen, die wieder in die eosinophilen und die gewöhnlich zahlenmäßig schwächer vertretenen Basophilen zerfallen, einher. Beim Neugeborenen fehlen z. B. die basophilen Zellen fast völlig und mit der Pubertät nehmen die Chromophilen an Zahl zu. Diese werden als Abkömmlinge chromophober Mutterzellen aufgefaßt. Während des Östrus ändert sich die histologische Struktur der Vorderhypophyse. In der Schwangerschaft wiederum treten besondere, als Schwangerschaftszellen bezeichnete Zellen auf, nach Kastration die „Kastrationszellen", und gleichzeitig steigt nach der Kastration die Zahl der eosinophilen (BERBLINGER). Im Greisenalter nehmen die Basophilen zu.

Es wechselt somit nicht nur die Gonadotropinproduktion des HVL im Laufe des Lebens hinsichtlich Menge und Qualität, wie Analysen der Gonadotropinausscheidung im Harn lehren (s. S. 241), sondern parallel damit auch seine histologische Struktur.

Die basophilen Zellen werden vielfach, wie bereits bemerkt (s. S. 242), als die Produktionsstätte des FRH, die eosinophilen als die des LH angesehen. Allerdings stimmt diese Auffassung mit den angeführten geweblichen Strukturwandlungen des HVL ebensowenig einwandfrei überein wie mit verschiedenen Befunden bei Erkrankungen des HVL (s. S. 242/43). Nach Kastration ist bei Mensch und Tier eine Basophilie der Vorderhypophyse gesehen worden. Eine solche wurde auch nach Röntgensterilisierung der Hoden, nach Ligatur der Vasa efferentia, nach Entfernung der Schilddrüse, bei Mangel an Vitamin A oder E beim Versuchstier beobachtet, also bei verschiedenen Hodenschädigungen. Daraus hat man geschlossen, daß eine Basophilenzunahme die morphologische Grundlage der vermehrten Gonadotropinausschüttung nach Ausfall der Keimdrüsenfunktion darstellt. Umgekehrt wurde bei der Dystrophia adiposogenitalis mit ihrer genitalen Hypoplasie eine Verminderung der Basophilen festgestellt. In der Hypophyse von alten Ratten wurden hauptsächlich chromophobe Zellen gefunden. KON (zit. nach E. KRAUS, „Die Hypophyse", 1926) fand bei einem kastrierten Mann drei Jahre nach der Kastration einen außerordentlichen Reichtum an chromophoben Zellen bei Zurücktreten anderer Zellformen, F. ALTMANN (1930) bei einem 58jährigen Spätkastraten (im Alter von 26 Jahren wegen Tbc kastriert, gestorben an schwerer Mesaortitis luetica) in der Hypophyse in Übereinstimmung damit eine Vermehrung der Hauptzellen und insbesondere der hypertrophischen Hauptzellen. Bei der Frau ist anderseits nach Kastration eine Vermehrung der eosinophilen und eine Verminderung der basophilen in der vergrößerten Vorderhypophyse festgestellt worden. Ähnlich fand sich in zwei Fällen von angeborenem Mangel der Eierstöcke (Fall Olivet, 38jährige Frau; Fall Randerath, 61jährige Frau) eine Eosinophilie im HVL. Bei einer größeren Zahl von männlichen Eunuchoiden fand F. Altmann (l. c.) die Hypophyse etwas vergrößert und meist eine ungewöhnliche Zellart enthaltend, die eben erwähnten hypertrophischen Hauptzellen, die von ihm als eine häufige Folge des Keimdrüsenausfalls bezeichnet werden.

Anderseits können im HVL auch sonst oft abnorme Zellverteilungsbefunde erhoben werden, die wir heute noch nicht klar deuten können. Auf diesem Gebiet erwächst der zukünftigen Forschung noch ein weites Betätigungsfeld.

So fand A. Priesel beispielsweise bei einem 27jährigen, im Koma diabeticum gestorbenen Mann in der Vorderhypophyse die Hauptzellen auffallend groß und reichlich, schwangerschaftszellenähnlich, und die eosinophilen und basophilen spärlich; an Nebennieren und Genitale war jedoch, zumindest makroskopisch, kein auffallender Befund zu erheben. Eine Vermehrung der Hauptzellen ist sonst bisher bei Athyreose und Hypothyreose, beim endemischen Kropf und beim Kretinismus bekannt; sie nehmen dabei das Aussehen von Schwangerschaftszellen an. Eine relative Vermehrung der Hauptzellen ist ferner bei Nebenniereninsuffizienz und beim M. Addison sowie nach Nebennierenexstirpation und bei Karzinomen verschiedenen Sitzes gesehen worden. Ein absolutes Überwiegen der Hauptzellen fand Ceranke in einem Fall von hypophysärem Infantilismus (Ateleiose) und Berblinger beschrieb adenomatöse Hauptzellenwucherung bei Hodenatrophie, A. Priesel bei einem Früheunuchoid. Könnte man nach diesen Befunden beinahe zu der Vorstellung kommen, daß eine Hauptzellenvermehrung eine charakteristische Folge einer Insuffizienz der nachgeordneten Glieder des hormonalen Geschlechtssystems sei, so sprechen die im folgenden angeführten Befunde in anderem Sinn. Bei einem 66jährigen, fettwüchsigen Eunuchoid mit haselnußgroßen, völlig fibrös-atrophischen Hoden ohne Zwischenzellen war nämlich im Vorderlappen der gewöhnlich aussehenden Hypophyse eine (reaktive?) überwiegende Basophilie mit Einwanderung der basophilen in den Hinterlappen festzustellen. Einen ähnlichen Befund erhob A. Priesel bei einem 56jährigen, ebenfalls fettwüchsigen Eunuchoid mit Gynäkomastie und schwerer Arteriosklerose, die auch die Todesursache bildete. Anderseits fehlten bei einem 53jährigen mit Atrophie der Hoden und Behaarungsmangel die eosinophilen. Eine relative Armut an eosinophilen fand A. Priesel in der leicht atrophischen Hypophyse ferner bei einem 32jährigen mit Hypotrichose bei kleinen Nebennieren (und schmaler Rinde derselben), wobei die Hoden nur eine leichte Hemmung der Spermiogenese erkennen ließen; die Nebennieren waren um ein Drittel kleiner als gewöhnlich. Rössle fand eine Basophilie der Vorderhypophyse bei einem 70jährigen Mannweib, Mathias eine Eosinophilie bei einem 26jährigen mit metastasierendem Nebennierenhypernephrom und spärlicher Spermiogenese in den Hoden. Ein Überwiegen der eosinophilen bei nur wenigen basophilen und Hauptzellen beobachtete F. Paul bei einer 35jährigen Frau mit vermännlichendem Nebennierenrindenkarzinom. Bei überwiegender Basophilie kann Hoden- und Eierstockatrophie gefunden werden. Anderseits wieder traten bei einer 51jährigen Frau mit Bartwuchs, arteriellem Hochdruck und Nephrosklerose die Hauptzellen gegenüber den vermehrten baso- und eosinophilen in der kleinen Hypophyse ganz zurück (über die Befunde bei HVL-Adenomen s. S. 242—244).

Diese wenigen Beispiele genügen, um zu zeigen, wie schwer es heute noch ist, einen bestimmten Zellverteilungstypus im HVL mit bestimmten Keimdrüsenbefunden in eine konstante Verbindung zu bringen. R. Chwalla hat andernorts (1948) vierzehn Beobachtungen von Basophilie der Adenohypophyse bei den verschiedensten Erkrankungen zusammengestellt, die Hypo- wie Hypertrichose, Schwund der Keimdrüsen, bald Schwund der Nebennierenrinde, bald Wucherung

derselben erkennen lassen und damit zu der gleichen Schlußfolgerung führen.
Die Rückwirkung der Keimdrüsenfunktion auf die gonadotrope HVL-Funktion (s. S. 102).

Das zwischenzellenstimulierende Hormon des HVL (s. S. 27 und 28).

Gonadotropine und Nachkommenschaft. WOLFF (1934) fand nach Behandlung mit Schwangerenharngonadotropin eines oder beider Elterntiere eine zunehmende Schädigung der Nachkommenschaftsgenerationen bei der Maus, die sich in Frühsterblichkeit, Frühreife, oder Entwicklungshemmung und Untergewichtigkeit — ähnlich der Asthenie und dem Infantilismus beim Menschen, wie WOLFF bemerkt —, äußerte und schließlich dominant weiter vererbt wurde, ja sich zu verstärken schien, also eine Erbschädigung. Er zieht daraus den Schluß, daß Prolan nur bei unfruchtbaren Frauen oder dort, wo mit Unfruchtbarkeit zu rechnen ist, unbedenklich angewendet werden darf. Von MANDELSTAMM und TSCHAIKOWSKY (1932) ist ebenfalls vor der Verwendung größerer Prolandosen bei Frauen gewarnt worden; 400 bis 1100 M. E. dürften nach ihnen genügen, um eine temporäre (?) Sterilität bei der Frau hervorzurufen.

Der sogenannte synergistische Faktor von EVANS. Gonadotrope HVL-Extrakte, aber auch kleinste Mengen von reinem FRH ergeben in Kombination mit Schwangerenharngonadotropin eine wesentlich stärkere Wirkung auf die Keimdrüsen, als sie durch die Summierung der Einzelwirkungen beider Stoffe erklärbar wäre [EVANS und Mitarbeiter (1932), FEVOLD und HISAW (1934)]. Der aus diesem Verhalten erkennbare sogenannte synergistische Faktor zur Prolanwirkung wird heute als mit dem FRH des HVL identisch angesehen. Es ist daher verständlich, daß der nahezu ausschließlich FRH enthaltende Menopausenharnextrakt die Prolanwirkung intensiv aktiviert und dazu „synergistisch" wirkt [ANSELMINO und HOFFMANN (1934); LEONARD und SMITH (1934)]. Der synergistische Faktor, der im Ausland in den Handel kommt (= Ambinon B), verhindert die Atrophie der Hodenkanälchen und das Sistieren der Spermiogenese bei der hypophysektomierten Ratte und verstärkt die Prolanwirkung auf die Samenblasen, gemessen an ihrer Gewichtszunahme bei der hypophysektomierten Ratte [EVANS, PENCHARZ und SIMPSON (1934)]. Er aktiviert ferner die Wirkung des LH des HVL [FEVOLD und HISAW (1934)]. Die Kombination von synergistischem Faktor mit chorialem Gonadotropin(Injektionen) ist in den Handelspräparaten Ambinon A (Organon) und Synapoidin (PARKE-DAVIS) verwirklicht.

Klinisches: Die Wirkungen einer übermäßigen Gonadotropinproduktion auf die Hoden (vgl. dazu S. 27). Über die Auswirkungen einer übermäßigen Gonadotropinzufuhr auf die Hoden ist aus der Klinik nicht viel bekannt. Eine Stimulierung der Spermiogenese erfolgt dadurch nicht (MOORE). Beim Hyperpituitarismus, der klinisch in extremen Fällen als hypophysärer Riesenwuchs, als Akromegalie oder als M. Cushing in Erscheinung tritt, ist initial eine Steigerung des Geschlechtstriebes beobachtet worden. Eine Vergrößerung der äußeren Genitalien ist bei Akromegalen nicht selten. Im Harn von Akromegalen ist die Reaktion auf FRH (Prolan-A-Reaktion) wiederholt positiv gefunden worden. Hingegen ist bei der Dystrophia adiposogenitalis die Gonadotropinausscheidung vermindert.

Die Rückwirkung einer verminderten Gonadotropinproduktion auf die Hoden und Eierstöcke (vgl. die Abschnitte S. 27/28). Über die klinischen Auswirkungen einer verminderten (unternormalen) Gonadotropinproduktion des HVL auf die Hoden lassen sich Schlüsse aus dem Verhalten der Keimdrüsen bei Atrophie des HVL einerseits und bei klinischen Unterfunktionszuständen des HVL (hypophysäre Kachexie, Dystrophia adiposogenitalis, hypophysärer Zwergwuchs) anderseits ziehen. Drei Männer mit Atrophie des HVL hatten atrophische Hoden. Hypophysäre

Zwerge lassen eine Entwicklung der Geschlechtsorgane und den Deszensus der Hoden häufig vermissen. Bei der Dystrophia adiposogenitalis finden wir Fettsucht, kleinen Penis und sehr kleine, oft retinierte Hoden.

HVL-Geschwülste können gleichfalls eine Unterfunktion des HVL zur Folge haben. Dementsprechend fand ich bei zwei von vier Männern mit HVL-Adenomen (zwei Hauptzellenadenome, ein eosinophiles und ein histologisch nicht untersuchtes Adenom [Alter 40 bis 48 Jahre]) eine Hodenatrophie (Sektion).

Bei der HVL-Insuffizienz oder Simmondsschen Krankheit treffen wir in der Klinik eine Verkleinerung der Geschlechtsorgane und ein Schwinden der Sekundärbehaarung. Potenz und Libido sind gestört. Dazu treten Abmagerung, Müdigkeit und Grundumsatzverminderung. Im Harn fehlen die 17-Ketosteroide je nach dem Grade der HVL-Insuffizienz mehr oder weniger vollständig.

Dysfunktion der Gonadotropininkretion des HVL. ELMER SEVRINGHAUS (1941) unterscheidet drei Haupttypen der Dysfunktion der Einsonderung der hypophysären Gonadotropine beim Menschen, den Infantilismus, die Dystrophia adiposogenitalis und den beiderseitigen Kryptorchismus. Ob alle diese Affektionen und deren Kombinationen wirklich durch einen Mangel der gonadotropen HVL-Funktion verursacht sind, bedarf allerdings noch der Verifizierung durch die pathologische Anatomie und Histologie und durch die Klinik, hier insbesondere durch Hormonanalysen auf gonadotropes Hormon. Bisher ist durch ZONDEK ein Fehlen von FRH und LH beim Infantilismus bekanntgeworden und ähnliche Befunde liegen beim Kryptorchismus vor (HESS). Es ist jedoch fraglich, ob Infantilismus und adiposogenitale Dystrophie rein hypophysäre Krankheitsbilder sind und ob nicht vielmehr das Zwischenhirn und außerdem andere endokrine Drüsen an ihrer Entstehung zumindest beteiligt sind. Ferner ist zu bezweifeln, daß es sich bei den von SEVRINGHAUS angeführten Krankheiten lediglich um einen Ausfall der Gonadotropininkretion des HVL handelt. Pathologischanatomisch haben sich bisher beim Kryptorchismus keine besonderen Veränderungen in der Hypophyse und ihrem Vorderlappen nachweisen lassen (vgl. S. 253). Als eine vierte Art von Einsonderungsstörung der hypophysären Gonadotropine reiht SEVRINGHAUS deren Überausscheidung im weiblichen Klimakterium an, die jedoch zum Unterschied von den vorgenannten Typen keine krankhafte Bedeutung hat und im männlichen Klimakterium in gleicher Weise vorkommt, wie wir bereits erfahren haben. Die veränderte Gonadotropininkretion begünstigt möglicherweise das Wachstum maligner Blastome oder führt die Entstehung solcher herbei. So wurde nach unvollständiger Kastration bei weiblichen Meerschweinchen oder Katzen eine beträchtliche Vergrößerung von Uterus und Mammae beobachtet, die auf eine vermehrte Ausschüttung von FRH mit konsekutiver Östrogenstimulierung dieser Organe bezogen wird. Analog wurde bei Hähnen nach Entfernung eines Hodens und eines Teiles des zweiten Hodens eine Geschwulstbildung im Hodenrest gesehen, ja sogar Malignität derselben beobachtet (CHAMPY und LAVEDAN). Bei Hodeninsuffizienz und bei männlichen Kastraten können die Brustdrüsen anschwellen. Bei Vollkastraten dürfte allerdings keine auffällige Häufung von Blastomen (s. S. 288) eintreten. Ob einseitiger Verlust der Keimdrüsen beim Menschen derartiges zur Folge hat, müßte erst untersucht werden.

Neuestens wurden der chronische Rheumatismus, die rheumatische Arthritis und die klimakterischen Arthrosen auf eine hypophysäre Dysfunktion zurückgeführt und mit einer übermäßigen Gonadotropinausscheidung unter eventueller Mitwirkung des thyreotropen HVL-Hormons in Zusammenhang gebracht [J. SAMUELS (1944)].

Das gonadotrope Hormon der Nebennierenrinde (s. S. 56/57).

Das Choriongonadotropin oder Prolan (der gonadotrope Wirkstoff aus dem Blut und Harn schwangerer Frauen). ASCHHEIM und ZONDEK haben 1928 nachgewiesen, daß im Blut und besonders im Harn von schwangeren Frauen große Mengen eines gonadotropen Stoffes nachzuweisen sind, der bei infantilen Mäusen und Ratten ähnlich wie die gonadotropen HVL-Extrakte eine vorzeitige Entwicklung der Eierstöcke mit Follikelreifung und Corpus-luteum-Bildung bewirkt. Sie bezeichneten diese Substanz in gleicher Weise wie die gonadotropen Extrakte aus dem HVL als „Prolan", indem sie zunächst annahmen, daß das Prolan des Schwangerenharns hypophysärer Herkunft sei. Später ist jedoch von PHILIPP gezeigt worden, daß der gonadotrope Wirkstoff das Schwangerenharns nicht in der Hypophyse, sondern in den Chörionzellen der Plazenta gebildet wird, und EVANS, SMITH u. a. fanden, daß die Wirkung des Schwangerenharnprolans zwar in manchen Beziehungen der der gonadotropen Vorderlappenextrakte gleicht, sich aber in andern wesentlich von ihr unterscheidet. Es ist also das choriale Gonadotropin vom hypophysären zu trennen. Ersteres wird im amerikanischen Schrifttum als „chorionic" oder als „anterior pituitary like" (= HVL-ähnlich) bezeichnet.

Das Prolan des Schwangerenharns ist eine einheitliche Substanz im Gegensatz zu den beiden voneinander trennbaren Fraktionen, in welche das hypophysäre Gonadotropin zerfällt (das FRH und das LH, auch Prolan A und B genannt). Bei Prolanverabreichung am Menschen fällt die verstärkende Wirkung der Hypophyse des Patienten im Sinne des synergistischen Effektes der Kombination von Prolan und Vorderlappenhormon (nach EVANS) ins Gewicht (s. S. 248).

Eine große Zahl von Forschern hat den Einfluß des Schwangerenharnprolans auf die histologische Struktur der Hoden bei verschiedenen Tierarten untersucht. Die Ergebnisse sind qualitativ ungefähr die gleichen wie die mit gonadotropen Vorderlappenextrakten erzielten, die Veränderungen aber dem Grade nach stärker und bestehen bei jungen männlichen Tieren in einer Zunahme des Hodengewichtes und einer ausgeprägten Wucherung des interstitiellen Gewebes der Hoden, ferner in einer außerordentlich starken Vergrößerung der Samenblasen und der übrigen Anhangsdrüsen des männlichen Geschlechtsapparates. Eine langdauernde Behandlung mit großen Dosen Prolan erzeugt atrophische Veränderungen. Eine Stimulierung der Spermiogenese wurde nicht gefunden (s. S. 251).

Bei infantilen Affen konnte ENGLE (1932) nach Zufuhr von Schwangerenharnprolan in weitaus stärkerem Maße als nach Injektion von HVL-Extrakten einen vorzeitigen Deszensus der Hoden mit einer ausgesprochenen Schwellung der Skrotalhaut und einer Vergrößerung der Testes erzielen. Da der Descensus testiculorum nur beim menschlichen Neugeborenen bereits am Ende der Schwangerschaft beendet ist und da auch nur beim Menschen und bei den höheren Affen eine Überschwemmung des mütterlichen und des fetalen Organismus mit Prolan erfolgt, so schloß ENGLE aus diesen Befunden, daß das Prolan der wirksame Faktor ist, der beim Menschen den Deszensus der Hoden während des intrauterinen Lebens bedingt. Diese Auffassung wird durch klinische Beobachtungen unterstützt, indem es in gewissen Fällen von Kryptorchismus gelingt, das Herabsteigen der Hoden in den Hodensack durch eine Prolanbehandlung künstlich herbeizuführen und dabei gleichzeitig, wie im Tierexperiment, eine Vergrößerung der Hoden zu erzielen; sie ist zum Ausgangspunkt und zur Grundlage der Prolanbehandlung des Kryptorchismus geworden (s. S. 442). Sehr wesentlich für die Wirkung des Prolans ist, wie ANSELMINO und HOFFMANN gezeigt haben, ob das Prolan aus dem Harn von Frühschwangeren oder Spätschwangeren gewonnen worden ist, da im Harn von Frühschwangeren bis zum dritten Monat noch kleinste Mengen hypophysären Gonadotropins enthalten sind, die zusammen mit dem Prolan eine synergistische Wirkung im Sinne von EVANS zur Folge haben. Vielleicht sind die Schwankungen des Prolangehaltes der Plazenta von Bedeutung für die Entstehung eines Kryptorchismus bei der Frucht, ebenso das Ausscheidungsmaximum ungefähr zwei Monate nach der Konzeption (s. S. 241); EVANS fand nämlich unter schwangeren Frauen solche mit einer zehnmal größeren Choriongonadotropinausscheidung im Harn wie andere. Das Prolan ist ein Wirkstoff mit vorwiegend luteinisierender und nur sehr geringer follikelreifender Wirkung und dadurch erklärt sich die auffallend starke Beeinflussung des interstitiellen Hodengewebes und der akzessorischen Geschlechtsorgane, die ja durch das gereinigte LH des HVL in gleicher Weise stimuliert werden.

Das geeignete Testtier für die Auswertung des Prolans ist nach F. HOFFMANN die infantile weibliche Ratte, für die des hypophysären Gonadotropins die infantile Maus.

Zugeführtes Prolan wird verhältnismäßig schnell aus dem Harn wieder ausgeschieden (s. S. 241).

Die Prolanwirkung auf die Geschlechtsorgane männlicher Tiere. Das Prolan aus Schwangerenharn (placentär-choriales Gonadotropin) verursacht bei jungen männlichen Tieren (Maus, Ratte, Meerschweinchen, Affen) eine Zunahme der Hodengewichte um 30 bis 100% gegenüber den Kontrolltieren und eine ausgesprochene Wucherung des interstitiellen Gewebes bzw. der Zwischenzellen. Überlebendes Hodengewebe läßt unter Prolanwirkung eine Zunahme des Sauerstoffverbrauches um 20 bis 25% und eine Steigerung der anaeroben Glykolyse um 100 bis 200% erkennen [REISS, DRUCKREY und FISCHL (1932)]. Zugleich tritt nach Prolanverabreichung eine starke Vergrößerung der Samenblasen, der Prostata und der übrigen akzessorischen Geschlechtsorgane auf, die das Fünf- bis Zehnfache der Norm erreichen kann und stärker ist als nach Behandlung mit gonadotropen HVL-Extrakten. Diese Prolanwirkung tritt auch am hypophysektomierten männlichen Tier auf [FREUD (1932); COLLIP, SELYE und THOMPSON (1934)]. Sie ist weitgehend identisch mit der Wirkung des LH des HVL. Hinsichtlich des Wachstums der akzessorischen Geschlechtsorgane und der Hypertrophie des interstitiellen Gewebes durch Prolan herrscht Übereinstimmung unter den Untersuchern. COLLIP, SELYE und THOMPSON (1934) geben hingegen an, daß eine Überpflanzung von HVL wirksamer sei als Prolaninjektionen. Bei reifen Tieren ist die Prolanwirkung sehr gering oder fehlt. Starke Dosen können unter Umständen eine Hodenschädigung erzeugen.

Die Angaben über die Beeinflussung der Spermiogenese gehen insoferne auseinander, als ein Teil der Untersucher eine solche vermißte. Unreife Tiere sprechen auf Prolan besser an als ausgewachsene oder senile, die jede Beeinflussung vermissen lassen [BOETERS (1930)].

Auf Grund der Gewichtszunahme von Prostata und Samenblasen haben KORENCHEVSKY, DENNISON und SIMPSON einen Test für Prolan an der infantilen Ratte ausgearbeitet.

Die Pubertas praecox durch Choriongonadotropin. Chorionepitheliome der Keimdrüsen können bei Kindern vor der Reife die Erscheinungen der Pubertät vorzeitig auslösen. Im Harn erscheinen dabei große Gonadotropinmengen. In einem von TSCHERNE und SCHÄFER beschriebenen Fall von ovariellem Chorionepitheliom bei einem achtjährigen Mädchen mit regelmäßiger Menstruation und normal entwickelten Brüsten gaben bereits 0,5 ccm des Harns eine positive Schwangerschaftsreaktion. Die Ovarien waren zystisch entartet und enthielten vorwiegend Follikel-, keine Luteinzysten. Uterus und Tuben waren so groß wie bei einer erwachsenen Frau. Solche Fälle sind selten, nach TSCHERNE und SCHÄFER bis 1939 erst sechsmal in der Literatur beschrieben.

Ob und wieweit bei der primär-konstitutionellen Pubertas praecox der HVL und seine Gonadotropinproduktion eine Rolle spielen, ist nicht bekannt (vgl. S. 456).

Das Stutenserumgonadotropin und seine Wirkung auf die Geschlechtsorgane. 1930 entdeckten COLE und HART, daß im Blut, aber nicht im Harn von trächtigen Stuten während eines begrenzten Zeitraums der Trächtigkeit große Mengen eines gonadotropen Wirkstoffs, wahrscheinlich chorialer Herkunft, nachweisbar sind, der die Eigenschaften hypophysären Gonadotropins besitzt und in den Harn nicht übergeht, auch nicht nach Injektion in andere Versuchstiere. Dieser gonadotrope Wirkstoff wird kurz als „Stutenserumgonadotropin" bezeichnet und ist vermutlich chorialen oder endometranen Ursprungs [COLE und GOSS (1943)]. Für die Therapie hat dieses Stutenserumgonadotropin, da seine Wirkung außerdem stärker ist als die des Schwangerenharngonadotropins, gewisse Bedeutung erlangt, und zwar sowohl in der Urologie als auch in der Gynäkologie. Vom 39. bis 42. Tag nach der Deckung tritt der Wirkstoff im Stutenserum auf und es können davon bis zu 100000 RE im Liter Serum gefunden werden. Nach dem 175. Tag der Trächtigkeitsperiode verschwindet er in der Regel aus dem Blut der Stute. Der zeitliche Verlauf seiner Ausscheidung weist mit der Prolanausscheidung der schwangeren Frau weitgehende Ähnlichkeit auf. Im Harn der Stute wird trotz der hohen Hormonkonzentration im Blut kein oder fast kein Gonadotropin gefunden, ebensowenig nach intravenöser Zufuhr dieses Stoffes, während intravenös verabreichtes HVL Hormon und Prolan beide rasch im Harn ausgeschieden werden (EHRHARDT; PARKES und WHITE; EVANS). Wahrscheinlich unterliegt das Stutenserumgonadotropin einem raschen Abbau im Blut und in den Geweben. Es scheint eine einheitliche Substanz zu sein.

Über die Wirkungen des Stutenserumgonadotropins auf den *Eierstock* und die Unterschiede gegenüber der Prolanwirkung, ferner über seine Testierung s. F. HOFFMANN (1941), dessen Darstellung ich mit den hier gebrachten Angaben zum Teil gefolgt bin.

Bei männlichen Ratten wurde durch Behandlung mit Stutenserumgonadotropin eine Vergrößerung der *Hodenkanälchen* und eine Beschleunigung der Spermiogenese beobachtet, die von einer starken Wucherung des interstitiellen Bindegewebes und einer Vergrößerung der Samenblasen auf das Sechs- bis Achtfache begleitet war [COLE, GILBERT und ROSS (1932)]. Bisher ist keine gonadotrope HVL-Wirkung bekannt, die nicht mit Stutenserumgonadotropin ebenfalls erzielt werden kann. Dieses bildet in seiner Wirkung eine Mischung des Gonadotropins des weiblichen Klimakteriums mit der von Schwangerenharngonadotropin. Eine sichere Abgrenzung der Wirkung von der des HVL-Gonadotropins ist bisher nicht gelungen (HAMBURGER). Eine echte HVL-Wirkung wird außer durch Stutenserumgonadotropin nur durch die therapeutische Kombination von Schwangerenharnprolan mit kleinsten Mengen Vorderlappenhormon (synergistische Wirkung) erzielt [EVANS, MEYER und SIMPSON (1932)].

Nach langdauernden Injektionen von Stutenserumgonadotropin tritt im Blut eine antigonadotrope Substanz auf (ROWLANDS und SPENCE). Bedrohliche allergische Erscheinungen sind darnach beobachtet [BICKERS (1941)] und deswegen ist eine Hautprobe zur Prüfung auf Überempfindlichkeit gegenüber dem Stutenserumgonadotropin ausgearbeitet worden. Die Kombination von HVL- und Stutenserumgonadotropin wirkt auf das Samenepithel stärker als Choriongonadotropin. Über die praktische Auswertung dieser Erkenntnisse bei mangelhafter Spermiogenese s. S. 452.

Zur Therapie mit Stutenserumgonadotropin sind täglich oder jeden zweiten Tag 50 bis 300 internationale Einheiten zu verabreichen. Sie sind wasserlöslich und wirken rasch [ELMER SEVRINGHAUS (1941)]. Das Stutenserumgonadotropin stimuliert sowohl das Keimgewebe als auch das Zwischengewebe der Hoden und die akzessorischen Geschlechtsorgane männlicher Tiere. Auf die Hodentubuli wirkt es stärker als choriales Gonadotropin.

Die Therapie mit Gonadotropinen. Das Hauptindikationsgebiet für die therapeutische Anwendung der drei Arten gonadotroper Wirkstoffe bilden auf Grund ihrer die Keimdrüsen beider Geschlechter stimulierenden Eigenschaft die Unterentwicklung und Unterfunktion der Gonaden, und zwar sowohl hinsichtlich der Samenbereitung als auch der Hormoninkretion beim Mann, ferner der Kryptorchismus, dessen Hormonbehandlung gesondert dargestellt wird (s. S. 442). Beim weiblichen Geschlecht darf vor allem das Ausbleiben der Ovulation auf mangelhafte gonadotrope Stimulierung der Ovarien durch den HVL zurückgeführt werden. Verschiedene Störungen der Frau, so Unterentwicklung, Dysmenorrhoe, Amenorrhoe, zystische Hyperplasie des Endometriums usw. sind mit HVL-Hormon behandelt worden. Diese Therapie gehört in das Gebiet der Gynäkologie und ich verweise hier auf die einschlägigen zusammenfassenden Darstellungen von frauenärztlicher Seite, z. B. von BÜTTNER (1937). Beim Mann wird nach dem Gesagten bei Samenmängeln und Unfruchtbarkeit, Hodenunterentwicklung sowie zur Behebung der Funktionsstörungen der Hoden bei hypophysären Krankheiten Vorderlappengonadotropin (Drüsengonadotropin), Schwangerenharngonadotropin und Stutenserumgonadotropin herangezogen. Eine therapeutische Anwendung des Gonadotropins der Nebennierenrinde existiert noch nicht, da dieses noch nicht in Handelspräparaten verfügbar ist.

Es ist nun allerdings ohne Hormonanalysen vom Harn heute noch schwierig, diejenigen Unterfunktionszustände der Keimdrüsen zu erkennen und herauszufinden, die durch eine zu geringe Produktion an gonadotropem HVL-Hormon ausgelöst sind und somit eine hypophysäre Ätiologie haben, und sie von der primär ovariellen bzw. testikulären Unterfunktion zu unterscheiden. Diese Schwierigkeit besteht vor allem in den Fällen, wo auf die Hypophyse hinweisende klinische Symptome fehlen. Am Sektionstisch findet man nicht selten leichte Atrophie oder Kleinheit des HVL bei verschiedenen Krankheiten, so bei Nebennierenrinden- und bei Hodeninsuffizienz und deren Kombination, bei der Basedowschen Krankheit, beim Status thymicolymphaticus und bei pluriglandulären Störungen, deren Diagnose heute noch auf Schwierigkeiten stößt, gelegentlich auch bei der Leberzirrhose. Im allgemeinen dürfte eine hypophysäre Ursache von Atrophie oder Unterentwicklung der Hoden verhältnismäßig selten sein, wie Obduktionserfahrungen lehren. Im Schrifttum sind eine Reihe von klinischen Zeichen angegeben, die auf den hypophysären Ursprung einer Keimdrüsenanomalie hindeuten sollen, so nach MARAÑON bei Frauen schmaler, graziler Körperbau mit schmalen Becken, zarten Händen und Füßen, hochgradige Störung der Menstruation, Fehlen der Libido und kleine Mamillen, beim Mann Retentio testium. Bei einer jungen Frau mit Atrophie des HVL (Sektionsbeobachtung von A. PRIESEL) fielen die eigentümlich spitz zulaufenden Finger auf. Sie sind jedoch auch bei einem elfjährigen hypophysären Riesen beobachtet worden [BEHRENS und BARR (1932)]. Den Angaben von MARAÑON ist ferner eine Hypotrichose und eine Unterentwicklung oder Atrophie des Drüsenkörpers der Brustdrüsen hinzuzufügen. Beim Mann ist weniger ein Kryptorchismus als ebenfalls die Hypotrichose bei Atrophie des HVL in leichten Fällen am Äußern diagnostisch führend, und zwar bei äußerlich intakten Hoden (s. S. 18). Bei einem 74jährigen Kryptorchen wurde allerdings auf dem Sektionstisch von A. PRIESEL keine makroskopische Auffälligkeit an der Hypophyse gefunden. Die Zukunft wird lehren, ob eine quantitative Untersuchung des Harn auf gonadotropes Hormon auch praktisch eine Unterscheidung zwischen hypophysär bedingter und damit sekundärer Keimdrüsenunterfunktion und einer primären solchen in allen Fällen gestattet und ob auf das Ergebnis eine erfolgversprechende Therapie mit HVL begründet werden kann. Bei hypophysärer Störung der Keimdrüsen müßte eine Verminderung des hypophysären Gonadotropins im Harn erwartet werden, bei primärer Minderwertigkeit der Gonaden oder Unterfunktionieren derselben aus anderen, nicht hypophysären Ursachen die Ausscheidung normaler oder eventuell sogar erhöhter Gonadotropinmengen.

Bei Samenmängeln hat die Behandlung mit hypophysärem Gonadotropin ebenso wie die mit Stutenserumgonadotropin und die Kombination beider Gonadotropine ebensowenig befriedigende Erfolge gezeitigt wie ein Zusatz von Testosteronpropionat oder Zufuhr von Schwangerenharngonadotropin. Die stärkste Stimulierung der Spermiogenese geht am Versuchstier von reinem FRH aus, wie es hauptsächlich im Harn von kastrierten Frauen und von Frauen in der Menopause enthalten ist. Hingegen enthalten die Schwangerenharnpräparate hauptsächlich LH und zum Teil auch corticotropes Hormon (Schenk), weil dieses in der Schwangerschaft im Harn vermehrt ausgeschieden wird. Sie werden in Ratten (RE) und Mäuseeinheiten (ME) testiert, wobei 15 bis 20 ME 100 RE entsprechen, weil die Ratte gegenüber dem Schwangerenharngonadotropin fünf- bis sechsmal empfindlicher ist als die Maus.

Die HVL-Präparate kommen in Tabletten und in Trockenampullen — dies aus dem Grund, weil das Hormon in Lösung nicht haltbar ist — in den Handel, die Schwangerenharnpräparate außerdem in Zäpfchenform. Bei der oralen Verabreichung muß mit einer beträchtlichen Wirkungseinbuße gerechnet und daher stärker dosiert werden. Bei den Vorderlappengesamtextrakten gibt es noch keine Testierung, da in ihnen sämtliche sechs — vor ein paar Jahren wurden noch dreizehn angenommen — HVL-Hormone enthalten sind. Gewöhnlich wird hier nur der Gehalt an gonadotropem oder thyreotropem Hormon oder beiden von der Herstellerfirma angegeben. Es ist begreiflich, daß die Mengenbestimmung von 1 oder 2 Komponenten über die Qualität des Gesamtpräparates nicht allzuviel besagt. Im allgemeinen ist der Gehalt der HVL-Präparate an Gonadotropin verhältnismäßig gering.

Eine Antikörperbildung tritt bei Behandlung mit Schwangerenharnpräparaten nach verschiedentlichen Untersuchungen nicht ein. Wohl aber ist bei Stutenserumgonadotropinpräparaten und bei den HVL-Extrakten mit einer Antihormonbildung zu rechnen. In diesem Fall hört die therapeutische Wirksamkeit auf und der Erfolg bleibt aus. Die Behandlung hat daher intermittierend zu erfolgen. Es handelt sich bei dieser Antihormonbildung um die Entstehung von Immunkörpern gegen die artfremden Eiweißstoffe, welche die gonadotropen Hormone aus Schwangerenharn und Stutenserum sind.

Häufige Injektionen kleiner Dosen sollen wirksamer sein als seltenere Injektionen größerer Dosen. Möglicherweise wird in Zukunft zur Verlängerung der Wirkung eine Bindung an gewisse Substanzen wie Kasein oder Zinksulfat ähnlich wie beim Insulin entwickelt werden.

Die spezielle Therapie mit Gonadotropin und ihre Durchführung ist bei den einzelnen angeführten Affektionen nachzulesen.

Extrakte aus HVL. Handelspräparate

A. Gesamtextrakte aus HVL (Hypophysäres Gonadotropin):

Antephysan „Richter", Hypophysis cerebri pars anterior „Henning", Prähypophen „Gehe", Präphyson „Promonta", Preloban „Bayer".

Österreichisch: Praepitan ex glandula Sanabo, Praetuin Tabl., Xiphoid praephyseale „Kwizda" Amp. (Lipoidextrakt), Gonadin „Sanapha".

Englisch: Ambinon, Gonadotraphon, Hobin, Antuitrin.

B. Schwangerenharngonadotropin (chorial-placentäres Gonadotropin):
Hormolantin „Labopharma" Amp.
Horpan (Sächsisches Serumwerk) Trockenamp., Tabl., Suppositorien.
Prähormon „Promonta" Trockenamp., Suppositorien.
Pregnyl „Degewop" Trockenamp., Dragées. Pregnyl „Organon" Amp.
Prolan „Bayer" Trockenamp.
Österreichisch: Praepitan Sanabo Trockenamp., Tabl., Suppositorien.—Anteloban Injektionen „Metochem".
Englisch: Antoxylin S, Antuitrin S, Atregone, Follutein, Gonadotrophoin S, Gonan, Pregnyl, Physostab.

C. Stutenserumgonadotropin:
Anteron „Schering" Trockenamp.
Luteocrescin „Henning" Amp., Suppositorien.
Physex „Leo" (Helsingborg) Amp.
Englisch: Antex, Antostab, Gestyl, Gonadyl, Luteo-antin, Serogan.
Holländisch: Gestylamp. „Organon".
Prolan A: Luteoantin „Richter" Amp., Suppositorien à 50 M. E.
Prolan B: Praephyson „Promonta" Amp. und Tabl. à 25 M. E.
D. Wachstumshormon des HVL:
Antuitrin G.

Die 17-Ketosteroide im Harn

Was versteht man unter Steroiden? Unter der Bezeichnung Steroide werden die Sterine, die Gallensäuren, die Geschlechtshormone, die spezifischen Wirkstoffe der Nebennierenrinde und die verschiedenen D-Vitamine auf Grund ähnlicher chemischer Struktur zu einer gemeinsamen chemischen Körperklasse zusammengefaßt. Soweit es sich dabei um Hormone handelt, spricht man auch

Östron Östradiol 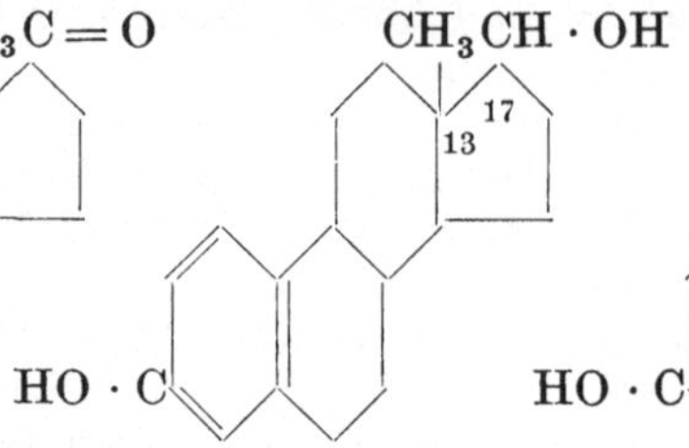 Östriol

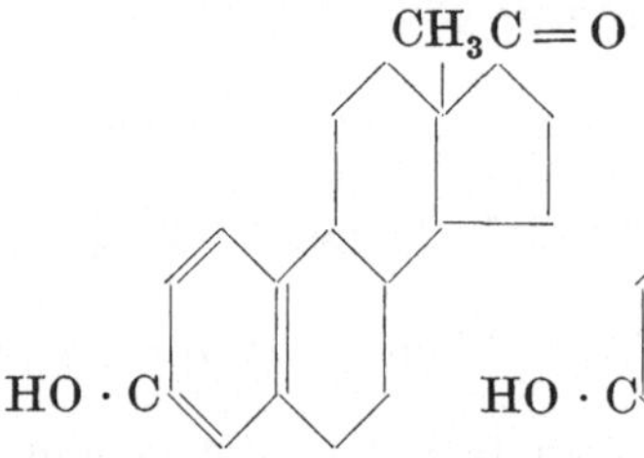

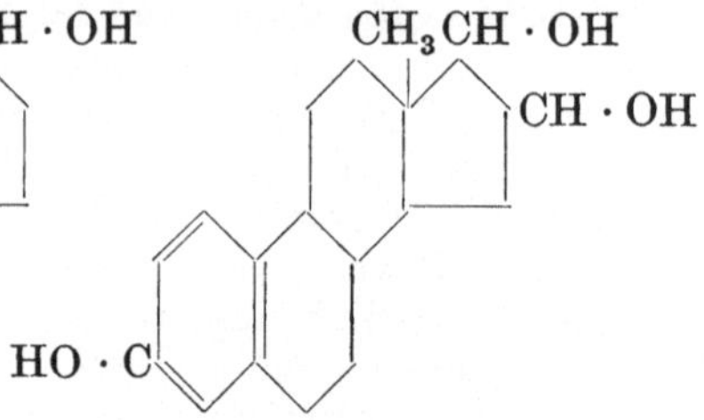

Progesteron 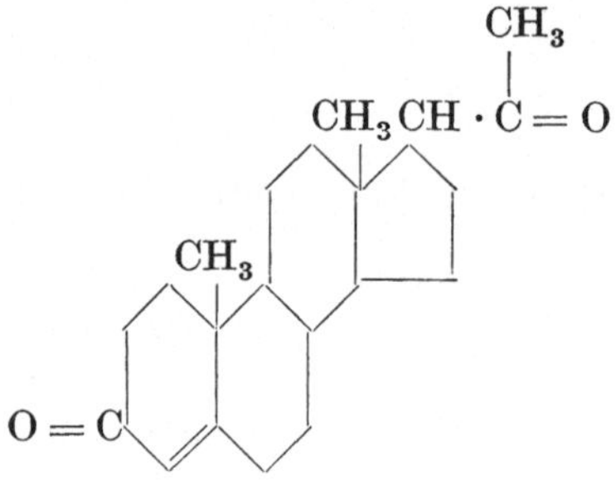 Pregneninolon

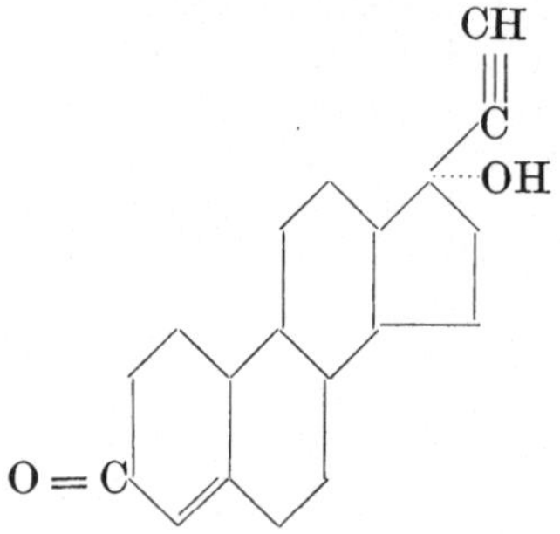

Corticosteron 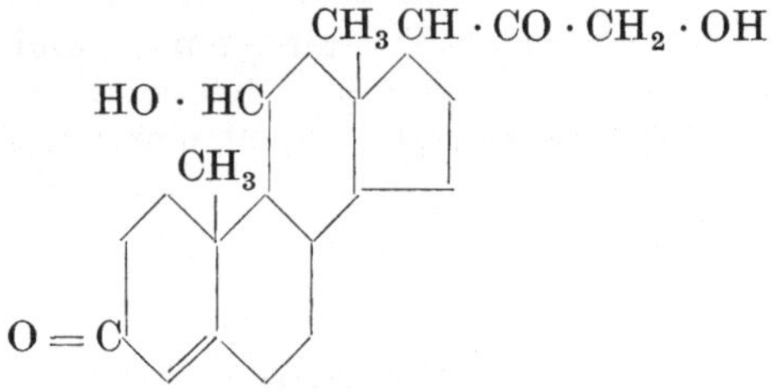 Desoxycorticosteron

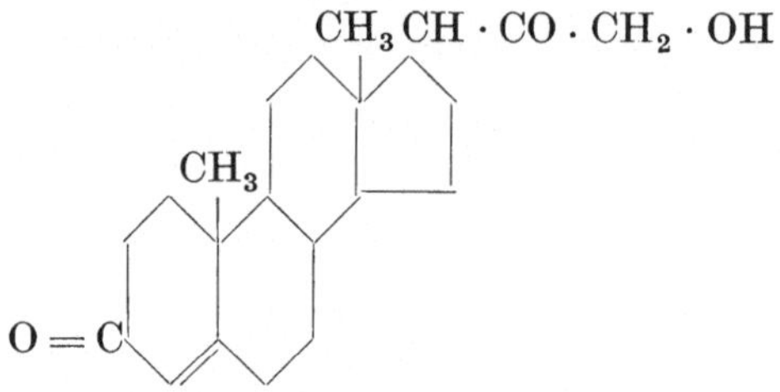

Adrenosteron 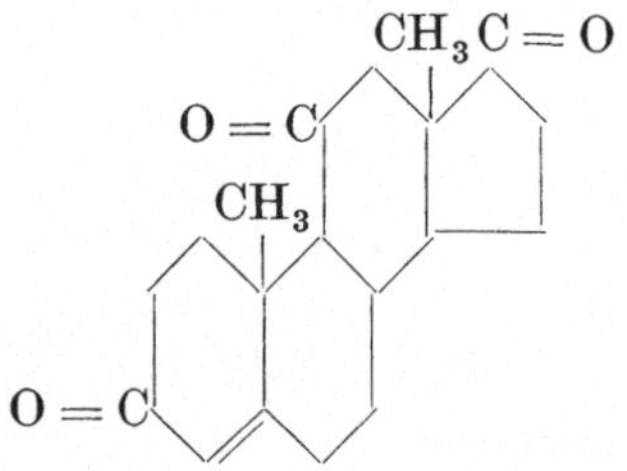 Diaethylstilböstrol

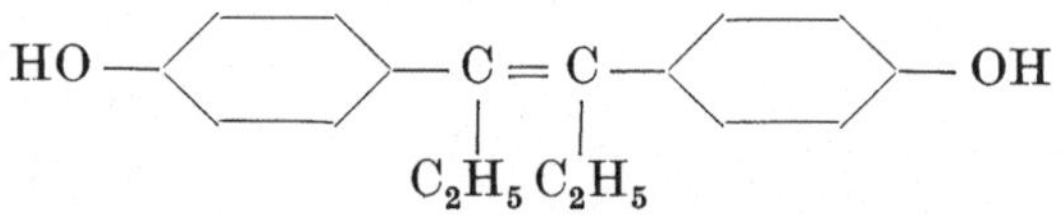

von Steroidhormonen, zu denen, wie erwähnt, die Geschlechtshormone der Keimdrüsen und die bekannten Hormone der Nebennierenrinde gehören.

Die Sterine zählen zu den sogenannten Lipoiden und sind im Pflanzen- und Tierreich weit verbreitet. Man unterscheidet nach dem Vorkommen tierische, pflanzliche und Pilzsterine. Alle Sterine sind chemisch hochmolekulare, sekundäre, einwertige Alkohole, deren Struktur durch die Forschungen von WINDAUS und seinen Schülern in den letzten Jahren aufgeklärt werden konnte. Ihr Strukturbild läßt sich auf das Ringsystem des Phenanthrens zurückführen, an das ein Pentan als vierter Ring angelagert ist.

Der Grundkohlenwasserstoff, von dem sich die Steroide herleiten und als dessen Abkömmlinge sie aufgefaßt werden können, ist das Steran, ein Zyklopentano-perhydro-phenanthren (s. Abb.). Die C-Atome der vier Ringe werden zur Kennzeichnung der Art der Substitutionen und anderer Umwandlungen mit fortlaufenden Nummern bezeichnet (s. Abb.). In allen bisher genau untersuchten Sterinen findet sich in der Stellung 3 am Ringsystem eine alkoholische Hydroxylgruppe und daneben eine Methylgruppe in den Stellungen 10 und 13. Die Unterschiede sind durch die Art der Seitenkette am C-Atom 17 und durch den Grad der Sättigung gegeben. Die Sterine stehen außer zu den eingangs genannten auch noch zu anderen Stoffen in struktureller Beziehung, nämlich zu den Saponinen und zu den herzwirksamen Stoffen aus Digitalis und Strophantus.

Ihr Hauptvertreter im Organismus ist das Cholesterin (s. Abb.). Es ist auch die Ausgangssubstanz für die Synthese der Geschlechtshormone durch den Chemiker, vielleicht auch im Organismus. Die rechts befindliche Seitenkette an C_{17} wird dabei u. a. abgespalten. Das Cholesterin ist im Organismus sehr verbreitet und Bestandteil aller Zellen teils in freier, teils in veresterter Form. Die Möglichkeit der Esterbildung beruht auf dem Vorhandensein der sekundären Alkoholgruppe. Es fällt auf, daß die genannten Verbindungen bzw. Namen der verschiedenen Geschlechtshormone zum Teil auf -on, zum Teil auf die Endsilbe -ol ausgehen. -on bedeutet das Vorliegen einer Keto- (C = O) gruppe an einem C-Atom des Ringsystems, die Endigung -ol, daß 'eine Hydroxyl- oder Alkoholgruppe anhängt. Die Ziffer vor dieser Endsilbe bedeutet die Stellung des C-Atoms, an dem diese Gruppen hängen. So ist das Androstan-diol ein Dihydroandrosteron, das Androstendion ein ungesättigtes Diketon. Die Bezeichnungen α und β bedeuten die Existenz von zwei Isomeren, in welchen die Hydroxylgruppen in einer Ebene über oder unter der Ebene des Ringsystems am C-Atom 3 angeheftet sind.

Die 17-Ketosteroide im Harn. Man versteht unter den sogenannten 17-Ketosteroiden im Harn zur Ausscheidung kommende neutrale Steroide mit einer Keto(C = O)gruppe am Kohlenstoffatom in der Stellung 17 am Ringsystem (s. Abb. S. 255). Ihnen stehen die 3-Ketosteroide gegenüber, welche die Ketogruppe am Kohlenstoffatom in Stellung 3 (s. Abb. S. 255) tragen; zu ihnen gehört das Testosteron, das Progesteron und das Corticosteron. Ferner gibt es 20-Ketosteroide. Die 17-Ketosteroide haben zum Großteil androgene Wirkung, ein kleiner Teil ist physiologisch unwirksam. Sie geben eine charakteristische Farbreaktion, auf der ihr Nachweis beruht (s. S. 260), und zwar eine intensive Rotfärbung mit m-Dinitrobenzol in stark alkalischer Lösung. Diese Reaktion ist von W. ZIMMERMANN (1935) entdeckt und auf Grund ihrer großen Empfindlichkeit von 1 : 100000 (sie soll noch einige Gamma erfassen!) zur quantitativen Bestimmung der Gesamtmenge an 17-Ketosteroiden im Harn nach (zwecks Bestimmung der androgenen Aktivität des Harnes) vorheriger Entfernung des Östrons, das gleichfalls ein 17-Ketosteroid ist, ausgebaut worden. Da die androgenen 17-Ketosteroide beim Mann zum Teil, bei der Frau ausschließlich aus der Nebennierenrinde stammen, zum anderen Teil beim männlichen Geschlecht aus den Hoden, ergibt ihre Bestimmung beim Mann ein Maß für die Produktion an Geschlechtshormonen seitens der Nebennieren und zugleich auch der Hoden. Dieses Bestimmungsverfahren ist um so wertvoller und für die Klinik willkommener, als bisher keine einfache, genügend empfindliche und dabei zuverlässige *chemische* Nachweismethode für die Androgene der Nebennierenrinde sowie für die gesamte Androgenproduktion des Organismus existierte. Steroide ohne Ketogruppe sind das Östradiol, das Cholesterin u. a.

Das Verfahren ist von W. ZIMMERMANN (1944) auch zur Bestimmung des Androgens im Blut umgearbeitet worden; im Mittel fand er 15 mg im Liter Blut.

Im einzelnen gehören zu den 17-Ketosteroiden folgende derartige Substanzen: Das androgene *Adrenosteron* der Nebennierenrinde (s. Abb. S. 256), das androgene *Androstandiolon* der Nebennierenrinde, das *Androstandion* (aus Schweinehoden dargestellt, ebenfalls schwach androgen wirksam), das biologisch unwirksame *Androstenolon* und das *Androstenedion* der Nebennieren (letzteres ebenfalls androgen wirksam), das uns schon bekannte *Androsteron* des Harnes, das eine beträchtliche androgene Wirksamkeit besitzt, das *Dehydro-iso-androsteron,* ebenfalls mit androgener Eigenschaft, und vorwiegend aus der Nebennierenrinde stammend — die einzige bedeutende Verbindung der neutralen 17-Ketosteroide nach Digitoninfällung (s. unten), das 3α — hydroxyaetiocholanolon, schwach androgen wirksam, und das *Isoandrosteron*, gleichfalls schwach androgen wirkend. Die letzten drei Verbindungen entstammen mindestens teilweise den Hoden bzw. sind Endprodukte des Testosterons des Hodens.

Aus dieser Zusammenstellung geht hervor, daß die Bestimmung der 17-Ketosteroide ein Maß für die androgene Aktivität des untersuchten Harnes gibt, deren Ausmaß durch die einfach und rasch auszuführende Zimmermannsche Probe festgestellt werden kann. Darin liegt ihre praktische Bedeutung. Nach HOHLWEG (1944) ist der chemische Androgennachweis mit dem Zimmermannschen Reagens bis zu 100mal so empfindlich wie die biologischen Nachweisverfahren für das Androgen. Allerdings muß dabei berücksichtigt werden, daß die letzteren auch die Wirkungsstärke messen, die Zimmermannsche Probe hingegen nur ihre *Menge* im Harn erfaßt. Wir vermögen durch sie eine Überfunktion der Hoden sowohl als auch eine übermäßige Ketosteroid- (Androgen)-produktion der Nebennierenrinde zu erkennen.

Ein Auseinanderhalten der Androgeninkretion von Hoden und Nebennierenrinde ist nämlich durch die Trennung der α- und β-Fraktion der 17-Ketosteroide, z. B. mittels Digitonin, das die β-Steroide präzipitiert (LANGSTROTH, TALBOT u. FINEMAN 1939), möglich. Beim normalen Mann sind 90% der Ketosteroide des Harnes vom α-Typ oder, mit anderen Worten, zehnmal mehr α- als β-Steroide im Urin vorhanden. Beide zusammen machen die androgene Fraktion der neutralen 17-Ketosteroide aus.

Eine beträchtliche Vermehrung der 17-Ketosteroide im Harn ist nach dem Gesagten beim Hyperorchidismus und beim geschlechtshormonalen Hyperkortikoadrenalismus sowie bei der Kombination beider zu erwarten. Wenn die Nebennieren normal funktionieren und die Hoden übermäßig, tritt ebenso eine Vermehrung der gesamten 17-Ketosteroide im Harn auf wie bei normalen Hoden und geschlechtshormonaler Überfunktion der Nebennierenrinde, z. B. infolge Hyperplasie oder Blastombildung dieser. Bis zu einem gewissen Grad gehen jedoch normalerweise Hoden- und Nebennierenrindenfunktion parallel.

Nach PATTERSON, McPHEE und GREENWOOD beträgt die Tagesausscheidung an 17-Ketosteroiden beim Mann 9,4 bis 20,9 mg [nach W. ZIMMERMANN (1946) 1 bis 30 mg mit einem Mittelwert von 11 mg], ausgedrückt in g kristallinen Androsterons; sie schwankt nach der Körpergröße und ist von Tag zu Tag, ja selbst zu verschiedenen Tageszeiten verschieden. Ich selbst fand bei einem *stark behaarten* jungen Mann eine Tagesausscheidung von 30 mg androgenen Steronen im Liter Harn, also einen an der oberen Grenze der Norm gelegenen Wert. Bei operativen Kastraten ist sie etwas vermindert; in der nicht hochgradigen Verminderung bei ihm kommt die Kompensationsleistung der Nebennierenrinde sinnfällig zum Ausdruck. In zwei Fällen von Nebennierenrindenkarzinom waren die Werte sowohl der 17-Ketosteroide im Harn als auch die Androgenwerte im biologischen Versuch hoch: die Tagesausscheidung ersterer war mit 40 bis 64 mg ein Mehrfaches so hoch als normal. Bei Kindern mit suprarenaler Frühreife und bei Erwachsenen mit interrenalem M. Cushing wurde eine 17-Ketosteroidausscheidung gefunden, die das Vier- bis Zwanzigfache der Norm betrug. Bei einem zwölf Monate alten Knaben mit Nebennierenblastom war sie z. B. größer als bei einem normalen erwachsenen Mann. Beim hypophysären M. Cushing (pituitärem Basophilismus) soll sie hingegen normal oder nur leicht erhöht sein, auch wenn die Nebennierenrinde hyperplastisch ist. Die höchsten Ausscheidungswerte, bis zu 400 mg pro Tag, werden bei Nebennierenrindengewächsen beobachtet. Das kortikotrope HVL-Hormon erhöht die 17-Ketosteroidausscheidung ebenfalls, nicht jedoch Desoxycorticosteronacetat. Sehr hoch liegt sie ferner bei weiblichen Pseudhermaphroditen (ENGSTROM, MASON und KEPLER 1944), deren Nebennierenrinde in der Regel hypertroph ist, und bei Zwischenzellgewächsen des Hodens mit übernormaler körperlicher Entwicklung (ALBRIGHT).

Bei der erwachsenen gesunden Frau liegt die Ketosteroidausscheidung in 24 Stunden zwischen 3,5 und 14,6 mg (bezogen auf Androsteron), nach W. ZIMMERMANN zwischen 1 und 20 mg mit einem Mittelwert von 7 mg; sie schwankt nicht nennenswert mit dem menstruellen Zyklus (bei der Frau stammen die 17-Ketosteroide ausschließlich aus den Nebennieren [S. WRIGHT (1945)]. HAMBLEN und Mitarbeiter fanden bei 34 Frauen im Alter von 17 bis 34 Jahren mit mäßigem Hirsutismus bis zum ausgesprochenen Virilismus eine Ketosteroidausscheidung vom Normalwert bis zum Vierfachen desselben. Eine exzessive Ketosteroidausscheidung läßt also beim weiblichen Geschlecht auf eine Überproduktion der Nebennierenrinde an Androgen schließen. Ich selbst fand bei einem 25jährigen Mädchen mit angeborenem hochgradigem Virilismus infolge Blastombildung einer Nebenniere eine 17-Ketosteroidausscheidung von 84 mg-% pro Liter Harn; nach der Entfernung der blastomatösen Nebenniere sank sie zunächst auf etwa die Hälfte. WOLFE, FIESER und FRIEDGOOD isolierten aus dem Harn einer Frau mit Nebennierengewächs nicht weniger als fünf verschiedene Ketosteroide.

Wegen der großen physiologischen Schwankungsbreite der 17-Ketosteroidausscheidung, die aus den angegebenen Ziffern hervorgeht, sind nur hohe übernormale Werte unbedingt krankhaft. Bei der Beurteilung ist immer auch der Behaarungsgrad des Individuums mit dem gefundenen Wert zu vergleichen: ein niedriger Wert bei einem stark behaarten Mann z. B. wird als eine relative Verminderung der Ausscheidung aufzufassen sein. Ferner ist das Alter des Untersuchten bei Mann und Frau in Rechnung zu stellen. Nach W. ZIMMERMANN gestattet eine Tagesausscheidung von mehr als 100 mg neutraler Sterone im Harn an sich schon die Diagnose eines Nebennierengewächses. HOHLWEG bezeichnet diese Feststellung als die erste einwandfreie Diagnose eines malignen Tumors auf chemischem Wege. Nach der Vermutung des Verf. dürfte allerdings der maligne Charakter des Gewächses dadurch nicht in allen Fällen bewiesen sein. Nach ihm wird die Zimmermannsche Methode wegen ihrer vorzüglichen Bewährung heute fast ausschließlich zur Bestimmung der Androgene im Harn verwendet. Interessant ist, daß der wachsende männliche Fötus die Harnandrogenausscheidung der Mütter in der Hälfte der Fälle stark erhöht, und zwar auf Werte von 20 bis 80 mg pro Tag [BURROW, LEOD und WARREN (1942)]. Dieser Umstand eröffnet die Möglichkeit einer Geschlechtsvorhersage in Fällen mit erhöhten Werten [W. ZIMMERMANN (1946)].

Stark *vermindert* sind die *17-Ketosteroide* im Harn bei der Addisonschen Krankheit und bei der Simmondsschen oder hypophysären Kachexie, weil diese beiden immer eine Rindenatrophie der Nebennieren zur Folge haben, ferner beim Myxödem, bei dem der HVL atrophisch sein soll (A. OSWALD), und bei interrenaler „Feminisierung" des Mannes (= Rückgang des Geschlechtsgepräges). Ich beobachtete abnorm niedrige Ausscheidungswerte auch bei Männern im geschlechtsreifen Alter mit kombinierter Störung von geschlechtlicher Libido und Potenz, mit und ohne Verfettung, mit abnormer Müdigkeit und Kreatinurie, wenn also die Symptome des Syndroms Keimdrüseninsuffizienz-Nebennierenrindeninsuffizienz vorhanden waren (s. S. 262/63).

Der Nachweis der 17-Ketosteroide im Harn nach W. Zimmermann (1946). Der Benzolextrakt aus 100 (10) ccm Harn wird zur Trockene eingedampft und der braune Rückstand in absolutem Alkohol aufgenommen. Die schwach gelbliche Lösung wird filtriert und auf den zehnten Teil der angewandten Harnmenge aufgefüllt. Extrakt, m-Dinitrobenzolreagens und Kalilauge werden genau im Verhältnis $2:1:1$ gemischt, mit 75%igem Alkohol auf das ursprüngliche Maß aufgefüllt. Während der Farbentwicklung werden die Gefäße in ein Wasserbad gestellt, dessen Temperatur abgelesen wird (20 bis 25 Grad). In gleicher Weise wird die Kompensationsflüssigkeit aus absolutem Alkohol, Reagenslösung und Kalilauge im Verhältnis $2:1:1$ behandelt. Kurz vor der Messung wird in Küvetten umgefüllt und genau 60 Minuten nach dem Mischen die Extinktion mit den Filtern S 43 und S 53 und dem Pulfrich-Photometer bestimmt.

Es gibt außer der kolorimetrischen eine polarimetrische Bestimmung der 17-Ketosteroide, deren Ergebnisse mit der ersteren im allgemeinen in guter Übereinstimmung stehen; bei beiden stören die 3- und 20-Ketosteroide.

Die Ausscheidung der 17-Ketosteroide im Alter. FRAME und JEWETT fanden (1944) bei zwei Männern im Alter von 50 bis 52 Jahren eine durchschnittliche Ausscheidung von 11,3 mg-% 17-Ketosteroiden im 24-Stunden-Harn; durchschnittlich 3% davon entfielen auf die β-Fraktion, die von der Nebennierenrinde hergeleitet wird, und zwar gestützt darauf, daß bei Nebennierenrindengewächsen ungewöhnlich große Mengen von β-17-Ketosteroiden ausgeschieden werden [CROOKE und CALLOW (1939); TALBOT, BUTLER und BERMAN (1942)]. Bei sechs Männern im Alter von 62 bis 76 Jahren betrug die durchschnittliche Gesamtausscheidung in 24 Stunden 5 mg-% und der Anteil der β-Fraktion (nur mehr) 1,3%. Das ist verständlich, denn im Alter nimmt das Gewicht der Nebennieren ab [RÖSSLE und ROULET (1932)] und eine Atrophie der Nebennierenrinde, besonders der Zona glomerulosa, wird deutlich [L. ASCHOFF (1938)]. Aber auch die anderen beiden Rindenschichten beteiligen sich an der Rückbildung, die Zona reticularis schon auf der Höhe des Lebens (L. ASCHOFF l. c., vgl. auch S. 42). Im Alter von 20 bis 40 Jahren beträgt die durchschnittliche 24-Stunden-Ausscheidung ungefähr 15 mg (Schwankungsbreite 8 bis 25 mg). Bei fünf gesunden Männern zwischen 71 und 75 Jahren wurden Durchschnittswerte von nur mehr 3,2 bis 3,5 mg-% festgestellt (Conference on Ketosteroids 1942). Nach dem 60. Lebensjahr tritt eine deutliche Abnahme der 17-Ketosteroidausscheidung ein. Jüngst fanden H. B. HAMILTON und J. B. HAMILTON (1948) im siebenten Jahrzehnt nur mehr die Hälfte der Ausscheidung im dritten und im achten bloß 27% davon. Auch die Hodentätigkeit läßt ja nach und so ist es wahrscheinlich, daß die Abnahme der Ausscheidung im vorgerückten Alter auf Kosten von Hoden *und* Nebennierenrinde geht.

Die Ausscheidung der 17-Ketosteroide im Harn bei Prostatakarzinom und nach Kastration. SCOTT und VERMEULEN fanden (1942) nach der Kastration von zehn Prostatakrebskranken zunächst ein Absinken der Ausscheidungswerte für die 17-Ketosteroide im Harn, wobei der Tiefpunkt zwei bis vierzehn Tage nachher erreicht wurde, und dann innerhalb von wenigen Wochen einen Anstieg auf den Wert vor der Kastration oder sogar darüber hinaus. DEAN, WOODARD und TWOMBLEY konnten nach etwa einem Monat post castrat. wegen Carcinoma prostatae höhere Werte für die 17-Ketosteroide als vorher in elf von siebzehn Fällen feststellen, in den übrigen unveränderte oder niedrigere. Genauer studierten E. FRAME und H. JEWETT (1944) die Verhältnisse. 10 bis 24 Monate nach der

Orchidektomie fanden sie bei fünf Prostatakrebskranken mit Rückkehr der Symptome ungefähr die gleichen Werte wie vor der Operation und wie bei Männern gleichen Alters ohne Prostatakarzinom (Kontrollfälle). Bemerkenswert ist der durchschnittlich höhere Anteil der auf die Nebennierenrinde zurückgeführten β-Fraktion bei Männern mit Prostatakrebs. Dieses Verhalten steht in Übereinstimmung mit der guten Nebennierenrindenfunktion, die der Verfasser (1949) beim Carcinoma prostatae morphologisch-anatomisch festgestellt hat (s. S. 433). Eine Prüfung auf eventuelle Bildung von 17-Ketosteroiden seitens mancher Prostatakarzinome selbst steht noch aus; ich verweise in diesem Zusammenhang auf den Gehalt von Prostatadenomen an diesen Substanzen (s. S. 398). Selbstverständlich geht die Ausscheidung an 17-Ketosteroiden nicht mit der androgenen Wirksamkeit des Harns parallel. Gibt es doch etliche 17-Ketosteroide ohne androgene Wirkung. Aus der Ausscheidung der 17-Ketosteroide läßt sich bisher eine Rolle der Hoden in der Verursachung des Prostatakrebses nicht mit Sicherheit entnehmen, weil die Ausscheidungswerte die gleichen sein können wie bei Männern ohne Prostatakarzinom. Dasselbe gilt für die α- und β-Fraktion; die Höhe ihrer Ausscheidung ließ keinen nennenswerten Unterschied bei Männern mit und ohne Prostatakarzinom und solchen mit und ohne Hoden (nach Kastration) erkennen. Es wurde von den Autoren auch die Möglichkeit erwogen, daß die Hoden alter Männer zur 17-Ketosteroidausscheidung im Harn überhaupt nicht mehr beitragen. Diese Annahme erscheint dem Verfasser jedoch nicht wahrscheinlich, denn dann müßte der Späteunuchoidismus im höheren Mannesalter doch weit häufiger sein, als er tatsächlich beobachtet wird. Da die Untersuchung auf die gesamte 17-Ketosteroidausscheidung im Harn keine Unterscheidung zwischen der Hoden- und der Nebennierenrindenfunktion gestattet, ist versucht worden, neben ihr auf cortinartige Substanzen im Harn zu prüfen [DORFMAN, HORWITT und FISH (1942); WEIL und BROWNE (1939)].

Die diagnostische Bedeutung der Untersuchung des Harns auf 17-Ketosteroide. Da die Prüfung des Harns auf die Menge der Ausscheidung von 17-Ketosteroiden ein Maß für die Produktion solcher durch Hoden und Nebennierenrinde beim Mann und damit für die Androgenproduktion dieser Organe im allgemeinen gibt, darf sie als eine Funktionsprüfung für die Androgeninkretion dieser Organe gewertet werden. Im vorhergehenden wurde schon gesagt, daß abnorm hohe Werte bei der Vermännlichung des weiblichen Geschlechts, gleichviel aus welcher Ursache (M. Cushing, virilisierende Eierstock- und Nebennierenrindengewächse) vorkommen, desgleichen, daß exzessive Ausscheidungswerte im Harn von Frauen nahezu ein diagnostisches Kennzeichen für vermännlichende Nebennierenrindenaffektionen bilden. Da jedoch in allen diesen Fällen die Vermännlichung auch aus anderen Anzeichen einwandfrei hervorgeht, erscheint mir vom Standpunkt des Klinikers eine Erhöhung der Ausscheidungswerte im Harn praktisch-diagnostisch und geschlechts-pathologisch vielleicht nicht so bedeutungsvoll wie eine Abnahme, die auf eine klinisch viel schwerer zu erkennende Unterfunktion von Hoden und Nebennierenrinde hinweist. Die Diagnose des Hypogonadismus beim Mann erfährt dadurch eine objektive Fundierung. Aber auch für die Erkennung des Status thymicolymphaticus und des larvierten, weil klinisch noch kompensierten M. Addison, ferner als Maß für die Operationsgefährdung des Basedowikers, dürfte die Messung der Ausscheidungsmenge der 17-Ketosteroide noch Bedeutung erlangen. In mehreren Fällen von Erektions- und Libidomangel bei sonst gesunden und normal entwickelten Männern im jugendlichen oder mittleren Alter habe ich abnorm niedrige Ausscheidungswerte von nur 4 bis 5 mg-% 17-Ketosteroiden im Harn gefunden, welche darauf hinweisen, daß es sich um eine hormonale Impotenz gehandelt hat, und dadurch den Weg für die Behandlung wiesen. Ferner fand ich auffallend niedrige Werte bei primärer Azoospermie junger Männer. Ich lasse einige charakteristische Krankengeschichten als Beispiele folgen, weil diese Dinge noch nicht bekannt sind:

Dr. E. W., 27 Jahre. Seit etwa vier Monaten ziemlich plötzliches und unerklärliches Auftreten von hochgradiger Erektionsschwäche und fast völliges Aufhören der Libido sexualis, während vorher diesbezüglich alles normal war; gleichzeitig fiel ihm eine Verminderung der Samenmenge und die Eigentümlichkeit auf, daß sich ein leichtes Schwindelgefühl einstellte, wenn er beim nach Obenblicken den Kopf wieder senkte. Kein abnormer Haarausfall. Vorher immer gesund gewesen, keine venerischen Erkrankungen. Eine seelische Ursache für die eingetretene Änderung läßt sich nicht auffinden. Patient ist dabei voll leistungsfähig und in körperlich guter Verfassung und bei völligem Wohlbefinden, so daß die Urasche der Störung um so rätselhafter ist. Bei der Untersuchung des normal behaarten, mittelgroßen und mittelkräftigen, jungen Mannes fällt eine *starke Prominenz der Brustdrüsen* auf; die Schambehaarung ist männlich, Mamillen und Warzenhöfe sind groß und stark pigmentiert, die *Hoden eher klein*. Harn ohne Besonderheit, Ejakulat mengenmäßig gering und dünnflüssig, enthält mäßig zahlreiche Spermien, von denen die Mehrzahl nur schwach beweglich ist. Nur wenige Samenzellen weisen eine normale Beweglichkeit auf.

Der Harn enthält, nach der Methode von W. ZIMMERMANN bestimmt, *nur 5,4 mg* neutrale Sterone (α- und β-17-Ketosteroide) im Liter, als Androsteron berechnet (Untersuchung im Institut für mediz. Chemie der Universität Wien).

H. B., 49 Jahre. Seit eineinhalb Jahren Verlust der Libido sexualis und seit einem Jahr Erektionsschwäche, Depressionen und Kopfdruck. Blutdruck eher hypoton (110 bis 120 RR). Vor fünf Jahren Sympathicodiaphterese nach DOPPLER am linken Samenstrang wegen Schmerzen und Gefühllosigkeit im linken Hoden bei langem Stehen, bei geschlechtlicher Erregung und nach dem Geschlechtsverkehr, die bis in die Gesäßbacke ausstrahlten. Dieselben Schmerzen sind auch seit zehn Jahren im rechten Hoden vorhanden und er ist deshalb nunmehr bereit, sich der Pinselung der Samenstranggefäße nach DOPPLER auch auf der rechten Seite unterziehen zu lassen. Befund: Phosphaturie. Chronische Prostatitis bei ziemlich normalem Palpationsbefund der Prostata. Am Skrotalinhalt rechts normaler Tastbefund, links der Hoden etwas höher stehend und darunter eine leere Hauttasche nach früherem Tiefstand (vor der Operation). Keine Varikokele. Leichte Verdickung der Nebenhoden (!). Im Harn pro Liter *4,3 mg* neutrale Sterone (α- und β-17-Ketosteroide), als Androsteron berechnet (Methode von W. ZIMMERMANN, ausgeführt im Institut für mediz. Chemie der Wiener Universität). Therapie: Nikotinverbot, Testosan forte Tabl., da Testosteronproprionat nicht aufzutreiben war. Nach 100 solchen Tabletten wichen die Depressionen und der Kopfdruck, der Kranke wurde wieder heiter und fröhlich wie vorher, die Potenz besserte sich und gleichzeitig wichen auch die Hodenbeschwerden, so daß von der Ausführung der Dopplerschen Operation auf der zweiten Seite Abstand genommen werden konnte. Behandlung der chronischen Prostatitis.

J. W., 56 Jahre. Im 32. Lebensjahre setzte unvermittelt eine rapid zunehmende Verfettung, zugleich mit Potenzschwäche und Libidoverminderung ein, die vor allem an den Gesäßbacken auffallend war. Bei der Abderhaldenschen Abbaureaktion wurde besonders Hypophysenhinterlappen stark abgebaut. Auf Grund dessen wurden Pituitrininjektionen gegeben, die eine Gewichtsabnahme von 40 kg erzielten (!) und den Patienten wieder normalisierten. Bald darauf setzte wieder eine Gewichtszunahme ein und heute wiegt der Patient bei salzarmer Kost über 105 kg. Er klagt über Fehlen von Erektionen und auffallende Müdigkeit; gleichzeitig arterieller Unterdruck (RR 90 bis 115!). Auf Cortinverabreichung schwinden diese Erscheinungen. Kopfschmerz und Schwindel fehlen, keine Hautstriae. Keimdrüsenhormonzufuhr erzeugte Depressionen, so daß er damit aufhören mußte. Seit einigen Jahren stark erhöhte nächtliche Miktionsfrequenz (drei- bis viermal!), Miktion beschwerdefrei, aber manchmal Harnnachträufeln nachher! Miktionsfrequenz bei Tag zwei- bis dreimal. 24stündige Harnmenge zwei Liter mit großen Schwankungen. Grundumsatz $+23\%$, RR derzeit 125. Verlust der geistigen Konzentrationsfähigkeit und Angstgefühl. Befund: Hoden mittelgroß, sonst ohne Besonderheit. Penis klein, rektal und zystoskopisch keine Prostatahypertrophie, keine abnorme Osteoporose im Röntgenbild. Die Mutter des Patienten war dick, der Vater wohlbeleibt, während zwei Geschwister von ihm sehr mager waren. Im Harn *13,5 mg-% 17-Ketosteroide* pro Liter und eine spontane *Kreatinurie* von 7,5 mg- % unter fleischfreier Ernährung. Sella turcica und Gesichtsfeld normal, kein Schellongsches Symptom, keine Glykosurie. Körpertemperatur normal. Erythrozytenzahl 4,8 Millionen. Interessant ist, daß während eines zeitweiligen Aufenthalts des Patienten in Brasilien das Köpergewicht normal wurde, ferner der Umstand, daß durch eine Röntgenbestrahlung der Hypophyse die seelischen und geistigen Insuffizienzerscheinungen, die Angstgefühle und Depressionen sowie die mangelhafte Konzentrationsfähigkeit beseitigt wurden, während die Fettsucht im großen und ganzen unbeeinflußt blieb.

Nachdrücklich sei aus diesen Fällen die Vergesellschaftung einer niedrigen 17-Ketosteroidausscheidung im Harn nicht nur mit sexuellen Insuffizienzerscheinungen, wie Libido- und Potenzabnahme, sondern auch mit Spontankreatinurie, Neigung zu arteriellem Unterdruck, zu Verfettung, abnormer Müdigkeit, und zu Nykturie hervorgehoben, sämtlich Erscheinungen, die der theoretischen Erwartung bei einem Hypogonadismus und Hypokortikoadrenalismus durchaus entsprechen. Die Diagnostik des „männlichen Klimakteriums" wird durch die Bestimmung der 17-Ketosteroide im Harn entschieden erleichtert. Leider konnte in meinen Fällen bisher eine Trennung der a- und ß-Fraktion infolge Digitoninmangel nicht durchgeführt werden.

Daß beim M. Addison und bei der Atrophie des HVL des Mannes die Ausscheidungswerte der 17-Ketosteroide im Harn auf Null heruntergehen, ist verständlich und macht ihre Prüfung zu einem erwünschten diagnostischen Hilfsmittel. Man kann sagen, daß für die Diagnose des Hypo- und Hypergonadismus des Mannes diese Probe von großer Wichtigkeit ist, weil uns für diesen Zweck außer der Prüfung auf spontane Kreatinurie (beim Hypogonadismus; vgl. S. 121 und 298) ähnliche einfache diagnostische Proben nicht zur Verfügung stehen. Selbstverständlich läßt sich nur aus mehrfach wiederholten Untersuchungen, wenn diese immer abnorm niedrige oder abnorm hohe Ausscheidungswerte ergeben, ein Schluß auf eine endokrine Überfunktion (Unterfunktion) der Hoden bzw. eine geschlechtshormonale Überfunktion (Unterfunktion) der Nebennierenrinde ziehen. Eine einzige Untersuchung besagt nichts, wenn nicht die Werte ganz besonders tief oder hoch liegen. Werte an der oberen Grenze der Norm von 30 mg- % und darüber habe ich bei stark körperbehaarten Männern gefunden: sie verraten dadurch ihre kräftige Nebennierenrindentätigkeit. Interessant ist, daß keiner der Männer mit abnorm geringer 17-Ketosteroidausscheidung einen erhöhten Blutdruck aufwies (Zusammenhang von Hypertonie und Nebennierenrinde!).

Für die Erkennung der suprarenalen Frühreife der Knaben ist die Probe ebenfalls von großem Wert; die Ausscheidung der 17-Ketosteroide kann hier sogar höhere Werte als beim erwachsenen Mann erreichen [FRASER (1940)].

Für die Differentialdiagnose zwischen Nebennierenrindengewächs und -hyperplasie ist von Bedeutung, daß bei der Hyperplasie Dehydroiso-androsteron nicht vorkommt und die Ausscheidung der 3-β-hydroxy-17-Ketosteroide nicht besonders erhöht ist, während bei Rindengewächsen beide Stoffe reichlich ausgeschieden werden (R. GREENE).

2. Die Körperbehaarung als Geschlechtsmerkmal und ihre Abhängigkeit vom hormonalen Geschlechtssystem
(vgl. dazu die Kapitel S. 48, 74, 85, 194, 219 und 305).

Körperbehaarung und endokrines System

v. KUP (1941) hat zwischen der „normalen Standardbehaarung", die Kopfhaar, Achselhöhlen- und Schambehaarung, die Augenbrauen und Wimpern und die Haare in Nase und Ohren umfaßt und die hauptsächlich von der Adenohypophyse aufrechterhalten werden soll, und der übrigen Körperbehaarung unterschieden, die nach ihm von den Keimdrüsen und sekundär von der Nebennierenrinde abhängt. Meinen Beobachtungen nach liegen die Verhältnisse nicht so einfach und schematisch. Das geht nicht nur aus den Behaarungsverhältnissen bei den angeboren gonadenlosen Individuen, bei denen die Achselhöhlen und die Schambehaarung völlig oder fast völlig und bei intakter Hypophyse fehlt, sondern auch aus anderen Beobachtungen hervor. Wohl sind die Hauptorgane des hormonalen Geschlechtssystem, HVL, Nebennierenrinde und Keimdrüsen auch die Hauptregulatoren der Körperbehaarung, doch zeigt sich in dem gegebenen hormonalen Rahmen eine kolossale Variabilität im einzelnen, besonders wenn man auch noch die Behaarung der Extremitäten berücksichtigt.

So beobachtete A. PRIESEL einen 72jährigen Addisonkranken mit völligem Haarmangel am ganzen Körper (sogenannte „totale Alopecie"), dessen HVL relativ groß war und histologisch ein Überwiegen der basophilen Zellen (vgl. hiezu den auf S. 265 angeführten Fall, der bei Basophilie eine starke Behaarung aufwies!) erkennen ließ. Außer einer Tuberkulose der Nebennieren bestand bei ihm eine käsige Tbc und Atrophie des rechten Hodens und eine Atrophie des linken Hodens und Nebenhodens, eine Tbc der Prostata und Samenblasen, eine Nierentbc und eine luetische Mesaortitis. Trotz im wesentlichen intakter Hypophyse war es in diesem Fall durch Ausfall (?) der Hoden und der Nebennieren zu totalem Haarverlust gekommen.

Anderseits sah ich einen 26jährigen, kräftigen, jedoch auffallend blassen Mann und Sportler, der bei großen und intakten Hoden, normaler Prostata, Fehlen einer Kreatinurie und bei normalem Ejakulat ebenfalls sämtliche Haare einschließlich des Haupthaares in kurzer Zeit verloren hatte; Hand in Hand damit trat eine Impotentia erigendi auf. Hingegen wiesen gewisse zusätzliche Symptome, wie abnorme Müdigkeit und ein Schellongsches Phänomen, auf eine Störung der Nebennieren und (oder?) des HVL hin. Auch eine genaue Exploration vermochte keine Ursache für die totale Alopecie aufzudecken. Eine greifbare Funktionsstörung der Hoden fehlte ebenfalls. Die quantitative Bestimmung der 17-Ketosteroide im Harn und Trennung in Alpha- und Beta-Steroide war damals (nach dem Krieg) nicht möglich.

Immer finden wir beim Ausfall der Körperbehaarung Symptome, die auf ein oder mehrere Organe des hormonalen Geschlechtssystems und ihr Einbezogensein in den Krankheitsprozeß hinweisen. Lediglich das Kopfhaar nimmt eine Sonderstellung ein, indem es keine Beeinflussung durch die Gonaden erkennen läßt, ja sogar bei deren Mangel sehr üppig entwickelt sein kann. Wohl aber fällt es bei der Atrophie des HVL (Simmondsschen Krankheit) bisweilen aus. Anderseits berichtet v. KUP selbst über einen 28jährigen, an akuter Nephritis verstorbenen Mann, der große Hoden und histologisch eine „Schädigung der Nebennierenrinde" hatte und dabei eine rudimentäre Bart-, Scham- und Achselhöhlenbehaarung aufwies; dieser Fall steht mit dem eingangs angeführten Schema von v. KUP selbst nicht in Einklang. Ein genauer histologischer Hodenbefund hat vor allem das Verhalten der Zwischenzellen zu berücksichtigen; diese können selbst in großen Hoden fehlen. Sicher ist, daß beim M. Addison, der totalen Nebennierenrindeninsuffizienz, Behaarungsmängel bis zur „totalen Alopecie" vorkommen [R. CHWALLA (1948)]; ich fand solche bei 22% der Addisonkranken. In vier derartigen Fällen, davon drei bei addisonkranken Männern im Alter von 52, 72 und 77 Jahren, waren zweimal die Hoden atrophisch. Bei einem 23jährigen, kräftigen, an Diabetes gestorbenen Mann mit „auffallend schmaler" Rinde der lipoidreichen Nebennieren fand A. PRIESEL einen weiblichen Typus der Schambehaarung als einzige Behaarungsanomalie. Bei männlichen Leberzirrhotikern mit Hypotrichose waren entweder die Hoden atrophiert oder die Nebennieren unterentwickelt, bei hypotrichotischen Frauen mit Leberzirrhose die Eierstöcke und die Nebennierenrinde atrophisch. Unter fünf Nebennierenkarzinomen (Beobachtungen von A. PRIESEL) kamen auffallende Behaarungsmängel nicht vor, unter acht HVL-Adenomen verschiedener histologischer Bauart, und zwar Hauptzellenadenomen und eosinophilen Adenomen, einmal (bei einem 47jährigen Mann mit kirschengroßem eosinophilem Adenom) und in diesem Fall waren Nebennieren und Hoden atrophisch. Bei einem 66jährigen fettwüchsigen Eunuchoid mit haselnußgroßen, histologisch völlig fibrös-atrophischen Hoden und dünner, histologisch leicht atrophischer Rinde der außerdem „etwas kleinen" Nebennieren waren nur spärliche Haare in den Achselhöhlen und am Genitale vorhanden.

Bei Atrophie des HVL (neunzehn autoptische Beobachtungen, sechzehn Frauen und drei Männer) wurde fast ausnahmslos ein hochgradiger Behaarungsmangel gefunden und das ist verständlich, weil die Atrophie des HVL stets eine solche der Nebennieren und nahezu regelmäßig auch eine Atrophie der Keimdrüsen zur Folge hat. Wenn nicht ausnahmslos, dann wohl nur deswegen, weil die Atrophie des HVL verschiedene Grade aufwies und verschieden lang bestanden hatte. Hingegen war umgekehrt in einem Fall von interrenalem M. Cushing mit starker Basophilie im HVL (ohne basophile Adenombildung) und mit großen Hoden eine starke Behaarung von Rumpf und Extremitäten vorhanden und ebenso bei zwei Akromegalen (56jährige Frau und 55jähriger Mann) eine allgemein kräftige Körperbehaarung festzustellen. So exzessive Grade wie bei Hypertrophie der Nebennierenrinde erreicht allerdings die Hypertrichose bei den hypophysären Affektionen gewöhnlich nicht. Bei einem dritten männlichen Akromegalen im Alter von 39 Jahren bestand hingegen eine sehr dürftige Behaarung trotz großen Nebennieren mit knotig-hyperplastischer Rinde, jedoch eine Atrophie der Hoden. Bei großen Nebennieren und bei hyperplastischer Nebennierenrinde oder Nebennierenrindenadenomen findet man häufig eine kräftige Körperbehaarung und nur ausnahmsweise eine dürftige solche. Derartiges fand z. B. A. Priesel bei einer 47jährigen Hypertonikerin trotz hypertrophischen Nebennieren mit dicker und adenomatöser Rinde, bei kleinen und fibrösen Eierstöcken (!) und leichter Atrophie des überwiegend basophilen HVL (!). Es scheint für die Behaarungsverhältnisse in solchen Fällen außer auf den Zustand des HVL auch entscheidend darauf anzukommen, wie die Keimdrüsen beschaffen sind, ferner auch auf das Alter des Individuums. Handelt es sich um ein jugendliches oder jüngeres solches mit atrophierten Keimdrüsen, d. h. setzt die Rückbildung der Gonaden frühzeitig ein, so bleibt eine Abnahme der Körperbehaarung wohl selten aus bzw. diese entwickelt sich überhaupt nicht. Bei alten Leuten hingegen, wenn sich also die Hoden erst im späteren Alter zurückbilden, wirkt sich die Atrophie der Testes auf die Behaarung kaum mehr aus. So fand ich bei einem 74jährigen, dem im Alter von 64 Jahren der eine Hoden entfernt worden war und bei dem der zweite vollständig fibrös war und auch nur kleine Zwischenzellenlager enthielt, bei großen Nebennieren keine Behaarungsanomalie. Ähnlich bestanden bei einem 77jährigen mit seniler Atrophie und Fibrose beider Hoden normale Behaarungsverhältnisse (F. Altmann). Es entsteht durch Fälle wie die vorgenannten der Eindruck, daß eine kräftige Nebennierenrindenfunktion den Hodenausfall hinsichtlich der Behaarungsverhältnisse auszugleichen vermag.

Die Atrophie der Hoden und der Nebennierenrinde hat eine Auswirkung auf das Haarkleid im Sinne der Behaarungsabnahme (vgl. S. 270). Bei Basedowikern sind ähnlich wie bei Leberzirrhotikern, bei denen ich in 8% der Fälle eine Unterentwicklung oder Atrophie der Nebennieren gefunden habe und bei denen eine Atrophie der Hoden relativ häufig ist, Behaarungsmängel nicht selten; ich konnte sie bei 20% des Basedowobduktionsmaterials des Rudolf-Spitales feststellen.

So fand ich Hypotrichose bei einem von drei männlichen Basedowikern, und zwar bei einem 39jährigen mit Hoden von Durchschnittsgröße (kein histologischer Befund) und deutlicher Atrophie der Nebennierenrinde, ferner bei vier von siebzehn weiblichen

Basedowkranken. Bei diesen vier Frauen im Alter von 38 bis 57 Jahren waren die Nebennieren dreimal klein, einmal atrophiert, und die Eierstöcke ebenfalls klein oder fibrös-atrophisch; der HVL war einmal atrophisch, zweimal etwas klein und einmal von gewöhnlicher Beschaffenheit.

Keineswegs bestand jedoch bei unterentwickelter oder atrophischer Nebennierenrinde — ein beim M. Basedow relativ häufiger Befund (R. CHWALLA 1949) — oder bei kleinen Nebennieren regelmäßig ein Behaarungsdefekt, selbst dann nicht immer, wenn auch die Ovarien fibrös-atrophisch waren.

Daß der Einfluß der *normalen* Nebennierenrinde auf die Körperbehaarung nicht allzu hoch veranschlagt werden darf, geht aus der relativen Kleinheit der aus den Nebennieren stammenden β-Fraktion der 17-Ketosteroide des Harns hervor, ferner aus den Befunden bei männlichen Eunuchoiden, die außer dem Kopfhaar nur äußerst wenige oder gar keine Haare unabhängig davon aufweisen, ob die Nebennierenrinde dünn oder hyperplastisch-adenomatös ist. Bei einem 58jährigen Spätkastraten war die Körperbehaarung trotz adenomatöser Nebennierenrindenhyperplasie bis auf spärliche Schamhaare verschwunden, bei zwei Späteunuchoiden im Alter von 44 und 48 Jahren, von denen einer kleine Nebennieren, der zweite eine schmale Rinde hatte, sehr spärlich. Bei einem 59jährigen männlichen Eunuchoid ohne jede Körperbehaarung mit bohnengroßen Hoden waren anderseits die Nebennieren klein und ihre Rinde und das Mark unterentwickelt; in diesem Fall wurden sogar adenomartige Wucherungen der Hodenzwischenzellen gefunden. Ähnlich hatten zwei, ein 56- und ein 66jähriger Eunuchoider, beide Gynäkomasten und fettwüchsig und beide mit dürftiger Achselhöhlen- und Schambehaarung, etwas „kleine" Nebennieren mit dünner, (histologisch) leicht atrophischer Rinde. Entscheidend ist also das Verhalten der Keimdrüsen. Bei keimdrüsenlosen Individuen fehlt die Körperbehaarung fast völlig oder ist äußerst dürftig. Hingegen kann sie bei angeborener Unterentwicklung und bei Atrophie beider Hoden (s. S. 270) bisweilen im Bereich des Normalen gelegen sein.

Bei der Überfunktion der Keimdrüsen müßte man folgerichtig das Gegenteil, eine übermäßige Behaarung, erwarten. Für den Hyperorchidismus scheint dies auch zuzutreffen, wenngleich solche Fälle bisher noch nicht mit Sicherheit erfaßt wurden, hingegen für die Überfunktion der Eierstöcke nicht, weil das unweiblich wäre. Bei manchen Eierstockkrebsen wird Bartwuchs und eine männliche Behaarungsform beobachtet.

So sah A. PRIESEL bei einer 45jährigen, großen und schmächtigen Frau mit einem solid-medullären Karzinom beider Ovarien einen reichlichen Bartwuchs am Kinn und einen geringen an der Oberlippe bei makroskopisch nicht veränderten Nebennieren; ihre Bauchbehaarung war männlich. In einem anderen Fall von beiderseitigem Eierstockkarzinom war hingegen keine Achselhöhlenbehaarung und nur eine spärliche Schambehaarung vorhanden und bei einer dritten Frau im Alter von 60 Jahren mit Krebs eines Eierstockes ein leichter Bartwuchs am Kinn bei sehr dürftiger Körperbehaarung und kleinem Uterus. Diese drei Fälle von Behaarungsanomalie kamen unter 67 Sektionsfällen von Ovarialkarzinom zur Beobachtung.

Ihnen gegenüber stehen die richtigen Haarmenschen weiblichen Geschlechts mit Nebennierenrindengewächsen. Hier handelt es sich um pathologische Verhältnisse, so wie bei der übermäßigen Behaarung in Begleitung von kortikosuprarenaler Pubertas praecox im frühen Kindesalter. Nebennierenblastome können in solchen Fällen eine schon von der Geburt an zunehmende Schambehaarung auslösen (genito-adrenales Syndrom). Gewöhnlich sind es Adenome oder Karzinome, aber auch eine Hyperplasie der Nebennierenrinde kann die Ursache sein.

Auch bei zehn von elf Männern, die durch eine überdurchschnittliche Stammbehaarung auffielen, war die Nebennierenrinde hyperplastisch (s. die Zusammenstellung S. 275). Ohne Zweifel steht diese Hyperplasie mit der vermehrten Körperbehaarung in ursächlichem Zusammenhang. Hingegen fand ich in keinem Fall von Nebennierenrindenhyperplasie eine Hypertrichose dann, wenn die Hoden atrophisch waren.

Ich habe daraus den Wahrscheinlichkeitsschluß gezogen, daß die die Behaarung verstärkende Wirkung der Nebennierenrindenhyperplasie gewöhnlich zum Großteil über die Hoden erfolgt. Möglicherweise ist also der Einfluß der Nebennierenrinde auf die Behaarung beim Mann mehr ein mittelbarer und geht über die Hoden.

Auch der Einfluß des HVL auf die Körperbehaarung dürfte ein mittelbarer sein und über die nachgeordneten Organe des hormonalen Geschlechtssystems zur Auswirkung gelangen (s. S. 269). In einem Fall von Hypotrichose bei hochgradiger Hodenatrophie und leicht atrophischem HVL (die stark braune Rinde der gewöhnlich großen Nebennieren war histologisch nicht untersucht worden) fiel eine besondere Kleinheit der Zirbel auf (53jähriger, an chronischer Lungentuberkulose verstorbener Mann).

Eine Hypertrichose findet sich sonst bei Unterentwicklung der Zirbel (DIETRICH, v. KUP) — ich selbst fand allerdings in etlichen Fällen von auffallend kleiner Zirbel niemals eine Hypertrichose —, ferner bei Hyperplasie der Nebennierenrinde und bei Nebennierenrindengewächsen, bei den Arrhenoblastomen, Hypernephromen und Luteinomen (s. S. 309/10) des Eierstockes, in geringerem Grade bei Basophilie des HVL und beim basophilen HVL-Adenom. Auch bei Hyperplasie der Nebennieren als Ganzes kommt übermäßige Körperbehaarung zur Beobachtung. Der Zusammenhang dieser mit der Nebenniere geht daraus hervor, daß die Entfernung der rindenhyperplastischen oder blastomatösen Nebenniere zum allmählichen Verschwinden der Hypertrichose führt [BROSTER (1933)].

Die endokrinen Beziehungen der Stammbehaarung des Körpers

In acht Fällen von starker Behaarung des Stammes bei Männern im Alter von über 55 Jahren (Todesursache dreimal Prostatahypertrophie, zweimal arteriolosklerotische Schrumpfnieren, einmal Hochdruck mit Herzdekompensation, einmal Sarkom der Schilddrüse, einmal Miliartuberkulose) war dreimal ein größeres, solitäres Adenom der Nebennierenrinde einer Seite vorhanden, einmal eine kleinknotige Hyperplasie der außerdem „etwas großen" Nebennieren und einmal war die Rinde der Nebennieren breit (und daneben ein kirschengroßes Hypernephrom am oberen Pol einer Niere festzustellen); einmal waren in beiden Nebennieren Rindenadenome vorhanden.

Findet man durch diese autoptischen Beobachtungen die Vermutung bestätigt, daß eine besonders starke Behaarung des Stammes (Stamm = Körper ohne die Extremitäten) auf eine gesteigerte Funktion der Nebennierenrinde schließen läßt, so finden wir im siebenten Fall, einem 45jährigen, an metastasierendem Schilddrüsensarkom verstorbenen Mann mit starker Stammbehaarung die Nebennierenrinde makroskopisch ohne Auffälligkeit, hingegen das Nebennierenmark „reichlich". Könnte man für diesen Fall als wahrscheinlich annehmen, daß eine mikroskopische Untersuchung der Nebennierenrinde eine kleinknotige Hyperplasie ergeben hätte oder daß eine reine Funktionssteigerung der Rinde vorlag, so zeigt die achte Beobachtung eine dünne und lipoidarme Nebennierenrinde bei einem 66jährigen, großen und muskelkräftigen (!) Mann mit reichlichem Fettpolster, der am dritten Tag nach einer Prostatektomie einer beginnenden Peritonitis erlegen war; seine Hypophyse war „etwas klein" (!). In diesem Fall ist der Rückgang der Nebennierenrinde wohl eine sekundäre Erscheinung, die vielleicht in Zusammenhang mit dem Prostataleiden, noch wahrscheinlicher mit der Hypophyse steht, und sich angesichts des hohen Alters des Kranken in einer Abnahme der Körperbehaarung nicht oder noch nicht ausgewirkt hat. Auf S. 267 oben ist bereits mitgeteilt worden, daß bei zehn von elf Männern mit starker Stammbehaarung eine Hyperplasie der Nebennierenrinde gefunden wurde (Sektionsbeobachtungen).

Wenn wir die Verhältnisse in der Umkehrung betrachten, so fand ich bei 39 Männern mit ein- (zwölfmal) oder beiderseitigem Nebennierenrindenadenom (einmal), Hyperplasie der Nebennierenrinde (fünfzehnmal) oder großen Nebennieren (fünfzehnmal) keine auffallend starke Behaarung. Es kommt vor, daß selbst bei auffällig schmaler Nebennierenrinde im höheren Alter die Behaarungsverhältnisse normal sind (Beobachtung bei einem 57jährigen Mann mit beginnender Leberzirrhose und normalen Genitalorganen); in vorgeschrittenem Alter beeinflußt sogar der Verlust der Keimdrüsen die Behaarungsverhältnisse nicht mehr nennenswert, wie wir bereits auf S. 265 gesehen haben. Unter 43 älteren Männern mit großen Nebennieren oder Exzeßbildung ihrer Rinde in Form von Hyperplasie oder Adenombildung war auch nur viermal eine auffallende Behaarung des Stammes festzustellen. Es scheint also auf das Alter entscheidend anzukommen, in dem die Überfunktion der Nebennierenrinde einsetzt, vielleicht auch auf den Zustand der Hoden. Außerdem ist offenbar nicht jede Wucherung der Nebennierenrinde der andern gleich. Hier fehlt es uns noch ganz an histologischen Kenntnissen bzw. Unterscheidungsmerkmalen.

In fünf weiblichen Fällen von Hyperplasie der Nebennierenrinde (zweimal) oder Nebennierenrindenadenomen (zwei Fälle) oder großen Nebennieren (ein Fall) fand ich einmal eine Hypertrichose bei einer 17jährigen, einmal eine männliche Bartentwicklung bei einer 61jährigen Frau (mit genuinen Schrumpfnieren), zweimal die Behaarung ohne Auffälligkeit und einmal eine nur spärliche Schambehaarung trotz beiderseitiger Rindenadenomen (69jährige, an Lungenembolie gestorbene Frau). Bei zwei weiteren alten Frauen (eine mit Mammakarzinomrezidiv, die zweite mit Schilddrüsenkarzinom bei atrophischen Eierstöcken und atrophischem Uterus) war bei schmaler Nebennierenrinde die Behaarung normal. Unter drei anderen weiblichen Fällen von Hyperplasie der Nebennierenrinde fand ich einmal allgemeine Hypertrichose, einmal Bartentwicklung und einmal bei Karzinom eines Eierstockes keine Auffälligkeit der Behaarung. Auch die spätere Erfahrung (seit der Niederschrift dieser Zeilen) hat mir immer und immer wieder gezeigt, daß bei jeder Zunahme der Körperbehaarung der Frau, gleichviel, an welcher Körperstelle im einzelnen, in der Regel eine Exzeßbildung der Nebennieren oder ihrer Rinde festgestellt werden kann. Ausnahmen von dieser Regel findet man nur dann, wenn entweder eine sekundäre Atrophie des HVL vorliegt, wie ich das in einem Falle beobachtet habe, oder wenn eine angeborene Intersexualität besteht und die Hypertrophie der Nebennieren bzw. ihrer Rinde eine kompensatorische Erscheinung bildet.

Die Verhältnisse liegen somit hinsichtlich des Einflusses der Nebennierenrinde auf die Behaarung bei der Frau ähnlich wie beim Mann (s. oben) und wir dürfen zusammenfassend feststellen, daß eine Beziehung zwischen der Stammbehaarung und der Nebennierenrinde bei beiden Geschlechtern besteht, daß aber nicht alle Exzeßbildungen der Nebennierenrinde zu einer vermehrten Stammbehaarung führen, sondern nur die mit gesteigerter Geschlechtshormonbildung einhergehenden, und daß es ferner auf das Alter des Individuums und auf die Beschaffenheit seiner Keimdrüsen ankommt. Weibliche Frühkastraten sind genau so unterbehaart wie männliche.

Eine starke Stammbehaarung finden wir bei Akromegalen beiderlei Geschlechts, wie ich mich an Hand zweier Sektionsbeobachtungen von A. Priesel, eine 56jährige Frau und einen 55jährigen Mann betreffend, überzeugen konnte, ferner beim M. Cushing, also bei Überfunktion des HVL. So zeichnete sich ein 37jähriger Cushingkranker (autoptische Beobachtung von A. Priesel) durch eine starke Behaarung an Rumpf und Extremitäten aus. In allen diesen drei Fällen von Überfunktion des HVL bestand zudem eine knotig-adenomatöse Hyperplasie der Nebennierenrinde (!), während das Mark in zwei Fällen recht dürftig entwickelt war. Hingegen bot ein schon auf S. 265 erwähnter 39jähriger Akromegaler mit Atrophie der Hoden (!) einen sehr schütteren Haarwuchs an Oberlippe, Kinn und Wangen, eine dürftige Achselhöhlenbehaarung und eine unbehaarte Brust, weiters einen weiblichen Typ der an sich kräftigen Schambehaarung trotz großen Nebennieren mit adenomähnlicher Hyperplasie der Rinde (mikroskopisch) und gewöhnlich entwickelter Marksubstanz.

Man gewinnt den Eindruck, daß der Einfluß des HVL (wie der Nebennierenrinde?) auf die Behaarung beim männlichen Geschlecht ein mittelbarer ist und über die Hoden erfolgt. Beim Cushingschen Syndrom infolge (?) basophilem Adenom des HVL ohne Nebennierenrindenhyperplasie hat man eine Hypertrichose am Stamm und im Gesicht beim weiblichen Geschlecht und ebenso bei Männern vor der Reife gefunden; bei erwachsenen Männern mit basophilem HVL-Adenom ist die Behaarung im allgemeinen normal, jedoch eine Atrophie der Hoden häufig. Aus diesem Umstand wäre das Fehlen einer Überbehaarung erklärlich. Ansonsten gehört ein mäßiger Hirsutismus zu den Hauptsymptomen des basophilen Pituitarismus und bei der Akromegalie ist nach A. Jores (1942) „starke Behaarung und bei Frauen Umschlag in den männlichen Behaarungstypus häufig". Beim M. Cushing wie bei der Akromegalie und beim hypophysären Riesenwuchs weicht die anfängliche Hypertrichose später vielfach einer Hypotrichose, da die Keimdrüsen eine Rückbildung erfahren.

Bei Trägern von Schrumpfnieren ist auf Grund der bei diesen Kranken relativ häufigen Hyperplasie der Nebennierenrinde eine starke oder exzessive Stammbehaarung nicht selten (R. Chwalla (1948)].

Eine dürftige Stammbehaarung findet man anderseits bei Mangel der Keimdrüsen (angeboren oder erworben) und beim Hypogonadismus schwereren Grades, ferner beim M. Addison mit seiner Insuffizienz der Nebennierenrinde in einem Teil der Fälle, weiters nicht selten in schweren Fällen von M. Basedow, bei Atrophie des HVL und bei pluriglandulärer Blutdrüsenatrophie, die häufig mit Atrophie des HVL vergesellschaftet ist, bei hormonalen Gynäkomasten, bei denen eine Schwäche der Keimdrüsen und der Nebennieren besteht (s. S. 459), ferner in gewissen Fällen von HVL-Adenom (dann nämlich, wenn Keimdrüsen und Nebennieren dadurch eine Rückbildung erfahren) und schließlich relativ häufig bei der Laennecschen Leberzirrhose und der hämosiderotischen Zirrhose der Leber (Bronzediabetes), bei denen die Keimdrüsen relativ häufig und die Nebennierenrinde nicht selten defekt sind. Fand ich doch eine schmale oder atrophische Nebennierenrinde bei 8% von 166 Laennecschen Leberzirrhosen. Ob beide, Keimdrüsen und Nebennierenrinde, bei Leberzirrhotikern gelitten haben müssen, um eine mangelhafte Körperbehaarung entstehen zu lassen, läßt sich infolge Fehlens genauer histologischer Befunde von beiden Organen an meinem Material nicht entscheiden. Bei einem Siebzigjährigen mit haarloser Brust fand A. Priesel eine dünne (!) Nebennierenrinde. Die größte Bedeutung scheinen die Keimdrüsen zu haben, denn bei atrophischen Hoden und Leberzirrhose vermißt man eine Hypertrichose kaum je und anderseits sah ich in vier Fällen von Laennecscher Leberzirrhose, eine 54- und 59jährige Frau und einen 48- und

57jährigen Mann betreffend, bei auffallend schmaler Nebennierenrinde und gewöhnlicher Markausbildung und bei makroskopisch normalen Keimdrüsen keine Auffälligkeit an der Körperbehaarung.

Aber auch die Atrophie beider Hoden führt durchaus nicht regelmäßig zu einer Hypotrichose.

In zwanzig Fällen von Atrophie beider Hoden bei Männern im Alter von 38 bis 83 Jahren fand ich nur achtmal eine Hypotrichose am Stamm, während zwölfmal die Behaarungsverhältnisse keine Auffälligkeit darboten. Von den acht Männern mit Hodenatrophie und dürftiger Behaarung hatten vier ein weibliches Muster der Schambehaarung, die andern vier Crines pubis in nur spärlicher Anzahl. Auch bei der Frau kann trotz Entfernung beider Eierstöcke und ebenso trotz Unterentwicklung derselben die Körperbehaarung ungeschmälert bleiben. Von den acht hypotrichotischen Männern mit Atrophie der Hoden hatten drei lipoidarme Nebennieren, einer einen M. Addison, drei keine makroskopischen Veränderungen an den Nebennieren und einer eine leichte Atrophie der Nebennierenrinde; drei von ihnen wiesen somit äußerlich normale Nebennieren auf. Bei den zwölf Männern mit Hodenatrophie ohne Veränderung der Körperbehaarung waren die Nebennieren bei fünf lipoidarm, fünfmal unverändert, einer war an M. Addison erkrankt und einer hatte „etwas kleine“ Nebennieren. Auch in dieser Gruppe ließen somit die Nebennieren bzw. ihre Rinde in fast der Hälfte der Beobachtungen keine Abnormität erkennen. In den vier Fällen, wo zugleich das Schambehaarungsmuster ein weibliches war, waren die Nebennieren einmal ohne Besonderheit, einmal lipoidarm, einmal an M. Addison erkrankt und einmal war ihre Rinde leicht atrophisch, somit die Rinde vielleicht doch in höherem Maße geschädigt als in den Fällen mit einer lediglich spärlichen Haarentwicklung am Schamberg, von denen zwei lipoidarme Nebennieren und zwei makroskopisch nicht veränderte Nebennieren hatten. Auch bei Männern mit weiblicher Schambehaarung ohne eigentliche Hodenatrophie (wenigstens makroskopisch) erwies sich nach dem Gesagten die Nebennierenrinde oft als geschädigt (vgl. die auf S. 264 angeführte Beobachtung bei einem Dreiundzwanzigjährigen).

Eines läßt sich wiederum feststellen: Eine Hypertrichose kam bei Atrophie der männlichen Keimdrüsen in keinem Fall zur Beobachtung; wohl aber kam sie einmal bei dünner Nebennierenrinde vor. Möglicherweise wäre der Haarausfall bei diesem Individuum später noch eingetreten. Anderseits findet sich in meinem Material auch keine Beobachtung, wo bei makro- und mikroskopisch intakten Hoden eine in die Augen springende Hypotrichose vorgelegen hätte. In drei Fällen, wo bei makroskopisch nicht auffälligen Hoden eine Hypotrichose bestand, fehlt ein histologischer Befund von den Hoden (61jähriger Mann mit M. Addison, 47jähriger mit Bronzediabetes und 39jähriger Mann mit Basedow).

Bartentwicklung bei Frauen

Ich verfüge über sechzehn Sektionsbeobachtungen von Männerbartentwicklung bei Frauen im Alter von 45 bis 81 Jahren (sechs davon über 70 Jahre alt), bei denen entweder am Kinn oder an Kinn und Oberlippe eine mehr oder minder starke Bartentwicklung ähnlich wie beim Mann („Barba virilis“) auffällig war. Zwei von diesen Frauen im Alter von 45 und 60 Jahren nehmen eine Sonderstellung ein, da sie (s. S. 277) ein Eierstockkarzinom, die eine in beiden Eierstöcken, die andere einseitig, bei *makroskopisch nicht veränderten* Nebennieren hatten, somit ihre übrigens nur leichte Bartentwicklung, die mit einer Hypotrichose am Körper einherging, durch das Karzinom des Eierstockes hervorgerufen sein dürfte. Die Existenz anderer vermännlichender Eierstockgewächse (s. S. 309) läßt die Vermutung als berechtigt erscheinen, daß die Vermännlichung tatsächlich von dem Eierstockkrebs ausgeht. Der Beweis wäre dadurch gegeben, daß durch die Entfernung des neoplastischen Eierstcckes eine Rückbildung des Bartes erreicht wird.

Eine leichte Vermännlichung ist bei der Frau jenseits des Klimakteriums bekanntlich nicht selten. KLEINE führt sie auf ein vermehrtes Wachstum der Zellen des heterosexuellen Anteiles des Eierstcckes zurück. In ihm sollen von der bisexuellen Anlage der Keimdrüsen im Fetalleben her (s. S. 97) männliche Bildungselemente zurückbleiben, von denen man heute die virilisierenden Eierstockgewächse abzuleiten pflegt (vgl. den Abschnitt S. 309). A. PRIESEL hat bei postklimakterischen Frauen mit Bartanflug tatsächlich eine Vermehrung der Hiluszellen im Eierstockstiel mehrmals beobachtet. Abb. 18 zeigt einen solchen

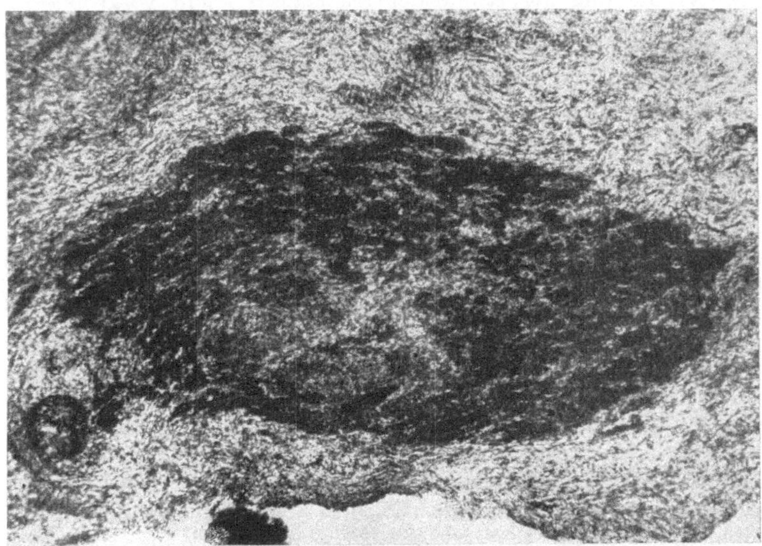

Abb. 18. Zwischenzellen im Ovarialstiel bei Barba virilis. — Sudanfärbung. — Vergrößg.: Zeiss'
Obj. A, Oc. 2. — Die lipoidhaltigen, strangförmig angeordneten Zellen in dem großen Komplex
in der Mitte des Bildes schwarz getönt hervortretend.

Zwischenzellenwucherungsherd vom Eierstockstiel einer bärtigen Frau in eindrucksvoller Weise. Dadurch schiene die Hypothese von KLEINE anatomisch gestützt.

Neue Tatsachen lassen jedoch die Verhältnisse in anderem Lichte erscheinen. Zunächst konnte ich finden, daß auch bei kastrierten Frauen eine Bartbildung vorkommt, wodurch ein ovarieller Ausgangspunkt derselben unwahrscheinlich wird.

Ferner fand ich in den übrigen 14 Fällen von Barba virilis der Frau, von den obigen zwei Ovarialkarzinomen nämlich abgesehen, nicht weniger als zehnmal grobe Nebennierenveränderungen im Sinne von einfacher oder knotiger Hyperplasie oder solitärer Adenombildung der Nebennierenrinde, daneben zum Teil besonders große Nebennieren (s. weiter unten), ein einziges Mal hingegen einen M. Addison, also eine totale Nebennierenrindeninsuffizienz. Vielleicht war in diesem Fall, einer 55jährigen, adipösen und kräftig gebauten Frau mit totaler Verkäsung beider Nebennieren und gewöhnlich großer, aber an granulierten Zellen armer Hypophyse die Nebennierenrinde vor der Erkrankung an Tuberkulose hyperplastisch gewesen. Nur bei einer einzigen von den vierzehn Frauen waren die

Nebennieren makroskopisch ohne Besonderheit; ein mikroskopischer Befund, der vielleicht auch in diesem Fall eine Wucherung der Rinde zutage gefördert hätte, liegt nicht vor.

Entsprechend der bei zehn Frauen vorhandenen (s. die Zusammenstellung auf S. 277) ausgesprochenen Hypertrophie der Nebennierenrinde (fünfmal einfache Verbreiterung der Rinde, dreimal beiderseitige Nebennierenadenome, zweimal einseitige von Kirschengröße bzw. Haselnußgröße, daneben zweimal auffallend große Nebennieren) und den bereits erkannten Auswirkungen einer solchen finden wir bei vier von ihnen genuine Schrumpfnieren, zweimal arteriosklerotische Narben an der Oberfläche der Nieren und alle Male eine hochgradige Arteriosklerose im allgemeinen, von der nur die addisonkranke Frau frei war (!), und war ein arterieller Hochdruck häufig. Eine von den zehn Frauen mit Verdickung der Rinde der als Ganzes leicht vergrößerten Nebennieren mit haselnußgroßem Adenom in jeder Nebenniere ließ außerdem mikroskopisch größere Lager von Hiluszellen im Stiel beider Eierstöcke erkennen; in diesem Fall liegt somit eine Kombination beider angeführter Befunde vor. Ein Zusammenhang derselben ist ohne weiteres vorstellbar. THALER fand bei einer Frau mit Bart und großer Klitoris ebenfalls Rete- und Zwischenzellenwucherungen im Eierstock. In den übrigen Fällen stehen genaue histologische Befunde von den Ovarien aus. Unter den vierzehn Frauen mit Bartentwicklung fand ich als weitere auffällige Eigentümlichkeit zehnmal die Entwicklung von Uterusmyom(en) oder uterinen Schleimhautpolypen (zweimal Uterusschleimhautpolyp, sechsmal Uterusmyom, zweimal Myom + Polyp, einmal Uteruskarzinom). Ich habe auf das anscheinend häufige Vorkommen der genannten Erkrankungen der Gebärmutter bei Hypertrophie der Nebennierenrinde an anderen Stellen bereits hingewiesen [R. CHWALLA (1948)]. Insgesamt hatten von den sechzehn Frauen mit Männerbart, welche die Grundlage dieser Darstellung bilden, acht = die Hälfte Uterusmyome und vier uterine Schleimhautpolypen, zwei ein Eierstockfibrom (eine davon ein sogenanntes diffuses Oberflächenfibrom). Das Genitale von zwei unter den vier Frauen mit makroskopisch unauffälligen Nebennieren (die eine zählte 81 Jahre, die andere 73 Jahre) war senil-atrophisch; beide hatten gleichfalls kleine uterine Myome (!), die eine außerdem eine kirschengroße Eierstockzyste und einen M. Paget. Die anderen zwei hatten einen Eierstockkrebs. Andere auffällige Befunde bei den vierzehn Frauen mit Bartentwicklung waren je einmal Brustdrüsen-, Harnblasen- und Uteruskrebs, einmal ein Hirngliom, also eine ziemliche Häufigkeit von Karzinom. Alle diese tödlichen Wirkungen stehen mit der Hypertrophie der Nebennierenrinde in Zusammenhang (vgl. S. 66 und 73).

Von der Hypophyse liegt nur in einem einzigen Fall mit makroskopisch nicht veränderten Nebennieren ein genauer Befund von A. PRIESEL vor, der keine deutlichen Veränderungen ergab.

Diese anatomischen Befunde haben für die Theorie der Sexualität große Bedeutung. Es geht nämlich aus ihnen hervor, daß es nicht das Hervortreten und Überwiegen einer nebelhaften männlichen Epistase des Zellgeschlechts während des Erlöschens der weiblichen Epistase im Zeitpunkt der Menopause ist, das die Vermännlichung mancher postklimakterischer Frauen hervorruft, wie L. MOSZKOWICZ meinte, sondern greifbare anatomische Veränderungen, die nach allem, was wir heute über die Rolle der Nebennierenrinde bei der Virilisierung der Frau wissen, in Zusammenhang mit der postklimakterischen Vermännlichung gebracht werden müssen. An Stelle des Zellgeschlechtes treten als Ursache der Bartentwicklung der Frau anatomische Veränderungen in den Eierstöcken und in der Nebennierenrinde.

Die Androgenausscheidung im Harn ist bei klimakterischen Frauen im allgemeinen erhöht gefunden worden. Aus der Tatsache, daß die kastrierte Frau gleichviel Androgen im Harn ausscheidet wie die nicht kastrierte [HIRSCHMAN (1932)], hat man geschlossen, daß das Harnandrogen der Frau aus der Nebennierenrinde stammt. Man darf annehmen, daß die virilisierte postklimakterische Frau eine besonders starke Androgenurie aufweist. In Zukunft wird bei ihr insbesondere die Ausscheidungsmenge der 17-Ketosteroide im Harn festzustellen sein. Die zweite Lehre, die uns die in diesem Abschnitt angeführten anatomischen Befunde geben, ist die, daß in die Vorgänge der Sexualität sich immer wieder die Keimdrüsen und die Nebennierenrinde als verwickelt erweisen.

Was die Therapie des Frauenbarts über das übliche Rasieren hinauslangt, so fand bereits LISSER (1943) bei der einfachen Hypertrichose eine Verabreichung von Östrogen wirkungslos. Die Dosierung des Östrogens ist hier vermutlich das Problem. Vor allem handelt es sich darum, die Nebennierenrindenüberfunktion (Blutdruckmessung! Bestimmung der β-17-Ketosteroide, Uterusmyome?) zu dämpfen. Abschließend führe ich hier an, was A. PRIESEL 1931 in seiner Bearbeitung der Mißbildungen der männlichen Geschlechtsorgane geschrieben hat: ,,Sichergestellt kann gelten, daß gelegentlich im höheren Alter bei Frauen auftretender Bartwuchs mit adenomatöser Nebennierenhyperplasie einhergeht.

Was die Bartentwicklung bei jüngeren Frauen und Mädchen anlangt, so verfüge ich diesbezüglich über vier Beobachtungen, darunter zwei Sektionsbeobachtungen (s. S. 52 und 268), bei Frauen im Alter von 10 bis 27 Jahren. Die Ursache war einmal in einer Hypertrophie der Nebennieren (Sektionsbeobachtung), einmal in einem operativ entfernten Nebennierengewächs bei einem 25jährigen Mädchen mit angeborenem Interrenalismus gelegen (schon bei der Geburt fiel eine Klitorishypertrophie auf und die Stimme war von jeher auffallend tief, mit zehn bis zwölf Jahren setzte ein Bartwuchs auf der Oberlippe ein, später eine zunehmende Behaarung am ganzen Körper; weitere Befunde: Amenorrhoe, Nymphomanie, Transvestitismus, infantiles inneres weibliches Genitale, nur haselnußgroße Eierstöcke, RR 125, Aschheim-Zondek-Reaktion im Harn negativ und keine vermehrte FRH-Ausscheidung im Harn, dagegen 84 mg-% 17-Ketosteroide im Harn, die nach der Entfernung der kranken Nebenniere auf 26 mg-% heruntergingen) und im dritten Fall stellte ich bei einer 39jährigen Frau, bei der im Alter von 23 Jahren ein Bartwuchs einsetzte und die Menstruation auszusetzen begann, die Wahrscheinlichkeitsdiagnose auf einen Tumor der rechten Nebenniere. Sie hatte einen normalen Harn, eine intensive männliche Körperbehaarung und mußte sich zweimal in der Woche das Gesicht rasieren. Abnorme Müdigkeit, zeitweise Übelkeit und Tieferwerden der Stimme waren weitere Krankheitserscheinungen. Im vierten Fall, einer 27jährigen Frau mit hypoplastischem Habitus, stärkerem Haarwuchs an Kinn und Oberlippe sowie stark behaarten Unterschenkeln bei Cholelithiasis (!), waren die Nebennieren zwar von gewöhnlicher Größe, ihre Rindenzone jedoch breit (!) und gelb, das Nebennierenmark sehr dürftig; die Eierstöcke waren groß, der Uterus ,,etwas klein", sein Endometrium dünn und blaß (!).

In zehn weiteren Nachtragsfällen von Barba virilis (zusätzlich zu den eingangs angeführten sechzehn) bei 40 bis 85 Jahre alten Frauen fand sich viermal eine einfache oder knotige Nebennierenrindenhyperplasie bei makroskopischer Betrachtung der Nebennieren; histologische Befunde von der Nebennierenrinde fehlen. Uterine Myome sind in drei dieser zehn Fälle in den Sektionsprotokollen angeführt und in einem viertem Fall ein kirschengroßer zystischer Corpuspolyp im Uterus. Die Häufigkeit von schwerer Arteriosklerose und von Hochdruck auch in den Fällen ohne grobe Nebennierenwucherung bezeugt das Vorhandensein einer kräftigen Nebennierenrindenfunktion auch in diesen. Daß ausnahmsweise trotz Hypertrophie der Nebennieren und Verdickung sowie Adenombildung ihrer Rinde die Behaarung mangelhaft sein kann, beweist eine Sektionsbeobachtung bei einer 44jährigen Frau, bei der die Eierstöcke klein und fibrös und das Endometrium hochgradig atrophisch war, der HVL histologisch eine leichte Atrophie bei Überwiegen der basophilen Zellen aufwies, dabei jedoch die übrigen Begleiterscheinungen der Nebennieren(rinden)hypertrophie wie Hochdruck, schwere vorzeitige Arteriosklerose neben vaskulären Schrumpfnieren vorhanden waren. Die Zirbel war klein. In diesem Fall handelt es sich wohl um eine (primäre?) Nebennieren(rinden)hypertrophie bei späterer hypophysärer Eierstockinsuffizienz oder wie in den Fällen von Nebennierenrindenhyperplasie bei angeborenem Mangel der Eierstöcke (vgl. z. B. den Fall von BEUTLER S. 129). Auch das Umgekehrte kommt vor, daß trotz abnormer und auffallender Kleinheit der Nebennieren und besonderer Dünnheit ihrer Rinde die Behaarung keine grobe Einbuße aufweist, wenn die Eierstöcke inkretorisch befriedigend arbeiten.

Das Gesamtmaterial beläuft sich also auf 26 bärtige Frauen, von denen vierzehn, somit mehr als die Hälfte, eine grob-anatomische Exzeßbildung der Nebennierenrinde aufwiesen. Während der Drucklegung dieser Arbeit konnte der Verfasser das Schicksal von weiteren 22 virilisierten Frauen mit Bart verfolgen, von denen auf S. 312 die Rede ist und die die bisherigen Schlußfolgerungen bestätigen. In dem so auf 48 Frauen ergänzten Material beträgt die Zahl der Fälle mit Exzeßbildung der Nebennieren 31; das entspricht ungefähr zwei Drittel der Fälle.

Ergrauen der Haare und Keimdrüsen

Da die Haare im Alter grau werden, hat man diese Erscheinung mit einem Nachlassen der Keimdrüsenfunktion in Zusammenhang gebracht. Zweifel an der Richtigkeit dieser Deutung erwecken jedoch Beobachtungen von Ergrauen der Haare bei Jugendlichen — man findet bisweilen ein Grauwerden der Haarspitzen bei dunkelhaarigen Jünglingen sogar schon im Nachpubertätsalter — und gewisse Beobachtungen an männlichen Frühkastraten. Ludwig ASCHOFF (1938) hat nämlich darauf aufmerksam gemacht, daß er bei einem 94jährigen Skopzen (Mitglied einer rumänischen Frühkastratensekte) noch graumeliertes Haar und nur ein einziges Mal unter alten Mitgliedern dieser Sekte einen weißen Greisenbart und die gewöhnliche äußere Erscheinung des Greises angetroffen habe. Dabei werden gerade Frühkastraten besonders alt (P. RICHTER). Ähnlich berichtet A. RANDERATH von einem 61jährigen Fräulein mit angeborenem Mangel der Eierstöcke, daß sie nur wenig weiße Haare hatte. Aber auch bei normalgeschlechtlichen Individuen findet man zuweilen noch im hohen Alter nur wenig angegrautes Haar. Ein 70jähriger Diabetiker mit noch kaum angegrauter Behaarung entbehrte charakteristischerweise einer Prostatahypertrophie. Umgekehrt habe ich bei vorzeitig weißgewordenen Männern, hier allerdings relativ häufig, Hodeninsuffizienzerscheinungen gesehen.

Beobachtungen wie die angeführten lassen erkennen, daß das Grauwerden der Haare mit einem Keimdrüsenhormonmangel wenigstens unmittelbar nichts zu tun hat. Dennoch scheinen endokrine Einflüsse auf den Prozeß des Grauwerdens zu bestehen. Z. B. ist bei der multiplen Blutdrüsenatrophie und ähnlich beim M. Addison und M. Basedow sowie bei Atrophie des HVL eine Canities praematura nicht selten; dazu kommt eine Greisenhaftigkeit der Gesichtshaut und des Gesichtsausdruckes (sogenannte Progerie), wie sie auch bei Früh- und Späteunuchoiden vielfach angetroffen wird. Es muß allerdings erst festgestellt werden, ob das frühzeitige Ergrauen bei diesen schweren endokrinen Störungen zahlenmäßig häufiger vorkommt als sonst.

Hypertrichose und Konstitution

Die Körperbehaarung und ihr Verhalten gehört zu den sinnfälligsten, auch für den Laien ohne weiteres erkennbaren Sexuszeichen und stellt ein leicht faßliches Maß für die Stärke der Leistung des hormonalen Geschlechtssystems und damit auch für die „Sexualität" dar (vom Geschlechtstrieb und seiner Intensität gilt das nicht oder nicht ohne Einschränkung). Quantitative Änderungen der geschlechtlichen Konstitution manifestieren sich, eine gewisse Dauer ihres Bestehens vorausgesetzt, im Grad der Körperbehaarung, und zwar parallelgehend. Hypersexualität geht demgemäß mit Hypertrichose einher, Hyposexualität mit Hypotrichose. In einem anderen Kapitel (s. S. 63) und in den vorangegangenen Abschnitten (s. S. 263 und 267) ist gezeigt worden, daß eine Hypertrichose in einer Überfunktion der Keimdrüsen, der Nebennierenrinde oder des HVL ihre Ursache haben kann. Aus der Tatsache, daß eine geschlechtshormonale Überfunktion der Nebennierenrinde bei beiden Geschlechtern zu Hypertrichose führt und diese verursacht, folgert für solche Fälle eine hyperkortikoadrenale Somakonstitution mit den entsprechenden, der Nebennierenrindenüberfunktion zukommenden Symptomen und Auswirkungen. Vor allem drei davon sind augenfällig, von denen in vorangegangenen Kapiteln (s. S. 272) schon mehrfach die Rede war, nämlich eine besondere Häufigkeit von schwerer und ausgebreiteter sowie frühzeitiger Arteriosklerose, ferner von arteriellem Hochdruck, und eine Seltenheit sowie ein gutartiger Verlauf der Tuberkulose. Dazu kommt, zumindest in einem Teil der Fälle, eine unverkennbare Häufigkeitszunahme gut- und bösartiger Blastome (s. S. 73). Wenn solche nur in einem Teil der Fälle und nicht in allen auftreten, so muß dabei berücksichtigt werden, daß für die Entstehung eines Karzinoms auch andere Faktoren außer dem Vorhandensein der Wirkstoffe der Nebennierenrinde nötig sind, so vor allem ein Anlagefaktor und die noch unaufgeklärte eigentliche Krebsursache. Ohne diese führt auch eine Nebennierenrindenüberfunktion zu keiner Neubildung.

Von 11 Männern im Alter von 37 bis 75 Jahren mit besonders starker Stammbehaarung hatten:

Exzeßbildung der Nebennierenrinde	8 ⎫	
auffallend große Nebennieren..........	1 ⎬ = 10mal Überfunktion der	
Hyperplasie des Nebennierenmarkes.....	1 ⎭ Nebennieren	
dünne Nebennierenrinde	1	
Akromegalie.......................	1	
Morbus Cushing (interrenaler Typus) ...	1	

besonders hochgradige zentrale und
    periphere Arteriosklerose .... alle und frühzeitig, mindestens
                  7 arteriellen Hochdruck
                  4 † arteriolosklerotischen Schrumpf-
                    nieren (= 36%)

an Arteriosklerose starben 8 = 72,7% .. 3 † Myomalacia cordis
                  1 † Encephalomalacie

an gut- und bösartigen Blastomen 7 =
= 63,6% .... 2mal Krebs, 1mal Sarkom, 2mal HP,
                  1mal Struma, 1mal multiple
                  Hautfibrome

Tuberkulose 1mal (tödliche Miliartbc) = 9%

Die Todesursachen hypertrichotischer Männer und Frauen werden durch die angeführten Affektionen, die mit der Überfunktion der Nebennierenrinde zusammenhängen (s. S. 66 und 73), und damit durch diese bestimmt, vorausgesetzt, daß das Leben nicht durch äußere Einflüsse vorher beendet wird, daß es also ungestört abläuft. So wird es verständlich, daß übermäßig körperbehaarte Männer und bärtige Frauen auffallend häufig an arteriellem Hochdruck leiden und an genuinen Schrumpfnieren, Herzinfarkt oder Gehirnerweichung, also Auswirkungen der Arteriosklerose sterben, wie ich festgestellt habe (s. die Aufstellung S. 275 und die auf S. 277); dasselbe gilt von den bärtigen Frauen und den übermäßig körperbehaarten Frauen (viriler Einschlag). Die Häufigkeit arteriolosklerotischer Nierenschrumpfung und der Tod daran schwankte bei solchen Männern und Frauen in meinem Beobachtungsgut (s. S. 275 und S. 277) zwischen 25 und 36%; bei den Nebennierenrindenadenomen (41 Sektionsfälle), bei denen die Überfunktion der Rinde die höchsten Grade erreicht, stieg sie gar auf 44%, die Krebshäufigkeit auf 41% (s. S. 80). Gut- und bösartige Blastome zusammen wurden in 68% der Fälle von Nebennierenadenom vor mir gefunden. Bei den bärtigen Frauen springt unter den gutartigen Gewächsen vor allem die besondere Häufigkeit des Uterusmyoms von mindestens 65% in die Augen.

Hypertrichotische Individuen beiderlei Geschlechts sterben selten an Tuberkulose (so kaum 3% von 91 Individuen mit Nebennierenhyperplasie [s. S. 65], Nebennierenadenomen oder besonders großen Nebennieren, ferner nur 5% aktive Tuberkulose unter 78 Arteriosklerosetodesfällen [s. S. 67], keine aktive Tuberkulose unter 27 Individuen mit genuinen Schrumpfnieren [s. S. 66] und Nebennierenrindenwucherung, ein einzigesmal Tuberkulosetod unter 24 bärtigen Frauen). Arterieller Hochdruck wurde bei der Mehrzahl der hypertrichotischen Männer und Frauen festgestellt, doch kann eine Angabe über die Häufigkeit seines Vorkommens aus dem Grund nicht gemacht werden, weil der Blutdruck teils nicht in allen Fällen gemessen worden war, teils in der Zeit vor dem Tode als Folge depressorischer Einflüsse (Herzinsuffizienz u. dgl.) abgesunken war.

Im einzelnen fand sich bei elf Männern mit starker Stammbehaarung (Alter 37 bis 75 Jahre) am Obduktionstisch (s. S. 275) achtmal eine Substanzvermehrung (Exzeßbildung) der Nebennierenrinde (und zwar ein- oder beiderseitige Nebennierenadenome, einfache oder knotige Hyperplasie der Nebennierenrinde in sechs von den neun Fällen), dreimal Myomalacie des Herzens, einmal Tod an Encephalomalacie, viermal Nephrosklerose bis zur arteriosklerotischen Nierenatrophie (viermal), arterieller Hochdruck mindestens siebenmal, doch war der Blutdruck nicht in allen Fällen gemessen worden; Nierensklerose und Hochdruck stehen also im Vordergrund. Ferner war bei den elf Männern mit starker Rumpfbehaarung Lungenemphysem häufig (viermal), ein Ulcus duodeni zweimal vorhanden. Neubildungen waren gleichfalls oft zu beobachten, und zwar zweimal Prostatahypertrophie, einmal Struma, einmal Hypernephrom, einmal Karzinom in einem Harnblasendivertikel, einmal Schilddrüsensarkom; hingegen war die Tuberkulose selten und kam nur ein einzigesmal (in Form einer Miliartbc bei dem Träger des Hypernephroms) zur Beobachtung.

Ganz ähnlich sind bemerkenswerterweise die Krankheiten, die man bei Frauen mit Bartentwicklung — dem weiblichen Gegenstück — als Todesursachen antrifft (s. die Zusammenstellung S. 277). Auch bei ihnen — sechzehn Sektionsfälle — finden wir (s. S. 272) entsprechend dem meist bei ihnen zu erhebenden Befund von Nebennierenrindenadenomen oder -hyperplasie den Tod an den gleichen Auswirkungen der Arteriosklerose (Encephalomalacie, Myomalacie, viermal genuine Schrumpfnieren, oft Hochdruck) sowie an Neubildungen häufig (in der Hälfte der Fälle waren Uterusmyome vorhanden, ferner zweimal Mammakarzinom, je einmal Harnblasenkarzinom, Uteruskarzinom, Gesichtskrebs und Hirngliom; nicht selten fand sich ein Knotenkropf, zweimal Eierstockkrebs); ebenso war ein Lungenemphysem auffällig oft festzustellen. Nur ein einzigesmal war dagegen eine Tuberkulose (in Gestalt einer fast totalen Verkäsung beider Nebennieren, die einen M. Addison zur Folge hatte, bei einer 55jährigen Frau) vorhanden, bei der gleichzeitig der eine Eierstock fibrös, der zweite abszediert war. Sonst waren nur noch bei einer Frau Residuen einer durchgemachten Tuberkulose in Form eines anthrakotischen Herdes in einer Lungenspitze nachzuweisen, während alle übrigen Frauen trotz ihrem Alter von 45 bis zu 81 Jahren am Sektionstisch von tuberkulösen Veränderungen frei waren.

Von 16 Frauen im Alter von 45 bis 81 Jahren mit Bartbildung (Barba virilis) hatten:

Exzeßbildung der Nebennierenrinde	10 (einfache oder knotige Hyperplasie der Rinde oder solitäre Adenombildung)
Morbus Addison	1
Eierstockkrebs	2
Eierstockfibrom	2
totalexstirpiert waren.................	2
bes. hochgradige Arteriosklerose	alle (daher Encephalomalacie, Myomalacie), meistens art. Hochdruck
	4 = 25 % † arteriolosklerotischen Schrumpfnieren
Uterusmyome	8 = 50 % (Uterus nicht lamelliert) Häufigkeit von Überbehaarung bei 71 Myomträgerinnen = 12,6 %
Karzinome außer Eierstockkrebs........	5
insgesamt Karzinome	7 = 43 % (!)
Struma	wiederholt
Hirngliom	1
gut- und bösartige Neubildungen fehlten	2mal
Tuberkulose	1mal (M. Addison), 1mal anthrakot. Spitzenherd

Hypotrichose und Konstitution

Hypotrichose, d. h. Fehlen oder Dürftigkeit der Achselhöhlen- und der Genitalbehaarung sowie der übrigen Körperbehaarung bei beiden Geschlechtern findet sich (s. die Zusammenstellung S. 279) bei Keimdrüseninsuffizienz, wie angeborenem Mangel der Gonaden, bei Kastraten, beim Früh- und Späteunuchoidismus, ferner bei hormonaler Gynäkomastie des Mannes, bei einem Viertel der Basedowfälle (hier ist sie die Folge des relativ häufigen Vorkommens von Keimdrüsendefekten und von Nebennierenrindenunterentwicklung und -atrophie sowie von atrophischen Zuständen im HVL), weiters beim M. Addison (nach meinem Beobachtungsgut in einem Sechstel der Fälle von M. Addison), bei HVL-Insuffizienz und bei Laennecscher Leberzirrhose. Die eingeklammerten Ziffern nach den Krankheitsnamen bedeuten in der Zusammenstellung jeweils die Zahl der Beobachtungsfälle. Als Ursache des Behaarungsmangels scheint unter den angeführten Affektionen immer wieder eine Insuffizienz der Keimdrüsen oder der Nebennierenrinde (oder beider) oder des HVL, also der Glieder des hormonalen Geschlechtssystems des Mannes auf. Die Hypotrichose des Leberzirrhosekranken wird mit einer Atrophie der Hoden bzw. einer Insuffizienz der Hodeninkretion in Zusammenhang gebracht.

Die Todesursachen der unzulänglich behaarten Individuen, soweit sie nicht Basedow-, Addison- oder Leberzirrhosekranke sind, in welchen Fällen diese Grundkrankheiten den Tod herbeiführen, werden sichtbar von ihrer Keimdrüsen- bzw. Nebennierenrinden- oder HVL-Insuffizienz beeinflußt. Finden wir doch unter ihnen (s. S. 278) an erster Stelle die Tuberkulose, die bei den hyperkortikoadrenalen Hypertrichotikern selten ist (s. S. 276); ihre Häufigkeit betrug nach meinen Ermittlungen an 64 erwachsenen Männern und Frauen mit Hypotrichose 35,4%. Ich erinnere hier an die Häufigkeit von Tuberkulose und Tuberkulosetod bei Hypogonaden (vgl. S. 171) und an die therapeutischen Erfolge einer Cortinzufuhr bei Tuberkulösen (FUJI und Mitarbeiter 1937). Noch nicht völlig geklärt ist die Frage, ob der M. Addison, die Nebennierenrindeninsuffizienz, auch bei intakten Keimdrüsen zu Hypotrichose führt; bei den hypotrichotischen Addisonkranken beiderlei Geschlechts in meinem Untersuchungsgut waren nämlich auch die Keimdrüsen geschädigt, entweder durch eine Tuberkulose oder durch eine Atrophie oder durch vermutliche primäre Defekte, z. B. Mangel an Primärfollikeln in den Eierstöcken.

An zweiter Stelle reiht unter den Todesursachen der Hypotrichotischen in meinem Material auf Grund noch völlig dunkler Beziehungen zwischen den Keimdrüsen und der Leber, von denen schon (s. S. 112) die Rede war, die Laennecsche Zirrhose der Leber. Bösartige Geschwülste sind bei den mangelhaft Behaarten nicht häufig (nur 6% an meinem Material). Die Arteriosklerose tritt an Häufigkeit gegenüber den Hypertrichotischen gleichfalls zurück. Daß bei 4,6% der Hypotrichotischen eine Nebenniereninsuffizienz die Todesursache war, ist nach dem Ausgeführten ohne weiteres verständlich.

Die gemachten Angaben lassen eindeutige Beziehungen zwischen Hypotrichose und Konstitution und der Art der Todeskrankheit deutlich erkennen. Sie sind ein schönes Beispiel für die innere Zwangsläufigkeit alles biologischen Geschehens, darunter auch der Art des natürlichen Todes und der Todeskrankheit, wobei diese allerdings nicht im einzelnen vorbestimmt ist, sondern jeweils Spielraum für mehrere Todesursachen bleibt, die in ihrer Gesamtheit allerdings durch die Konstitution, in diesem Fall im wesentlichen durch die anlagemäßige Beschaffenheit der Nebennierenrinde und wohl auch der Hypophyse, vorgezeichnet sind. Wir haben also trotz der beherrschenden Anlage immer noch eine Mannigfaltigkeit der Todesursachen vor uns, die durch die Verschiedenheit der Auswirkungen der Nebennierenrinden- und HVL-Über- und Unterfunktion bedingt ist.

Hypotrichose fand ich bei 64 erwachsenen Männern und Frauen, und zwar:

Männlichen Spätkastraten (1), angeborenem Keimdrüsenmangel (9), Früh- und Späteunuchoiden (11), hormonalen Gynäkomasten (3), M. Basedow (5), beiderseitiger Hodenatrophie (8), HVL-Adenom (1), M. Addison (5), Atrophie des HVL (15), Laennecscher Leberzirrhose (6), Stat. thymicolymphaticus?

Todesursachen bei Hypotrichose:

35,4%	Tuberkulose	4,6% Diabetes
25 %	Leberzirrhose	4,6% Nebenniereninsuffizienz
6 %	maligne Blastome	3 % Herzinsuffizienz

Was bedeutet ein weibliches Schambehaarungsmuster beim Mann und ein männliches Schambehaarungsmuster bei der Frau?

Nach oben horizontales oder konkaves Abschneiden der Schambehaarung am Mons veneris, wie es bei der Frau normal ist und im wesentlichen als Östrogeneffekt gedeutet wird (s. S. 219), läßt beim Mann zunächst auf einen Hypogonadismus schließen. Dafür spricht nicht nur, daß bei männlichen Hypogonaden ein weibliches Schambehaarungsmuster sehr verbreitet ist, sondern sprechen auch Beobachtungen von Wiederausbildung eines verloren gegangenen männlichen Schambehaarungstypus bei männlichen Kastraten nach Hodentransplantation sowie schließlich der Umstand, daß eine Hypotrichose beim Mann sehr oft, wenn auch nicht in allen Fällen, mit einem weiblichen Schambehaarungstyp einhergeht. Ist doch die mangelhafte Körperbehaarung selbst meist Ausdruck einer Keimdrüsenschwäche. Von Geburt auf hodenlose Männer haben hingegen entweder überhaupt keine oder nur Spuren einer Genitalbehaarung. Männliche Früh- und Späteunuchoide weisen meist ebenfalls wenig oder keine Haare am Scham- berg auf, männliche Kastraten den gleichen Befund oder ein weibliches Scham- behaarungsmuster. Bei leichteren Graden von Hypogonadismus, wo die Scham- behaarung reichlicher ist, zeigt sie den weiblichen Typus. Hormonale Gynäko- masten haben stets eine weibliche Schambehaarung.

Ein hypotrichotischer männlicher Basedowiker hatte ebenfalls eine solche, des- gleichen ein 47jähriger Mann mit einem eosinophilen HVL-Adenom und Atrophie von Hoden und Nebennieren sowie Hypotrichose, und ebenso fand sie sich bei zwei addisonkranken Männern (im Alter von 52 und 77 Jahren) mit nicht totalem Be- haarungsmangel, ferner bei einem 60jährigen und einem 32jährigen Mann mit Atrophie des HVL (der letztere hatte kleine Nebennieren), bei männlichen Leberzirrhose- kranken und schließlich bei Hodenatrophie. Aber auch bei einem 39jährigen, typischen Akromegalen (mit Hauptzellenadenom) bestand ein weibliches Schambehaarungs- muster trotz adenomartiger Rindenhyperplasie der großen Nebennieren, weil die Hoden atrophisch waren.

Bei den vorletzten beiden Krankheitsgruppen fand ich nur in einem Teil der Fälle von begleitender Hypotrichose eine weibliche Anordnung der Scham- haare, in den übrigen war die Schambehaarung lediglich dürftig, ohne daß eine weibliche Anordnung erkennbar war. Wir erkennen aus der angeführten Kasuistik, daß Erkrankungen sämtlicher Organe des hormonalen Geschlechtssystems mit einem weiblichen Schambehaarungsmuster beim Mann einhergehen können und diese Wirkung offenbar dadurch hervorbringen, daß sie die Männlichkeit schwächen. Bei Hodenatrophie Erwachsener konnte ich (s. S. 270) unter zwanzig Fällen achtmal einen Behaarungsmangel und unter diesen acht viermal einen femininen Typus der Schambehaarung feststellen. Einen solchen findet man ferner regel- mäßig, wie schon erwähnt, bei hormonalen Gynäkomasten, die vermehrt Östrogen im Harn ausscheiden, und bei männlichen (hodentragenden) Intersexen. A. Priesel fand ein weibliches Schambehaarungsmuster in Begleitung eines „etwas größeren" Utriculus prostaticus, ferner wiederholt neben Hyperplasie der Nebennieren- rinde oder auffallend großen Nebennieren, wie man sie bei Intersexen und Hypogonaden häufig zu sehen gewohnt ist. In zwei derartigen Fällen fielen gleichzeitig Behaarungsmängel, in einem ein Hochwuchs auf. Fast immer sind also in Begleitung einer weiblichen Schambehaarung auch andere Zeichen von „Verweiblichung" anzutreffen.

Bei normal entwickelten oder großen Hoden ist ein weibliches Schambe- haarungsmuster immer auf Intersexualität verdächtig und gibt einen Hinweis auf das Vorhandensein eines wenn auch nur geringen Grades von Intersexualität, die in der Regel (immer?) mit inkretorischem Hypogonadismus gepaart ist.

So beobachtete A. Priesel einen 47jährigen, an schwerer, vorzeitiger Arterio- sklerose mit Hochdruck gestorbenen, mittelgroßen und kräftigen Mann, der äußerlich, abgesehen von einem weiblichen Behaarungstypus am Stamm, nichts Außergewöhn- liches bot. Seine Hoden waren *groß* und normal gelagert. Mikroskopisch waren sie jedoch *frei von* typischen *Leydigschen Zellen* (!); außerdem waren Teile derMüllerschen Gänge erhalten und fehlten die Samenleiter, Samenblasen und Ausspritzungskanälchen, ferner Körper und Schweif beider Nebenhoden. Es handelte sich also um ein Intersex, bei dem äußerlich in Anbetracht der großen Hoden nur der weibliche Schambe- haarungstyp einen Hinweis auf die Intersexualität gab.

Man soll also die Bedeutung dieses Zeichens nicht unterschätzen. Es beweist, daß im hormonalen Geschlechtssystem an irgendeiner Stelle etwas nicht in Ord- nung ist und daß eine Schwächung desselben vorliegt. Der Fehler kann dabei nicht nur in den Hoden oder im HVL, sondern anscheinend auch ausschließlich in der Nebennierenrinde sitzen. So beobachtete A. Priesel bei einem 23jährigen, kräftigen, an Diabetes bei einseitiger kavernöser Lungenoberlappentuberkulose gestorbenen Mann ein weibliches Schambehaarungsmuster bei „auffallend schmaler", jedoch lipoidreicher Nebennierenrinde, ebenso bei einem durch Kopfschuß gestorbenen 20jährigen mit Status thymicolymphaticus und auffallend kleinen Nebennieren mit kaum 0,5 mm dicker gelber Rindenzone, und schließlich bei einem 29jährigen Selbstmörder mit hypoplastischen Nebennieren mit dünner Rinde. Ein sechzehnjähriger, im Status epilepticus gestorbener Junge von normaler Körpergröße hatte bei weiblicher Genitalbehaarung und haarlosen Axillen „etwas kleine" Hoden und Nebennieren und eine schmale Nebennierenrinde. Kleine Mädchen mit virilisierender Nebennierenrindenüberfunktion zeigen nicht nur — im Zusammenhang mit ihrer vorzeitigen Reife — eine verfrühte Entwicklung der Geschlechtsbehaarung, sondern auch eine Schambehaarung von männlicher Prägung. Anderseits entwickeln präpuberale Mädchen mit hyperöstrogenem Granulosazelltumor eines Eierstockes wohl eine vorzeitige, aber rein weibliche Schambehaarung.

Man gewinnt also den Eindruck, daß deren Prägung von dem überwiegenden Geschlechtshormon bestimmt wird, normalerweise das weibliche Schambehaarungsmuster der Frau vom Östrogen, das männliche des Mannes vom Androgen. Noch ungeklärt sind die diesbezüglichen geschlechtshormonalen Verhältnisse bei den Zwittern und Scheinzwittern (s. unten).

Während bei hypogonaden Männern ein weiblicher Schambehaarungstyp häufig ist, weisen hypogonade Frauen bei normalen Nebennieren kaum je eine männliche Schambehaarung auf, sondern, je nach dem Grad der Keimdrüsenunterfunktion, spärliche oder keine Schamhaare, wie das z. B. beim angeborenen Fehlen der Eierstöcke die Regel ist.

Bei Hodenzwittern mit weiblichem Äußern ist die Schambehaarung trotz den männlichen Keimdrüsen in der Regel weiblich oder sehr spärlich, seltener — bei der Mehrzahl der männlich aussehenden Hodenzwitter — männlich und damit dem Charakter der Keimdrüsen entsprechend. Aber auch ein Nebeneinander von weiblicher Begrenzung der Schamhaare bei sonst männlicher Behaarung kommt vor. Es kann also von einem unbedingten Parallelgehen des Schambehaarungsmusters mit den Keimdrüsen bei ihnen keine Rede sein. Die Schambehaarung folgt auch nicht regelmäßig dem äußeren Habitus und der Lebensform der Hodenzwitter.

Bei den Eierstockzwittern ist der Schambehaarungstyp [L. MOSZKOWICZ (1936)] vorwiegend weiblich, kann aber auch, wie in einem Fall von A. PRIESEL, männlich sein. Auch hier finden wir also keine durchgehende Übereinstimmung mit dem Charakter der Keimdrüsen. Allerdings sind die Hoden der Hodenzwitter gewöhnlich unterentwickelt oder sogar atrophisch und immer frei von Spermiogenese, die Eierstöcke von Eierstockzwittern ebenfalls defekt, können z. B. der Primärfollikel entbehren, wie im Falle MONSCH mit weiblicher Schambehaarung. Bei einem 79jährigen, von A. PRIESEL obduzierten Eierstockzwitter mit Bartwuchs und männlicher Behaarung an Stamm, Gliedmaßen und Geschlechtsteilen bestand eine Hyperplasie der Nebennierenrinde (!) und in den Ovarien ein sehr stark ausgebildetes Rete mit stellenweise reichlichen Zwischenzellen (vgl. die Ähnlichkeit mit den Befunden bei bärtigen Frauen S. 272!).

Bei den Zweidrüsenzwittern trifft man überwiegend eine weibliche Schambehaarung an, die bisweilen mit Bartanflug vergesellschaftet ist, so daß eine Mischung von männlichen und weiblichen Behaarungseigentümlichkeiten besteht. Bei fünf kastrierten Männern, um schließlich auf die Verhältnisse bei Kastraten einzugehen, im Alter von 25 bis 51 Jahren fanden TANDLER und GROSS nur zweimal eine nach oben horizontale Begrenzung der Crines pubis, A. PRIESEL eine solche bei einem 28jährigen postpuberalen Kastraten, und R. Lichtenstern beobachtete bei einem Kastraten ein Wiederauftreten einer männlichen Schambehaarung nach erfolgreicher Hodenüberpflanzung.

Im allgemeinen läßt sich schließen, daß eine hormonale Hypotrichose beim Mann in der Regel mit Ausprägung eines weiblichen Schambehaarungsmusters, bei der Frau hingegen mit einem allgemeinen Mangel des Haarwuchses ohne männliche Charakteristika einhergeht. Nur ausnahmsweise wird bei postklimakterischen Frauen mit Bartwuchs an Kinn und Oberlippe auch eine männliche Scham- und Bauchbehaarung beobachtet, wie A. Priesel z. B. bei einer 55jährigen Frau mit Krebs beider Eierstöcke zusammen mit einem reichlichen Bartwuchs am Kinn und Haarentwicklung an der Oberlippe gesehen hat. Um eine männliche Schambehaarung bei der Frau entstehen zu lassen, bedarf es eines kräftigen androgenen (virilisierenden) Einflusses, wie er, von gewissen Eierstockkrebsen abgesehen, nur bei Hyperplasie und bei Blastomen der Nebennierenrinde in manchen Fällen statthat.

Wir können also abschließend feststellen, daß die geschlechtsspezifische Behaarung durch Veränderungen im hormonalen Geschlechtssystem im Sinne einer Schwächung der Geschlechtshormonproduzenten Gonaden und Nebennierenrinde oder des HVL beim Mann sehr häufig, in der großen Mehrzahl der Fälle, in der Richtung zum konträren Geschlecht verändert wird, indem die Schambehaarung meist weibliche Form annimmt. Hingegen führt bei der Frau Schwächung der Weiblichkeit nur dann, wenn sie durch einen übermächtigen androgenen Einfluß erfolgt, zu einer Vermännlichung der Schambehaarung (und zu Bartentwicklung), sonst zu Verminderung des Haarwuchses.

Da solche Änderungen der Behaarung, wie wir gesehen haben, immer durch anatomische Veränderungen hervorgerufen sind, besteht keine Veranlassung, sie auf einen Umschwung der Zellgeschlechtlichkeit zurückzuführen, wie L. Moszkowicz das getan hat. Allerdings werden wir vielleicht in manchen Fällen nicht umhin können, die Schwächung der Keimdrüsen, der Nebennierenrinde und des HVL in anderer Weise als mit einer minderwertigen Anlage dieser Organe nicht erklären zu können.

3. Die quantitativen Stufen der Sexualität
a) Die Kastration und ihre Wirkungen
Die klinischen Veränderungen beim Kastraten

Die durch die Entfernung der Keimdrüsen beim Menschen hervorgerufenen Veränderungen sind verschieden, je nachdem ob sie vor Eintritt der Geschlechtsreife — Frühkastration — oder im geschlechtsreifen Alter oder erst nach Erlöschen der Geschlechtsfunktion (beim weiblichen Geschlecht) ausgeführt wird — wir sprechen dann von Spätkastration. Sie sind um so schwerwiegender, je frühzeitiger kastriert wird. Da nämlich beim Erwachsenen Wachstum und körperliche Entwicklung bereits abgeschlossen und die Reflexe der Sexualsphäre bereits gebahnt sind, sind die Folgen der Spätkastration weit geringfügiger als die nach Frühkastration; am geringsten sind sie naturgemäß nach Entfernung von funktionslosen Gonaden, am stärksten bei dem mit einer embryonalen Kastration vergleichbaren Mangel der Keimdrüsen von Geburt auf (vgl. S. 99).

Über die Folgen der Frühkastration bei der Frau sind wir wenig unterrichtet, da eine solche äußerst selten ausgeführt wird. Beim männlichem Geschlecht ist sie hingegen früher aus bestimmten Gründen (Sänger, Haremswächter) oder aus religiösen Motiven häufiger vorgenommen worden. Tandler und Gross haben uns nach dem ersten Weltkrieg durch ihre Untersuchungen an den Bukarester

Skopzen Kenntnis über den Einfluß der frühzeitigen Entfernung der männlichen Keimdrüsen auf den Organismus verschafft. Schon die äußere Erscheinung des männlichen Frühkastraten ist auffallend und läßt zwei Haupttypen unterscheiden: hoch aufgeschossene, schlanke Individuen, — Hochwuchs bis zu zwei Meter — und fette, gedunsene anderseits, — fettsüchtiger Typus. Die Ablagerung des Fettes erfolgt in bestimmten Körpergegenden; betroffen sind hauptsächlich, ähnlich wie bei der Dystrophia adiposogenitalis, das Becken, die Brustdrüsen und die Gesäßbacken. Auch bei den hochwüchsigen Kastraten findet sich in höherem Alter unter günstigen Lebens- und Ernährungsverhältnissen ein bedeutender Fettansatz im Unterbauch und am Mons Veneris. Die oberen Augenlider enthalten ferner seitlich Fettansammlungen, die bei den Skopzen einen müden und schläfrigen Gesichtsausdruck erzeugen. Das Längenwachstum betrifft besonders die Extremitäten und setzt zur Pubertätszeit ein, indem die Epiphysenfugen offen bleiben, zum Teil sogar bis ins hohe Alter.

Der Hochwuchs der Frühkastraten ist durch besondere Proportionen gekennzeichnet: die Unterlänge überwiegt die Oberlänge stark, Kopf und Rumpf bleiben relativ klein, die Arme sind lang, ebenso die Hände lang und schmal. Das Becken des Frühkastraten bleibt infantil, seine Muskulatur ist schwach entwickelt und fettdurchwachsen, die Körperkraft daher gering. Die Haut ist zart und blaß und neigt zu frühzeitiger Falten- und Runzelbildung (Geroderma), wodurch ein greisenhaftes Aussehen zustande kommt, wie es sonst — bei Nichtkastraten — bei Eunuchoiden und bei pluriglandulärer Blutdrüseninsuffizienz beobachtet wird. Die Skopzen sollen sich ferner durch eine weibliche Schambehaarung auszeichnen.

Penis, Prostata und Samenblasen bleiben klein und unentwickelt — eine Prostatahypertrophie kommt bei Frühkastraten nicht vor —, der Kehlkopf kindlich. Die Stimme bleibt daher hoch, ein Adamsapfel fehlt. Das Kopfhaar ist im Gegensatz zu der fehlenden oder äußerst spärlichen Behaarung des übrigen Körpers gut entwickelt, ja üppig. Libido und Potenz bleiben beim Frühkastraten selten (v. Ortner 1946), hingegen beim Spätkastraten oft erhalten.

Schon Tandler und Gross erwähnen, daß die Skopzen Geschlechtsverkehr pflegen, und von 220 Kriegskastraten aus dem ersten Weltkrieg heirateten 155 später (Johannes Lange).

Von den endokrinen Organen ist die Schilddrüse klein, der Thymus persistiert (Tandler und Gross, Wagenseil) länger als normal und die Hypophyse vergrößert sich (s. S. 30). Sämtliche Erscheinungen beim Kastraten lassen sich aus dem Ausfall des Androgens bei ihm verstehen und ableiten (s. S. 184 ff.). Die Intelligenz der Kastraten leidet nicht, während ihnen die männlichen Charaktereigenschaften wie Mut, Leidenschaft, Unternehmungsgeist und Energie fehlen.

Beim Manne wird die vollständige Kastration heute nur mehr bei beiderseitigen bösartigen Gewächsen des Hodens, z. B. Seminomen oder malignen Teratoiden, die glücklicherweise selten sind, neuestens auch als Therapie bei gewissen Blastomen, vorgenommen (s. S. 514).

Von weiblichen Frühkastraten existieren keine genauen Befunde. Sicher ist, daß ihre inneren und äußeren Genitalorgane in der Entwicklung auf infantiler Stufe stehenbleiben, daß die Brustdrüsen sich nicht entwickeln, der geschlechtliche Zyklus ausbleibt und sich eunuchoide Körperproportionen mit vermehrtem Längenwachstum ausbilden. Zur Entwicklung heterosexueller Merkmale soll es, was durchaus zu bezweifeln ist, im Gegensatz zu den Verhältnissen bei postklimakterischen Frauen gewöhnlich nicht kommen; Biedl hat das damit erklärt, daß das rudimentäre heterosexuelle Keimdrüsengewebe im Eierstock bei der Kastration mit diesem entfernt wird, während es bei der senilen Atrophie der Ovarien erhalten bleibt. Ich glaube jedoch, daß es hauptsächlich auf das Verhalten der Nebennierenrinde ankommt. Tatsächlich liegt eine Beobachtung von einem 25jährigen, im Alter von zwölf Jahren kastrierten Mädchen im Schrifttum (s. bei GUGGISBERG und NEUWEILER) vor, bei dem ein männlicher Einschlag unverkennbar war. Ein solcher kommt bei Frauen mit angeborenem Fehlen der Eierstöcke ebenfalls nicht selten vor.

Als Folgen der aus gynäkologischer Indikation relativ häufigen Spätkastration bei der Frau werden beobachtet: Atrophie des Uterus und der Vagina, Verlust der Menstruation, häufig Verfettung, die besonders an der Bauchhaut in Erscheinung tritt; subjektiv ovarielle Ausfallserscheinungen, psychische Veränderungen, ferner eine gewisse Vermännlichung, besonders hinsichtlich der Gesichtsbehaarung, die BERBLINGER wohl mit Recht auf eine Verschiebung der Relation Nebennierenrinde-Eierstock zugunsten der Nebennierenrinde zurückgeführt hat (Vermehrung der Einsonderung an kortikotropem Hormon des HVL (?). Die Libido sexualis kann, wie beim Mann, trotz Spätkastration erhalten bleiben, ja sogar verstärkt sein. Andere Ausfallsphänomene, wie sie vom Klimakterium der Frau her zur Genüge bekannt sind, sind zum Teil vasomotorischer Natur, z. B. Wallungen, Herzklopfen, Schweißausbrüche, erhöhte Erregbarkeit und Ermüdbarkeit, beschleunigter Puls, plötzliches Erröten, Kopfschmerz und Schwindel und eine allgemeine Sympathikustonisierung; dazu tritt eine Beschleunigung der Blutkörperchensenkungsgeschwindigkeit und eine Hypocalcämie. Auch bei männlichen Kastraten ist vasomotorische Labilität, Herzklopfen und rasche Ermüdung häufig (s. S. 235 und 297). Bei beiden Geschlechtern wie beim Versuchstier führt die Kastration zu Hypercholesterinämie, die auch ein charakteristischer Befund bei Keimdrüseninsuffizienz bzgw. Nebennierenrindenhypertrophie ist. Die Spätkastration führt bei der Frau zu einem ähnlichen Bild wie das Klimakterium, das sich vom klimakterischen nur dadurch unterscheidet, daß die Keimdrüsen im Klimakterium allmählich ihre Funktion einbüßen, während sie bei der operativen oder Röntgenkastration plötzlich ausfallen. Es treten daher nach Kastration, besonders bei einer jungen Frau, die vom Klimakterium her geläufigen Symptome plötzlicher und heftiger auf als in der natürlichen Menopause.

Den Kastraten wird von manchen Autoren eine besondere Langlebigkeit nachgesagt; nach anderen sterben sie relativ frühzeitig. Die mit ihnen verwandten, von Geburt auf keimdrüsenlosen Individuen scheinen jedenfalls nicht alt zu werden, denn von acht kongenital ovarienlosen Frauen, über die Berichte im Schrifttum vorliegen, starben beispielsweise sechs vor dem 40. Lebensjahr und alle an „inneren", endogenen Krankheiten.

Für den Urologen ist die Neigung des Kastraten zu „Reizblase" von Interesse, weil sie den Einfluß des Keimdrüsenhormonmangels auf diese Affektion illustriert. Die Krankengeschichte eines solchen Falles findet sich auf S. 379 angeführt.

Die anatomischen Veränderungen beim männlichen Kastraten

Bei einem 58jährigen, im Alter von 26 Jahren wegen Tuberkulose kastrierten Mann, der an Mesaortitis luetica zugrunde gegangen war, fand F. ALTMANN keine Anomalie der Körperproportionen und keinen abnormen Fettansatz. Seine Gesichtshaut war bräunlichgelb, fein gefältelt, greisenhaft. Eine Behaarung war nur am Kinn in Form einiger Haare und am Schamberg in geringem Grad vorhanden; die übrigen Haare waren ausgefallen. Der Penis war kräftig entwickelt, der Kehlkopf männlich. Samenleiter, Samenblasen und Prostata waren dagegen hochgradig atrophiert, die Schilddrüse atrophisch (!), enthielt jedoch Adenomknoten (vgl. die Analogie mit einer hypertrophischen Prostata nach Kastration!). In beiden Nebennieren fanden sich Rindenadenome bis zu 3 cm Durchmesser (!).

Der HVL wies eine Vermehrung der Hauptzellen und besonders der „hypertrophischen Hauptzellen" auf, wie sie auch während der Schwangerschaft und oft bei Hypo- und Athyreose vorkommen soll. In der hochgradig atrophischen Prostata fanden sich nur spärliche Drüseninseln mit geschichtetem und verhornendem Plattenepithel (!) in den vorhandenen Drüsen und in kleineren Ausführungsgängen der Prostata. Da Hormonanalysen beim Kastraten wiederholt eine beträchtliche Östrogenausscheidung [B. QUENTAL (1937)] bei gleichzeitiger starker Reduktion der Androgenausscheidung ergeben haben, dürfte diese Metaplasie des Epithels in der Prostata wohl sicher als ein Östrogeneffekt aufzufassen sein (vgl. S. 211). Die glatte Muskulatur der Prostata war kräftig entwickelt (!), das Stroma reich an elastischen Fasern; die Lichtungen der atrophierten Drüsen waren vielfach erweitert und mit einem niederen Epithel ausgekleidet, oft auch verödet. Die Samenblasen wiesen eine dicke und bindegewebsreiche Muskelwand (!) und an Stelle der ehemaligen Lichtung mehrere kleine, von kubischem Epithel ausgekleidete Hohlräume auf. In ähnlicher Weise waren auch die Samenleiter und ihre Ampullen verändert. A. PRIESEL fand bei einem 28jährigen postpuberalen Kastraten (wegen beiderseitiger Hodentuberkulose kastriert) den Penis klein, Vorsteherdrüse, Samenblasen und Ampullae ductuum deferentium klein und atrophiert, die Skelettmuskulatur schwächlich. A. W. FISCHER hebt die Größe des Utriculus prostaticus bei Kastraten, die wohl ebenfalls ein Östrogeneffekt ist, hervor (1932). Manche Kastraten weisen deutliche akromegale Züge auf (KOCH, WAGENSEIL), die von F. ALTMANN in Beziehung zu der Hauptzellenhypertrophie gebracht wurden und mit einer Entzügelung und Steigerung der HVL-Aktivität durch den Ausfall des Hodenhormons zusammenhängen dürften.

Beim Versuchstier kommt es regelmäßig (bei Kaninchen, Meerschweinchen, Ratten, Hund) nach der Kastration zu einer Vergrößerung der Nebennierenrinde. Diese kann bei gewissen Mäusestämmen den Ausfall der Eierstockfunktion, offenbar vermöge der Östrogenproduktion der Nebennierenrinde, in einem solchen Grad ausgleichen, daß die geschlechtliche Entwicklung kastrierter weiblicher Tiere von der nicht kastrierten kaum nicht zu unterscheiden ist und die Kastrationsatrophie von Uterus und Brustdrüsen völlig ausbleibt [WOOLLEY, FEKETE und LITTLE (1940)]. Ein Analoges gilt für frühkastrierte männliche Meerschweinchen, wenn sie Nebennierenadenome entwickeln [SPIEGEL (1940)]. Auch bei menschlichen Kastraten wird, wie wir oben (ferner S. 40) gesehen haben, eine Hyperplasie der Nebennierenrinde beobachtet; wie häufig, wissen wir noch nicht (vgl. dazu S. 40).

Von heterosexuellen Merkmalen wird vor allem eine Gynäkomastie bei einem Teil der Kastraten gefunden, von WAGENSEIL (1933) z. B. bei 7 = 22% von 31 untersuchten chinesischen Eunuchen, die während der Pubertät oder im Wachstumsalter kastriert worden waren.

Keimdrüsentransplantation oder entsprechende Keimdrüsenhormonzufuhr normalisiert die Kastrationsveränderungen weitgehend. Die Schilddrüsenfunktion ist nach Kastration beim Versuchstier und bei der Frau bald vermindert, bald erhöht (WERNER) gefunden worden. Die Veränderungen an der Zirbel nach Kastration sind wechselnd (s. S. 149). Von der sogenannten Kastrationshypophyse war schon die Rede.

Anschließend seien die Erscheinungen beim männlichen Früh- und Spätkastraten übersichtlich zusammengestellt, um ihren Vergleich mit den später zu besprechenden Erscheinungen beim Eunuchoiden (s. S. 292 und 294) und bei den Gonadenlosen zu erleichtern.

Erscheinungen beim Frühkastraten: Hochwuchs, seltener Fettwuchs, infantiles Becken, Genua valga und Plattfüße, späte Verknöcherung der Schädelnähte, Vergrößerung des Türkensattels, mangelhafte Entwicklung der inneren und äußeren männlichen Geschlechtsorgane, kein Haarwuchs bzw. Haarverlust mit Ausnahme des Kopfhaares und der Augenbrauen. Im Alter tritt häufig eine Behaarung am Kinn und an der Oberlippe ähnlich wie bei alten Frauen auf (!). Die Haut wird pigmentarm und gelblich, die Muskelkraft ist gering, Polyurie und Polydipsie sind häufig [W. Koch (1921) nach Beobachtungen an Skopzen]. Dazu treten seelische Veränderungen, als Spätfolge in einem gewissen Prozentsatz Gynäkomastie. Sie ist eine häufige Folge der Kastration beim Versuchstier. In der Zirbel fand Aschner nach Kastration bei verschiedenen Tieren einen Parenchymschwund. Die Nebennierenrinde zeigt nach der Kastration eine Verbreiterung, die „als vikariierende Hypertrophie angesehen werden könnte" (Dietrich und Siegmund).

Erscheinungen beim Spätkastraten: Da das Wachstum in diesen Fällen bereits abgeschlossen ist, wird Hochwüchsigkeit selten gefunden. Der Grundumsatz ist herabgesetzt, eine Gewichtszunahme und hochgradige Verfettung häufig. Rückgang der Körperbehaarung, Geroderma, Atrophie der inneren Geschlechtsorgane, bisweilen auch der Eingeweide, Abnahme der Muskelkraft und leichte Ermüdbarkeit, Blässe, leichte Erschöpfbarkeit des Herzmuskels (Herzklopfen!), seelische Störungen im Sinne von Depression und Hypochondrie vervollständigen das Bild. Ferner wird bisweilen über „Ohnmachtsanfälle" und über Neigung zu Krampfanfällen epileptiformer Art (s. S. 286 u. 291) berichtet, wie sie ähnlich auch bei Eunuchoiden und in leichter Form, gewissermaßen als forme fruste, auch bei Hodeninsuffizienz jedweder Ursache angetroffen werden (s. S. 286 und 294).

Die Kastrationsveränderungen beim Versuchstier

Die Kastrationsveränderungen beim Versuchstier sind ähnlich wie beim Menschen. So wurde nach Kastration männlicher Ratten eine verminderte Gewichtszunahme, dabei vermehrte Fettablagerung, ferner eine geringe Atrophie von Schilddrüse, Leber und Nieren und eine Hypertrophie der Nebennieren und Hypophyse (Korenchevsky), ferner leichte Muskelermüdung und eine Kreatinurie beobachtet. Der Herzmuskel verarmt an Phosphagen und an Glykogen (Schumann 1939/40); letzteres gilt auch von der Skelettmuskulatur. Nebennierenrindenhormonzufuhr normalisiert den Glykogengehalt des Herzens. Die Nebennierenrinde soll nach der Kastration männlicher Mäuse denselben Aufbau wie beim weiblichen ausgewachsenen Tier zeigen, ein mit Rücksicht auf die eintretenden geschlechtshormonalen Veränderungen wichtiger Befund, der der Nachprüfung, vor allem auch beim Menschen, bedarf. In vielen Versuchen haben E. Steinach und seine Schüler die Kastrationsfolgen am Versuchstier studiert und beschrieben.

Die Ausfallserscheinungen bei männlichen Kastraten und bei Hodeninsuffizienz

Im folgenden fasse ich besondere, bei männlichen Kastraten beobachtete Krankheitserscheinungen wegen ihrer Bedeutung für die klinische Diagnostik und für die Therapie der relativen (anatomisch oder funktionell bedingten) Hodeninsuffizienz in einem eigenen Abschnitt zusammen. Man findet diese Erscheinungen nämlich nicht nur nach Verlust der Hoden, sondern in milder Form auch bei männlichen Eunuchoiden und außerdem bei jeder Form von Hodeninsuffizienz. Sie sind ihrer wahren Natur nach oft schwer zu erkennen, weil die Hodeninsuffizienz, namentlich ihre funktionelle Form, häufig außerordentlich larviert auftritt, und werden daher nur zu leicht falsch gedeutet und auf ganz andere Ursachen bezogen, an die in der Differentialdiagnose viel eher gedacht wird als an die Hodeninsuffizienz. Eine unrichtige diagnostische Deutung wirkt sich aber für den Kranken aus dem Grunde besonders nachteilig aus, weil die auf inkretorische Hodeninsuffizienz zurückzuführenden Symptome prompt auf Hormonzufuhr reagieren, während die Therapie der andern, differentialdiagnostisch in Betracht kommenden Affektionen ähnliche und ähnlich rasche Erfolge meist nicht aufzuweisen hat. Aus diesem Grund ist ihre Kenntnis für den Praktiker von gewisser Bedeutung.

Bei männlichen Kastraten und bei schwerer Hodeninsuffizienz werden an diagnostisch vieldeutigen, auf den Hormonmangel unmittelbar oder mittelbar zurückzuführende *Ausfallserscheinungen* beobachtet: Zuckungen im Schlaf und nächtliches Aufschrecken, starkes Schwitzen, Kältegefühl, absterbende Hände und Füße, also Durchblutungsstörungen, Herzklopfen, Tremor der Hände. Gefühl des eingenommenen Kopfes, Kopfschmerzen und Migräne (!), Schwindel und „Ohnmachtsanfälle" (der Schwindel wird in praxi besonders bei alten Menschen gewöhnlich auf eine Arteriosklerosis cerebri bezogen und dieser entsprechend behandelt und ebenso werden die peripheren Zirkulationsstörungen auf eine lokale Gefäßerkrankung bezogen; vgl. z. B. den auf S. 262 Mitte geschilderten Fall). Die Ähnlichkeit der aufgezählten Erscheinungen mit den klimakterischen Ausfallserscheinungen bei der Frau ist unverkennbar. Ferner sind auffällig eine gewisse Polyurie (wasserretinierende Wirkung der Keimdrüsenhormone! [vgl. R. CHWALLA 1948]) bei Kastraten (Harntagesausscheidung bis zu 3 l) und die Neigung zu epileptiformen Anfällen (Hirngefäßspasmen?). Ich selbst sah ferner eine paroxysmale Tachykardie bei einem jungen Mann, dem wegen Tuberkulose beide Hoden entfernt worden waren. Weiters sind beobachtet [H. FISCHER (1925)] die Entwicklung von Epheliden (!) an den der Sonne ausgesetzten Körpergegenden, eine schlechte Verträglichkeit von Alkohol (!), leichte Ermüdbarkeit und Schwächezustände, ferner seelische Ausnahmszustände, wie Depressionen, Suizidideen, übergroße Empfindlichkeit und extreme psychische Labilität, Absencen, große Empfindsamkeit (Synkopieren beim Sehen von Blut oder Hören von grausigen Dingen), Reizblase und Bettnässen. Der Kopfschmerz kann ständig vorhanden sein (ein Gefühl „wie betrunken") oder ausgesprochenen Migränetypus aufweisen.

Der Zusammenhang der aufgezählten Erscheinungen mit dem Ausfall der Hodeninkretion wird durch die sofortige Besserung nach Behandlung mit Hodenhormon nahegelegt. Am raschesten wirken intravenöse wässerige Testosteroninjektionen, deren Wirksamkeit geradezu diagnostische Bedeutung für die richtige Deutung der angeführten Krankheitserscheinungen hat. Bezüglich der Verfettung der Kastraten sei darauf hingewiesen, daß die Kastration die Oxydation in den Zellen herabsetzt [HOFFMEISTER (1938)]. In geschlechtlicher Beziehung ist Homosexualität bei männlichen Kastraten und Eunuchoiden relativ häufig (s. S. 14 u. 290), durch eine Testosteronpropionatmedikation kann meiner Erfahrung nach ein konträr gewordener Geschlechtstrieb bei Vollkastraten, die vorher geschlechtlich normal empfunden hatten, normalisiert werden. Über ähnliche nervöse und epileptische Störungen, wie sie bei männlichen Kastraten vorkommen, berichtete GOLDWASSER (1933) in einem Fall von Aplasie der Eierstöcke bei einer 23jährigen Frau; sie kommen somit auch bei Fehlen der Eierstockinkretion von Geburt auf vor, wie überhaupt die Parallelität der Auswirkungen des Keimdrüsenmangels bei beiden Geschlechtern unverkennbar ist.

Hormonausscheidung beim Kastraten

F. C. KOCH fand bei männlichen Kastraten auf biologischem Wege ganz niedrige Androgenwerte im Harn, während die Östrogenausscheidung nicht in gleichem Maße abgesunken war, so daß sogar niedrige Zahlen für das Verhältnis beider Hormone, den sogenannten Hormonquotienten, sowie bei der Frau gefunden werden können. Die Östrogenausscheidung kann aber auch absolut zunehmen [QUENTAL (1937)]. Aus diesen Befunden werden gewisse Verweiblichungserscheinungen, die männliche Kastraten zeigen, verständlich, so ein weibliches Muster der Schambehaarung, Gynäkomastie und homosexuelle Neigungen, die zarte und weiche Haut und zum Teil die Verfettung. Bei chemisch-kolorimetrischer Bestimmung des Harnandrogens, die auch biologisch inaktive Androgene von Hoden und Nebennierenrinde miterfaßt, bleibt die mittlere Gesamtausscheidung (der 17-Ketosteroide) nach Kastration gleich (W. ZIMMERMANN), jedoch tritt eine Änderung des Verhältnisses der α- und β-Fraktion ein, indem die β-Fraktion gegenüber der Norm auf etwa das Zehnfache ansteigt, ein Ausdruck der Funktionssteigerung der Nebennierenrinde; durch das Sinken der vorwiegend aus den Hoden stammenden α-Fraktion bleibt die Gesamtsumme beider Anteile fast normal. Beim normalen Mann sind etwa zehnmal mehr α-Steroide als β-Steroide im Harn vorhanden. Bei zwei operativ kastrierten Frauen fand M. FURUHJELM kolorimetrisch wie biologisch die Androgenausscheidung im wesentlichen unverändert, hingegen kein Östrogen im Harn, wenigstens in den zwei ersten Wochen nach der Kastration. Dieser Befund illustriert die kortikosuprarenale Herkunft des Androgens bei der Frau.

Was die Ausscheidung des hypophysären Gonadotropins beim Kastraten anlangt, so fand ich bei einem Fünfundvierzigjährigen, im Alter von 23 Jahren kastrierten, zirka 1000 (!) ME FRH pro Liter Harn und kein LH (Bestimmung durch Herrn Ob.-Arzt Dr. DOSCH im Pathologischen Institut des Krankenhauses Lainz (Vorstand Prof. Dr. C. CORONINI), also eine enorme Vermehrung des FRH. Beim Versuchstier wie bei Mann und Frau bewirkt die Kastration, wie wir bereits erfahren haben, eine gesteigerte Ausscheidung des FRH [ZONDEK (1932). Hingegen scheidet der normale Mann immer LH aus.

Der HVL nach Kastration (s. S. 30)

Zirbel und Kastration (s. S. 149)

Thymus und Kastration (s. S. 143)

Der Einfluß der Kastration auf Blastome

BAATZ und SCHOLZ (1941) geben an, daß beim Brustdrüsenkrebs die Kastration nicht günstig wirkt, vielmehr durch die auf sie folgende Umstellung im hormonalen Milieu beim Versuchstier günstige Voraussetzungen für das Krebswachstum geschaffen werden. Hodenextrakte sollen hingegen krebshemmend wirken. Nach FICHERA (1913) fördern jedoch die Keimdrüsen das Karzinomwachstum. GRAF versuchte auf Anregung von WEICHSELBAUM die Übertragbarkeit des Karzinoms und Sarkoms bei Mäusen beiderlei Geschlechts durch Kastration zu beeinflussen, jedoch ohne Erfolg. GOLDZIEHER und ROSENTHAL fanden keine Änderung des Karzinomwachstums durch Kastration, ähnlich KORENCHEVSKY und HILARIO. Andere berichten über ein schnelleres Wachstum des Mäusekarzinoms bei kastrierten Tieren [SWEET und Mitarbeiter (1913)], ebenso REISS, DRUCKREY und HOCHWALD für das Jensensarkom der Ratte, während JOANNOVICS (1916) das Karzinomwachstum bei kastrierten Mäusen gegenüber den Kontrolltieren um ein Fünftel zurückbleiben sah. Die Kastration senkt ferner die Empfänglichkeit von Ratten und Mäusen gegenüber Karzinom [RHODENBURG und Mitarbeiter (1911)]. Verabreichung von Hodensubstanz soll bei Krebskranken günstig wirken (BROWN-SÉQUARD) und das Wachstum von Geschwülsten verzögern. Nach DIESING hemmt die Kastration und ebenso die Schilddrüsenentfernung das Wachstum von Impfsarkomen beim Hund. KORENCHEVSKY meint, daß die Kastration das Geschwulstwachstum über die Schilddrüse beeinflusse.

Die bisherigen experimentellen Ergebnisse über den Einfluß der Kastration auf das Karzinomwachstum sind also widerspruchsvoll. Man muß meines Erachtens dabei zwischen Karzinomen der Geschlechtsorgane sowie den geschlechtsabhängigen Karzinomen (s. die Zusammenstellung S. 348) und den Karzinomen aller übrigen Organe von vornherein streng unterscheiden. Daß die Karzinome der Geschlechtsorgane (Uterus, Eileiter, Brustdrüsen beim weiblichen Geschlecht, Prostata, Samenblasen, Nebenhoden und Cowpersche Drüsen beim Mann) durch die Kastration in vielen Fällen günstig beeinflußt werden, steht heute außer Frage (s. S. 487) und ist so zu erklären, daß die Keimdrüseninkrete spezifische Wuchsstoffe für die genannten Organe sind, deren Ausfall nach Kastration sich auf die Neubildung günstig auswirkt. Außerdem spielt das Alter der kastrierten Versuchstiere und ihr geschlechtshormonaler Status für die Auswirkung der Kastration eine entscheidende Rolle.

Die Frage nach dem Einfluß der Kastration auf die Karzinome außerhalb der Genitalsphäre ist hingegen noch ungeklärt. Ich habe aber den Eindruck, daß die Kastration bei diesen im geschlechtsreifem Alter ebenfalls eher günstig wirkt. In einem Obduktionsmaterial von 22 keimdrüsenlosen oder praktisch keimdrüsenlosen Fällen (mit nahezu funktionslosen Gonaden) im Alter von über 45 Jahren, und zwar einem Mann mit angeborenem Mangel beider Hoden, drei Frauen mit angeborenem Fehlen beider Eierstöcke (45 bis 61 Jahre alt), acht früheunuchoiden Männern im Krebsalter, einem männlichem Späteunuchoid (48 Jahre alt), zwei männlichen Spätkastraten im Krebsalter und sieben Frauen mit multipler Blutdrüsenatrophie im Alter von 50 bis 68 Jahren, kamen nämlich nur zwei Karzinome (ein Pyloruskarzinom bei einer der Frauen ohne Eierstock, ein Nierenbeckenkarzinom bei einem der Eunuchoide) zur Beobachtung. Das bedeutet zumindest keine abnorme Häufigkeit von Krebs bei solchen Individuen, gibt allerdings wegen der Kleinheit des Beobachtungsgutes einen nur sehr ungefähren Überblick über die Verhältnisse. Zu bemerken ist dabei, daß bei den Frauen mit pluriglandulärer Blutdrüsenatrophie die Eierstöcke sich im Zustand höchster Atrophie befanden, und in vier Fällen, wo die Ovarien mikroskopisch untersucht worden waren, die Eierstöcke der Zwischenzellen und der Hiluszellen entbehrten; somit darf angenommen werden, daß diese sieben Frauen praktisch den Ovarienlosen gleichzustellen sind. Ich weise an dieser Stelle ferner darauf hin, daß ich unter neunzehn Fällen von Atrophie des HVL (fünfzehn Frauen, vier alte Männer) im Alter von 46 bis 68 Jahren (nur drei unter 50 Jahre alt) bloß *ein einzigesmal* ein Karzinom (und zwar ein Pyloruskarzinom) habe feststellen können; in diesen Fällen waren die Keimdrüsen als Folge der Atrophie des HVL fibrös-atrophisch und die Zwischenzellen fehlten überall dort, wo darauf untersucht worden war (in der Mehrzahl der Fälle) oder waren sehr spärlich, so daß auch diese Individuen keimdrüsenlosen praktisch gleichgestellt werden dürfen. Ebenso fand ich bei zwölf Männern mit Atrophie beider Hoden im Alter von 50 bis 68 Jahren (s. S. 126) keinen Krebs. Hingegen hatte ein im Alter von 37 Jahren an Magenkarzinom mit Metastasen gestorbener, großer und kräftiger Mann (vgl. die Zusammenstellung auf S. 471) kaum haselnußgroße, histologisch atrophische Hoden (vgl. hiezu die auf S. 345 u. 470 angeführten Beobachtungen von SAUERBRUCH), ähnlich ein erst Zwanzigjähriger, an Magenkarzinom verstorbener auffallend kleine Hoden und eine dürftige Genitalbehaarung. Jugendliche weibliche Magenkarzinomkranke fallen des öfteren durch Kleinheit und Grazilität auf. Bei einem sechzehnjährigen, an Karzinom der Flexura sigmoidea gestorbenen Mädchen waren beide Eierstöcke von wasserklaren Zysten durchsetzt.

Man darf aber aus solchen Einzelbeobachtungen nicht allzuviel schließen. Das wird sofort klar, wenn man die Sachlage umgekehrt betrachtet, von der beidseitigen Hodenatrophie ausgeht und die Krebshäufigkeit dabei untersucht, wie das im vorangehenden geschehen ist, oder die Häufigkeit der Hodenatrophie bei verschiedenen Krebsen untersucht. So fand ich z. B. unter 218 Bronchuskarzinomen bei Männern nur einen einzigen Fall von sicher präexistenter Atrophie der Hoden. Ferner muß man bei der Betrachtung der Auswirkung der Hodenatrophie auf Blastome streng zwischen angeborener und erworbener Atrophie unterscheiden. Diese läßt im Gegensatz zu jener den Genbestand des Individuums unbeeinträchtigt. Wenn ein Einfluß der Hodenatrophie auf die Blastombildung existiert, so ist ein solcher in erster Linie von den kongenitalen Formen zu erwarten.

Man gewinnt aus dem kleinen angeführten Beobachtungsgut den mit der Mehrzahl der experimentellen Erfahrungen übereinstimmenden Eindruck, daß der Ausfall der Keimdrüsen dem Karzinom eher entgegenwirkt. Eine Krebsverhinderung kann von der Kastration schon deshalb nicht erwartet werden, weil, worauf der Berliner Veterinärmediziner JOHANNES DOBBERSTEIN aufmerksam gemacht hat, Krebs bei kastrierten Tieren ebenfalls beobachtet wird. Auch die anscheinend krebsfördernde Wirkung der Überfunktion der den Keimdrüsen nahestehenden Nebennierenrinde spricht mehr für eine krebshemmende Wirkung der Kastration (vgl. auch den Abschnitt S. 124) im geschlechtsreifen Alter. Die auffällige Häufigkeit von Krebs, die wir bei Kryptorchen und bei Hypospadikern andernorts gefunden haben (s. S. 299 und 448), ist ihrer Ursache nach noch nicht klar und eine Bestätigung an einem größeren Beobachtungsmaterial vorerst abzuwarten. Die Eichelhypospadie hat mit einer Hodeninsuffizienz nichts zu tun und von den fünf Krebstodesfällen unter zwölf Kryptorchen entfiel keiner auf einen beiderseitigen Kryptorchismus, bei dem allein eine durch die Hodenverhaltung bedingte Keimdrüseninsuffizienz erwartet werden könnte. Alle fünf Todesfälle an Karzinom betrafen vielmehr einseitige Kryptorche, darunter zwei Fälle von unilateralem Bauchhoden, mit normal gelagertem zweiten Testikel. Keiner der Kryptorchen dieser Gruppe wies dementsprechend eine Hypotrichose auf. Das Wesentliche beim Kryptorchismus und bei der Hypospadie liegt also in der Fehlbildung und mit ihr muß die Krebsneigung in Zusammenhang gebracht werden. Die angeborene Atrophie beider Hoden und der angeborene Leistenbruch müssen noch auf Blastomhäufigkeit untersucht werden (vgl. auch S. 299, unten). E. REIN sah jüngst (1949) Melanosarkome bei postklimakterischen Frauen (!) unter Östradiolgaben zurückgehen. Wir lernen aus diesen und anderen Erfahrungen über die günstige Wirkung der hormonalen Geschlechtsänderung bei geschlechtsabhängigen Blastomen, daß eine Verkehrung des hormonalen Milieus bei Neubildungen im allgemeinen günstig wirkt (vgl. S. 489).

Die Kastration als therapeutische Maßnahme bei Blastomen und ihre Ergebnisse
(s. S. 416, 434, 437, 475, 487, 496, 501).

Die Kastration bei Akanthosis nigricans

Die Kastration soll bei der als Akanthosis nigricans bezeichneten, seltenen Hautveränderung therapeutisch günstig wirken [HELLERSTRÖM (1933)], ebenso beim juvenilen Diabetes und bei der Cutis verticis gyrata, zumindest im jugendlichen Alter. Wenn sich das bestätigt, läßt sich daraus auf einen von den Keimdrüsen ausgehenden endokrinen Einfluß bei der Entstehung der Akanthosis nigricans schließen, wie er bereits vermutet worden ist [s. z. B. bei ZIELER (1942)]. Nach ZIELER ist die Jugendform der Erkrankung zusammen mit Unterentwicklung, Schwachsinn, Dystrophia adiposogenitalis (!), Fettsucht (!) usw. beobachtet worden. Wie diese Kombinationen mit der günstigen Wirkung der Kastration zu vereinen sind, bleibt allerdings unklar.

b) Die Gonadenlosen (s. S. 99)

c) Früh- und Späteunuchoidismus

Der Eunuchoidismus des Mannes

Der Eunuchoidismus stellt die nach dem Kastratentum schwerste Form der Hodeninsuffizienz dar, ist mit dem Kastratentum eng verwandt und von ihm hauptsächlich durch das Vorhandensein der Hoden beim Eunuchoiden unterschieden. So wie beim Frühkastraten lassen sich auch hier zwei Haupttypen unterscheiden, der eunuchoide Hochwuchs und der eunuchoide Fettwuchs; doch gibt es auch Eunuchoide von normaler Körperlänge und zwergwüchsige Eunuchoide. Auch bei solchen sind jedoch die Proportionen in den Längenverhältnissen gestört. Arme und Beine sind wie bei den Frühkastraten relativ zu lang. Beim eunuchoiden Fettwuchs sind die Fettablagerungen häufig in charakteristischer Weise verteilt: man trifft sie ähnlich wie bei Frühkastraten in den Mammae, den oberen Augenlidern, an der Bauchhaut, den Nates und den Darmbeinkämmen. Bei jugendlichen Eunuchoiden kommt auch eine allgemeine Fettsucht ohne die eben erwähnte charakteristische Fettverteilung vor. Übergangsformen zwischen den beiden angeführten Haupttypen werden beobachtet. Gynäkomastie ist sehr häufig. Die Verknöcherung des Kehlkopfes bleibt beim Früheunuchoid bis ins hohe Alter aus, die Stimme daher hoch und fistelartig. Genua valga sind oft vorhanden, trophische Störungen an den Zähnen nach STERLING konstant. Geroderma kann auch bei älteren Eunuchoiden fehlen und sogar einem jugendlichen Aussehen des Gesichtes infolge der glatten und bartlosen Haut Platz machen. Von der allgemeinen Hypotrichose des Eunuchoiden ist nur das Kopfhaar ausgenommen. Im Alter kann ein „Altweiberbart" am Kinn gefunden werden ähnlich wie bei männlichen Frühkastraten und bei postklimakterischen Frauen. Die Hoden sind klein, vielfach nur erbsengroß, und oft unvollständig deszendiert, der Hodensack ebenso wie die Prostata und der Penis klein, dementsprechend auch die Harnröhre eng und der Harnstrahl dünn und wenig kräftig (HAMILTON), wobei auch eine Herabsetzung der Detrusorleistung eine Rolle spielt. Das Ejakulat ist gering; eine spärliche Spermiogenese kann vorhanden sein. A. PRIESEL fand bei einem 56jährigen und einem 66jährigen fettwüchsigen, ferner einem 58jährigen hochwüchsigen Eunuchoid die Hoden völlig fibrös-atrophisch und ohne Zwischenzellen (!). Der Geschlechtstrieb fehlt oder ist herabgesetzt, Homosexualität relativ häufig. Der Kremasterreflex ist oft nicht auslösbar, die Vorhaut rüsselförmig oder phimotisch. Die Pubertät bleibt fast völlig aus und Sterilität ist die Regel (KEMP). Die Haut des Eunuchoiden ist schlecht durchblutet und pigmentfrei und ebenso wie das Haar trocken; Akne und Glatzenbildung fehlen. Der Blutdruck zeigt niedrige Werte, kann aber auch hyperton sein (vgl. das Verhalten der Nebennierenrinde auf S. 291). Der Verfasser hat eine hämorrhagische Glomerulonephritis bei einem jugendlichen Eunuchoid beobachtet. Die Hypophyse ist grob-anatomisch normal, die Schilddrüse klein, der Thymus persistiert länger als normal. Muskulatur und Muskelkraft sind schwach, die Intelligenz normal, die Psyche oft gehemmt. Über die psychischen Störungen siehe bei KRISCH (1919).

Subjektiv wird vielfach über allgemeine Schwäche und Ermüdbarkeit, über Blutwallungen zum Kopf, Tachykardie, abnormes Schwitzen und Schwindelgefühl geklagt. Es sind dies Ausfallserscheinungen der Hodenfunktion, die besonders dann hervortreten, wenn auch die Nebennierenrinde unterfunktioniert. Funktionelle Miktionsstörungen kommen vor (dünner Harnstrahl, Pollakisurie) und stehen gleichfalls mit dem Mangel an Hodeninkret im Zusammenhang.

Epilepsie und Tuberkulose werden bei Eunuchoiden häufig beobachtet (bezüglich letzterer vgl. S. 170).

Analoge Erscheinungen wie beim männlichen finden sich beim weiblichen Eunuchoidismus („Kastratoidismus" SELLHEIM); dazu treten bei den weiblichen Eunuchoiden noch eine Unterentwicklung der Brustdrüsen und ein Fehlen der Menstruation.

Unter Späteunuchoidismus (FALTA) versteht man im Gegensatz zum Früheunuchoidismus ein erworbenes Krankheitsbild, das durch eine Rückbildung der Geschlechtsorgane und der sekundären Geschlechtsmerkmale in einem ursprünglich normal entwickelten Organismus gekennzeichnet ist. In den von FALTA beschriebenen Fällen waren nur Männer betroffen; es ist jedoch klar, daß eine vor- und frühzeitige Atrophie der Eierstöcke bei der Frau ein analoges Bild auslösen kann. Involution des Uterus und Fettsucht ergänzen es. Bei Männern handelt es sich um ein richtiges Klimakterium virile. Man kann mit Berechtigung sagen, daß das Gegenstück zum weiblichen Klimakterium der Späteunuchoidismus des Mannes ist. Die Ursache der Veränderungen beim Späteunuchoidismus liegt in der Atrophie der Hoden. Gleichzeitig scheint mir jedoch eine Nebennierenrindenschwäche für das Krankheitsbild wesentlich zu sein. In zwei von F. ALTMANN beschriebenen Sektionsfällen von Späteunuchoidismus bei einem 44jährigen und einem 48jährigen Mann war in dem einen die Nebennierenrinde schmal und im zweiten waren die Nebennieren als Ganzes klein, bei einem 56jährigen, fettwüchsigen, von A. PRIESEL obduzierten Eunuchoid „etwas klein", ihre Rinde dünn. Pathologisch-anatomisch läßt sich der Späteunuchoidismus vom Früheunuchoidismus einwandfrei abgrenzen (vgl. darüber S. 295). Die Ursache der Hodeninvolution bleibt allerdings oft unaufgeklärt. Möglicherweise handelt es sich um eine primäre Schwäche der Hoden, eine Organminderwertigkeit. ASCHNER denkt an eine Schädigung trophischer Zwischenhirnzentren, die zu Atrophie der Hoden und Rückbildung der sekundären Geschlechtscharaktere führen. Auch FALTA verlegt den primären Sitz der Störung beim Eunuchoidismus ins Zwischenhirn. Gegen eine solche Auffassung spricht die Ähnlichkeit mit dem angeborenen Hodenmangel, für den man keine zerebrale Ursache verantwortlich machen wollen wird. In der Differentialdiagnose ist vor allem gegenüber Hypopituitarismus und Hypokortikoadrenalismus abzugrenzen.

Die *Androgen- und Östrogenausscheidung* im Harn ist beim Eunuchoid sehr gering (KOCH, GALLAGHER). KENYON fand im Durchschnitt ein Drittel der normalen Androgenmenge im Harn. Ebenso ist die Ausscheidung der 17-Ketosteroide im Harn gegenüber normalen Männern vermindert. Die großen Mengen gonadotropen Hormons im Harn, wie sie beim Kastraten gefunden werden, fehlen (charakteristischerweise ?) beim Eunuchoiden („hypogonadotroper Eunuchoidismus" HELLER und NELSON 1946). VEST und HOWARD fanden eine Ausscheidung von 25 bis 30 Ratteneinheiten Follikelreifungshormon pro Liter Harn. ZONDEK vermißte FRH und LH beim Eunuchoidismus. Die Unterscheidung zwischen Dystrophia adiposogenitalis und einem fetten Eunuchoid ist schwierig, zumal grobe HVL-Läsionen (z. B. HVL-adenom in dem Fall auf S. 25 und 190) bei Eunuchoiden vorhanden sein können. Zur Unterscheidung kann nach FALTA das Verhalten der Knochenkerne dienen.

Eunuchoidismus ist in mehreren Generationen ein und derselben Familie beobachtet worden, so daß ein Erbfaktor ohne Zweifel die Ursache bilden kann.

Der Eunuchoidismus stellt den schwersten Grad von Hypogonadismus dar. L. MOSZKOWICZ rechnet ihn zur Intersexualität. Sicherlich ist eine scharfe Grenze zwischen beiden nicht zu ziehen.

Die anatomischen Veränderungen beim Früheunuchoidismus des Mannes

F. ALTMANN fand bei sieben eunuchoiden Männern im Alter von 27 bis 63 Jahren sechsmal eunuchoiden Hochwuchs mit einem Überwiegen der Unterlänge über die Oberlänge, einmal einen eunuchoiden Fettwuchs, dreimal Gynäkomastie, ferner in der Regel einen kräftigen Knochenbau, immer eine schwächliche Muskulatur und eine Unterentwicklung oder Atrophie bis zur vollkommenen Fibrose der Hoden. Die Zwischenzellen der Hoden fehlten nur in einem Fall, in den übrigen bildeten sie wechselnd große Wucherungsherde, die mit Vorliebe unter der Tunica albuginea und in der Gegend des Mediastinum testis lagen, aber auch extratestikulär gefunden wurden. A. PRIESEL fand bei zwei fettsüchtigen Eunuchoiden die haselnußgroßen Hoden völlig fibrös-atrophisch und zwischenzellenfrei (!). Nur einmal fanden sich histologisch geringe Ansätze von Samenzellbildung. Die abführenden Geschlechtswege und die Prostata waren in den Altmannschen Fällen infantil. Die Muskelhaut der Samenleiter und der auffallend kleinen Samenblasen fällt durch ihre Dünne auf und die Lichtung dieser Organe kann nahezu verödet sein. Die Prostata fand A. PRIESEL bei einem zwölfjährigen männlichen Eunuchoid ebenfalls sehr klein; sein Hodenepithel glich dem eines Säuglings. Ausnahmsweise kann die Prostata besonders drüsenreich sein, so daß ALTMANN in diesem Falle von einer diffusen Hyperplasie der Drüsen spricht. Die Cowperschen Drüsen waren mehrfach nicht darstellbar, der Penis klein. Der Kehlkopf entsprach in den Altmannschen Fällen ungefähr einem vergrößerten kindlichen Larynx und war unverknöchert geblieben. Die Hypophyse war immer etwas vergrößert und wies meist eine Vermehrung bis zur Adenombildung der Hauptzellen und eine eigentümliche Art von Zellen auf, die als hypertrophische Hauptzellen angesprochen werden, mitunter auch eine Zunahme der eosinophilen Zellen; A. PRIESEL fand bei den zwei eben erwähnten, fettsüchtigen, an Arteriosklerose gestorbenen Eunuchoiden im Alter von 56 und 66 Jahren ein Überwiegen der Basophilen; ausnahmsweise kann die Hypophyse völlig unverändert sein. Die Zirbel war in den Altmannschen Fällen ohne Besonderheit, bei dem 56jährigen und dem 66jährigen, von A. PRIESEL obduzierten fettwüchsigen Eunuchoid hingegen klein, bei einem 58jährigen, hochwüchsigen Eunuchoid erbsengroß. Die Schilddrüse ist normal oder zeigt Veränderungen im Sinne einer Kolloidstruma oder von Adenomknoten, der Thymus hochgradig rückgebildet oder in Resten erhalten. In allen Fällen, wo der Thymus mikroskopisch untersucht wurde, fanden sich Parenchymreste in größerer Menge als sonst bei Individuen gleichen Alters (PICH). TANDLER und GROSS beobachteten bei Eunuchoiden (wie bei Kastraten) eine Persistenz des Thymus. Die Nebennieren wiesen in den Altmannschen Fällen zweimal Rindenadenome auf (!), zweimal waren sie auffallend groß (!), einmal von gewöhnlicher Größe und je einmal dünn oder mit schmaler Rinde ausgestattet (diese beiden letzten Fälle waren einer chronischen Lungentuberkulose erlegen). A. PRIESEL fand die Nebennierenrinde bei den beiden fettwüchsigen Eunuchoiden mit Gynäkomastie dünn und histologisch „leicht atrophisch". Gynäkomastie ist relativ häufig. An der äußeren Haut sind ziemlich konstante Veränderungen bei eunuchoiden Männern zu finden, so Zartheit und ein jugendlicher Bau sowie eine geringe Entwicklung der Hautanhangsgebilde, nämlich der Haare und der Talg- und Schweißdrüsen, die sehr klein und sehr spärlich sind. Die Behaarung der männlichen Eunuchoiden ist mit Ausnahme des Kopfhaars sehr dürftig und eine solche nur am Schamberg oder an der Peniswurzel vorhanden oder es finden sich wenige Barthaare am Kinn oder an der Oberlippe. Auch die Augenbrauen wurden wiederholt auffallend schütter gefunden. Der Gesichtsausdruck kann bereits in jungen Jahren greisenhaft sein.

Von der Häufigkeit des Befundes einer phimotischen (zweimal) oder rüsselförmigen Vorhaut (dreimal) in den Altmannschen Fällen war schon an anderer Ste le (s. S. 190) die Rede. Auch A. Priesel fand bei beiden fettwüchsigen Eunuchoiden das Praeputium stark phimotisch.

Daß alle diese Befunde auf den hochgradigen Ausfall der Androgenproduktion der Hoden zu beziehen sind, ist in den einschlägigen Abschnitten bei Besprechung der Wirkungen des Androgens auf die Körperorgane und auf die endokrinen Drüsen ausführlich erläutert worden (s. S. 184 bis 199). Eines weiteren Befundes, der bisher nicht die gebührende Beachtung gefunden hat, ist hier noch zu gedenken, und das ist das *Verhalten des Utriculus prostaticus.* Er ist bei zwei Eunuchoiden von F. Altmann histologisch untersucht worden. Bei einem 27jährigen beschreibt er, daß der Utriculus prostaticus von mehrschichtigem Plattenepithel ausgekleidet war, und bei einem 63jährigen war er durch besondere Größe und Geräumigkeit — er wurde 1 cm lang und $\frac{1}{2}$ cm breit (!) gefunden (vgl. hiezu die Angabe von A. W. Fischer auf S. 284 über die besondere Größe des Utriculus bei Kastraten) — ausgezeichnet und gleichzeitig das Epithel der Drüsenschläuche und der Ausführungsgänge der Prostata in echtes, verhornendes, geschichtetes Plattenepithel umgewandelt. Im Innern der Gänge fanden sich konzentrisch geschichtete, verhornte Massen. Dieselbe Metaplasie zu einem vielschichtigen Plattenepithel mit richtiger parakeratotischer Verhornung war im Utriculus prostaticus und in der prostatischen Harnröhre festzustellen (außerdem scheint eine chronische Prostatitis bei diesen Individuen vorhanden gewesen zu sein). Altmann fügt hinzu, daß diese Epithelmetaplasie im Aussehen den von Aschoff und von Schlachta beim Neugeborenen beschriebenen und innerhalb der ersten zwei Lebensmonate völlig verschwindenden Epithelveränderungen entspricht. Dieselbe Veränderung fand er bei einem der beiden von ihm beschriebenen männlichen Späteunuchoiden und bei einem von A. Priesel obduzierten Spätkastraten. In der höchstgradig atrophischen Prostata dieses Achtundfünfzigjährigen wurden „Inseln von geschichtetem und verhorntem Plattenepithel in Drüsenschläuchen und kleineren Ausführungsgängen" gesehen. Ebensolche Veränderungen lassen sich durch Östrogenzufuhr beim männlichen Versuchstier künstlich erzeugen und R. Chwalla hält es daher für äußerst wahrscheinlich, daß sie (gleich der Gynäkomastie) einem Überwiegen des Östrogens im Organismus etlicher (aller?) Früh- und Späteunuchoider wie Kastraten ihre Entstehung verdanken.

Gut- und bösartige Neubildungen fehlten bei den von F. Altmann beschriebenen Eunuchoiden mit Ausnahme eines metastasierenden Nierenbeckenkarzinoms in einem Fall, trotzdem alle bis auf einen 52 bis 63 Jahre alt waren. A. Priesel verzeichnet unter drei von ihm obduzierten Eunuchoiden im Krebsalter (56 bis 66 Jahre alt) einmal ein (Bronchus-) Karzinom. Bei einem 62jährigen, von A. Priesel beschriebenen weiteren Eunuchoiden, der sich durch eine nur halbseitige Ausbildung der Prostata und ein Fehlen von typischen Leydigschen Zellen in den atrophischen Leistenhoden auszeichnete, war ein erbsengroßes Hauptzellenadenom im HVL vorhanden. Ich erinnere hier daran, daß Hauptzellenadenome beim Versuchstier durch übermäßige Östrogenzufuhr experimentell erzeugt werden können. Die Gesichts-, Achselhöhlen- und Genitalbehaarung fehlte bei diesem Eunuchoid völlig und seine Nebennieren waren „etwas klein", also wahrscheinlich unterfunktionierend. In Hinkunft wird es wichtig sein, in Fällen mit nicht entzündlicher Epithelmetaplasie in der Prostata und im Utriculus prostaticus und ebenso bei den chromophoben HVL-Adenomen quantitative Hormonanalysen auf Östrogen vom Harn und Blut vorzunehmen. Erwähnenswert ist schließlich noch die besonders schöne Entwicklung des Rete testis bei den Eunuchoiden ähnlich wie in retinierten Hoden und bei Zwittern:

Die Todesursache von zwölf männlichen Früheunuchoiden (Fälle von F. ALTMANN und A. PRIESEL) war sechsmal eine Tuberkulose (!), zweimal Lungenemphysem, einmal Staphylokokkenpyämie bei einem Zwölfjährigen, zweimal akute Tracheobronchitis neben Arteriosklerose (bei hochgradiger Fettsucht, Gynäkomastie und charakteristischerweise „leichter Atrophie" der Nebennierenrinde!), einmal ein Nierenbeckenschleimhautkrebs mit Metastasen und einmal ein Bronchuskarzinom. Von zwei Späteunuchoiden ging einer durch eine schwere Verbrennung, der zweite an Tuberkulose zugrunde.

Besonders sei noch darauf hingewiesen, daß in den Hoden Eunuchoider Zwischenzellen nur selten zu finden sind (A. PRIESEL); dieser Befund ist von größter theoretischer Bedeutung für die Zwischenzellenfrage, nachdem die Inkretion der Hoden heute von den meisten Forschern in die Zwischenzellen verlegt wird. A. PRIESEL erwähnt anderseits ein außerordentlich reichliches Vorkommen von Zwischenzellen in den erbsengroßen Hoden eines 61jährigen Eunuchoids. Es fragt sich allerdings, ob die Zwischenzellen in solchen Fällen inkretorisch tätig sind, was nur durch Androgenanalysen vom Harn nachgewiesen werden kann.

Bezüglich der weiblichen Eunuchoide sei auf die gynäkologischen Darstellungen verwiesen, z. B. den Beitrag von GUGGISBERG und NEUWEILER (1943) im Handbuch von SEITZ-AMREICH.

Symptomatologie des Früheunuchoidismus beim Mann: Hochwuchs oder Fettwuchs je nach Konstitution (JULIUS BAUER), Unterentwicklung und Atrophie der Hoden, wobei auch die Nebenhoden mangelhaft entwickelt sein können, sehr dürftige Körper- und Schambehaarung, Muskulatur schwach, Kehlkopf kindlich, unverknöchert, nicht selten Fehlen des Adamsapfels, Unterentwicklung bis zu Atrophie der äußeren und inneren Genitalien, schwache oder fehlende Libido sexualis und Potenz, Häufigkeit von Kryptorchismus. Hypospadie aller Grade ist keine Seltenheit. Die Prostata ist sehr klein und drüsenarm, ja sie kann eine bloße Verdickung der Hinterwand der prostatischen Harnröhre darstellen. Die Brustdrüsen können vollständig atrophisch sein, die Anhangsgebilde der Haut (die Haare, Talg- und Schweißdrüsen) sind außerordentlich unterentwickelt. Epileptoide Erscheinungen kommen relativ häufig vor, ebenso Schwindel, Kopfschmerz und Migräne, pavor nocturnus, periphere Durchblutungsstörungen, Menschenscheu, depressive Stimmungslage, Homosexualität.

Die anatomischen Veränderungen beim Späteunuchoidismus des Mannes

Über die anatomischen Veränderungen beim sogenannten Späteunuchoidismus geben zwei von F. ALTMANN aus dem Institut von R. MARESCH veröffentlichte autoptische Beobachtungen Aufschluß. Die erste betrifft einen 44jährigen, nach einer schweren Verbrennung verstorbenen Mann, der starker Trinker und Raucher gewesen war, die zweite einen Achtundvierzigjährigen, an Lungen- und Darmtuberkulose gestorbenen. Der erste hatte außerdem eine alte Caries des elften und zwölften Brustwirbels mit einem Senkungsabszeß, war also gleichfalls tuberkulös; am Kinn hatte er einen deutlichen „Altweiberbart", seine Achselhöhlenbehaarung war sehr dürftig, die Oberlippe schwach behaart, die Schambehaarung mäßig reichlich und von weiblichem Typus (!). Die Muskulatur war schwächlich, der Knochenbau kräftig. Bei dem zweiten Individuum waren Knochenbau und Muskulatur schwächlich, die Axillar- und Genitalbehaarung fehlte, nur die Unterschenkel waren spärlich behaart. Der Gesichtsausdruck war greisenhaft. Die Hoden waren in beiden Fällen atrophisch, enthielten aber reichlich Leydigsche Zellen, die Nebenhoden nicht verändert, die Prostatae beginnend (im ersten Fall) bzw. deutlich atrophisch (im zweiten Fall). Im ersten Fall war noch sehr reichlich

Drüsengewebe in der Prostata vorhanden. Die Hypophyse war bei dem ersten
Patienten groß und sehr reich an basophilen Zellen (!), beim zweiten ohne wesentliche Veränderung. Im Thymusfettkörper des Vierundvierzigjährigen hatten sich
Markreste mit Hassalschen Körperchen erhalten; seine Nebennieren waren klein
und bei dem Achtundvierzigjährigen die Nebennierenrinde schmal. Bei ihm war
auch der Utriculus prostaticus histologisch untersucht worden und wurde von
mehrschichtigem Epithel ausgekleidet gefunden (übermäßige Östrogenwirkung?)
(s. S. 293).

Die Unterschiede gegenüber dem Früheunuchoidismus, welche die Feststellung
gestatten, daß die Involution der Keimdrüsen erst in einem späteren Zeitpunkt
des Lebens eingetreten ist und damit eine morphologisch-anatomische Differenzierung zwischen Früh- und Späteunuchoidismus ermöglichen, liegen zunächst
im Verhalten der Hypophyse, die keine stark vermehrten und hypertrophischen
Hauptzellen wie beim Früheunuchoid aufweist, in der starken Pigmentierung
der Epithelien der abführenden Samenwege, die auf eine stattgehabte Samen-
resorption beim Späteunuchoid schließen läßt (A. PRIESEL), in der männlichen
Beschaffenheit und Verknöcherung des Kehlkopfs beim Späteunuchoiden, der
auch eine deutlichere Prominentia laryngea bildet, und schließlich im Verhalten
der Prostata, deren völlige Atrophie für Früheunuchoidismus spricht. Hinsichtlich des Befundes an den Nebennieren ist zu berücksichtigen, daß im ersten Fall
eine schwere Verbrennung und im zweiten Fall eine Tuberkulose als Todeskrankheit bestanden haben, so daß die Rückbildungserscheinungen an den Nebennieren vielleicht nicht ausschließlich auf den Späteunuchoidismus bezogen werden
dürfen. Weitere anatomische Beobachtungen müssen abgewartet werden,
bevor ein endgültiges Urteil über das Verhalten der Nebennierenrinde beim Späteunuchoidismus möglich ist.

Was die Ursache des Späteunuchoidismus betrifft, so ist wohl im ersten Fall
der Alkohol- und Nikotinabusus zusammen mit der Tuberkulose (Caries mit
Senkungsabszeß) zumindest teilweise und im zweiten Fall die ausgebreitete
chronische Tuberkulose zum Teil anzuschuldigen; sie haben die Atrophie der
vermutlich primär nicht sehr hochwertigen Hoden ausgelöst, die zusammen
mit der Nebennierenrindenschwäche durch ein bedeutendes Absinken der Androgenproduktion den Späteunuchoidismus zur Folge hatte. Ob und inwieweit auch
zerebrale Einflüsse eine Rolle spielen, steht noch dahin.

Die experimentelle Erzeugung von Eunuchoidismus

E. STEINACH hat auf experimentellem Wege einen Eunuchoidismus bei männlichen Transplantationsratten mit nur teilweisem Erhaltengebliebensein des trans-
plantierten Hodens erzielt. Entfernung des Transplantates brachte das männliche Gepräge ganz zum Verschwinden.

Die Behandlung des Eunuchoidismus beim Mann

Mit placentärem Gonadotrophin erzielt man selten einen überzeugenden Erfolg
(KENYON). Das ist angesichts der oft völligen Atrophie der Hoden, die dann
auf die Gonadotropinzufuhr nicht mehr anzusprechen vermögen, nicht verwunderlich. KENYON (1938) injizierte bei eunuchoiden Männern täglich 25 mg
Testosteronpropionat durch vier bis zwölf Wochen, später nur mehr zweimal
in der Woche, und stellte unter dieser Behandlung bei vier Eunuchoiden im Alter
von 24 bis 36 Jahren eine Zunahme des Körpergewichtes und der Schambehaarung, ein Tieferwerden der Stimme sowie eine Vergrößerung der Prostata,
zweimal auch eine solche der Testikel fest. VEST und HOWARD erreichten in mit
hypophysärem und Schwangerenharngonadotropin vergeblich behandelten Fällen

durch eine einjährige Therapie mit Testosteronpropionat noch einen Erfolg, wobei sie vielfach auch eine Größenzunahme der Hoden beobachteten. Er bestand in Vergrößerung von Penis, Hodensack, Prostata und Samenblasen, Tieferwerden der Stimme, Zunahme der Schambehaarung, Besserung von geschlechtlicher Libido und Potenz. Sechs Männer mit unterentwickelten Hoden und zwei Knaben vor der Pubertät wurden behandelt. In zwei Fällen gingen Penis und Prostata nach Aussetzen der Behandlung wieder auf ihre vorherige Größe zurück. Hamilton implantierte mit zufriedenstellendem Erfolg vier Testosterontabletten von zusammen 960 mg subkutan. Selbst ältere Eunuchoide erfuhren dadurch eine gewisse Vermännlichung. Die Unterentwicklung der Hoden bleibt allerdings unverändert und der Samen wird nicht normalisiert [Hamilton (1941)].

Die Ersatztherapie mit Androgen muß dauernd fortgeführt werden, wobei als Kriterium einer ausreichenden Zufuhr die Erhöhung der Androsteronausscheidung im Harn auf den Normalwert — er beträgt 4 bis 10 mg Androsteron nach Koch (1939) bei Männern im Alter von 25 bis 35 Jahren — dient, weil andernfalls bis auf die erhaltenbleibende Stimmvertiefung und eine bestehenbleibende gewisse Vergrößerung der akzessorischen Geschlechtsdrüsen die erzielten Fortschritte nach Aussetzen der Behandlung wieder zurückgehen. Nach Thompson und Heckel (1939) braucht der Eunuchoide täglich 50 bis 100 mg (!) Testosteronpropionat durch ein bis zwei Jahre; nach dieser Zeit gleichen die sekundären Geschlechtsmerkmale denen beim normalen Erwachsenen. Nach Ablauf von ein bis zwei Jahren ist eine Erhaltungsdosis weiter zu geben, deren Größe noch nicht bekannt ist. Bei einem 18jährigen Eunuchoid, das wahrscheinlich Bauchhoden hatte, erzielten Thompson und Heckel mit Schwangerenharngonadotropin trotz Verabreichung von 630000 Ratteneinheiten einen nur geringen Erfolg, hingegen einen ausgesprochenen Erfolg nach Injektion von 4400 mg Testosteronpropionat, gegeben im Lauf von viereinhalb Monaten, also 1 g pro Monat. McCullagh und Rossmiller verglichen die perorale Medikation von Methyltestosteron mit Injektionen von Testosteronpropionat und fanden Tagesdosen von 25 bis 300 mg (!) Methyltestosteron, bis zu zehn Monate lang gegeben, an Hand von neunzehn Fällen von schwerem präpuberalem Hypogonadismus und hypophysärer Hodeninsuffizienz sehr wirksam. Sie beobachteten während einer solchen Behandlung eine ausgesprochene Größenzunahme von Penis und Prostata, der Körperbehaarung und Potenz, ferner eine Zunahme des Körpergewichtes um 4½ bis 9 kg schon nach drei Wochen Verabreichungsdauer, eine Grundumsatzsteigerung bis zu 54% und eine Körpergrößenzunahme bis zu 14 cm. Bartwuchs trat auf und Erektionen und Pollutionen stellten sich ein; die Ejakulatmenge wuchs, obwohl die Hoden nicht größer wurden. Spermien konnten allerdings nicht nachgewiesen werden, wenn sie nicht schon vorher vorhanden waren. Bei langdauernden Gaben großer Dosen wurde Oligospermie gesehen. Thompson und Heckel fanden gleichfalls ein Wachstum der äußeren und inneren Genitalien mit Ausnahme der Hoden unter Testosteronpropionatbehandlung, eine Grundumsatzsteigerung bis zu 30% über die Norm, bis zu 18 kg Gewichtszunahme in vier Monaten (an der sicherlich eine Wasserrentention beteiligt ist), eine Besserung der Hautdurchblutung und des Appetits, eine Zunahme der Muskelstärke und des Muskelvolumens sowie der Talgdrüsensekretion und der Körperbehaarung, einen Stimmbruch und Verlust der femininen Züge sowie eine Steigerung der körperlichen und geistigen Leistungsfähigkeit.

Wie groß die Androgendosierung bei perkutaner Verabreichung in Form von Einreibungen sein muß, um einen Hormongehalt der Körperflüssigkeiten und Gewebe in annähernd normaler Höhe zu gewährleisten, ist noch nicht festgestellt. Es ist fraglich, ob dieser Weg zum Ausgleich einer totalen Hodeninsuffizienz überhaupt gangbar ist. Nach Möglichkeit soll die Therapie beim Früheunuchoidismus zur Pubertätszeit begonnen und konsequent fortgeführt werden.

Die Hodenüberpflanzung bei Kastraten und Eunuchoiden

Aus den Erfahrungen von R. LICHTENSTERN und von FORAMITTI (1931) geht hervor, daß bei männlichen Vollkastraten die Hodentransplantation in einer Anzahl von Fällen zu einem lang anhaltenden Erfolg führt. Nachuntersuchungen des Implantates haben, soweit sie durchgeführt wurden, eine völlige Nekrose desselben, bisweilen aber auch ein Erhaltenbleiben von Hodenkanälchen und eine Wucherung der Zwischenzellen, sogar noch nach zweieinhalb Jahren, ergeben (FORAMITTI). Die Einheilung eines Hodentransplantats scheint beim Kastrierten leichter zu erfolgen als beim nichtkastrierten Individuum. R. LICHTENSTERN hat über sieben Dauererfolge der Hodenüberpflanzung berichtet; in einem Fall hielt derselbe nach acht Jahren noch an.

Bei männlichen Eunuchoiden werden nicht so gute Erfolge mitgeteilt wie bei Vollkastraten. Das ist auch nicht verwunderlich, weil bei Vollkastraten ein akuter Hodenausfall im späteren und extrauterinen Leben vorliegt, bei Eunuchoiden dagegen ein sehr frühzeitiger, bei der Geburt bereits vorhandener, bei dem ein voller Ausgleich so viel später kaum mehr möglich ist, weil bereits irreparable Folgen eingetreten sind.

d) Der Hypogonadismus beim Mann

Hypogonadismus bedeutet Unterfunktion der Keimdrüsen oder Gonaden. Unter diesen Begriff fällt auch der im vorangehenden Abschnitt besprochene Eunuchoidismus. Auf Grund des frühen Einsetzens der Keimdrüsenunterfunktion beim Früheunuchoidismus und seiner dadurch bewirkten besonderen Eigentümlichkeiten ist es jedoch üblich, dieser schwersten Form des Hypogonadismus eine Sonderstellung einzuräumen und sie selbständig abzuhandeln, und versteht deshalb im praktisch-klinischen Sprachgebrauch unter Hypogonadismus jene leichteren Fälle von verminderter Keimdrüseninkretion, die nicht die Züge des Eunuchoiden tragen. Unter einem Hypogonaden ist demgemäß ein Individuum mit Unterfunktion der Keimdrüsen zu verstehen, das kein Eunuchoid ist. Die leichteren Formen des Hypogonadismus sind bei beiden Geschlechtern relativ häufig, ihre Feststellung beim Mann jedoch keineswegs geläufig. Um ihre Abgrenzung, Erkennung und Symptomatologie beim männlichen Geschlecht hat sich der Verfasser deshalb in den letzten Jahren bemüht. Die ovarielle Unterfunktion der Frau ist dagegen dank der Arbeit der Gynäkologen heute schon ein recht gut bekanntes Krankheitsbild. Allerdings darf nicht vergessen werden, daß die Frauenärzte es bei seiner Erkennung viel leichter haben als der Urologe bei der Diagnostik des männlichen Hypogonadismus, weil für den Frauenarzt bereits an Hand der Menstruationsverhältnisse und anderer, sichtbarer genitaler Erscheinungen die Feststellung einer Unterfunktion der Eierstöcke relativ leicht möglich ist.

Die folgenden Abschnitte befassen sich nur mit dem Hypogonadismus des Mannes, da für den der Frau der Gynäkologe zuständig ist.

Akute Hodeninsuffizienz. Eine akute Hodeninsuffizienz ohne Verlust der Hoden (durch Trauma, Operation und dergleichen) ist sehr selten. BISKIND hat (1942) einen hieher gehörigen Fall nach beiderseitiger Herniorhaphie mit Strangulation des Samenstranges und dadurch bewirkter Abschnürung der Hodengefäße — das ist die häufigste Ätiologie — beschrieben. Glücklicherweise kommt ein solches Ereignis nach Bruchoperation in dieser schweren Form nur ausnahmsweise und bei unerfahrenen Operateuren vor. Bald nach der Operation stellten sich bei dem Patienten Wallungen, begleitet von starken Schweißausbrüchen ein, ein Bild, das sehr an die bekannten Molimina climacterica der Frau erinnert. Diese Attacken traten ungefähr jede halbe Stunde auf (!) und bestanden in zunehmender Intensität durch zwanzig Jahre, wobei zugleich die Hoden allmählich atrophierten. Es resultierte durch die Beschwerden Arbeitsunfähigkeit, bis schließlich eine Androgenbehandlung eingeleitet wurde. Diese beseitigte die Wallungen und das Schwitzen, sofern mit der Androgenzufuhr nicht unter die Erhaltungsdosis von dreimal 10 mg Methyltestosteron (in Dragées) täglich heruntergegangen wurde. Der Fall ist trotz seiner unglückseligen Folgeerscheinungen auch dadurch lehrreich, daß er die Größe der notwendigen Erhaltungsdosis für das Methyltestosteron vor Augen führt. Ich fand bei einem 46jährigen Mann mit Atrophie des rechten Hodens nach Herniotomie eine völlige Nekrose des Hodens und eine Thrombose der Art. spermat. int. sowie eine vollständige Verödung des zugehörigen Vas deferens.

Die totale Kastration wird heute, von schweren Verletzungen beider Hoden abgesehen, nur bei beiderseitiger Hoden- und Nebenhodentuberkulose und bei Neubildungen beider Hoden vorgenommen. Da in diesen Fällen durch lange Zeit kranke und schwer geschädigte Hoden entfernt werden, die ihre Funktion allmählich verloren haben, sind die Ausfallserscheinungen hier bei weitem nicht so stürmisch wie nach einem plötzlichen Verlust beider gesunder Testikel. Immerhin sind auch nach Vollkastration im geschlechtsreifen Alter des Mannes gewisse Ausfallserscheinungen zu verzeichnen, wie sie bereits auf S. 283, 285 und 286 besprochen worden sind, z. B. Herzklopfen, Gewichtszunahme bis zu 30 kg (!). Die Stimme bleibt hingegen unverändert und ein vorhandener Schnurrbart bestehen, ohne allerdings weiterzuwachsen. Er wird jedoch schütterer. Die übrige Körperbehaarung verschwindet größtenteils, wenn die Kastration bald nach der Geschlechtsreife erfolgt war. Die Potentia erigendi und damit die Beischlafsfähigkeit können erhalten bleiben.

Die Erkennung des Hypogonadismus beim Mann. Die Diagnose des Hypogonadismus des Mannes läßt sich aus den klinischen Folgeerscheinungen einerseits und an Hand von Laboratoriumsmethoden anderseits stellen. Zu diesen zählen eine spontane Dauerkreatinurie [unter Beobachtung gewisser Fehlerquellen bei der Deutung, vgl. darüber R. Chwalla (1948); ferner den Abschnitt auf S. 121], der Androgennachweis im Harn auf biologischem (s. S. 177) und chemischem Wege (s. S. 260), welch letzterer identisch ist mit dém quantitativen Nachweis der 17-Ketosteroide im Harn, wobei insbesondere die α-Fraktion derselben von Bedeutung ist, und schließlich eine vermehrte Ausscheidung von Follikelreifungshormon im Harn (s. S. 242 oben), eventuell auch von Östrogen. Diesen „objektiven" Nachweisverfahren, die für sich allein nur bei mehrfacher Wiederholung und stets annähernd gleichem Ergebnis diagnostische Gültigkeit beanspruchen dürfen, stehen die klinischen Zeichen des Hypogonadismus zur Seite. Sie sind bei akutem Hypogonadismus (akuter Hodeninsuffizienz, deren Symptome im vorangehenden Abschnitt erörtert wurden) und bei chronischem Hypogonadismus oder chronischer inkretorischer Hodeninsuffizienz verschieden. Bei der chronischen, verhältnismäßig häufigen Form läßt die Inspektion und Betastung der Hoden nicht immer ihre unzureichende Inkretion erkennen: auch Hoden von durchschnittlicher oder sogar von überdurchschnittlicher Größe können inkretorisch insuffizient sein. Einen eindeutigen Hinweis auf unzulängliche Funktion geben nur abnorm kleine Hoden. Auch die Abschätzung der Größe der Prostata durch die Rektaluntersuchung gestattet nicht die sichere

Feststellung einer inkretorischen Unterfunktion der Hoden. In solchen Fällen muß man sich auf die andern sichtbaren Auswirkungen bzw. Folgeerscheinungen des Hypogonadismus stützen, die nach längerem Bestehen desselben unweigerlich eintreten und die auf S. 180/81 bereits geschildert wurden.

Besondere klinische Auswirkungen des Hypogonadismus. *Hypogonadismus und Tuberkulose* (s. S. 170). Auf S. 171 wurde eine Obduktionsstatistik, betreffend 31 Fälle von primärem Hypogonadismus, vorwiegend bei Männern (23 Männer), mitgeteilt, welche ergab, daß nicht weniger als 17 von diesen primär-Hypogonaden = 54% am Sektionstisch tuberkulöse Veränderungen aufwiesen und 14 = 45% an Tuberkulose verstarben, und daraus der Schluß gezogen, daß die Unterfunktion der Keimdrüsen, wenigstens beim Mann, zu Tuberkulose disponiert. Klinische und tierexperimentelle Erfahrungen (s. S. 170 unten) sprechen im gleichen Sinn, wozu noch kommt, daß der Habitus asthenicus seu phthisicus durch einen begleitenden Hypogonadismus ausgezeichnet ist. Es ist sonach zu vermuten, daß Hypogonadismus eine Komponente der „tuberkulösen Konstitution" ist. Eine zweite Komponente dürfte in einer Unterfunktion der mit den Keimdrüsen verwandten Nebennierenrinde liegen (s. S. 64). Umgekehrt ist bei Hypergonaden und Hyperkortikoadrenalen Tuberkulose selten und zeigt einen mehr gutartigen Verlauf. So fand ich unter elf Männern im Alter von 37 bis 45 Jahren mit auffallend starker Stammbehaarung (und Nebennierenrindenwucherung) ein einzigesmal eine Tuberkulose (noch dazu in Form einer Miliartuberkulose) am Obduktionstisch.

Die Disponiertheit des Hypogonaden erstreckt sich nicht nur auf die Lungentuberkulose, sondern scheint nach in der letzten Zeit gemachten Beobachtungen des Verfassers auch für die Urogenitaltuberkulose zu gelten.

Hypogonadismus und extragenitales Karzinom. Von zwölf Kryptorchen hatten fünf, also fast die Hälfte, maligne Gewächse verschiedener Art und differenter extragenitaler Lokalisation (Magenkarzinom, Hypernephrom, Gaumenkarzinom, Akustikustumor, Bronchuskarzinom) und gingen an ihnen zum Teil schon in jungen Jahren, z. B. der Patient mit dem Akustikustumor, der eine perineale Hodendystopie hatte, im Alter von 36 Jahren, zugrunde. Wenn wir die Fälle nach ihrem Alter betrachten, so hatten von sieben Kryptorchen im Alter von über 56 Jahren, also im „Krebsalter", immerhin drei ein malignes Blastom (Hypernephrom, Bronchuskarzinom, Gaumenkarzinom), doch darf man nur bei beidseitig Kryptorchen und solchen mit beidseitig unterentwickelten oder atrophischen Hoden eine Keimdrüseninsuffizienz annehmen. Von derartigen Fällen abgesehen, ist im Kryptorchismus lediglich eine Hemmung des Hodendeszensus, also eine Hemmungsbildung, zu sehen und nicht mehr. Die angeführten Beobachtungen sind also eher Beispiele für Krebshäufigkeit bei Hemmungsmißbildungen als bei Keimdrüseninsuffizienz. Von fünf hormonalen Gynäkomasten, die stets hypogonad sind, im Alter von 37, 51, 56, 60 und 66 Jahren, starb einer an einem Pyloruskarzinom, ein zweiter an einem Bronchuskarzinom. Hingegen waren fünf alte, *eunuchoide* Männer mit Gynäkomastie krebsfrei (Fälle von F. ALTMANN, A. PRIESEL und eine eigene Beobachtung). Unter sechs eunuchoiden Männern im Alter von 52 bis 63 Jahren fand F. ALTMANN einmal eine bösartige Neubildung in Form eines Nierenbeckenkrebses mit Metastasen und keine gutartigen Neubildungen. Zwei Männer mit Späteunuchoidismus im Alter von 44 und 48 Jahren waren frei von benignen und malignen Blastomen, ebenso ein 58jähriger Spätkastrat und zwei Männer mit angeborenem Hodenmangel im Alter von 43 und 49 Jahren. Von drei von A. PRIESEL obduzierten Eunuchoiden im Alter von 56, 58 und 66 Jahren (zwei fettwüchsig, einer hochwüchsig) starb einer an einem (Bronchus) Karzinom. Von sieben Frauen mit angeborenem Mangel beider Eierstöcke, von denen Obduktionsbefunde veröffentlicht worden sind, starben zwei an malignen Blastomen (eine an Pyloruskrebs, die zweite an einem malignen Gliom des Kleinhirns). Zwölf Männer im Alter von 50 bis 68 Jahren, also im Krebsalter, mit Atrophie der Hoden waren krebsfrei. Ein Sechzig- und Einundsechzigjähriger mit Tod an Bronchuskarzinom hatten atrophische Hoden. Allerdings war bei dem einem die Nebennierenrinde von Metastasen fast vollständig aufgezehrt. Mein Beobachtungsmaterial ist für Schlußfolgerungen bezüglich eines Zusammenhanges von Hypogonadismus und Krebs in andern Organen als in den Geschlechtsorganen, die ja bei Hypogonaden von Blastombildung fast vollständig verschont bleiben, jedenfalls mehr verschont sind als bei Normogonaden, zu klein und gestattet keine Beantwortung der Frage, ob die Keimdrüseninsuffizienz im allgemeinen zu Krebs disponiert, wie vielfach angenommen wurde. Die angeführten Beobachtungen vermitteln jedoch den Eindruck, daß die Hodeninsuffizienz mit keiner abnormen Häufigkeit (s. S. 288) von extragenitalem Krebs einhergeht (zusammen sechsmal Krebs unter 31 Fällen).

Vor allem beim weiblichen Geschlecht könnte es nicht schwer fallen, ein ausreichendes Beobachtungsgut zur Beantwortung der aufgeworfenen Frage zu sammeln. Es sollten dabei zunächst nur operative Kastratinnen und nur Fälle von primärem Hypogonadismus der Frau zur Untersuchung verwendet werden, da bei bereits vorhandenem Krebs immer Zweifel auftauchen werden, ob und wieweit der Hypogonadismus durch ihn bedingt, also sekundär ist.

Die Behandlung des Hypogonadismus beim Mann. Die Behandlung der inkretorischen Unterfunktion der Hoden — die ihrer mangelhaften spermienzellproduzierenden Funktion ist in den Kapiteln über die Behandlung der männlichen Unfruchtbarkeit und der Samenmängel auf S. 452 und 453 abgehandelt — kann auf zweierlei Art erfolgen: 1. durch Stimulierung der Hormoninkretion der Hoden mittels Gonadotropin, vor allem mittels Schwangerenharngonadotropin — hormonale Entwicklungsförderung — und 2. durch Zufuhr von Hodenhormon zum Ersatz der mangelhaften Eigenproduktion der Testikel an Hormon — hormonale Substitutionstherapie —. Die Ersatztherapie ist in schweren Fällen von Unterentwicklung der Hoden, wo diese nicht mehr stimulierungsfähig sind, und bei ausgesprochener Atrophie der Hoden angezeigt, ferner bei höherem Alter der Patienten, das für einen Erfolg der gonadotropen Anregung der Hodenentwicklung keine großen Aussichten mehr bietet. In leichteren Fällen von Hypogonadismus ist eine Stimulierung der Samenkanälchen sowohl als auch der Zwischenzellen durch HVL-Präparate zusammen mit plazentärem Gonadotropin (Zufuhr im Verhältnis 1—2 : 4) oder mit Stutenserumgonadotropin zu versuchen. Die strikte Indikation zur HVL-Therapie besteht dort, wo der Hypogonadismus augenscheinlich die Folge eines Hypopituitarismus, einer Unterfunktion des HVL ist (sekundärer, hypophysärer Hypoorchidismus). Bei beiderseitigen Bauchhoden soll diese hormonale Stimulierungstherapie im Alter von zirka elf Jahren begonnen werden, weil in solchen Fällen nach der Pubertät gewöhnlich ein Eunuchoidismus manifest wird [THOMPSON und HECKEL (1939)]. BOSHAMER empfiehlt bei Hodenhypoplasie die Kombination von Preloban (= HVL-Extrakt) mit Testosteron und gleichzeitig Vitamin-E-Tabletten. Der Hypogonadismus ist beim Mann viel häufiger, als aus den Darstellungen der heutigen Lehrbücher hervorgeht, und wohl ähnlich verbreitet wie die ovarielle Insuffizienz beim weiblichen Geschlecht. Dabei ist die reine Unterfunktion der Hoden, die mit Hoden von Durchschnittsgröße oder darunter ohne sonstige Abnormität einhergeht, wesentlich öfter zu beobachten als die anatomische, offenkundig mit unterentwickelten oder atrophischen Hoden einhergehende Form des Hypogonadismus. Bei der Substitutionstherapie soll als Richtlinie soviel Androgen zugeführt werden, daß die Hormonausscheidung das normale Ausmaß der betreffenden Altersstufe erreicht. Bei hypogonaden Knaben wartet man mit der Gonadotropinbehandlung bis zum vierzehnten oder fünfzehnten Lebensjahr, weil die Unterentwicklung der Hoden eventuell in der Pubertät noch von selbst aufgeholt werden kann. Durch eine übermäßige Gonadotropinbehandlung im Präpubertätsalter kann nämlich eine Hypertrophie der Genitalien und eine vorzeitige Geschlechtsreife, ferner eine Wachstumsminderung und ein vorzeitiger Epiphysenschluß [GIESEN (1943)] ausgelöst werden. KUNSTADTER (1938) sah eine solche Folge niemals, wenn er 8000 RE im Verlauf einer Behandlung nicht überschritten und nicht mehr als 200 RE Schwangerenharngonadotropin dreimal wöchentlich als Einzeldosis gegeben hatte. Hingegen beobachtete er bei einem $10^2/_3$jährigen und einem $11\frac{1}{2}$jährigen Knaben mit genitaler Unterentwicklung eine vorzeitige Pubertätsauslösung und bei dem einen eine Hypertrophie der Genitalien nach 21 bzw. 28 intramuskulären Injektionen von Testosteronpropionat à 5 mg innerhalb von vier bis sechs Monaten. Beim Hypogonadismus des Erwachsenen wird man über Dosen von 75 mg Testosteronpropionat wöchentlich als obere Grenze nicht hinausgehen (= dreimal 25 mg i. m.). FINKLER implantiert zwei Testosteronpillen zu 150 mg subkutan in die hintere Achselgegend. Der Verfasser ist bisher über eine Tablette zu 100 mg Testosteronpropionat wegen der möglichen Nebenwirkungen nicht hinausgegangen. Es ist immer besser, eine zu kleine als eine zu große Dosis zu implantieren, da eine unzureichende Wirkung stets verstärkt, eine zu starke aber ohne Entfernung des Implantats kaum gestoppt werden kann. VENZMER sah Erfolge bei genitaler Unterentwicklung Jugendlicher durch 30 Injektionen kleiner Testosterondosen und empfiehlt besonders die Kombination von Testosteron mit Prolan, von dem nach R. GREENE zweimal in der Woche je 500 i. E. verabreicht werden sollen.

e) Hypergonadismus, Hypergenitalismus und Hypersexualität

Hypergenitalismus bezeichnet eine überdurchschnittliche Entwicklung der äußeren Geschlechtsorgane und der akzessorischen inneren Geschlechtsdrüsen (Prostata, Samenblasen usw.) und ist oft, aber nicht immer, mit einer besonders kräftigen Behaarung verbunden. Er ist vom Hypergonadismus, der Überentwicklung der Keimdrüsen bzw. übermäßigen Inkretion derselben, beim Mann auch Hyperorchidismus genannt, zu unterscheiden. Es gibt nämlich einen Hypergenitalismus ohne Hypergonadismus (Hyperorchidismus), wenn auch die Vergesellschaftung beider vielleicht häufiger ist. Hypergenitalismus bei makroskopisch normalen und normal großen Hoden beobachtet man z. B. bei HVL- und Nebennierenrindenaffektionen (bzw. bei Überfunktion eines dieser beiden oder beider Organe) und bei zerebraler Pubertas praecox, ferner in gewissem Grad beim Versuchstier nach langandauernder Östrogenzufuhr, indem durch eine solche die Vorsteherdrüse und die Samenblasen eine beträchtliche Vergrößerung, die Hoden hingegen eine Verkleinerung erfahren und schließlich atrophieren, ferner auch nach übermäßiger Zufuhr von hypophysärem Adrenocorticotropin, dem kortikotropen HVL-Hormon [NELSON (1946)]. Gleichwie HVL-Affektionen durch eine übermäßige Gonadotropinproduktion eine Vergrößerung bloß der akzessorischen Geschlechtsorgane herbeiführen können, gilt ähnliches von Affektionen, die eine übermäßige Bildung chorialen Gonadotropins zur Folge haben, z. B. Chorionepitheliomen des Hodens (s. S. 446). Hypergenitalismus kommt ferner vor bei gewissen Formen von pinealer (s. unten) und diencephaler Frühreife, ferner bei der durch Blastome (Adenome, Karzinome) oder Hyperplasie der Nebennierenrinde hervorgerufenen suprarenalen Pubertas praecox. Die

Hodenentwicklung hält dabei nicht Schritt mit den äußeren Genitalien und den sekundären Geschlechtsmerkmalen. Die gewucherte Nebennierenrinde bildet in diesen Fällen überreichlich Androgen und dieses verursacht den Hypergenitalismus.

Es ist klar, daß ein Hypergenitalismus beim Mann im geschlechtsreifen Alter leicht der Beobachtung entgeht. Als Makrogenitosomia praecox, d. h. Vergesellschaftung von Pubertas praecox mit beschleunigter körperlicher Reife, ist, zuerst von PELIZZI, die Gesamtheit der bei Geschwülsten der Zirbel auftretenden Wachstumsphänomene bei männlichen Individuen im Kindesalter beschrieben worden, die in geschlechtlicher Frühreife, übermäßiger Entwicklung der Genitalien und der Hoden und übermäßiger Schambehaarung neben auffallender Körpergröße, geistiger Frühreife und geschlechtlicher Übererregbarkeit bestehen. Sie kommt ebenso bei Neoplasmen wie bei Hypoplasie der Zirbel vor und wird von BERBLINGER und ebenso von MARBURG auf einen Hypopinealismus zurückgeführt. Schon beim Säugling mit derartigen Affektionen ist ein ungewöhnlich großer Penis und von BERBLINGER bei einem Mann mit Gliom der Zirbel Hypertrophie der Hoden beobachtet worden. Auch nach epidemischer Encephalitis ist Pubertas praecox festgestellt (JOHN), ferner bei Tumoren des Zwischenhirns und solchen am Boden des vierten Ventrikels (SCHMALZ) und beim alveolären Hodenkarzinom [SACCHI (1895)], das wir heute Seminom nennen. Nach BERBLINGERS Ansicht kann eine genitale Hypertrophie die Folge einer Schädigung der Zirbel bei Jugendlichen wie bei Erwachsenen sein; vor der Geschlechtsreife soll eine solche Pubertas praecox herbeiführen, jenseits der Geschlechtsreife eine genitale Hypertrophie. Außer dem durch Hypopinealismus bedingten (BERBLINGER) gibt es auch einen primären Hypergenitalismus. Die Rolle der Hypophyse bzw. ihres Vorderlappens bei letzterem bedarf noch der Aufklärung. Die pathologisch-anatomischen Befunde, die der Verfasser am Obduktionsmaterial des Rudolf-Spitals in Wien in Fällen von auffallender Kleinheit der Zirbel erhoben hat (s. S. 149), stimmen allerdings nicht mit der Ansicht von BERBLINGER überein und lassen eher auf eine Parallelität in der Ausbildung der Zirbel und der Hoden schließen (s. S. 146 und 148).

Die Hormonbehandlung der Hypersexualität

In der Veterinärmedizin werden zur Unterdrückung von Hypersexualitätserscheinungen bei weiblichen Tieren Corpus-luteum-Hormon und plazentäres Gonadotropin mit gemeldeten guten Erfolgen bei verschiedenen Haustieren angewendet. Die Brunst wird dadurch unterdrückt. Ein anderer Weg, die Verabreichung von Androgen an weibliche Tiere, ist ebenfalls beschritten worden, doch waren die Ergebnisse uneinheitlich, so daß dieses Verfahren wieder verlassen worden ist [W. KOCH (1939)]. Schließlich kommt noch das Laktationshormon des HVL, das Prolaktin, zur Unterdrückung der Fortpflanzungsfähigkeit in Betracht, das nur seines hohen Preises wegen praktisch noch nicht verwendet worden ist. Mit Epiphysan „Richter" sind von HUTSCHENREITER bei Pferden beiderlei Geschlechts außerordentlich günstige Erfahrungen bei übermäßigem Geschlechtstrieb gemacht worden. Beim Menschen verdanken wir solche in erster Linie HOFSTÄTTER. Er fand auch bei Kastrierten mit Steigerung der Libido eine Wirkung des Epiphysenextrakts und schloß daraus auf einen zentralen Angriffspunkt desselben. DUNN sah bei zwei männlichen Hypersexuellen Erfolge durch eine Stilböstrolbehandlung, ÜBELHÖR bei Priapismus. Die subkutane Implantation oder Injektion von Östradiolkristallen in starker Dosierung ist in ersteren Fällen zweckmäßig.

f) Asexualität (s. S. 154)

4. Natürliche und künstliche Änderung des Geschlechtes

a) Die Geschlechtsänderung durch Keimdrüsentransplantation

E. Steinach zeigte, daß im infantilen Zustand kastrierte weibliche Meerschweinchen durch Überpflanzung eines Hodens im Falle des Einheilens und Funktionierens des Hodentransplantates eine körperliche, seelische und erotische Vermännlichung erfahren, wobei die Klitoris in einen Schwellkörper mit den typischen Stachelorganen eines Penis umgewandelt wird, während die weiblichen Merkmale sonst unbeeinflußt bleiben. Dasselbe fand K. Sand bei der Ratte. Ähnlich bleiben bei der experimentellen Feminisierung von männlichen Tieren durch Transplantation eines Eierstockes die inneren männlichen Geschlechtsorgane äußerlich unbeeinflußt. Wird das Tier vor der Eierstockübertragung nicht kastriert, so wirken die Hoden auf die Eierstocktransplantate hemmend, so daß eine Geschlechtsumstimmung nicht gelingt. Nur beim kastrierten Tier ist sie erzielbar. Bei der suprarenal vermännlichten Frau (s. S. 306) mit Umstimmung des Geschlechtstriebes in die gleichgeschlechtliche Richtung findet man die Eierstöcke infolge der übermäßigen, von der Nebennierenrinde ausgehenden Androgenwirkung im höchsten Grad unentwickelt und erst auf dem Boden einer solchen Unterdrückung der Eierstockfunktion gelingt in Analogie zur experimentellen Maskulinisierung beim Versuchstier die Umkehrung der Geschlechtsempfindung. Am häufigsten finden wir die kortikosuprarenale Virilisierung tatsächlich bei postklimakterischen Frauen. Bei Männern, die ihre Hoden verloren haben, sieht man bisweilen eine homosexuelle Triebrichtung entstehen.

Eine wahre Änderung des Geschlechtes liegt in allen diesen Fällen nicht vor, denn das angeborene, zygotische oder Zellgeschlecht bleibt ja ungeändert. Das, was geändert wird, ist lediglich das Hormongeschlecht (s. S. 157). Eine auch die Keimdrüsen einbeziehende Geschlechtsänderung kommt bei Säugetieren überhaupt nicht vor. Bei Vögeln, z. B. beim Huhn, und bei niederen Tieren ist sie jedoch beobachtet und experimentell erzielbar.

b) Hodenüberpflanzung an weibliche Tiere

Überpflanzung von Hoden in reife weibliche Versuchstiere führt zu temporärer Sterilität (Reiprich), die über ein Jahr anhält und mit starker Atrophie von Uterus und Eierstöcken verbunden ist. Eine Schwängerung solcher Tiere bleibt fast immer aus. Ein Gleiches beobachtet man bei parabiotischer Vereinigung eines jungen Weibchens mit einem männlichen Tier.

Androgen (Testosteron) unterdrückt den menstruellen Zyklus und ruft so ebenfalls eine vorübergehende hormonale Sterilisierung hervor, ähnlich Hodenextrakt. Das Ergebnis ist in der Regel eine Hemmung der Eierstockfunktion und bei länger dauernder Zufuhr eine Atrophie der Ovarien (s. S. 183). Sie tritt nach Androgenzufuhr rascher ein als nach Östrogen und bildet sich nach Aussetzen der Androgenverabreichung zurück. Nach Staemmler-Isaji verursacht Follikelhormon an den Eierstöcken zunächst eine erhöhte Luteinisierung, dann starke Follikelatresie mit Luteinisierung und schließlich Atrophie. Testosteron macht dasselbe, aber schneller. Im Wesen ist also die Wirkung von Androgen und Östrogen die gleiche. Sie erfolgt nach heutiger Vorstellung über den HVL und durch eine Beeinflussung von dessen Gonadotropinausschüttung.

c) Die Feminisierung durch Eierstocküberpflanzung

E. Steinach pflanzte Ovarien junger Meerschweinchen in kastrierte Böcke und fand, daß die Primärfollikel trotzdem reiften und sich sogar in Gelbkörper umwandelten. Lipschütz und Adamberg geben an, daß es nur bei

Übertragung in kastrierte Tiere so weit kommt. Später bilden sich die reifen Follikel und die Gelbkörper unter Wucherung der Thekazellen, die STEINACH als „Pubertätsdrüse" bezeichnet, zurück. Psyche und sekundäre Geschlechtsmerkmale der Böcke erfahren gleichzeitig eine Verweiblichung und diese Wirkung ist bis zu dreieinhalb Jahre lang von STEINACH beobachtet worden. LIPSCHÜTZ zeigte, daß bei Konservierung der Eierstöcke auf Eis (0 bis 3 Grad) die Überpflanzung noch nach sechzehn Tagen wirksam ist, während minus 8 bis 15 Grad Kälte und eine Konservierung auf Eis von über 30 Tagen Dauer die endokrine Wirksamkeit des Ovars aufhoben. Selbst teilweise Austrocknung vernichtet sie hingegen nicht vollständig. Die Frage, ob die Wirkung ausschließlich eine resorptive ist oder durch eine aktive Inkretion des Pfröpflings zustande kommt, wie LIPSCHÜTZ meint, ist noch nicht entschieden. Bei nichtkastrierten männlichen Tieren ist nach Eierstockeinpflanzung (!) eine gewisse Reaktivierung sogar bei senilen Individuen unverkennbar.

d) Geschlechtsändernde Blastome

Geschlechtsändernde Blastome sind die Nebennierenrindengewächse in einem Teil der Fälle, die Arrhenoblastome des Eierstockes (auch sie nicht in allen Fällen), ein kleiner Teil der Eierstockkarzinome und der Zwischenzellgewächse des Hodens, die basophilen HVL-Adenome und manche eosinophile Adenome des HVL, und die Chorionepitheliome des Hodens. Es sind also die Organe des hormonalen Geschlechtssystems bzw. deren Blastome, von denen eine Änderung des (Hormon) Geschlechts ausgeht und allein auszugehen vermag. Nach MOSZKOWICZ ist die die Geschlechtsmerkmale beeinflussende Hormonwirkung der genannten Blastome nur scheinbar eine geschlechtsändernde; sie soll in Wahrheit nur einen Umschlag des Somageschlechts manifest machen. Diese Deutung, die an der biolcgisch wichtigen Rolle des Hormongeschlechts vorbeigeht, läßt allerdings nicht recht verstehen, wieso durch Exstirpation des das geschlechtsändernde Blastom tragenden Organs (Keimdrüsen, Nebenniere) eine Heilung und völlige Restitutio (der Geschlechtsänderung) ad integrum erfolgt. Die operierte Frau bleibt in ihrem genischen Bestand unbeeinträchtigt und wird nach gelungener Exstirpation wieder zu einer normalen Frau in sämtlichen Belangen, und ein Gleiches gilt von einem erfolgreich operierten Mann. Man müßte doch erwarten, daß ein „umgeschlagenes", nunmehr konträres Somageschlecht neue Möglichkeiten zur hormonalen Realisierung der Geschlechtsumkehr findet, z. B. in der zweiten Nebenniere oder in den Keimdrüsen, wenn wirklich aus einem Mann ein Weib geworden wäre und umgekehrt. Gewiß liegt das eigentliche Problem darin, warum in einem Organ des hormonalen Geschlechtssystem plötzlich ein geschlechtsänderndes Blastom mit konträrer Geschlechtshormonproduktion zur Entwicklung kommt. Aus dieser Erwägung heraus möchte ich die Auffassung der geschlechtsändernden Gewächse als (erworbene?) lokale Intersexualität blastomatösen Charakters zur Diskussion stellen. Im Wesen handelt es sich um einen ähnlichen Vorgang wie vielfach beim Auftreten einer einseitigen Gynäkomastie, nämlich um eine örtliche Geschlechtsänderung eines Organs. Eine endokrine Wirkung geht nach MOSZKOWICZ nur von unreifen, rasch wachsenden Blastomen aus. Das trifft auch für die Blastome der Nebennierenrinde zu, indem solche mit sehr unreifen Zellen mit sehr hoher Androgenausscheidung und Virilismus einhergehen. Entscheidend dafür, ob eines der eingangs erwähnten Blastome eine Geschlechtshormonwirkung entfaltet oder nicht, ist vielleicht eine entsprechende Anlage der Nebennierenrinde oder ein Wucherungsreiz, der gewisse Rindenzellen trifft. MOSZKOWICZ widerrät, wie ich meine, mit Recht, die Fortpflanzung eines Individuums mit einem geschlechtsändernden Blastom auch nach dessen Entfernung.

Er hat ferner ausgeführt, daß auch Blastome des Thymus und der Schilddrüse eine geschlechtsändernde Wirkung haben können. Ich habe dergleichen bei zwanzig Schilddrüsenkarzinomen und acht Schilddrüsensarkomen ebensowenig gesehen wie bei acht malignen Thymusgewächsen (Obduktionsgut des Rudolf-Spitals) und halte es für wahrscheinlich, daß in den Fällen, die MOSZKOWICZ hier im Auge hat, die Geschlechtsänderung durch eine begleitende Affektion im hormonalen Geschlechtssystem (der Nebennieren oder der Keimdrüsen?) hervorgerufen war. Kommt doch sowohl beim Thymuskarzinom als auch beim Schilddrüsenkarzinom eine Hyperplasie und Adenombildung in den Nebennieren vor. Ich vermute z. B., daß das Cushingsche Syndrom bei Thymuskarzinom durch eine Vergesellschaftung des Thymuskarzinoms mit einer Nebennierenrindenwucherung bedingt ist und nicht mit dem Thymuskarzinom selbst zusammenhängt (s. S. 141).

e) Die spontane Vermännlichung der Frau

Die hypophysäre Vermännlichung

Einer vom HVL ausgehenden Vermännlichung beim weiblichen Geschlecht in Verbindung mit makroskopisch (auch mikroskopisch?) normalen Nebennieren (normaler Beschaffenheit der Nebennierenrinde) begegnen wir beim basophilen Adenom des HVL in reinster Form (vgl. die auf S. 36 angeführten Beobachtungen). Sie erreicht allerdings niemals jenen Grad wie beim Interrenalismus (der suprarenalen Vermännlichung). Bei Akromegalie mit eosinophilem oder Hauptzellenadenom im HVL ist eine gewisse Vermännlichung — bei beiden Geschlechtern — gleichfalls deutlich; beim Mann gibt sie sich in einer Akzentuierung des männlichen Geschlechtscharakters mit überdurchschnittlich kräftiger und ausgebreiteter Körperbehaarung kund (Übervermännlichung). In diesen Fällen ist jedoch gleichzeitig die Nebennierenrinde fast immer hyperplastisch, so daß (ähnlich wie vielfach beim hypophysären Hochdruck; vgl. S. 36) eine Abgrenzung vom suprarenalen Virilismus nicht getroffen werden kann. Man kann also nur feststellen, daß gewisse Fälle von HVL Adenom mit einer Vermännlichung weiblicher Träger einhergehen, wobei noch problematisch bleibt, ob das Adenom wirklich die Ursache der Vermännlichung oder nur ein Symptom derselben ist.

Bei Basophilie des HVL mit Immigration der basophilen Zellen in die Neurohypophyse („Neurotropie") ist ebenfalls ein gewisser Grad von Vermännlichung beim weiblichen Geschlecht nach mir vorliegenden Befunden nicht ungewöhnlich. Die bereits bekannte Virilisierung weiblicher Cushingkranker und die Verstärkung des männlichen Geschlechtscharakters bei männlichen solchen, zumindest zu Beginn der Erkrankung, hängt vermutlich mit den Veränderungen der Basophilen im HVL ebenso wie mit der Hyperplasie der Nebennierenrinde zusammen.

Die scheinbar von der Hypophyse ausgehende Vermännlichung ohne Nebennierenrindenbeteiligung äußert sich bei der Frau nicht nur in einer abnormen Behaarung der Brust, des Bauches und des Gesichtes, sondern auch in einem Bartwuchs, so daß die betroffenen jungen Frauen zum Rasiermesser zu greifen pflegen oder sich die Barthaare auszupfen. Fettsucht, Durst und Polyurie geben, wenn vorhanden, einen Hinweis auf eine hypophysär-zentrale Genese der Vermännlichung, also einen noch höher gelegenen Ausgangspunkt derselben, und scheinen mir eine diagnostische Abgrenzung derselben von anderen Formen von Vermännlichung zu ermöglichen. Der Kopfschmerz ist angesichts der außerordentlichen Häufigkeit eines die hypophysäre Vermännlichung begleitenden arteriellen Hochdrucks nicht immer zur Unterscheidung zu verwerten.

Es wird in Zukunft zu untersuchen sein, ob nicht die Fälle von Virilisierung der Frau bzw. Hypervirilisierung beim Mann mit normalem Nebennierenrindenbefund hypophysär verursacht sind. Eine solche Ätiologie scheint mir besonders für die postklimakterischen Frauen mit Bartwuchs und *normalen* Nebennieren in Frage zu kommen. Überhaupt erhebt sich die Frage, inwieweit jede Geschlechtsänderung, also auch die kortikosuprarenale, eine hypophysäre (oder zentrale?) Ursache hat. H. O. NEUMANN hat 1934 über vermehrte HVL-hormonausscheidung bei Frauen mit ausgeprägtem Virilismus berichtet und bei Nebennierenhypernephromen mit Virilisierung ist eine starke Zunahme der eosinophilen Zellen im HVL gefunden worden (SKABELL, MATHIAS). In vier operierten Fällen von Nebennierenrindenkarzinom, desgleichen zwei operierten Fällen von Nebennierenrindenhyperplasie wurde anderseits die Hypophyse normal gefunden [WALTERS, WILDER und KEPLER (1934)], ähnlich von LAYTON, TURNBULL und BRATTON in zwei Fällen von Nebennierenrindenhyperplasie. Schließlich sei nachdrücklich darauf aufmerksam gemacht, daß zum Ausschluß einer suprarenalen Ursache einer Vermännlichung die bloße makroskopische Beurteilung der Nebennierenrinde allein nicht genügt; vielmehr muß immer auch eine mikroskopische Untersuchung derselben vorgenommen werden, bevor man die Diagnose eines hypophysären Virilismus mit Sicherheit stellen darf. Durch Implantation von basophilen Adenomen bzw. Nebennierenrinde entsprechender Fälle dürfte sich das Problem vielleicht auf experimentellem Wege klären lassen.

Die suprarenale Vermännlichung und ihre Behandlung

Die Behandlung des suprarenalen Virilismus hängt entscheidend von der Art der zugrunde liegenden Nebennierenrindenaffektion ab. Das wichtigste ist hierbei die Differenzierung zwischen einer einfachen Rindenhyperplasie bzw. einer Hyperplasie der Nebennieren als Ganzes und einem Gewächs einer Nebenniere. Die Unterscheidung, ob ein gutartiges, z. B. ein Adenom, oder ein bösartiges vorliegt, ist ohne Freilegung der Nebenniere kaum möglich, sofern nicht der Krankheitsverlauf dies schon erkennen läßt (z. B. rasche Progression, Kachexie, Metastasen). Besteht eine blastomatöse Vergrößerung der Nebenniere, dann soll aus dem Grund zur Operation geraten werden, weil die Malignität nicht auszuschließen, ja wahrscheinlich ist, wenn sich die Vermännlichung in verhältnismäßig kurzer Zeit (im Lauf von Monaten oder Jahren) entwickelt hatte. Meist handelt es sich um suprarenale Hypernephrome (s. S. 82). Nebennierenrindengewächse sind auch angeboren beobachtet worden. Selbstverständlich kann die Epinephrektomie, auch wenn sie sehr frühzeitig erfolgt, den Tod an Metastasen nicht mit Sicherheit verhindern. War die Operation radikal, dann sind Dauerheilungen auch in bezug auf die Vermännlichung beobachtet. Nachuntersuchungen mehrere Jahre nach der Operation mit normalem Kontrollbefund liegen vor, die Menstruation kehrt wieder (Beobachtungen von HOLMES, der seinen Patienten nach sechs Jahren bei bester Gesundheit fand, VON THORNTON, CODMANN, BOVIN, CROSBY und SMITHS). Über Erfolge der bloßen Röntgenbestrahlung ist ebenfalls berichtet worden [GOLD (1930)]. Nicht immer tritt jedoch nach der Exstirpation des Nebennierenblastoms eine restlose Rückbildung der Vermännlichungserscheinungen ein. Insbesondere die abnorme Scham- und Gesichtsbehaarung bleibt nicht selten fortbestehen und eine gewisse Rauheit der Stimme ebenfalls; in einem solchen Fall (zweijähriger Knabe mit interrenaler Frühreife infolge eines großen Nebennierenadenoms) wurde ein Hochbleiben der Ausscheidungswerte für die 17-Ketosteroide im Harn beobachtet [REILLY (1942)]. In analoger Weise wird eine Feminisierung des Mannes unter dem Einfluß eines Nebennierenblastoms durch Entfernung desselben beseitigt [z. B. Fall HOLL (1930)].

Es darf aber nicht verschwiegen werden, daß die Epinephrektomie mit einer beträchtlichen unmittelbaren Operationssterblichkeit belastet ist. Vor allem gilt dies für Nebennierenrindengewächse mit Basophilie des HVL (R. Greene). Tod im Kollaps am Operationstisch unter starker Blutdrucksenkung oder in den ersten Stunden nach der Operation ist relativ häufig. Eine akute Nebenniereninsuffizienz wird als Ursache angenommen; Scabell und Mathias fanden nämlich das Nebennierenrindengewebe außerhalb des Nebennierengewächses und sogar das außerhalb der eigentlichen Nebennieren (s. S. 97) unterentwickelt. Keating und Kepler (1941) schreiben die hohe Operationsmortalität einer Außerfunktionsetzung des Nebennierengewebes außerhalb des Tumors schon vor dem Eingriff mit konsekutiver postoperativer akuter Nebenniereninsuffizienz zu; sie mag vielleicht als eine „kompensatorische" Funktionseinstellung im Sinne der „kompensatorischen Atrophie" von Selye zu deuten sein. Beim Versuchstier soll ein Achtel des gesamten Nebennierengewebes zur Erhaltung des Lebens noch ausreichen; von Haberer hat das allerdings bezweifelt. Neuerdings wird über eine Verbesserung der Operationsergebnisse durch eine Therapie wie bei akuter Nebenniereninsuffizienz oder bei Addisonkrisen (reichliche Rindenhormon-, Kochsalz- und Natriumzitratzufuhr intravenös vor und nach der Operation) berichtet. Wie weit die Sterblichkeit dadurch gesenkt werden kann, bedarf noch der Klärung. Keinesfalls darf heute ohne entsprechende Vorbereitung vor, bei und nach der Operation an eine Nebennierenexstirpation mehr herangegangen werden. Eine Röntgenbestrahlung der zweiten Nebenniere ist zum Zweck der Prüfung ihrer Funktion versucht worden (Zarkiewitsch, Oppel), doch läßt sich der (sehr fragliche) Wert dieser Probe nicht beurteilen, die heute durch bessere ersetzt ist. Immer ist mit der Möglichkeit eines angeborenen Fehlens der zweiten Nebenniere (einseitiger Nebennierenmangel) zu rechnen (s. S. 42), wobei gewöhnlich die rechte fehlen soll (Miloslavich). Die diagnostische Pneumoradiographie des Nebennierenlagers zum Zweck der Erkennung des Vorhandenseins der zweiten Nebenniere (Schmieden und Peiper, Löser und Israel, Rosenstein) hat beträchtliche Gefahren (Gasembolie), so daß eine technisch gute, einfache Röntgenaufnahme der zweiten Nebenniere immer noch das ungefährlichste Mittel zur Feststellung der Existenz des Organes bleibt. Die Mayoklinik hat wegen der Schwierigkeiten der Nebennierendiagnostik die grundsätzliche Freilegung beider Nieren zu diagnostischen Zwecken empfohlen. Von nebennierenfernen Interrenalkörperchen (akzessorischen Nebennieren) ausgehende Blastome werden durch alle diese Methoden naturgemäß nicht erfaßt. Eher noch größer als bei Erwachsenen scheint die Operationssterblichkeit bei Kindern mit interrenaler Frühreife zu sein: Die meisten von ihnen sind gestorben [G. Büttner (1933)]. Wo aber die Operation, nämlich die Exstirpation der blastomatösen Nebenniere, überstanden wurde, schwanden die Zeichen der Frühreife vollständig, ein klarer Beweis dafür, daß sie durch die Nebennierenveränderung ausgelöst war.

In Fällen, wo eine Hyperplasie der Nebennieren als Ganzes oder lediglich ihrer Rinde die Ursache eines interrenalen Virilismus bei der Frau bzw. eines Feminismus beim Mann bildet, exstirpiert Broster eine Nebenniere, um die Gesamtfunktion beider Organe herabzusetzen. Meines Erachtens ist in diesen Fällen vorher der Versuch einer Röntgenbestrahlung der Nebennieren, vor allem angesichts der Unsicherheit des Erfolges der einseitigen Epinephrektomie (weil die Entfernung *einer* Nebenniere keine genügende Reduktion der Funktion erzielen dürfte, außerdem die zweite bei Fehlen einer zum Ausgleich hypertrophiert [Hecht (1910)], berechtigt und ebenso der Versuch einer Hormonbehandlung mit dem Ziel, die übermäßigen, von der Nebennierenrinde produzierten Mengen gegengeschlechtlichen Hormons zu neutralisieren und außerdem die Nebennierenrindenfunktion im ganzen herabzudrücken. Die Erfolgsaussichten wird nur die künftige Erfahrung beurteilen lassen, nachdem solche Fälle nicht allzu häufig beobachtet werden. Teilerfolge (uterine Blutungen, Vergrößerung der Mammae) erreicht man sicher. Im Prinzip verfügen wir über mehrere Wege zu einer solchen Antihormonbehandlung unter Ausnützung der gegebenen hormonalen Antagonismen; laufende Hormonanalysen vom Harn und laufende Kontrollen der Geschlechtshormonausscheidung (β-Fraktion der 17-Ketosteroide) geben das Mittel zur Beurteilung des Behandlungserfolges. Nützen solche konservative Behandlungsversuche nichts, so wird man sich zur einseitigen Epinephrektomie (Adrenalektomie) oder zu einer beiderseitigen Nebennierenresektion entschließen. Die Ergebnisse dieser Eingriffe sind naturgemäß nicht so befriedigend wie die der Entfernung einer blastomatösen Nebenniere als Ursache des genito-adrenalen Syndroms. Das liegt daran, daß die operative Grenze schwer zu ziehen ist, bis zu der das Nebennierengewebe reduziert werden muß, um die Nebennierenrindenfunktion möglichst zur Norm herabzudrücken, und anderseits vermindert werden darf, ohne daß eine Nebenniereninsuffizienz entsteht. Wo man die Wahl hat, die linke oder die rechte Nebenniere zu exstirpieren, wird man die Entfernung der linken wegen der Nachbarschaft der unteren Hohlvene zur rechten Nebenniere vorziehen.

Es bleibt eine Aufgabe der Zukunft, an einem großen Untersuchungsgut festzustellen, wie oft zahlenmäßig die Virilisierung der Frau wie überhaupt die Intersexualität beider Geschlechter mit Veränderungen der Nebennierenrinde in Zusammenhang steht (vgl. die von mir gefundenen diesbezüglichen Ziffern auf S. 270 und 274, ferner S. 329 und 330). Eine genauere Erforschung des Feinbaus der Nebennierenrinde mit verbesserten histologischen Methoden ist dafür eine noch zu erfüllende Voraussetzung. Als äußerst wahrscheinlich darf angenommen werden, daß man mit der Beseitigung der so häufigen Nebennierenrindenveränderungen vermännlichter Frauen gleichwie von übervermännlichten Männern auch andere lebensbedrohliche Folgen dieser Veränderungen neben dem Virilismus (s. S. 275 bis 277) gleichzeitig ausschaltet, so vor allem den so häufigen begleitenden arteriellen Hochdruck, und damit eine Therapie der Konstitution im wahrsten Sinne des Wortes treibt. LISSER (1943) fand bei der einfachen Hypertrichose reifer Mädchen und Frauen die Östrogenbehandlung nutzlos. Wir wissen allerdings nicht, wie groß die zur Neutralisierung des überreichlichen Nebennierenrindenandrogens erforderlichen Östrogendosen sein müssen und durch welches Östrogen ihre vermännlichende Wirkung am besten aufgehoben wird.

Immer soll bei einer Hypertrichose junger Mädchen und Frauen an die Möglichkeit eines Nebennierenblastoms gedacht und darauf untersucht werden. Sah doch DOBBERTIN bei einem vierzehn Monate alten Mädchen mit Hypertrichose ein Hypernephrom in einer Nebenniere. Ich selbst fand bei einem siebzehnjährigen Mädchen mit Hypertrichose auffallend große Nebennieren; das Genitale war makroskopisch normal, ebenso die Hypophyse, dagegen waren die Brustdrüsen sehr dürftig entwickelt. Auffallend war die Unterentwicklung des Thymus, aber auf Grund seines Antagonismus zu den Nebennieren verständlich.

Das genito-adrenale Syndrom ist bei Kindern selten, im Wachstumsalter häufiger, und zwar bei Mädchen häufiger als bei Knaben — nach COLLETS Zusammenstellung 1924 kamen nur vier Knaben auf siebzehn Mädchen und bis 1941 sind vierzehn Fälle mitgeteilt worden (KEATING und KEPLER) — und noch häufiger bei jungen Frauen. Bis 1939 fanden REILLY, LISSER und HINMAN 40 Fälle im Schrifttum veröffentlicht. Die Feminisierung ist bisher beim erwachsenen Mann bloß in sechs Fällen beobachtet. Zur Diagnostik derselben sei auf den nicht seltenen Befund einer symptomatischen Varikokele auf der Seite der verweiblichenden Nebennierenrindengeschwulst besonders aufmerksam gemacht [Fälle von BITTORF (1910), HOLL (1930)]. Es ist möglich, daß eine suprarenale Feminisierung schon im Kindesalter vorkommt und bisher aus begreiflichen Gründen nicht aufgefallen ist. In einem genau untersuchten Fall bei einem 32jährigen Arzt [SIMPSON und JOLL (1938)] mit Feminisierung infolge eines malignen Nebennierenrindenblastoms wurden keine fuchsinophilen Zellen gefunden, obwohl der Tumor alle drei Rindenschichten enthielt.

Histologische Besonderheiten bei vermännlichenden Nebennierenrindenhyperplasien

A. PRIESEL hat in einem Fall von äußerlich vollkommener Vermännlichung bei einem fünfeinhalbjährigen Eierstockzwitter (mit geschlechtlicher Frühreife) eine hochgradige Polymorphie und zum Teil auffallende Größe der Zellen der sehr hochgradig hyperplastischen Nebennierenrinde neben einer Polymorphie ihrer Zellkerne und außerdem ein Fehlen einer deutlichen Schichtenbildung der Nebennierenrinde festgesetllt; ihre Struktur war „reticularisähnlich" (vgl. Abb. 10, S. 54). Das Nebennierenmark war gleichzeitig ungewöhnlich dürftig wie meist beim Interrenalismus; seine Chromierbarkeit ist dabei herabgesetzt (A. OSWALD). Ein akzessorisches Nebennierenrindenknötchen am lateralen Pol des linken Eierstockes desselben Individuums ließ die gleiche starke Zellpolymorphie erkennen. Einen ganz ähnlichen Befund erhob interessanterweise A. PRIESEL bei einem 65jährigen mit einem Hypernephrom und Prostatahypertrophie: seine Nebennieren waren auf das Doppelte der Norm vergrößert, bis 1,5 cm dick, und die Rindenstruktur „eigenartig verworfen". Die Schnittfläche des Hypernephroms wies gelbe, adenomähnliche Bezirke auf. Ein von BITTORF beobachtetes verweiblichendes Hypernephrom eines 26jährigen Mannes machte histologisch einen unregelmäßigen, „wilden" Eindruck.

Hingegen zeigte ein 79jähriger weiblicher Scheinzwitter mit starker männlicher Behaarung und männlichem Kehlkopf, aber weiblicher Lebensform, in der ebenfalls stark hyperplastischen Nebennierenrinde ein gleichförmiges Verhalten der Rindenzellkerne und der Rindenzellgröße bei geringem Lipoidgehalt.

In beiden Fällen war das Rete ovarii sehr stark ausgebildet (Testoid im Sinne von A. KOHN, s. S. 98 und Abb. 16 auf S 136).

Ich hebe diese Befunde heraus, da sie auffällig sind und wahrscheinlich besondere Bedeutung haben, ferner, um zu ihrer Nachprüfung aufzufordern, und verweise in diesem Zusammenhang auf die von F. PAUL (1931) beobachteten Kernveränderungen in einem hochgradig vermännlichenden Nebennierenrindenkrebs einer 35jährigen Frau und die von W. KOLMER beschriebenen „Monsterzellen" in embryonalen Nebennieren des dritten Lunarmonats; vom fünften Monat angefangen schwinden sie nach KOLMER. PAUL verglich die von ihm gesehenen „Kernkugeln" verschiedener Größe mit den Kerneinschlüssen in der Zirbel.

Die vermännlichenden Eierstockgewächse

Obwohl die Blastome des Eierstockes naturgemäß in den Zuständigkeitsbereich des Gynäkologen fallen, seien hier einige Bemerkungen darüber im Interesse der Vollständigkeit und Geschlossenheit der Darstellung gemacht. R. MEYER leitet die im allgemeinen recht seltenen (bis 1936 waren nach BALDWIN und GAFFORD 34 Beobachtungen im Weltschrifttum veröffentlicht) virilisierenden Eierstockgewächse sämtlich von männlich gerichteten Keimepithelien her (1930) und unterscheidet drei Gruppen: 1. die tubulären Adenome des Eierstockes, die aus männlichen Gewebsanteilen im Eierstock, aus den Retekanälen oder Markschläuchen des Hilus ovarii hervorgehen sollen (vgl. die besonders starke Ausbildung des Rete ovarii bei den stark vermännlichten Eierstockzwittern!)

und bemerkenswerterweise den tubulären Adenomen des Hodens histologisch völlig gleichen. In diesem Umstand liegt eine starke morphologische Stütze für die Auffassung vom bisexuellen Charakter der Keimdrüsen. Die tubulären Adenome kommen nach MEYER nur bei jugendlichen Frauen vor (gewöhnlich im Alter zwischen 20 und 30 Jahren; der jüngste Fall betraf ein 15jähriges Mädchen) und führen in einem Drittel der Fälle zu Vermännlichung. Das geht daraus hervor, daß nach Entfernung des das Gewächs tragenden Eierstockes Wiederverweiblichung beobachtet worden ist; die Schambehaarung und die Klitorishypertrophie blieben allerdings unverändert fortbestehen (vgl. den analogen Sachverhalt nach Entfernung vermännlichender Nebennierenrindengewächse). Man hat daraus schließen zu müssen geglaubt, daß alle geschlechtsändernden Blastome in Intersexen zur Entwicklung kommen. 2. Die teilweise tubulären Arrhenoblastome des Eierstockes, und 3. die histologisch ganz verwilderten Arrhenoblastome mit fehlenden oder ganz spärlichen schlauchartigen Bildungen. Diese vermännlichen besonders stark — eine Atrophie der Mammae bildet dabei eine Teilerscheinung. Nicht alle histologisch typisch gebauten Arrhenoblastome des Eierstockes vermännlichen. A. PRIESEL beobachtete z. B. ein solches Gewächs ohne Vermännlichungserscheinungen und bei makroskopisch unveränderten Nebennieren neben einer Zystenbildung im gegenüberliegenden Eierstock und Polypen im Uterus. Die Vermännlichung der Eierstockgewächse wird durch eine reichliche Androgenproduktion derselben bewirkt, die im Harn nachweisbar ist (V. SZATHMÁRY). 4. Vermännlichen bis zu einem gewissen Grad die basophilen Adenome des HVL und ein Teil der Hypernephrome der Nieren, Nebennieren und des Eierstockes (über diese vgl. den folgenden Abschnitt). Nach TEILUM (1946) sollen die Arrhenoblastome der Frau die gleichen histologischen Merkmale aufweisen wie die verweiblichenden Hodengewächse des Mannes.

Die Vermännlichung durch Luteinome und Hypernephrome des Eierstocks

Auf die virilisierende Wirkung der Gelbkörperextrakte ist zuerst von E. STEINACH (1911) auf Grund von Tierversuchen (am Meerschweinchen) hingewiesen worden. ALBRIEUX und Mitarbeiter konnten allerdings an kastrierten männlichen Ratten keinerlei androgene Wirkung feststellen. Tumoren des Corpus luteum sollen zu Hypertrichose und zu einer Veränderung der sekundären Geschlechtsmerkmale führen [v. KUP (1941)]; Bartwuchs ist bei Frauen mit Luteinzelltumoren des Eierstocks von verschiedenen Autoren beobachtet worden (BIEDL, CASACESCO, BOVIN, BINGEL, v. KUP). Nach Entfernung des Tumors gingen die Vermännlichungserscheinungen zurück. v. KUP sah in seinem Fall (1941), einer 62jährigen Kranken, auch eine Perversion des Geschlechtstriebes: sie hatte ein Liebesverhältnis mit ihrem Hund. Bei einer anderen, 44jährigen, nymphomanen Frau sah er nach Verabreichung von Gelbkörperextrakt eine derart intensive Steigerung des Geschlechtstriebes auftreten, daß es zum öffentlichen Skandal kam.

Nach Ansicht des Verfassers dieses Buches dürfte sich in der Vermännlichung durch Luteinome die heute bekannte androgene Wirkung des Progesterons (s. S. 234) und des normalen Luteingewebes [STEINACH und KUN (1931)] offenbaren. Die Wirkung der Luteinome ähnelt der durch die Nebennierenrinde bedingten Virilisierung. Wie weit diese tatsächlich etwas mit der Nebennierenrinde zu tun hat, müssen weitere Untersuchungen und sorgfältige Sektionsbefunde lehren. Die sogenannten Luteinzelltumoren sind nämlich noch durchaus strittig: sie werden von etlichen Autoren als ovarielle Hypernephrome bezeichnet und von Nebennierenrindeneinsprengungen im Eierstock hergeleitet [JOHN MILLER (1937)]; diese Autoren leugnen die Existenz von Luteinomen überhaupt. H. O. NEUMANN fand bei systematischer Untersuchung der Genitalorgane von 45 neugeborenen Mädchen achtmal eingesprengte Nebennierenrinden-knötchen. Der Verfasser vermag mangels eigener Beobachtungen zu dieser die Frauenärzte angehenden Frage nicht Stellung zu nehmen. Ein Cushingsches Syndrom mit Virilisierung infolge von ovariellen Nebennierengewächsen, die von Nebennierenrindengewebe im oder neben dem Eierstock ausgehen (aber auch im Lig. latum und im Beckenbindegewebe entstehen können), ist mehrfach be-schrieben worden [KEPLER und Mitarbeiter, GREEN und LAPP, ferner TURNER (1943 und 1944); McLETCHIE und SCOTT (1944)]. Ferner ist ein genito-adrenales Syndrom gleichfalls als Folge von ovariellen Hypernephromen beobachtet und Rückbildung desselben nach Entfernung des erkrankten Eierstockes, wenn auch nicht in allen Fällen, festgestellt worden. Schließlich ist auch wiederholt isosexuelle Frühreife in solchen Fällen gesehen worden (JOHN MILLER l. c.).

Der Virilismus der Frau als Beispiel für die Zwangsläufigkeit des biologischen Geschehens und des Schicksals

Die gradmäßigen Schwankungen der Körperbehaarung und vor allem der Virilismus der Frau sind aus dem Grund von besonderer und zusätzlicher biolo-gischer Bedeutung, weil sie ein leicht faßliches Merkmal abgeben, an Hand dessen sich die Schicksale ähnlicher Individuen bequem verfolgen lassen, und auf diese Weise die innere Automatik, die Zwangsläufigkeit des von außen unbeeinflußt ablaufenden biologischen Geschehens und gleichzeitig seine Beeinflussung durch die Sexualität deutlich sichtbar machen. Überblickt man nämlich, sei es in der ärztlichen Tätigkeit oder am Obduktionstisch, das biologische Schicksal der virilisierten Frauen, so erweist es sich als weitgehend ähnlich. Es ist wesentlich vorgezeichnet und ein Ergebnis der „Anlage" des Individ-uums, die zugleich sein „inevitabile fatum" ist. Die Vermännlichung bildet einen Leitfaden in der unübersehbaren und verwirrenden Fülle der aus diesem Grunde undeutbaren Erscheinungen, der ein gewisses Zurechtfinden ermög-licht und das Walten einer Gesetzmäßigkeit in einem nur scheinbar sinnlosen Chaos aufzeigt. An Hand der Virilisierung gelingt eine Zusammenfassung ge-wisser Individuen, die durch eine ähnliche (geschlechtshormonale) Säfte-mischung — Konstitution — ausgezeichnet sind. Vielleicht werden wir einmal dahin kommen, die einzelnen Anlagen im voraus erkennen und damit das Schicksal des Individuums mit mehr oder minder großer Sicherheit voraussehen und vorhersagen zu können. Es ist Aufgabe der Konstitutionsmedizin, diesem Ziele zu dienen und ihm näherzukommen und die einschlägigen Zusammen-hänge zu erforschen

Ein praktisches Beispiel für das Gesagte:

Eine schwarzhaarige Frau hatte bereits als Mädchen einen Schnurrbart, dessent-wegen sie in der Schule von ihren Kameradinnen ständig verspottet wurde. Mit zirka 30 Jahren Nephrolithiasis (vgl. S. 312 und 369), später Mastopathie, dann Cholezystektomie wegen eines großen, solitären Cholesterinsteines in der Gallenblase mit Cholesterininkrustation der Gallenblasenschleimhaut (vgl. S. 468 oben). Chole-sterinspiegel im Blutserum nach der Operation 145 mg-%. In der Präklimax Entwick-lung von arteriellem Hochdruck (RR 170) und bald darauf arteriosklerotische Manifestationen in Form eines Menièreschen Symptomenkomplese.

Es besteht kaum ein Zweifel, daß hier hauptsächlich ein Hyperkortikoadre-nalismus als Ursache der aufeinanderfolgenden „inneren" Erkrankungen im Spiel ist, wenngleich ein Sektionsbefund bei dieser noch lebenden Frau aussteht (s. unten).

So rollt die Aufeinanderfolge vorgezeichneter Erkrankungen mit unheimlicher und unerbittlicher Präzision, nicht allzuviel von außen beeinflußbar, unaufhalt-sam ab. Fraglich bleibt in dem angeführten Fall nur mehr, ob der Tod an der

Arteriosklerose erfolgen wird oder ein Blastom hinzutreten wird. Die Patientin hat jetzt, im Alter von 52 Jahren, trotz ihrer Virilisierung noch die Menstruation, wenn diese auch schon in Unordnung zu kommen beginnt. Es wird daher (vgl. S. 492 und 505) ein Krebs in den weiblichen Organen, Uterus, Eierstock, Mammae, in erster Linie zu befürchten sein.

Zum Vergleich mit diesem Einzelschicksal und als Grundlage für sein Verständnis sei eine Übersicht über die Todesursachen von 22 Frauen mit Virilismus, deren Schicksal während der Drucklegung dieser Arbeit verfolgt werden konnte, angeführt. Diese Fälle bilden eine Ergänzung zu den auf S. 276 mitgeteilten Beobachtungen. Neun = 41 Prozent von diesen 22 Frauen starben an Karzinom (und zwar je eine an Mamma-, Magen-, Pankreas-, Rektum- und Harnblasenkarzinom, drei an Gallenblasenkarzinom und eine an einem Hypernephrom), sechs = 27 Prozent an Arteriosklerose (Gehirnblutung, Gehirnerweichung, Gangrän, Hochdruck mit Herzinsuffizienz), eine an Urämie infolge beiderseitiger Nierensteinkrankheit, eine an Diabetes und zwei an Operationen (und zwar charakteristischerweise Cholecystektomie bzw. Hysterektomie wegen Uterus myomatosus). Vier Frauen = ein Viertel der Fälle litten an Steinbildung in den Harnwegen (zwei an Nierensteinen, eine an Blasenstein, eine an Ureterstein). In den meisten Fällen war eine ausgebreitete oder universelle Arteriosklerose besonders schweren Grades und frühzeitiger Entwicklung („präsenile" Arteriosklerose) vorhanden, dementsprechend Nephrosklerose und Koronarsklerose häufig. Ein gleiches gilt von Uterusmyom, Gallensteinen und arteriellem Hochdruck. Eine besonders starke Fettleibigkeit war mehrmals vorhanden (vgl. S. 71), Diabetes zweimal („Diabetes der bärtigen Frauen"). Chronische Tuberkulose und Tuberkulosetod kamen nicht vor.

Nur bei fünf von den 22 Frauen waren die Nebennieren äußerlich nicht verändert, doch fehlt eine mikroskopische Untersuchung in diesen Fällen. Bei den übrigen siebzehn Frauen waren die Nebennieren groß (bis zum doppelten der Norm) und ihre Rinde entweder hyperplastisch oder enthielt bis haselnußgroße Adenome.

Diese Statistik läßt das vorhin beschriebene Einzelschicksal als ein musterhaftes, einen Typus, erscheinen. Es bleibt dabei jedoch noch reichlich Spielraum für individuelle Variationen durch die Verschiedenheit der Blastome und des Sitzes der Arteriosklerose, einer Konkrementbildung usw., so daß auch innerhalb des Typus kaum ein Einzelschicksal dem andern gleicht. Dazu kommt die Verschiedenartigkeit der Erbanlagen und schließlich der äußeren Einflüsse während des Lebens, so daß trotz strenger innerer Gesetzmäßigkeit doch eine große Variabilität im einzelnen Schicksal existiert.

5. Die natürliche Mischung von Merkmalen beider Geschlechter bei ein und demselben Individuum (die geschlechtlichen Zwischenstufen) und das hormonale Geschlechtssystem

a) Die Intersexualität

RICHARD GOLDSCHMIDT hat 1915 die Bezeichnung Intersexualität für Individuen geprägt, bei denen die normale Entwicklung durch einen „Geschlechtsumschlag" gestört worden ist. Intersexuell bedeutet also nach ihm „durch Geschlechtsumschlag entstanden". Bei der Goldschmidtschen Terminologie ist besonders zu beachten, daß er jene Individuen, die ihre Entwicklung vor dem „Geschlechtsumschlag" mit einer weiblichen Phase, also als Weibchen, begonnen

hatten, als weibliche Intersexe bezeichnet und jene, die mit einer männlichen
Phase, als Männchen, anfangen, als männliche Intersexe. Maßgebend für das
Geschlechtsattribut sind also für ihn die Keimdrüsenverhältnisse *vor* der Änderung
des Geschlechts und nicht die endgültigen, die man heute in der Namengebung,
nichts vorwegnehmend, heranzieht. Unter einem Eierstockzwitter versteht man
heute ein Individuum mit Eierstöcken als Keimdrüsen, unter einem Hodenzwitter
ein solches mit Hoden, benennt also die sogenannten Scheinzwitter nach den
bei ihnen vorfindlichen Keimdrüsen. Ob diese ab ovo den gleichen Charakter
tragen oder ihn während der Entwicklung geändert haben, ist eine andere Frage,
die angesichts der Schwierigkeit der Klärung der Verhältnisse und des Fehlens
von entsprechenden Beobachtungen im Entwicklungsstadium beim Menschen
noch offen ist. Weibliche Intersexe sind primäre Weibchen, männliche primär
männliche Individuen. Die Eierstockzwitter wären hingegen nach R. GOLD-
SCHMIDT männliche Intersexe. Ob sie wirklich so gedeutet werden müssen, steht
noch keineswegs fest. Sicher ist nur, daß ein geschlechtsändernder, das heißt
das Geschlechtsgepräge ändernder Einfluß während der Entwicklung stattgefunden hat. Wir werden nach den bisherigen Darlegungen kaum fehlgehen mit
der Annahme, daß sein Ausgangspunkt im hormonalen Geschlechtssystem zu
suchen ist, und werden hierbei auf Grund dessen, was wir bisher erfahren haben,
in erster Linie die Nebennieren verdächtigen. Sind sie es doch, von denen ein
,,Geschlechtsumschlag'' im postnatalen Leben hauptsächlich ausgeht. Wir
werden später sehen, daß eine Schädigung im hormonalen Geschlechtssystem
bei angeborenen Intersexen tatsächlich öfter nachweisbar ist, und zwar selbst noch
im geschlechtsreifen Alter, also lange Zeit nach der Entstehung des Geschlechtsumschlages, und daß diese Veränderungen (vgl. S. 316) in den Keimdrüsen und
in der Nebennierenrinde vorwiegend sichtbar sind. Das Hauptproblem in der
Entstehung der Intersexe ist, wie dieser Schaden in der Vergangenheit zustande
gekommen ist, ob durch eine genische Störung oder durch eine hormonale
Schädigung, die in gegengeschlechtlicher Hormoneinwirkung bestehen kann,
oder schließlich durch eine anderweitige Noxe nicht hormonaler Art, die elektiv
das hormonale Geschlechtssystem beeinflußt hat.

Der Begriff Intersexualität verhält sich nach L. MOSZKOWICZ zu dem des
Hermaphroditismus derart, daß der Begriff Intersex der übergeordnete ist.
,,Der Hermaphrodit ist ein Intersex, d. h. er ist durch Geschlechtsumschlag
entstanden, aber nicht alle Intersexe sind Hermaphroditen'', heißt es bei L. MOSZ-
KOWICZ (1936). Die Definition der Intersexualität, wie sie R. GOLDSCHMIDT und,
ihm folgend, L. MOSZKOWICZ gegeben haben, erscheint mir deshalb nicht empfehlenswert, weil sie die Begriffsbestimmung mit der Ursache der Veränderung,
und zwar mit der von diesen beiden Autoren angenommenen Ursache, in Verbindung bringt. Da über diese das letzte Wort noch lange nicht gesprochen ist,
halte ich es für besser, die Begriffsbestimmung von der hypothetischen Ätiologie
freizumachen und in Anlehnung an H. BURROWS Intersexe als Individuen zu
definieren, die (entweder auf Grund einer abnormen Anlage oder infolge übermäßiger Einwirkung andersgeschlechtlichen Hormons oder, muß man nach
der Ansicht des Verfassers dieses Buches noch hinzufügen, auf Grund einer
anderen Schädlichkeit, die wir noch nicht kennen) Geschlechtsmerkmale des
andern Geschlechtes besitzen oder geschlechtseigene entbehren. Diese Definition
stützt sich nur auf den objektiven Befund und sagt über die Ursache nicht mehr
aus, als wir heute sagen können. Wir werden aber in der Aufklärung der Ursache
ohne Zweifel weiterkommen, bis der Zustand des hormonalen Geschlechtssystems bei den Intersexen genügend erforscht und geklärt ist und die Schäd-
lichkeiten für das System bekannt sein werden.

An der Tatsache, daß Intersexualität erblich sein kann und daß sie in verschiedenen Formen vererbt wird, kann kein Zweifel bestehen, woraus schon hervorgeht, daß ein Anlagefaktor zumindest im Spiel sein *kann*.

Als Ursache des Geschlechtsumschlages wird von R. GOLDSCHMIDT auf Grund von Versuchen an Schmetterlingen die Kreuzung verschiedener, allzu weit entfernter Rassen mit ungleichwertiger Valenz ihrer chromosomalen Geschlechtsfaktoren angesehen. Die Umbildung der Keimdrüsen infolge des Geschlechtsumschlages, der durch Dominanzwechsel der Geschlechtlichkeit in den Zellen entstehen soll, hat nach ihm Veränderungen in der geschlechtlichen Entwicklung zur Folge, die durch die Hormone der umgebildeten Keimdrüsen ausgelöst werden sollen. Das primäre ist also seiner Auffassung nach eine Änderung des Zellgeschlechts, die zu einer geschlechtskonträren „Transformation" der Keimdrüsen mit den entsprechenden Konsequenzen für die Hormonproduktion derselben führt. Die Aufgabe der Geschlechtshormone besteht nach L. MOSZKOWICZ darin, die Zellgeschlechtlichkeit zu ergänzen und während des langen menschlichen Lebens auf der notwendigen Höhe zu halten. HALBAN hat diese das Zellgeschlecht unterstützende Wirkung der Gonaden als „protektive" bezeichnet. Sie ist nach R. GOLDSCHMIDT lediglich eine Hilfswirkung, die außerdem erst in der präpuberalen Zeit einsetzt. Während des intrauterinen Lebens soll nur die Zellgeschlechtlichkeit entscheidend sein. Das ist nach der Meinung des Verfassers deshalb nur bedingt richtig, weil aus gewissen Hormonbefunden bei Embryonen auf ein Funktionieren zumindest mancher Inkretdrüsen schon im fötalen Leben, z. B. der Nebennieren und der Hypophyse, möglicherweise auch der Keimdrüsen, sobald diese Organe einmal entwickelt sind, geschlossen werden kann. Daneben sind es während des intrauterinen Lebens die Plazenta und der mütterliche Organismus, die die heranwachsende Frucht mit Hormonen geradezu überschütten und ihr den Stempel ihrer Wirkung aufdrücken, soweit die Hormone der Mutter nicht durch die Plazenta und ihre Filterwirkung von der Frucht ferngehalten werden. Die Wirkung der mütterlichen Hormone ist nicht in jedem Fall eine gleich starke, weil ja auch das mütterliche Individuum verschieden geschlechtsbetont, einmal mehr weiblich und einmal mehr männlich konstituiert ist. Dazu kommt noch die verschiedene geschlechtliche Wertigkeit der väterlichen Erbanlagen, die gleichfalls in den Inkretdrüsen der Frucht wirksam wird. Die geschlechtliche Konstitution der Mutter wirkt sich auf die Nachkommenschaft in zweifacher Weise aus. Einmal über die Eizelle und deren geschlechtliche Wertigkeit und damit unmittelbar auf die Frucht, dann auf dem Wege der Hormoninkretion der mütterlichen Keimdrüsenhormonproduzenten, die den Fötus beeinflussen, soweit sie das plazentäre Filter passieren. Nach R. GOLDSCHMIDT sind alle Lebewesen in ihrer Anlage bisexuell (vgl. S. 97) und enthält jede einzelne Zelle männliche und weibliche Potenzen; die Eingeschlechtlichkeit entsteht erst durch Überwiegen des einen Geschlechts über das andere. Das Somageschlecht schafft sich nach dieser Auffassung die ihm entsprechenden Keimdrüsen.

Das Abnorme beim Intersex besteht nach der Deutung von R. GOLDSCHMIDT-Moszkowicz darin, daß das Intersex aus der Zeit vor der Änderung des Geschlechts, vor dem sogenannten Drehpunkt, die bis dahin entwickelten Eigentümlichkeiten des andern Geschlechts zeitlebens mit sich schleppt. Die tatsächlich beobachtbaren Erscheinungen der Intersexualität sind aber so mannigfaltig und bunt, daß sie den Rahmen dieses engen Schemas sprengen und in ihn nicht hineinpassen; zudem macht die Entwicklungsgeschichte der Drehpunktlehre im Sinne von GOLDSCHMIDT-MOSZKOWICZ Schwierigkeiten. Man kann es schwerlich glaubhaft finden, daß z. B. ein Mann mit einer Eichelhypospadie, mit einem retinierten Hoden, einer einseitigen Gynäkomastie oder einer weiblichen Schambehaarung, kurz, den Erscheinungen der lokalen Intersexualität, genetisch weiblich, also einst — intrauterin — ein richtiger weiblicher Embryo gewesen sein soll, von dessen Weiblichkeit gar nichts mehr zurückgeblieben ist als die erwähnten örtlichen Anomalien. Wir müssen uns vielmehr, meiner Meinung nach, zu der Auffassung bequemen, daß das „Geschlecht" in bestimmten Organen sich während des ganzen Lebens örtlich ändern kann, das geschlechtliche Vorzeichen in den Zellen wechseln kann, vielleicht eine örtliche geschlechtskonträre Säfteeinwirkung erfolgt, daß es also, entsprechend der bisexuellen Potentialität des Organismus, etwas Fließendes ist und keineswegs bei der Befruchtung einheitlich und unabänderlich festgelegt wird. Diese Erkenntnis macht eine Revision der heute gültigen Vererbungslehre notwendig. Wir werden noch auf diesen Punkt zurückkommen.

Einen großen Fortschritt hat die moderne experimentelle Hormonforschung gebracht [R. Chwalla (1948)]; sie hat nämlich gezeigt, daß Intersexe durch künstliche Zufuhr von konträrem Geschlechtshormon willkürlich beim Versuchstier erzeugt werden können, woraus geschlossen werden muß, daß sie durch einen vorübergehenden gegengeschlechtlichen Einfluß während der Entwicklung des Keimlings zumindest entstehen *können*, daß also vorübergehende Funktionsänderungen der Keimdrüsenhormonproduzenten zum Ergebnis „Intersexualität" führen könnten. Die Anatomie der Intersexe lehrt uns bei vielen solchen Individuen (s. die Zusammenstellung unten), und vor allem bei der erworbenen Intersexualität im postnatalen Leben, regelmäßig Veränderungen in der Nebenniere, und zwar in ihrer Rinde, kennen, wie ich schon sagte (s. die Zusammenstellung S. 316/17). Wir können daher eine angeborene und eine erworbene — dem Zeitpunkt der Entstehung nach —, ferner nach der Entstehungsursache eine gonadale und eine kortikosuprarenale Intersexualität unterscheiden; ob auch eine hypophysäre, läßt sich auf Grund der bisher nur vereinzelt vorliegenden Befunde noch nicht sagen. Die im postnatalen Leben auftretende, „erworbene" Intersexualität geht sicher in der Mehrzahl der Fälle entweder von den Keimdrüsen oder von der Nebennierenrinde aus; es gibt aber auch hier Fälle (s. S. 272 oben und 274), wo makroskopische Veränderungen an den Gonaden und Nebennieren fehlen. Ob sich in solchen Fällen mikroskopische Veränderungen werden nachweisen lassen, wird die Zukunft lehren.

Bei der kongenitalen, auch genetische Intersexualität genannt, liegen die Verhältnisse (s. die Zusammenstellung auf S. 315—317) vollkommen analog. In einem geringen Teil der Fälle dürfen wir hier auf ebensolche Einflüsse während des intrauterinen Lebens seitens der Nebennierenrinde oder der Keimdrüsen — bei den echten Zwittern — schließen wie bei der Mehrzahl der erworbenen Fälle. Diese Einflüsse haben einen abgeschlossenen, nicht mehr änderbaren Zustand hinterlassen, der uns in Form intersexueller Merkmale bei der Geburt entgegentritt. Daß dem so ist, bzw. war, geht hervor aus den zeitlebens feststellbaren Veränderungen im hormonalen Geschlechtssystem, von denen noch die Rede sein wird (s. die Übersicht unten). Bei der erworbenen Intersexualität ist heute, zumindest in vielen Fällen, erwiesen, daß sie hormonal bewirkt wird; bei der angeborenen, intrauterin entstandenen, ist ein solcher Nachweis natur-

Verhalten des hormonalen Geschlechtssystems (HGS) bei somatischer, angeborener und erworbener Intersexualität

Bei 20 **Hodenzwittern:** *45% Exzeßbildung der Nebennierenrinde,* 50% ein- oder beidseitige Leistenbrüche oder offener Proc. vag. peritonei, 30% Bauchhoden, 20% Leistenhoden, 20% Hypopadie, 15% Vergrößerung des *Hypophysenvorderlappens,* in den *Hoden* atrophische Veränderungen (A. Priesel), reichliche Östrogenausscheidung im Harn.

Bei **Eierstockzwittern**: fast regelmäßig besonders hochgradige *Nebennierenrinden-hyperplasie* oder außerordentlich große Nebennieren oder Nebennierenrinden-gewächse.

Eierstöcke: follikelarm, Zwischenzellwucherung im Eierstockstiel ähnlich wie bei bärtigen, postklimakterischen Frauen.

HVL: Vorherrschen der Hauptzellen oder der eosinophilen (Berührungspunkt mit der Akromegalie!).

Im Kindesalter vorzeitige Geschlechtsreife, reichliche Androgenausscheidung im Harn.

Unter 12 **Kryptorchen**: 1mal große *Nebennieren*, 1mal Hyperplasie ihrer Rinde, 1mal Leistenbruch, 1mal Hypospadie, fast immer offener Proc. vag. peritonei.

Hoden unterentwickelt oder atrophisch, unter 4 über 70jährigen mit Kryptor-chismus nur 1mal Prostatahypertrophie.

Experimentelle Erzeugung durch Östrogen bei Maus und Ratte. ferner durch Entfernung allen Nebennierengewebes (bei Ratten).

Kryptorchismus bei Insuffizienz des HVL und bei Zwischenhirnaffektionen. Erfolgreiche Therapie des Krytorchismus mittels hypophysärem Gonadotropin, Schwangerenharngonadotropin, Nebennierenrindenextrakt oder mit Testosteron.

Unter 9 **Hypospadikern**: 2mal *Hoden* klein, 1mal haselnußgroßer Bauchhoden, 1mal Atrophie eines Hodens, 1mal weibliche Schambehaarung (20 Jahre), 1mal Mangel beider Samenleiter, 1mal *Ureter duplex*.

Künstliche Erzeugung durch konträres Geschlechtshormon beim Versuchstier.

Unter 6 Hypospadikern im Alter von 56 bis 74 Jahren nur 1mal Prostata-hypertrophie!

49jähriger Mann mit **Epispadie** (gestorben an chron. kavernöser Lun-gentbc.) frei von Arteriosklerose!

Unter 8 **Gynäkomasten**: stets verschiedengradige Atrophie von *Hoden* oder Hoden und *Nebennierenrinde* mit oder ohne Atrophie des *HVL*.

Nebennieren vielfach klein.

Stets abnorme Zellverteilung im HVL.

Vorkommen bei *HVL*-Gewächsen.

3 Gynäkomasten im Alter von 56 bis 66 Jahren sämtlich frei von HP.

2mal fettwüchsiger Typ des Früheunuchoidismus.

Erzeugbarkeit von Gynäkomastie durch Östrogenzufuhr und durch Neben-nierenrindenhormon.

Unter 6 Trägern von **retrovesikalen Zysten**: 1mal *Nebennieren* „etwas klein", ihre Rinde dünn und leicht atrophisch, *Hoden* klein und schlaff, Hypospadia glandis.

1mal Prostata klein (Alter 62 Jahre!).

1mal *Ureter duplex* dext. und *Nebennierenrindenhyperplasie*.

Experimentelle Erzeugung durch Östrogen.

Unter 5 Trägern im Alter von 58 bis 77 Jahren 2mal HP.

Unter 12 Fällen von **Samenleiteraplasie** fehlten nur 2mal sichtbare Zeichen einer Schädigung des HGS.

4mal *Hoden* klein, 2mal große *Nebennieren*, 1mal Rindenhyperplasie.

2mal Prostata klein bzw. „auffallend klein" (Alter 58 und 77 Jahre!), 1mal auffallend kleine Samenblasen.

1mal weibliche Schambehaarung.

3mal Hypotrichose.

1mal *Hypospadie*.

1mal Leistenbruch, 1mal auffallend großer Utriculus prost., 1mal auffallende Kleinheit einer Samenblase.

1mal Unterentwicklung einer Prostatahälfte.

3mal Fehlen einer Cowperschen Drüse und der Hydatiden von Hoden oder Nebenhoden.

In drei Vierteln der Fälle *Aplasie einer Niere* und des zugehörigen Harnleiters.

2mal *Beckenniere* 1mal *Nierenhypoplasie*.

Unter 7 über 58 und bis 79jährigen nur 1mal HP.

Bei einem 54jährigen Mann mit **Samenleiterverdoppelung** *Hoden* „etwas klein“, 1 Hoden fibrös, *Nebennieren* groß mit auffallend breiter Rinde.

Unter 4 alten Männern mit der Anlage nach auffallend *großem Utriculus prostaticus* keine HP.

Bei **weiblicher Schambehaarung des Mannes** meist *Hypoorchidismus* (Fehlen der Zwischenzellen in äußerlich normalen Hoden!) oder *Hypokortikoadrenalismus* oder beides.

Vorkommen beim M. Addison und gewissen *HVL*-Adenomen mit Atrophie von Hoden und Nebennieren.

Unter 20 Fällen von Hodenatrophie 8mal Hypotrichose, darunter 4mal weibliches Schambehaarungsmuster.

Bei 3 jungen Männern (Alter 20 bis 29 Jahre) mit weiblicher Schambehaarung (Tod durch Suicid!) dünne oder auffallend dünne Nebennierenrinde, bei einem 16jährigen kleine Hoden und kleine Nebennieren mit schmaler Rinde (gestorben im Status epilepticus).

Weibliche Schambehaarung bei 2 von 5 männlichen Spätkastraten.

Bei 4 Männern mit weiblicher Schambehaarung im Alter von 55 bis 70 Jahren keine HP und 1mal Prostata, 2mal Hoden „etwas klein“.

männliche Schambehaarung der Frau: Bei *Nebennierenrinden*überfunktion und bei manchen Formen von Eierstockkrebs sowie bei den Arrhenoblastomen des *Eierstocks*, beim basophilen Adenom des *HVL*.

Auch bei örtlichen Behaarungsdefekten, z. B. fehlender Brustbehaarung beim Mann, wird vielfach eine dünne *Nebennierenrinde* gefunden.

gemäß schwerer zu führen. Der Unterschied zwischen diesen beiden Formen liegt aber nicht nur im Zeitpunkt der Entstehung der intersexuellen Merkmale, sondern auch darin, daß der verursachende Faktor im intrauterinen Leben einen in der ersten Entwicklung begriffenen Genitalapparat, also auf andere Gegebenheiten, trifft, wodurch die eintretenden Veränderungen viel tiefgreifender ausfallen als nach der Geburt, wo die Entwicklung größtenteils abgeschlossen ist. Der Beweis dafür, daß es sich bei der angeborenen Intersexualität um ein ähnliches Geschehen handelt wie bei der im späteren Leben erworbenen, liegt darin, daß bei der kongenitalen Form auch nach der Geburt noch Veränderungen in den Keimdrüsen oder in den Nebennieren, den zweiten Sexualdrüsen, oder in beiden angetroffen werden. Auch im HVL finden sich Veränderungen, doch sind diese noch wenig erforscht. Die letzte Ursache der Veränderung ist auch bei der erworbenen Form unbekannt, denn wir können heute nicht sagen, warum bei einem bestimmten Individuum eine Nebenniere plötzlich ein geschlechtsänderndes Blastom bildet oder warum ein Ovar ein Arrhenoblastom entstehen läßt, bzw. welche Einflüsse diese Veränderungen auslösen. Wir stoßen hier auf Vorgänge in der lebendigen Substanz, die unserer Einsicht nicht oder noch nicht zugänglich sind. Hier einen Umschlag des Zellgeschlechtes mit R. GOLDSCHMIDT anzunehmen, bedeutet meines Erachtens keinen besonderen Fortschritt. Die Heilbarkeit der erworbenen Intersexualität durch Beseitigung der auslösenden Veränderung spricht eindeutig gegen diese Auffassung.

Der Unterschied zwischen meiner Auffassung und der von R. GOLDSCHMIDT-MOSZKOWICZ liegt unter anderem darin, daß ich auch hormonale Einflüsse und als deren Träger die Geschlechtshormone produzierenden Organe als Ursache für die Entstehung auch von angeborener Intersexualität gelten lasse, während jene beiden Autoren alles auf das Zellgeschlecht und eine Änderung desselben zurückführen. Auf diese Annahme, und zwar auf eine örtliche Änderung des geschlechtlichen Vorzeichens, müssen wir zur Erklärung mancher Fälle der sogenannten lokalen Intersexualität (s. S. 324) zurückgreifen. Tatsächlich sind, wie ich schon sagte, bei angeborenen Intersexen Veränderungen der Nebennieren und der Keimdrüsen sehr oft nachzuweisen. Besonders bei den Eierstockzwittern sind Nebennierenveränderungen im Sinne von auffallender Hyperplasie der ganzen Nebennieren oder ihrer Rinde oder beides oder auch eine Gewächsbildung der Nebennieren fast regelmäßig festzustellen (s. S. 316 oben und 330); aber auch bei Hodenzwittern wird ein gleiches gefunden. Anderseits kommen atrophische Veränderungen in den Nebennieren, die bei Zusammentreffen mit Hodenhypoplasie den Eindruck einer schweren Schädigung des hormonalen Geschlechtssystems erwecken, z. B. bei Gynäkomasten, bei Trägern von weiblicher Schambehaarung oder von retrovesikalen Zysten und anderen kongenitalen intersexuellen Fehlbildungen vor (s. S. 189 unten, 270, 278, 441, 446 und 514; ferner die Zusammenstellung auf S. 316/17). Die Keimdrüsen sind bei den meisten Hoden- wie Eierstockzwittern feingeweblich nicht normal; die Hoden weisen außerdem sehr oft Lageanomalien auf. Die Abweichungen der Keimdrüsen betreffen sowohl das histologische, also feinstrukturelle Verhalten, bestehend z. B. in Fehlen von typischen Zwischenzellen, denen man heute die Inkretion zuschreibt, als auch das äußere, grob-anatomische Verhalten (Gestalt und Lage). Unterentwicklung und Atrophie werden sehr häufig beobachtet. An den Ovarien von Eierstockzwittern fällt die starke Ausbildung des Rete auf (s. S. 309 Mitte); in der Umgebung der Gonaden von Hoden- und Eierstockzwittern werden zudem akzessorische Nebennierenrindenknötchen gefunden (A. PRIESEL). In Zukunft wird den Nebennieren und ihrem makro- und mikroskopischen Verhalten bei Intersexen weit mehr Augenmerk zugewendet werden müssen als bisher, da noch viel zu wenig über ihr feingewebliches Verhalten bei Intersexen bekannt ist. Den sicheren Beweis für ein Wirksamsein geschlechtshormonaler Einflüsse im intrauterinen Leben liefert das angeborene genito-adrenale Syndrom.

Im HVL sind bei Intersexen verschiedene Veränderungen, zum Teil gegensätzlicher Art festgestellt worden, so eine Reduktion der granulierten Zellen, Überwiegen der Basophilen, hochgradiges Zurücktreten der Hauptzellen gegenüber einer Vermehrung der baso- und eosinophilen, und schließlich basophile und Hauptzellenadenome (alles von A. PRIESEL erhobene mikroskopische Befunde, s. die Zusammenstellung auf S. 315—317). Man könnte auch zwischen hormonaler und genischer Sexualität unterscheiden, wenn man mit Bestimmtheit zu sagen in der Lage wäre, daß bei der genischen Form Hormoneinflüsse keine Rolle spielen. Tatsächlich ist aber, wie bereits ausgeführt, Hormongeschlecht und Zellgeschlecht im lebendigen Organismus nicht zu trennen, so daß die erwähnte Unterscheidung im Einzelfall nicht mit Sicherheit gemacht werden kann.

L. MOSZKOWICZ unterschied verschiedene Formen der Intersexualität, und zwar außer den eigentlichen Zwittern die verschiedenen Spielarten des Hypogenitalismus, zu denen er den Kryptorchismus, den Eunuchoidismus, Infantilismus, den Typus adiposogenitalis, die Aplasie der Keimdrüsen und der Scheide, die Homosexualität, die Gynäkomastie und den Leistenbruch zählt. Er faßt alle Formen des Hypogenitalismus als Stufen der Intersexualität auf; die extremste Form ist die Aplasie der Keimdrüsen. Ob der Infantilismus herein gehört, erscheint mir insofern zweifelhaft, als er keine ausschließlich gonadale Ursache hat. Den Kryptorchismus und den angeborenen Leistenbruch darf man wohl zu den Intersexen zählen, nicht aber zum Hypogenitalismus im allgemeinen. Ein Intersex muß durchaus nicht hypogonad oder hypogenital sein. Die Hypogenitalen haben nach MOSZKOWICZ eine ungenügende Zellgeschlechtlichkeit und keine Hormongeschlechtlichkeit, mit Ausnahme einiger Kryptorcher. MOSZKOWICZ glaubte daher, an ihnen feststellen zu können, wie weit die Geschlechtsmerkmale konstitutionell (zygotisch) sind. Er vergaß dabei auf die zu seiner Zeit noch nicht bekannte Geschlechtshormonproduktion der Nebennierenrinde. Selbst für die von Geburt auf keimdrüsenlosen Individuen ist seine Vermutung nur beschränkt richtig, weil auch bei den Gonadenlosen die Geschlechtshormonwirkung der Nebennierenrinde berücksichtigt werden muß.

Die Intersexualität kann sich an den Keimdrüsen oder an gewissen sekundären und tertiären Geschlechtsmerkmalen äußern oder auch nur eines der sekundären oder tertiären Merkmale als „lokale Intersexualität" betreffen. Sind nur die Gonaden intersexuell — gonadale Intersexualität —, dann entsprechen die Auswirkungen dem äußeren Anschein nach einer Inkretion von beiderlei Geschlechtshormonen in abnormen Mengenverhältnissen. Eine solche Form von Intersexualität liegt bei den Zweidrüsenzwittern vor, ferner bei den vermännlichenden Blastomen des Eierstockes und bei den feminisierenden Gewächsen des Hodens oder der Zwischenzellen des Hodens.

Die Intersexualität der sekundären Geschlechtsorgane, die man auch als genitale Form der Intersexualität bezeichnen kann, tritt an den äußeren oder inneren Genitalorganen in Form von Entwicklungshemmung der geschlechtseigenen Bildungen, hingegen Ausbildung von solchen des andern Geschlechts in Erscheinung; das ist unter anderem bei den Scheinzwittern oder Pseudhermaphroditen der Fall. Diese genitale Form der Intersexualität deckt sich mit dem Hermaphroditismus tubularis und dem Hermaphroditismus externus, die andere Namengebungen darstellen (A. PRIESEL). Alle denkbaren gradmäßigen Abstufungen und Varianten kommen vor.

In andern Fällen tritt die Zweigeschlechtlichkeit an den tertiären Geschlechtsmerkmalen in Erscheinung (s. S. 9 und 325); sie betrifft entweder nur die somatischen oder nur die psychischen Merkmale dieser Kategorie oder beide zusammen. Es resultiert dann z. B. ein weiblicher Behaarungstypus beim Mann oder ein männlicher bei der Frau oder eine ein- oder beiderseitige Gynäkomastie ohne sonstige Abweichungen oder, wenn sich die Intersexualität auf die Psyche und den Geschlechtstrieb, also auf gewisse Großhirnabschnitte erstreckt, eine heterologe geistige Haltung bzw. die Homosexualität. Schließlich kann sich gonadale Intersexualität mit sekundär-genitaler und tertiär-genitaler in den mannigfachsten Kombinationen verbinden.

Weitaus häufiger als das Scheinzwittertum und das echte Zwittertum sind die leichten Formen der Intersexualität und unter ihnen haben insbesondere diejenigen der psychischen und der psychosexuellen Sphäre infolge ihrer gesellschaftlichen Auswirkungen praktische, soziologische Bedeutung. Schließlich sei schon hier darauf hingewiesen, daß bei Intersexen eine Blastombildung gewisser Organe, vor allem der Geschlechtshormonproduzenten, und der Organe des hormonalen Geschlechtssystems überhaupt, auffallend häufig ist (s. S. 328). Auffällig ist die aus der Zusammenstellung, S. 316/17, hervorgehende Häufigkeit, mit der Störungen im hormonalen Geschlechtssystem von solchen in den Harnorganen begleitet werden und umgekehrt Störungen dieser mit Abweichungen im hormonalen Geschlechtssystem einhergehen, wie die Aufstellung erkennen läßt. Diese Verhältnisse liefern einen eindrucksvollen Beweis für die Beeinflussung der Harnorgane durch das hormonale Geschlechtssystem (s. S. 127/28).

Es ist ausdrücklich hervorzuheben, daß die Intersexualität, besonders die lokalisierte Form, zwar eine (mehr oder weniger starke) Abweichung vom normalen, „musterhaften" Verhalten des geschlechtlichen Gepräges darstellt, jedoch nichts mit dem Geschlechtsleben zu tun hat oder zu haben braucht. In dieser Beziehung, was also geschlechtliche Potenz, Libido, Triebrichtung und Triebbefriedigungsart anlangt, kann sich ein Intersex leichten Grades vollkommen normal verhalten. Dennoch darf nicht verkannt werden, daß selbst eine leichte Form von Intersexualität ein Übergreifen ins andere Geschlecht bedeutet und damit zweifellos in erhöhtem Maße zu Anomalien des Geschlechtslebens gegenüber den geschlechtlich völlig normal Geprägten disponiert ist. Tatsächlich ist das ganz eindeutig der Fall. Es besteht kein Zweifel, daß die Psychopathia sexualis ein körperliches Korrelat hat und daß sie in Zukunft einer Überarbeitung unter diesem neuen Gesichtspunkt bedarf. Auch scheinbar normale Individuen können nach MOSZKOWICZ „latente" Intersexe sein; in solchen Fällen wird die geschlechtliche Abnormität, wie er ausführt, nur in Krisenzeiten des Lebens, wie in der Pubertät, in der Schwangerschaft, im Klimakterium oder in der Seneszenz durch Auftreten heterosexueller Merkmale oder pluriglandulärer endokriner Störungen, die MOSZKOWICZ auf ein und dieselbe Stufe stellt, offenbar.

Über die Entstehung der Intersexe s. S. 322. Die mehr oder minder hochgradige Mischung von männlichen oder weiblichen Merkmalen bei ein und demselben Individuum, die das Wesen der Intersexualität ausmacht, läßt sich aus der Dualität des Geschlechtscharakters und der Geschlechtshormone schon in der „Norm" — in jedem Organismus kreisen männliche und weibliche Hormone — verstehen, wozu noch die Dualität der geschlechtsprägenden hormonalen Faktoren — Gonaden und Nebennierenrinde — kommt. Zwei Faktoren schaffen den Geschlechtscharakter, der in jeder Zelle vorhandene Chromosomensatz — zelluläre Geschlechtlichkeit — und die sogenannten Geschlechtshormone, die von den Keimdrüsen und von der Nebennierenrinde gebildet werden — hormonale Geschlechtlichkeit.

Jede einzelne Zelle des Körpers enthält (s. S. 154), einen väterlichen und einen mütterlichen Chromosomensatz und außerdem bestimmte Geschlechtschromosome, die als X- und Y-Chromosomen bezeichnet werden (die in ihnen wirksamen geschlechtlichen Faktoren bezeichnet GOLDSCHMIDT als M (= männlich) und F (= weiblich) und den Geschlechtscharakter bestimmen. Durch sie wird jede einzelne Zelle zu einer männlichen oder weiblichen gestempelt und als solche gekennzeichnet. Die Prägung der Geschlechtszugehörigkeit durch die Geschlechtschromosomen bezeichnen wir als zygotische Sexualität oder das Zellgeschlecht. Dieses wird nach der bisherigen Vorstellung im Augenblick der Befruchtung durch die Geschlechtschromosomen festgelegt. Dem Zellgeschlecht steht die hormonale Geschlechtlichkeit oder das Hormongeschlecht gegenüber, welches durch die Hormone der Keimdrüsen und der Nebennierenrinde als den zwei Geschlechtshormonproduzenten im Organismus bewirkt wird. Daneben spielt der HVL durch seine Funktion als übergeordnete Regulationsdrüse für Keimdrüsen und Nebennieren in die Vorgänge der Hormongeschlechtlichkeit entscheidend hinein. Allerdings ist die Grenze zwischen zygotischer und hormonaler Sexualität deshalb keine scharfe, weil anzunehmen ist, daß auch die zygotische geschlechtliche Prägung durch stoffliche Substanzen in den Geschlechtschromosomen ausgelöst wird. Das hat sich, zumindest bei niederen Lebewesen, bei denen die Bedingungen für die Erforschung dieser Verhältnisse günstiger liegen, eindeutig herausgestellt. Letzten Endes wird damit auch die zygotische Geschlechtlichkeit zu einer hormonalen, d. h. durch Wirkstoffe vermittelten, wenngleich wir die Wirkstoffe der Chromosomen bei den höheren Lebewesen noch nicht kennen. Sie gehören in die Gruppe der sogenannten Zellhormone oder sind vielleicht Zellfermente. Hingegen sind die Geschlechtshormone Organprodukte, die aber letzten Endes auch wieder in Zellen gebildet werden. Die Scheidung zwischen Zellgeschlecht und Hormongeschlecht bedeutet also keine Wesensverschiedenheit in den wirksamen Mechanismen und ist damit keine fundamentale. Ein gleiches gilt naturgemäß für den Versuch, die zygotischen und die hormonalen Intersexe in der Wirklichkeit scharf auseinander zu halten. Sowie eine Störung der zygotischen Sexualität die Keimdrüsen beeinflußt und damit auch deren Hormonproduktion, muß sie notwendig eine hormonale Intersexualität zur Folge haben. Umgekehrt läßt sich eine hormonale Sexualität ohne eine zygotische als deren Grundlage kaum verstehen. Trotzdem hat die Unterscheidung zwischen zygotisch und hormonal bedingter Sexualität Wert, weil sie im Einzelfall zum Nachdenken über die Ursache zwingt und außerdem therapeutische Bedeutung hat.

Man unterscheidet auf Grund der vorhandenen Keimdrüsen drei Formen der Zwittrigkeit, den echten Hermaphroditismus oder Hermaphroditismus verus seu ambiglandularis, bei dem Hoden und Ovar gleichzeitig vorhanden sind, das Hodenzwittertum oder den Pseudhermaphroditismus masculinus seu testicularis, der durch männliche Keimdrüsen und weibliche Prägung ausgezeichnet ist, und schließlich das Eierstockzwittertum oder den Pseudhermaphroditismus femininus seu ovarialis, der weibliche Keimdrüsen bei sonstiger männlicher Prägung aufweist. Die hormonale Intersexualität kommt dadurch zustande, daß infolge Veränderung der Nebennierenrinde oder der Keimdrüsen in irgend einem Lebensabschnitt gegengeschlechtliches Hormon im Übermaß gebildet wird und den Organismus überschwemmt und entsprechende Veränderungen auslöst. A. JORES unterscheidet vom klinischen Standpunkt vier Formen von hormonal bedingter Intersexualität, das genito-adrenale Syndrom (suprarenaler Virilismus), die vermännlichenden Eierstockblastome, die verweiblichenden Hodenblastome, und 4. die Homosexualität. Letztere ist jedoch in ihrer echten, angeborenen Form ohne Zweifel eine zygotische Störung, auch wenn sie zuweilen von einer geschlechtshormonalen Komponente begleitet ist.

Das Wesen der Intersexualität und der Zwittrigkeit

Bei den meisten Lebewesen stimmen die Keimdrüsen mit den sekundären und tertiären Geschlechtsmerkmalen überein und lassen sämtlich eine ausgesprochen eingeschlechtliche Ausprägung erkennen. Das sind die normalen und normalgeschlechtlichen Individuen. Daneben begegnen wir solchen, deren sekundäre und tertiäre Geschlechtsmerkmale Züge des andern Geschlechts im Vergleich zu den vorhandenen Keimdrüsen aufweisen, bei denen also das Geschlecht der Keimdrüsen nicht zu durchgehender Entfaltung gelangt ist, oder bei denen die Keimdrüsen selbst untereinander verschieden oder doppelgeschlechtlich angelegt sind. Das sind die sogenannten Intersexe. Die Eigentümlichkeiten des andern Geschlechts können dabei in einem einzigen oder in einer Mehrzahl von Organen oder Merkmalen in Erscheinung treten. Wir unterscheiden danach eine lokale, eine pluriorganoide und eine allgemeine Intersexualität, welch letztere bereits dem echten Hermaphroditismus ambiglandularis entspricht. Die lokale Intersexualität, d. h. eine örtliche heterosexuelle Ausbildung, zeigt sich an den beiden Geschlechtern gemeinsamen Organen des Geschlechtsapparats und geschlechtlichen Eigentümlichkeiten, wie Mammae, Nebennieren, Behaarungstypus, im seelischen und im geschlechtlichen Verhalten usw. Sie muß aber darüber hinaus auf Grund der Divergenz des Zellgeschlechtes bei beiden Geschlechtern sämtlichen Körperorganen und Körpergeweben im Prinzip zugestanden werden. Vom Geschlechtsdimorphismus der Nebennieren war bereits die Rede (s. S. 41). An der Haut sind vor kurzem Geschlechtsunterschiede entdeckt worden, in den Nieren solche bekannt. Auf S. 93 wurde bereits ausgeführt, daß die Keimdrüsen beider Geschlechter anfänglich ein Entwicklungsstadium durchlaufen, das keine geschlechtliche Differenzierung unterscheiden läßt und daher auch als bisexuell bezeichnet werden kann. In dem bivalenten Charakter der Sexualität, der in der Produktion von beiderlei Geschlechtshormonen bei beiden Geschlechtern zum Ausdruck kommt, liegt die letzte Wurzel der Intersexualität. A. KOHN sieht das Wesen der Zwittrigkeit in mangelhafter Geschlechtsbestimmung. Schwäche des einen Geschlechts führt automatisch zum Überwiegen des andern und damit schon zu einer gewissen Intersexualität. Sehr viele Beobachtungen sprechen in diesem Sinne. Ein geschlechtskonträres Verhalten kommt auch an gewissen Abschnitten des Zentralnervensystems vor. Wir sprechen dann von geistiger Intersexualität und von Homosexualität (s. S. 325).

Die Entstehung der Intersexualität

Klarheit besteht heute nur über die Entstehung der hormonalen Formen von Intersexualität. Sie kommen durch eine Überschwemmung des Organismus mit gegengeschlechtlichem Hormon zustande, dessen Produktion von blastomatösen oder hyperplasierenden Prozessen der Nebennierenrinde oder von bestimmten Gewächsen der Keimdrüsen oder des HVL ausgeht. Das Resultat ist das, was wir als sogenanntes genito-adrenales Syndrom bereits (s. S. 48) kennengelernt haben, eine Vermännlichung der Frau und eine Feminisierung des Mannes. Die verursachenden Neubildungen werden als geschlechtsändernde Blastome bezeichnet (über diese s. S. 304). Auch vom HVL kann eine Vermännlichung der Frau und damit eine erworbene hormonale Intersexualität anscheinend ausgehen (s. S. 305). Immer bilden somit die Organe des hormonalen Geschlechtssystems deren Ausgangspunkt.

Anderseits hat die experimentelle Keimdrüsenhormonforschung gezeigt, daß angeborene Intersexe durch übermäßige Einwirkung gegengeschlechtlichen Hormons während der Embryonalentwicklung auf die Frucht oder auf die Fruchtträgerin bei den verschiedensten Versuchstieren erzeugt werden können [vgl. R. Chwalla (1948)].

So konnte beispielsweise Hypospadie der männlichen Harnröhre durch Injektion von Östron oder Östradiol an trächtige Muttertiere vor dem Wurf oder in die neugeborenen Jungtiere erzeugt werden, analog weibliche Hypospadie durch Androgenverabreichung; durch männliches Hormon eine Hemmung der weiblichen Geschlechtsorgane oder sogenannte Zwickenbildung mit Ausbildung von Teilen der ableitenden männlichen Geschlechtswege und Geschlechtsdrüsen bei weiblichen Früchten, wobei zugleich die Eierstöcke der Jungtiere eine Umbildung in die männliche Richtung, zu Hoden, erfahren. In ähnlicher Weise entstanden Intersexe, ja eine völlige Geschlechtsumkehr, bei genetisch männlichen Hühnerembryonen durch Einbringung von Östrogen in das bebrütete Ei oder Injektion von Östrogen in Ringtauben vor dem Eiabgang. Van Wagenen und Hamilton (1943) konnten weibliche Scheinzwitter bei Affen durch Einspritzung von Testosteron experimentell erzeugen.

Die so erzielten Intersexe sind von genischen nicht zu unterscheiden. Wir dürfen daraus den Schluß ziehen, daß auch die spontanen Intersexe durch eine abnorme Einwirkung von konträrem Geschlechtshormon auf den Keimling im Mutterleib zumindest entstehen *können* [R. Chwalla (1948)], wobei dieser heterosexuelle Einfluß offenbar entweder von den Geschlechtshormon produzierenden Inkretorganen der Frucht selbst oder denen der Mutter oder von der Plazenta ausgehen kann, von der wir wissen, daß sie sämtliche Keimdrüsenhormone erzeugt. Er kann aber auch von einem andersgeschlechtlichen Zwillingskeimling ausgehen, wenn beide Plazenten Gefäßanastomosen miteinander haben. Auf diese Weise entstehen die sogenannten Zwicken, für die eine hormonale Entstehung heute ziemlich allgemein anerkannt ist. Eine andere, viel wahrscheinlichere (in Analogie zur Entstehung gewisser Blastome der Geschlechtsorgane viel wahrscheinlichere) Entstehungsmöglichkeit liegt darin, daß zwar keine Überschwemmung der Frucht mit übermäßig viel gegengeschlechtlichem Hormon stattfindet, jedoch die Empfindlichkeit ihrer Geschlechtsorgane, welche durch die Geschlechtshormone in ihrer Ausbildung gesteuert werden und dadurch „intersexuellen" Einflüssen unterliegen, vermöge einer abnormen Anlage bereits gegen normale Mengen konträren Geschlechtshormons, wie sie immer vorhanden sind, abnorm gesteigert ist. Die Hypothese einer solchen Entstehung der genischen Intersexe durch eine gesteigerte Hormonempfindlichkeit der Zellen der intersexuell veränderten

Organe ist einer experimentellen Prüfung zugänglich. Wir wissen bereits, daß die Empfänglichkeit gegenüber einem Geschlechtshormon bei den Zellen eines und desselben Organs verschiedener Individuen, der verschiedenen Organe artgleicher Individuen, und erst recht verschiedener Arten verschieden ist. Ansonsten bliebe nur die Annahme eines zwittrigen Eies, die schon HALBAN gemacht hat, oder einer zwittrigen Samenzelle oder von zwittrigen bzw. zweierlei Urgeschlechtszellen. Durch meine Hypothese von örtlichen Schwankungen der Empfänglichkeit scheint mir auch die lokale Intersexualität erklärbar und gewinnen wir eine allgemeine Theorie der Intersexualität, welche deren Hauptursache in eine verschiedene Empfindlichkeit der Empfangszellen verlegt. Was vererbt wird, wäre nicht ein verschiedenes Geschlecht der Zellen und Organe, sondern eine unterschiedliche Ansprechbarkeit derselben gegenüber den im Blut kreisenden Geschlechtshormonen. Diese Auffassung rückt gleichzeitig den genischen oder Anlagefaktor in den Vordergrund, der sich aus den Erfahrungen der Tierzüchter über die Entstehung der Intersexe ergeben hat. Sie geht von bestimmten Zuchttieren aus, die vermöge einer abnormen Erbanlage immer wieder Intersexe erzeugen.

Ich habe schon gesagt, daß uns die Zellgeschlechtlichkeit zu der Annahme zwingt, daß auch alle anderen Organe außer den Geschlechtsorganen eine andersgeschlechtliche Struktur aufweisen können, wenngleich bis jetzt von einer Intersexualität in anderen Körperorganen nichts bekannt ist. Wir haben in den Abschnitten über die Wirkungen der Androgene und Östrogene gesehen, daß sich die Wirkungen der Geschlechtshormone auf fast alle Organe und Gewebe des Körpers erstrecken (s. auch R. CHWALLA 1948, l. c.), so daß sie für sie empfänglich sein müssen. Ferner verweise ich in diesem Zusammenhang darauf, daß die verschiedensten Organerkrankungen einschließlich der Blastome eine ausgesprochene Geschlechtsabhängigkeit aufweisen (s. darüber S. 338). Es könnte sein, daß wir die Äußerungen der Intersexualität bei den andern als den mit der Sexualität und ihren Aufgaben zusammenhängenden Organen heute noch nicht kennen. Das wichtigste, um hier in der Erkenntnis weiterzukommen, ist ein Studium der Begleitpathologie der Intersexe und jener Organkrankheiten, welche bei ihnen am häufigsten vorkommen. Die Analyse beider wird den Verdacht liefern, daß die abnorme geschlechtliche Konstitution an der (endogenen) Krankheitsentstehung Schuld trägt oder mitschuldig ist.

Rückbildungsprozesse an einem oder mehreren Organen des hormonalen Geschlechtssystems, die zur Insuffizienz ihrer Geschlechtshormonproduktion führen und damit das Gleichgewicht der Geschlechtshormone verändern, können verständlicherweise ebenfalls Erscheinungen von Intersexualität zur Folge haben, wie der Verfasser dies z. B. für die hormonale Form der Gynäkomastie und für die retrovesikalen Zysten wie für die Aplasie des Samenleiters als angeborener Formen von Intersexualität gezeigt hat (s. S. 448, 458, 514). Wir verstehen daraus, daß Intersexe sehr häufig hypogonad sind und ihre Keimdrüsen verschiedene Grade von Unterentwicklung oder Atrophie aufweisen (s. S. 315—317).

Wir können also abschließend feststellen, daß hormonale Intersexualität durch Über- wie Unterfunktionszustände der Organe des hormonalen Geschlechtssystems, wie aus der Zusammenstellung S. 315—317 aufs deutlichste hervorgeht, und ganz allgemein durch eine Störung des Verhältnisses Androgen: Östrogen ausgelöst wird. Ein gleiches muß für die angeborene Intersexualität zumindest als möglich erachtet werden. Die Tatsache, daß das genito-adrenale Syndrom kongenital vorkommt, beweist, daß Störungen im Geschlechtshormonquotienten bereits intrauterin auftreten können. Von sehr großer praktischer Bedeutung ist, daß Intersexe verhältnismäßig häufig (vgl. dazu die Erfahrungen der Tierzüchter, s. oben) in Verwandtenehen beobachtet worden sind (M. HIRSCHFELD u. a.), weil sich daraus ein

Weg für ihre Verhütung ergibt. Er ist derselbe wie bei allen Erbanomalien und Erbkrankheiten. Daß eine Fortpflanzung der Intersexe nicht wünschenswert ist, wurde bereits gesagt.

Die lokale Intersexualität

Man unterscheidet neben einer mehr oder minder verbreiteten oder allgemeinen, Soma und Psyche betreffenden Intersexualität eine solche, die sich auf bestimmte Einzelorgane beschränkt, die dann eine heterosexuelle Ausbildung erkennen lassen. Dazu gehört die Homosexualität bei normalem Soma, ferner die sogenannte geistige Intersexualität (s. S. 325) und gehören gewisse Fälle von Gynäkomastie, bei denen außer einer Vergrößerung einer oder beider Brustdrüsen keinerlei sonstige seelische oder körperliche Verweiblichungserscheinungen und keine abnormen Befunde an den Hoden äußerlich nachweisbar sind. Zumindest ein Teil der Fälle von familiärer Gynäkomastie dürfte zu dieser Gruppe zählen. Mit Berechtigung können ferner andere umschriebene, örtliche Fehlbildungen im Bereich der Geschlechtsorgane zur lokalen Intersexualität gerechnet werden, die beim Versuchstier durch Zufuhr konträren Geschlechtshormons während der Embryonalentwicklung erzeugt werden können, so z. B. die Hypospadie, oder die Fälle von Erhaltengebliebensein mehr oder minder großer Abschnitte der Müllerschen Gänge beim Mann (retrovesikale Zysten, s. S. 514, oder einfache Strangreste) oder der Wolffschen Gänge bei der Frau ohne sonstige Abnormität. Mit Berechtigung kann man den lokalen oder partiellen Defekt der Wolffschen Gänge beim Mann (vgl. die Zusammenstellung S. 316) und analoge Defekte der Müllerschen Gänge beim Weib ihr ebenfalls zurechnen, weil diese Fehlbildungen durch eine Hemmungswirkung gegengeschlechtlichen Hormons beim Versuchstier zustande kommen können. Die Berechtigung dazu ist umso größer, als Defekte des Wolffschen Ganges, z. B. der Samenwege beim Mann, nicht selten mit Erhaltenbleiben oder auch Weiterdifferenzierung des Müllerschen Ganges vergesellschaftet vorkommen und umgekehrt (s. S. 449). Die Rückbildung der Wolffschen Gänge ist ein beim weiblichen Geschlecht physiologischer Vorgang. Demnach darf eine vollständige oder teilweise Rückbildung derselben beim Manne als heterosexuelles Merkmal und als Erscheinung von Intersexualität gewertet werden, wie das von Luksch bereits geschehen ist. Die Grenze der Intersexualität zum Normalen ist insofern eine fließende, als kleine Reste der Wolffschen und der Müllerschen Gänge bei beiden Geschlechtern stets erhalten bleiben. Ferner gehören die Fälle von weiblichem Schambehaarungsmuster ohne sonstige Abweichung ins konträre Geschlecht ebenfalls zur lokalen Intersexualität.

L. Moszkowicz hat neben der Hypospadie auch den angeborenen Leistenbruch und den Kryptorchismus der Intersexualität, unleugbar mit Berechtigung, zugezählt. Wo diese beiden Anomalien für sich allein vorkommen, dürfen sie zur lokalen Intersexualität gerechnet werden. Das Gewicht seiner seinerzeitigen Argumente ist in der Zwischenzeit noch durch die experimentelle Entdeckung verstärkt worden, daß Hypospadie, Kryptorchismus und angeborener Leistenbruch bei gewissen Versuchstieren durch Östrogenzufuhr während der intrauterinen Entwicklung künstlich hervorgerufen werden können. Die Hypospadie ist ferner bei Zwittern, Scheinzwittern und Eunuchoiden häufig, Hernia inguin. cong. oder wenigstens ein offener Processus vaginalis peritonei bei echten und Scheinzwittern noch häufiger (vgl. die Zusammenstellung auf S. 315/16). Die lokale Intersexualität kann schließlich die Nebennieren bzw. deren Rinde betreffen. Diese erzeugt in solchen Fällen reichlich heterosexuelle (im Verhältnis zu den Keimdrüsen) Geschlechtshormone und ruft dadurch eine angeborene (oder erst im späteren Leben auftretende) Virilisierung bei weiblichen Individuen hervor. Das

Vorkommen von angeborener Feminisierung bei männlichen Individuen ist noch nicht sichergestellt, doch ist daran nicht zu zweifeln. Möglicherweise ist die primäre Azoospermie auch eine Manifestation von örtlicher Intersexualität. Fand ich doch in zwei solchen Fällen einmal einen Hypoorchidismus und Hypokortikoadrenalismus und im zweiten Zeichen von Unterfunktion der Nebennierenrinde.

Wie die Erscheinungen der lokalen Intersexualität zustande kommen, wissen wir noch nicht. Es sei jedoch hiezu bemerkt, daß A. Priesel bei einem 23jährigen, der nur durch eine weibliche Schambehaarung auffiel, eine „auffallend schmale" Nebennierenrinde gefunden hat und bei einem 43jährigen mit der gleichen Anomalie typische Leydigsche Zwischenzellen in den Hoden vermißte, und andererseits bei einseitiger Gynäkomastie eines 51jährigen eine atrophische Leberzirrhose bei kleinen Nebennieren und dürftiger Genitalbehaarung von weiblichem Muster und ein Fehlen der Stammbehaarung fand. Aus diesen Befunden geht hervor, daß die erworbene lokale Intersexualität trotz ihrem örtlich beschränkten und einseitigen Auftreten unzweifelhaft hormonal ausgelöst sein kann, aber auch, wie schwer es mitunter ist, im Einzelfall am Lebenden ihre Ursache aufzudecken.

a) Die Gynäkomastie (s. S. 458).

b) Intersexuelle Schambehaarung (s. S. 278).

c) Die geistige Intersexualität. Wir haben bereits eine andersgeschlechtliche Prägung des Gehirns bzw. eines Teiles desselben in Gestalt der Homosexualität, die für den Laien hauptsächlich durch die Abartung des Geschlechtstriebes in Erscheinung tritt, kennengelernt. Eine zweite Form heterosexueller Prägung des Cerebrum betrifft die geistige Haltung und Persönlichkeit. Hierbei handelt es sich um Intersexualität auf seelisch-geistiger Ebene oder seelische intersexuelle Zwischenstufen. Sie sind wahrscheinlich ebenso häufig wie die somatisch-intersexuellen Individuen. Ihre Rolle in der menschlichen Gesellschaft wird noch nicht gebührend eingeschätzt. Ein Teil der Konflikte im Zusammenleben der Menschen, vor allem der disharmonischen Ehen, resultiert aus geistiger Intersexualität eines Ehepartners. Es gibt Frauen mit männlichen Charaktereigenschaften, männlichem Verstand, männlicher Entschlußkraft und männlicher Aggressivität, denen die charakteristischen fraulichen Wesenszüge mangeln, die männliche Berufe auszufüllen vermögen, Geschäfte und Unternehmungen zu leiten imstande sind, und andererseits Männer mit weiblicher Veranlagung, die weich und abnorm empfindsam sind und männlichen Mut und Entschlossenheit vermissen lassen. Es ist klar, daß z. B. eine männliche Frau und ein normaler Mann kein reibungsloses eheliches Zusammenleben ergeben. Die heutige Zeit, in der die Frau fast sämtliche Berufe des Mannes erobert hat, züchtet geradezu die heterologe geistige Haltung heraus, d. h. sie schafft eine Auslese der weiblichen Individuen mit geistiger intersexueller Konstitution, da sie im Daseinskampf besser abschneiden und in den Zeiten der Berufsarbeit der meisten Frauen sozial besser fortkommen. Dazu kommt als weitere Komplikation im Zusammenleben die Rolle der männlichen Frau auf sexuell-erotischem Gebiet, die ebenfalls noch keineswegs voll erkannt ist. Sadismus, Masochismus, Transvestitismus und Fetischismus sind weitere Spielarten der geistigen Intersexualität, die das geschlechtliche Triebleben betreffen.

d) Die Homosexualität als geschlechtskonträre Abartung des Geschlechtstriebes. Die echte Homosexualität mit ihrer ausschließlich konträren Sexualempfindung ist durch eine Erbanlage bedingt und damit angeboren. Sie äußert sich darum schon zur Zeit der Pubertät und tritt im gesamten Seelenleben und in der gesamten Persönlichkeit zutage, nicht bloß in der Sexualsphäre. Beim Tier kommt eine konträre Richtung des Geschlechtstriebes genau so vor wie beim Menschen, ein Zeichen, daß äußere Einflüsse, Erziehung, Umwelt u. dgl. eine untergeordnete Rolle spielen. Solche äußere Umstände haben lediglich Bedeutung für die passive Homosexualität. Es ist kein Zweifel, daß die echte Homosexualität ein somatisches, wahrscheinlich auch anatomisch faßbares Substrat hat, das im Zentralnervensystem in bestimmten Gehirnteilen liegen muß. Somatisch sind die homosexuellen Männer vielfach durchaus normal — auch das Schambehaarungsmuster kann rein männlich sein —, sofern man von den Auswirkungen und Ausstrahlungen der abnormen Psyche auf das Soma, die äußere Haltung, den Gang, das Gehaben, die Art, sich zu kleiden, die Mimik usw. absieht. Oft trägt aber auch das Soma ausgesprochen weibliche Züge und solche Individuen machen schon äußerlich einen mehr oder minder hochgradig femininen Eindruck. Daß die Richtung des Geschlechtstriebes vom somatischen Geschlechtscharakter unabhängig ist, lehren auch die Zwitter, deren Geschlechtszugehörigkeitsgefühl häufig zum histologischen Charakter ihrer Keimdrüsen in diametralem Gegensatz steht.

Man darf vermuten, daß die Ursache der echten Homosexualität vielleicht in einer abnormen (feinmolekularen?) Struktur des Geschlechtszentrums liegt; künftige Untersuchungen werden ihr Augenmerk hierauf zu richten haben. Im Gegensatz zu dieser zentralnervösen Auffassung der Aetiologie der Homosexualität suchte E. STEINACH sie durch das Vorhandensein weiblicher Zwischenzellen im Hoden, den von ihm beschriebenen sogenannten F-Zellen, somatischtestikulär zu erklären. Die Existenz der F-Zellen und ihre Bedeutung sind von Nachuntersuchern bestritten worden. Wie immer es sich auch mit den weiblichen Zwischenzellen im Hoden von STEINACH verhalten mag, vielfache Erfahrung hat gezeigt, daß die Störung, die bei der echten Homosexualität vorliegt, nicht durch Eingriffe an den Hoden beseitigt werden kann: die Einpflanzung von Hoden geschlechtlich normal empfindender Männer vermochte nämlich an der Triebabweichung gar nichts zu ändern (s. S. 327), wie zu erwarten wäre, wenn die Anomalie von den Hoden ausginge. In der Tatsache, daß bei homosexuellen Männern, wie Hormonanalysen vom Harn ergeben haben, ein Überwiegen der Östrogenausscheidung über die Androgenausscheidung und damit ein geschlechtshormonales Verhalten wie beim weiblichen Geschlecht und wie in manchen Fällen von Hodeninsuffizienz gefunden werden kann, ist jedoch eine somatische Entsprechung der zerebralen Abnormität, und zwar von seiten des hormonalen Geschlechtssystems, zu erblicken. Sie stellt ein Beispiel für die Wechselbeziehung zwischen Seele und Körper dar. Die Herkunft des vermehrten Östrogens bleibt noch festzustellen.

Therapeutisch scheint eine Beeinflussung der echten Homosexualität am ehesten durch suggestive oder hypnotische Maßnahmen möglich. Die Behandlung mit Androgen (Erfolge bei LURIE 1944) versagt meist oder bringt nur eine vorübergehende Besserung; die Erotisierung erfolgt nicht im erwarteten, sondern im gleichgeschlechtlichen Sinn. Eine wirkliche Dauerheilung erzielt sie nur bei der hormonalen Form der Homosexualität, wie sie bei manchen Vollkastraten vorkommt.

Bei der Altershomosexualität kommt ähnlich wie bei Kastraten mit dem Versiegen der Androgeninkretion der Hoden und in dem Maße, als dieses erfolgt, eine verdeckte weibliche Anlage in Gestalt einer Geschlechtsumkehr auf dem Gebiet der sexuellen Triebrichtung zum Durchbruch. Wir kommen damit zur erworbenen Homosexualität, die, soweit sie endogenen Ursprungs ist, hormonal ausgelöst wird. Auch bei männlichen Eunuchoiden ist Homosexualität nicht ungewöhnlich.

Ein somatisches Analogon zu diesen Beobachtungen von Homosexualität bei inkretorischer Hodeninsuffizienz bildet die Erfahrung, daß kastrierte Mäusemännchen vielfach eine Hypertrophie der Brustdrüsen, männliche Kastraten in einem Teil

der Fälle in Analogie dazu eine Gynäkomastie entwickeln und daß operativ oder
röntgenkastrierte weibliche Meerschweinchen eine Klitorishypertrophie bekommen,
wie sie bei Frauen mit angeborenem Eierstockmangel nicht selten ist. Bisweilen findet man bei solchen Frauen sogar eine allgemeine Vermännlichung oder Erscheinungen
von Zwittertum. Ein Gegenstück zu dem Auftreten weiblicher Züge bei männlichen
Kastraten bildet die Vermännlichung mancher postklimakterischer Frauen. Weibliche
Kastraten können ebenso einen gewissen „Geschlechtsumschlag" entwickeln wie männliche. Bei der Altershomosexualität handelt es sich um eine analoge Erscheinung auf
dem Gebiet des Trieblebens; sie geht mit einer Impotenz einher.

Daß im Tierreich die Verhältnisse ähnlich liegen, wie es die angeführten Beobachtungen für den Menschen aufzeigen, und daß auch bei homosexuellen Tieren die
zerebrale Abweichung eine somatische Komponente haben kann, dafür spricht
eine Beobachtung von GREULICH und BURFORD (1936) am Hund. Diese Autoren
haben über drei Fälle von Gewächsbildung in kryptorchen Hoden berichtet, wo
Veränderungen in Prostata und Mammae vorhanden waren, derart, wie sie experimentell durch Östrogenzufuhr erzeugt werden. Zwei von diesen Hunden waren homosexuell. Auch bei den menschlichen, angeborenen und erworbenen Intersexen begegnen wir, wie aus der Aufstellung auf S. 315—317 ersichtlich, außerordentlich oft
einer Schädigung der Prostata und einem damit parallelgehenden Ausbleiben der
Altershypertrophie dieses Organs, die sonst so häufig ist.

Das führt zu der durch krankhafte somatische Veränderungen erworbenen
Homosexualität, wie sie beim Mann durch die — seltenen — feminisierenden
Nebennierenrindenkarzinome, in geringerem Grad auch durch Chorionepitheliome
des Hodens hervorgerufen werden kann, die beide exzessiv Östrogen produzieren
und damit eine überwältigende weibliche Umstimmung des ganzen Organismus
herbeiführen, bei der Frau durch suprarenale Virilisierung infolge von Hypertrophie, Adenomen oder Karzinomen der Nebennierenrinde (s. S. 48) ausgelöst
wird. Diese Fälle von hormonaler oder erworbener Homosexualität reichen gradmäßig nicht an die echte, angeborene oder genische Homosexualität heran — besonders gilt das für die männlichen Fälle, und zwar allein schon aus dem Grund,
weil der körperliche Zustand bei solchen Gewächsen es vielfach gar nicht bis zur
homosexuellen Geschlechtsbetätigung kommen läßt — und werden im Gegensatz
zu der angeborenen Form vom Betroffenen subjektiv als Veränderung empfunden
und gehen, sofern es sich um größere Gewächse handelt, zudem mit deutlichem
Krankheitsgefühl einher. Von körperlichen Symptomen, welche eine solche erworbene Perversion der Geschlechtsempfindung infolge von Nebennierenrindengewächsen begleiten, finden sich beim Mann Gynäkomastie (eventuell sogar mit
Pseudolaktation), Verlust von Libido und Potenz, Verkleinerung der Genitalorgane,
Zunahme des Körpergewichtes und Abnahme der Körperbehaarung (Östrogen-
effekte?). Während bei Männern eine solche Nebennierenerkrankung gewöhnlich
im Mannesalter einsetzt, beginnt sie bei der Frau vielfach schon in der Pubertätszeit und geht mit deutlicher somatischer Vermännlichung und Involution der
weiblichen Geschlechtsorgane einher (vgl. S. 75).

Über experimentelle Erzeugung von Homosexualität beim Versuchstier durch
Eierstockimplantation s. S. 225.

Die Hodentransplantation bei Homosexualität und ihre Erfolge

Über vorübergehende Besserungen der Homosexualität durch Hodenüber-
pflanzung haben MÜHSAM (1920—1926), SCHREIBER (1922), über Heilung PFEIF-
FER (1922) bei einem allerdings nicht echten Fall von Homosexualität berichtet.
R. LICHTENSTERN hat unter dem Einfluß der Lehre von E. STEINACH, daß die
Homosexualität auf feingeweblichen Veränderungen in den Hoden (den F-Zellen,
s. S. 326) beruhe, nämlich auf Einsprengungen weiblicher Zellen im Hoden, eben den

F-Zellen, zurückgehe, vor der Hodentransplantation einseitig kastriert, ebenso MÜHSAM. Die bloße Kastration ist ohne Wirkung auf die Triebrichtung. Umgekehrt erotisierte Überpflanzung eines Hodens eines homosexuell Veranlagten einen normalen Vollkastraten normal, d. h. heterosexuell (KREUTER 1922). E. STEINACH selbst hat ausgeführt (1936), daß die Hodentransplantation bei nichtkastrierten Homosexuellen mehr oder weniger negative Ergebnisse zeitigt; nur in einem Fall eines homosexuellen Vollkastraten sei eine männliche Erotisierung aufgetreten. Gegen die STEINACHsche Lehre haben sich KYRLE, STIEVE, SLOTOPOLSKY und SCHINZ unter Berufung darauf gewendet, daß sich Zwischenzellen nach Art der F-Zellen in jedem Hoden fänden. Im Lichte unseres heutigen Wissens erscheinen allerdings histologische Veränderungen im Hoden von angeborenen Homosexuellen nicht ausgeschlossen. Eindeutige und Dauererfolge sind durch die Hodentransplantation bei Homosexualität nicht erzielt worden, was auch nicht zu verwundern ist. Es fragt sich sehr, ob die mitgeteilten Besserungen nicht auf suggestivem Wege zustande kamen, was allerdings ihren Wert keineswegs schmälern würde. Wissenschaftlich ist dieses Problem noch nicht entschieden.

Blastome und Intersexualität

Eine Blastombildung scheint bei Intersexen in gewissen Organen auffallend häufig zu sein. L. MOSZKOWICZ fand nämlich (1932) unter 200 Zwittern 50 = 25 % Geschwulstträger (vgl. die Zusammenstellung S. 472), und zwar charakteristischerweise vor allem Blastome der Keimdrüsen und der Nebennierenrinde, der heute als die Geschlechtshormonproduzenten erkannten Inkretorgane. Der Zusammenhang geschlechtsändernder Blastome mit Intersexualität geht nach ihm bei solchen Blastomen der Hühner aus dem Umstand hervor, daß dabei aus einem Eierstock einmal ein Hoden, das anderemal ein Blastom entsteht. Andererseits konnten bei 25 % von geschlechtsreifen Hühnern durch Zufuhr gegengeschlechtlichen Hormons (Testikel- und Follikelhormon) eigentümliche Neubildungen erzeugt werden [JEZIERSKI (1935)], die bei Hähnen, Kapaunen und Kaninchenböcken nicht zustandekamen. Weitere, einen Zusammenhang von Blastombildung und Intersexualität unterstützende Befunde sind auf der Tabelle S. 473 oben angeführt; sie lassen die anscheinend überdurchschnittliche Häufigkeit von bösartigen Neubildungen verschiedener Art und Lokalisation bei einzelnen anatomischen Formen von Intersexualität erkennen, so bei Kryptorchismus und Trägern von Eichelhypospadie, von retrovesikalen Zysten (s. S. 514) und von Samenleiteraplasie (s. S. 448), einem Defekt der WOLFFschen Gänge, und bei nicht eunuchoiden Gynäkomasten. Zugleich geht aus der Zusammenstellung hervor, daß die Auffassung von L. MOSZKOWICZ, daß Blastome im allgemeinen ein Ausdruck von Intersexualität seien, anscheinend nur für die Blastome des Hodens und der Nebennierenrinde zurecht besteht. Weist doch die Tabelle eine auffallende Häufigkeit von Leistenbruch und von Hodenretention bei den Seminomen und Teratoiden des Hodens aus, die an die Häufigkeit dieser Affektionen bei den Pseudhermaphroditen erinnert (s. S. 329). Ich erinnere in diesem Zusammenhang ferner an die anscheinend besonders große Häufigkeit von Uterusmyomen bei Frauen mit Virilismus und an die Krebshäufigkeit bei solchen Frauen (vgl. S. 272 und 312).

Mehrfache Feststellungen ergeben also den Verdacht auf einen Zusammenhang der Blastombildung im allgemeinen und der der Organe des hormonalen Geschlechtssystems im besonderen mit Schwankungen der Sexualität und mit Intersexualität, die eine eingehendere Verfolgung dieses interessanten Problems an einem größeren Beobachtungsmaterial geboten erscheinen lassen (s. auch S. 344 und das Kapitel „Prostatahypertrophie und Intersexualität" S. 422).

b) Der Pseudhermaphroditismus (Scheinzwittrigkeit, Hermaphroditismus externus A. Priesel)

Bei den seltenen weiblichen Scheinzwittern, die durch *männliche* äußere Geschlechtsmerkmale und *weibliche* Keimdrüsen ausgezeichnet sind, findet sich nach H. H. Young und allgemeiner Erfahrung fast immer eine Nebennierenrindenhyperplasie. Solche Individuen haben eine äußerlich nicht sichtbare Scheide, die sich in die hintere Harnröhre öffnet, und eine Prostata. Im Harn scheiden sie reichlich Östrogen aus (1200 E im Liter sind gefunden worden!). Solche Fälle konnten durch Resektion der hyperplastischen Nebennieren und mehrfache plastisch-chirurgische Eingriffe an den Geschlechtsorganen weitgehend normal gebildet werden. Man muß sich allerdings darüber klar sein, daß damit die abnorme genische Anlage nicht beseitigt ist und weiter wirkt.

Bezüglich der Entstehung wird angenommen, daß eine schon im Fötalleben einsetzende Überfunktion der Nebennierenrinde den weiblichen Pseudhermaphroditismus auslöst und dabei auf die Fälle von vermännlichenden Nebennierenrindengewächsen und -hypertrophien im Erwachsenenalter Bezug genommen, bei denen durch Entfernung einer Nebenniere (bei beidseitiger Hypertrophie) bzw. der blastomtragenden Nebennierenrinde Heilung oder fast völlige Heilung erzielt worden ist. Ein Pseudhermaphroditismus femininus ist also stets verdächtig auf eine (kortiko)suprarenale Ätiologie, wobei der vermännlichende Einfluß weit zurückliegt, nämlich während der embryonalen Entwicklung der vermännlichten Organe stattgefunden haben muß.

Weitaus häufiger als der weibliche ist der *männliche Pseudhermaphroditismus*, worunter man das Vorhandensein weiblich gebildeter äußerer Geschlechtsteile bei einem Hoden tragenden und meist auch männlich aussehenden Individuum versteht. Noch häufiger wird psychische Zwittrigkeit (Intersexualität) beobachtet, die als Homosexualität bekannt und bereits erörtert worden ist (s. S. 325 unten). Die männlichen Scheinzwitter sind wie die weiblichen meist unfruchtbar und haben nur ausnahmsweise Nachkommen. Sie kommen familiär gehäuft vor und die Vererbung der Abnormität erfolgt in solchen Fällen durch gesunde, d. h. selbst nicht zwittrige Frauen als Überträger durch Generationen hindurch. Sie treten jedoch auch völlig isoliert in Sippen auf. Da auch bei männlichen Pseudhermaphroditen eine Nebennierenrindenwucherung häufig ist (vgl. das nächste Kapitel), nimmt es nicht wunder, wenn heute der Pseudhermaphroditismus, z. B. von Greene (1944) als ,,wahrscheinlich ausschließlich hormonal verursacht'' angesehen wird.

Die extragenitalen anatomischen Befunde bei Hodenzwittern (Hermaphroditismus masculinus). An zwanzig, von L. Moszkowicz aus dem Schrifttum zusammengestellten Hodenzwittern fällt die Häufigkeit von Leistenbruch oder offenem Processus vaginalis peritonei ein- oder beiderseits (in zehn Fällen = 50%) und von Leistenhoden (in vier Fällen) oder Bauchhoden (in sechs Fällen), also Retentio testis, sowie von Hypospadie (sechsmal, und zwar dreimal glandäre Form, einmal penile, zweimal skrotale Form der Hypospadie) auf. Eine Hyperplasie der Nebennierenrinde wurde siebenmal (!), ein großes Gewächs der Nebennierenrinde einmal, ein Nebennierenrindenadenom ebenfalls einmal festgestellt. Insgesamt wurde *in fast der Hälfte der Fälle* eine *Exzeßbildung der Nebennierenrinde* gefunden; jedoch ist auch Kleinheit der Nebennieren beobachtet worden. Eine besondere Größe der Vorderhypophyse wird in der erwähnten Kasuistik dreimal (!), ein Fehlen der Vorhaut zweimal angegeben, über Kleinheit des Thymus einmal berichtet. Letzteren Befund erhob A. Priesel bei einem im neunten Lunarmonat totgeborenen Hodenzwitter (mit Eichelhypospadie, Hodenretention und Beizwischenniere im Hodenstiel). Eine Blutsverwandtschaft der Eltern ist nicht selten (s. S. 323 unten) ebenso Amenorrhoe, Behaarungsmangel (!) und Sterilität bei den Geschwistern der Betroffenen. Eine multiple Fibromatose der Haut wurde bei der Schwester eines Hodenzwitters gefunden. Bemerkenswert ist, daß bei den Hodenzwittern mit männlichen *äußeren* Geschlechtsteilen die Schambehaarung trotz dem Vorhandensein von Hoden meist weiblichen Typus aufwies, d. h. nach oben horizontal begrenzt war. Das wird leichter verständlich, wenn man erfährt, daß im Harn von männlichen Pseudhermaphroditen reichlich Östrogen gefunden worden ist (s. S. 336) und daß nach Kastration typische Menopausensymptome beobachtet worden sind [WITSCHI und MENGERT (1942); BETTINGER (1944)]. Der äußere Habitus war bald männlich — kann auch rein männlich sein —, bald ein weiblicher. Die Prostata von Hodenzwittern kann nur aus glatter Muskulatur bestehen und das Drüsengewebe vermissen lassen. Die Morgagnische Hydatide des Hodens, die dem kranialen Ende des einstigen Müllerschen Ganges entspricht, ist bei tubulären männlichen Scheinzwittern bisweilen zu einem regelrechten Fimbrienende gleich dem eines Eileiters umgestaltet. Die Müllerschen Gänge können vollständig erhalten und fortentwickelt sein. Von der Häufigkeit der Hodenretention — in der Hälfte der Fälle — war bereits die Rede (s. eingangs); eine Verspätung des Abstieges der Hoden ist gleichfalls häufig. Die Hoden selbst zeigten in einem von A. PRIESEL histologisch genau untersuchten Fall (68jähriger Mann mit linksseitiger Leistenbruchoperation im Alter von 26 Jahren) eine mäßige Atrophie mit einer beträchtlichen Vermehrung der Zwischenzellen; solche waren auch im Gefäßstiel außerhalb der Hoden zu finden (über das Verhalten der Zwischenzellen s. auch S. 135).

Wenn ich zusammenfasse, so waren, von den inneren und äußeren Geschlechtsorganen abgesehen, in deren Verbildung ja die Zwittrigkeit besteht, die Hoden und die Nebennieren, aber auch der Hypophysenvorderlappen, also die Organe des hormonalen Geschlechtssystems, verändert und sind die Träger des abnormen Geschehens. Daneben ist die Häufigkeit von Offenbleiben des Processus vaginalis peritonei mit und ohne Bruch und der Hypospadie in allen ihren Formen auffallend, ferner die Tatsache, daß diese beiden Anomalien gleich der Hodenretention durch Östrogenzufuhr experimentell hervorgerufen werden können (s. S. 211, 214 und 462). Es darf daraus auf einen verweiblichenden Einfluß während der embryonalen Entwicklung der Hodenzwitter geschlossen werden; mit einem solchen steht ihre reichliche Östrogenausscheidung im Harn im Einklang. Ein kortikosuprarenaler Ausgangspunkt dieser ist nicht auszuschließen. Jede Erklärung des Hodenzwittertums hat diese Eigentümlichkeiten gebührend zu berücksichtigen.

Die extragenitalen anatomischen Befunde bei Eierstockzwittern. Bei den sehr seltenen Eierstockzwittern besteht *fast regelmäßig* eine besonders hochgradige Nebennierenrindenhyperplasie oder eine Überentwicklung der ganzen Nebennieren, die sich dann durch eine außerordentliche Größe auszeichnen. MARCHAND hat bereits 1891 auf die Anomalien der Nebennierenrinde in Form von Rindenhyperplasie oder von Blastomen in normalen oder akzessorischen Nebennieren bei Hermaphroditen aufmerksam gemacht. Im Kindesalter ist eine vorzeitige Geschlechtsreife bei Eierstockzwittern die Regel; eine solche wird bemerkenswerterweise auch sonst am häufigsten durch eine Nebennierenrindenwucherung verursacht (sogenannte suprarenale Form der Pubertas praecox (s. S. 456). Im HVL können — auch das ist bemerkenswert — die Hauptzellen oder die eosinophilen Zellen vorherrschen (Berührungspunkt mit der Akromegalie!). ZAHN fand (1948) bei einem 76jährigen Eierstockzwitter den HVL fast ausschließlich aus eosinophilen Zellen bestehend. Habitus und sekundäre Geschlechtsmerkmale der Eierstockzwitter sind in der Regel männlich. Wo sie weiblich waren, wie in den Fällen von MEIXNER (1909) oder von MONSCH (1934), dort waren die Nebennieren makroskopisch ohne Auffälligkeit. Im Falle von MONSCH fehlten auch Prostatadrüsen. Die Ovarien der Eierstockzwitter können makroskopisch wie Hoden aussehen und sind bei erwachsenen Individuen gewöhnlich follikelarm (A. PRIESEL). Bezüglich der Keimdrüsenhormonausscheidung, soweit bis jetzt Befunde vorliegen, s. S. 336.

Wieder sehen wir also in erster Linie die Nebennierenrinde, ferner den HVL und die Gonaden affiziert und in ihren Veränderungen die einzigen vorhandenen Zeugen der während der intrauterinen Entwicklung des Eierstockzwitters stattgehabten Vorgänge bzw. Entwicklungsstörung.

Welche Bedeutung die Nebennierenrindenwucherung für den Pseudhermaphroditismus femininus hat, läßt sich heute noch nicht mit voller Sicherheit entscheiden. Es sieht so aus, als ob von der hyperplastischen Nebennierenrinde intrauterin ein frühzeitiger androgener Einfluß ausginge, der die Abnormität herbeiführt. Dafür spricht auch die hohe 17-Ketosteroidausscheidung (vgl. S. 259). Tatsächlich ist der weibliche Pseudhermaphroditismus von vielen Autoren auf eine bereits im Embryonalleben früh wirksame Überfunktion der Nebennieren zurückgeführt worden. Diese Ansicht hat nach der Meinung des Verfassers viel für sich, denn es besteht ein fließender Übergang vom angeborenen vermännlichenden Interrenalismus des weiblichen Geschlechts (infolge angeborener Hyperplasie der Nebennierenrinde) zum Eierstockzwittertum. Bei beiden sticht äußerlich die Vergrößerung der Klitoris am meisten hervor, bei beiden ist der Uterus meistens klein, gleichen sich die Eierstockbefunde und ist eine Prostata entwickelt (s. S. 75). Der Unterschied liegt nur darin, daß die Vermännlichung der äußeren Geschlechtsteile bei einem Eierstockzwitter vollständig durchgeführt ist, dieser jedoch der Hypertrichose des Mädchens mit genito-adrenalem Syndrom entbehrt, die offenbar an der fötalen Haut noch nicht entsteht. L. MOSZKOWICZ weist darauf hin, daß die Überfunktion der Nebennierenrinde bereits im zweiten Embryonalmonat bestehen müßte. Ihr Nachweis steht allerdings noch aus. Theoretisch läßt sich der Befund durch eine Vermännlichung einer genisch weiblichen Frucht wie durch eine totale Verweiblichung eines genisch-männlichen Keimlings unter einem überstarken östrogenen Einfluß (der Mutter?, der Plazenta?) erklären, der vielleicht als Abwehrreaktion die Hyperplasie der Nebennierenrinde des Fötus mit reichlicher Androgenproduktion zeitigt.

Daß die Geschlechtshormonproduktion der Nebennierenrinde der der Gonaden entgegengesetzt sein kann, steht durchaus in Einklang mit sonstigen Erfahrungen. So wie wir Geschlechtstrieb und Psyche vielfach als unabhängig vom histologischen Charakter der Keimdrüsen erkannt haben, kann auch eine Diskrepanz der Inkretion der beiden Geschlechtshormonproduzenten des Organismus, Gonaden und Nebennierenrinde, bestehen, ja sie besteht schon physiologischerweise. Hormonanalysen von Zwittern scheinen geradezu zu beweisen, daß die Art ihrer Geschlechtshormoninkretion mit dem histologischen Charakter der Keimdrüsen durchaus nicht übereinzustimmen braucht (s. S. 336). Letzten Endes geht dieses Verhalten auf die bisexuelle Potenz der Keimdrüsen und der Nebennierenrinde zurück, die wiederum Ausdruck der Produktion von beiderlei Geschlechtshormon, von Androgen und Östrogen, seitens der Nebennierenrinde bei beiden Geschlechtern ist.

L. MOSZKOWICZ glaubte durch das Vorhandensein einer Prostata Eierstockzwitter und interrenalen Virilismus unterscheiden zu können, indem nur die echten weiblichen Zwitter eine Prostata aufweisen sollen. Dagegen spricht der von MONSCH beobachtete Eierstockzwitter, bei dem Prostatadrüsen fehlten, trotzdem es sich unzweifelhaft um einen solchen echten gehandelt hat, und anderseits kommen beim angeborenen wie beim erworbenen interrenalen Virilismus der Frau Prostatadrüsen zur Beobachtung [vgl. z. B. den auf S. 54 angeführten Fall von angeborenem genito-adrenalen Syndrom oder die Beobachtung von WERTHEMANN bei einer 76jährigen Frau (1943)]. Man findet ferner Prostatadrüsen auch bei kongenitalem Mangel beider Eierstöcke ohne Auffälligkeit an den Nebennieren. Eine Schwächung der Weiblichkeit läßt sie offenbar ebenso entstehen wie ein verstärkter androgener Einfluß in Gestalt von Virilismus durch Nebennierenrindenhyperplasie. POLZER und PRIESEL kommen denn auch (1938) zu dem Schluß, daß jeder Zwitter eine Prostata besitzt, bezw. besitzen kann.

Anders verhält es sich mit dem Sinus urogenitalis. Ein solcher kann im späteren Leben nicht mehr entstehen.

Die Bedeutung der Nebennierenrindenhyperplasie bei Scheinzwittern. Welche Bedeutung hat nun die bei allen Arten von Zwittern, wie wir gesehen haben, so häufig vorkommende Hyperplasie der Nebennieren bzw. ihrer Rinde? Da sie schon bei neugeborenen zwittrigen Früchten gefunden wird, kann kein Zweifel bestehen, daß die Nebennierenveränderung bereits intrauterin vorhanden und daß dementsprechend eine intrauterine Geschlechtshormoninkretion der Rinde vorhanden ist. Nach HAMMAR beginnt die Nebennierenrinde ihre Tätigkeit schon bei Embryonen von 17 bis 18 mm. Er erschließt dies aus dem ersten Auftreten von sezernierenden Zellen zu dieser Zeit. Die Keimdrüsen werden jedoch nach L. MOSZKOWICZ bei 14 mm langen Embryonen ausgebildet, somit vor den Nebennieren und vor dem von HAMMAR behaupteten Beginn von deren endokriner Tätigkeit. Bei PAGEL (1929) finde ich die Angabe, daß die Nebenniere schon bei einem 8 mm langem Embryo als einheitliches, vom Peritonealepithel losgelöstes Organ vorhanden und bei 9 mm Länge des Keimlings vaskularisiert ist. Die selbständig gewordene Nebenniere bildet nach ihm bei einem 8 bis 12 mm langem Embryo einen Vorsprung der hinteren Leibeswand an der medialen Seite der Urniere, die sogenannte Nebennierenleiste. Bei einem 14 mm langen Embryo ordnen sich nach PAGEL die Nebennierenzellen zu Strängen an und bei einem 14,5 mm langem Embryo ist bereits die Zona reticularis zu erkennen.

Nach der Pagelschen Darstellung, aus der ich allerdings nicht entnehmen kann, ob sich die Beschreibung auf menschliche Embryonen bezieht, darf man vermuten, daß die Nebennieren schon vor den Keimdrüsen funktionieren und jedenfalls nicht erst nach diesen inkretorisch tätig sind. Wichtig ist für uns mit Rücksicht auf das Gonadotropin (vgl. S. 56) der Rinde auch, daß die Entwicklung der Rinde der des Markes vorauseilt. Offenbar ist die Rinde für die Entwicklung des Keimlings wichtiger als das Mark. Jedenfalls bedarf die Entwicklung der Nebennierenrinde im Verhältnis zu der der Gonaden einer modernen Bearbeitung. Nach JOSEF SCHAFFER (1933) entwickelt sich die Nebenniere bei menschlichen Embryonen von 5 bis 6 mm Länge in Form einer Wucherung des Coelomepithels, die sich bald vom Mutterboden ablöst.

Die Tatsache, daß ein gewisser, wenn auch nur kleiner Teil der Nebennierenvergrößerungen und Rindenhypertrophien im postnatalen Leben zu Geschlechtsänderung führt, läßt verstehen — und das ist schon von BAB und MATHIAS vermutet worden —, daß die beim Zwitter als wahrscheinlich anzunehmende, beim Scheinzwitter heute sichergestellte übermäßige gegengeschlechtliche Hormoneinwirkung von der Nebennierenrinde ausgeht. Wir dürfen vermuten, daß eine fetale Nebennierenrindenhyperplasie entweder zu Scheinzwittertum oder zu dem damit nahe verwandten angeborenen Interrenalismus führt, hingegen nach der Geburt, im späteren Leben, zu Pubertas praecox und zu Veränderungen der Geschlechtscharaktere (Virilisierung oder Feminisierung oder Akzentuierung der Geschlechtsmerkmale). Wichtig ist, daß durch Verabreichung von konträrem

Geschlechtshormon künstlich erzeugte, „hormonale" Zwitter eine Hyperplasie der innersten Nebennierenrindenschicht aufweisen (Abwehrerscheinung?). Daraus folgt jedoch keineswegs, daß die Nebennierenrindenhyperplasie der Hermaphroditen eine sekundäre Erscheinung ist.

Therapie des Scheinzwittertums. Für eine erfolgreiche kausale Therapie des Scheinzwittertums fehlt es, wie aus der bisherigen Darstellung hervcrgeht, noch an den gesicherten Grundlagen und außerdem bisher an der Möglichkeit der Erkennung und Beeinflussung des Scheinzwittertums während seiner Entstehung im Mutterleib, während deren allein Aussicht bestünde, die Anomalie zu verhindern. Nach der Geburt haben wir es mit einer abgeschlossenen Veränderung zu tun, die höchstens einer chirurgischen Korrektur und einer Milderung gewisser Symptome teilweise zugänglich ist. Es besteht wenig Zweifel, daß eine ursächliche Therapie an den hyperplastischen Nebennieren bzw. ihrer Rinde in erster Linie anzugreifen hätte, genau so wie bei der kortikosuprarenalen Geschlechtsänderung im extrauterinen Leben. Einseitige Adrenalektomie hat sich begreiflicherweise als wirkungslos erwiesen [CECIL (1933)]. Eine Röntgenbestrahlung der Nebennieren scheint nur vor der Pubertät Besserung bringen zu können [GOLD (1930)]. Eine gewisse Vorbeuge scheint durch Ausschaltung von Verwandtenehen und Ehen zwischen weit auseinanderliegenden Rassen möglich zu sein. Eine Hormonbehandlung hat WERESCHINSKY bei einem 29jährigen weiblichen Scheinzwitter mittels homoioplastischer Eierstocküberpflanzung, begreiflicherweise ohne Erfolg, versucht; noch dazu war in diesem Fall ein Hypernephrom vorhanden. McINTOSH und BROWN konnten (1945) durch jahrelange Behandlung mit Stilböstrol eine gewisse Besserung der Bildungsabnormitäten erzielen. Nach Nebennieren- und Keimdrüsengewächsen ist zu fahnden (s. S. 328); sie erfordern natürlich die Entfernung. Die Möglichkeit des Vorhandenseins von akzessorischen Nebennieren, die bei Zwittern im Hoden, in der Nierenkapsel und in den Ligg. lata nicht selten gefunden werden, und davon ausgehender Veränderungen ist ebenfalls stets im Auge zu behalten.

6. Die Doppelgeschlechtlichkeit oder echte Zwittrigkeit (Zweidrüsenzwittrigkeit) und ihre Entstehung

Echtes Zwittertum, d. h. gleichzeitiges Vorhandensein eines Hodens und eines Eierstockes bei ein und demselben Individuum, wurde nach der Monographie von H. H. YOUNG (1937) bis dahin 21mal sicher beobachtet; vgl. auch die Kasuistik von L. MOSZKOWICZ (1936). Drei von diesen zwanzig Fällen einschließlich einer eigenen Beobachtung von YOUNG betreffen einen sogenannten Hermaphroditismus lateralis, d. h. die Keimdrüse war auf einer Seite ein Hoden, auf der zweiten ein Eierstock. Seit 1937 sind zwölf sichere weitere Beobachtungen bis 1944 nach McKENNA und KIEFER (1944), die selbst zwei neue Fälle beschrieben haben (l. c.), veröffentlicht worden. Die Kasuistik seit 1937 bis 1944 ist bei McIVER, SEABAUGH und MANGELS (1944) sowie bei F. GUDERNATSCH (1944), der bis 1944 37 Fälle zählt, angeführt. Ferner kommt ein einseitiger Ovotestis, also eine Keimdrüse zwittrigen Charakters, vor, ausnahmsweise auch ein beiderseitiger.

Man unterscheidet drei Arten von echten Zwittern: einen bilateralen Hermaphroditismus, bei dem auf beiden Körperseiten Hoden und Eierstöcke, vereinigt (Ovotestis oder Testovar) oder voneinander getrennt, vorhanden sind, einen unilateralen, wo nur auf einer Seite beiderlei Keimdrüsen, entweder voneinander getrennt oder zu einer einheitlichen Zwitterdrüse verbunden, gefunden werden, und 3. den Hermaphroditismus lateralis oder alternans, der durch Vorhandensein eines Hodens auf einer und eines Ovars auf der gegenüberliegenden Seite gekennzeichnet ist. Von besonderem Interesse ist ein von McIver und Mitarbeitern (l. c.) beobachteter Fall eines 17jährigen Jungen, der bei Vorhandensein einer 28tägigen menstruellen Hämaturie bis auf Fehlen eines Hodens normale äußere Genitalien (!) hatte. Nur eine beiderseitige Gynäkomastie und ein weiblicher Typus der Schambehaarung wiesen äußerlich auf die vorhandene gonadale Zwittrigkeit hin, die eine vorgenommene Laparotomie eindeutig klarstellte.

Durch chirurgische Korrekturen und Hormonbehandlung oder beides zusammen, ferner durch Exstirpation der dem subjektiven Geschlechtsempfinden des Trägers entgegenstehenden Gonade sind etliche solcher bisexueller Individuen äußerlich mehr oder minder normalisiert und dadurch nicht nur in gesellschaftlicher Beziehung, sondern vor allem auch subjektiv-seelisch gehoben worden, indem ihnen das Gefühl der Minderwertigkeit und des Andersseins genommen oder gemildert wurde. Über die hiezu zweckdienlichen chirurgischen Eingriffe und die Art ihrer Durchführung hat der auf diesem Gebiet wohl meist erfahrene und ingeniöse amerikanische urologische Chirurg Hugh H. Young (1940) während des letzten Krieges ausführlich berichtet. Wer sich für dieses fesselnde Spezialgebiet der plastischen Chirurgie, auf dem der einzelne, wenigstens in Europa, gewöhnlich nur geringe eigene Erfahrungen sammeln kann, interessiert, sei auf diese Veröffentlichung verwiesen.

Was die formale Entstehung des Hermaphroditismus verus alternans anlangt, der durch die Seitenverschiedenheit der Keimdrüsen seit jeher das größte Rätsel gebildet und Kopfzerbrechen verursacht hat, so hat zu seiner Erklärung neuestens G. Hartmann (1949) einen neuen Gesichtspunkt und beachtenswerten Beitrag geliefert, indem er die Abnormität mit der Asymmetrie des ersten embryonalen Venensystems in Zusammenhang bringt. Diese Asymmetrie hat zur Folge, daß die Keimdrüsenanlage der linken Seite der Einwirkung stärker konzentrierter Nebennierenrindenwirkstoffe ausgesetzt ist als die rechte, wobei vorausgesetzt wird, daß die Geschlechtsbestimmung der Keimdrüsen von den Nebennieren ausgeht. Das venöse Blut aus der rechten Nebennierenanlage fließt nämlich über die Leber unmittelbar zum Herzen, während das der linken Nebenniere das linke Urogenitalfeld durchströmt und durchspült, aus dessen Material die Gonade hervorgeht. Die genetische Problematik wird durch diese Hypothese auf die Nebennieren verschoben. Der von ihnen ausgehende humorale Bildungsreiz („Induktion") dürfte allerdings meines Erachtens nicht nur auf dem Wege der Blutgefäßbahn, sondern auch durch unmittelbare nachbarliche Kontaktwirkung wirksam werden. Eine weitere Voraussetzung für die Richtigkeit der Hartmannschen Hypothese ist ein Bevorzugtsein der linken Körperseite hinsichtlich der Geschlechtsabweichung der Keimdrüse, worauf noch untersucht werden müßte. Es wäre ferner zu erwarten, daß im Fall des Zutreffens seiner Annahme die Bevorzugung einer Seite auch schon unter normalen Verhältnissen sichtbar in Erscheinung tritt, weil ja die mangelnde Symmetrie des embryonalen Venensystems eine physiologische Erscheinung ist. Der linke Hoden müßte gewissermaßen normaliter „männlicher" sein als der rechte, der erwartungsgemäß eher ein Hinüberneigen zum Eierstock aufweisen sollte.

Nach der Meinung des Verfassers überrascht das Vorkommen einer geschlechtskonträren Keimdrüse auf einer Körperseite im Lichte der Befunde von einseitiger Gynäkomastie nicht mehr. Es handelt sich gewissermaßen um eine einseitige, lokale, gonadale Intersexualität.

Die extragenitalen und sonstigen anatomischen Befunde bei Zweidrüsenzwittern (echten Hermaphroditen). L. Moszkowicz hat 21 Fälle von Zweidrüsenzwittern aus dem Schrifttum zusammengestellt, darunter fünf mit Obduktionsbefund. Die übrigen waren bioptisch, durch Operation, diagnostiziert (meist gelegentlich einer Leistenbruchoperation). An Hypophyse und Nebennieren sind bisher, soweit sie allerdings untersucht wurden, bis auf eine Beobachtung von Kleinheit der Nebennieren keine auffallenden Befunde erhoben worden. Im Interesse einer rascheren Klärung des Problems wäre es wünschenswert, wenn alle Fälle von echten Zwittern in Zukunft möglichst gründlich, d. h. gründlicher als bisher, obduziert würden und das anfallende Beobachtungsmaterial nicht nur histologisch gewissenhaft untersucht, sondern auch einem erfahrenen Pathologen zur Kontrolle vorgelegt würde. Sicherlich würde dann die wissenschaftliche Ausbeute der Beobachtungen befriedigender sein als bisher.

Das auffallendste, bis jetzt festgestellte äußere Merkmal bei den echten Zwittern, von der Beschaffenheit des Genitales abgesehen (diesbezüglich sei hier auf die zusammenfassende Darstellung von L. Moszkowicz [1936] verwiesen), ist die große Häufigkeit von Leistenbrüchen, die 13mal unter den 21 Fällen ein oder beiderseitig beobachtet worden sind und fast immer die Bruchoperation nötig machten. Bei den Scheinzwittern sind wir bereits einer ähnlichen Häufigkeit von Leistenbrüchen begegnet. Erwähnenswert ist das Vorkommen eines Uterus myomatosus in einem Fall eines 43jährigen, weiblich aussehenden Individuums mit einseitigem Ovotestis (vgl. dazu S. 508). Ein gewisses Gegenstück dazu bildet ein rein fibromatöser(!) Home'scher (Prostatamittel)lappen bei einem 76jährigen Eierstockzwitter (Beobachtung von Zahn [1948]). Von weiteren zwölf Fällen von allerdings nicht gesichertem Zweidrüsenzwittertum, die Moszkowicz gesondert zusammengestellt hat, wurden sieben wegen ein- oder beiderseitigem Leistenbruch operiert.

Eines der wichtigsten und eindeutigen *klinischen* Zeichen des Zweidrüsenzwittertums ist das Menstruieren bzw. ein Blutharnen durch den Penis, das aber keineswegs immer vorhanden ist, eventuell neben Erektionen des Penis und Samenergüssen, in denen Spermien vorhanden sein können. Berichte über Geschlechtsverkehr als Mann liegen vor, ebenso über monatliches Nasenbluten an Stelle der Menstruation und über menstruelle Beschwerden ähnlich denen bei Frauen. Nach operativer Entfernung des Eierstockgewebes hören charakteristischerweise die Menses, nach der des Hodengewebes die Erektionen und Ejakulationen auf. Entfernung des Eierstockes in Fällen, wo auf einer Körperseite ein Hoden, auf der andern ein Ovar ausgebildet war, hatte — das ist gleichfalls bemerkenswert — Entwicklung eines männlichen Bartes zur Folge (vgl. S. 270). Fälle von Vergesellschaftung von Menstruation mit Koitusausübung nach männlicher Art sind ebenfalls mitgeteilt und vervollständigen das Bild des echten Zwitters auf dem Gebiet des geschlechtlichen Trieblebens, ebenso Fälle von zeitlichem Wechsel bald männlicher, bald weiblicher Geschlechtsbetätigung (als Mann bzw. Frau). Letztere setzt im allgemeinen das Vorhandensein einer nach außen mündenden Vagina voraus.

Die äußeren Geschlechtsteile der echten Hermaphroditen sind normal männlich oder normal weiblich gebildet. Die meisten Zweidrüsenzwitter weisen nicht nur ein Nebeneinander von männlichen und weiblichen Keimdrüsen, sondern auch beiderlei Ableitungswege des Geschlechtsapparates auf. Am äußeren Genitale und an den sekundären Geschlechtsmerkmalen sowie an Soma und Psyche kommen die verschiedenen Zwischenstufen zwischen männlich und weiblich vor, die weder eine Beziehung zu den Gonaden noch zu der überwiegenden Keimdrüse erkennen lassen. Es ist, wie L. Moszkowicz bemerkt, „aus der morphologischen Analyse keinerlei System in der Zusammenstellung der heterosexuellen Merkmale zu erkennen". Der Schambehaarungstypus ist in den Fällen äußerlich männlicher Prägung meistens weiblich.

Bezüglich des Verhaltens der Nebennieren fehlen noch genaue Untersuchungen, die von großem Interesse wären. Man hat sich bisher nur mit den zwittrigen Keimdrüsen beschäftigt, die die Aufmerksamkeit voll und ganz in Anspruch genommen haben.

Unter den Geschwistern der echten Zwitter findet man häufig Genitalmißbildungen. Über die Keimdrüsenhormonausscheidung der echten Zwitter vgl. das nächste Kapitel, über die experimentelle Erzeugung von Zwittern S. 337. Man hat ganz den Eindruck eines Nebeneinanders von zweierlei funktionierenden Keimdrüsen, die einander wenig stören, ähnlich wie beim experimentell in den gleichen Zustand versetzten Versuchstier. Einem solchen Sachverhalt entsprechen die tatsächlich zu beobachtenden Auswirkungen. Wie zwei parabiotisch vereinigte verschiedengeschlechtliche Versuchstiere sind echte Zwitter unfruchtbar. Interessant ist eine von HALBAN (1936) mitgeteilte Beobachtung, die leider einer genauen Untersuchung und einer Autopsie entbehrt: bei einem echten Zwitter mit virilem Habitus und einseitigem Ovotestis fand nach Atrophie desselben im Alter von dreißig Jahren eine spontane Verweiblichung statt und betrug die Androgenausscheidung die Hälfte und die Östrogenausscheidung ein Zehntel der Norm; nach Entfernung des Ovariotestis stieg die Androgen- und Östrogenexkretion an.

Die Keimdrüsenhormonausscheidung bei Zwittern und Scheinzwittern. Bei *Zweidrüsenzwittern* ist, von obigem Fall abgesehen, bisher nur eine ziemlich reichliche Ausscheidung von Follikelreifungshormon des HVL (Prolan A) im Harn bekannt geworden. So fand LINDVALL-WAHLGREN bei einem neunzehnjährigen Mechaniker mit männlicher Psyche und Geschlechtsempfindung, aber Menstruation aus der hypospadischen Harnröhre (bei Hypospadia acrotalis), eine Ausscheidung von 100 ME Prolan A im Liter Harn. Auf der rechten Körperseite war ein Hoden ohne Spermiogenese, links ein Eierstock mit Corpus luteum und Corpora fibrosa vorhanden. Hingegen liegen über die Keimdrüsenhormonausscheidung der echten Zwitter, soweit ich sehe, noch keine schlüssigen Berichte vor.

Bei *Scheinzwittern*, und zwar zwei männlichen Pseudhermaphroditen fand MISHELL (1938) verhältnismäßig reichliche Mengen von Östrogen (!) im Harn, die nach der Entfernung der Hoden schwanden (!), also von diesen erzeugt worden sein mußten. Nach Entfernung der Hoden können sich typische Menopausenerscheinungen einstellen [WITSCHI und MENGERT (1942); BETTINGER (1944)]. Es scheint aus diesen Beobachtungen hervorzugehen, daß die Hoden in diesen Fällen wie Eierstöcke inkretorisch tätig waren. Zum Verständnis sei bemerkt, daß das Zwischengewebe des Hodens und Eierstocks dem embryonalen Soma entstammt, während die Urgeschlechtszellen die germinativen Elemente, — in diesem Fall — die Samenzellen liefern. Den Zellen des Zwischengewebes der Keimdrüsen, den sogenannten Zwischenzellen, wird von der Mehrzahl der Forscher mit guten Gründen die Inkretion zugeschrieben und es würde daher nicht überraschen, wenn die Art ihrer Inkretion dem Geschlechtscharakter des Mesenchyms des Individuums und nicht dem germinativen Keimdrüsenanteil entspricht. BÜHLER fand bei einem Scheinzwitter eine verringerte Androgenausscheidung im Harn, hingegen MCCAHEY bei einem weiblichen Pseudhermaphroditen eine außerordentlich starke Hahnenkammreaktion des Harnes, eine Beobachtung, die der eben erwähnten von MISHELL an die Seite zu stellen ist und mit der sichtbaren Vermännlichung der Eierstockzwitter in Einklang steht (vgl. dazu die in den Ovarien von Zwittern feststellbare Retewucherung). Die Ausscheidung der 17-Ketosteroide im Harn ist ebenfalls bei Eierstockzwittern außerordentlich hoch gefunden worden [MCKENNA,

Kiefer und Bronstein (1942); Solomons (1943); Engstrom, Mason und Kepler (1944)]. Es wäre denkbar, daß auch von den Ovarien der weiblichen Scheinzwitter Androgen geliefert wird, statt, wie normalerweise von Eierstöcken, Östrogen, und auch bei den weiblichen Pseudhermaphroditen die Hormonproduktion zur histologischen Struktur, d. h. dem germinativ-epithelialen Bestandteil, der Gonade, in Widerspruch steht. Ich habe an anderer Stelle bereits die Vermutung ausgesprochen, daß ein solches Verhalten vielleicht für die Scheinzwitter kennzeichnend ist [R. Chwalla (1948)]. Weitere Hormonanalysen müssen abgewartet werden.

Die Zwischenzellen bei Zweidrüsenzwittern und bei Scheinzwittern (s. S. 135).

Die experimentelle Erzeugung von Zwittern. Zwitter und Scheinzwitter können durch Einpflanzung einer heterosexuellen Keimdrüse oder durch prolongierte Zufuhr von gegengeschlechtlichem Keimdrüsenhormon während einer bestimmten Phase der Embryonalentwicklung erzeugt werden. Darauf gründet sich die Annahme, daß bei der spontanen Entstehung der Zwitter und Scheinzwitter ebenfalls gegengeschlechtliche Hormoneinflüsse in einem frühen Stadium der Embryonalentwicklung wirksam waren. E. Steinach konnte Zwitter experimentell durch gleichzeitige Einpflanzung eines Hodens und eines Eierstockes in frühkastrierte Meerschweinchenmännchen erzeugen, wodurch in körperlicher und seelischer Beziehung hermaphroditische Individuen (künstliche doppelgeschlechtliche Intersexe) entstanden, deren geschlechtliche Neigungen sich bald in männlicher, bald in weiblicher Richtung betätigten. Die Implantate ließen histologisch reduzierte generative Anteile (!) und beide Arten von Zwischenzellen in reichlicher Menge (!) erkennen. Dadurch wurde E. Steinach zu seiner Auffassung geführt, daß der Hermaphroditismus durch eine Mischung geschlechtsverschiedener Zwischenzellen verursacht werde, eine Auffassung, die allerdings bisher nicht anerkannt wurde, weil in den vorerwähnten Implantaten funktionierendes generatives Gewebe beiderlei Art erhalten bleibt und eine Aufsaugung zerfallenden solchen Gewebes als Ursache des bisexuellen Verhaltens nicht ausgeschlossen ist. Es muß auch hier abgewartet werden, bis es gelingt, eine „zwittrige Pubertätsdrüse" zu isolieren und ihre Wirkungen und Hormonproduktion zu studieren. Über die experimentelle Erzeugung von Scheinzwittern s. S. 322.

7. Sexus anceps (das zweifelhafte Geschlecht)

In äußerst seltenen Fällen von Scheinzwittern ist auch bei mikroskopischer Untersuchung der Keimdrüsen infolge Mangel an eindeutigen Geschlechtszellen eine Aussage über das Geschlecht nicht möglich. Solche Fälle sind als Hermaphroditismus anceps bezeichnet worden (Orth). Allerdings ist dabei eine vollständige Untersuchung der Gonaden an Serienschnitten nicht vorgenommen worden, wie sie für ein Urteil unerläßlich wäre. Die erwähnte Unmöglichkeit der Geschlechtsbestimmung bezieht sich nur auf die Keimdrüsen, während die Geschlechtsmerkmale, ähnlich wie bei Individuen mit Fehlen beider Keimdrüsen, eindeutig männlich oder weiblich sind, also eine Geschlechtsdiagnose ohne weiteres gestatten. Von einer Geschlechtslosigkeit ist also tatsächlich keine Rede, um so mehr, als das Zwischengewebe der Keimdrüsen vorhanden ist, von dem wahrscheinlich die Geschlechtshormoninkretion ausgeht. Wie die Individuen mit geschlechtlich nicht differenzierten Keimdrüsen, haben auch die Pseudhermaphroditen mit nicht bestimmbarem Keimdrüsengeschlecht außer den Zwischenzellen die Nebennieren als zweite Geschlechtsdrüse und sind schon aus diesem Grunde nicht geschlechtslos. Wahre menschliche Neutren sind überhaupt nicht bekannt. Bei solchen dürften weder Keimdrüsen noch Nebennieren, die die

Geschlechtshormone produzieren, angelegt sein und solche Wesen wären nicht lebensfähig. Eine wahre Geschlechtslosigkeit ist daher der Bestimmung der Natur nach anscheinend nicht möglich. Wir sind gewohnt, das Geschlecht nach der Differenzierung der Urgeschlechtszellen zu bestimmen. Man könnte aber auch den Geschlechtshormonquotienten als Richtschnur nehmen. Wenn man dieses Kriterium der Geschlechtsbestimmung wählt (s. S 160), kommen andere Ergebnisse heraus und erfährt die sogenannte Geschlechtslosigkeit wie das zweifelhafte Geschlecht eine ganz andere Bewertung. Es geht daraus hervor, daß es gar nicht leicht ist, eine Definition des Geschlechtes seines unscharfen und unbeständigen Charakters wegen zu geben (s. S. 159).

8. Geschlecht und Soma

a) Krankheit und Geschlecht. Die Geschlechtsabhängigkeit von Krankheiten des Menschen (mit Ausnahme der Blastome) und die hormonale Geschlechtsumkehr als neue Behandlungsmethode geschlechtsgebundener Leiden

Die menschliche Pathologie kennt *ausschließlich* und *vorwiegend* geschlechtsbedingte oder *geschlechtsabhängige* Krankheiten. Sie spielen ihrer Erblichkeit und ihres Erbganges wegen in der Erbpathologie des Menschen eine Rolle. Ausschließlich auf *ein* Geschlecht, und zwar auf das männliche, ist die Hämophilie und die Rot-Grün-Blindheit (Daltonismus) beschränkt, zwei Affektionen, die charakteristischerweise auch in Vergesellschaftung vorkommen. Fast nur das männliche Geschlecht befallen die totale Farbenblindheit, ferner die jedem bekannte Glatzenbildung (vgl. dazu S. 107) — frühkastrierte Männer bekommen keine Glatze! — und eine Reihe von seltenen Hautkrankheiten, wie das Xeroderma pigmentosum, die Epidermolysis bullosa dystrophica, und seltenen Augenkrankheiten, so die Retinitis pigmentosa, die Oguchische Krankheit und die Lebersche hereditäre Optikusatrophie. Überwiegend häufig betreffen das männliche Geschlecht der Pylorospasmus, die mit diesem verwandte Sphinkterstarre der Harnblase (R. Chwalla), die Dupuytrensche Fingerkontraktur, von der andernorts in einem anderen Zusammenhang die Rede war (s. S. 127), die Myositis ossificans, der Klumpfuß, die Perthessche, Schlattersche und Köhlersche Krankheit, der Calcaneussporn, die multiplen kartilaginären Exostosen, die neurale und spinale progressive Muskelatrophie, der Diabetes insipidus, die Alkaptonurie und die kongenitale Hämatoporphyrinurie.

Fast ausschließlich *bei der Frau* finden sich Wanderniere, Osteomalacie (in den Obduktionsfällen der Prosektur des Rudolfspitales von Osteomalacie war bemerkenswerterweise bei der Osteomalacie häufig eine Atrophie des HVL vorhanden, die ebenfalls vorwiegend beim weiblichen Geschlecht gefunden wird), die kongenitale Hüftgelenksluxation, Cubitus varus und valgus, das Caput obstipum congenitum, von geistigen Störungen die Hysterie und das manisch-depressive Irresein — ich bin bei der Aufzählung der bisher genannten Krankheiten den Angaben im Handbuch der Erbbiologie des Menschen von Just (1940) gefolgt —; eine unkomplizierte, echte Pyelitis (d. h. ohne Harnstauung in Nierenbecken, Harnleiter oder Harnblase, Stein u. dgl.) ist beim Mann eine Seltenheit. M. Basedow und Kropf befallen Frauen viermal so häufig wie Männer, die Otosklerose doppelt so häufig, wie überhaupt sklerosierende sowohl als auch entkalkende Knochenerkrankungen (anscheinend wegen der Rolle des Östrogens dabei) hauptsächlich beim weiblichen Geschlecht angetroffen werden. Bei der Otosklerose sind hormonale Störungen, insbesondere seitens der Epithelkörperchen und der Keimdrüsen, bereits vermutet worden [L. B. Seiferth (1937)]. Die

Hyperostosis frontalis interna wird zu 98% beim weiblichen Geschlecht (vgl.
S. 464) gefunden (ANDREWS), ähnlich das Morgagnische Syndrom, in dem die
Hyperostosis frontalis interna einen charakteristischen Teilbefund bildet
(s. S. 463). Von den Geschlechtsverschiedenheiten endokriner Störungen ist in
einem andern Kapitel die Rede (s. S. 345).

Der Verfasser hat bereits an anderer Stelle in einem Vortrag [R. CHWALLA
(1948)] den Vorschlag gemacht, das praktische Nichtvorkommen geschlechtsgebundener Affektionen bei einem Geschlecht, sofern eine therapeutische Einflußnahme überhaupt noch Aussicht auf Erfolg hat und nicht eine abgeschlossene
und irreversible Entwicklung vorliegt, für die Therapie auszunützen und bei
solchen Affektionen gegengeschlechtliches Hormon zu verabreichen, um durch
Zufuhr konträren Geschlechtshormons eine der Krankheit entgegenwirkende
Verbesserung der „humoral-hormonalen Reaktionslage" des Organismus zu
schaffen und damit eine günstige Beeinflussung geschlechtsabhängiger Erkrankungen bzw. ihrer Symptome zu erreichen. Ist es nicht z. B. äußerst kennzeichnend, daß bei einer ausschließlich männlichen Anomalie wie der Hämophilie
Östrogen einen ausgezeichneten styptischen Effekt auf das führende Krank-
heitssymptom, die hämophilen Blutungen, entfaltet?

Worauf beruht nun überhaupt das überwiegende Befallensein eines Geschlechts? Entweder in einer Koppelung der Krankheitsanlage an das Geschlechts-
chromosom bzw. die geschlechtliche Struktur der Zelle — genische Ätiologie —,
wie das bei ausgesprochenen Erbkrankheiten wahrscheinlich ist, oder in der verschiedenen geschlechtshormonalen Säftemischung der Geschlechter, die Voraussetzung für das Entstehen der Krankheit ist — in diesem Fall einer Begünstigung
der Krankheitsentstehung durch ein bestimmtes Geschlechtshormon, sei es durch
den Hormonreiz selbst, sei es durch eine übermäßige Empfindlichkeit des
Muttergewebes, in dem der Krebs zur Entstehung kommt, gegen ein bestimmtes Geschlechtshormon, bieten sich die günstigsten therapeutischen Aussichten
einer Hormonzufuhr — und schließlich kann der Grund für eine Geschlechts-
bevorzugung in äußeren Einflüssen liegen, die Mann und Frau infolge ihrer
verschiedenen Tätigkeit und Lebensweise in verschiedener Art und Intensität
treffen. Ausgangspunkt für meinen Vorschlag einer Hormontherapie waren die
Behandlungserfolge, die durch Eierstockextraktinjektion (KIMM und VAN ALLEN;
BLALOCK, FOORD, FOORD und DYSART), Eierstocktransplantation [BIRCH (1931)]
und durch Östrogenmedikation [KOCSIS und HASSKÓ (1931, 1938)] bei der
geschlechtsgebundenen Bluterkrankheit erzielt worden sind (R. CHWALLA, l. c.),
die nur bei Männern als manifeste Krankheit vorkommt, andrerseits die Erfolge
der Östrogentherapie von WIBAUT (1931) bei der ganz überwiegend das
männliche Geschlecht befallenden Retinitis pigmentosa, und schließlich die
modernen Behandlungserfolge bei Prostata- und Mammakarzinom durch konträres Geschlechtshormon, von denen noch des genaueren die Rede sein
wird, auch wenn sie aus einer anderen Überlegung heraus entstanden sind.
Auf diese Weise gelingt es, Krankheiten, bei denen früher kein Ansatz zu
einem erfolgreichen Eingreifen gegeben schien, zu bessern. Die größten Aussichten scheint diese neue Art von Therapie aber bei den Blastomen zu
haben, die zu einem großen Teil *ein* Geschlecht bevorzugen (vgl. S. 348/49). Die
Therapie mit konträrem Geschlechtshormon wird natürlich möglichst zu einer
Zeit einsetzen müssen, in der die Krankheit im Entstehen begriffen ist, und
relativ große Dosen zuzuführen haben, wenn sie einen Effekt zeitigen soll, weil
nur von solchen eine Inaktivierung des geschlechtseigenen vorwiegenden Keimdrüsenhormons erwartet werden kann.

Über die Geschlechtsabhängigkeit von Blastomen s. S. 342.

b) Hormonales Geschlechtssystem und Krankheit des Soma. Die krankmachenden Wirkungen der Sexualität und der Einfluß der Sexualität auf die Konstitution und die Todesart des Individuums

Wenn wir die Frage stellen, ob die Sexualität und Schwankungen ihrer Intensität krankmachende Wirkungen auf das Soma entfalten können, so macht eine Analyse der Beziehungen zwischen Krankheiten des Soma und der Geschlechtlichkeit, die durch die Beschaffenheit und Funktionsleistung der Organe des hormonalen Geschlechtssystems dargestellt ist, sofort klar, daß Erkrankungen des Soma dann, wenn sie die Organe des hormonalen Geschlechtssystems in Mitleidenschaft ziehen, d. h. sie krank machen, dadurch automatisch die Geschlechtlichkeit beeinflussen. Zieht doch jede Störung im Bereich des hormonalen Geschlechtssystems eine Änderung im Geschlechtscharakter nach sich.

Wenn also z. B. eine epidemische Parotitis beide Hoden ergreift und, wie meistens, zu Atrophie derselben geführt hat, so treten die Auswirkungen der Hodenatrophie ein, die vom Grad der Atrophie abhängen. Erkranken die Nebennieren von einem tuberkulösen Herd im Körper aus an einer Tuberkulose, dann bleiben ebenfalls entsprechende Auswirkungen, die sich aus der Stellung der Nebennieren im hormonalen Geschlechtssystem ergeben, nicht aus: in der Regel werden durch die Erkrankung der Nebennieren in weiterer Folge auch die Keimdrüsen in Mitleidenschaft gezogen und leiden Schaden und derart kommt es in zirka einem Fünftel der Addisonfälle nach meinen Beobachtungen zu teilweisem, in Ausnahmefällen sogar zu völligem Ausfall der Körperbehaarung, zu Hypo- bis Atrichose. Wird der HVL von einer embolisch-eitrigen Entzündung ergriffen, so ist eine Atrophie desselben mit — vermöge der übergeordneten Stellung des HVL im hormonalen Geschlechtssystem — besonders schweren Auswirkungen die Folge; zu ihnen zählen eine Atrophie der Keimdrüsen und der Nebennierenrinde.

Wenn wir prüfen, ob umgekehrt eine Dysfunktion im hormonalen Geschlechtssystem das Soma krank macht, so steht fest, daß eine Zerstörung oder ein Verlust der Hoden zwar das Soma, d. h. die Funktionen der verschiedensten Körperorgane, nachhaltig beeinflußt, aber eine Erkrankung im strengen Wortsinn nicht erzeugt. Kastraten sind zwar schwer defekte Menschen, aber sie können sogar sehr alt werden. Auch ein Ausfall des Geschlechtszentrums im Zwischenhirn ruft keine Erkrankung des Soma hervor. Hingegen führt eine geschlechtshormonale Dysfunktion der Nebennierenrinde oder des HVL dadurch, daß für diese Funktionen keine eigenen, besonderen Zellen in Nebennierenrinde und HVL vorhanden sind, sondern, soweit wir heute wissen und beurteilen können, mehr oder minder alle Zellen dieser beiden Organe die geschlechtshormonale Funktion, d. h. die Aufgaben im hormonalen Geschlechtssystem, erfüllen, in der Regel zu einer allgemeinen Dysfunktion der Nebennierenrinde bzw. des HVL im gleichen Sinn, d. h. zu verminderter oder verstärkter Funktion. Das besagt, daß eine geschlechtshormonale Überfunktion der Nebennierenrinde mit einem allgemeinen Hyperkortikoadrenalismus, d. h. einer übermäßigen Inkretion auch der sogenannten Stoffwechselhormone der Rinde, die lebenswichtig sind, eine solche des HVL mit einem Hyperpituitarismus im allgemeinen einhergeht bzw. diese Folgen nach sich zieht. Besteht eine geschlechtshormonale Unterfunktion im hormonalen Geschlechtssystem an den Stellen Nebennierenrinde oder HVL, so werden wir anderseits als Parallelerscheinung einen allgemeinen Hypokortikoadrenalismus respektive Hypopituitarismus zu erwarten haben.

Tatsächlich finden wir bei kortikosuprarenalem Ausgangspunkt einer quantitativen Störung der geschlechtlichen Konstitution die Zeichen von paralleler Über- oder Unterfunktion der Nebennierenrinde und bei hypophysärem Ausgangspunkt einer solchen Störung die Symptome und Folgen einer Über- oder

Unterfunktion des HVL, je nachdem, ob eine Plus- oder Minusvariante der geschlechtlichen Konstitution vorliegt.

Wenn man nun das Verhalten der Körperbehaarung als des sinnfälligsten und am leichtesten erkennbaren Geschlechtsmerkmales als Kriterium und Gradmesser solcher Plus- und Minusvarianten der geschlechtlichen Konstitution heranzieht, so lassen sich neben den entsprechenden Abweichungen der Körperbehaarung unschwer die somatischen Erscheinungen bzw. Symptome der Nebennierenrinden- bzw. — in einer kleineren Zahl von Fällen — HVL-Über- und Unterfunktion feststellen. Eine Hypertrichose ist beim Mann als Überbetonung des männlichen Geschlechtscharakters, als Hypersexualitätszeichen (Zeichen von übermäßiger Androgenproduktion im Organismus) zu werten, eine Hypotrichose als ein Zeichen geschwächter Geschlechtlichkeit, von Schwäche des hormonalen Geschlechtssystems, i. e. von Hyposexualität. In der überwiegenden Mehrzahl der Fälle ist nun die Hypertrichose eine Folge von Hyperkortikoadrenalismus und damit ein Ausdruck von kortikosuprarenaler Hypersexualität; seltener ist sie eine Begleiterscheinung von Hyperpituitarismus und in diesem Fall ein Zeichen vom hypophysären Ausgangspunkt der Hypersexualität. Als anatomische Begleiterscheinung der Hypertrichose auf dem somatischen Sektor finden wir nun eine besonders hochgradige, weit verbreitete und frühzeitige Arteriosklerose, ferner eine besondere, überdurchschnittliche Häufigkeit von gut- und bösartigen Neubildungen und eine Seltenheit der Tuberkulose und des Todes an Tuberkulose, also einen mehr gutartigen Verlauf der Tuberkulose. Wir haben in diesen drei Konstitutionseigentümlichkeiten der übermäßig behaarten (Männer und Frauen) bereits typische Nebennierenrindenwirkungen kennengelernt (s. S. 64, 66 und 73) und können somit feststellen, daß sie Parallelerscheinungen bzw. Auswirkungen der Hypersexualität suprarenaler Prägung darstellen. Diesen Begleitkrankheiten entsprechend erfolgt der Tod bei den Hypertrichotischen beiderlei Geschlechts am häufigsten und in der Mehrzahl der Fälle meiner Beobachtung nach an einer Auswirkung der Arteriosklerose oder an Neubildungen (s. S. 66 und 73) und selten an Tuberkulose (s. die Zusammenstellung S. 275). Wir müssen daraus auf einen Einfluß der Sexualität auf die genannten krankhaften Veränderungen bzw. Krankheiten schließen, der (ausschließlich?) durch die Nebennieren vermittelt wird. Die sich daraus ergebende Bedeutung dieser bisher mehr oder weniger vernachlässigt gewesenen Organe folgt aus ihrer Tätigkeit als der „zweiten Geschlechtsdrüsen" im Organismus und der integralen Bedeutung der Sexualität in biologischer Beziehung.

Bei den hypertrichotischen Frauen (den bärtigen und, als zweite Gruppe, den übermäßig stamm- und extremitätenbehaarten Frauen) fällt (s. die Zusammenstellung S. 277) unter den gutartigen Blastomen besonders die Häufigkeit des Uterusmyoms auf (Beziehungen zwischen diesem und Intersexualität?; vgl. hiezu den Fall Salen von Uterus myomatosus bei einem Zweidrüsenzwitter auf S. 335; Förderung des Myomwachstums durch das Nebennierenrindenhormon?). Vgl. auch die Beziehungen zwischen Blastombildung und Intersexualität (s. S. 328).

Eine Hypotrichose, die einen Ausdruck von Hyposexualität darstellt, finden wir (s. S. 277) bei teilweisem oder vollständigem Funktionsausfall von Organen des hormonalen Geschlechtssystems, also der Keimdrüsen, der Nebennierenrinde und des HVL, und bei der Kombination solcher Erkrankungen. Die Rückwirkungen auf das Soma sind charakteristischerweise die entgegengesetzten wie bei der Überfunktion im hormonalen Geschlechtssystem: Die Tuberkulose ist häufig (s. die Zusammenstellung S. 278) und steht unter den Todesursachen mit 35,4% in meinem Beobachtungsgut an erster Stelle; Krebs und schwere Arteriosklerose treten an Häufigkeit zurück. Ich fand nur 6% Todesfälle an malignen Gewächsen unter 64 hypotrichotischen Individuen beiderlei Geschlechts, bei denen die Achselhöhlen und die Genitalbehaarung gleich der übrigen Körper- und der Extremitätenbehaarung dürftig war oder teilweise völlig fehlte (vgl. die Aufstellung S. 278). Außerordentlich häufig ist bei ihnen die Laennecsche Zirrhose der Leber.

Es ist also offenbar, daß charakteristische Abhängigkeitsbeziehungen zwischen der Stärke der geschlechtlichen Prägung, der geschlechtlichen Konstitution einerseits und dem Soma anderseits bestehen. Eine Dysfunktion im Sinne von Über- oder Unterfunktion an den Stellen Nebennierenrinde und HVL innerhalb des hormonalen Geschlechtssystems führt, wie wir gesehen haben, zu typischen krankhaften Begleitveränderungen im Soma, die bei von außen unbeeinflußtem Ablauf des Lebens den Ausgang desselben und die Todesart des Individuums mit großer Regelmäßigkeit bestimmen. In der Praxis findet man das immer wieder bestätigt. Man kann geradezu von einer Prägung des Somas und der Todeskrankheit durch die Sexualität sprechen und die geschlechtliche Konstitution in gewissen Fällen als krankmachend und in bestimmter, vorgezeichneter Weise zum Tode führend ansehen. Das ist dadurch bedingt, daß die Über- und die Unterfunktion der Nebennierenrinde (und auch der Gonaden) charakteristische und in ihren Auswirkungen tödliche Schäden setzt.

Eine wissenschaftliche Analyse der Beziehungen zwischen Soma und Geschlechtlichkeit wurde erst dadurch möglich, daß die bestimmenden Faktoren der Sexualität erfaßt und zergliedert und ihre Wirkungen verfolgt werden konnten. Ihre Zusammenfassung stellt das hormonale Geschlechtssystem dar. Dieses und das Soma stehen in ständiger inniger Wechselwirkung und beeinflussen sich gegenseitig. An den Schnittpunkten beider, in Nebennieren und HVL, sind sie miteinander verschweißt und unmittelbar zusammengefügt. Daher gibt es keine Asexualität; asexuelle Individuen wären nicht lebensfähig, da sie der lebenswichtigen Organe HVL und Nebennierenrinde entbehren müßten, um asexuell sein zu können. Von den gleichen Schnittpunkten von Soma und hormonalem Geschlechtssystem, den Organen Nebennierenrinde und HVL, gehen auch krankmachende und letale Einflüsse aus, welche schließlich dem Leben des Individuums von innen heraus ein Ende setzen.

Wir erkennen aus diesen Verhältnissen die ungeheure Bedeutung der endokrinen Drüsen im Organismus von einem neuen Blickpunkt aus und werden uns zugleich ihres Einflusses auf die Begrenzung der artgemäßen Lebensdauer als einer bisher nicht gekannten Wirkung derselben bewußt, die aus der Tätigkeit dieser Drüsen im hormonalen Geschlechtssystem zumindest zum Teil resultiert. Die Erkenntnis, daß die Sexualität, nämlich die Stärke der Prägung des Geschlechtscharakters, maßgeblichen Einfluß auf das Schicksal des Einzelindividuums nimmt, ist m. W. neu. Die Auswirkungen dieser Erkenntnis sind derzeit noch nicht abzusehen. Wir werden in den nächsten Abschnitten sehen, daß die Sexualität auch auf die Blastombildung und rückwirkend auf das endokrine System Einfluß nimmt.

c) Geschlecht und Blastome

Es ist seit langem auf Grund klinischer wie autoptischer Erfahrungen bekannt, daß der Krebs vor der „Lebenswende", dem 35. bis 44. Lebensjahr, zahlenmäßig keine oder keine nennenswerte Rolle spielt. Vor der Lebenswende befallen die auftretenden Karzinome im Verhältnis der Geschlechter häufiger die Frau, nach der Lebenswende häufiger den Mann [W. Z. FISCHER (1942), W. DENK

(1943), F. Feyrter (1944)], von den Karzinomen der Geschlechtsorgane und ihrer Anhangsorgane abgesehen (F. Feyrter). Weitere Ausnahmen von dieser Regel bilden das Gallenblasenkarzinom und das Schilddrüsenkarzinom, die sich ungleich häufiger beim Weibe finden als beim Mann (vgl. hiezu die Zusammenstellung S. 348/49). Auch das Nebennierenrindenkarzinom fand ich beim weiblichen Geschlecht häufiger (unter sechs Beobachtungen fünf Frauen und ein Mann).

Ich konnte am Obduktionsgut des Rudolfspitals unter zwanzig Fällen von Schilddrüsenkarzinom ein Verhältnis von vier Männern zu sechzehn Frauen (= 1 : 4) und unter 148 Gallenblasenkarzinomen 109 Frauen auf nur 39 Männer feststellen. Da ungefähr zwei Drittel der Gallenblasenkrebsträger gleichzeitig Gallensteine aufwiesen (nur 52 waren gallensteinfrei) und innerhalb der beiden Geschlechter das Verhältnis mit und ohne Gallensteine ein ähnliches ist (76 : 33 bei den 109 Frauen, 20 : 19 bei den 39 Männern), ferner das Gallensteinleiden in drei Vierteln der Fälle Frauen und nur in einem Viertel Männer betrifft (unter 112 Cholelithiasisfällen meines Materials waren nur 29 Männer; auch nach Angabe von Brugsch in seinem Lehrbuch der inneren Medizin 1942 ist die Gallensteinhäufigkeit bei der Frau dreimal größer als beim Mann), dagegen beim Krebs der Gallenwege keine Geschlechtsunterschiede aufscheinen (z. B. fand ich unter 81 Choledochuskarzinomen 41 Männer und 40 Frauen, also beide Geschlechter gleich oft beteiligt), dürfte die bedeutend größere Häufigkeit des Gallenblasenkarzinoms bei der Frau wohl mit der soviel größeren Häufigkeit von Gallensteinen bei ihr zusammenhängen, um so mehr, als ein Drittel der männlichen Gallenblasenkarzinome bei Männern vor dem 60. Lebensjahr anzutreffen war (die übrigen wurden im Alter zwischen 60 und 90 Jahren beobachtet). Von Interesse ist in diesem Zusammenhang weiter, daß unter 55 Gallenblasenkarzinomen keine Nebennierenrindenwucherung im Gegensatz etwa zum Prostatakarzinom und zur Prostatahypertrophie, ferner zum Uterusmyom und Uteruskarzinom, also den Blastomen der inneren Geschlechtsorgane, nachzuweisen war. In das krankhafte Geschehen in diesen Organen ebenso wie in die Gewächsbildung derselben ist die Nebennierenrinde als Geschlechtshormonproduzentin verwickelt, während sie beim Gallenblasenkrebs nicht beteiligt ist.

Ein ausgesprochenes Überwiegen des männlichen Geschlechts konnte ich beim Bronchuskarzinom [88,3 % Männer unter 247 Todesfällen an Bronchuskarzinom (!), Speiseröhrenkarzinom und Karzinom des Sinus piriformis (s. die Aufstellung S. 348/49), beim Harnblasenkrebs (vgl. S. 377) und beim Nierenkarzinom bzw. Hypernephrom (s. S. 366)] feststellen. Worauf das fast ausschließliche Befallensein des Mannes vom Bronchialkrebs zurückzuführen ist, wissen wir nicht. Höchst interessant ist ferner, daß die überwiegend *ein* Geschlecht befallenden Karzinome mit einer ähnlichen Häufigkeit von Nebennierenrindenwucherung einhergehen wie die genitalen Blastome (s. die Zusammenstellung S. 348/49). So fand ich beim Bronchuskarzinom 8 %, beim Harnblasenkrebs 11 % und beim Hypernephrom 16 % Exzeßbildung der Nebennieren oder ihrer Rinde. In diesem Verhalten kommen die Beziehungen der Nebennierenrinde zum Geschlecht aufs neue zum Ausdruck. Ich weise ferner in diesem Zusammenhang schon hier auf die therapeutische Beeinflußbarkeit des Blasenkrebses und des Hypernephroms durch Östrogen hin. Ob ein gleiches auch für die übrigen, vorwiegend männlichen Karzinome gilt, muß erst geprüft werden. Untersuchungen darüber sind im Gange.

Im Gegensatz zu der Neigung zur epithelialen Gewächsbildung überwiegt die Neigung zur mesenchymalen Blastomformation vor der Lebenswende beim Mann, nach ihr deutlich beim Weib. Die in die letzte Gruppe gehörenden Lipome, Myome und Fibrome finden sich auf Grund der angeführten „Geschlechtsregel" [F. Feyrter (1944)] nach der Lebenswende ungleich öfter beim Weibe als beim Mann, ähnlich das Sarkom als eine gleichfalls mesenchymale Neubildung. Man könnte demnach die erwähnten drei Gewächsarten mit einer gewissen Berechtigung als „weibliche Tumoren" ansprechen (vgl. hiezu S. 504). Damit stimmt überein, daß die experimentelle Hormonforschung das Östrogen als ein Wachs-

tumshormon für die glatte Muskulatur und das Bindegewebe erwiesen hat
[CHR. BOMSKOV (1939)]. Es ist in diesem Zusammenhang zweckmäßig, daran zu
erinnern, daß sich Östrogen physiolcgischerweise im Organismus beider
Geschlechter findet, bei der Frau jedoch in bedeutend größeren Mengen als beim
Mann. Es gibt ferner Blastome, die fast ausschließlich auf ein Geschlecht be-
schränkt sind, so die Zirbelgewächse, die fast nur das männliche Geschlecht
befallen (BERBLINGER). Ihnen dürfte, der Häufigkeit beim Mann nach, das
Oesophagus- und Bronchuskarzinom am nächsten kcmmen. Daß sich die größere
Häufigkeit des Krebses nach der Lebenswende beim Mann hormonal, vom
Gesichtspunkt der Abhängigkeit der Krebsentwicklung von den endckrinen
Drüsen und deren Inkreten, und aus der unterschiedlichen Häufigkeit von
Störungen der Inkretabgabe bei beiden Geschlechtern erklären läßt, wird an
anderer Stelle ausgeführt (s. S. 345).

Wir vermögen also heute die Geschlechtsunterschiede in der Blastombildung
wenigstens zum Teil auf die Geschlechtshormone und deren Mengenunterschiede
bei den Geschlechtern zurückzuführen, zum Teil aus der Geschlechtsverschieden-
heit des Vorkommens hormonaler Störungen herzuleiten. Daß daneben die
geschlechtliche Verschiedenheit der Zellen selbst, das Zellgeschlecht, und andere
genische Geschlechtsunterschiede eine Rolle spielen, ist zu vermuten, aber bei
unserer Unwissenheit über die Ursache des Krebses heute nicht näher zu belegen.

d) Die Blastome der Zwitter und Intersexe

Die Blastome der Zwitter betreffen besonders oft die Keimdrüsen, den HVL
und die Nebennierenrinde, also die Organe des hormonalen Geschlechtssystem
(s. S. 328). L. MOSZKOWICZ hat die Ansicht vertreten, daß alle Blastome endokriner Drüsen ein Ausdruck latenter Intersexualität „sein können". Das Disgerminom der Keimdrüsen, das Arrhenoblastom und das Chorionepithelicm
betreffen nach ihm stets Intersexe und das Disgermincm ist nach MOSZKOWICZ
das Blastom der Keimdrüsen der Hoden- und Eierstcckzwitter. Darüber hinaus
faßt MOSZKOWICZ die Blastombildung im allgemeinen als eine Erscheinungsfcrm
der Intersexualität auf, die ihrerseits eine Fclge von Rassenkreuzung ist; das
Blastom sei demnach eine Folge eines „Geschlechtsumschlages". Daher fänden
sich in der Großstadt mit ihrer stark vermischten Bevölkerung besonders viel
Blastome. Sie werden von MOSZKOWICZ als eine Art Mißbildung gedeutet, die
durch ein unharmonisches Zusammenspiel der Erbfaktoren hervorgerufen wird.
Das Blastom benimmt sich nach ihm wie ein Embryo.

Wenn wir die Tatsachen prüfen, die zugunsten der Auffassung von MOSZKO-
WICZ, daß alle Blastome ein Ausdruck von Intersexualität seien, sprechen, so
lassen sich Stützen für diese Hypothese zunächst nur für gewisse Blastome der
Keimdrüsen, wie den am Eingang dieses Kapitels angeführten, und darüber hinaus
nach der Ansicht des Verfassers für die geschlechtsändernden Blastome der Neben-
nierenrinde auffinden. Unter sieben Semincmen meiner Beobachtung war die
Geschwulst einmal in einem Leistenhcden zur Entwicklung gekommen. Ein Sechs-
undzwanzigjähriger mit einem gutartigen Hcdenteratoid hatte einen atrophischen
Leistenhoden auf der gegenüberliegenden Seite und ein Zweiundzwanzigjähriger
mit Krebsentwicklung in einem embryonalen Hcdenteratom einen beiderseitigen
Leistenbruch, der als ein Intersexualitätsphäncmen aufgefaßt werden darf (s.
S. 462). Nach L. MOSZKOWICZ geht der Zusammenhang der geschlechtsändernden
Blastome mit Intersexualität an derartigen Blastcmen der Hühner aus dem
Umstand hervor, daß aus einem Eierstcck einmal ein Hcden und das andere Mal
ein Blastom entsteht. Dafür aber, daß etwa ein Magenkarzinom cder ein Bron-

chuskarzinom nur bei einem Intersex vorkäme, liegt bis jetzt kein Beweismaterial vor. Moszkowicz selbst hat keines beigebracht.

Nachdem Sauerbruch 1937 über seine klinische Erfahrung, daß ihm die Häufigkeit von Kryptorchismus, Hypospadie und anderen Sexualstörungen bei Krebskranken aufgefallen sei, berichtet hatte, habe ich selbst diesbezügliche Nachforschungen angestellt und fand bei Kryptorchen eine auffallend große Blastomhäufigkeit (s. S. 299) und eine noch größere bei Hypospadikern, und zwar in beiden Fällen in Organen außerhalb des Geschlechtssystems (s. die Zusammenstellung S. 472/73). Wenn man aber umgekehrt die Karzinome auf Häufigkeit von anatomischen Zeichen von Intersexualität untersucht, so findet man solche nur selten. Beispielsweise fand ich bei 326 Männern mit Dickdarmkarzinom nur zweimal eine Atrophie beider Hoden und dreimal Hypospadie (nämlich Eichelhypospadie), eine Häufigkeit, die keineswegs auffällt. Unter 164 Frauen mit Dickdarmkrebs war eine einzige virilisiert (eine Achtundsechzigjährige mit Rektumkarzinom), unter 98 Frauen mit Mammakarzinom, 238 Frauen mit Magenkrebs und 30 Frauen mit Pankreaskrebs ebenfalls je eine. Diese Befunde sprechen gegen die Moszkowiczsche Hypothese. Neuere Krebstheorien bewegen sich in ähnlichen spekulativen Gedankengängen wie Moszkowicz (s. auch S. 328).

e) Geschlecht und endokrines System

Ich lenke in diesem Abschnitt die Aufmerksamkeit auf die Tatsache, daß gewisse endokrine Erkrankungen, wie die HVL-Insuffizienz (anatomisch HVL-Atrophie), die pluriglanduläre Insuffizienz, das genito-adrenale Syndrom, das Syndrom Keimdrüseninsuffizienz-Nebennierenrindeninsuffizienz (R. Chwalla) und die Basedowsche Krankheit mit überwiegender Häufigkeit das weibliche Geschlecht befallen [R. Chwalla (1949)]. So fand der Verfasser am Obduktionsmaterial des Rudolfspitals in Wien unter neunzehn Fällen von HVL-Atrophie fünfzehn Frauen, unter acht Fällen von multipler Blutdrüsenatrophie ausschließlich Frauen, unter 53 Fällen des Syndroms Keimdrüseninsuffizienz-Nebennierenrindeninsuffizienz 35 Frauen und unter 21 Basedowsektionsfällen achtzehn Frauen. Vom genito-adrenalen Syndrom ist bekannt, daß es „fast ausschließlich" bei Frauen auftritt [A. Jores (1942)].

Diese Ergebnisse gewinnen zusätzliche Bedeutung durch die weitere Tatsache, daß sämtliche aufgezählten Blutdrüsenkrankheiten als Minusvarianten oder partielle Minusvarianten des endokrinen Systems nur äußerst selten mit gutartigen Neubildungen oder mit Krebs vergesellschaftet gefunden werden, wie ich feststellen konnte. Da diese endokrinen Erkrankungen zudem überwiegend häufig das weibliche Geschlecht betreffen, gewinnen wir durch dieses Verhalten für die Tatsache der größeren Krebshäufigkeit des Mannes nach der Lebenswende gegenüber der Frau (s. S. 342 unten) eine Erklärung im Sinne einer endokrinen Begründung. Nach der Lebenswende deshalb, weil die zusammen 76 weiblichen Fälle meiner Obduktionsstatistik, die der gezogenen Schlußfolgerung zugrunde liegen, größtenteils Frauen betreffen, die über 40 Jahre alt waren (nur acht von ihnen, also etwa 10%, waren unter 40 Jahre alt) und die meisten über 50 und bis 72 Jahre alt waren, also im Krebsalter standen. Den zusammen 76 Frauen meines Beobachtungsgutes mit HVL-Atrophie, pluriglandulärer Insuffizienz, Keimdrüseninsuffizienz-Nebennierenrindeninsuffizienz und M. Basedow stehen nur 25 Männer mit den gleichen endokrinen Krankheiten gegenüber, also ein Drittel. Nach A. Jores (l. c.) soll der hypophysäre Zwergwuchs beim Mann häufiger sein als bei der Frau und umgekehrt der M. Cushing, ein Überfunktionszustand des HVL, nach dem gleichen Autor beim weiblichen Geschlecht sehr viel häufiger vorkommen als beim männlichen. Das Myxödem des Kindes und des Erwachsenen befällt so wie die Hyperthyreose überwiegend häufig das weibliche Geschlecht (A. JORES l. c.). Zwei Drittel der Addisonkranken sind dagegen Männer; ein ähnliches Zahlenverhältnis erweist auch das mir zur Verfügung stehende Addisonobduktionsmaterial (nämlich achtzehn Männer : zehn Frauen). Da die Addisonsche Krankheit in der Mehrzahl der Fälle durch eine Tuberkulose bedingt, also exogener Entstehung ist, habe ich vier Fälle dieser Erkrankung gesondert zusammengestellt, in denen sie durch eine „primäre" Atrophie der Nebennierenrinde hervorgerufen war. Auch in dieser Gruppe fanden sich jedoch drei Männer und nur eine Frau. Ein fünfter Fall von allerdings nur teilweiser Atrophie einer Nebenniere (bei Pankreasatrophie und tödlichem Diabetes) betraf einen 26jährigen Mann. Es überwiegen also auch beim M. Addison infolge primärer Rindenatrophie der Nebennieren entschieden die Männer. Ob dieses Zahlenverhältnis für die Annahme spricht, daß die durch primäre Rindenatrophie hervorgerufenen Addisonfälle nichts mit der Hypophyse zu tun haben, weil sie überwiegend bei Frauen atrophiert, wage ich nicht zu schließen, weil mein Beobachtungsmaterial zu klein ist.

Die Tatsache der im allgemeinen größeren Häufigkeit der meisten endokrinen Erkrankungen bei der Frau ist vielleicht zum Teil mit dem Klimakterium des Weibes in Zusammenhang zu bringen. Standen doch von den eingangs angeführten fünfzehn Frauen mit Atrophie des HVL dreizehn und von den acht Frauen mit multipler Blutdrüsenatrophie alle im postklimakterischen Alter. Von den 35 Frauen mit dem Syndrom Keimdrüseninsuffizienz-Nebennierenrindeninsuffizienz waren nur zehn unter 45 Jahre alt und 25 im Alter von 45 bis 68 Jahren (davon waren 21 über 50 Jahre alt). Nachdem das Klimakterium bei den Frauen mit dem genannten Syndrom verfrüht eintritt, darf man, roh veranschlagt, mindestens zwei Drittel von ihnen als postklimakterisch bezeichnen. Von den achtzehn basedowkranken Frauen schließlich waren bloß sechs unter 40 Jahre alt, während die übrigen zwölf 42 bis 71 Jahre zählten. Auf die Häufigkeit der Erkrankung an M. Basedow zur Zeit des und jenseits des Klimakteriums ist bereits verschiedentlich hingewiesen worden. Gerade die jüngeren Frauen im präklimakterischen Alter mit Basedowscher Krankheit wiesen zudem fast ausnahmslos schwere Ovarialdefekte in Form von nur spärlichen oder völlig fehlenden Primordialfollikeln auf (in den Ausnahmsfällen fehlt eine histologische Untersuchung der Eierstöcke!), so daß sie praktisch von einem Klimakterium nicht weit entfernt waren. Wir dürfen also das frühzeitige Erlöschen der Keimdrüsenfunktion bei der Frau als eine wesentliche Ursache oder Teilursache der Störung im gesamten endokrinen Apparat ansehen. Was die Ursache der Atrophie des HVL bzw. ihrer relativen Häufung beim weiblichen Geschlecht ist, darüber lassen sich heute nur Vermutungen anstellen.

f) Geschlechtsänderung und Krebs

Aus dem vorwiegenden Befallenwerden nur *eines* Geschlechtes bei zahlreichen Karzinomen (s. die Zusammenstellung S. 348/49) ergibt sich, daß die Wahrscheinlichkeit für einen Mann oder eine Frau, an einem vorwiegend das konträre Geschlecht befallenden Krebs zu erkranken, von vornherein gering ist. Nur bei den Krebsen des Verdauungstraktes spielt das Geschlecht, ob männlich oder weiblich, keine Rolle. Die Geschlechtszugehörigkeit schafft also an und für sich bereits eine gewisse Beschränkung unter den potentiell zur Entstehung kommenden Blastomen. Eine weitere Beschränkung ist im Falle einer Geschlechtsänderung durch diese,

anscheinend als Folge der damit verbundenen Änderung des Geschlechtshormonquotienten, gegeben. Eine Geschlechtsänderung tritt nun hauptsächlich beim
weiblichen Geschlecht und hier nach der Menopause in Form einer äußerlich
sichtbaren Vermännlichung in Erscheinung und wir wollen die bereits angeschnittene (s. S. 312) Frage hier ausführlicher erörtern, welche Blastome bei einer
solchen Frau hauptsächlich zu erwarten sind. Ein Blick auf die Zusammenstellung auf S. 348/49 zeigt, daß bei gewissen Krebsen ein Virilismus recht
selten ist, so z. B. beim Magenkarzinom, Dickdarm- (Kolon- und Rektum-)
karzinom, beim Brustdrüsenkrebs oder beim Speiseröhrenkrebs, bei anderen
häufiger zu finden ist. Wir werden daher vermuten dürfen, daß eine vermännlichte Frau relativ wenig Aussicht hat, an diesen Neoplasmen zu erkranken.
Dagegen werden wir uns auf Grund der Tabelle nicht wundern, wenn sie ein
Uteruskarzinom oder ein Harnblasenkarzinom oder ein Hypernephrom bekommt.
Wenn wir nun untersuchen, von was für Karzinomen Frauen mit Bartwuchs
tatsächlich gewöhnlich befallen werden, so finden wir unter den Fällen einer früheren Zusammenstellung (S. 277) folgende: Uteruskarzinom, Mammakarzinom,
Harnblasenkarzinom, Eierstockkrebs, Gesichtskrebs, Hirngliom, dazu Struma, also
zum größten Teil Krebse, bei denen eine Nebennierenrindenwucherung, welche den
Bartwuchs verursacht, laut Zusammenstellung S. 348/49 häufig ist. Bei den stark
behaarten Männern der Zusammenstellung auf S. 275, die ich hier zum Vergleich
anführe, obwohl es sich bei ihnen nicht um eine Geschlechtsänderung, sondern um
eine Hypervirilisierung handelt, wurden an Neubildungen gefunden: Prostatahypertrophie, Hypernephrom, Harnblasenkarzinom, Schilddrüsensarkom und
Struma, also meistens Blastome, die laut Zusammenstellung bei Männern
überwiegen und einen hohen Hundertsatz von Exzeßbildung der Nebennierenrinde aufweisen. Hochinteressant ist auch, daß von den hauptsächlich männlichen
Karzinomen Frauen fast nur jenseits des Klimakteriums befallen werden, bei
denen, wie wir bereits wissen, die männlichen Valenzen dominieren. So waren
unter den Frauen mit Bronchuskarzinom nur sieben = ungefähr ein Fünftel
unter 50 und nur zwei unter 45 Jahre alt, von vier Frauen mit Speiseröhrenkrebs alle über 60 Jahre und drei Frauen mit Pharynxkarzinom 52, 53 und
68 Jahre alt; eine Frau mit Tonsillenkarzinom stand im Alter von 72 Jahren.
Von zehn Frauen mit Harnblasenkrebs waren alle mit Ausnahme einer Sechs-
undvierzigjährigen über 59 und bis 75 Jahre alt. Hingegen finden wir bei den
Krebsen, die keine besondere Bevorzugung eines Geschlechts erkennen lassen, wie
bei denen des Verdauungstraktes (Magen-, Dickdarm- einschließlich Mastdarm-
und Pankreaskarzinom) auch junge Frauen und solche zahlreicher unter den Erkrankten. Anderseits waren bei dem vorwiegend weiblichen Schilddrüsenkarzinom
die vier erkrankten Männer in meinem Beobachtungsgut 48, 62, 65 und 71 Jahre
alt, also älter an Jahren. Ich verweise in diesem Zusammenhang darauf, daß im
Senium des Mannes vielfach weibliche Tendenzen zum Durchbruch kommen, sowie auf die später (s. S. 503) zu besprechende Tatsache, daß die Myome, die
gleichfalls „weibliche" Gewächse darstellen, bei alten Männern anzutreffen sind.
Diese Verhältnisse führen zu dem Schluß, daß eine bestimmte und charakteristische geschlechtshormonale Säftemischung, wie sie der Virilismus der Frau
darstellt, zu einem Vorwiegen bestimmter, der Vermännlichung quasi entsprechender, Blastome führt, und daß ein gleiches von der Hypervirilisierung des
Mannes kraft dieser gilt. Ein Individuum scheint also nicht ein beliebiges
Blastom erwerben zu können, sondern wird hauptsächlich von Neubildungen
befallen, die der dem Individuum eigenen Säftemischung entsprechen, gewissermaßen bei ihr gedeihen. Diese Erkenntnis hat insofern praktische Bedeutung, als dadurch der Kreis der hauptsächlich zu befürchtenden Neubil-

dungen im Einzelfall unter besonderen geschlechtshormonalen Verhältnissen eingeengt wird, Vertiefte zukünftige Erkenntnis wird uns hier noch weiter führen. Es ist per analogiam anzunehmen, daß auch bei den übrigen Blastomen, die nichts mit dem Geschlecht und den Geschlechtshormonen zu tun haben, eine sie auslösende und zu ihrem Entstehen disponierende Säftemischung existiert, die uns allerdings heute noch nicht — wie im Falle von Schwankungen der Sexualität — näher bekannt ist. Die Feststellung dieser jeweils ein bestimmtes Blastom auslösenden Zusammensetzung der Säfte ist Aufgabe der Zukunft. Daß die Säftemischung für das Entstehen eines Blastoms wesentliche Voraussetzung ist, werden wir noch im Abschnitt „HVL und Krebs" (s. S. 477) und bei Erörterung der „Blastomkonstitution" sehen; das geht ferner aus der Erfahrungstatsache hervor, daß Leukämiker kaum ein Karzinom bekommen. Wenn man also wissen will, welche Säftezusammensetzung einen Krebs ausschließt, braucht man sich nur an die Leukämie zu halten.

Vermerkt zu werden verdient auch die Häufigkeit der Prostatahypertrophie bei den „männlichen" Krebsen: so fand ich 40% HP bei den männlichen Hypernephromträgern meines Materials und je 33% HP bei den Männern mit Harnblasenkarzinom und Bronchuskarzinom, wobei keineswegs die ältesten Jahrgänge von der HP befallen waren. Allerdings hatten auch unter 160 an Magenkarzinom gestorbenen Männern zwischen 55 und 88 Jahren 32% eine HP (zwei ein Prostatakarzinom). Als Gegenstück verweise ich auf die Häufigkeit des Uterusmyoms etwa bei den Frauen mit Brustdrüsenkrebs (29%), von der später (s. S. 491) die Rede sein wird.

Nebennierenrindenwucherung und Geschlechtsverteilung bei Blastomen (Karzinomen)

Krebse des Verdauungstraktes

Magenkarzinom (572 Fälle, davon 238 Frauen)	2,9%	(16mal Rindenadenome, 1mal Hyperplasie der Rinde; *1mal Virilismus*)
Dickdarmkarzinom (400 Fälle)	3 %	(*1mal Virilismus* unter 164 weiblichen Fällen)
Gallenblasenkarzinom (139 Fälle)	1,4%	(2mal Rindenadenome; *3mal Virilismus* unter 109 Frauen)
Choledochuskarzinom (74 Fälle)	4 %	(1mal breite Nebennierenrinde, 2mal Rindenadenome)
Pankreaskarzinom (78 Fälle, davon 30 Frauen)	2,5%	(1mal beids. Rindenadenome, 1mal Hyperplasie der Rinde); *1mal Virilismus*)
Ösophaguskarzinom (65 Fälle, davon *94,5%/₀ Männer!*, alle 4 Frauen über 60 Jahre alt)	1,5%	(1mal beids. bis erbsengroße Rindenadenome; *kein Virilismus*)

Genitale Blastome

Uteruskarzinom (96 Fälle)	7,3%	
Uterusmyom	?	(wahrscheinlich relativ häufig)
Prostatahypertrophie (185 Fälle)	12 %	
Prostatakarzinom (62 Fälle)	10 %	
Mammakarzinom (98 Fälle), sämtlich Frauen	5,1%	(3mal eins. Rindenadenome, 2mal knotige Rindenhyperplasie; *1mal Virilismus*)

Vorwiegend eingeschlechtliche Blastome

vorwiegend *männlich*

Bronchuskarzinom (247 Fälle, davon
88,3% Männer!) .... 8 % (4mal beids., 6mal eins. Rindenadenom, 2mal knotige
Hyperplasie; *1mal Virilismus*
unter 29 Frauen)

Harnblasenkarzinom (45 Fälle, davon
75% Männer!) .... 11 % (3mal Rindenadenome, 1mal
breite Rinde, 1mal große Ne-
bennieren; *1mal Virilismus*
unter 10 Frauen)

Renale Hypernephrome (40 Fälle), *zwei
Drittel Männer* .... 16 % (2mal eins. Rindenadenome,
1mal bes. Hyperpl. der Neben-
nieren mit reichl. Adenomen,
2mal große Nebennieren)

Karzinom des Sinus piriformis (20 Fälle,
sämtlich Männer!) .... 5 % (1mal große Nebennieren mit
knotigen Rindenbezirken)

Pharynxkarzinom (11 Fälle, darunter
3 Tonsillenkarzinome und 1 Ca des
weichen Gaumens, zusammen 8 Männer
und 3 Frauen) 0
Ösophaguskarzinom (s. S 348)

vorwiegend *weiblich*

Schilddrüsenkarzinom (18 Fälle, davon
nur 4 Männer und *drei Viertel Frauen*) .. 11 % (1mal beids. Rindenadenome;
kein Virilismus)

Nebennierenkarzinom (6 Fälle, davon
1 Mann) 0

Die endokrinen Beziehungen der Harn- und Geschlechtsorgane und ihrer Erkrankungen (Endokrinologie der Urogenitalorgane)

I. Die endokrine Tätigkeit der Urogenitalorgane

1. Die endokrine Tätigkeit (Endokrinie) der menschlichen Niere

Das Problem der endokrinen Tätigkeit der menschlichen Niere (vgl. dazu auch S. 351) hat durch neuere morphologische Befunde von H. BECHER vermutlich einen Fortschritt erzielt. Dieser Autor hat nämlich 1936 erstmalig besondere, inselförmige Zellgruppen am Gefäßpol der Nierenkörperchen und entlang den Arteriolae afferentes der menschlichen Niere beschrieben und ihnen eine endokrine Funktion zugesprochen, die in der Absonderung eines gefäßwirksamen Stoffes mit örtlichem Angriffspunkt bestehen soll; er würde damit in die Gruppe der sogenannten Gewebshormone gehören, von denen heute bereits eine ziemliche Anzahl bekannt ist und die alle eine Blutdruckwirkung haben. F. FEYRTER hat den erwähnten Zellen nach ihrem Entdecker den Namen Bechersche Zellhaufen oder „intertubuläre Zellhaufen der Niere" gegeben, ferner ihre Abstammung vom Epithel des Mittelstücks der Harnkanälchen (breiter Schleifenschenkel + Schaltstück; pars contorta II) und ihre Entstehung durch Endophytie (Knospung) mit nachfolgender Abschnürung aufgezeigt (1939/40) und ihre Gesamtheit unter die „diffusen endokrinen epithelialen Organe" eingereiht (1938), zu denen FEYRTER auch die Mittelstücke der Nierenkanälchen mit einem Teil ihrer physiologischen Funktion rechnet. Die Gesamtheit der Mittelstücke nämlich und der von ihnen abstammenden (in merkwürdiger Weise durch Sprossung entstehenden) intertubulären Zellhaufen, soweit solche vorhanden sind, wird von FEYRTER als diffuses endokrines epitheliales Organ gewertet. Ihre Aufgabe soll zum Teil die einer Einsonderung von vasoaktiven (nach BECHER vermutlich acetylcholinartigen) Substanzen sein, welche die lichte Weite der Arteriolae afferentes verändern und damit die örtliche arterielle Blutdurchströmung der menschlichen Niere und damit auch den Blutdruck beeinflussen. Daß die Blutdurchströmung der Niere durch lokale Mechanismen geregelt werden kann, ist bereits bekannt. Die Becherschen Zellhaufen sind offenbar neben anderen Einrichtungen in der Niere, wie den Zimmermannschen Polkissen, das anatomische Substrat dieser Tätigkeit. Für die örtlich wirksame Endokrinie ist von FEYRTER 1942 der Ausdruck Parakrinie vorgeschlagen worden. Ob und inwieweit die Absonderung des später zu besprechenden Renins (s. S. 352) etwa zu den Aufgaben des Mittelstückepithels gehört, läßt sich vorerst nicht sagen, ebensowenig, ob seine Zellen ein Inkret mit allgemeiner Wirksamkeit herstellen, wie überhaupt die endokrine bzw. gefäßwirksame (gefäßerweiternde?, gefäßverengende?) Tätigkeit dieser Zellen vorerst nicht mehr als eine Vermutung ist, die sich auf die gefäßnahe Lagerung der Zellhaufen und ihre Hyperplasie bei Arteriolosklerose der betreffenden Gefäßstrecke stützt.

FEYRTER fand die Becherschen Zellhaufen auffällig reichlich in den Nieren von Hochdruckkranken wie überhaupt in chronisch kranken Nieren (besonders in nephritischen und pyelonephritischen Schrumpfnieren), aber auch in nicht erkrankten Nieren, so daß sich derzeit über die Bedeutung des hypothetischen Inkretes der Zellhaufen für die Nierenpathologie noch nichts sagen läßt. FEYRTER hält ihr gehäuftes Vorkommen allerdings für abnormal, vielleicht sogar für krankhaft, und vermutet gleich BECHER eine Beziehung dieser Zellen zu den Hypernephromen (s. S. 368 oben). Beim Neugeborenen und bei Kindern verschiedenen Alters sind die intertubulären Zellhaufen nach FEYRTER spärlich. Hingegen ist jenseits des 50. Lebensjahres [P. LUDWIG (1943)] das Vorhandensein reichlicher Becherscher Zellhaufen die Regel, und zwar vor allem dann, wenn eine Arteriolosklerose der Nierengefäße besteht. Allgemein steigt ihre Zahl von der Geschlechtsreife bis zur Lebenswende, doch ist das Alter allein für das Ausmaß ihres Vorkommens nicht entscheidend. Völlig abgeschnürte und isolierte Zellhaufen trifft man in den Nieren von alternden Individuen [P. LUDWIG (1943)] und am reichlichsten bei alten. Am zahlreichsten und regelmäßigsten finden sie sich, wie gesagt, bei der essentiellen Hypertonie. Hingegen wurde z. B. bei subakuter Glomerulonephritis eine besonders reichliche Entwicklung der Zellhaufen vermißt. Im übrigen können auch im höheren Alter die Haufen nur spärlich und anderseits bei jüngeren Individuen reichlich vorkommen. Die Endophytie hält FEYRTER für den gestaltlichen Ausdruck einer Kompensation einer primären Störung in der Funktion der Nierengefäße und verneint mit guten Gründen einen Zusammenhang der Zellhaufen mit der Arteriolosklerose der Nieren im Sinne einer Verursachung dieser Gefäßveränderung durch die Hyperplasie der Zellhaufen. Die arteriolosklerotische Gefäßveränderung in der Niere spricht FEYRTER vielmehr für eine Folge abnormer funktioneller Inanspruchnahme der Gefäßwände an.

2. Der renale Hochdruck und seine hormonalen Faktoren. Das Renin und das Hypertensin

Der von den Nieren ausgehende arterielle Hochdruck ist für den Urologen von besonderem Interesse. Begegnet er ihm doch nicht nur bei gewissen beiderseitigen Nierenkrankheiten, wie bei der akuten und chronischen Glomerulonephritis, der Nephrosklerose, der polycystischen Nierenentartung und den genuinen (arteriolosklerotischen) und sekundären (nephritischen) Schrumpfnieren sowie bei der Periarteriitis nodosa der Nierengefäße als typische und für die Diagnose wichtige Begleiterscheinung, sondern auch bei einseitigen Nierenerkrankungen, worauf erst in den letzten Jahren die Aufmerksamkeit gebührend gelenkt worden ist, vor allem bei der pyelonephritischen Schrumpfniere, ferner bei einseitiger Hydronephrose oder Infarktniere und bisweilen beim Hypernephrom. In diesen Fällen von einseitigen Nierenerkrankungen ist die renale Blutdrucksteigerung durch Beseitigung der kranken Niere heilbar.

Wie kommt nun eine solche renale Blutdrucksteigerung nach unserem heutigen Wissen zustande? Man weiß heute, daß sie durch die humorale Wirkung eines blutdrucksteigernden Stoffes entsteht, der sich in einer ischämisch gewordenen Niere bildet und in den Blutstrom gelangt. Zunächst ist also eine Ischämie der Nieren Voraussetzung für das Auftreten einer von der Niere ausgehenden Blutdrucksteigerung. Nur im Falle einer hypernephroiden Nierengeschwulst als umschriebenem Krankheitsherd ist die Pathogenese derselben eine andere: hier scheint es das Gewächs selbst zu sein, das einen pressorischen Stoff in die Blutbahn abgibt (s. S. 367 unten). Eine zweite, bisher nicht genügend gewürdigte Voraussetzung einer Entstehung von arteriellem Hochdruck ist eine zureichende

Nebennierenrindenfunktion. Ohne solche ist ein Hochdruck nicht möglich. Ich werde darauf noch zurückkommen.

Auf welche Weise führt nun die Nierenischämie zu Blutdrucksteigerung? TIGERSTEDT und BERGMANN haben im Jahre 1898 nachgewiesen, daß in der Niere eine Substanz enthalten ist, die eine Blutdrucksteigerung bewirkt. Sie haben sie Renin benannt. Dieser Stoff entsteht in der ischämisch gewordenen Niere und ist auch von anderen Untersuchern in der Niere später festgestellt und in neuerer Zeit in Deutschland besonders von HESSEL (1938) und seinen Mitarbeitern, im Ausland von HOUSSAY und Mitarbeitern in Buenos Aires und dem Arbeitskreis um PAGE in Indianapolis (USA) erforscht worden. Das Renin findet sich in den vasopressorisch wirksamen Extrakten aus der Nierenrinde als der die Blutdrucksteigerung bewirkende Stoff. Injektion von Renin hat eine sich allmählich entwickelnde, peripher bedingte und lang anhaltende Blutdruckerhöhung beim Versuchstier zur Folge, die z. B. beim Hund nach intravenöser Injektion 10 bis 30 Minuten, je nach der injizierten Menge, dauert. Wiederholte Renininjektionen bewirken beim Kaninchen einen Dauerhochdruck, der auch nach Aussetzen der Zufuhr bestehen bleibt, hingegen nach Exstirpation der Nebennieren (!) auf den Normalwert absinkt. Das Renin ist neben dem Adrenalin des Nebennierenmarkes, dem Vasopressin des HHL sowie dem pressorischen Stoff in der Nebennierenrinde (Desoxycorticosteron?) die wichtigste blutdrucksteigernde Substanz im Organismus und findet sich außerhalb der Niere in der Milz, jedoch nicht konstant. Das Renin läßt sich von den anderen, heute bekannten vasopressorischen Substanzen, zu denen noch das Tyramin und *Collips*-pressor-Substanz gehören, durch seine pharmakologischen Eigenschaften abgrenzen. Es ist auf Uterus und Iris völlig wirkungslos, während der Darm dadurch in geringem Grad erregt wird, und ein Enzym von Eiweißnatur, und zwar ein Globulin; Trypsin und Pepsin zerstören es daher.

Es hat sich gezeigt, daß das Nierenvenenblut von Tieren, bei denen nach Abdrosselung der Nierendurchblutung ein Hochdruck entstanden war, den Blutdruck eines anderen Tieres steigert, dadurch, daß das Renin auf dieses übertragen wird. Eine genauere Analyse des Wirkungsmechanismus des Renins hat folgendes ergeben: Das Renin wird von den ischämischen Nieren wie ein Hormon von den Blutdrüsen in die Blutbahn abgegeben und wirkt hier als ein proteolytisches Ferment auf ein zweites Globulin, das aus der Leber stammt, das Hypertensinogen („Reninactivator" von PAGE) ein. Das Produkt dieses Zusammenwirkens ist das blutdrucksteigernde Hypertensin („Angiotonin" von PAGE). Auch im Reagensglas bildet Renin beim Zusammenbringen mit Pferde- oder Hundeserum demgemäß das Hypertensin, das sich vom Renin durch seine Thermostabilität und Löslichkeit in 75%igem Azeton unterscheidet. Das Hypertensin läßt sich regelmäßig im Blut nachweisen, wenn die Nieren ischämisch sind. Das Schicksal des Renins im Blut ist nicht sicher bekannt. Blut und Gewebe enthalten jedoch ein Ferment Hypertensinase, welches das Renin zerstört. Auf diesem Wege, durch fermentativen Abbau, wäre somit eine praktische Therapie des renalen Hochdruckes in Zukunft denkbar. Nur nach Injektion großer Mengen tritt das Renin auch in den Harn über. PAGE und HELMER haben das Hypertensin in kristallinem Zustand erhalten. Das Renin selbst wirkt weder gefäßverengend noch blutdrucksteigernd, vielmehr ist die vasopressorische Wirkung von Renininjektionen auf die Bildung von Hypertensin zurückzuführen.

Von HARTWICH in Deutschland aus der Schule VOLHARDS und unabhängig davon von GOLDBLATT in den USA ist gezeigt worden, daß teilweise oder vollständige Konstriktion der Arteria renalis eine Blutdrucksteigerung zur Folge hat. Im Venenblut der auf diese Weise ischämisch gemachten Niere ist Renin vorhanden. Wenn man den Blutzufluß zu der Niere auf zwei bis sechs Stunden unterbricht und dann wieder herstellt, so tritt ein starker Blutdruckanstieg ein, ähnlich wie nach Renininjektion und wahrscheinlich durch Renin ausgelöst. Überpflanzt man die ischämische Niere eines hyperton gemachten Hundes in den Hals eines normalen Hundes, so steigt bei diesem der Blutdruck. Aber auch die intakte Niere eines gesunden Hundes sondert im Fall von Sinken des Blutdrucks infolge von Blutung oder Schock Renin in die Blutbahn ab. Es ist also der Renin-Hypertensinmechanismus anscheinend eine zweckmäßige und ausgleichende Regulation und als solche offenbar auch bei den hypertonischen Nierenkrankheiten, der Nephritis usw., zu werten. Die erwähnten Befunde lassen darauf schließen, daß die Nieren an der Regulation des arteriellen Blutdrucks maßgebend teilhaben und daß das Renin hiebei den Vermittler, den Realisator spielt. Es wird heute angenommen, daß das Renin durch Drosselung der renalen Zirkulation aktiviert wird und nunmehr aus dem Bluteiweiß Hypertensin bildet, das durch die Blutdrucksteigerung, die es bewirkt, für die Einengung der Strombahn den Ausgleich schafft. In der gestauten Niere der Katze entsteht eine dem Hypertensin ähnliche, blutdrucksteigernde Substanz, die Ischämin benannt wurde [Lewis und Mitarbeiter (1940)].

Das Renin des Menschen reagiert spezifisch nur mit menschlichem Hypertensinogen und bildet mit diesem Hypertensin.

Wir haben in den geschilderten Verhältnissen ohne Zweifel einen sinnreichen, von der Natur geschaffenen Mechanismus vor uns, der bewirkt, daß bei Verschlechterung der Nierendurchblutung der Blutdruck steigt und dadurch nicht nur die lebenswichtige Nierentätigkeit erhalten bleibt, sondern auch die allgemeinen ungünstigen Auswirkungen einer Blutdrucksenkung weitgehend ausgeglichen werden. Von der durchblutungsgestörten Niere selbst wird dieser Mechanismus automatisch in Gang gesetzt.

F. Feyrter fand bei genuiner Hypertonie regelmäßig eine Hyperplasie der sogenannten Becherschen intertubulären Zellhaufen in der Niere, denen er eine endokrine Tätigkeit zuschreibt (s. S. 350). Ob sie eine Beziehung zum Renin haben, ist nicht bekannt. Anderseits hat Enger das von ihm so genannte Nephrin, das vom Renin eindeutig verschieden ist, als den Wirkstoff der renalen Hypertonie isoliert. Er fand diesen Stoff in der Niere und im Blut bei renalem Hochdruck regelmäßig, ferner bei der malignen Nephrosklerose, der chronischen Nephritis und bei einem Teil der essentiellen Hypertoniker, dagegen nicht bei der akuten diffusen Glomerulonephritis und beim Hochdruck des Cushingkranken. Das Nephrin führt auch beim Gesunden zu allgemeiner Gefäßkontraktion und Blutdrucksteigerung. Beim Menschen wird Renin nach kurzdauernder renaler Ischämie in kleinen Mengen im Nierenvenenblut gefunden, ebenso bisweilen bei Eklampsie und bei perakuter Glomerulonephritis (akuter Hochdruck), dagegen nicht beim chronischen und beim essentiellen Hochdruck (Taquini und Fasciolo).

Eine Klärung bezüglich der verschiedenen, im Blut von Hochdruckkranken bisher gefundenen vasopressorischen Stoffe und ihres gegenseitigen Verhältnisses sowie ihrer Beziehung zur Nebennierenrinde und der Rolle dieser selbst beim Zustandekommen der Blutdrucksteigerung ist dringend nötig. Es ist eine ganze Reihe solcher Stoffe beschrieben worden. So ist über die Bedeutung des beim roten und blassen Hochdruck gefundenen Tyramins im Blut und seine Herkunft noch so gut wie nichts bekannt. Ähnliches gilt von der Lipoid-Adrenalinverbindung Konscheggs, den pressorischen Stoffen von Bohn und von Westphal, vom Verhältnis des Renins zum Engerschen Nephrin usw.

Ein wichtiges Problem ist die Rolle der Nebennierenrinde beim renalen Hochdruck. Kommt doch ein solcher beim Addisonkranken ebensowenig zustande wie eine Glomerulonephritis oder eine nennenswerte Nephrosklerose oder gar eine vaskuläre Schrumpfnierenbildung (s. S. 89). Experimentell ist bisher festgestellt, daß adrenalektomierte Ratten die Fähigkeit verloren, Hypertensinogen zu bilden, und daß Verabreichung von Desoxycorticosteron diese Fähigkeit wiederherstellte.

Die Bedeutung der Nebennierenrinde für den renalen Hochdruck (Lucádou 1935) ergibt sich ferner aus der überraschenden Häufigkeit von Nebennierenrindenwucherung bei genuinen und bei nephritischen Schrumpfnieren, wie sie R. Chwalla (1948) an anderer Stelle beschrieben hat, und schließlich aus dem Umstand, daß in einem Teil der Fälle von genuinen Schrumpfnieren schon äußerlich, am Körper des Kranken, die Zeichen der gesteigerten Nebennierenrindenfunktion (Interrenalismus) nachzuweisen sein können (in Form von übermäßiger Stammbehaarung bei männlichen, von Bartbildung bei weiblichen Kranken, s. R. Chwalla, l. c.). Die Überfunktion der Nebennierenrinde läßt sich außerdem durch Nachweismethoden biologischer und chemischer Art bei renalen Hochdruckkranken sicherstellen.

Beim nicht nephritischen oder nephrosklerotischen Hochdruck treten dagegen die Nebennieren wenigstens der Häufigkeit ihrer Veränderung nach an Bedeutung zurück. So fand ich unter achtzehn Obduktionsfällen von beiderseitigen *Zystennieren* nur zweimal Nebennierenveränderungen ähnlich denen bei den primären und sekundären Schrumpfnieren, und zwar einmal bei einer 36jährigen, urämisch verstorbenen Frau große, lipoidreiche Nebennieren und einmal, bei einer 55jährigen Zystennierenträgerin, ein außerordentlich großes Adenom der linken Nebenniere und eine große rechte Nebenniere mit ziemlich breiter brauner Zone und gewöhnlichem Verhalten des Markes. Eine Hypertrichose kam in diesen achtzehn Zystennierenfällen nicht zur Beobachtung, allerdings auch keine Unterentwicklung oder Atrophie der Nebennieren. In zwei anderen Fällen von polyzystischer Degeneration der Nieren war eine hochgradige Herzhypertrophie ohne Auffälligkeit an den Nebennieren vorhanden. Bei fünf alten Trägern von Zystennieren bestand eine hochgradige Arteriosklerose.

Die Zystennierenfälle verhalten sich auch hinsichtlich der Tuberkulosehäufigkeit anscheinend nicht so wie Träger von Nebennierenrindenhyperplasie oder -adenom, bei denen die Tuberkulose selten ist (s. S. 64), indem auf die achtzehn Obduktionsfälle vier chronische Lungentuberkulosen, davon zwei mit tödlichem Ausgang, entfielen. Hingegen waren zweimal Karzinome (beide Male Bronchuskarzinome), zweimal Struma adenomatosa, einmal Prostatahypertrophie und einmal Uterusmyome, zusammen also vier gutartige und sechsmal gut- und bösartige Neubildungen in den achtzehn Zystennierenfällen festzustellen. Daß Hochdruck bei Zystennieren nicht gerade häufig ist, habe ich bereits 1934 festgestellt (Zschr. Urol. 28, 1934). Ein gleiches gilt vom Hochdruck bei pyelonephritischen Schrumpfnieren.

Unter dreizehn Sektionsfällen von *pyelonephritischen Schrumpfnieren* ist klinisch nur einmal das Vorhandensein von Hochdruck bekannt und in diesem Fall (59jährige Frau) waren die Nebennieren groß und daneben auch eine Nephrosklerose und eine allgemeine Arteriosklerose vorhanden. Bei einer zweiten, 36jährigen, an Urämie gestorbenen Frau mit einer Mischform von pyelonephritischer und chronisch-glomerulonephritischer Nierenatrophie wurden die Nebennieren „etwas klein" und ihre Rinde stark verschmälert gefunden. Bei einem 47jährigen Mann mit Urämie infolge pyelonephritischer Nierenatrophie waren die Nebennieren ebenfalls „etwas klein". In den übrigen zehn Fällen waren sie bis auf eine öftere Lipoidarmut der Rinde — entsprechend der infektiösen Natur der Nierenatrophie dieser Fälle und der gewöhnlich bis zum Tod vorhandenen chronischen Zystopyelitis — ohne weitere Auffälligkeit und eine Hypertrophie der linken Herzkammer nur einmal vorhanden. Über die Klinik des renalen Hochdruckes s. R. Chwalla (1934), l. c.

3. Zur Frage einer inneren Sekretion der Prostata

Einen gewissen Fortschritt in morphologischer Beziehung hat die hypothetische Lehre von der Endokrinie der menschlichen Prostata durch neuere histologische Befunde gemacht. K. PRETL hat nämlich 1944 gestaltliche, färberische und andere Besonderheiten der basalen Drüsenepithelzellen der menschlichen Prostata beschrieben und die Vermutung ausgesprochen, daß die Gesamtheit dieser Zellen ein endokrines („parakrines") Organ darstelle, das als „basilares argentaffines Epithelorgan" oder als „Helle-Zellen-Organ" bezeichnet wird. Die erwähnten morphologischen Eigentümlichkeiten der geschilderten Zellen eignen nämlich den Zellen der von FEYRTER (1938) beschriebenen „diffusen endokrinen epithelialen Organe". Besonders hervorhebenswert erscheint mir die *Chromierbarkeit* (daher chromaffine Zellen) der in Rede stehenden basilaren Zellen im Epithel der menschlichen Prostata, die außerdem versilberbar sind. Sie finden sich vorwiegend in den Ausführungsgängen und in den Drüsen nahe dem Samenhügel (PRETL l. c.), ferner im Utriculus prostaticus und in der Harnröhre, also interessanterweise in den Gegenden, die auf Östrogenzufuhr in erster Linie ansprechen, und zwar in allen Alterstufen von der Geburt bis ins höchste Greisenalter und selbst intrauterin. In den Knoten der Prostatahypertrophie wurden sie von den Entdeckern nur spärlich, hingegen in soliden Karzinomen der Prostata reichlich (!) angetroffen. Eine Endophytie wurde an den geschilderten Zellen bisher nicht beobachtet. Die Möglichkeit liegt meines Erachtens auf Grund ihrer Chromierbarkeit nahe, daß sie mit der von manchen Autoren behaupteten Adrenalinbildung der Prostata im Zusammenhang stehen. Außer der sauren Phosphatase (s. S. 429) und anderen Fermenten (s. den Schluß dieses Kapitels) soll nämlich die Prostata nach COLLIP (1929) und VON EULER (1933) Adrenalin enthalten. VON EULER fand es in wässerig-alkoholischen Auszügen aus der Prostata und wies schon damals in diesem Zusammenhang auf das Vorkommen chromaffiner Zellen in der Prostata und in der Muskelwand der Samenleiterampullen hin. COLLIP zeigte, daß Kokain die blutdrucksteigernde Wirkung des Prostataextraktes nicht zu hemmen vermag; das spricht nach ihm für die Adrenalinnatur der die Blutdrucksteigerung bewirkenden Substanz. R. CHWALLA hat vergeblich versucht, in frischen, aus normalen Prostaten exprimierten Prostatasekreten mittels der Vulpianschen Jodreaktion, die Adrenalin noch in einer Konzentration von 1 : 2 Millionen nachweisen lassen soll, solches zu finden. Es könnte sein, daß Adrenalin nur vorhanden ist und produziert wird, wenn die Prostata gereizt ist. Anlaß zu dieser Untersuchung waren die bekannten Beobachtungen von Synkope bei der Prostatamassage. Die nähere Erforschung solcher Fälle hat gezeigt (R. CHWALLA), daß bei derartigen Männern eine allgemeine Kollapsneigung besteht und sich Anzeichen eines Hypokortikoadrenalismus feststellen lassen (arterielle Hypotonie usw.).

Zur Stimulierung einer unterentwickelten Prostata eignet sich Choriongonadotropin und, bei mangelhafter Hodeninkretion, das Testosteronpropionat. Allerdings bedarf es dazu sehr großer Dosen; McCULLAGH und McGURL benötigten z. B. 6½ bis 11 g Testosteronpropionat, die im Laufe von 13 bis 27 Monaten verabreicht wurden, um die Prostata von Kastraten auf annähernd normale Größe zu bringen.

Für die Menge des Ejakulates ist das Quantum der Sekrete der Vorsteherdrüse und noch mehr der Samenblasen ausschlaggebend, die zusammen den Hauptteil der Samenflüssigkeit liefern. Es besteht kaum ein Zweifel, daß die Menge und Beschaffenheit dieser Sekrete, die bei verschiedenen Männern ganz außerordentlich variieren, vom Androgen beeinflußt wird. Über die Abhängigkeit der Sekretqualität und -cytologie (mit Ausnahme der Leukozyten) von

Krankheiten der Prostata ist noch wenig bekannt. Neuerdings gewinnt der Nachweis von Krebszellen im Prostataexprimat zur Erkennung des Prostatakarzinoms (Abkürzung PK) Bedeutung. Eine pathologische Oligospermie, d. h. eine auffallend geringe Ejakulatmenge nach mehrtägiger Pause im Geschlechtsverkehr, ist nach dem Gesagten als eine Folge von Erkrankungen bzw. Unterfunktion der Samenblasen und der Prostata anzusehen und beim Ausfall der inneren Sekretion der Hoden zu beobachten.

Eine inkretorische Funktion der Prostata ist verschiedentlich vermutet worden, doch fehlen bis jetzt schlüssige Beweise dafür. Aus Versuchen verschiedener Autoren geht übereinstimmend hervor, daß Extrakte aus hypertrophischen Vorsteherdrüsen bei Injektion in Versuchstiere außerordentlich toxisch wirken, während Extrakte aus normalen Drüsen nicht toxisch sind (LEGUEU, THAON, BIEDL, SELLEI). Es ist möglich, ja wahrscheinlich, daß diese Toxizität sich für die Symptomatologie und Klinik der menschlichen Prostatahypertrophie als sehr bedeutungsvoll erweisen wird, und anderseits selbstverständlich, daß die Giftwirkung des Produktes einer kranken Drüse mit der Frage einer physiologischen endokrinen Tätigkeit der Prostata keinen Zusammenhang hat und für eine solche nichts beweist. Verfütterung von Prostata erzeugt bei Ratten eine im allgemeinen schlechtere Entwicklung der Hoden gegenüber unbehandelten Kontrolltieren. Die gleiche Wirkung hat die Prostatatransplantation. Mit Prostatasubstanz gefütterte Kaulquappen erfuhren eine beschleunigte Umwandlung in Frösche ähnlich wie nach Schilddrüsenverfütterung, wenn auch nicht so rasch wie nach dieser (MACHT). SERRALACH und PARÈS beobachteten beim Hund nach Exstirpation der Prostata einen Stillstand der Spermiogenese und Hodenatrophie; allerdings kann dieser Effekt durch die Wirkung der Operation erklärt werden (Inaktivitätsatrophie). Die Geschlechtsorgane entwickeln sich jedoch unter Prostataextraktverabreichung beim Hund, Kaninchen und Meerschweinchen beschleunigt und die Geschlechtsreife tritt vorzeitig ein. Daher ist Prostataextrakt auch als Adjuvans zur Stimulierung Hypogenitaler verwendet worden. R. CHWALLA fand in periurethralen Adenomen einen 17-Ketosteroidgehalt; hingegen fehlt Östrogen in ihnen. Auch die verschiedensten Pflanzen, Blumen und Samen erfahren durch Prostataextrakt eine Beschleunigung der Entwicklung und des Blühens, bzw. Keimens (STEFANI und Mitarbeiter). Möglicherweise liegt hier mehr vor als eine lediglich unspezifische Beeinflussung durch im Prostataextrakt enthaltene Fermente und andere Wirkstoffe. Aus den durchgeführten Versuchen geht eine Ähnlichkeit der Wirkung von Prostataauszügen mit der der Geschlechtshormone hervor. Dennoch genügen sie nicht, um daraus auf eine inkretorische Tätigkeit der Prostata schließen zu können, um so mehr, als auch Auszüge aus anderen Organen ähnliche Wirkungen entfalten. In der urologischen Klinik kommen auffallend große Hoden in Kombination mit gleich auffällig kleiner und unterentwickelter Prostata ebenso vor wie normal große Prostaten bei atrophischen Hoden. Die endokrine Abhängigkeit der Prostata von den Hoden würde ein Parallelgehen der Entwicklung beider Organe erwarten lassen, wie es tatsächlich keineswegs regelmäßig feststellbar ist. Wir müssen daraus auf eine gewisse Selbständigkeit der Vorsteherdrüse in ihrer Ausbildung schließen; sie ist vielleicht durch die verschieden starke Androgeninkretion der Nebennierenrinde vorgetäuscht.

Außer der saueren Phosphatase sind im Prostatasaft noch zahlreiche andere Fermente enthalten, so eine Monoaminooxydase (besonders reichlich) und Diaminooxydase (Histaminase) und eine starke Cholinesterase. Die menschlichen Samenblasen lassen im Gegensatz dazu keine Cholinesterase-Aktivität erkennen [JOEL (1942)].

4. Die lokalen endokrinen Elemente in Harnröhre, Prostata und Harnblasengrund

F. Feyrter (1949) hat bestimmte Zellen in der Schleimhaut der Harnröhre beider Geschlechter, in der Vorsteherdrüse und im Bereich des Harnblasengrundes als „lokale endokrine Elemente" beschrieben und ihnen eine lokale endokrine Funktion ähnlich wie den gleichartigen Zellen in der Niere und im Darm zugeschrieben. Der Verfasser dieses Buches hält es für möglich, daß diese Entdeckung für die Enträtselung etlicher funktioneller Störungen der Harnröhre des Mannes und der Frau, der Prostata und der Harnblase Bedeutung haben könnte. Es läßt sich vorstellen, daß die erwähnten Zellelemente mit der sogenannten Reizblase, die R. Chwalla in die Kaltfußdysurie und in eine nervöse Form unterteilt hat, mit der Prostataneurose und mit der von R. Chwalla als funktionelle Urethralgie (s. S. 117 und 119) bezeichneten Affektion, die in den Lehrbüchern, namentlich in den älteren, als „Harnröhrenneurose" beschrieben wird und namentlich beim weiblichen Geschlecht nicht allzu selten ist, einen Zusammenhang haben könnten. Diese Vermutung liegt deshalb nahe, weil die analogen Elemente in der Darmwand nach den Untersuchungen von Feyrter mit einer nervösen Darmerkrankung — „nervöse endokrine Enteropathie" (Feyrter) — zusammenhängen und deren gestaltlich-strukturelles Substrat darstellen sollen. Die genannten urologischen Störungen werden sowohl primär auftretend als auch im Gefolge von Entzündungen in der Klinik beobachtet und zum Teil durch äußere oder innere Kälte ausgelöst, wobei ich unter innerer Kälte einen von kalten Füßen oder einer Dysfunktion des Wärmeregulationszentrums ausgelösten endogenen Kältereiz verstehe, ebenso durch Sitzen auf einer kalten Unterlage (Steinbank, feuchte Wiese usw.), mit einem Wort durch Kältereize, die einem normalen Individuum keinerlei schmerzhafte Sensationen verursachen. Die enge Beziehung der von Feyrter gefundenen Zellen zu dem Nervensystem läßt uns diese klinischen Phänomene vielleicht besser verstehen als bisher, denn man kann sich vorstellen, daß die lokale Abkühlung die geschilderten besonderen Zellen in einen Erregungszustand versetzt, als Folge dessen sie einen Wirkstoff abgeben, der die Nervenendigungen reizt. Aber auch eine mechanische Irritation der Harnröhrenwand (dieser Zellen?) kann, vor allem bei der Frau mit funktioneller Urethralgie, z. B. während des Geschlechtsverkehrs, heftige Beschwerden produzieren, die man bisher zu Unrecht als hysterisch zu deuten geneigt war.

II. Die endokrinen Einflüsse auf die Tätigkeit der menschlichen Niere. (Hormonales Geschlechtssystem und Nieren)

1. Hypophysenhinterlappen (HHL) und Harnorgane

Eine hormonale Beeinflussung der Nierentätigkeit erfolgt durch verschiedene endokrine Drüsen (Epithelkörperchen, Schilddrüse, Nebennieren), darunter auch von der Hypophyse, und zwar zunächst von ihrem Hinterlappen (Abkürzung HHL) aus. Sie vollzieht sich durch sein antidiuretisches Hormon, das sogenannte Adiuretin, von dem noch nicht sicher feststeht, ob es ein selbständiges HHL-Hormon oder mit dem Vasopressin des HHL identisch ist. Ersteres ist wahrscheinlich. Das Adiuretin (Vasopressin) des HHL stimuliert unmittelbar die Rückresorption von Wasser aus dem Glomerulusfiltrat seitens der Nierentubuli [Gilman und Goodman (1936/7)], ohne die Blutzirkulation in der Niere zu beeinflussen (SAMSON WRIGHT). VAN DER VELDEN hat die diuresehemmende Wirkung von Auszügen aus HHL entdeckt. Wird ein Wasserverlust des Körpers zu groß, so steigt die Vasopressinabgabe und somit das Ausmaß der Rückresorption von Wasser in den Nierenkanälchen, wodurch Wasser eingespart wird. Die Nieren stehen dauernd unter der Zügelung durch das Adiuretin (Vasopressin). Wird nach subkutaner Injektion eines HHL-Extraktes Wasser getrunken, so verzögert sich die Ausscheidung über die normale Zeit hinaus; eine Hydrämie ist die notwendige Folge, weil das Wasser nicht mehr entsprechend dem Maß der Resorption im Darm — wie normal — durch die Nieren ausgeschieden wird. Eine bereits in Gang befindliche Wasserdiurese wird gehemmt. Die subkutane Injektion wirkt stärker als die intravenöse. Die Wirkung des HHL-Hormons tritt auch an der entnervten Niere und an dezerebrierten Tieren und solchen mit Rückenmarksdurchschneidung (S. JANSSEN), ferner auch an der isolierten Niere (Herz-Lungen-Nierenpräparat) ein (STARLING und VERNEY), so daß ein unmittelbarer renaler Angriffspunkt derselben (Wirkung auf die afferenten Arteriolen der Glomeruli nach ADOLPH) außer Zweifel steht. Gleichzeitig mit der Verminderung der Harnmenge steigt die Konzentration des Harnes, insbesondere sein Kochsalzgehalt. Die starke Kochsalzausschwemmung unter Adiuretinwirkung ist von der Diurese unabhängig. Auch K, Mg und P werden vermehrt ausgeschieden. Im Gegensatz zur gewöhnlich stattfindenden Diuresehemmung tritt am narkotisierten Tier manchmal eine Förderung der Wasserausscheidung auf, also eine entgegengesetzte Wirkung. Ob die Narkosewirkung die Niere selbst betrifft oder das Blut oder die Gewebe, aus denen die Harnbestandteile herausgeschafft werden, ist noch nicht geklärt. Exstirpation des Hinterlappens der Hypophyse beraubt die Nieren ihrer Fähigkeit, den Harn zu konzentrieren, und hat Polyurie und das Krankheitsbild des Diabetes insipidus zur Folge. Zufuhr von HHL behebt diese Störung. Auch das Aufschnupfen von HHL-Pulver ist wirksam und wird darum in der klinischen Therapie des Diabetes insipidus verwendet.

Den gleichen Effekt wie HHL-Extrakt haben interessanterweise Auszüge aus dem Gewebe des Tuber cinereum des Zwischenhirns. Adiuretin wird daselbst ebenfalls gebildet. TRENDELENBURG und SATO konnten nämlich im Zwischenhirn von hypophysenlosen Hunden Adiuretin nachweisen. Außerdem findet ein unmittelbarer Transport von HHL-Hormon durch den Hypophysenstiel ins Zwischenhirn statt. Bleibt das Zwischenhirn ungeschädigt, so führt die Entfernung des HHL nicht immer zu Diabetes insipidus. Man kann daher sagen, dieser beruht auf einer Störung des HHL und des benachbarten Zwischenhirns. Ich fand in einem von A. PRIESEL obduzierten Fall von Diabetes insipidus, einem 26jährigen Mann, der an Lungen- und Darmtuberkulose gestorben war, eine Atrophie des HHL. HHL-Extrakte normalisieren die Störung, sofern nicht eine Zerstörung des Nucleus supraopticus vorliegt, jenes Kerngebietes im Zwischenhirn, das in Verbindung mit der Hypophyse steht, deren Tätigkeit steuert und an der zentralen Lenkung des Wasser- und Salzstoffwechsels entscheidenden Anteil hat. Das geschieht nicht zuletzt durch die Regulation der Bildung und Abgabe des Adiuretins (Vasopressins).

Voraussetzung für die Entstehung des Diabetes insipidus ist weiters, daß der HVL, oder zumindest Teile desselben, intakt sind (s. S. 359). In obigem Sektionsfall traf das zu.

Führt die Insuffizienz des HHL zu Polyurie und zu Diabetes insipidus, so muß eine Überfunktion desselben eine Oligurie bewirken. Krankheitsbilder, die als Überfunktion des HHL (Hemmung der Wasser- und Kochsalzausscheidung, arterieller Hochdruck) aufgefaßt werden, sind beschrieben worden [JONES (1938) u. a.]. Ihre Deutung bleibt allerdings hypothetisch, solange das Adiuretin des

HHL nicht nachgewiesen und mengenmäßig erfaßt wird. Interessant ist ein von dell'Acqua (1946) beschriebener Obduktionsfall von Hyperplasie des HHL bei Atrophie des HVL (mit Atrophie der Schilddrüse und der Geschlechtsorgane); er ging mit Anfällen von Oligurie, Ödemen, Fieber und Krämpfen (Oxytocinwirkung?) einher.

Der Hauptangriffspunkt der HHL-Wirkstoffe ist die glatte Muskulatur. Sie verstärken demgemäß unter anderem die Peristaltik der Nierenbecken und der Ureteren und fördern die Zusammenziehung der Harnblase. Das wird therapeutisch bei postoperativer Harnverhaltung, bei Nierenkelchsteinen, um sie in das Becken zu befördern, und zur Abtreibung von abgehfähigen Nierenbecken- und Harnleitersteinen ausgenützt. Intramuskuläre und anschließend, sobald die Toleranz des Patienten erprobt ist, intravenöse Injektionen von drei bis zehn Voegtlin-Einheiten sind dazu zweckmäßig. Die intravenösen Injektionen, die meist erst das Ziel erreichen, sollen nur bei jüngeren Patienten ohne erhöhten Blutdruck in langsam steigenden Dosen gegeben werden und zeitigen eine kräftige Wirkung. Dabei auftretende Blässe (Gefäßkontraktion!) darf den Arzt nicht erschrecken; andere Nebenwirkungen, vor allem auf die Gallenblase und auf den Uterus der Frau, müssen beachtet werden. Die Injektion von HHL-Präparaten stellt wohl das wirksamste Mittel dar, das wir besitzen, um ruhende Steine in den oberen Harnwegen in Bewegung zu bringen und den Steinabgang zu beschleunigen.

2. Androgene und Nieren (Diurese) s. S. 192

3. HVL und Niere

Im HVL ist von mehreren Untersuchern eine diuresefördernde Substanz nachgewiesen worden (Theel, Werner, Riwold), die allerdings noch durchaus hypothetisch ist, da es sich möglicherweise um eine über die Schilddrüse verlaufende diuretische Wirkung des HVL handelt. v. Haan hat 1918 angegeben, daß ein Diabetes insipidus beim Menschen nur entsteht, wenn Teile des HVL erhalten geblieben sind. Beim Versuchstier ist das von Richter 1934/35 bestätigt worden (vgl. S. 358). Totale Exstirpation der Hypophyse führt nicht zu Diabetes insipidus, sondern nur zu einer vorübergehenden Polyurie [Camus und Roussy (1920) beim Hund, Keller (1942) bei Hund und Katze], sofern die angrenzende Hirnbasis nicht geschädigt wurde. Ich selbst fand im Obduktionsgut des Rudolfspitals einen Diabetes insipidus bei einem 26jährigen Mann mit hochgradiger Atrophie des HHL und intaktem Vorderlappen, andererseits aber auch in einem Fall von totaler Atrophie bzw. Zerstörung der *gesamten* Hypophyse einen solchen, allerdings nach ein Jahr vor dem Tod durchgemachter Encephalitis (!) (bei einer 41jährigen Frau); von der Hypophyse waren makroskopisch überhaupt keine Reste erhalten. Nebennieren, Schilddrüse und Eierstöcke dieser Frau waren schwerst atrophisch (!), die Körperbehaarung dürftig, die Leber auffallend klein (!), die Zirbel erbsengroß, vom Thymus nichts erhalten. Mit Rücksicht auf die eingangs erwähnte Hypothese von der Rolle der Schilddrüse hebe ich besonders die Atrophie derselben in diesem Fall, in dem das ätiologische Schwergewicht wohl auf der Encephalitis liegt, hervor. Näheres über das supponierte diuresefördernde HVL-Hormon ist nicht bekannt.

Durchtrennung des Hypophysenstieles erzeugt gleichfalls Diabetes insipidus, wie Maddock, ferner Mahoney und Sheehan (1936) bei verschiedenen Versuchstieren und Dandy (1940) beim Menschen zeigten: bei einem 17jährigen Mädchen entwickelte sich nach operativer Durchtrennung des Hypophysenstieles eine dauernde Polyurie und Polydipsie. Er entsteht dadurch, daß die Nervenfasern zwischen den Nuclei supraoptici und dem HHL (Tractus supra-optico-hypophyseus) unterbrochen werden.

Über die klinischen Beziehungen des vermuteten diuresefördernden Hormons des HVL und des Adiuretins des HHL wissen wir noch nicht viel. Bei Atrophie des HVL, dem das klinische Krankheitsbild der hypophysären Kachexie entspricht, ist Oligurie (½ bis ¾ Liter Tagesharnmenge) neben Hyposthenurie bei normaler Na Cl-Ausscheidung [(CURSCHMANN (1939)] häufig und wird auf den Ausfall des diuretischen Vorderlappenhormons zurückgeführt. Polyurie kann theoretisch einerseits durch eine Überfunktion des HVL mit Überproduktion an diuretischem Hormon entstehen — Polyurie ist bei Akromegalie relativ häufig und beim M. Cushing ebenfalls beobachtet — und anderseits durch Ausfall der HHL-Funktion.

Wie weit der Vorderlappen und der Hinterlappen der Hypophyse am Zustandekommen der sogenannten primären oder habituellen Oligurie beteiligt sind, steht noch nicht fest. GRASSHEIM fand in einem solchen Fall eine starke diuresehemmende Wirkung des Liquor cerebrospinalis, die für eine Überfunktion des HHL verwertet werden könnte. Die Nykturie bei hypophysären Erkrankungen ist mit Schwankungen in der Adiuretinproduktion des HHL in Zusammenhang gebracht worden. Ich habe eine solche auch bei Störungen im hormonalen Geschlechtssystem, in das der HVL einbezogen ist, beobachtet. Anderseits hat man gewisse „primäre" Oligurien mit Wasser- und Kochsalzretention in den Geweben und wechselnden Ödemen mit einer Überproduktion des antidiuretischen Prinzips des HHL in Zusammenhang gebracht, da ein solches im Liquor cerebrospinalis nachgewiesen werden konnte (BACH und TAKÓ). CURSCH-MANN erzielte therapeutische Erfolge mit HVL-Präparaten bei funktioneller Oligurie, der Verfasser mit Schilddrüsensubstanz.

Schließlich sei hier daran erinnert, daß bei basophilen Adenomen im HVL arteriolosklerotische Schrumpfnieren und arterieller Hochdruck neben allgemeiner schwerer Arteriosklerose ohne abnorme makroskopische Befunde an den Nebennieren gefunden worden sind (s. den auf S. 36 angeführten Fall). Bei zwei von acht HVL-Adenomen, darunter einem eosinophilen, fand ich eine Nephrosklerose, das eine Mal bei einer 49jährigen Frau mit Hochdruck und Arteriosklerose der Koronararterien und der peripheren Schlagadern bei normalen (!) Nebennieren, und bei einer 59jährigen Frau mit „eher kleinen" Nebennieren und dünner Nebennierenrinde. CUSHING fand beim basophilen Pituitarismus wiederholt juvenile Nephrosklerose mit zum Teil urämischem Ende. Bei Atrophie des HVL kommt anderseits eine nennenswerte Nephrosklerose und eine arteriosklerotische Nierenschrumpfung ebensowenig vor wie ein hoher Blutdruck. Das kann jedoch darin seinen Grund haben, daß bei HVL-Atrophie die Nebennierenrinde fast immer ebenfalls atrophisch ist. In die Beziehungen HVL einerseits und Nephrosklerose sowie Hochdruck und allgemeine Arteriosklerose anderseits sind die Nebennieren und ihre Rinde eingeschaltet und ihre Rolle in diesen Beziehungen ist noch ungeklärt (s. den folgenden Abschnitt). Bei hypophysektomierten Ratten fand Ph. E. SMITH (1930) einen Schwund der Nieren (bis 50⁰/₀ Gewichtsverlust), aber auch von Leber und Milz. Anderseits vergrößert Androgenzufuhr die Nieren (s. S. 192). Wir werden daher eine Atrophie der inneren Organe, wie sie nicht nur bei der Atrophie des HVL, bei der multiplen Blutdrüsenatrophie, bei M. Addison und Myxödem beobachtet wird, sondern auch bei früh gealterten Menschen (Senium praecox; Beobachtungen von H. ZONDEK und A. PRIESEL) mit dem HVL bzw. dem hormonalen Geschlechtssystem in Zusammenhang bringen dürfen.

4. Nebennierenrinde und Nieren

Nebenniereninsuffizienz führt zu charakteristischen Veränderungen der Blutzusammensetzung und des Harnes: Bei durch Exstirpation nebennierenlos gemachten Hunden steigen die Werte für K, Mg, RN (Reststickstoff), Cholesterin und Cholesterinester stark an; zugleich sinken Cl, Na und Glukose (GROLLMANN) und tritt eine Wasserverarmung des Blutes und der Gewebe ein. Die Nieren zeigen fettige Degeneration und Hyperämie. Rindenhormonzufuhr beseitigt diese Störungen, die eine Beeinflussung der Nierentätigkeit bedeuten und sich in gleicher Weise beim addisonkranken Menschen finden. Sie machen erklärlich, daß nebennierenlose Tiere durch ausgleichende Zufuhr von Na und Cl und durch Reduktion des K in der Nahrung wochenlang am Leben erhalten werden können — dasselbe Prinzip spielt in der Diät beim Addisoniker eine ausschlaggebende Rolle — und daß anderseits Kochsalzmangel und K-Zufuhr beim nebenniereninsuffizienten Menschen und Tier die schlimmsten Folgen haben. Blutdruck und Körpertemperatur sinken nach Entfernung der Nebennieren ab.

Es wird angenommen, daß die Beeinflussung der Blutelektrolyten durch eine unmittelbare Wirkung auf die Nierentubuli zustande kommt. Wenn sich das bestätigt, so haben wir in der Einflußnahme gewisser Nebennierenrindenhormone, vor allem des Desoxycorticosterons, auf die Nierentätigkeit ein neues, eindrucksvolles Beispiel für die Abhängigkeit der Nierenfunktion von den innersekretorischen Drüsen vor uns.

Von größter Bedeutung ist die Wirkung der Rindenhormone auf die Blutgefäße und den Blutdruck, der ja mit der Niere und ihren kleinen Gefäßen und deren Verhalten verquickt ist. Ohne Nebennieren kommt ein Dauerhochdruck nicht zustande. Bei Addisonscher Krankheit fand ich in 27 Sektionsfällen weder eine nennenswerte Nephrosklerose noch allgemeine Arteriosklerose (in einem Drittel der Fälle fehlte eine makroskopische Arteriosklerose, in zwei Dritteln der Fälle war sie nur geringgradig) noch Blutdruckerhöhung (R. CHWALLA 1947, 1948; vgl. ferner S 485/86). Umgekehrt ist bei der Überfunktion der Nebennierenrinde eine arterielle Hypertonie außerordentlich häufig, vielleicht eine regelmäßige Begleiterscheinung — das läßt sich derzeit mangels genauer Feststellung noch nicht sicher sagen —, Arteriosklerose in schwerem Grad und in ausgedehnter Verbreitung sowie mit frühzeitigem Beginn ebenfalls häufig, darum auch die Nephrosklerose eine häufige Begleitaffektion. Arteriolosklerotische Nierenatrophie habe ich in ca. einem Drittel der Fälle als Todesursache von Individuen mit beiderseitiger Nebennierenrindenhyperplasie, -adenombildung oder Nebennierenhyperplasie, also mit Hyperkortikoadrenalismus (Überfunktion der Nebennierenrinde), feststellen können und fand umgekehrt unter 47 Todesfällen an genuinen Schrumpfnieren 40% Nebennierenrindenzuwachs (14mal Rindenhyperplasie, 2mal Rindenadenome), in 15% der Fälle auffallend große Nebennieren, 3mal eine Hyperplasie des Nebennierenmarkes und 1mal ein Phaeochromocytom; die Arteriosklerose war allemale hochgradig, sehr ausgebreitet und frühzeitig aufgetreten. Nur in einem einzigen Fall von genuinen Schrumpfnieren waren die Nebennieren hypoplastisch (R. CHWALLA 1947). Bei den nephritischen Schrumpfnieren dürften die Verhältnisse nicht wesentlich anders liegen.

Wir müssen aus den angeführten Tatsachen auf eine besondere Beziehung der Nebennierenrinde zu den arteriellen Gefäßen im allgemeinen und denen der Niere im besonderen und damit zur Nephrosklerose schließen (s. auch S. 68 und 485—487).

5. Der Einfluß der Keimdrüsen auf die Funktion der Harnorgane

a) Androgene und Nieren (Diurese). S. S. 192

b) Keimdrüseninsuffizienz und Kreatinurie. S. S. 121

6. Epithelkörperchen und Harnorgane

Die Exstirpation der Epithelkörperchen (Beischilddrüsen) erzeugt bei allen Säugetieren ein rasches Absinken des Kalziumgehaltes des Blutplasmas, verbunden mit einem Anstieg des anorganischen Plasmaphosphates und einer verminderten Phosphatausscheidung im Harn, und das klinische Bild der Tetanie. Das Blutkalzium kann von seinem Normalwert beim Menschen von 9 bis 11 mg% auf 4 mg% absinken. Klinisch ist die Tetanie durch eine Übererregbarkeit des Nervensystems gekennzeichnet. Verabreichung von Epithelkörperchenextrakt führt anderseits zu Diuresesteigerung bis Austrocknung mit zunächst ansteigender Ausscheidung von Kalk und P im Harn, während der P-Gehalt des Blutes zurückgeht, nach dem darauffolgenden Absinken des Blutkalziums — hypocalcämische Phase — (bei Zufuhr großer Mengen) zu Azotämie, Anurie und Tod. Bei der Obduktion findet man in Harnblase und Darm der Versuchstiere Hyperämie und Blutaustritte und in den Bowmanschen Kapselräumen sowie in den Nierenkanälchen Kalkablagerungen. Bei Hunden, Meerschweinchen und Ratten läßt sich ein chronischer Hyperparathyreoidismus durch Zufuhr von Epithelkörperchenextrakt erzeugen (Jaffe, Bodanski und Blair), der dem klinischen Bild der Ostitis fibrosa des Menschen gleicht. Der Tod solcher Versuchstiere erfolgt an Urämie oder an Herzinsuffizienz. Vorher entwickelt sich eine ständige Erhöhung des Blutkalkspiegels und eine stark gesteigerte Kalkausscheidung, die Hand in Hand mit einer Entkalkung des Skelettes gehen. Kalkablagerungen treten besonders in den Lungen und Nieren auf und können in letzteren so stark werden, daß eine Verstopfung der Harnkanälchen und eine Urämie die Folge ist. Die Erhöhung des Blutkalks führt gleichzeitig zu einer starken Herabsetzung der nervösen Erregbarkeit.

Die Hauptfunktion der Epithelkörperchen ist die Kontrolle des P-Stoffwechsels, die sie durch Lenkung der Phosphatausscheidung der Nieren vermittels ihres Hormons ausüben. Eine Zunahme des Parathormons senkt die Rückresorption von Phosphat aus dem Glomerulusfiltrat durch die Nierentubuli, Abnahme desselben steigert sie. Derart wird nach Parathormoninjektion der Blutspiegel an anorganischem P so erniedrigt, daß das Knochengewebe zum Ausgleich herhalten muß; dadurch nimmt das Blutkalzium automatisch zu, gewissermaßen als Kompensationserscheinung. Bei geschädigten Nieren bleibt die Vermehrung der P-Ausscheidung im Harn, das früheste Symptom einer Parathormonzufuhr, aus. Man findet daher beim Hypoparathyreoidismus, der Unterfunktion der Epithelkörperchen, eine verminderte Phosphatausscheidung im Harn, die eine Steigerung des anorganischen Plasmaphosphats zur Folge hat. Dadurch nimmt der Kalziumgehalt des Blutplasmas ab und geht auch die Kalkausscheidung im Harn zurück. Das Sinken des Blutkalziumspiegels steigert, wie ich vorhin sagte, die Erregbarkeit der Muskulatur und des Nervensystems. Bei geschädigten Nieren vermag auch das A. T. 10 keine Steigerung der Phosphatausscheidung im Harn mehr herbeizuführen.

1934 hat Albright auf das Vorkommen von Überfunktion der Epithelkörperchen ohne besondere Knochenveränderungen, aber mit Nierenläsionen und Kalziumphosphatsteinbildung in der Niere aufmerksam gemacht. Die vermehrte Parathormonwirkung beim Hyperparathyreoidismus führt zu beschleunigter Phosphatausscheidung durch die Nieren und konsekutivem Absinken des anorganischen P-Spiegels im Blutplasma. Der Knochen wird entkalkt und die aus ihm mobilisierten Phosphate verlassen den Organismus mit dem Harn, das Kalzium jedoch nicht in gleichem Maße, so daß es sich im Blutplasma anreichert und in gewissen Geweben, besonders im Nierenparenchym, ablagert.

Aus diesen Wirkungen ergeben sich die beiden für uns wichtigsten pathologischen Vorgänge beim Hyperparathyreoidismus, die Entmineralisation des Skelettes und das Weichwerden der Knochen einerseits und die Ablagerung von Kalziumphosphatdepots in den Nieren, vor allem in Form von Konkrementen, anderseits. Das Vorherrschen des ersten Effekts führt zu Ostitis fibrosa cystica Recklinghausen (mit oder ohne Nierensteine), die zweite Wirkung zur Nierensteinbildung (mit oder ohne ausgesprochene Knochenveränderungen). Weitere, sich aus der Konkrementbildung ergebende Folgen sind Nierenkoliken, Steinabgänge, Hämaturie; Polyurie (vgl. die Diuresesteigerung nach Parathormoninjektion im akuten Versuch!) und Polydipsie sind häufig und von der Nierenschädigung durch Kalkablagerung unabhängig (A. JORES). Schließlich tritt Niereninsuffizienz ein. Das Skelett zeigt allgemeine Osteoporose infolge Entmineralisation und Zystenbildung neben Fibrose des Markes und den sogenannten braunen Tumoren. Die Werte für Blutkalzium sind ungewöhnlich hoch (12 bis 29,4 mg%!), die für den anorganischen Blutphosphor besonders niedrig (zwischen 1,0 und 2,5 mg%), außer es ist eine Niereninsuffizienz vorhanden, bei der die P-Werte übernormal hoch gefunden werden können. Die Blutphosphatase ist oft vermehrt (angeblich nur bei Knochenveränderungen), die Ausscheidung von Kalzium und P im Harn beträchtlich erhöht. Bei der Operation findet sich in der Mehrzahl der Fälle ein gutartiges Adenom eines oder zweier Epithelkörperchen, weniger häufig eine Hyperplasie sämtlicher Epithelkörperchen. Die Kalziumphosphatablagerungen im Nierengewebe rufen entzündliche Veränderungen, Sklerose und Schrumpfung hervor. Das klinische Bild kann einer Glomerulonephritis ähneln, um so mehr, als arterieller Hochdruck nicht selten gefunden wird (s. S. 364). Bei Nierensteinbildung ist Pyelonephritis eine bekannte häufige Folge. Die Verkalkungen können außer den inneren Organen auch die Gefäße in diffuser Verbreitung betreffen.

Nierensteinbildung ist beim Hyperparathyreoidismus nach Angaben des nordamerikanischen Schrifttums recht häufig (bis zu 83%) und nur 10% der Fälle von Hyperparathyreoidismus gehen ohne nennenswerte Knochenveränderungen einher [CASTLEMAN und MALLORY (1937]. Umgekehrt wird die Häufigkeit von Überfunktion der Epithelkörperchen bei Nierensteinbildung von verschiedenen Untersuchern mit ½ bis 11% angegeben (vgl. dazu S. 364). LAGE und GREEN (1943) fanden unter 13 Fällen von Hyperparathyreoidismus siebenmal Dysurie, Pollakisurie und Harndrang und achtmal (!) Nierensteine. Fast immer wurde auch über bohrende Schmerzen in den Beinen und im Rücken geklagt. Das Serumkalzium und der Serumphosphor können bei Epithelkörperchenadenombildung und Knochenzysten auch normale Werte aufweisen oder es ist der Blutkalk normal und nur das Blut-P erniedrigt; in solchen zweifelhaften Fällen muß die Kalziumbestimmung mehrmals vorgenommen werden.

Das SULKOWITSCHsche Reagens gestattet eine rasche, wenn auch nur ungefähre Schätzung des Kalkgehaltes des Harnes; fehlende Trübung des Harnes bei Zusatz des Reagens schließt eine Überfunktion der Epithelkörperchen aus. Der Verfasser hat 1940 über Versuche mit diesem Reagens bei Soldaten mit Knochenverletzungen und Knochenbrüchen berichtet (vgl. Sitzungsber. der Wiener Urol. Gesellschaft).

Eine Hyperplasie der Epithelkörperchen soll nach amerikanischen Angaben besonders bei chronischen Nierenkrankheiten gefunden werden und sekundär, durch den Reiz der Hyperphosphatämie infolge Niereninsuffizienz, entstehen. Eine Bestätigung dieser angeblichen Häufigkeit von Epithelkörperchenhyperplasie bei chronischen Nierenkrankheiten muß abgewartet werden. Der Verfasser fand am Obduktionsmaterial des Rudolfspitals in Wien nur in zwei von 53 Fällen von genuinen Schrumpfnieren eine Hyperplasie der Epithelkörperchen; in dem einen dieser beiden Fälle war eine Ostitis fibrosa cystica Recklinghausen vorhanden und in beiden Fällen war die Nebennierenrinde knotig-adenomatös hyperplastisch, wie das bei genuinen und sekundären Schrumpfnieren relativ häufig ist (s. S. 361). In dem einen Fall waren auch die Nebennieren als Ganzes „etwas groß“. Ob die Überentwicklung der Epithelkörperchen als eine Folge der Niereninsuffizienz aufzufassen oder der Zusammenhang der Dinge anders zu deuten ist, bleibt noch zu klären (vgl. unten).

Verschiedene Knochenkrankheiten, wie Krebsmetastasen des Skelettes, Rachitis und Osteomalacie sowie multiple Myelome, ferner auch der M. Cushing und die Akromegalie können ebenfalls eine Hyperplasie der Epithelkörperchen auslösen, die gewöhnlich mit *normalem Blutkalziumspiegel* einhergeht.

A. PRIESEL fand bei einem 37jährigen typischen Fall Fall von M. Cushing (interrenaler Typ) die Epithelkörperchen wechselnd stark fettdurchwachsen und in zwei Fällen von Osteomalacie (57jährige und 74jährige Frau mit Osteomalacia trunci) klein; sie waren in dem einen dieser Fälle mäßig lipomatös und größtenteils aus Hauptzellen aufgebaut; hingegen war der HVL deutlich atrophisch und die Eierstöcke waren klein und fibrös-atrophisch. Im Gegensatz dazu waren in einem Fall von Osteopsathyrose bei einer 50jährigen Frau mit Atrophie von Eierstöcken und Nebennieren (von Mark und Rinde) die Epithelkörperchen hyperplastisch und in einem zweiten Fall, eine 70jährige Frau betreffend, ein Hauptzellenadenom im rechten unteren und eine Hyperplasie des linken unteren Epithelkörperchens vorhanden.

Die Hyperplasie der Epithelkörperchen ist im allgemeinen selten und führt zu Hyperparathyreoidismus. Ich verfüge über sechs autoptische Beobachtungen von Hyperplasie eines (zwei Fälle) oder zweier (zwei Fälle) oder sämtlicher Epithelkörperchen (zwei Fälle) und einen Fall von Hauptzellenadenom eines Epithelkörperchens (des rechten unteren), also zusammen sieben Fälle von hyperplastischer Epithelkörperchenvergrößerung, alle aus dem Obduktionsmaterial des Rudolfspitales in Wien.

Nur einer davon war mit einer Ostitis fibrosa cystica und kein einziger mit Nierensteinbildung vergesellschaftet. Die beiden Fälle von Überentwicklung aller Epithelkörperchen hatten einen arteriellen Hochdruck und genuine Schrumpfnieren und eine knotige Hyperplasie der Nebennierenrinde (!). Die Nebennieren des einen dieser Fälle, eines 55jährigen Mannes, waren zudem „eher groß“, die Hoden „etwas klein“, ihre Samenzellbildung reduziert, die Hypophyse und die Zirbel gewöhnlich. In dem einen der zwei Fälle von Hyperplasie lediglich eines Epithelkörperchens waren die Nebennieren „etwas klein“; an der Hypophyse dieser Fälle konnte makroskopisch keine Auffälligkeit erhoben werden.

Ich habe an anderer Stelle darauf hingewiesen, daß wohl bei Hyperplasie und Adenomen der Epithelkörperchen Schrumpfnieren und schwere Nierenaffektionen beobachtet werden, daß diese aber anscheinend mehr auf eine Nephrosklerose — in zehn Fällen von Epithelkörperchenhyperplasie oder Epithelkörperchenadenom fand ich [R. CHWALLA (1948)] 40% Nephrosklerosen (Exzeßbildung der Nebennierenrinde!) — zurückzuführen sind als auf eine Hypercalcämie und Hypercalcariurie im Gefolge der Epithelkörperchenveränderung [R. CHWALLA (1948)]. Ich habe an der gleichen Stelle der Vermutung Ausdruck gegeben, daß möglicherweise in den Fällen von Nebennierenrinden- und Epithelkörperchenhyperplasie beide Organe durch einen unbekannten Reiz stimuliert worden sind, der vielleicht vom HVL ausgeht (s. S. 365).

Unter insgesamt zwölf Sektionsfällen von Adenomen oder Hyperplasie der Epithelkörperchen fand ich kein einzigesmal eine Steinbildung in den Harnwegen, siebenmal keine Nierenveränderung und dreimal Vorhandensein von genuinen Schrumpfnieren mit Hochdruck und Nebennierenrindenhyperplasie (zweimal) oder großen Nebennieren (einmal). In den restlichen zwei Fällen waren geringe bis mäßige sklerotische Veränderungen in den großen oder kleineren Nierenarterien festzustellen. Eine typische Ostitis fibrosa cystica Recklinghausen ist in zwei von den drei Fällen von genuinen Schrumpfnieren vermerkt.

Einer von diesen drei Fällen, ein 75jähriger Mann, wies reichlich Kalkmetastasen in den Nieren auf, hatte einen arteriellen Hochdruck, eine Hypercalcämie von 15 mg% und war an Urämie gestorben; in seinem HVL fand A. Priesel ein Überwiegen der basophilen Zellen. In einem anderen Fall bestand eine Osteopsathyrose bei Hauptzellenadenom eines und Hyperplasie der übrigen Epithelkörperchen, in einem weiteren eine Pagetsche Knochenerkrankung. Bemerkenswert hinsichtlich der eben angeschnittenen Frage einer eventuellen hypophysären Verursachung des Hyperparathyreoidismus ist ein von Hoff beschriebener Fall von basophilem HVL-Adenom (!) mit Hyperparathyreoidismus und starken Verkalkungen der Haut und der inneren Organe. Ferner sind Nebennierenblastome und Pubertas praecox in Begleitung von Hyperparathyreoidismus beschrieben. Auch Mellgren und Lund fanden (1946) Basophilenveränderungen im HVL beim M. Recklinghausen.

Aus den zuletzt angeführten Beobachtungen geht eine Beziehung zwischen den Epithelkörperchen und den Organen des hormonalen Geschlechtssystems hervor, die erst die Zukunft völlig klären wird. Solche Beziehungen treten auch in einem von Albright und Mitarbeitern beschriebenen (1938) neuen Syndrom von disseminierter *Ostitis fibrosa* zusammen *mit geschlechtlicher Frühreife*, Pigmentierungen, Sensibilitätsstörungen und Reflexanomalien zutage, dessen Ursache noch unbekannt ist. Bei Akromegalie fand A. Priesel in drei Fällen dieser Erkrankung die Epithelkörperchen hyperplastisch. Alle diese Beobachtungen verstärken die Vermutung, daß die Hyperplasie der Epithelkörperchen und deren Kombination mit Nebennierenrindenhyperplasie hypophysär bzw. zentral ausgelöst sein könnte.

Was den *Hypoparathyreoidismus* und seine Auswirkung auf die Funktion der Harnorgane außerhalb der Nieren betrifft, so findet sich eine Blasentetanie als eine Manifestation desselben beschrieben (vgl. dazu die Blasenerscheinungen bei der Überfunktion der Epithelkörperchen). Eine solche kann auch bei der relativen Epithelkörpercheninsuffizienz im Vordergrund stehen. Außerdem zeigen Individuen mit relativer Epithelkörperchensuffizienz kalte Hände und Füße wie überhaupt Neigung zu Gefäßspasmen, eine Neigung zu Migräne und zu Ohnmachtsanfällen (bei Frauen mit Beziehung zur Menstruation). Ferner fanden sich bei den Behafteten Haarausfall, Veränderungen der Nägel und Neigung zu Dermatosen. Die Feststellung ruht auf niedrigen Kalkwerten im Blut (unter 9 mg%) und dem Nachweis einer gesteigerten Erregbarkeit des Nervensystems. Man spricht auch von spasmophiler Konstitution. Ob eine solche bei der sogenannten Reizblase eine Rolle spielt, ist noch nicht untersucht.

Im Gegensatz dazu finden sich bei der Überfunktion der Epithelkörperchen über 11 mg% Kalzium (normal 9.5—10.5 mg%) im Blutserum und eine aufs Doppelte bis Dreifache gesteigerte Kalkausscheidung im Harn neben Osteoporose. Bemerkenswert ist, daß Mädchen mit Recklinghausenscher Krankheit eine vorzeitige Menstruation aufweisen (vgl. die vorerwähnten Beziehungen zwischen hormonalem Geschlechtssystem und Epithelkörperchen). Anderseits kommt bei Ostitis fibrosa cystica Recklinghausen mit Nephrolithiasis im Kindesalter auch ein Infantilismus vor, der nach Beseitigung des Epithelkörperchentumors verschwindet (Bickel 1945).

In erster Linie verdächtig auf hyperparathyreogene Aetiologie sind beiderseitige multiple oder Nierenausgußsteine aus Kalziumphosphat bei Osteoporose des Skelettes. Ich selbst habe in einigen solchen Fällen Kalzium- und Phosphorbestimmungen im Blutserum durchführen lassen und fand erhöhte Kalkwerte. In Hinkunft muß in Nephrolithiasisfällen wie den genannten den Epithelkörperchen und ihrer Beschaffenheit mehr Augenmerk geschenkt werden. Ich verfüge bisher nur über zwei Fälle von beiderseitiger renaler Kalkulose, wo die Epithelkörperchen begutachtet worden waren, und zwar bei einer 72jährigen Frau, wo sie sämtlich lipomatös waren, und bei einem 81jährigen Mann, wo das rechte untere Epithelkörperchen auffallend groß, aber ebenfalls lipomatös, die übrigen Epithelkörperchen hingegen klein waren. Die Lipomatose dürfte aber den Parenchymwert nicht beeinträchtigen. Erwähnt sei noch, daß eine Polyurie unklarer Herkunft das einleitende Symptom eines Hyperparathyreoidismus bilden kann (ROBINSON); dabei war gleichzeitig eine übermäßige Kalkausscheidung (sogenannter „Kalziumdiabetes") und ein hoher Kalkspiegel im Blut vorhanden.

7. Die Wirkung der Schilddrüse auf die Tätigkeit der Urogenitalorgane (s. S. 150/51)

Schilddrüse und Nierentätigkeit. Bei der Unterfunktion der Schilddrüse des Erwachsenen (Myxoedem) besteht eine Wasserretention und Oligurie und eine Stickstoffretention mit Abnahme der Stickstoffausscheidung im Harn. Sowohl die Ausscheidung von Harnstoff wie die der Harnsäure und des Kreatins ist herabgesetzt. Beim kindlichen Myxoedem fehlt die vor der Pubertät sonst physiologische Kreatinurie. Beim Hyperthyreoidismus und sehr regelmäßig bei der Thyreotoxikose ist eine starke Kreatinurie vorhanden (R. GREENE). Einen großen Einfluß hat die Schilddrüse auf die Kalkausscheidung. Diese ist beim Hyperthyreoidismus (sowohl im Harn als auch im Stuhl) bis zum achtfachen der Norm gesteigert (R. GREENE), ohne daß dabei der Blutkalkspiegel erhöht ist (AUB & Mitarb. 1929), eine Eigentümlichkeit lediglich des Hyperthyreoidismus. Der „Kalkhunger" der Basedowiker und die Häufigkeit der Osteoporose bei ihnen (mehr als 50% nach GREENE) ist auf diese Weise zu verstehen. Verabreichung von Schilddrüse oder Thyroxin steigert beim Menschen ebenfalls die Kalkausfuhr. Umgekehrt sind beim Myxoedem die Kalkausfuhrwerte unternormal. Das Zustandekommen dieser Verhältnisse ist ungeklärt. Möglicherweise spielt die Hypercalcariurie bei Überfunktion der Schilddrüse für die Häufigkeit der Reizblase bei dieser mit eine ursächliche Rolle.

III. Endokrine Beziehungen von Nierenkrankheiten

1. Endokrine Tätigkeit und endokriner Ursprung der renalen Hypernephrome

Die hypernephroiden Nierengewächse (Grawitztumoren) befallen in annähernd drei Vierteln der Fälle das männliche Geschlecht. Das geht aus den ziemlich übereinstimmenden Angaben der Sektions- wie der Operationsstatistiken hervor. Unter 48 Autopsiefällen von Hypernephrom aus der Prosektur des Rudolfspitales in Wien entfielen 36 auf Männer und nur 12 auf Frauen (= Verhältnis 3 : 1). Auch K. BOSHAMER (1939) hebt in seinem Lehrbuch der Urologie das überwiegende Befallensein des männlichen Geschlechts hervor. Ein gleiches scheint auch für andere Nierengewächse zu gelten, denn unter fünfzehn Nierenkarzinomen fand ich elf Männer und nur vier Frauen (kleine Statistiken können naturgemäß ein anderes Bild bieten, s. R. CHWALLA [1936)], und unter drei Nierensarkomen (Spindelzellensarkome) ausschließlich Männer erkrankt. Eine in der letzten Zeit von mir wegen Hypernephrom operierte Dame machte einen ausgesprochen männlichen Eindruck und hatte eine tiefe Stimme. Im Zusammenhang mit dem vorwiegenden Befallensein *eines* Geschlechts ist die Häufigkeit von Nebennieren-rindenwucherung und von Metastasierung in den Nebennieren in 40 Fällen typischer Hypernephrome interessant: zweimal fand ich einseitige Rindenadenome von bis Kirschengröße, einmal eine enorme Hyperplasie der Nebennieren mit Adenombildung ihrer Rinde, und zweimal große Nebennieren, ferner sechsmal Metastasen in den Nebennieren (vgl. die Zusammenstellung S. 349). Angesichts dieser Bevorzugung des männlichen Geschlechts, die wir noch nicht erklären können — der Verfasser hat an einen Einfluß des Androgens auf die Entstehung der Hypernephrome bei seiner Ausscheidung durch die Nieren gedacht (s. Sitzungsbericht der Ges. d. Ärzte in Wien vom 21. Mai 1948) — ist von Interesse, daß ich in einem Fall von Hautmetastasen eines Hypernephroms einer Frau in der Nephrektomienarbe (bei Lokal-rezidiv in der Nierengegend außerdem) durch Östrogenverabreichung ein vorübergehendes Nachlassen der Schmerzen und eine Verkleinerung der Geschwulst beobachtet habe. Die Metastase in der Operationsnarbe war bei der 48jährigen Frau fünfviertel Jahre nach der Entfernung der Niere aufgetreten. Nach zwanzig Injektionen von Cyren B forte war eine bedeutende Verkleinerung des Tumors festzustellen. Auch Hexöstrolinjektionen in Form von Retalon brachten die Schmerzen auffallend rasch zum Schwinden. Allerdings hielt der Erfolg nicht an. Es scheint, daß überhaupt bei „männlichen" Neubildungen eine Östrogenbehandlung zumindest als Versuch berechtigt ist. Eine gewisse Stütze für die Annahme einer Rolle des Androgens bei der Entstehung der epithelialen Gewächse des Nierengewebes erblicke ich darin, daß 40% von 27 Todesfällen an bösartigen solchen Gewächsen (und zwar neunzehn Hyper-nephromen, sieben Nierenkarzinomen und einem Spindelzellensarkom der Niere) bei Männern im Alter von über 55 Jahren von einer makroskopischen Prostatahypertrophie begleitet waren, einer Erkrankung, bei deren Entstehung das Androgen eine Rolle spielt (s. S. 397). Daß das Hypernephrom nicht allzuselten beide Nieren befällt, ist bekannt. In einem Fall fand ich ein Adenom in der zweiten Niere.

Früher hat man die Hypernephrome aus versprengten Nebennierenkeimen abgeleitet, die Karzinome der Niere hingegen von den Epithelien der Harn-kanälchen. Der Verfasser konnte jedoch zeigen [R. CHWALLA (1936) l. c.], daß fließende Übergänge zwischen Hypernephrom und Karzinom bestehen und Inseln von hypernephroid gebautem Gewebe sich auch in Nierenkarzinomen finden können, so daß ein Wesensunterschied zwischen beiden Geschwulstarten (und anscheinend auch dem Spindelzellensarkom) nicht anerkannt werden kann, und diese Auffassung hat vielfach Bestätigung gefunden [W. WEPLER u. a. (1940)]. Praktisch hat die Unterscheidung ohnehin wenig Bedeutung. Nach H. WILD-BOLZ (1934) entstehen die Hypernephrome aus wenig differenziertem renalen Gewebe, das in seiner späteren Entwicklung einen nebennierenähnlichen Aufbau zeigt. Man erkennt hieraus einen vermittelnden Standpunkt.

Von großem Interesse ist in unserem Zusammenhang, daß bei der Ratte Nieren-gewächse durch Injektionen von β-Anthrachinolin experimentell erzeugt werden konnten (SEMPRONI und MORELLI), weil daraus zu schließen ist, daß bei der Entstehung der Hypernephrome Reizstoffe zumindest eine Rolle spielen können. Zwei von elf mit zweimal 4 mg dieses Stoffes subkutan behandelten Ratten entwickelten ein bis zehn Monate später Nierengewächse.

Die Hypernephroide sollen in manchen Fällen endokrine Wirkungen auslösen können. Der Verfasser hat diesbezügliche sichere Beobachtungen bis jetzt nicht machen können. Dagegen ist bisweilen ein erhöhter Blutdruck nachweisbar, der nach Entfernung der Nierengeschwulst zurückgeht. Vielleicht produziert das

Gewächs in solchen Fällen eine blutdrucksteigernde Substanz, soweit nicht mit der Neubildung zusammenhängende Nierenschmerzen, Koliken usw. den Blutdruck in die Höhe treiben. In diesem Zusammenhang ist hervorzuheben, daß F. FEYRTER die Hypernephroide von den Becherschen intertubulären Zellhaufen ableitet, denen eine endokrine Funktion zugeschrieben wird. Nach ihm spricht vieles dafür, daß die Hypernephrome der Niere aus diesen Zellhaufen hervorgehen. Wenn das zutrifft, wäre zu erwarten, daß die Hypernephrome, zumindest in einem Teil der Fälle, eine gleiche oder ähnliche Endokrinie entfalten, wie sie den intertubulären Zellhaufen (s. S. 350) hypothetischerweise zugeschrieben wird. FEYRTER bemerkt jedoch selbst richtig, daß die Klinik der Hypernephrome bisher keinen Anhaltspunkt für endokrine Fernwirkungen derselben geliefert hat. Allerdings hat VOLHARD über zwei Fälle von Hypernephrom berichtet, die mit dem Bild der diffusen hypertonischen Nephritis, mit Blutdrucksteigerung und Albuminurie einhergingen, das sich nach der Herausnahme der Tumorniere zurückbildete, und FEYRTER (1943) verweist in dieser Beziehung weiters auf das nicht seltene Vorkommen von Arteriolosklerose in Nieren mit Hypernephromen bei Fehlen von Hochdruckkrankheit und das Vorkommen von okkulten Hypernephromen bei tödlich endender Hochdruckkrankheit. Ich selbst habe unter 52 Fällen von genuinen Schrumpfnieren einmal ein Hypernephrom, allerdings in einer *Nebenniere*, beobachtet; in derselben Nebenniere war ein haselnußgroßes gelbes Rindenadenom (!) vorhanden. In solchen Fällen von Kombination von renalem Hypernephrom und Nebennierenwucherung (vgl. eingangs) wird man den Hochdruck meiner Meinung nach allerdings auf Grund der vorliegenden Erfahrung eher mit der Nebennierenrindenvermehrung in Zusammenhang bringen als mit dem Hypernephrom. Ich selbst fand bei einer 76jährigen, ziemlich fettleibigen Frau mit Hypernephrom am unteren Pol einer Niere einen arteriellen Hochdruck ohne makroskopische Nephrosklerose (mikroskopisch geringe hyaline Verdickung der Vasa afferentia). Anderseits fand ich in zwei Fällen von Hypernephrom beider Nieren und in einem Fall von Karzinom beider Nieren keinen erhöhten Blutdruck. SCHILL (1939) beobachtete bei einem 65jährigen Mann mit Hypernephrom einer Niere einen völligen Haarverlust; zwei Wochen nach der Nephrektomie begannen die Haare am Kopf und im Gesicht nachzuwachsen. ZIPF hat in Auszügen aus Hypernephromen sowohl gefäßverengende als auch gefäßerweiternde Stoffe nachgewiesen (FEYRTER l. c.).

Das angeschnittene Problem bedarf noch weiteren Studiums. Die Nebennierenhypernephrome sind von denen in der Niere trotz ihrer histologischen Ähnlichkeit verschieden; bei ersteren sind endokrine Wirkungen vielfach unzweifelhaft vorhanden (s. S. 82).

Daß bei der Entstehung der Hypernephrome der Niere wie der Nebenniere ein Erbfaktor im Spiele ist, ist sehr wahrscheinlich. Hat doch seinerzeit POSNER die Hypernephrome der Niere als erblich bezeichnet.

2. Endokrine Beziehungen der Nephritis und der Nephrosklerose
(s. S. 89, 360, 361 und 372)

3. Die endokrinen Beziehungen der Nierensteinkrankheit

Über endokrine Beziehungen der Nephrolithiasis ist bisher nichts bekannt, von der bisweilen zu beobachtenden Nierensteinbildung bei Überfunktion der Epithelkörperchen abgesehen (s. S. 363). Da aber ein Einfluß gewisser endokriner Drüsen auf den Mineralstoffwechsel und die Ausscheidung der Steinbildner im Harn besteht und dementsprechend Steinbildner unter endokrinen Einflüssen abnorm reichlich im Blute auftreten können, ist an einer mittelbaren

Abhängigkeit der Konkrementbildung in der Niere von manchen endokrinen Drüsen kein Zweifel (s. unten die Nierensteinbildung nach Östrogenzufuhr beim Versuchstier). Dazu gehören außer den Epithelkörperchen der HVL und die Keimdrüsen. Die Epithelkörperchen regulieren den Kalk- und Phosphorgehalt des Blutes und ihre Überfunktion kann die Bildung von Kalksteinen in den Harnwegen verursachen, wie wir bereits gesehen haben. So wie Epithel-körperchenadenome oder -hyperplasie infolge eines dauernd erhöhten Kalk-spiegels im Blute, den sie bewirken können, in einem Teil der Fälle (s. S. 363) zu Nierensteinbildung führen, disponiert analog ein dauernd vermehrter Harn-säuregehalt des Blutes, auf den die Hypophyse Einfluß nimmt, zur Bildung von Harnsäurekonkrementen [vgl. R. CHWALLA (1949)]. Nach TH. BRUGSCH (1942) beeinflußt die Hypophyse den Harnsäurestoffwechsel dadurch, daß sie auf das sogenannte Harnsäurezentrum (BRUGSCH-MICHAELIS) einwirkt. BRUGSCH hält einen hohen Harnsäure- (Purin-) Wert für ein konstitutionelles Zeichen von Hyper-pituitarismus. Der Verfasser verfügt nicht nur über klinische Beobachtungen von Harnsäuregrießbildung in den Nieren bei Individuen, die einen ausgespro-chenen hyperpituitären Eindruck machten, sondern fand auch bei einem von drei von A. PRIESEL obduzierten akromegalen Individuen mehrere Harnsäure-steine in den Nieren, und KALBFLEISCH stellte bei einem 53jährigen Cushing-kranken mit erbsengroßem basophilem HVL-Adenom harnsauren Grieß in einer Niere fest. Daß der Harnsäurespiegel im Blut bei der Akromegalie und beim M. Cushing, den häufigsten Formen der Überfunktion des HVL, oft erhöht gefunden wird, ist zudem bekannt. Diese Beobachtungen scheinen die Brugsch'sche Auffassung zu bestätigen. Die Harnsäuresteinbildung ist eine Teilerscheinung der hypersthenischen Konstitution. Alle endokrinen Einflüsse, die den Blutkalk dauernd in die Höhe treiben, spielen anderseits für die Kalk-steinbildung in den Harnwegen eine Rolle. Konnte doch R. CHWALLA (1949) zeigen, daß ein dauernd erhöhter Gehalt des Blutes an einem Steinbildner in einem Teil der Fälle Konkrementbildung (Sand-, Grieß und Steinformation) im Harnapparat zur Folge hat und eine wesentliche Voraussetzung der Stein-bildung zu sein scheint. Der Blutkalziumspiegel wird z. B. auch durch Östrogen erhöht, so zwar, daß es unter Östrogenbehandlung bei Mäusen, hauptsächlich allerdings bei männlichen Tieren, zu Steinbildung in Nieren, Harnleitern und Harnblase kommen kann [SCHENKEN, BURNS und McCORD (1942)]. Ob auch bei Frauen mit primären Kalkkonkrementen in den Nieren (ohne Epithel-körperchenüberfunktion) eventuell eine Hyperöstrogenämie besteht, bedarf noch der Feststellung. Die Kalksteinbildung in den Nieren hängt eng mit dem Skelett zusammen, das 99% des Kalkes im menschlichen Körper enthält und dessen Kalkabbau von verschiedenen endokrinen Drüsen beeinflußt wird. Nicht nur die Epithelkörperchen und die Keimdrüsen nehmen Einfluß auf den Kalkstoffwechsel, sondern auch die Schilddrüse und die Nebennierenrinde. Steigerung der Knochenentkalkung einerseits und der Harnsäureproduktion anderseits sind die Wege, auf denen somit gewisse endokrine Drüsen mittelbar an der Konkrementbildung in den Harnwegen (Nieren und Blase) als mit-verursachende Faktoren teilnehmen. Vgl. auch R. CHWALLA, Verhandl. der Dtsch. Ges. f. Urologie, Münchner Kongreß September 1949.

4. Nierenmißbildungen und hormonales Geschlechtssystem

Unter vierzehn Männern mit Hufeisennieren, denen nur sechs solche Fälle bei Frauen gegenüberstehen, fand ich in den Sektionsprotokollen einmal eine manifeste Schädigung des männlichen hormonalen Geschlechtssystems in Form von weiblicher Schambehaarung und Fehlen der Brustbehaarung (bei gleichzeitiger multipler Hirnsklerose als Todesursache des 43jährigen Individuums), unter vier Fällen von Beckenniere bei Männern (gegenüber drei bei Frauen) einmal eine solche Schädigung, und zwar in Gestalt eines angeborenen Fehlens der Samenleiter und der Samenblasen und einer Aplasie der zweiten Niere und ihres Harnleiters (s. die Zusammenstellung S. 371). Auch auf die Größe der Nieren vermag das hormonale Geschlechtssystem Einfluß zu nehmen. Vergrößert doch Androgenzufuhr die Nieren (s. S. 192) und verlieren umgekehrt bei hypophysektomierten Ratten die Nieren bis 50 % ihres Gewichtes (Ph. E. Smith, 1930).

IV. Endokrine Beziehungen der Erkrankungen der oberen Harnwege und der Harnblase

1. Endokrine Beziehungen der Zystitis

Ein hormonaler Faktor kann bei der Zystitis als einer durch Infektion verursachten Erkrankung der Harnblase nur insoweit in Betracht kommen, als die Anfälligkeit für das Haften der eingedrungenen Infektionskeime in der Blase durch hormonale Einflüsse, also durch eine bestimmte Säftezusammensetzung im Organismus, gesteigert wird und anderseits die Infektionsabwehr durch die gleichen Einflüsse (Nebennierenrinde!) sinkt. Seit ich die krankmachende Bedeutung der kalten Füße für Störungen der Harnblasenfunktion erkannt und es mir zur Regel gemacht habe, mich in jedem Fall von akuter, spontan entstandener Zystitis nach dem Vorhandensein von kalten Füßen zu erkundigen, wurde mir deutlich, wie häufig chronische Kaltfüße sich auch bei an Zystitis erkrankten Frauen finden — in der Regel ist ja das weibliche Geschlecht von dieser Erkrankung befallen, während jüngere Männer gewöhnlich nur bei Bestehen einer chronischen Prostatitis eine Zystitis bekommen —, daß die Kaltfüße also eine Disposition zur Zystitis schaffen. Daß Kälteeinwirkung und Abkühlung disponierende Faktoren für die Zystitis abgeben, ist bereits bekannt und aus dieser Tatsache wird es verständlich, daß chronische Kaltfüße die Neigung zur Zystitis erhöhen. Anderseits spielen höchstwahrscheinlich hormonale Einflüsse bei der Entstehung der chronischen Kaltfüße eine Rolle und erhöhen dadurch mittelbar die Anfälligkeit für die Entzündung der Harnblase.

Was die Bedeutung der Hormonlage des Organismus für das Entstehen einer Zystitis im Sinne des Haftens der Infektion anlangt, so sollen beispielsweise Staphylokokkenerkrankungen nach Lacour durch eine Überfunktion der Eierstöcke gefördert werden. Die akute Zystitis haemorrhagica oder nicht haemorrhagischer Natur ist nun aber häufig durch Staphylokokken verursacht (s. auch S. 378). Die Forscherarbeit der Zukunft wird unser Wissen auf diesem interessanten Gebiet erweitern und vertiefen.

Verhalten des hormonalen Geschlechtssystems bei Fehlbildungen der Urogenital-organe

Abnorme **Rhaphe penis:** 34jähriger Mann († Coma diabet.) mit zirka $\frac{1}{2}$ cm hoher Raphe penis. *Hoden „etwas klein", Stammbehaarung spärlich!*

Abnorme **Kleinheit des Penis:** bei Unterentwicklung oder Atrophie der *Hoden,* Frühkastraten und Früheunuchoiden, Späteunuchoidismus, bei Atrophie und bei Gewächsen des *HVL* (Androgenmangel!). Bei Hypokortikoadrenalismus?

Abnorme **Größe des Penis:** bei Kleinkindern und Knaben mit *Nebennierenrinden-gewächsen* und vorzeitiger Geschlechtsreife.

Angeborene Phimose: unter 10 früheunuchoiden Männern (Sektionsbeobachtungen) 4mal Vorhautenge (= 40 %), 3mal rüsselförmiges Präputium = zusammen 7mal Anomalien der Vorhaut (Androgenmangel).

bei 2 von Geburt auf hodenlosen Männern rüsselförmige Vorhaut.

Persistieren der fötalen Synechie zwischen Eichel und innerem Vorhautblatt beim frühkastrierten Tier; Lösung durch Androgenverabreichung.

Ein- oder beiderseitiges **Fehlen der Cowperschen Drüsen** bei von Geburt auf Hodenlosen, bei Früheunuchoiden und Scheinzwittern, bei angeborenem Samenleitermangel und bei Lageanomalien der Niere.

Fehlen der **Hydatiden von Hoden und Nebenhoden** bei den gleichen Anomalien.

Angeborene Harnröhrenstenose (infrakollikulär): 46jähriger Mann († Absc. periproct.), völliger *Haarmangel* an der Brust und in den Achselhöhlen.

Ureter duplex: 58jähriger Mann, große *Nebennieren* mit auffallend breiter Rinde; von 2 Männern mit Harnleiterverdopplung 1 † Bronchuskarzinom, der 2. † Harnblasenkarzinom;

von 2 Frauen mit Harnleiterverdopplung 1 † Kolonkarzinom.

Aplasie der Niere und des Harnleiters: überwiegend häufig bei Männern (6 Männer, 2 Frauen);

typischer Begleitbefund: Fehlen der ableitenden Samenwege auf der gleichen Seite;

in zwei weiblichen Fällen Fehlen des gleichseitigen Uterushorns, außerdem 1mal angeborener Leistenbruch, 1mal *Hypotrichose*.

Unter **20 Hufeisennieren:** häufiger beim Mann (14 Männer, 6 Frauen);

1mal *weibliche Schambehaarung* und Fehlen der Brustbehaarung.

7 Beckennieren: (4 Männer, 3 Frauen): 1mal Schädigung des hormonalen Geschlechtssystems (angeborenes Fehlen der Samenleiter und Samenblasen)

häufig Hypospadie und Kryptorchismus.

Vorkommen bei angeborenem Eierstockmangel.

Angeborene **Nierenhypoplasie:** 3 Männer, 1 Frau († Karzinoid des Duodenums);

Vorkommen bei Samenleiteraplasie.

Nierenvergrößerung durch Androgenverabreichung (s. S. 192).

Pubertas praecox:

pineale Form;

diencephale Form;

hypophysäre Form?;

kortikosuprarenale Form (bei Hypertrophie der Nebennieren oder ihrer Rinde und bei Nebennierenrindengewächsen);

gonadale Form (bei Zwischenzellengewächsen, Karzinomen, Seminomen und Teratomen des Hodens; Arrhenoblastomen und Chorionepitheliomen des Eierstockes).

2. Fehlbildungen der oberen Harnwege und hormonales Geschlechtssystem (vgl. die Zusammenstellung S. 370)

Es ist bekannt, daß Fehlbildungen der Samenwege, welche einen Defekt im hormonalen Geschlechtssystem bedeuten (s. S. 448), außerordentlich häufig mit Fehlen der Niere und des Harnleiters oder — seltener — mit Form- und Lageanomalien oder Unterentwicklung der Niere auf der Seite des Samenwegedefekts vergesellschaftet sind. Bisweilen weist auch die gegenüberliegende Niere solche Abweichungen auf. Nur in drei (= ein Viertel) von zwölf Fällen von Aplasie eines (zehn Fälle) oder beider (zwei Fälle) Samenleiter (s. die Zusammenstellung S. 316 unten) waren die oberen Harnwege normal; in diesen drei Fällen mit normalen oberen Harnwegen fehlten zweimal beide und einmal *ein* Samenleiter. Die Erklärung für die große Häufigkeit der erwähnten Vergesellschaftung ist dadurch gegeben, daß der Harnleiter als Aussprossung des WOLFFschen Ganges, einer spezifisch männlichen Struktur, entsteht, die zum Ductus deferens wird. Es gehen also Harnleiter, Nierenbecken und Nierenkelche bis zu den Sammelröhren aus „männlichem" Bildungsmaterial hervor; dieser Umstand läßt zugleich vermuten, daß Entwicklungsstörungen der oberen Harnwege besonders das männliche Geschlecht befallen, um so mehr, als dieses während der Entwicklung im Mutterleib dem „verweiblichenden" Einfluß der mütterlichen Hormone ausgesetzt ist — sind doch Hodenzwitter häufiger als Eierstockzwitter —, sofern nicht andere Faktoren sich störend dazwischenschieben. Es wird notwendig sein, ein größeres Beobachtungsgut von solchen Störungen unter diesem Gesichtspunkt zu untersuchen. Unter zwanzig Hufeisennieren fand ich vierzehn Männer und nur sechs Frauen betroffen, unter sieben Beckennieren vier Männer und drei Frauen. Klarheit kann jedoch erst ein viel größeres Beobachtungsgut bringen. Beim angeborenen Mangel einer Niere (Aplasie) scheint ebenfalls in Übereinstimmung mit den meisten Angaben im Schrifttum — ROSCHER fand z. B. unter dreizehn Nierenaplasien nur zwei Frauen — das männliche Geschlecht zu überwiegen (unter acht Beobachtungen von A. PRIESEL sechs Männer und zwei Frauen), ebenso bei der angeborenen Unterentwicklung einer Niere (drei Männer, eine Frau). Interessant ist, daß in den beiden weiblichen Fällen von kongenitaler Aplasie einer Niere das gleichseitige Uterushorn fehlte; in dem einen dieser beiden Fälle (49jährige Frau) war ferner ein angeborener Leistenbruch vorhanden und ein Ovar lag im Bruchsack; ferner fehlte die Achselhöhlenbehaarung, während die Genitalbehaarung dürftig war (!). Beim zweiten Fall, einer Fünfunddreißigjährigen, ist die Todeskrankheit, akute gelbe Leberatrophie, in unserem Zusammenhang von Interesse (s. S. 112). Bezüglich der angeborenen Ureterstenosen- und atresien, der Ureterphimose und der Verdoppelung des Harnleiters sowie dessen totaler oder partieller Aplasie ist die Frage nach dem Bevorzugtsein *eines* Geschlechtes offen und muß noch studiert werden. Nach MOTZFELD soll der Doppelureter beim weiblichen Geschlecht häufiger sein als beim männlichen.

Sehr auffällig ist das relativ häufige Befallenwerden von nach Form und Lage mißbildeten Nieren und Einzelnieren von Nephritis und Nephrosklerose. So gingen von den 20 Hufeisennierenträgern je einer an akuter und chronischer Nephritis, zwei an sekundären Schrumpfnieren und einer an arteriosklerotischer Nephropathie (und Gehirnblutung) zugrunde und von sieben Beckennieren ein Träger einer solchen an nephritischer Nierenschrumpfung, von den acht Einzelnieren zwei Träger auf ähnliche Weise (einer an sekundären Schrumpfnieren, einer an hochgradiger Nephrosklerose mit Gehirnblutung).

Entwicklungsstörungen der Niere wie die oben genannten werden nun auch ohne genitale Fehlbildung beobachtet, kommen also für sich allein vor. Die besprochene Vergesellschaftung mit genitalen Mißbildungen bei beiden Geschlechtern ruft die Vermutung hervor, daß auch in diesen Fällen von isoliertem Vorkommen einer Lage- oder Formanomalie oder einer andern Entwicklungsstörung einer oder beider Nieren eine Abweichung im Geschlechtshormonquotienten die Ursache bilden könnte. Hierher gehören die auf S. 101 erwähnten Beobachtungen von Hufeisenniere oder Beckenniere bei weiblichen Individuen mit angeborenem Mangel der Eierstöcke. In diesem Sinn sprechen ferner Beobachtungen von Kombinationen mit andern genitalen Mißbildungen supponierter geschlechtshormonaler (östrogener) Ätiologie, z. B. von Beckenniere mit Hypospadie oder Kryptorchismus. In einem Fall von retrovesikaler Zyste fand ich einen Ureter duplex auf einer Seite bei dicker Nebennierenrinde (und breiter Pigmentzone der Nebennieren) und kräftigem Marklager der Nebennieren.

3. Geschlechtshormone und Sphinkterstarre der Harnblase

Ich habe an anderer Stelle darauf aufmerksam gemacht, daß ich den schwersten Fall von echter, nicht entzündlich bedingter Sphinkterstarre bei einem männlichen Homosexuellen beobachtet habe [R. CHWALLA (1948)] und in diesem Zusammenhang auf das Auftreten von „Prostatismus ohne Prostata" bei Mäusen unter Östrogenwirkung hingewiesen (s. S. 217). Beim weiblichen Geschlecht kommt die Sphinkterstarre ebenfalls vor, und zwar meist bei älteren und alten Frauen, und hier spricht derselbe experimentelle Befund für eine Mitwirkung des Östrogens bei ihrem Zustandekommen (s. S. 217).

Das Vorhandensein von Blasendivertikeln ohne spinale oder zerebrale Erkrankung und ohne mechanisches Harnabflußhindernis am Blasenhals und in der weiblichen Harnröhre ist stets auf Sphinkterstarre verdächtig; sie liegen gewöhnlich in der Umgebung der Harnleitermündung (sogenannte Uretermündungsdivertikel), erreichen aber selten die Größe wie beim Mann. Der Umstand, daß Frauen mit Sphinkterstarre mitunter einen ausgesprochenen Virilismus aufweisen, läßt jedoch auch daran denken, daß hier eine Wucherung der Drüsen der weiblichen Prostata in Analogie zu der sogenannten glandulären Pseudosklerose („Annulussklerose" PRÄTORIUS) des Mannes schuld sein könnte. Chirurgische Keilexzisionen und solche mit dem Hochfrequenzschneidestrom bei Frauen mit Sphinkterstarre haben denn auch drüsenhaltiges Gewebe, und zwar mit erweiterten Drüsen, zutage gefördert. Gegen diese Vermutung spricht allerdings, daß die weibliche Harnröhre nur im vorderen Teil Drüsen, und zwar der Prostata des Mannes homologe Drüsen enthält [PETROWA, KARAEWA und BERKOWSKAJA (1937)], während der hintere Harnröhrenabschnitt, der an die Blase angrenzt, der Drüsen entbehrt. Ich werde noch ausführen (s. S. 395), daß in manchen Fällen die Prostatadrüsen des Mannes durch den glatten Sphinkter hindurch bis unmittelbar an das Schleimhautepithel heranreichen können und dann jenseits von diesem eine kompakte Drüsenmasse anzutreffen ist, die bis zum Septum recto-vesicale reicht. Ein Gleiches kommt auch bei den Drüsen der „weiblichen Prostata" vor. In einem Fall von weiblicher Sphinkterstarre war ein erbsengroßes Adenom in einer Nebenniere vorhanden, daneben ein Karzinom eines Eierstockes mit sehr ausgebreiteten Metastasen, in einem zweiten eine adenomähnliche Hyperplasie der Nebennierenrinde. Bei einem 31jährigen Mann mit Sphinkterstarre und großem angeborenem Harnblasendivertikel fanden sich ebenfalls große Nebennieren. Beim Diabetes scheint eine Sphinkterstarre bei beiden Geschlechtern nicht allzu selten zu sein, ebenso bei der Lithiasis der oberen Harnwege, bei der ich sie dreimal unter 48 Fällen angetroffen habe. Bei den großen Blasendivertikeln junger Männer ist sie fast regelmäßig die Ursache der Divertikelbildung [R. CHWALLA (1930)]. Hypospadie (!) und Spaltung des weichen Gaumens sind in Begleitung von Sphinkterstarre des Mannes mit großen Blasendivertikeln von mir beobachtet, ebenso Enuresis nocturna; einmal fand ich eine Dextrokardie bei einem Bruder des Patienten. Von der auffälligen Kleinheit der Prostata in manchen Fällen von Sphinkterstarre, die früher zu der Bezeichnung „Prostataatrophie" für diese Affektion Veranlassung gegeben hat, war bereits (s. S. 217) die Rede; sie bildet eine wesentliche Stütze für die Hypothese eines Zusammenhanges der Sphinkterveränderung (Dysfunktion?) mit dem hormonalen Geschlechtssystem.

4. Die Rolle der Geschlechtshormonausscheidung im Harn für die Entstehung von Gewächsen der Harnwegeschleimhaut

Daß die Geschlechtshormonausscheidung im Harn eine Rolle für die Entstehung der Gewächse der Schleimhaut der abführenden Harnwege spielt, dafür lassen sich mehrere Gründe ins Treffen führen. In diesem Sinn sprechen zunächst die Versuche von E. REHN, der durch Einlegen von Östradiolbenzoatkristallen in die weibliche Harnblase eine Hemmung des Wachstums und der Rezidivneigung von Harnblasenpapillomen beobachten konnte (wobei die mitose-hemmende Wirkung des Östrogens vermutlich eine Rolle spielt. Anm. d. Verf.). Dafür spricht ferner die Tatsache, daß 70 bis 75% der Harnblasengewächse das männliche Geschlecht befallen [CL. PIRQUET (1930); Sammelstatistik von K. HEUSCH (1942)] und daß Frauen, soweit sie erkranken, größtenteils erst nach dem Klimakterium Harnblasengewächse bekommen (die Alterskurve z. B. des Harnblasenkrebses, die PIRQUET in seiner „Allergie des Lebensalters" auf Grund der englischen Krebsstatistik bringt, beginnt für die Frau mit dem 30. Lebensjahr und erreicht ihren Gipfel zwischen 65 bis 70 Jahren (s. ferner S. 375). Weiters ist hier die Häufigkeit der Vergesellschaftung von Harnblasengewächsen des Mannes mit Adenombildung in den submukösen Harnröhrendrüsen, der sogenannten Prostatahypertrophie, anzuführen, die eine Neubildung in den tiefen Schichten der Wandung der unteren Harnwege beim Mann darstellt, bei deren Entstehung das Androgen eine Rolle spielt, und schließlich der von mir erzielte therapeutische Erfolg mit Östrogenzufuhr bei einer alten Frau mit rezidivierenden Harnblasenpapillomen [R. CHWALLA (1946)]. Ich fand 33% makroskopische Prostatahypertrophie unter 35 harnblasenkrebskranken Männern (Sektionsmaterial), unter drei Nierenbeckenkarzinomen, die charakteristischerweise mit Ureterkarzinom oder Ureterpapillom (!) kombiniert waren, zweimal eine Prostatahypertrophie (s. S. 377). Daß die das Wachstum der epithelialen Neubildungen in der Schleimhaut der Harnwege bewirkenden Reiz- (Wuchs-) Stoffe vom Harn aus wirken, ist deshalb wahrscheinlich, weil die sogenannten Anilintumoren der menschlichen Harnblase nachgewiesenermaßen durch Einatmung oder andersartige Aufnahme von gewissen chemischen Reizstoffen in den Körper, z. B. Beta-Naphthylamin, Hydroxy- und Azotoluol, bei Anilinarbeitern nach jahrelanger Beschäftigung mit diesen Stoffen entstehen. Auf dem Blutweg gelangen sie zur Niere, werden von ihr in den Harn ausgeschieden und üben in dem Harnbehälter Harnblase eine besondere intensive Dauerwirkung aus.

Die Altersverteilungskurve, die CL. PIRQUET (l. c.) an Hand von 13729 Fällen von Harnblasenkrebs für diesen gewonnen hat, zeigt bei beiden Geschlechtern einen nahezu gleichen Verlauf, der bemerkenswerterweise dem Verlauf der Kurve für das Prostatakarzinom des Mannes, für dessen Entstehung das Androgen ebenfalls ätiologische Bedeutung zu haben scheint, gleicht; das könnte für eine verwandte Ursache verwertet werden. Bei männlichen Harnblasenpapillomträgern hatte E. REHN denn auch mit Androgen weniger Erfolg als mit Östrogen bei weiblichen. Das ist nicht verwunderlich, weil der Mann normaliter kein Klimakterium durchmacht wie die Frau.

In unserem Zusammenhang ist ferner an eine bereits erwähnte entwicklungsgeschichtliche Tatsache zu erinnern. Harnleiter und Nierenbecken stammen von den Wolffschen Gängen, einer spezifisch männlichen Struktur, ab. Vielleicht begründet dieser Umstand die Empfindlichkeit und das klinisch günstige Ansprechen der Harnleiter- und Nierenbeckenschleimhaut gegenüber Östrogen und rechtfertigt den Versuch einer therapeutischen Östrogenzufuhr bei Neubildungen dieser Schleimhäute. Eine solche muß beim Harnblasenkarzinom und beim Blasenkrebs beider Geschlechter auf breiter Basis erprobt werden. In den USA sind 1946 solche Versuche beim Blasenkrebs bereits mit angeblich ermutigenden Ergebnissen aufgenommen worden (s. S. 377). Auch die auf der gleichen Linie liegende therapeutische Kastration hat neuestens Fürsprecher gefunden; sie kommt nur bei funktionierenden Keimdrüsen in Frage. Eine weitere Rechtfertigung für die Geschlechtshormontherapie liegt darin, daß das Harnblasenpapillom eine ausgesprochene Erkrankung des Rückbildungsalters beider Geschlechter ist (s. S. 377). Bemerkenswert ist die vorhin angezogene Parallele zum Prostatakarzinom auch in anderer Hinsicht: sowie Prostatahypertrophie und Prostatakarzinom infolge ihres häufigen Vorkommens nebeneinander irgendwie verwandt sein müssen, sind auch die Papillome und die Karzinome der Harnblase verwandt, denn das Harnblasenpapillom geht häufig in Karzinom über oder findet sich neben einem solchen und es hat sich ferner gezeigt, daß sehr lang dauernde Inhalation, z. B. von Beta-Naphthylamin, bei Kaninchen und bei Hündinnen sowohl Papillome als auch Karzinome in der Harnblase hervorzubringen vermag, ebenso die perorale und subkutane Zufuhr dieses Stoffes [HUEPER (1938)]; die so erzeugten, oft multiplen Blasenpapillome saßen bevorzugt in den abhängigen Teilen der Blase, woraus hervorgeht, daß das verursachende Agens mit dem Nierenharn in die Blase gelangte. Gelegentlich kam es auch zu allgemeiner Papillomatose der Harnblase.   Beim Anilinarbeiter dauert es im Durchschnitt vierzehn Jahre der Beschäftigung mit der Anilinfabrikation, bis ein Harnblasenpapillom entsteht, und 19 Jahre, bis der Blasenkrebs zum Ausbruch kommt (HENSCHEN (1937). H. SCHÄR (1930) hat darauf hingewiesen, daß Anilinarbeiter 33mal häufiger als die übrige Bevölkerung an Blasengeschwülsten erkranken und daß solche bei ihnen schon im Alter zwischen 30 und 40 Jahren auftreten können; Vorbedingung dafür sind Disposition (Erbfaktor!) einerseits und langdauernde Beschäftigung mit aromatischen Amidoverbindungen anderseits. Es bedarf offenbar eines Dauerreizes vom Harn aus im Verein mit einer Krebsdisposition des Individuums, damit ein Blasenkarzinom entsteht.

Anderseits hat LACASSAGNE Veränderungen am Harnblasenepithel bei Ratten nach Follikelhormonbehandlung beschrieben und auch R. GEISSENDÖRFER fand bei mit Östrogen behandelten Ratten und Mäusen eine „gewisse Unruhe des Epithels" in der Harnblase und stellenweise Pflasterepithelbilder, ähnliches auch am Nierenbeckenepithel. Ich erinnere in diesem Zusammenhang an die analoge, nahezu regelmäßige metaplastische Umwandlung des Epithels der Prostataausführungsgänge, des Utriculus prostaticus und der hinteren Harnröhre beim Versuchstier unter Östrogenzufuhr, von der bereits andernorts die Rede war (s. S. 211 und 378). Den gleichen Befund erhebt man bei männlichen Spätkastraten und Eunuchoiden nicht selten (s. S. 293), bei denen eine Vermehrung der Östrogenausscheidung im Harn nicht ungewöhnlich ist. F. ALTMANN fand ein Nierenbeckenkarzinom (ohne Nierenstein) als Todesursache bei einem 61jährigen männlichen Eunuchoid, ich selbst ein Harnblasenkarzinom als Todesursache bei einer operativen Kastratin (s. S. 376). Von zwei Fällen von Harnleiterkarzinom aus dem Obduktionsmaterial des Rudolfspitals betraf der eine eine 72jährige Frau, die außerdem ein Papillom in dem krebsigen Harnleiter hatte, und der zweite einen 69jährigen Mann ohne Prostatahypertrophie und ohne Auffälligkeit am Genitale.

Von Harnblasenkarzinomen enthält das Obduktionsmaterial des Rudolfspitals 45 an diesem Leiden gestorbene Fälle, davon 35 Männer und zehn Frauen, im Alter von 46 bis 87 Jahren. Unter 50 Jahre waren nur drei Patienten alt. Von den 35 Männern mit Harnblasenkrebs hatten elf eine makroskopische Prostatahypertrophie am Sektionstisch, darunter ein erst 46jähriger mit mehrfachen malignen, metastasierenden Harnblasenpapillomen. Ungefähr ein Drittel der harnblasenkrebskranken Männer hatte somit eine Prostatahypertrophie (HP); von diesen elf Patienten waren drei unter 60 und fünf über 70 Jahre alt, von den 24 HP-freien Blasenkarzinomkranken je acht unter 60 und über 70 Jahre alt. Wenn wir das Verhältnis der Blasenkarzinomträger im Alter von weniger als 60 Jahren mit und ohne HP betrachten, so beträgt es 3 : 8, dagegen bei Berücksichtigung der über 60jährigen 8 : 12 (= 1 : 2) und der über 70jährigen mit Blasenkrebs 5 : 8 entsprechend der Zunahme der HP mit zunehmendem Alter. Die Vergesellschaftung von Blasenkrebs und HP darf somit als relativ häufig angesehen werden, zudem ohne Zweifel unter den makroskopisch

HP-freien sich noch etliche Fälle befinden, wo mikroskopisch eine beginnende Adenombildung vorlag. Niemals fand ich eine Atrophie beider Hoden bei den 35 Männern mit Blasenkarzinom und nur bei zwei von zehn Frauen mit diesem Leiden ein senil-atrophisches Genitale (59 und 72 Jahre alt). Je eine weitere hatte Uterusmyome bzw. einen Uterusschleimhautpolypen.

Ein Fall von Blasenkrebs betrifft eine 59jährige Spätkastratin, bei der im Alter von 56 Jahren Uterus und Adnexe operativ entfernt worden waren. Drei Jahre später starb sie an einem Karzinom der Blasenhinterwand und hatte daneben ein Adenom der rechten Nebenniere.

Bei drei von den 45 Harnblasenkarzinomkranken fand ich Rindenadenome der Nebenniere in den Obduktionsprotokollen vermerkt (bei zwei Frauen und einem Mann), einmal eine breite Nebennierenrinde (Mann) und einmal eher große Nebennieren (Mann, starke Behaarung). Von den beiden Frauen mit Rindenadenomen der Nebennieren hatte eine einen männlichen Bartwuchs an Kinn und Oberlippe und außerdem ein großes Eierstockfibrom, die zweite neben dem Blasenkarzinom ein Uteruskarzinom (gehabt) und der männliche Nebennierenrindenadenomträger hatte außer dem Blasenkrebs einen Mastdarmkrebs und eine HP. Diese Befunde stützen meine These von dem Zusammenhang Krebs und Nebennierenrinde (s. S. 73).

Ein zweiter Krebs konnte bei 3 Blasenkrebskranken festgestellt werden, und zwar einmal Pyloruskarzinom bei einem 68jährigen Mann, einmal Gallenblasenkarzinom bei einer 46jährigen Frau und einmal Rektumkarzinom bei einem 60jährigen Mann.

Nach dem Gesagten besteht noch keine Klarheit über einen etwaigen Zusammenhang von Geschlechtshormonen und Neubildungen der Harnwege. Daß bei ihnen auch ein Anlagefaktor im Spiele ist, beweisen Beobachtungen von Blasenkarzinom bei Vater und Sohn und bei Brüdern (s. bei R. Chwalla 1933).

5. Endokrine Beziehungen des Papilloms der Harnblase und der oberen Harnwege

E. Rehn (1944) hat beobachtet, daß ein Harnblasenpapillom im Anschluß an eine Strumektomie gleichsam wild wurde, sich äußerst rasch vergrößerte und über die ganze Blase ausbreitete. Er hat ferner gefunden, daß in die Blase von Papillomträgerinnen eingebrachte Kristalle von Östradiolbenzoat (zu 100 mg) eine ausgesprochene Hemmung des Wachstums und der Rezidivneigung der Harnblasenpapillome bewirkten. Durch diese Beobachtung war der Einfluß von Hormonen auf das Wachstum von Blastomen, im besonderen Fall auf das von Harnblasenpapillomen, bewiesen. Die geschwulstwachstumshemmende Wirkung des Östradiolbenzoats soll nach E. Rehn stärker sein als die des männlichen Geschlechtshormons. Bei Individuen im geschlechtsreifen Alter mit Frühstadien von Blasenpapillom empfahl er therapeutische Röntgenbestrahlungen des Thymus (dreimal 15% HED), des Pankreas und des sympathischen Grenzstranges. Ich stehe allerdings der Wirksamkeit dieser Maßnahmen skeptisch gegenüber und verstehe auch ihre theoretische Begründung nicht recht. Dagegen sah ich [R. Chwalla (1946)], bei einer 74jährigen, sonst gesunden und sehr rüstigen Dame, die seit zehn Jahren wegen rezidivierender, gutartiger Harnblasenpapillome bei mir in Behandlung gestanden hatte, ein etwa erbsengroßes Papillomrezidiv in der sonst gesunden, entzündungsfreien Blase nach einer mehrwöchentlichen Injektionskur mit zweimal wöchentlich 50000 i. B. E. Östradiolbenzoat intramuskulär in Form von Progynon B oleos. forte (Schering) verschwinden. Gleichzeitig wurde die alte Frau durch die Östrogenzufuhr frischer und leistungsfähiger, obgleich sie eine starke uterine Blutung infolge dieser durchmachte. In diesem Zusammenhang mache ich nochmals darauf aufmerksam, daß das Harnblasenpapillom eine ausgesprochene Krankheit des Rückbildungsalters beider Geschlechter ist und bei jüngeren Menschen kaum vorkommt, ferner auf die Tatsache, daß es beim Mann bedeutend häufiger ist als bei der Frau. Es ist also bei kleinen Blasenpapillomen beider Geschlechter und bei Frauen in der Menopause ein therapeutischer Versuch mit starken Dosen weiblichen Hormons, am besten Östradiolbenzoat, gerechtfertigt, sofern nicht wiederholte Blutungen zu einer raschen Beseitigung des Zottengewächses durch endovesikale Hochfrequenzkoagulation zwingen.

So wie das Harnblasenpapillom scheint auch das *Nierenbecken-* und das *Harnleiterpapillom* überwiegend häufig das *männliche* Geschlecht zu befallen. Ich habe in diesem Zusammenhang schon darauf hingewiesen (s. S. 374), daß Nierenbecken und Harnleiter Abkömmlinge des Wolffschen Ganges und wahrscheinlich aus diesem Grund besonders östrogenempfindlich sind. Die häufige Vergesellschaftung von Papillomen der oberen Harnwege mit solchen in der Harnblase zeigt die genetische Verwandtschaft dieser Neubildungen im gesamten Harntrakt. Ferner ist in diesem Zusammenhang zu erwähnen, daß von sieben Männern mit Nierenbeckenpapillom im Alter von 41 bis 65 Jahren ein Sechsundvierzigjähriger eine Prostatahypertrophie (rektal und zystoskopisch) hatte. DEAN fand nach Nephrektomie wegen Nierenbeckenpapillom ungefähr 60% Rezidive in der gegenüberliegenden Niere. Wenn sich das bestätigt — entsprechende Untersuchungen fehlen noch —, so ist darin eine weitere Stütze dafür zu sehen, daß die tumorerzeugende Noxe im Harn liegt.

6. Endokrine Beziehungen des Harnblasenkarzinoms und des Nierenbeckenkarzinoms

Der Harnblasenkrebs befällt den Mann dreimal häufiger als die Frau [K. HEUSCH (1942)]. Ich selbst fand (s. S. 375) ein Verhältnis von 1 : 3,5 zugunsten des Mannes. Ebenso scheint das primäre Nierenbeckenkarzinom (ohne Steine im Nierenbecken) beim männlichen Geschlecht häufiger zu sein als beim weiblichen. Ich fand bei einem Drittel der Harnblasenkarzinome des Mannes eine makroskopische Prostatahypertrophie, ähnlich bei zwei von drei Männern im Alter von 59 bis 68 Jahren mit Nierenbeckenkarzinom, das kennzeichnenderweise zweimal von einem Ureterkarzinom, einmal von Ureterpapillom begleitet war. Ob es berechtigt ist, auf Grund der Tatsache, daß das Karzinom der Harnblase ein vorwiegend „männliches" Blastom ist, bei männlichen Kranken eine Östrogenbehandlung therapeutisch zu versuchen, wird die praktische Erfahrung an Hand der Behandlungserfolge lehren. GRANT und LICH (1946) geben an, in drei Fällen von Harnblasenkrebs ermutigende Ergebnisse von einer intensiven Behandlung mit Östrogen gesehen zu haben. OLDOFREDI und K. HUTTER sind neuestens für eine Kastrationsbehandlung des Harnblasenkrebses eingetreten. Ich verweise jedoch diesbezüglich auf den Seite 376 oben mitgeteilten Fall von Blasenkrebs bei einer Kastratin, der für das weibliche Geschlecht gegen diese Behandlung spricht, es sei denn, daß sich der Krebs zur Zeit voller Funktionstüchtigkeit der Eierstöcke entwickelt hat. Ein gleiches gilt für den Mann mit funktionstüchtigen Hoden entsprecheud dem therapeutischen Prinzip, die bestehenden hormonalen Verhältnisse jeweils womöglich ins Gegenteil zu verkehren. So konnte E. REHN Blasenkrebse bei postklimakterischen Frauen durch große Gaben Östradiol verkleinern, und zwar fünfmal unter elf Fällen; zweimal ging die Neubildung vollkommen zurück und war auch noch nach dreiviertel, bzw. zwei Jahren verschwunden. Das sind Erfolge, an denen man nicht vorübergehen kann.

7. Geschlechtshormone und Epithelmetaplasie in den Harnwegen

Das Zustandekommen der dichten weißen Epithelmetaplasie im vorderen Anteil des Blasentrigonums der Frau, die der Verfasser schon bei Mädchen im Pubertätsalter beobachtet hat, ist den Urologen bekannt, seit es eine Blasenspiegeluntersuchung gibt, ihre Ursache rätselhaft. Der Umstand, daß eine Metaplasie des Epithels in den abführenden Harnwegen, in der hinteren Harnröhre, den Prostataausführungsgängen und im Utriculus prostaticus zu den charakteristischen Östrogenwirkungen beim männlichen Versuchstier und beim männlichen Säugling gehört (s. S. 375), ferner beim männlichen Eunuchoiden einen relativ häufigen Befund darstellt, legt die Möglichkeit äußerst nahe, daß auch die Epithelmetaplasie am Harnblasenausgang beim weiblichen Geschlecht eine Östrogenwirkung ist, um so mehr, als ich sie bei Mädchen mit ovarieller Insuffizienz, verspäteter Menarche und Pubertät und allgemeiner Unterentwicklung vermißt habe. Daß es sich bei der Epithelmetaplasie um eine physiologische Erscheinung handelt, unterstützt meine Vermutung von der hormonalen Entstehung dieser Veränderung.

Ich halte es für möglich, daß auch bei der Entstehung der *Leukoplakie in den Harnwegen* neben der entzündlichen Noxe ein hormonaler Faktor mit eine Rolle spielt.

8. Hormonaler Einfluß bei Pyelitis, Ureteritis und Cystitis cystica

Nach L. ASCHOFF (1938) nimmt die Pyelitis, Ureteritis und Cystitis cystica einen besonderen Platz unter den Altersgebrechen ein. Er weist darauf hin, daß die hiebei vorfindlichen Cysten in der Harnwegeschleimhaut aus den Brunnschen Epithelnestern entstehen und entweder die Folge einer Viruskrankheit sein könnten, obwohl darüber nichts bekannt ist, oder daß sie sich infolge eines langsam wirkenden chemischen Reizes entwickeln, der vom Harn ausgeht. „Man muß auch an eine hormonale Beeinflussung denken", bemerkt ASCHOFF dazu. „Wie und wo diese Hormone entstehen," sagt er weiter, „muß vorläufig unerörtert bleiben. Doch liegt diese Annahme nahe, weil andere Drüsenbildungen des Urogenitalapparates unter dem Einfluß von Hormonen stehen. Das gilt besonders für die Prostata." Der Verfasser hat auf Grund seiner Erfahrung den Eindruck gewonnen, daß die Pyeloureteritis und die Cystitis cystica hauptsächlich das weibliche Geschlecht befallen. Wenngleich ihre Entstehung sich häufig an eine bakterielle Entzündung anschließt und die primäre, unkomplizierte Pyelitis bei der Frau weitaus überwiegt und bei ihr auch die Cystitis ungleich häufiger ist als beim Mann, so bleibt doch die Tatsache bestehen, daß die Zystenbildung eine überwiegend dem weiblichen Geschlecht eigentümliche Reaktion darstellt, die einer Erklärung harrt.

9. Nebennierenrinde und Harninfektion

Aus der Klinik der Cystopyelitis ist bekannt, daß eine solche bei Fehlen einer Harnstauung in der Niere oder Harnblase selten zum Tode führt und auch ohne bakterizide Therapie entweder ausheilt oder in ein chronisches Stadium übergeht. Anders jedoch, wenn eine Nebennierenrindenschwäche besteht. Im Abschnitt über die Atrophie des HVL und ihre hormonalen Auswirkungen auf die Genitalorgane (s. S. 17) ist ein tödlich verlaufener Fall von Cystopyelonephritis angeführt worden, der mit Atrophie des HVL und Atrophie der Nebennierenrinde (!) vergesellschaftet war. Ein vollkommen analoger wurde bei einer weiteren, diabetischen Frau und bei einem Mann ohne Harnabflußhindernis von A. PRIESEL beobachtet. In einem vierten Todesfall an Cystopyelitis häm. bei einer 54jährigen Frau war die Nebennierenrinde auffallend schmal und atrophisch. Es ist wohl kein Zweifel, daß das Versagen der Abwehrkräfte gegen die Harninfektion und der daraus resultierende tödliche Verlauf einer Pyelitis bei Fehlen einer allgemeinen (mit Ausnahme des Diabetes in zwei Fällen) oder renalen Komplikation (kein Stein, keine Harnstauung usw.) in diesen Beobachtungen mit der mangelhaften Entwicklung der Nebennierenrinde in ursächlichem Zusammenhang steht. Nebennierenlose Versuchstiere zeigen eine erhöhte Empfindlichkeit gegenüber Infektionen mit Staphylokokken, Streptokokken und anderen Keimen. Bei den verschiedensten Infektionen des Menschen ist in Erkenntnis der Rolle der Nebennierenrinde eine therapeutische Zufuhr von Nebennierenrindenhormon empfohlen worden. Auch die Tuberkulose gehört zu den Infekten, mit denen nebennierenrindenschwache und ebenso Individuen mit schwacher Keimdrüsenfunktion nur schwer fertig zu werden vermögen (s. S. 64). Das gilt, wie schon erwähnt, auch für die Urogenitaltuberkulose.

10. Die Kastratenreizblase

Den Zusammenhang von inkretorischer Hodeninsuffizienz und Reizblase illustriert am deutlichsten die sogenannte Kastratenreizblase (R. Chwalla), von der nachstehend eine Beobachtung angeführt sei:

36jähriger Mann. 1942 an der Front beide Hoden verloren. Nachher Einsetzen einer ausgesprochenen Verfettung, die ihren Höhepunkt nach einem Vierteljahr erreichte, abnorme Müdigkeit und Abgeschlagenheit, ferner außerordentliche Kälteempfindlichkeit(!). Nahm selbst täglich dreimal zwei Tabletten eines Hodenextraktes (Testosan forte „Sanabo") regelmäßig durch mehrere Monate. Nach einem Jahr wieder normales Körpergewicht und Schwinden der Müdigkeit. Im dritten Jahr Abnahme der Libido sexualis und bald darauf quälende Pollakisurie, verbunden mit imperativem Harndrang und Harndurchbruch („dysurische Inkontinenz"); muß nachts fünfzehnmal seine Blase entleeren. Diese Erscheinungen waren mit der Rückkehr aus dem wärmeren Italien in die Heimat im Herbst aufgetreten. Litt immer schon an kalten Füßen und seit dem Hodenverlust noch mehr als früher. Harn vollkommen klar: typische Reizblase. Die Miktionsbeschwerden wurden durch eine einzige Injektion von 25 mg Testoviron i. m. beseitigt, worin wohl der schlagendste Beweis für die ursächliche Rolle des Mangels an Hodenhormon liegt. Ein Jahr später schwere Gemütsdepression, Erektionsschwäche und Auftreten homosexueller Neigung, gegen die er sich in seinem Innern heftig sträubt. Auch diese Erscheinungen schwanden nach Implantation von 100 mg Testosteronpropionat in die linke Rektusscheide.

Ich verweise in diesem Zusammenhang nochmals auf die nicht seltene Trias Reizblase (Kaltfußdysurie), Keimdrüseninsuffizienz und chronisch kalte Füße (vgl. den Sitzungsbericht der Ges. d. Ärzte in Wien vom 1. Februar 1946). Hormonanalysen des Harns waren bei dem Patienten infolge der Nachkriegsverhältnisse leider nicht durchführbar.

V. Endokrinologie der Prostata (Die endokrinen Beziehungen der Prostata)

1. Die Entwicklung der Prostata in hormonaler Betrachtung

Die Anlagen der Prostatadrüsen erscheinen nach den Untersuchungen von R. Chwalla (1927), die von A. Fischel (1929) größtenteils bestätigt wurden, bei Embryonen von zirka 40 mm St. Sch. L. beiderlei Geschlechts (!) als solide Epithelknospen, zunächst an der ventralen Wand, gleich darauf an der Hinterwand der entodermalen primären Harnröhre in der Höhe der Mündungen der Urnierengänge und unterhalb dieser, bald nachher auch an den Seitenwänden.

Die Zahl und ursprüngliche Anordnung dieser Drüsensprossen ist verschieden. Die unterhalb des Müllerschen Hügels, der dem späteren Samenhügel entspricht, sich ausbildenden Drüsenanlagen fand ich bei männlichen Embryonen am zahlreichsten. Ihnen entsprechen die sogenannten Prostatadrüsen des Weibes, von denen sich allerdings die meisten später wieder zurückbilden. Nur die sogenannten Glandulae paraurethrales oder Skeneschen Gänge bleiben von ihnen beim Weibe dauernd erhalten. Bei weiblichen Embryonen von 100 mm St. Sch. L. fand ich diese Rückbildung bereits erfolgt, während sich oberhalb der Mündung des Uterovaginalkanals im ganzen Umkreis der Harnröhrenwand Drüsen feststellen ließen (!). Es finden sich allerdings auch weibliche Embryonen, die von vornherein keine Prostatadrüsenanlagen unterhalb des Müllerschen Hügels erkennen lassen.

Man hat demnach den Eindruck, daß in den ersten Anfängen der Prostataentwicklung die geschlechtliche Differenzierung noch unsicher ist und Ausschläge in die heterosexuelle Richtung vorkommen. Offenkundig ist der Antrieb, welcher von den die Differenzierung bewirkenden Stoffen ausgeht, zunächst nicht stark genug, um sich eindeutig durchzusetzen. Was die Rückbildung der Prostatadrüsenanlagen unterhalb des Müllerschen Hügels auslöst, bleibt noch zu klären. Es ist wahrscheinlich, daß das Fehlen von Androgen die Ursache abgibt, denn van WAGENEN und HAMILTON konnten bei trächtigen Affenweibchen durch lang dauernde Behandlung mit Testosteronpropionat bei den genisch weiblichen Früchten eine Prostata, die der beim männlichen Tier glich, experimentell erzeugen.

Zur Zeit der ersten Anlage der Prostatadrüsen ist ferner der kraniale Abschnitt der vereinigten Müllerschen Gänge, welche den Uterovaginalkanal bilden, bei männlichen Früchten bereits in vorgeschrittener Rückbildung begriffen und zu einem lichtungslosen Strang geworden. Derselbe Einfluß, der diese Involution bewirkt, dürfte auch die Prostatadifferenzierung lenken. Bei einem 49 mm langen männlichen Embryo fand ich nur mehr das Endstück der vereinigten Müllerschen Gänge vorhanden, das jedoch zu dieser Zeit noch keine Kommunikation mit dem Sinus urogenitalis besitzt, durch die später der zeitlebens erhalten bleibende Utriculus prostaticus entsteht.

L. MOSZKOWICZ verfocht die Ansicht, daß diejenigen Abschnitte der Vorsteherdrüse, die bei der Altershypertrophie in Wucherung geraten, aus einem bisexuellen Abschnitt der Prostata stammen, der bei männlichen und weiblichen Embryonen in der gleichen Weise angelegt wird (und der beim alternden Mann durch Follikelhormonwirkung in Wucherung geraten soll). Man kann das in dieser Form, genau genommen, nicht sagen, denn ich habe auch bei weiblichen Embryonen ursprünglich kaudal vom Müllerschen Hügel Prostatadrüsenanlagen gesehen, wenngleich sie nicht so zahlreich waren wie bei männlichen Früchten. Es kann sich also die ursprüngliche weibliche Prostata auch unterhalb des Samenhügels erstrecken und man kann in solchen Fällen ebenso von einer bisexuellen Anlage sprechen wie bei den suprakollikulären Drüsensprossen. Bei der Prostatahypertrophie des alternden Mannes hypertrophieren zudem nicht die suprakollikulären Prostatadrüsen, sondern die submukösen Schleimhautdrüsen dieser Gegend. Die submukösen Drüsen mit den Prostatadrüsen trotz ihrer weitgehenden morphologischen Ähnlichkeit gleichzustellen, geht jedoch nicht an, solange nicht erwiesen ist, daß diese Gleichstellung auch für die Reaktion auf Keimdrüsenhormone gilt (s. S. 386). Die submukösen Drüsen entwickeln sich später als die Prostatadrüsen (s. darüber S. 396). Nachdem die Rückbildung der infrakollikulären Drüsen eine spezifisch weibliche Eigentümlichkeit ist, müßte man, im Falle der Organismus des Prostatikers überwiegend weibliche

Hormonverhältnisse zeigen würde und die MOSZKOWICZsche Ansicht richtig ist, einen Schwund gerade dieser infrakollikulären Prostatadrüscn erwarten, welche die Hauptmasse der männlichen Vorsteherdrüse ausmachen, alles im übrigen unter der gar nicht zutreffenden Voraussetzung, daß die Bildung der Prostatahypertrophie überhaupt von den Drüsen der Prostata ausgeht. In den ersten Anfängen der Entwicklung haben Mann und Frau etwa die gleiche Prostata; sie ist also ein bisexuelles, beiden Geschlechtern eignendes Organ. Sehr bald treten jedoch Geschlechtsunterschiede auf. Tatsächlich atrophiert, wie wir noch sehen werden, beim Versuchstier unter Östrogenzufuhr der kaudale Abschnitt der Prostata (s. S. 389) und hypertrophiert nach Androgenverabreichung (s. S. 385). Ich vermag also in den entwicklungsgeschichtlichen Vcrhältnissen keine Stütze für die östrogene Entstehungstheorie der Prostatahypertrophie zu erblicken.

Auffällig ist die anfänglich besonders kräftige Entwicklung der ventralen Prostatadrüsen, während diese später, postembryonal, in den Hintergrund treten und nur äußerst selten zum Ausgangspunkt einer Adenombildung werden.

Die kranial von den Mündungen der Urnierengänge sich entwickelnden Prostatadrüsen stellen die Anlage des sogenannten anatomischen Prostatamittellappens des Mannes (Lobus medius prostatae der beschreibenden Anatomie) dar, der als eine selbständige Bildung aufzufassen ist (R. CHWALLA). Ich fand ihn zuerst bei einem 54 mm langen männlichen Embryo angelegt.

Bei einem 73 mm langen männlichen Embryo lassen die größeren Prostatadrüsen zum Teil eine Lichtung erkennen. Durch Verdichtung des embryonalen Bindegewebes rund um die Drüsenanlagen und Ausbildung glatter Muskelzellen in ihm beginnt sich ungefähr bei 60 mm langen Embryonen die Prostata als selbständiges Organ abzugrenzen.

Die Prostatadrüsen sind nach dem Gesagten entodermaler Herkunft.

2. Das angeborene Fehlen und die Unterentwicklung der Prostata in hormonaler Betrachtung

Ein angeborenes vollständiges Fehlen der Prostata ist sehr selten und ist nur bei sehr hochgradigen Entwicklungsstörungen, wie Kloakenpersistenz und tiefen Blasenspalten, beschrieben worden [ROKITANSKY (1861), FÖRSTER (1863)]. Das Fehlen einer makroskopisch darstellbaren Vorsteherdrüse ist übrigens nicht in allen Fällen mit einem mikroskopischen Nichtvorhandensein von Prostatadrüsen gleichbedeutend. So fand A. PRIESEL bei einem 62jährigen männlichen Eunuchoid mit einseitigem Samenleiterdefekt grob-anatomisch keine Prostata, wohl aber histologisch spärliches Prostatadrüsengewebe auf einer Körperseite. Eine nur mikroskopische Prostata kommt ferner bei Pseudhermaphroditen und Zwittern vor. Bei Entwicklung eines Uterus masculinus kann nach einer vom hormonalen Gesichtspunkt aus interessanten Beobachtung von ARNOLD charakteristischerweise die Prostata vermißt werden. Es geht daraus ein gewisses Ausschlußverhältnis zwischen beiden (vgl. dazu die Zusammenstellung S. 317) infolge der Gegensätzlichkeit zwischen männlicher und weiblicher Entwicklungsrichtung hervor. Da weibliche Scheinzwitter unter Umständen eine mächtige Prostata haben können (A. PRIESEL), bildet die Prostata kein sicheres Zeichen der Zugehörigkeit zum männlichen Geschlecht, wenn wir die Geschlechtsbezeichnung nach den Keimdrüsen vornehmen. Richtig müßte man sagen, das Vorhandensein einer Prostata hängt von der im Organismus produzierten Androgenmenge ab. Dieses Androgen kann seiner Herkunft nach auch aus der Nebenniere stammen, nachdem auch von Geburt aus hodenlose Individuen eine wenn auch unterentwickelte Prostata haben können. Die *Unterentwicklung eines Prostatalappens*, die das ganze Organ asymmetrisch gestaltet, ist ziemlich selten und durchaus nicht als ein verläßliches klinisches Zeichen für einen Mangel oder eine angeborene Verlagerung einer Niere zu werten (A. PRIESEL), wie man angenommen hat. A. PRIESEL fand sie beispielsweise bei einem Sechsundfünfzigjährigen mit Aplasie einer Niere und des zugehörigen Harnleiters bei gleichzeitiger Aplasie der ableitenden Samenwege und Behaarungsmangel: die Prostatahälfte der Defektseite war kleiner als die andere Organhälfte. Bei Kleinheit der äußeren Genitalien, ferner bei beiderseitigem Kryptorchismus sowie bei Hypospadie ist ein Fehlen der Prostata in der älteren Literatur (2. Hälfte des 19. Jahrhunderts) beschrieben worden, doch gilt für diese Angaben die vorher gemachte Einschränkung: sie bedürfen einer mikroskopischen Sicherung. Dagegen ist eine *angeborene Unterentwicklung der Prostata* (Kümmerform) beim Mangel beider Hoden, bei Hypoplasie der Hoden (Androgenmangel!), beim angeborenen Samenleiterdefekt (hierbei ist auch die Samenblase auf der Seite des Defektes abnorm klein) und beim Kryptorchismus bilateralis nicht ungewöhnlich, beim Früheunuchoidismus des Mannes mit seinem hochgradigen Androgenmangel sogar die Regel (s. S. 292). Bei männlichen Frühkastraten bleibt die Vorsteherdrüse klein und unentwickelt (s. S. 282). Beim Monorchismus kann der dem fehlenden Hoden entsprechende Prostatalappen atrophisch gefunden werden, doch ist das relativ selten der Fall.

Aus den angeführten Tatsachen geht im allgemeinen hervor, daß die Prostata beim frühzeitigen Androgenmangel einerseits und bei tiefgreifenden Entwicklungsstörungen des Sinus urogenitalis anderseits fehlt oder mangelhaft entwickelt ist. Das Vorkommen einer Prostata bei Eierstockzwittern, wie z. B. in einem von A. PRIESEL beobachteten Fall eines fünfeinhalbjährigen, äußerlich weiblichen solchen Zwitters mit geschlechtlicher Frühreife und ungewöhnlich hochgradiger Hyperplasie der Nebennieren und ihrer Rinde, darf nicht überraschen, da dieses Individuum wie alle Eierstockzwitter stark und frühzeitig vermännlicht war und eine üppige Scham- und Körperbehaarung, allerdings von weiblichem Typus, und männliche äußere Geschlechtsteile aufwies. In diesem Fall liegen alle Zeichen einer übermäßigen Androgenbildung seitens der Nebennierenrinde vor, die auch für die Ausbildung der Prostata verantwortlich gemacht werden muß. Wir dürfen daraus wiederum schließen, daß die Ausbildung einer Prostata nicht auf das Vorhandensein von Hoden, sondern von Androgen im allgemeinen zurückzuführen ist, das nicht aus den Hoden zu stammen braucht. So fand FRASER (1940) bei einem zwölf Monate alten Knaben mit Pubertas praecox infolge Nebennierenblastom eine walnußgroße (!) Prostata und eine größere Ausscheidung an 17-Ketosteroiden wie bei einem erwachsenen Mann, während die Hodenentwicklung lediglich dem Alter entsprach. Ich füge noch hinzu, daß bei dem eingangs erwähnten, von A. PRIESEL beobachteten 62jährigen männlichen Eunuchoid mit nur auf der linken Körperseite vorhandenem, spärlichem Prostatadrüsengewebe die Hoden bohnengroß und atrophisch waren und keine Zwischenzellen (!) vom Aussehen typischer Leydigscher Zellen erkennen ließen (!) und daß zudem die Nebennieren dieses fast haarlosen Individuums „etwas klein" waren, ein Befund, der erst bei Kenntnis der hormonalen Zusammenhänge voll verständlich wird (hochgradiger Androgenmangel).

3. Die hormonale Prostataatrophie

Bei der Kastration vor der Geschlechtsreife (sogenannte Frühkastration) bleibt die Prostata auf infantiler Entwicklungsstufe stehen. Wird die Kastration nach der Pubertät vorgenommen, so ändert sich vielfach an der äußeren Form und Größe der Prostata nichts in die Augen Springendes, obwohl die Drüsen histologisch einen nachweisbaren Schwund erfahren. HUGGINS und STEVENS fanden die Prostataepithelien 90 Tage nach beiderseitiger Orchidektomie atrophiert und die Prostata verkleinert. Die Auswirkung der Kastration ist also um so geringer, je später sie erfolgt. Bis zu einem gewissen Grad scheinen die Androgene einer kräftig funktionierenden Nebennierenrinde die Prostata und ihre Tätigkeit erhalten zu können. Im Tierversuch hat sich nämlich gezeigt, daß gleichzeitig mit der Entfernung der Hoden vorgenommene Nebennieren-exstirpation die Kastrationsatrophie der Prostata beschleunigt und verstärkt (BURRILL und GREENE). Entwicklung von Nebennierenadenomen hält anderseits bei frühkastrierten Meerschweinchenmännchen alle Kastrationsfolgen, darunter auch die Atrophie der Prostata, hintan (SPIEGEL, 1940). F. ALTMANN fand (1930) bei einem 77jährigen, kräftigen Mann mit normaler Behaarung und normal großem Penis bei seniler Atrophie der Hoden (wahrscheinlich arteriosklerotischer Hodenfibrose) die Prostata mäßig atrophisch und die Nebennieren groß (!). In einer Sektionsbeobachtung von A. PRIESEL (1932) war bei einem Vierundsiebzigjährigen mit operativen Defekt eines Hodens (zehn Jahre vorher ausgeführt) und Fibrose des zweiten Hodens die Prostata bei großen (!) Nebennieren ohne Auffälligkeit; er wies keinen Behaarungsmangel, hingegen eine Leberzirrhose auf. Bei dieser Krankheit ist sonst Kleinheit oder Atrophie der Prostata nicht selten, denn ich fand beides bei einem 48jährigen und einem 52jährigen Mann mit Laennecscher Leberzirrhose, im zweiten Fall begleitet von Hypotrichose. Beide Male waren die Hoden äußerlich ohne Auffälligkeit. Ferner kommt eine Kleinheit der Prostata bei Hypospadie vor. Von fünf Männern im prostatischen Alter mit kleiner Vorsteherdrüse hatte einer kleine Samenblasen bei gleichzeitigem Kryptorchismus (Monorchidie?) und einer Gynäkomastie. Eine von Geburt auf kleine Prostata muß ebenso wie angeboren kleine Hoden immer Verdacht auf Intersexualität erwecken. Im höheren Alter sind die Auswirkungen eines Verlustes der Hodenfunktion auf die Prostata gleichwie auf die Geschlechtsmerkmale verständlicherweise gering. Es ist wahrscheinlich, daß eine normale Größe der Prostata bei Männern mit atrophischen Hoden durch die ausgleichende Wirkung einer kräftigen Androgenproduktion der Nebennierenrinde zustande kommt.

In Anlehnung an die oben erwähnte experimentelle Beobachtung von BURRILL und GREENE ist von HUGGINS eine einseitige Adrenalektomie und beiderseitige Orchidektomie beim Krebs der Prostata ausgeführt worden. Bei Prostatahypertrophie ist eine erhebliche, durch wirkliche Atrophie bedingte Verkleinerung der Adenome der paraprostatischen Drüsen nach Kastration niemals einwandfrei nachgewiesen worden (A. VON FRISCH). Hingegen fand ZAHLER (1940) beim Hund eine Rückbildung periurethraler Adenome nach Kastration.

Ziemlich selten ist die *senile Atrophie* der Prostata, der in erster Linie die Drüsenelemente anheimfallen. Sie ist scharf zu trennen von der postentzündlichen Atrophie und steht mit einem Rückgang der Androgeninkretion oder mit einer Drosselung des Blutzuflusses (?) durch organische Gefäßveränderungen in Zusammenhang. Für die Androgenmangelätiologie spricht die wiederholt bei Prostataatrophie beobachtete auffallende Kleinheit der äußeren Genitalien. Nach MOORE gleichen sich die Kastrationsatrophie der Prostata (s. S. 389) und die einfache Altersatrophie im histologischen Bild. Beim höchstgradigen Schwund des Prostatagewebes kommt es nach Angaben im älteren Schrifttum zur Bildung einer sogenannten Blasenhalsklappe, die ein Hindernis für die Blasenentleerung abgibt und eine schwere Miktionsstörung bis zur Ischuria paradoxa zur Folge hat. Mit der Unterentwicklung oder Atrophie der Prostata kann ferner eine Sphinkterschwäche bis zu dauerndem Harnträufeln verbunden sein (BOSHAMER).

Als *Frühsymptom der Prostataatrophie* werden Störungen der geschlechtlichen Potenz in Form von seltenen Erektionen und Ejakulationen und geschwächter Potenz beschrieben, die im Lichte unseres heutigen Wissens über die Zusammenhänge auf die hormonale Entstehung aller dieser Störungen, den Mangel an Hodenhormon (Androgen), hinweisen, ferner eine Nekrozoospermie durch Fehlen des Prostatasaftes und, als Spätfolgen, wie eben erwähnt, Harninkontinenz ohne Überdehnung der Blase mit gleichzeitiger Pollakisurie und Erschwerung der Harnentleerung. Die *angeborene Unterentwicklung der Prostata* führt nach A. VON FRISCH schon im Kindesalter zu Bettnässen und zu Harnbeschwerden und nach Meinung von v. FRISCH infolge schwacher Entwicklung des Blasendetrusors zur Erweiterung der Blase, die sich auf die oberen Harnwege fortpflanzt. In solchen Fällen von Dilatation der oberen Harnwege vermutet der Verfasser eher das Vorliegen einer Sphinkterstarre. Bei dieser Erkrankung kann die Prostata mitunter auffallend klein gefunden werden (s. S. 217). Die Unterscheidung zwischen der bloßen Atrophie der Vorsteherdrüse, der Sphinkterstarre und einer Blasenhalsklappe ist ohne Zystoskopie und vielfach ohne Sectio alta und bioptische Orientierung über die Verhältnisse am Blasenausgang nicht zu treffen.

4. Die diffuse Hyperplasie der Prostata

Bei Greisen trifft man mitunter eine vergrößerte Prostata, aber nicht eine knotig-adenomatöse Vergrößerung wie bei der Prostatahypertrophie, sondern eine gleichmäßige, diffuse Hyperplasie der Vorsteherdrüse, vergesellschaftet mit auffallend großen, sichtlich gleichfalls hyperplastischen Samenblasen. Kaum ein Zweifel, daß in diesem Zusammentreffen ein hormonaler Effekt, eine gesteigerte Androgenwirkung (Gonadotropinwirkung?) vorliegt.

Eine diffuse Hyperplasie der Vorsteherdrüse wird aber auch in Begleitung von periurethraler Adenombildung, also bei der sogenannten Prostatahypertrophie, angetroffen.

5. Experimentelle Beobachtungen

a) Die Wirkung des Androgens auf die Prostata des Versuchstieres

Das Prostatawachstum wie überhaupt die normale Ausbildung aller Anhangsdrüsen des männlichen Geschlechtsapparates und der sekundären Geschlechtsmerkmale sind in erster Linie von der Hormoninkretion der Hoden abhängig. Die Wirkungen der Kastration auf die Prostata (s. S. 383) beweisen dies eindeutig. Kastrierte männliche Tiere werden auf Grund dieser Abhängigkeit als biologische Testobjekte zum Nachweis des männlichen Geschlechtshormons herangezogen. Der Test beruht darauf, daß die nach der Kastration atrophisch gewordenen sekundären Geschlechtsorgane, darunter die Prostata, durch Androgenzufuhr wieder in normalen Zustand gebracht werden. Auf dieser Grundlage arbeiten der makroskopische und mikroskopische Samenblasentest und der Hahnenkammtest, ferner der sogenannte Prostatatest an der kastrierten Ratte zum Nachweis von Androgen (MOORE und GALLAGHER). Mit männlichem Hormon gelingt der Aufbau einer normalen Prostata bei der kastrierten Ratte [MOORE, PRICE und GALLAGHER (1930); HANSEN (1933)]. Wenn die Hodenfunktion im Alter nachläßt und eine senile Atrophie der Hoden eintritt, sinkt auch die Produktion der Hodenhormone entsprechend ab. Die Folgen sind ähnlich wie nach Kastration, nur im Senium nicht so weitgehend. Es tritt unter anderem eine mäßige Atrophie der Prostata ein, die als senile Prostataatrophie bezeichnet wird und von der schon auf S. 383 die Rede war.

Bei nicht kastrierten, reifen Versuchstieren ist die Wirkung des Androgens auf die Prostata geringfügig. Wichtig sind die von Rössle und Zahler an der Hundeprostata erhobenen experimentellen Befunde. Diese Autoren konnten bei nicht kastrierten Hunden durch verschiedene Androgene sowohl als auch durch wässerige Hodenextrakte Reizwirkungen an der Prostata im Sinne einer diffusen, nicht-knotigen, makroskopischen Hyperplasie feststellen, die so hochgradig werden kann, daß eine Harnverhaltung entsteht (vgl. S. 384). Das histologische Bild erinnert an das einer Basedowstruma. Es tritt also eine Stimulierung der Prostatadrüsen durch Zufuhr von Androgen ein. Beim kastrierten und beim infantilen Tier führt die Androgenzufuhr zu einer Vergrößerung von Prostata und Samenblasen mit einem Gewichtsanstieg beider, wobei die Wirkung verschiedener Androgene auf beide Drüsen verschieden stark ist. Bei alten, nicht kastrierten Ratten und Mäusen ist die Gewichtszunahme der Prostata nur sehr gering oder bleibt aus.

Aufschlußreich sind ferner die mit einer genaueren histologischen Untersuchung des Verhaltens der Prostata verbundenen Tierversuche von A. Geissendörfer, der bei geschlechtsreifen und ausgewachsenen weißen Mäusen durch subkutane Injektion von insgesamt 20 mg Perandren (= Testosteronpropionat) in den ventralen und den kaudal von den Samenausspritzungskanälchen gelegenen Prostatadrüsen (s. S. 380/81) sehr deutliche Proliferationserscheinungen am Drüsenepithel beobachtete, während der Lobus medius prostatae kaum eine Beeinflussung zeigte. Es ergab sich somit, daß Testosteronpropionat die Mäuseprostata nicht gleichmäßig, sondern nur in gewissen Abschnitten beeinflußt. Dasselbe gilt vom Östrogen, nur mit dem Unterschied, daß die Wirkung des Östrogens eine entgegengesetzte ist, indem die durch Testosteronpropionat zur Hypertrophie gebrachten Prostataanteile unter Östrogeneinwirkung atrophieren und umgekehrt. Beide Hormone wirken also gegensätzlich auf die Prostata. Östrogen führt zur Hypertrophie der sogenannten Prostata I und zu Atrophie in der Prostata II und III, Testosteronpropionat hingegen stimuliert ausschließlich die Prostata II und noch mehr die Prostata III; das sind jene Drüsenanteile, die nach Östrogenverabreichung (und auch bei der menschlichen Altersatrophie!) atrophieren.

Es ergab sich also aus diesen Versuchen die bemerkenswerte und interessante Tatsache, daß die Mäuseprostata in Hinsicht auf das Verhalten gegenüber Geschlechtshormonen zweierlei Drüsen enthält, auf Androgen mit Wucherung ansprechende oder „männliche" und auf Östrogen oder weibliches Hormon proliferierende, die man auf Grund dessen als „weiblich" bezeichnen kann; ein scheinbar einheitliches und scheinbar rein männliches Organ weist demnach Strukturen mit verschiedenem Geschlechtsvorzeichen auf, was im Prinzip äußerst bemerkenswert ist. Diese Tatsache scheint uns auch das Wesen der geschlechtlichen Bipotentialität der Organe beim ausgewachsenen Tier zu enthüllen und steht in Beziehung zu der auf S. 380 angeführten weiteren, daß eine Prostata bei beiden Geschlechtern angelegt wird, ihre Drüsen also ein bisexuelles Organ darstellen. Wir können die Verhältnisse auch so darstellen, daß wir sagen: die Prostata besteht aus einem männlichen und einem weiblichen Anteil, die sich beim Nager schon rein morphologisch unterscheiden. Um das entwicklungsgeschichtlich zu verstehen, bedarf es eines Studiums der Entwicklungsgeschichte der Mäuseprostata. Ob sich diese Verhältnisse ohne weiteres auf den Menschen übertragen lassen, muß erst untersucht werden. Das Testosteronpropionat erzeugt einen Zustand der Prostata, wie er, auf menschliche Verhältnisse übertragen, etwa dem auf der Höhe der Geschlechtsreife beim Normogonaden bestehenden entspricht und wie er in ähnlicher Weise durch HVL-Hormon hervorgerufen werden

kann, das auf dem Wege über eine Stimulierung der Hoden auch die Prostata
anregt. Die durch Östrogen erzeugbaren Veränderungen (s. S. 388) lassen sich
durch gleichzeitig mit der Zufuhr von Östrogen erfolgende Androgenverabreichung
weitgehend aufheben. Die von GEISSENDÖRFER erhaltenen Bilder sind den von
RÖSSLE und ZAHLER beim nichtkastrierten männlichen Hund gesehenen ähnlich,
lokalisieren aber die erzielten Veränderungen genauer.

Ob Androgen und Östrogen auch an der menschlichen Prostata eine unterschiedliche Wirkung in verschiedenen Teilen der Vorsteherdrüse auslösen, ist
bisher nicht bekannt, aber wahrscheinlich (vgl. die Prostata der Zwitter). Der Weg
des Versuches muß hiezu ebenso beschritten werden wie der einer sorgfältigen
histologischen Untersuchung der Prostata in allen Teilen bei hyperandrogenämi-
schen und hyperöstrogenämischen Zuständen des Mannes (vgl. S. 426). Die
mächtig entwickelte Prostata eines fünfeinhalbjährigen, von A. PRIESEL beobachteten weiblichen Scheinzwitters war in Übereinstimmung mit den Ergebnissen von
GEISSENDÖRFER ausschließlich suprakollikulär, d. h. oberhalb des Müllerschen
Hügels der männlich gebildeten Harnröhre entwickelt und daneben mündeten
zahlreiche Prostatadrüsen in die Vagina. Bei einem von GOEDEL beobachteten
26jährigen Friseurgehilfen mit einseitigem Ovariotestis war die Prostata rein
fibromuskulär. Die Strukturverhältnisse der Vorsteherdrüse von Eunuchoiden
und von Gonadenlosen müssen ebenfalls zur Untersuchung und zum Vergleich
herangezogen werden.

Die menschliche Kastratenprostata und die Altersatrophie der menschlichen
Prostata werden hinsichtlich der genauen Lokalisation und Art der atrophischen
Veränderungen gleichfalls noch eingehend untersucht werden müssen (vgl. die von
GEISSENDÖRFER an der Kastratenprostata der Ratte erhobenen Befunde auf
S. 389).

Wenn wir nun abschließend die Frage stellen, ob die erwähnten Ergebnisse
des Tierversuchs Bedeutung für die Klinik der menschlichen HP[1] haben, so ist
eine solche zunächst nicht ersichtlich, denn die menschliche HP ist ein Produkt
einer Wucherung der periurethralen, submukösen Drüsen und nicht der Prostata.
Die Frage ist jedoch noch offen, wie diese den Prostatadrüsen völlig gleichenden
drüsigen Bildungen auf Androgen- und Östrogenzufuhr reagieren. Nur das eine
läßt sich mit Sicherheit sagen, daß das Androgen einen Wuchsstoff für die
Prostatadrüsen darstellt und aus diesem Grund für die Bildung von Prostataadenomen unentbehrlich ist. Obwohl bei weiblichen Individuen (mit und
ohne Eierstöcken und auch bei von Geburt auf eierstocklosen Frauen) Prostatadrüsen in der Harnröhrenwand vorkommen, hat man bis jetzt noch keine
sicheren adenomatösen Wucherungen derselben gefunden. Wenn Young über
40 Frauen wegen „Prostatahypertrophie" operiert haben will, so muß dazu gesagt
werden, daß es noch der Klarstellung bedarf, ob an den zugrunde liegenden
Zuständen eine Wucherung der „weiblichen Prostata" Schuld trägt oder eine
andere, nicht drüsige Form der Sphinkterstarre, wie sie bei alten Frauen nicht
allzu selten ist und bisher als Ursache einer Miktionserschwerung im Alter und
einer Blasendivertikelbildung älterer Frauen ohne mechanisches Harnabflußhindernis angesehen worden ist [s. S. 373 und R. CHWALLA (1930)]. In gleichem
Sinn sprechen die Erfahrungen der menschlichen Pathologie. Die beim Versuchstier durch Androgen hervorgerufenen Veränderungen sind größtenteils anderer
Art wie die knotigen Wucherungen der periurethralen Drüsen bei der menschlichen HP. Zu dem gleichen Schluß kommen RÖSSLE und ZAHLER für die HP
des Hundes. Allerdings ist sehr bemerkenswert, daß diese Autoren bei einigen

---

[1] HP = Abkürzung für Prostatahypertrophie (Hypertrophia prostatae).

ihrer mit Androgen behandelten Hunde auch kleine, adenomartige (!) Wucherungen beobachteten.

Was die Tierversuche von R. GEISSENDÖRFER anlangt, so bedarf ihre Übertragbarkeit auf den Menschen der Prüfung; ferner ist die Bedeutung des anatomischen Lobus medius der Ratten- und der menschlichen Prostata für die menschliche HP sehr zweifelhaft und noch zu klären. Seine durch Östrogenzufuhr bei der Ratte erzielbare Vergrößerung darf nicht ohne weiteres mit dem Homeschen Lappen der menschlichen Pathologie gleichgesetzt werden. Anderseits kommt eine diffuse Hyperplasie der Prostata als alleinige Veränderung (selten) oder (häufiger) in Begleitung von periurethralen Adenomen bei alten Männern vor (s. S. 384) und für diese Veränderung kennen wir bis jetzt keine andere Entstehungsweise bzw. künstliche Erzeugbarkeit als durch Androgen wie bei den Hunden von RÖSSLE und ZAHLER. Der genetische Zusammenhang einer diffusen Hyperplasie der Prostata mit dem Androgen scheint mir kaum bezweifelbar. Die Tatsache, daß eine diffuse Hyperplasie in Begleitung der periurethralen Adenome vorkommt, weist auf das Androgen als einen gemeinsamen ursächlichen Faktor hin, wenn auch die histologische Untersuchung nach TEEM keine Beziehung zwischen der HP und den interstitiellen Zellen des Hodens hat erkennen lassen. Die jüngsten Erfolge der Östrogenbehandlung der HP (REINHARD) bilden schließlich eine starke Stütze für die androgene Entstehung der HP. Bei Zwischenzelltumoren des menschlichen Hodens wurde die Prostata bisher normal oder atrophiert gefunden [TEEM (1935)]. Man darf jedoch nicht vergessen, daß zur Entwicklung einer HP auch ein Anlage(Erb)faktor notwendig ist (s. S. 398) und daß die Mehrzahl der Zwischenzellgewächse des Hodens das Geschlechtsgepräge nicht beeinflußt.

Daß auch die Androgene der Nebennierenrinde eine stimulierende Wirkung auf die Prostata haben, geht u. a. daraus hervor, daß nach GROLLMANN (1936) Nebennierenrindendefekte Prostataatrophie zur Folge haben (vgl. hiezu S. 382).

b) Androsteron und Prostata

An der Prostata der Ratte fand F. BÜHLER (1939) nach Injektionen von Proviron „Schering" (= Androsteronbenzoat) eine sehr beträchtliche Wucherung des Interstitiums (!), die am kastrierten Tier noch stärker in Erscheinung trat. Wenn sich auch die Prostatadrüsen deutlich verkleinerten (!), so blieb doch eine Atrophie der Drüsenepithelien aus. Als Ganzes wird die Prostata gleich den Samenblasen vergrößert. Die Kastrationsatrophie der Prostata der Ratte vermag das Androsteron nicht zu verhindern, während das durch Testosteronzufuhr gelingt (vgl. den nächsten Abschnitt). Auch nach TSCHOPP (1936) erfährt das Gewicht von Samenblasen und Prostata kastrierter Ratten durch Androsteron eine Erhöhung; selbst bei ganz jungen Ratten hypertrophiert sie und sezerniert vorzeitig. Nach KORENCHEVSKY, DENNISON und KOHN-SPEYER (1932) verursacht Androsteron beim kastrierten Tier ein außerordentliches Wachstum und ein maximales Funktionieren der Prostata und vermag die Atrophie der Prostata nach Hypophysenexstirpation zu verhindern [WALSH, CUYLER und McCULLAGH (1933/34)]. Die Prostata junger Hunde wird durch Androsteron aus menschlichem Harn außerordentlich vergrößert [ITHO und KOHN (1935)].

c) Testosteron und Prostata

Nach SCHÖLLER und GEHRKE (1932) erzeugt Testosteron bei jugendlichen Ratten ein Wachstum der sekundären Geschlechtsdrüsen ohne Beteiligung der Hoden. BÜHLER konnte die nach Kastration atrophierte Prostata der Ratte mit Testosteron vollständig normalisieren. Auch nach GESCHICKTER (1932) vermag Testosteron die Kastrationsatrophie der Prostata rückgängig zu machen und vergrößert Prostata und Samenblasen bei Affen. Rössle und Zahler vermochten beim Hund sowohl mit wäßrigen und öligen Hodenextrakten als auch mit Testosteronpropionat eine zum Teil riesige Hyperplasie der Vorsteherdrüse binnen sechzehn Tagen zu erzeugen. Sie kann so groß werden, daß eine letale Harnverhaltung auftritt. Im allgemeinen sind die mit derselben Dosis bei verschiedenen Hunden erzielten Vergrößerungen verschieden hochgradig. Sie treten auch bei Vorhandensein nur eines Hodens und bei Hodenschädigung ein, wenn auch nicht in gleichem Maße wie beim normalen Tier. Beim kastrierten Hund sind — begreiflicherweise — besonders große Testosteronpropionatdosen nötig, um dieselbe Hyperplasie zu erreichen wie beim nicht kastrierten Versuchstier. Die erzielte Vergrößerung bleibt auch nach Aussetzen der Hormonzufuhr längere Zeit bestehen, während die funktionelle Überaktivität der Prostata schnell abklingt. Bei manchen Hunden entstanden unter der Behandlung mit Hodenwirkstoffen neben der diffusen Hyperplasie auch adenomatöse Wucherungsherde in der Prostata. Bisweilen führten aber große Dosen von Androsteronbenzoat oder Testosteronpropionat, zusammen mit Hodenextrakt oder Hodenpulver verabreicht, zu einer Atrophie (Inaktivitätsatrophie?) der Hoden und der Prostata. Beim kastrierten Hund konnten klinische Wirkungen auf die Prostata von Rössle und Zahler nur mit Testosteron erzielt werden, hingegen nicht mit Androsteron oder mit Hodenextrakt.

d) Die Wirkung der Östrogene auf die Prostata

Die Reaktion der Prostata auf Östron beim Versuchstier hängt nach Art und Ausmaß von der untersuchten Tierspezies ab. So reagieren z. B. Maus und Ratte nicht in der gleichen Weise. Außerdem bestehen individuelle Verschiedenheiten in der Reaktionsweise, ja die Antwort kann selbst bei ein und demselben Tier zu verschiedenen Zeiten verschieden ausfallen. Lacassagne (1933) fand, daß mehrmonatliche Östronverabreichung bei der Maus eine Vergrößerung der dorsalen Prostataanteile hervorruft. Burrows und Kennaway (1934), ferner de Jongh (1935) bestätigten dies. Die Östronveränderungen des dorsalen Prostatalappens bestehen in einer Abnahme der Zahl der Drüsen und einer Zunahme des fibromuskulären Stromas im dorsalen Lappen, ferner in einer Metaplasie und Verhornung der Epithelien. Diese Veränderungen können durch Testosteron zum Verschwinden gebracht bzw. in ihrer Entwicklung hintangehalten werden. Beim Eichhörnchen ist der Östroneffekt der gleiche [Wells (1936)], ebenso bei Hunden [Zuckerman und Groome (1937)] und Affen [Parkes und Zuckerman (1935), Zuckerman (1936)]. Bei einem Großteil der Mäusemännchen, die mit Follikelhormon oder anderen Östrogenen behandelt worden waren, kam es außerdem zu Harnverhaltung, die in Zusammenhang mit der Vergrößerung der Prostata steht.

Andere Forscher gelangten jedoch zu scheinbar abweichenden Ergebnissen. So fanden Weller, Overholser und Nelson (1936) eine Verkleinerung der Prostata unter langdauernder Östronzufuhr, ebenso Moore und Price bei Ratten (1932); Korenchevsky und Dennison (1935) sowie Wade und Doisy (1935) sogar eine Atrophie der Prostata bei nicht kastrierten Ratten und nur bei kastrierten Tieren die obenerwähnten Östronveränderungen.

Eine Aufklärung dieser Unstimmigkeiten scheinen die Untersuchungen von R. Geissendörfer gebracht zu haben. Ihnen zufolge betreffen die durch Östrogen erzeugten Veränderungen nicht die gesamte Prostata, sondern nur den anatomischen Mittellappen. Geissendörfer sucht dieses Verhalten durch eine verschieden starke Durchblutung verschiedener Abschnitte der Prostata zu erklären. Er experimentierte an 189 ausgewachsenen männlichen und weiblichen Ratten, die durch zwei Monate bis zu einem Jahr 400 bis 600 i. E. Östrogen, und zwar verschiedene deutsche Östrogenpräparate, zugeführt bekamen. Bei 63,6 %, nach Menformonbehandlung bei 100 % der Versuchstiere, entstand eine bereits bei äußerer Betrachtung sichtbare Vergrößerung des Lobus medius, deren histologisches Bild dem der menschlichen HP „sehr nahe kam". Die übrigen Prostatateile, besonders die Drüsen kaudal von den Ausspritzungskanälchen, also die Hauptmasse der Prostata, schrumpfte und atrophierte. Die Wucherung im anatomischen Mittellappen betraf Epithel- und Muskelbindegewebe in gleichem Maße. 77,6 % der Tiere zeigten nach länger dauernder Östrogenbehandlung diese typischen Prostataveränderungen; bei Behandlung mit Menformontropfen ließ fast die Hälfte auch eine Harnblasenerweiterung infolge der Prostatavergrößerung erkennen. Die perkutane Einreibung erwies sich als die wirksamste Art der Hormonzufuhr zur Erzielung der beschriebenen Veränderungen und unter den verwendeten verschiedenen Östrogenen das Östradiol als das stärkste. Ein vorhandener Utriculus masculinus wurde als Abkömmling der Müllerschen Gänge zuerst und noch vor der Mittellappenvergrößerung beeinflußt. Im Hoden fand GEISSENDÖRFER eine Involution mit Verkleinerung und eine Degeneration des Samenepithels bis zur völligen Atrophie desselben. Größenwachstum und Körpergewicht der behandelten Tiere wurden reduziert, in den Samenblasen und Samenleitern die Muskulatur und das Bindegewebe zu erheblicher Wucherung gebracht. In der Mäuseprostata bewirkte Follikelhormon höhergradige Veränderungen als in der Rattenprostata. Gleichzeitige Behandlung mit männlichem und weiblichem Geschlechtshormon schwächt nach GEISSENDÖRFER die Follikelhormonwirkung weitgehend ab oder verhindert ihr Eintreten. Kastration führt bei der Ratte zu Atrophie der gesamten Prostata sowie aller sekundären Geschlechtsdrüsen, wobei sich der anatomische Mittellappen relativ am längsten erhält, d. h. der Atrophie am längsten widersteht.

Follikelhormonbehandlung spätkastrierter männlicher Ratten führte zu gelegentlicher Mittellappenhypertrophie (GEISSENDÖRFER). Dieser Befund ist von besonderem Interesse, weil bei menschlichen Spätkastraten eine HP beobachtet worden sein soll. Es ist allerdings aus den vorhandenen, größtenteils aus dem vorigen Jahrhundert stammenden Berichten (ISRAEL, LUMPERT, MOSES) nicht feststellbar, ob es sich hierbei um Mittellappenhypertrophien gehandelt hat. Vgl. hiezu die auf S. 503 angeführte Beobachtung von fibromatösem Homeschen Lappen bei einem alten Eierstockzwitter (ZAHN 1948).

GEISSENDÖRFER deutet seine interessanten Befunde als nahezu sicheren Beweis für die Entstehung der menschlichen HP durch Follikelhormonwirkung. Beim Hund wurde in einem Fall von ZUCKERMAN und GROOME durch Östrin ein der gewöhnlichen Hunde-HP angeblich ähnliches Bild erzeugt, ebenso bei einem männlichen Macacusaffen mittels Östron durch DEMING, JENKINS und VAN WAGENEN. Das durch Östrin hervorgerufene Prostatawachstum bei Maus und Affe kann durch Testosteronpropionat aufgehalten werden. Anderseits führen nach KORENCHEVSKY und DENNISON Östroninjektionen bei normalen männlichen Ratten zu Atrophie der Prostata (anscheinend des Hauptteils der Prostata); bei kastrierten Ratten stellten sie hingegen nach Hormonzufuhr eine Vergrößerung der Prostata fest. GEISSENDÖRFER fand allerdings bei genauer Untersuchung einen Teil der Vorsteherdrüse von der Atrophie ausgenommen, nämlich die zwischen Hinterwand der hinteren Harnröhre, Blasenboden und Samenleitern gelegenen Drüsen (die sogenannte Prostata I). Diese Drüsen gerieten sogar durch die Östrogenzufuhr in eine mächtige Wucherung. In einer großen Zahl von Tierversuchen zeigte DE JONGH (1934, 1938), daß Östronzufuhr bei normalen und kastrierten männlichen Mäusen Veränderungen an der Prostata hervorbringt, die denen der menschlichen HP angeblich sehr ähnlich sind. Sie können durch gleichzeitige Verabreichung männlichen Hormons oder von gonadotropem Hormon, welches die Produktion von Hodenhormon steigert, gehemmt werden. DE JONGH zog aus seinen Beobachtungen den Schluß, daß die HP des Menschen durch eine Störung des Gleichgewichtes zwischen der Inkretion des männlichen und weiblichen Hormons verursacht sei, die entweder durch eine gesteigerte Östronproduktion bei gleichbleibender Testosteroninkretion oder das Gegenteil, eine verminderte Androgenproduktion bei gleichbleibender Östrogenanlieferung, hervorgebracht wird. RUSCH (1937) kommt zu derselben Annahme einer Störung des Verhältnisses zwischen männlichem und weiblichem Hormon im Organismus des Prostatikers als Ursache der HP, ebenso BÜHLER (l. c.). Vgl. auch die Ausführungen auf S. 212/13 sowie den Abschnitt auf S. 397.

Ganz rezente Erfahrungen am Menschen haben gezeigt, daß durch genügend große Dosen Östrogen eine hypertrophe Prostata ebenso wie beim Versuchstier verkleinert werden kann, und damit das Problem der unblutigen Heilung der Prostatahypertrophie sich seiner Lösung nähert (s. S. 413).

e) Die Wirkung der Hormone des HVL auf die Prostata und die Theorie der HP als HVL-Hormonwirkung (s. S. 33 und 404)

f) Die Abhängigkeit der Prostata von anderen Hormonen

Ich konnte bei drei an M. Addison, also Nebennierenrindensuffizienz, verstorbenen Männern im Alter von 61 bis 77 Jahren ein Fehlen einer HP feststellen [R. CHWALLA (1948)]. Wenn sich das an einem großen Untersuchungsgut bestätigt, so würde daraus hervorgehen, daß ohne die Wirkstoffe der Nebennierenrinde ein Prostataadenom nicht zur Entwicklung kommt.

Ich glaube auch aus dem Grund, daß die Wirkstoffe (die Androgene?) der Nebennierenrinde für die Entwicklung einer HP von Bedeutung sind, weil ich umgekehrt in 25 Fällen von Nebennierenrindenadenomen bei Männern elfmal, d. i. fast in der Hälfte der Fälle (!), eine HP in den Sektionsprotokollen habe feststellen können [vgl. auch die Häufigkeit von Nebennierenadenomen bei Prostatikern im Sektionsgut von F. HARTL (1949)]. Bei Knaben mit suprarenaler Frühreife eilt die Prostata in der Entwicklung dem Alter weit voraus. So war sie in einem von FRASER beschriebenen Fall (1940) bei einem einjährigen Knaben mit einem großen Nebennierengewächs walnußgroß. Die Androgene der Nebennierenrinde sind mit den Hodenhormonen verwandt, welche, wie wir aus dem Fehlen eines Prostataadenoms bei Frühkastraten entnehmen können, für die Entwicklung der HP unentbehrlich sind.

Wir dürfen somit als wahrscheinlich annehmen, daß eine endokrine Aktivität sowohl der Hoden als auch der Nebennierenrinde für das Zustandekommen einer HP nötig sind. Das Zugrundegehen nur einer Nebenniere schließt das Entstehen einer HP nicht aus, wie Sektionsbeobachtungen bei Tuberkulose lediglich einer Nebenniere zeigen (s. S. 59). Ich erinnere ferner daran, daß die Kastrationsatrophie der Prostata und Samenblasen nach Epinephrektomie beschleunigt und verstärkt wird (s. S. 383).

Der Verfasser hat darüber hinaus an einem zahlenmäßig allerdings beschränkten Material gezeigt (1948), daß beim M. Addison ganz allgemein die Neigung zu Neubildungen gutartiger wie auch bösartiger Natur erloschen zu sein scheint.

Mittelbar, d. h. auf dem Weg über die Hoden, dürfte auch die *Schilddrüse* Einfluß auf die Prostata und damit auf die Bildung der Prostataadenome haben. Wir wissen, daß das gonadotrope Hormon des HVL ohne Schilddrüse nicht zur Wirkung kommt, und dürfen daraus vermuten, daß eine Überfunktion der Glandula thyreoidea die Gonadotropinwirkung verstärkt. Einschlägiges Beobachtungsgut von Überfunktion der Schilddrüse, das eine Beurteilung dieses Zusammenhanges gestatten würde, steht mir nicht zu Gebote. Aus diesem Grund ist das Gesagte vorläufig nicht mehr als eine Vermutung. Wohl aber beobachtet man bei strumektomierten Männern und bei Kropfträgern nicht selten eine HP. In dem von mir untersuchten Obduktionsmaterial von 185 Prostatikern finde ich ferner keinen Fall von Atrophie der Schilddrüse. Ein 58jähriger Mann mit Hypoplasie der Schilddrüse und hochgradiger Fettsucht war bei makroskopisch nicht auffälligen Hoden und (trotz) Vorhandensein von Nebennierenadenomen und Hochdruck frei von HP am Sektionstisch. Anderseits ist die Häufigkeit des Zusammentreffens von HP und Kropf anderen Autoren aufgefallen (vgl. „Schilddrüse und HP" auf S. 408, ferner den nächsten Abschnitt „Thyreotropes HVL-Hormon und Prostata" S. 391).

g) Progesteron und Prostata (s. S. 236)

h) Nebennierenrindenhormon und Prostata (s. S. 59)

i) Thyreotropes HVL-Hormon und Prostata

F. Bühler studierte die Wirkung des thyreotropen Hormons des HVL auf die Prostata der Ratte (1939) und fand eine Vergrößerung der Vorsteherdrüse zugleich mit einer besonderen Veränderung ihres Drüsenepithels, die von ihm als Schädigung aufgefaßt wird. Die Veränderungen bleiben bei der kastrierten Ratte aus, erfolgen daher anscheinend über die Hoden und ähneln den durch große Testosterongaben bewirkten.

j) Thyroxin und Prostata

Thyroxin bewirkt nach Bühler (1939) an der Rattenprostata eine charakteristische Veränderung des Epithels sämtlicher Prostatadrüsen mit vakuoliger Degeneration der Epithelzellen; auch das interstitielle Gewebe erfährt eine Schädigung und wird schlecht färbbar. Diese Schädigung des Prostataepithels tritt bei kastrierten Tieren nicht auf. Sie betraf vor allem den zentralen Teil der Rattenprostata. Die Veränderungen ähneln nach Bühler sehr den Epithelproliferationen, die durch große Gaben Testosteron in der Prostata hervorgerufen werden. Bühler denkt daher daran, daß die Wirkung des Thyroxins über die Hoden, auf dem Wege vermehrter Ausschüttung von Hodenhormon, erfolgt, das seinerseits die Prostataveränderungen herbeiführt. Die Schädigung der Prostataepithelien durch Thyroxin ist der durch thyreotropes HVL-Hormon erzeugten ähnlich (vgl. den vorangehenden Abschnitt). Die angeführten Befunde lassen eine genaue histologische Untersuchung der Prostata von basedowkranken Männern angezeigt erscheinen.

k) Thymus und Prostata

Bomskov und Lipp (1941) fanden, daß das von ihnen entdeckte Thymushormon, in Form eines Thymusrohöls Versuchstieren verabreicht, eine sehr starke Gewichtsabnahme von Prostata und Samenblasen und histologisch eine

Rückbildung des Epithels dieser Organe hervorruft. Da außerdem das Hodengewicht der so behandelten Tiere stark abnimmt, ist es möglich, ja wahrscheinlich, daß die geschilderte Rückbildungswirkung auf Vorsteherdrüse und Samenblasen über eine Hodenschädigung zustande kommt.

R. CHWALLA ist in der letzten Zeit dazu übergegangen, die geschilderte Wirkung von Thymus beim PK und bei der HP zu erproben. Vom Standpunkt der Theorie käme dabei zudem die antagonistische Wirkung des Thymus auf die Nebennierenrinde und auf die Hoden (vgl. S. 139 und 141) zustatten.

6. Der Utriculus prostaticus und seine Pathologie. Leberzirrhose und Utriculus prostaticus

Neuere Befunde einer Östrogenvermehrung bei Leberzirrhose fordern ein Studium der Histologie des Utriculus prostaticus bei männlichen Leberzirrhotikern heraus, weil dieser Rest der vereinigten Müllerschen Gänge, der dem weiblichen Uterus homolog ist, einen Prüfstein auf vermehrtes Östrogen im Körper darstellt [s. S. 213, ferner R. CHWALLA (1948)]. In dieser Hinsicht ist ein von A. PRIESEL erhobener Befund von Bedeutung, den ich bei einem 59jährigen, an Leberzirrhose und Ikterus gestorbenen Mann, der keine Auffälligkeit der Körperbehaarung aufwies, gefunden habe. Der Utriculus prostaticus dieses Individuums stellte ein bei makroskopischer Betrachtung erbsengroßes (!), glattwandiges, zystisches Gebilde dar, das von Plattenepithel (!) ausgekleidet war, fiel also einerseits durch seine Größe und anderseits durch die Beschaffenheit seiner Epithelauskleidung auf. Die Umwandlung des Epithels des Utriculus in (verhornendes) Plattenepithel ist, wie wir bereits wissen, eine charakteristische Östrogenwirkung beim Versuchstier nach experimenteller Östrogenzufuhr. Der erhobene Befund macht weitere Untersuchungen des Verhaltens des Utriculus prostaticus bei Leberzirrhose nötig.

Bei Prostatikern zeigt der Utriculus prostaticus nicht die für eine starke Östrogeneinwirkung als charakteristisch anzusehende Metaplasie seines Epithels [MOORE (1937)], ferner keine auffallende Größe. Vier ältere Männer im prostatischen Alter mit besonders großem Utriculus waren charakteristischerweise frei von HP (s. die Zusammenstellung auf S. 317). Das Verhalten des Utriculus bei allen Arten von Intersexen ist als Kriterium eines vermehrten Östrogeneinflusses bei solchen Individuen ebenfalls von Interesse.

Die Größe des Utriculus weist beträchtliche Schwankungen auf. Soweit keine mechanische Ursache für eine Ausweitung vorliegt, z. B. eine distal vom Utriculus liegende Harnröhrenstenose, kommt theoretisch in erster Linie ein verschiedener Östrogengehalt der Säfte ätiologisch in Frage; hierauf muß noch untersucht werden. A. PRIESEL fand einen für das freie Auge sichtbaren Utriculus bei einem Siebenundvierzigjährigen mit Fehlen beider Samenleiter und weiblichem Schambehaarungsmuster (!) neben Fehlen einer Hodenhydatide und beider Nebenhodenhydatiden, ferner einen größeren Utriculus bei einem 55jährigen, an Bronchuskarzinom gestorbenen Mann, ebenfalls mit weiblicher Schambehaarung (!) und mit großen Nebennieren.

7. Endokrine Beziehungen der Erkrankungen der Prostata

a) Die Prostatahypertrophie (Abkürzung HP)

Entstehungstheorien der Prostatahypertrophie. Die Entzündungstheorie, die von CIECHANOVSKY 1896 aufgestellt wurde, dürfte heute nicht mehr viel Anhänger haben. Hingegen lebte die arteriosklerotische Entstehungstheorie der

Franzosen LAUNOIS (1885) und GUYON (1893), die durch CASPER als erledigt erwiesen schien, durch LÖSCHKE (1920) und dessen Schüler KAUSCH (1929) wieder auf; Innen- und Außendrüse der Prostata sollen eine getrennte Gefäßversorgung haben und die Ursache der HP in einer vorwiegend auf die Gefäße der Außendrüse beschränkten Atherosklerose und einem funktionellen Reiz zu suchen sein. Dieser Theorie läßt sich zu gute halten, daß der Prostatiker ganz besonders von Arteriosklerose befallen sein soll (BARTEL) und daß Individuen ohne Arteriosklerose im allgemeinen keine HP bekommen, wie GUYON 1893 behauptet hat und auch nach der Meinung des Verfassers äußerst wahrscheinlich ist (s. S. 427). VIRCHOW sah die HP als eine Neubildung an, während andere sie ihrem Wesen nach als eine Kompensationserscheinung einer senilen Insuffizienz der eigentlichen Prostata betrachten [ROVSING, NIEMEYER (1920); NEMENOW (1921)]. Anhänger der Adenomtheorie, die, wie gesagt, auf VIRCHOW zurückgeht, sind BILLROTH (1875), COHNHEIM (1882), ORTH (1898), ASCHOFF, JORES (1894), REISCHAUER (1925), HORN und ORATOR (1922) u. a. Die einen betonen dabei mehr den drüsigen-adenomatösen Charakter der Geschwulstbildung, die primär von den Drüsen ausgehen soll [RUNGE (1909), LISSAUER (1911), VOIGT (1927), GRASSMANN (1928)], während andere, wie REISCHAUER, die Bindegewebswucherung als das Primäre ansehen und die Beteiligung der Drüsen als sekundär betrachten. REISCHAUER bestreitet ferner die Ableitung der HP von den periurethralen oder paraprostatischen Drüsen (s. über diese S. 394) im Gegensatz zu MOTZ und PEREARNAU (1905), TANDLER und ZUCKERKANDL (1911), VOIGT (1927), SIMMONDS. ASCHOFF unterschied drei Gruppen dieser Drüsen (s. S. 394), von deren jeder eine Adenombildung ausgehen kann. LÖSCHKE, KAUSCH und ADRION (1922) sprechen von Außen- und Innendrüse.

Wieder andere betrachten die HP als eine Hyperplasie der Ursprungsdrüsen (HADA, BORST, KAUSCH, HRYNTSCHAK). Der Verfasser möchte zu dieser Auffassung betonen, daß wir heute pathogenetisch eine scharfe Grenze zwischen diffuser Hyperplasie und umschriebener Adenombildung kaum mehr anerkennen können. Das lehren nicht nur allgemein-pathologische Erfahrungen an drüsigen Organen, sondern im Falle Prostata auch die Versuchsergebnisse von RÖSSLE und ZAHLER, die, wie bereits berichtet, bei experimenteller Wachstumsstimulierung der Prostata des Hundes mit Androgen neben einer konsekutiven diffusen Hyperplasie der Prostatadrüsen in einigen Fällen auch kleine Adenombildungen in der Vorsteherdrüse auftreten sahen. In Einklang damit steht die Tatsache, daß auch in anderen drüsigen Organen, z. B. Schilddrüse, Nebennierenrinde, Epithelkörperchen, Hyperplasie und Adenombildung spontan nebeneinander gefunden werden.

Neuerdings gewinnt mehr und mehr die Annahme einer *innersekretorischen Ursache* der HP Boden. Schon REISCHAUER (1925), ferner POLLAK (1937) haben einen von den Hoden ausgehenden Reiz für die Bildung der Knoten in der Prostata angenommen. Schon lange vor ihnen war die Ansicht vertreten worden, daß die HP durch eine *endokrine Unterfunktion der Hoden* im Greisenalter zustande käme [WHITE (1896), MCEWAN (1897)], eine Ansicht, die in neuerer Zeit wieder auflebte: in einem Nachlassen der Keimdrüsenfunktion, einem Mangel an Hodeninkret, wurde die Ursache der HP erblickt. Die Androgenbehandlung der HP ist eine Konsequenz dieser Auffassung. Durch die verschiedenen Methoden der Vasoligatur glaubte man eine Besserung nicht nur der Hodeninkretion, sondern parallel damit auch der HP feststellen zu können (E. STEINACH, NIEHANS, STUTZIN). Die Fortschritte der Hormonforschung und die zahlreichen tierexperimentellen Untersuchungen auf diesem Gebiet, vor allem aber die Gewinnung und Reindarstellung der Sexualhormone und die Entdeckung der günstigen Beeinflussung gewisser HP-Fälle durch sie gaben der inkretorischen Entstehungstheorie der HP einen riesigen Auftrieb und zeitigten mehrere hormonale Entstehungstheorien der HP (s. S. 400—406). Van Cappellen hat 1933 auf Anregung von Laqueur die Behandlung der HP mit männlichem Geschlechtshormon begonnen und beachtliche Erfolge erzielt. Zahlreiche andere Untersucher bestätigten dies [Moskowicz, Wöhling (1932), Uebelhör (1934), Schittenhelm (1934), Bergmann (1936), Valerio (1936), Laqueur (1937), Gostimirovic]. In der letzten Zeit tritt die östrogene Entstehungstheorie der HP in den Vordergrund (Laqueur, de Jongh, R. Geissendörfer). Das Östrogen soll beim alternden Mann über das Androgen, dessen Produktion in den Hoden nachläßt, dominieren und die HP hervorrufen (s. S. 403).

Die paraprostatischen Drüsen. In der hinteren Harnröhre des Mannes und am sogenannten Blasenhals sind zwei verschiedene Arten von Drüsen zu unterscheiden: 1. In der Mucosa liegende, den Littréschen Drüsen und Morgagnischen Lakunen der vorderen Harnröhre analoge Schleimdrüsen, die in die Harnröhre ausmünden und keinen Prostatadrüsencharakter besitzen, und 2. in der Submucosa gelegene, daher submuköse, schon Henle und Kölliker bekannt gewesene Drüsen, die den Prostatadrüsen gleichen und wie diese geschichtete Konkretionen, die sogenannten Corpora amylacea, enthalten. Sie unterscheiden sich von den prostatischen Drüsen durch ihre Lage, indem sie harnröhrenlumenwärts von den glatten Muskelfasern des M. sphincter ves. int. liegen, demnach durch die Muskelmasse dieses Sphinkters von der eigentlichen Prostata getrennt sind (vgl. S. 395). Die Ausführungsgänge dieser Drüsen münden seitlich vom Samenhügel und oberhalb desselben in die Urethra prostatica, während die Prostatadrüsen sich auf der Höhe des Colliculus seminalis und an dessen seitlichen Abhängen in die hintere Harnröhre öffnen.

Die submukösen Drüsen haben im Schrifttum eine verschiedene Benennung erfahren. Lendorf hat sie akzessorische Drüsen genannt, Grinenko periurethrale Drüsen, während Motz und Perearnau sie als Zentralkern, Löschke und Adrion als Innendrüse bezeichnet haben, wohingegen Aschoff, Horn & Orator den Terminus paraprostatische Drüsen gewählt haben. Wir wollen sie im folgenden einfach als submuköse Drüsen (der Harnröhre und des Blasenhalses) oder als paraprostatische Drüsen bezeichnen. Sie lassen sich ihrer Lage nach in *drei Gruppen* gliedern. Eine *proximale* oder *Trigonumgruppe*, die individuell verschieden stark entwickelt ist und an der dorsalen Umrandung des Blasenhalses liegt (diese Drüsen entsprechen den sogenannten Joresschen Drüsen und den subtrigonalen Drüsen Albarrans), eine *mittlere* (mediale) oder *Colliculusgruppe*, die in der Submucosa der Seitenteile der prostatischen Harnröhre liegt, und eine dritte oder *distale Drüsengruppe*, die sich im *ventralen* Teil der hinteren Harnröhre unterhalb der Höhe des Samenhügels bis zum Diaphragma urogenitale ausbreitet und, soweit wir heute wissen, ohne pathologische Bedeutung ist. Dagegen bildet die Trigonumgruppe und die Colliculusgruppe der paraprostatischen Drüsen nach unseren heutigen Kenntnissen den Ausgangspunkt der HP, und zwar geht aus der Trigonumgruppe nach Horn und Orator die sogenannte Mittellappenhypertrophie der Prostata (Homescher oder Ventillappen, kurzweg auch Prostatamittellappen genannt) hervor und aus der Colliculusgruppe entspringen die meisten Seitenlappenhypertrophien (im klinischen Sprachgebrauch die „Prostataseitenlappen" genannt). Aus dem Vorkommen der seltenen *ventralen Prostataadenome*, von denen R. Chwalla einen Fall beschrieben hat, ist zu schließen, daß auch am ventralen Umfang des Blasenhalses submuköse, prostataartige Drüsen entwickelt sind oder entwickelt sein können, von denen solche Neubildungen ausgehen. Tatsächlich habe ich (1931) in einigen von mir untersuchten Probeexzisionen aus der vorderen Zirkumferenz des Blasenhalses submuköse Drüsen festgestellt (auch bei Frauen). Dorsal sind die submukösen Drüsen jedoch immer zahlreicher als ventral. Aus Beobachtungen von tief eingeschnittener sagittaler Furchung eines Prostatamittellappens, die denselben zweiteilt, ist zu vermuten, daß, zumindest in diesen Fällen, die Drüsen der Trigonumgruppe paarig, d. h. bilateral-symmetrisch angelegt sind. In der großen Mehrzahl der Fälle ist der Homesche Lappen aber einheitlich und sind daher vermutlich die sogenannten proximalen Drüsen gleichmäßig über die ganze dorsale Zirkumferenz des Blasenhalses verstreut.

Es gibt außerdem auch *echte*, von den eigentlichen Prostatadrüsen ausgehende *Prostataadenome*, die nach HORN und ORATOR sowie eigenen Beobachtungen des Verfassers meist im Zentrum der Prostata entstehen; sie sind meiner Erfahrung nach ziemlich selten und das ist ein Glück, weil sie bei der suprapubischen Prostatektomie gewöhnlich der Ausschälung entgehen und zurückbleiben.

Die Auffassung von HORN und ORATOR über den Ursprung der HP ist heute allgemein anerkannt.

Von Bedeutung ist die Beobachtung von LENDORF, daß die paraprostatischen Drüsen im Alter stark zunehmen. Die Ursache dieses Zunehmens, wenn es sich bestätigt, ist bislang ungeklärt. Wegen ihrer Bedeutung für die Theorie der Entstehung der HP wäre eine Nachprüfung dieser Angabe von LENDORF höchst wünschenswert. Die Vermutung ist begründet, daß hormonale Einwirkungen an dem altersbedingten Zunehmen der Drüsen Schuld tragen.

Der M. sph. ves. int. bildet keine scharfe Grenze zwischen den paraprostatischen und den Prostatadrüsen; vielmehr dringen beide zwischen die Fasern dieses Muskels ein und mischen sich dementsprechend im Muskelkörper. Man findet darum bei der Prostatektomie nicht selten ganz kleine Adenomknötchen zwischen den Sphinkterfasern eingegraben, deren Entfernung verständlicherweise beträchtliche Schwierigkeiten bereitet. Man hat solche ,,intrasphinkterale" Adenome, weil sie bei der sogenannten Sphinkterstarre einen nicht ungewöhnlichen Befund darstellen, als Ursache der Sphinkterhypertonie angesehen, ja auch den erhöhten Sphinktertonus beim Prostatiker auf sie zurückgeführt (H. RUBRITIUS).

Histologische Untersuchungen des Verfassers (1931) an 30 Exzisionen aus Blasenhals und pars prostatica ur. ergaben, daß in der Mehrzahl der Fälle die (alveolär gebauten) submukösen Drüsen des Blasenhalses durch die Muskelbarre des glatten Sphinkters scharf von der eigentlichen Prostata geschieden sind, mitunter aber als kompakte, bis zu 1 cm dicke (am histologischen Schnitt gemessen) Drüsenzone an einzelnen Stellen oder in der ganzen Länge der Harnröhre bis unmittelbar an das Schleimhautepithel heranreichen und peripherwärts kontinuierlich in die Prostatadrüsen übergehen, so daß Bilder entstehen, die den Eindruck vermitteln, die Prostatadrüsen reichten bis an das Schleimhautepithel. Derartige Befunde erhebt man in der Klinik z. B. bei den sogenannten adenomatösen Formen der Kontraktur des Blasenhalses (glanduläre Pseudosklerosen von PRÄTORIUS). Nicht selten fehlen die submukösen Drüsen am dorsalen Umfang des Blasenhalses, sind dann aber fast stets an anderen Stellen des Orif. ur. int. entwickelt, so daß sie wohl nur ausnahmsweise vollständig vermißt werden.

Die außerordentlich großen individuellen Schwankungen in Zahl und Ausbildungsgrad der paraprostatischen Drüsen sind mir ebenso wie anderen Untersuchern aufgefallen. Es bleibt noch zu klären, inwieweit die klinischen Verschiedenheiten der HP bei verschiedenen Menschen mit diesem verschiedenen Ausbildungsgrad zusammenhängen, daß z. B. bei dem einen Individuum nur ein sogenannter Mittellappen, bei andern nur ein oder zwei Seitenlappen und bei wieder andern alten Männern alle drei Lappen ausgebildet bzw. vergrößert sind, und ob die verschiedene zahlenmäßige Häufigkeit dieser Typen eine Entsprechung in einer

gleich großen Häufigkeit der verschiedenen Ausbildung der paraprostatischen
Drüsen besitzt. Es ist ferner für die Theorie der Entstehung der HP von größter
Bedeutung, das Verhalten der paraprostatischen Drüsen bei Eunuchoiden und
bei Kastraten zu studieren. Bezüglich der Drüsen der Colliculusgruppe liegen die
Verhältnisse ähnlich wie am Blasenhals, indem auch sie von den Prostatadrüsen
deutlich abgegrenzt gefunden werden können oder, in anderen Fällen, ohne feststellbare Grenze in diese übergehen, so daß dann ein geschlossener Drüsenkörper
bis an das Schleimhautepithel heranreicht. Nicht selten findet man zystenartige
Erweiterung der submukösen Blasenhalsdrüsen auch bei Nichtprostatikern und
bisweilen eine Bildung von Retentionszysten oder von echten zystischen Adenomen, die klinisch als sogenannte Blasenhalszysten in Erscheinung treten
[R. CHWALLA (1931)].

Ich habe seinerzeit (l. c.) auf Grund meiner histologischen Untersuchungen
des Blasenhalses und der prostatischen Harnröhre ASCHOFFS Bemerkung beige-
pflichtet, daß kaum ein Gewebe mikroskopisch ein bunteres Bild bieten kann als
die Schleimhaut der Harnwege.

Die Entwicklung der paraprostatischen Drüsen. Wie R. CHWALLA festgestellt hat
(1931), beginnen sich die proximalen paraprostatischen Schleimhautdrüsen bei
männlichen Embryonen von ca. 10 cm St. Sch. L. zu entwickeln. Bei Embryonen
dieses Alters bis zu solchen von 20 cm St. Sch. L. beiderlei Geschlechts (!) sind
in der ganzen Länge und am ganzen Umfang der primären Harnröhre und des
Orif. ur. int. Drüsenanlagen ausgebildet, welche den paraprostatischen Drüsen
entsprechen und von den Prostatadrüsen schon zu diesem Zeitpunkt morphologisch
nicht zu unterscheiden sind. In der weiblichen Harnröhre sind sie von vornherein
bedeutend schwächer entwickelt und weniger zahlreich. Bei Embryonen von etwa
17 cm St. Sch. L. bilden sich nach den Beobachtungen des Verfassers am Epithel
des Blasengrundes die für das postnatale Leben charakteristischen Differenzie-
rungen aus. Die ventralen, von vornherein spärlicheren Drüsenanlagen bleiben
während der weiteren Entwicklung immer mehr an Zahl zurück, womit sich die
Verhältnisse den postfetalen nähern, welche die sogenannten medialen (mittleren)
paraprostatischen Drüsen hauptsächlich an den Seitenwänden der hinteren Harnröhre des Mannes entwickelt zeigen. Auch bei weiblichen Embryonen von 20 cm
St. Sch. L. fand R. CHWALLA subtrigonale Drüsen am Blasenhals. Ob sie bei der
erwachsenen Frau noch vorhanden sind, ist ebensowenig bekannt wie ihre Rolle
bei der Sphinkterstarre der Frau (s. S. 373).

Die paraprostatischen und die eigentlichen Prostatadrüsen gleichen sich
(ASCHOFF, R. CHWALLA) nicht nur im histologischen Aussehen und in ihrer Lebens-
tätigkeit (Bildung gleichartiger Produkte wie der Corpora amylacea), sondern
auch in ihrer entwicklungsgeschichtlichen Herkunft, indem beide aus dem inneren
Keimblatt (Entoderm) hervorgehen (R. CHWALLA).

Obwohl auf Grund dieser Tatsachen die paraprostatischen Drüsen als mit der
Prostata gleichartige Bildungen angesprochen werden dürfen, scheinen sie auf
humorale Reize auffallenderweise nicht in der gleichen Weise anzusprechen wie
die Prostatadrüsen. Es wurde nämlich angegeben (DEMING, JENKINS und VAN
WAGENEN), daß sie nach der Kastration beim Versuchstier nicht atrophieren wie
die prostatischen Drüsen. Das Verhalten der paraprostatischen Drüsen auf
hormonale und auf vom Harn aus einwirkende Reize bedarf genauer Untersuchung,
denn wir haben in diesem Ansprechen den Schlüssel zur Aufklärung der Genese
der HP vor uns. Insbesondere die Reaktion der Drüsen auf Zufuhr von Geschlechtshormonen und von Hormonen mit ähnlichen Wirkungen auf die Geschlechtsorgane wie sie muß sorgfältig studiert werden, nachdem die Pathologie dieser
Drüsen Voraussetzung für die Klärung des HP-Problems ist.

Die Prostatahypertrophie als Hormonwirkung. Daß die HP ausschließlich oder zum Teil einer Hormonwirkung ihre Entstehung verdankt, ist in den letzten Jahren zunehmend wahrscheinlich geworden, und zwar zunächst auf Grund der außerordentlichen Häufigkeit der HP, wenn auch in sehr verschiedener Gradausprägung, ferner auf Grund von Tierversuchen (s. S. 408) sowie der Analogie bestimmter Formen der HP mit dem Uterusmyom und mit dem Fibroadenom der Brustdrüse, Neubildungen, bei denen ebenfalls eine hormonale Verursachung heute angenommen wird. Die letzterwähnte Parallele mit der Mamma hat L. Aschoff gezogen. Die vielleicht stärkste Stütze für ein Entstehen der HP durch Hormonwirkung liefert jedoch das Studium und die Analyse der Individuen, die von HP ausnahmslos freibleiben (R. Chwalla). Nachdem bereits verschiedene Theorien über die Art der hormonalen Verursachung der HP aufgestellt worden sind, die in den folgenden Kapiteln (S. 400 bis 406) Darstellung und Kritik finden werden, ist R. Chwalla (1948/49) durch eine solche morphologische Analyse zu einer neuen, *androgenen Entstehungstheorie* gelangt, welche dem Androgen im Organismus eine entscheidende Rolle bei der Entstehung der HP zuweist. Das Androgen kann dabei theoretisch auf zwei Wegen auf die submukösen Harnröhrendrüsen einwirken, von denen die sogenannte HP ausgeht, auf dem Blutweg und über den Harn. In erster Linie hat der Verfasser die androgene Aktivität des Harnes zur Erklärung der Adenombildung der periurethralen Drüsen herangezogen [R. Chwalla (1948)], und zwar deshalb, weil nur eine solche Hypothese zu erklären vermag, warum die Wucherung einerseits die Samenblasen nicht mitbetrifft, die sonst auf Keimdrüsenhormonzufuhr in der gleichen Weise antworten wie die Prostata, und anderseits gewöhnlich nur die submukösen Schleimhautdrüsen der hinteren Harnröhre und des Blasenhalses befällt und nur selten die Prostata selbst. Wir wissen heute, daß die androgene Aktivität des menschlichen Harnes ziemlich beträchtlich ist, vor allem dann, wenn das Androgen aus seinen Estern freigemacht wird; sie entspricht nach W. Hohlweg (1944) einem Androsteronäquivalent von 5 bis 15 mg täglich. Daß die Hormone des Harns durch die Wand der Harnwege hindurchdiffundieren, wissen wir z. B. aus den experimentellen Untersuchungen von F. Hoff (1943) über die Wirkung des hormonhaltigen Urins der schwangeren Frau auf die Harnleiter eines Versuchstieres. Auch für andere Stoffe hat sich ein Durchdringen durch die Wandung der Harnorgane im Versuch ergeben, z. B. für das β-Naphthylamin, von dem W. Schär gezeigt hat, daß es einerseits aus den Blutgefäßen der Harnblasenwand in den Blasenharn hineindiffundiert und anderseits aus der Blasenlichtung in das Blut hinein resorbiert wird, sich somit in zwei gegenläufigen Richtungen bewegt. Vom Blasenharn aus ist eine Beeinflussung der Drüsen der sogenannten Trigonumgruppe der paraprostatischen Drüsen, aus denen die Homeschen Lappen hervorgehen, ohne weiteres möglich. Anderseits wird die Schleimhaut der hinteren Harnröhre nicht nur während der Harnentleerung vom Harn benetzt, sondern während des Stadiums des Harnbedürfnisses in die Blase einbezogen und unterliegt während dieser Zeit der Harnbenetzung. Hierbei kann das Androgen mit dem benetzenden Harn unmittelbar in die Ausführungsgänge der paraprostatischen Drüsen einsickern und derart in diese Drüsen hineingelangen. Pflaumer in Erlangen hat vor über zwanzig Jahren die Hypothese aufgestellt, daß die HP durch öfteres Unterdrücken des Harndrangs und Verhalten der Harnentleerung zustande kommt, eine Theorie, die im Zusammenhang mit der meinigen neue Bedeutung gewinnt.

Wenn nun aber das Androgen bei der Entstehung der periurethralen Adenome eine Rolle spielt, dann muß es in solchen Adenomen nachweisbar sein. Untersuchungen auf ein Vorhandensein von 17-Ketosteroiden in der Prostata, die ich veranlaßt habe, ergaben, daß das tatsächlich der Fall ist. Ich verweise hiezu auf die Analogie, die darin liegt, daß in den mit der HP verwandten Fibroadenomen und Zysten der Mamma Östrogen nachgewiesen worden ist. In Prostataadenomen fehlt solches (s. S. 403).

Folgende Überlegung scheint dafür zu sprechen, daß das Androsteron im Harn des Mannes dasjenige Hormon ist, das für die Entstehung der Prostatahypertrophie die meiste Bedeutung hat: bei männlichen Katastraten ist die Gesamtausscheidung an 17-Ketosteroiden mit einem Durchschnittswert von 7 mg/l, gegenüber 11 mg/l normal, verhältnismäßig wenig, etwa um ein gutes Drittel im Durchschnitt, herabgesetzt. Wenn man nun die α- und β-Steroide im Harn fraktioniert, so findet man eine Verschiebung ihres Verhältnisses in dem Sinne, daß nur die α-Fraktion vermindert ist. Da sich diese aus dem biologisch wirksamen Androsteron und dem unwirksamen Aetiocholanonon zusammensetzt, erscheint es wahrscheinlich, daß der männliche Kastrat deswegen keine Prostatahypertrophie bekommt, weil bei ihm das Androsteron im Harn vermindert ist. Würde nämlich die β-Fraktion die Prostatahypertrophie verursachen, so müßte auch der Kastrat eine Prostatahypertrophie bekommen, ja sogar noch eher wie ein nicht kastrierter Mann, weil beim Kastraten die β-Steroide, die höchstwahrscheinlich aus der Nebennierenrinde stammen, etwa zehnfach vermehrt sind. Im allgemeinen ist bisher auf keine Hyperandrogenämie bei Prostatikern zu schließen. Analog wie beim Uterusmyom der Frau bleibt uns daher nach dem bisherigen Stand unseres Wissens nichts anderes übrig, als eine Überempfindlichkeit der periurethralen Drüsen gegenüber dem Harnandrogen als einen Hauptfaktor für die Entstehung einer Prostatahypertrophie anzunehmen. Schließlich ist auch die Möglichkeit denkbar, daß Früheunuchoide und Frühkastraten deshalb keine HP bekommen, weil sie der paraprostatischen Drüsen entbehren, oder daß das Androgen nur mittelbar an der Entstehung der HP beteiligt ist, indem eine solche in einer infolge Androgenmangel unentwickelt gebliebenen Drüse nicht zur Entwicklung kommt, weil ein gewisser Entwicklungsgrad dafür Voraussetzung ist. Zur Zeit läßt sich zwischen diesen Eventualitäten keine Entscheidung fällen. Ohne Zweifel ist auch ein Erbfaktor mit im Spiele, der niemals vergessen werden darf, denn verschiedene Autoren und ich selbst haben Prostatahypertrophie bei Vater und Sohn und bei Brüdern, also familiäres Vorkommen, wiederholt beobachtet.

Wenn wir uns nach experimentellen Stützen für die androgene Entstehungstheorie der HP umsehen, so ist festzustellen, daß die Veränderungen, die bisher in der Prostata durch Androgenzufuhr mittels Injektion am Versuchstier erzeugt wurden, hauptsächlich diffuse Hyperplasien (s. dazu S. 388) waren und nicht knotige, wie sie bei der menschlichen HP vorliegen. Rössle und Zahler konnten allerdings, wie bereits erwähnt, bei einer (geringen) Anzahl ihrer Versuchshunde, denen sie Androgen zugeführt hatten, auch kleine Adenombildungen in der Vorsteherdrüse feststellen. Man darf dabei aber nicht vergessen, daß dezennienlange Einwirkungen, wie sie meiner Auffassung zufolge auf die periurethralen Drüsen durch das Blut und über den Harn während des Mannesalters ab der Reife statthaben, im Experiment kaum nachgeahmt werden können. Es läßt sich heute aus dem gleichen Grund nicht abschätzen, ob die androgene Wirkung des Harns allein zur Erklärung der HP außer einem sicher zusätzlich nötigen Erbfaktor genügt, oder ob noch andere Faktoren bei ihrer Entstehung mitwirken. Eine diffuse Hyperplasie der Prostata wie bei alten Hunden kommt, wenn auch in reiner Form selten (s. S. 384), auch bei alten Männern vor und ist für den Urologen stets eine peinliche Überraschung, wenn er die Blase eröffnet hat, weil er nichts zum Ausschälen findet. Viel häufiger trifft man die Hyperplasie in Vergesellschaftung mit Adenombildung an und es darf angenommen werden, daß eine starke Vergrößerung und halbkugelige Vorwölbung der Prostata bei der Mastdarmuntersuchung nicht nur durch die Adenome, sondern zum Teil auch durch eine diffuse Hyperplasie infolge Androgenwirkung verursacht ist, daß sie demnach für eine solche kennzeichnend sind. Es wäre im übrigen denkbar, daß nicht das Androgen, sondern ein anderer, noch unbekannter Wirkstoff der Hoden die HP auslöst. Zugunsten dieser Annahme (s. dazu S. 406 u. 414) spricht die Wirksamkeit der Hodenextrakte, die hormonfrei sein sollen. Es darf jedoch nicht verhehlt werden, daß die androgene Entstehungstheorie nicht alle vorliegenden Befunde erklärt (vgl. unten). Allerdings existiert in der Biologie kaum irgendwo eine lückenlose Gesetzmäßigkeit. Ferner ist, wenigstens für die Maus, von DEMING, JENKINS und VAN WAGENEN gezeigt worden (s. S. 396), daß die paraprostatischen Drüsen dieses Tiers an der Kastrationsatrophie nicht teilnehmen. Ferner gibt es Ausnahmsfälle von Atrophie der Hoden bei HP, genau wie Uterusmyom in Begleitung atrophischer Eierstöcke vorkommt. Trotzdem müssen wir annehmen, daß die Hoden auf die Entstehung der HP in irgendeiner Weise Einfluß nehmen. Andernfalls wäre es nicht zu erklären, daß eine HP bei menschlichen Frühkastraten und Eunuchoiden, ferner bei Vorliegen eines Verweiblichungseinflusses (s. die Zusammenstellung S. 316/17) bisher nicht beobachtet worden ist. Es wird notwendig sein, die Verhinderbarkeit der HP durch Frühkastration, beispielsweise beim Hund, experimentell zu studieren. Auch sonst hemmen oder unterdrücken chronische und frühzeitig einsetzende Androgenmangelzustände das Entstehen einer HP [R. CHWALLA (1948)]. Ein gleiches scheint von einer Hyperöstrogenämie zu gelten, nachdem bei alten Männern mit weiblicher Schambehaarung oder mit der Anlage nach auffallend großem Utriculus prostaticus eine drüsige HP vermißt wird (vgl. die Zusammenstellung S. 317) oder zumindest selten ist. Hingegen sind fibromyomatöse Wucherungen in der Prostata mit einer Hyperöstrogenämie sehr wohl vereinbar, ja möglicherweise disponiert eine solche sogar dazu.

Das Zutreffen meiner Hypothese, daß die androgene Wirkung des Harnes Bedeutung für die Entstehung der Adenome der periurethralen Drüsen hat, ließe sich ferner durch Tierversuche (frühzeitige künstliche Ableitung des Harnstroms bei Tieren, welche spontan zu HP wie der Mensch neigen) und durch Untersuchung der Prostaten von alten Männern, denen im jugendlichen Alter die Harnleiter in den Darm implantiert worden waren, entscheiden. Mir steht derlei Untersuchungsmaterial nicht zur Verfügung.

In Übereinstimmung mit meiner Theorie steht die Ansicht von WUGMEISTER (1937), der die HP als „eine Art von Übervermännlichung des Organismus" ansieht und als Stützen für diese Anschauung das Erhaltenbleiben der Geschlechtsfunktion und der Spermiogenese bei vielen Prostatikern sowie die Schnelligkeit der HP-Entwicklung bei jüngeren Menschen im Gegensatz zum langsamen Fortschreiten im vorgerückten Alter, zwei unbestreitbare Tatsachen, anführt. Ferner konnten in den Hoden von Prostatikern histologisch keine besonderen Abweichungen vom normalen, vor allem keine morphologischen Zeichen einer Hodeninsuffizienz gefunden werden (SAITO) und LOWER konnte anderseits noch bei 85jährigen Männern Androgen im Harn nachweisen (1932). Über alle Theorie hinweg liefern die Erfolge der Östrogenbehandlung der HP einen anschaulichen Beweis für die Richtigkeit der androgenen Entstehungstheorie.

Daß die Fälle von HP bei Spätkastraten, die sich im älteren, aus dem vorigen Jahrhundert stammenden Schrifttum finden, nicht als sicher zu werten sind, ist bereits gesagt worden. Anderseits kenne ich zwei Beobachtungen unter weit mehr als 200 Sektionsfällen von HP, welche der androgenen Theorie Rätsel aufgeben. Es sind folgende: bei einem vor zehn Jahren semikastrierten, wenige Monate später wegen Prostataabszeß inzidierten (!) und vor sechs Jahren suprapubisch prostatektomierten 78jährigen mit schwerer Arteriosklerose, besonders der Koronararterien, und „etwas kleinen" Nebennieren fand sich ein Prostatarezidiv, während der zweite, kaum kirschengroße Hoden histologisch völlig fibrös-atrophisch war. Im zweiten Fall handelte es sich um einen 59jährigen, im Coma diabeticum bei Nephropathia diabetica gestorbenen, marantischen und mageren Mann mit HP bei Atrophie der Hoden (die etwa halb so groß als normal waren) *und der Samenblasen;* die Nebennieren wiesen stellenweise adenomatöse Randbezirke in der Rinde auf, die Schilddrüse war ohne Auffälligkeit, ebenso die Hypophyse, die histologisch reichlich granulierte Zellen und an der Lappengrenze große Rathkesche Zysten erkennen ließ.

In derartigen Fällen erhebt sich stets die Frage, ob nicht die Hoden erst bei bereits bestehender HP atrophierten, und muß die Rolle des Nebennierenandrogens geklärt werden, bevor eine endgültige Stellungnahme möglich ist.

Klinische Wirkungen der zur Hormonbehandlung der Prostatahypertrophie verwendeten Hormone. Bei jedem der zur Hormonbehandlung der HP heute verwendeten Hormone ist zwischen den Allgemeinwirkungen derselben und den Wirkungen auf die Prostata zu unterscheiden. Die Trennung dieser beiden Wirkungen ist in der Klinik nicht leicht. Es hat sich herausgestellt, daß die meisten, wenn nicht alle, ursprünglich für prostatotrop angesehenen Wirkungen, z. B. des Androgens, durch eine Beeinflussung der Diurese und des Harnblasenmuskels befriedigend erklärt werden können [R. Chwalla (1948); ferner S. 192 und 197 dieses Buches]. Die beim Versuchstier erzielten geweblichen Wirkungen auf die Vorsteherdrüse sind beim Prostatiker wenig deutlich. Eine histologisch nachweisbare Wirkung einer Androgenzufuhr hat sich bisher nicht feststellen lassen, geschweige denn eine Verkleinerung der Prostataadenome. Nach der Meinung des Verfassers ist der Grund für die bisherigen Mißerfolge der Androgenbehandlung der HP hinsichtlich einer Beseitigung der Prostataadenome nicht nur in Mängeln der Dosierung und einer ungenügenden Verabreichungsdauer gelegen, sondern in einer tatsächlichen Unwirksamkeit des Androgens in Hinsicht auf eine Rückbildung der Prostataadenome begründet. Dem Verfasser scheint im Gegenteil die Östrogenbehandlung der HP durch die Tatsachen, vor allem durch die pathologisch-anatomischen, und durch die klinischen Erfolge besser gestützt und das Androgen nur von symptomatischer Wirkung.

Für die Hormonbehandlung der HP sind die Wirkungen der verwendeten Hormone auf die periurethralen oder paraprostatischen Drüsen von grundlegender Bedeutung. Gerade darüber ist aber noch sehr wenig bekannt.

Tatsächlich ist bis jetzt bei frühkastrierten Männern keine HP beobachtet. Das scheint dafür zu sprechen, daß eine frühzeitig ausgeführte Kastration die Adenombildung in den paraprostatischen Drüsen verhindert. Das Verhalten der periurethralen Drüsen unter Androgen- und Östrogenwirkung bedarf noch eingehenden Studiums, wenn das Problem der hormonalen Ursache der HP gelöst werden soll.

Die Theorie der Entstehung der HP durch männliches Geschlechtshormon (Androgen) und die Androgenausscheidung bei HP. Das Wesentliche darüber ist bereits auf S. 397 gesagt worden. Den meisten bisherigen Theorien über die hormonale Genese der HP ist gemeinsam, daß sie eine Unterproduktion an männlichem Geschlechtshormon als Ursache der Entstehung der HP annehmen, die sie auf ein Nachlassen der endokrinen Funktion der Hoden im Alter zurückführen, doch ist auch schon vor R. Chwalla eine gegenteilige Auffassung vertreten worden. Muschat, Labess und Meranze sind z. B. auf Grund ihrer Kreatinbelastungsversuche bei Prostatikern (s. S. 121 und 402) zu dem Schluß gekommen, daß bei der HP eine Überfunktion der Hoden vorliegen müsse und eine solche als Ursache der HP wahrscheinlicher sei als ein Mangel an Hodenhormon. In ähnlichem Sinn kann die Androgenvermehrung im Harn, die Lower und ebenso Brüller bei Prostatikern gefunden haben, gedeutet werden.

Zunächst war es die Beobachtung der Kastrationsatrophie der Prostata, die das Augenmerk auf einen Zusammenhang zwischen Hoden und Prostata gelenkt hat. Auf ihr fußend, ist bereits geraume Zeit vor der Jahrhundertwende (s. S. 416) die Kastration zu einem Behandlungsverfahren der HP entwickelt worden. In der Folge entstanden weitere Methoden, die sich zum Ziel setzten, eine Atrophie der Hoden künstlich herbeizuführen, um dadurch die HP des alternden Mannes günstig zu beeinflussen (s. S. 417). 1933 hat van Capellen in direktem Gegensatz zu diesen bis dahin üblichen Verfahren, die auf eine Ausschaltung der Hoden abzielten, eine Behandlung mit Hodenextrakten, also eine entgegengesetzte Therapie, empfohlen und damit die durch die Kastration und die Sexualoperationen begonnene Ära der Hormon- bzw. Androgenbehandlung der HP in eine andere Richtung geleitet. Die Behandlung mit Hodenextrakt wurde, als 1934 das Androsteron durch Ruzicka synthetisiert worden war, durch Zufuhr dieses Hormons und nach der Synthese des Testosterons durch Butenandt und Ruzicka (1935) durch die Medikation von Testosteron ersetzt. Dieses synthetische Hodenhormon hat in der Folge die Hodenauszüge in der therapeutischen Anwendung gegen HP fast völlig verdrängt.

Seit Brown-Séquards Versuchen wird stillschweigend angenommen, daß im Alter die Hodeninkretion physiologischerweise nachläßt. An die Schaffung einer objektiven Grundlage für diese Vermutung konnte erst herangegangen werden, nachdem zunächst biologische und dann chemische Nachweismethoden für das Hodenhormon entwickelt worden waren. Seitdem haben sich zahlreiche Untersucher mit der Bestimmung des Androgens im Harn in verschiedenen Lebensaltern und bei Prostatikern und Nichtprostatikern beschäftigt. Dabei ist ein Einfluß von etwaigen Veränderungen der Nieren im Gefolge der HP auf die Ausscheidung des männlichen Hormons im Urin sowie ein Einfluß der durch das Vorhandensein von Restharn veränderten Resorptionsverhältnisse in der Harnblase bisher nicht berücksichtigt worden, ebensowenig die Erkenntnis, daß die Androgene im Harn nicht nur aus den Gonaden, sondern auch aus der Nebennierenrinde stammen. Von einem Teil der Untersucher ist nun im prostatischen Alter eine geringere oder bedeutend geringere Ausscheidung männlichen Hormons im Harn festgestellt worden als bei jungen Männern (Kochakian; Bühler und Funk; Moore, Miller und McLellan). Von andern konnte hingegen keine wesentliche Abnahme der Ausscheidung im Alter festgestellt werden (Dingemanse und Laqueur). Verschiedentlich sind sogar bei alten Männern besonders hohe Ausscheidungswerte von Androgen gefunden worden (s. unten). Es ist offenbar, daß hier Verschiedenheiten des untersuchten Menschenmaterials wie vielleicht auch solche der benutzten Bestimmungsmethodik eine Rolle spielen.

Bei *Prostatikern* fanden McCahey, Hansen und Soloway die androgene Aktivität des Harns im Hahnenkammtest normal, Lower und ebenso Brüller erhöht, während Moore, Miller und McLellan keine wesentliche Verringerung des Androgens im Prostatikerharn feststellten.

Dingemanse und Laqueur fanden beim Prostatiker meist, aber nicht immer, eine Abnahme der Androgenausscheidung und gleichzeitig eine solche der Östrogenausscheidung, so daß keine Verschiebung im Verhältnis beider, im sogenannten Hormonquotienten, eintrat. Angesichts der Unsicherheit der verfügbaren biologischen Androgennachweisverfahren ist es wichtig, in Zukunft auch die chemische Androgenbestimmung, den Nachweis der sogenannten 17-Ketosteroide, heranzuziehen.

Wir stoßen somit bei Prostatikern auf die gleichen Verschiedenheiten wie vorhin bei alten Männern ohne HP und dürfen jedenfalls feststellen, daß eine eindeutige Abnahme des Androgens beim Prostatiker nicht gefunden werden konnte.

Es sind noch andere Wege eingeschlagen worden, um zu erkunden, ob beim Prostatiker die Inkretion der Hoden vermindert ist, so z. B. der Kreatinverwertungstest. MUSCHAT, LABESS und MERANZE fanden ihn bei sämtlichen von ihnen untersuchten Prostatikern normal (1938) und gegenüber normalen Erwachsenen unverändert; dagegen retinierten alte Männer ohne HP zugeführtes Kreatin abnorm reichlich. Die Autoren zogen daraus den Schluß, daß die HP durch eine abnorme Fortsetzung der Hodentätigkeit über das 50. Lebensjahr des Mannes hinaus entsteht. Ferner untersuchte man, ob sich beim Prostatiker durch Wägung der Hoden und durch die histologische Untersuchung eine Rückbildung der Hoden feststellen läßt, um auf diese Weise eine Unterfunktion feststellen zu können. RÖSSLE und ROULET fanden zwischen dem 31. und 40. Lebensjahr ein durchschnittliches Hodengewicht von 37,7 g und später einen langsamen Gewichtsabfall derart, daß zwischen dem 71. und 80. Lebensjahr, also im Senium, nur noch ein Hodendurchschnittsgewicht von 33,6 g angetroffen wird. Will man auf Grund dieses Untersuchungsergebnisses nicht zu einem falschen Schluß kommen, so muß man davon ausgehen, daß das Alter der Entstehung der HP im Durchschnitt zwischen dem 40. und 50. Lebensjahr angesetzt werden muß.

Der jüngste Prostatektomierte, den ich kenne, war 42 Jahre alt. Er hatte bereits ein Prostataadenom von ziemlich beträchtlicher Größe. Derart junge Prostatiker sind allerdings Ausnahmen (s. S. 427). Die Entstehung der HP fällt gewöhnlich in eine Zeit, wo die Hoden normalerweise noch funktionieren, in die Höhe des Lebens. Anderseits zeigen die Fälle von HP, deren Hodeninkretion versiegt, den günstigsten, nämlich einen stationären oder nur langsam fortschreitenden Verlauf.

DE GAETANI hat bei 44 Prostatikern die Hoden histologisch untersucht — wieder ein anderer Weg zur Erforschung des Problems — und Veränderungen im Sinne von Involution und Fibrose bei ihnen häufiger gefunden als bei Nichtprostatikern (1933). Schlüsse für unser Problem erlauben solche Untersuchungen (vgl. dazu die Ergebnisse von SAITO S. 399) nur bei kritischester Auswahl der Fälle und Berücksichtigung des Umstandes, daß feststellbare feingewebliche Veränderungen der Hoden bei Prostatikern durch Komplikationen der HP selbst hervorgerufen sein können (chronische Harnstauung, Niereninsuffizienz, Epididymitis, Urosepsis, Harninfektion usw.) oder die Folge von konkurrierenden Erkrankungen des Prostatikers sein können. Auf alle Fälle wird nur Hodenuntersuchungen von Frühfällen von HP in dem Alter, in dem die HP entsteht, und bei sonst völlig gesunden Menschen eine Beweiskraft zuerkannt werden können. Ich glaube nicht, daß man in beginnenden und sonst gesunden HP-Fällen regressive Hodenveränderungen in Zukunft auffallend häufiger finden wird als bei Männern gleichen Alters ohne HP (s. S. 407).

Gegen die Androgendefizittheorie spricht nicht nur das Nichtzutreffen ihrer Voraussetzung, sondern auch die Tatsache, daß nach der Prostatektomie regelmäßig eine Regeneration der druckatrophisch gewordenen Prostata eintritt und diese normale Größe erlangt, obwohl die supponierte Störung der Androgenproduktion durch die Prostatektomie nicht korrigiert worden ist. Die Normalisierung der Prostata spricht zudem gegen eine hormonale Ursache ihrer Atrophie. Auch der Umstand, daß Rezidive nach der Prostatektomie doch in vielen Fällen ausbleiben, wie die Beobachtung am Sektionstisch zeigt, spricht ebenso gegen die Androgendefizit- wie gegen die Östrogenüberschußtheorie der Entstehung der HP.

Die Theorie der Entstehung der HP durch weibliches Geschlechtshormon. Das weibliche Geschlechtshormon spielt in den modernen hormonalen Entstehungstheorien der HP die Hauptrolle, in Deutschland vor allem seit den experimentellen Ergebnissen von R. GEISSENDÖRFER (s. S. 388 unten), auf Grund deren Follikelhormonzufuhr bei Maus und Ratte zu einer Vergrößerung des nach Annahme GEISSENDÖRFERS dem Homeschen Lappen des Menschen entsprechenden Prostataanteils dieser Tiere und gleichzeitig zu einer Atrophie der eigentlichen Prostatadrüse führt. Was bis dahin als Druckatrophie, verursacht durch eine Kompression des Prostatagewebes von seiten der sich vergrößernden Adenome der paraprostatischen Drüsen aufgefaßt wurde, deutet GEISSENDÖRFER als Hormonwirkung. Was die Östrogenausscheidung beim Prostatiker als die Grundlage dieser Theorie betrifft, so wurde im Urin alter Männer wenig oder kein Follikelhormon (BÜHLER, ÖSTERREICHER) gefunden. Ich verzichte hier auf die Wiedergabe von Zahlenwerten, weil die von verschiedenen Forschern angegebenen Ziffern innerhalb weiter Grenzen schwanken. RUSCH, PALMER und KUNDERT verglichen den Urin von Prostatikern und Nichtprostatikern und fanden die Östrogenausscheidung des Prostatikers gleich hoch wie beim Nichtprostatiker, ebenso OWEN und CUTTLER. In sieben hypertrophen Prostaten fanden ferner HAMILTON, DEMING und ALLEN (1936) keine östrogene Substanz (vgl. demgegenüber das Vorhandensein von androgener Substanz in Prostataadenomen S. 398 oben); dieses Fehlen spricht gegen eine östrogene Verursachung der HP. WUGMEISTER (1937) bringt die menschliche HP mit dem weiblichen Geschlechtshormon in Zusammenhang und hält sie für die Folge eines Nachlassens der Östrogenproduktion beim Prostatiker und für eine aus dem konsekutiven Überwiegen des Androgens entspringende Hypervirilisierungserscheinung, die durch Östrogenzufuhr bekämpft werden müsse. Die sorgfältigen Untersuchungen von DINGEMANSE und LAQUEUR (1941) ergaben jedoch eine gleichmäßige Verminderung des Androgens und des Östrogens im Harn von Prostatikern gegenüber Nichtprostatikern, so daß der Hormonquotient auch bei Prostatikern unverändert blieb.

Die Tatsache, daß in nicht zu weit vorgeschrittenen HP-Fällen vielfach eine ausgesprochene Hyperplasie der Prostata die Adenomknotenbildung begleitet, läßt im Gegensatz zu den Schlußfolgerungen von GEISSENDÖRFER erkennen, daß von einer Atrophie der eigentlichen Prostata bei HP-Kranken mit nicht allzugroßen Adenomen — und nur an kleinen läßt sich ja die Genese studieren — als regelmäßige Erscheinung nicht die Rede sein kann. Davon abgesehen, ist es aber auch aus andern Gründen kaum möglich, GEISSENDÖRFER und anderen zuzustimmen und die menschliche HP als einen Östrogeneffekt anzusehen. Sie ist nicht in allen Fällen eine Adenombildung — auch fibromyomatöse Formen und reine Myome sowie Fibrome kommen vor —, und meist nicht eine alleinige Vergrößerung des Lobus medius wie bei der mit Östrogen behandelten Ratte, sondern sehr oft mit einer Seitenlappenhypertrophie verbunden, die durch die Geissendörferschen Versuchsergebnisse überhaupt nicht erklärt werden kann, oder besteht nur in einer Seitenlappenvergrößerung. Wenn es sich um einen isolierten Homeschen Lappen handelt, ist dieser anders beschaffen als bei der Ratte, die Östrogen zugeführt bekommen hat. Aber auch die sogenannten Mittellappenhypertrophien des Menschen gehen in der Regel nicht vom Lobus medius prostatae der beschreibenden Anatomie aus, sondern von den submukösen Schleimhautdrüsen ihres Ursprunggebietes, der sogenannten Trigonumgruppe dieser Drüsen, oder auch von den Seitenlappen der Prostata, wie uns die pathologische Anatomie lehrt. Die Wucherung dieser Blasenhalsdrüsen auf Östrogen zurückzuführen, würde eine gleichartige Reaktion dieser Drüsen mit denen des anatomischen Mittellappens voraussetzen, die erst bewiesen werden muß. GEISSENDÖRFER hilft sich mit der Annahme, die paraprostatischen Drüsen, von denen die sogenannte Mittellappenhypertrophie des Mannes ihren Ausgang nimmt, seien ein rudimentärer Lobus medius. Das ist nicht richtig, weil der Lobus medius der beschreibenden Anatomie auch beim Prostatiker neben Adenomknoten der periurethralen Drüsen und auch neben einer sogenannten Mittellappenhypertrophie ohne weiteres nachzuweisen ist. Aber auch noch eine Reihe von anderen Tatsachen und Erwägungen spricht gegen die Geissendörferschen Schlußfolgerungen. So das Nichtvorkommen der HP bei Frühkastraten und Früheunuchoiden, bei denen nicht selten im Hormonquotienten das Östrogen überwiegt und nach der Geissendörferschen Theorie gerade ein häufiges Vorkommen der HP vermutet werden müßte, ferner die Analyse der Konstitution des Prostatikers, die große Seltenheit einer echten Gynäkomastie beim Prostatiker, die häufig angetroffen werden müßte, wenn die HP durch Östrogenwirkung zustande käme, und schließlich das Fehlen von Plattenepithelmetaplasie in der Prostata, Stimulierung des Utriculus und anderer typischer Östrogenwirkungen beim Prostatiker. Wäre die HP eine Verweiblichungserscheinung, dann müßte sie ferner bei alten Eierstockzwittern häufig sein und der Prostatiker oft Zeichen von Intersexualität aufweisen. Beides ist nicht der Fall. Bei Männern mit weiblicher Schambehaarung habe ich gerade eine HP vermißt (s. die Zusammenstellung S. 317). Daß eine HP auch bei Homosexuellen vorkommen kann, worauf sich V. BLUM beruft, überrascht in keiner Weise, denn auch die echte Homosexualität kann mit einem völlig männlichen Soma einhergehen und ist keineswegs regelmäßig, sondern nur in manchen Fällen von Hyperöstrogenurie begleitet (R. BRAHN 1931). Schließlich müßte, wenn die HP durch Östrogenwirkung entstünde, eine HP gerade bei der Frau und bei der Frau im geschlechtsreifen Alter in den Drüsen der „weiblichen Prostata" regelmäßig gefunden werden. Das Tierexperiment wird klären, ob beim Hund eine echte Altershypertrophie der Prostata durch Östrogenzufuhr hervorgerufen werden kann. Schließlich sprechen die klinischen Erfolge der Östrogenbehandlung der HP (R. CHWALLA, REINHARD) gegen eine Entstehung durch Östrogen.

HVL und HP und die Theorie der Entstehung der HP durch gonadotropes Hypophysenvorderlappenhormon. Da die sekundären Geschlechtsdrüsen männlicher Versuchstiere unter dem Einfluß der gonadotropen Hormone des HVL eine Gewichtszunahme und eine Steigerung ihrer Tätigkeit erfahren (BOETERS, W. KOCH; s. S. 33) und nachdem eine übermäßige Gonadotropinausscheidung im Harn beim Nachlassen der inneren Sekretion der Hoden im Alter nicht selten (s. S. 241) beobachtet wird, lag die Vermutung nahe, daß die HP alternder Männer und mancher Tiere im Alter (Hund, Ratte, Löwe) durch eine übermäßige Tätigkeit des HVL ausgelöst sein könnte. Morphologisch-histologisch fand F. HARTL (1949) allerdings keine ausgesprochenen Unterschiede an den Hypophysen von Prostatikern und Nichtprostatikern.

Nach den Untersuchungen von ÖSTERREICHER scheiden 20 % aller alten Männer zwischen dem 50. und 91. Lebensjahr gleich den postklimakterischen Frauen Gonadotropin vermehrt im Harn aus. Daß diese Steigerung nicht alle Männer betrifft, sondern nur einen Teil, wird darauf zurückgeführt, daß die männlichen Keimdrüsen im allgemeinen, im Gegensatz zu den weiblichen, auch im höheren Alter funktionstüchtig bleiben. SAETHRE konnte bei Greisen ebenfalls eine Erhöhung der Gonadotropinausscheidung feststellen, wenn auch nicht so regelmäßig und nicht so hochgradig wie bei alten Frauen, und KUKOS wies bei sechs von siebzehn untersuchten Männern zwischen dem 70. und 84. Lebensjahr, also bei ungefähr einem Drittel, eine erhöhte Gonadotropinausscheidung nach, ähnlich Givanovic und Gostimirovic, ferner Stimpfl, der bei 30 % von 24 von ihm untersuchten Prostatikern eine positive HVR I (66 — 132 ME bzw. 80 bis 100 RE) feststellte. Über die Ausscheidung gonadotropen Hormons beim Prostatiker gegenüber Nichtprostatikern liegen bisher nur wenige Untersuchungen vor, so daß diese Theorie bis jetzt gesicherten Bodens entbehrt. Owen und Cutler konnten im Harn von Prostatikern keine erhöhte Gonadotropinausscheidung nachweisen, ebensowenig Siebmann bei 22 Prostatikern (1936). Nach den Untersuchungen von Cuttler, Mighetti und Barenghi, Stefanini, Siebmann, Stimpfl (zit. bei Stimpfl 1940) ist die Ausscheidung von gonadotropem Hormon bei alten Männern mit HP nicht öfter erhöht als bei gesunden Männern im Senium, wo die Häufigkeit erhöhter Werte 20 bis 30 % beträgt (s. S. 404). Wallis stellte eine vermehrte Gonadotropinausscheidung bei sechzehn von zwanzig Prostatikern im Alter von 51 bis 81 Jahren fest, ähnlich Givanovic und Gostimirovic. Auch der HP-kranke Hund scheidet gegenüber der Norm vermehrt Gonadotropin im Harn aus (W. Koch). Wir haben aber schon erfahren, daß eine solche auch bei alten Männern ohne HP beobachtet wird. Wugmeister hält die menschliche HP für durch eine übermäßige Gonadotropininkretion des HVL bedingt, die im Gegensatz zu der Ansicht der übrigen Autoren durch eine Verminderung der Produktion weiblichen Hormons im Organismus des Prostatikers ausgelöst sein soll. Das Zutreffen dieser Hypothese hätte zumindest eine regelmäßige Vermehrung des Gonadotropins im Organismus des Prostatikers zur Voraussetzung.

Man darf niemals vergessen, daß die Vermehrung der Gonadotropinausscheidung dort, wo sie nicht Ausdruck einer Überfunktion des HVL ist, eine Folge einer Insuffizienz der Keimdrüseninkretion darstellt. Fehlen die Gonaden, so fällt die Wirkung des „Gonadotropins" auf die akzessorischen Geschlechtsdrüsen, darunter auf die Prostata, aus, weil sie über die Keimdrüsen erfolgt. Ansonsten müßte man bei Kastraten und Früheunuchoiden ein gehäuftes Auftreten von HP erwarten, nachdem bei solchen Individuen erhöhte Gonadotropinwerte im Harn gefunden werden. Ganz im Gegenteil kommt gerade bei Kastraten und Früheunuchoiden, also bei Fehlen der Hodeninkretion, eine HP überhaupt nicht vor. Gegen eine Entstehung der HP durch gonadotropes HVL-Hormon spricht weiters, daß bei Überfunktionszuständen des HVL ohne Schädigung oder Ausfall der Hoden, z. B. beim basophilen Pituitarismus, kein vermehrtes Auftreten von HP bisher gefunden worden ist, ebensowenig bei Akromegalen, bei HVL-Adenomen und bei Cushingkranken (s. die auf ein großes Material gegründeten Beobachtungen von Jones und die von mir auf Seite 35/36). Dazu kommt, daß die als HP bezeichnete Bildung gar nicht von der Prostata, sondern von den submukösen Drüsen der hinteren Harnröhre und des Blasenhalses ausgeht. Das Verhalten dieser Drüsen unter Zufuhr von hypophysärem Gonadotropin muß erst studiert werden. Schließlich konnte durch HVL-Hormon im Tierexperiment keine der menschlichen HP wesensgleiche Veränderung erzeugt werden; die erzielten Veränderungen entsprachen den durch männliches Hormon hervorgerufenen und trugen diffus-hyperplastischen Charakter, was verständlich ist, nachdem das hypophysäre Gonadotropin die Inkretion der Hoden anregt. R. Geissendörfer dürfte somit im Recht sein, wenn er zu einer kategorischen Ablehnung der Theorie der Entstehung der menschlichen HP durch HVL-Hormon gelangt.

Trotzdem besteht nach Ansicht des Verfassers ein mittelbarer Zusammenhang der HP mit einer guten und kräftigen Funktion des HVL; die HP hat eine solche zur Voraussetzung (s. S. 35 und 36). Das Bindeglied zwischen dem HVL und der Prostata stellen dabei die Hoden und ihre Inkretion dar, die vom HVL abhängt, während andererseits die Hodenfunktion auf die Entstehung der HP Einfluß nimmt. Es erscheint dem Verfasser durchaus wahrscheinlich, daß eine übermäßige Gonadotropinproduktion des HVL, allerdings während der Geschlechtsreife des Mannes und bei erhaltenen Hoden, auf dem Wege einer Stimulierung der Androgeninkretion der Hoden die Entstehung einer HP fördert, zu einer Zeit also, wo sich die Hoden inkretorisch noch in voller Funktion befinden. Eine solche Auffassung deckt sich mit der androgenen Entstehungstheorie der HP und verlegt lediglich die Ursache der gesteigerten Androgenbildung in den HVL. Für die gemachte Annahme spricht, daß bei Atrophie des HVL keine HP beobachtet wird, d. h. bei atrophischem HVL eine solche nicht entsteht: in vier Fällen von Atrophie des HVL bei alten Männern habe ich eine HP vermißt; zweimal war die Prostata atrophisch. Die Häufigkeit von arteriellem Hochdruck bei Prostatikern dürfte ebenfalls zum Teil mit der kräftigen HVL-Funktion bei ihnen zusammenhängen, die für die Entwicklung einer HP Voraussetzung ist.

In dieser abgeänderten Form dürfte also die Auffassung, welche die Entstehung der HP mit dem gonadotropen Hormon des HVL in mittelbaren Zusammenhang bringt, zutreffen, wobei allerdings nicht vergessen werden darf, daß außer dem Vorhandensein von Androgen noch andere Faktoren, zumindest die schon erwähnte Erbanlage, für die Entstehung einer HP notwendig sind.

Die Theorie der Entstehung der Prostatahypertrophie durch „Inhibin". McCullagh nahm die Existenz eines wasserlöslichen, in den Samenepithelien gebildeten Hodenhormons an, das vom Testosteron verschieden ist und das er „Inhibin" nannte, weil es die Tätigkeit des HVL hemmt (s. S. 105). Es soll auch bei oraler Verabreichung wirksam sein, im Gegensatz zu der lipoidlöslichen Hodenextraktfraktion, die im Verdauungstrakt inaktiviert wird. McCullagh und Walsh zeigten (1935), daß ein Preßsaft aus Gesamthoden vom Rind eine Gewichtsabnahme der Prostata der Ratte herbeiführt und eine Injektion desselben die Entwicklung der akzessorischen Geschlechtsdrüsen hemmt; verfüttert man an Ratten getrocknete Rinderhoden, so entwickeln sich in der Prostata atrophische Veränderungen, die histologisch denen gleichen, die durch die Injektion des eben erwähnten Preßsaftes erzielt werden. Daß im Hoden noch unbekannte geschlechtswirksame Stoffe vorhanden sind, erhellt u. a. aus der klinischen Wirksamkeit von Hodenextrakten, die trotz dem sehr geringen Gehalt der Extrakte an männlichem Hormon der des Testosterons ähnlich ist, ferner aus der Wirksamkeit von Hodenextrakt gegen dieselben Erkrankungszustände, gegen die man männliches Hormon therapeutisch verwendet. Zu diesen noch wenig bekannten Wirkstoffen des Hodens soll das Inhibin gehören. Es ist bis jetzt noch nicht rein dargestellt worden und wird daher in Form von Hodensubstanz peroral zugeführt. Nach einer Theorie von Lower, Engle und McCullagh soll die HP durch eine verminderte Sekretion des Inhibins seitens der Hoden im Alter entstehen. Die Anhänger dieser Theorie verabreichen entweder getrocknete Hoden oder einen wasserlöslichen Hodenextrakt und führen die Wirkung beider auf das Inhibin zurück. Lower, Engle und McCullagh (1935), ferner Comb und Pearse (1937) gaben Prostatikern getrocknete Stierhoden und erzielten bei 46 bis 65 % eine Besserung der Krankheitserscheinungen, ohne daß sich die Prostata verkleinerte. Cuneo verwendete 1936 einen Hydroglyzeringesamtextrakt aus Stierhoden bei achtzehn Prostatikern, mit dem er ein Verschwinden der Symptome und einen Rückgang der Prostatagröße in 60 % der Fälle erreicht haben will. Ähnliches berichteten Cuneo und Jomain (1938). Champy injizierte (1937) mit guten Ergebnissen testosteronfreies Hodenhormon, Bergmann (1937) einen wäßrigen Hodenextrakt. Bei Absetzen der Medikation kehrten die Krankheitserscheinungen zurück und wurden bei Wiederaufnahme der Therapie neuerlich gebessert oder beseitigt.

HP und Hoden in der pathologisch-anatomischen Statistik. Unter 185 Obduktionsfällen von HP war nur bei zwei Dreiundachtzigjährigen und einem Sechsundachtzigjährigen eine Fibrose beider Hoden vorhanden und einmal waren die Hoden „etwas klein" (bei einem zweiundfünfzigjährigen Prostatiker, der am achtzehnten Tage nach Prostatektomie gestorben war); bei einem Einundsiebzig- und einem Siebenundsiebzigjährigen bestand eine einseitige Hodenatrophie und bei einem Sechsundsiebzigjährigen eine leichte Atrophie beider Hoden mit Vermehrung der Zwischenzellen.

Auf Grund dieser Zahlen darf festgestellt werden, daß Prostatiker nur ausnahmsweise hodeninsuffizient sind (vgl. auch S. 399). Die Seltenheit von Hodenatrophie in diesem Sektionsmaterial ist um so bemerkenswerter, als dieses die letalen Ausgänge des HP-Leidens an Zystopyelonephritis und Urämie, also die schwersten Fälle, und hochbetagte Männer umfaßt.

Die Seltenheit von Hodeninsuffizienz beim Prostatiker ist geeignet, meine Auffassung von der Rolle der Hoden und des Androgens in der Genese der HP zu stützen.

F. HARTL fand in einer eben erschienenen Arbeit (1949) unter fünfzehn Prostatikern dreimal eine Hodenatrophie. In einer eigenen Tabelle (Nr. 5) stellt er acht Beobachtungen von Hodenatrophie bei HP zusammen und glaubt aus der Häufigkeit dieses Zusammentreffens auf eine Abhängigkeit der HP von einer Atrophie der Hoden schließen zu dürfen. Seine Tabelle läßt jedoch in fünf von den acht Fällen mit deutlicher Hodenatrophie in Begleitung von HP maligne Blastome erkennen, noch dazu dreimal mit Nebennierenmetastasen, auf welche die Hodenatrophie ohne weiteres zurückgeführt werden kann; in einem sechsten Fall war eine Lues und im siebenten eine „eitrige Epididymitis mit Übergreifen auf den Hoden" vorhanden. Es mag wohl sein, daß in seinen Fällen, wie er in der Zusammenfassung sagt, mit fortschreitender HP auch die Hodenatrophie stärkere Grade annimmt, doch ist es fraglich, was hier Ursache und Wirkung ist. Wie ich schon auf Seite 402 ausgeführt habe, sind nur Frühfälle von HP zur Beurteilung brauchbar und müssen außerdem die Begleitkrankheiten der HP als eventuelle Ursachen einer Hodenatrophie gebührend berücksichtigt werden, ebenso die Vorgeschichte der Kranken. Entscheidend ist, ob und wie häufig im Zeitpunkt der Entstehung der HP und während der Entwicklung dieses Leidens eine Hodeninsuffizienz gefunden wird und nicht der Befund in sehr vorgeschrittenen Fällen, und ob die Insuffizienz die inkretorische Leistung der Hoden betrifft (die samenzelliefernde ist ohne Belang).

Prostatahypertrophie und Nebennierenrinde. Von 183 obduzierten Prostatikern wiesen 22, d. s. 12 %, eine Wucherung der Nebennierenrinde in Form von Rindenadenomen (zwölf Prostatiker im Alter von 68 bis 87 Jahren) einer oder beider Nebennieren oder von (einfacher oder knotiger) Hyperplasie der Nebennierenrinde (sechs Prostatiker im Alter von 62 bis 83 Jahren) auf; vier hatten große Nebennieren. Es ist wahrscheinlich, daß eine mikroskopische Untersuchung der Nebennierenrinde in HP-Fällen mit makroskopisch nicht veränderten Nebennieren noch öfter Wucherungsvorgänge aufzeigen würde. Nur drei von den 183 Prostatikern hatten kleine Nebennieren oder eine dünne Nebennierenrinde.

Einer von diesen letzteren beiden war am dritten Tag nach der suprapubischen Prostatektomie gestorben. Er war groß und muskelkräftig und stark behaart, so daß nichts während des Lebens eine dünne Nebennierenrinde hätte vermuten lassen. Offenbar hatte ihre Leistung vor dem Eingriff gerade noch ausgereicht. Der zweite, 81jährige, ebenfalls kräftige und gut genährte Prostatiker starb wenige Stunden nach suprapubischer Prostatektomie an einer Lobulärpneumonie; er hatte eine auffallend schmale, schwefelgelbe Nebennierenrinde.

Eine Atrophie der Nebennieren oder ihrer Rinde kam in meinem Beobachtungsgut von HP nicht vor. Man darf demnach von einer guten Nebennierenfunktion bei HP sprechen. Eine Bestätigung für diese Schlußfolgerung finde ich in der jüngst erschienenen Arbeit von F. Hartl (1949). Hartl führt darin nämlich in fünfzehn Fällen von ausgesprochener HP dreimal und in weiteren drei Fällen von solcher (auf seiner Tabelle 5) einmal das Vorhandensein von Nebennierenrindenadenomen an, verzeichnet also in vier von achtzehn HP-Fällen Nebennierenrindenadenome, ein Hundertsatz, der den von mir erhobenen noch beträchtlich übersteigt. Daß meine Auffassung zutrifft, geht auch aus der Häufigkeit der Arteriosklerose und der Nephrosklerose beim Prostatiker (s. S. 425) sowie aus dem häufigen Befund von arteriellem Hochdruck bei ihm hervor. Demgemäß sind bei HP normale Werte oder erhöhte Ausscheidungswerte für die 17-Ketosteroide im Harn zu erwarten. Bruda und Bratu in Klausenburg haben (1938) eine Hypertrophie der Nebennieren im männlichen „Klimakterium" als Ursache der HP vermutet. Bühler (l. c.) konnte mittels Desoxycorticosteron (= kein Geschlechtshormon) keine wesentlichen Veränderungen an der Rattenprostata hervorrufen. Nach Entfernung der Nebennieren fand Schiller die Prostata atrophisch (1936).

Schilddrüse und Prostatahypertrophie

Von verschiedenen Seiten sind Beziehungen zwischen Schilddrüse und HP vermutet worden [Pfister (1925); Richter (1930)]. v. Haberer hat darauf aufmerksam gemacht, daß in Tirol, wo der endemische Kropf häufig ist, auch die HP oft vorkommt. Die Angabe, daß bei Prostatikern eine Schilddrüsenschwellung häufig sei, findet in der Feststellung von Flamm und Hochmiller ihre anatomische Entsprechung, daß 25 % der von ihnen obduzierten 931 Prostatiker Schilddrüsenadenome hatten. F. Hartl fand in den im vorigen Kapitel erwähnten achtzehn Fällen von ausgesprochener HP an Münchner Sektionsmaterial nicht weniger als sechzehnmal eine Struma colloides, teils nodosa, teils diffusa; hingegen war bei zwölf alten Männern mit nur geringer oder fehlender HP bloß fünfmal eine Kolloidstruma vorhanden, noch dazu eine solche geringen Grades. Möglicherweise ist das die Schilddrüse stimulierende Androgen (s. S. 193) das Bindeglied. Eugène Dupuy (1901) hat sogar behauptet, daß Prostatiker nicht selten von Müttern mit Kropf abstammen. Eine unmittelbare Wirkung auf die Prostata kann nach F. Bühler weder für das thyreotrope Hormon des HVL noch für das Thyroxin der Schilddrüse (s. S. 391) angenommen werden. Es spricht daher vorläufig nichts für einen unmittelbaren Einfluß der Schilddrüse auf die HP, der nicht über die Hoden erfolgt. Möglicherweise sind beide, HP und Struma, gleichgeordnete Folgen einer gemeinsamen, im HVL gelegenen Ursache. Ist doch bei beiden eine gute HVL-Funktion die Regel und eine solche ist auch die Voraussetzung für eine normale Androgeninkretion der Hoden, die ihrerseits für die Entstehung der HP, wie wir erkannt haben, von Bedeutung ist (vgl. auch S. 420).

Tierexperimentelle Untersuchungen zur Frage der Prostatahypertrophieentstehung

Lacassagne (1933), ferner Burrows und Kennaway (1934), Laqueur (1934) und de Jongh (1934) u. a. konnten bei kastrierten Nagern der HP des Menschen entfernt ähnliche Veränderungen in der Prostata mittels Östrogen hervorrufen. Ebensolche konnten durch Androgen und mit HVL-Hormon bei verschiedenen Versuchstieren erzeugt werden (s. S. 185, 211/12, 398 und 403). Es kommt unter Östrogenwirkung zu einer Verdickung des fibromuskulären Stromas in Samenblasen, Prostata und Samenleitern, und zu Metaplasie des Epithels in der Prostata und ihren Ausführungsgängen und den Drüsenacini, das außerdem mehrschichtig wird. Dieselben Veränderungen werden in der prostatischen Harnröhre und in den periurethralen Drüsen und deren Ausführungsgängen (BURROWS und KENNAWAY) nach Aufpinselung von Östrogen auf die Haut bei der Maus beobachtet. Gleichzeitige Zufuhr von Androgen unterdrückt diese Wirkungen. ZUCKERMAN und PARKES konnten ähnliche Veränderungen an der Prostata von Affen durch Östrin erzeugen. Die Möglichkeit der wirksamen Neutralisierung des Östrineffekts auf die Prostata mittels Testosteronpropionat gab der Androgenbehandlung der HP neuen Auftrieb [ZUCKERMAN und PARKES (1936), WOERD und DE JONGH (1936)]. So wichtig diese Untersuchungen auch sind, so sind sie doch noch weit davon entfernt, die Entstehung der HP des Menschen aufgeklärt zu haben, und bedürfen daher weiterer Ausbaus. Am nächsten kamen der menschlichen HP gewisse, durch Androgenzufuhr erzielte Ergebnisse (s. S. 398).

b) Die Hormonbehandlung der Prostatahypertrophie

Die Therapie der Prostatahypertrophie mit Hodenextrakten

Auf Grund der Theorie der Verursachung der HP durch eine Minderfunktion der Hoden ist eine Behandlung dieses Leidens bei Mensch und Hund mit Hodenextrakten, aber auch mittels Hodentransplantation und durch Verabreichung von Hodensubstanz versucht worden. Ich folge in der Darstellung der Ergebnisse zunächst R. GEISSENDÖRFER. PERACCHIA behandelte einen Prostatiker mit Hodenextraktinjektionen, einen andern mit Transplantation, und erreichte in beiden Fällen eine restharnfreie Spontanmiktion. LOWER gab 76 Prostatikern mit vollständiger oder teilweiser Harnverhaltung täglich 60 g frischen Stierhoden und erzielte eine Besserung in der zweiten Woche und das Maximum der Wirkung in der vierten bis sechsten Woche. Selbst hergestellte Hodenextrakte und die des Handels sind in größerem Umfang zur Therapie herangezogen worden, so das von LAQUEUR aus Männerharn oder Stierhoden hergestellte Hombreol. Bei elf von zwölf Prostatikern des ersten Stadiums sah VAN CAPELLEN ausgesprochene Besserungen hinsichtlich der Beschwerden, des Allgemeinzustandes und der Restharnmenge in einigen Wochen. In nicht zu weit vorgeschrittenen Fällen hielt die Besserung angeblich zwei bis drei Jahre an und in einem Fall soll sogar eine Verkleinerung der Prostata eingetreten sein. LAQUEUR sammelte 1934 aus dem Schrifttum 133 ähnliche Beobachtungen: etwa zwei Drittel wiesen eine länger anhaltende Besserung, besonders der nächtlichen Pollakisurie, auf, und zwar waren die Erfolge mit einer höheren Dosierung von zweimal täglich 20 HE per injectionem, die besten. GOSTIMIROVIC erprobte bei dreizehn Prostatikern im ersten und zweiten Stadium ihres Leidens Hombreol, ferner Proviron „Schering" (= Androsteronbenzoat) in Form von intramuskulären Injektionen jeden zweiten Tag und bis zu einer Gesamtdosis von 272 — 1182 HE. In den meisten Fällen sah er eine Besserung oder glänzende Erfolge in Gestalt völligen Verschwindens des Restharns von ursprünglich 50 bis 150 ccm. Bei Kranken im dritten Stadium blieben Erfolge aus. Außerdem wurde eine Besserung der Miktionsbeschwerden, der Miktionsfrequenz und des Allgemeinbefindens, in etlichen Fällen auch eine Verkleinerung der Prostata bei der Rektaluntersuchung, einmal von klein Mandarinen- auf Nußgröße (!) verzeichnet. Oft soll die Prostata am Schluß der Behandlung normal groß gewesen sein. ELAUT und HOSTE erreichten bei einem Drittel von 37 mit Hombreol und Neo-Hombreol behandelten Prostatikern, die bis zu drei Jahre kontrolliert wurden, einen sehr guten Erfolg im Sinne von fast völliger subjektiver Genesung; 18 % reagierten nicht und 5 % zeigten eine Verschlechterung. In beginnenden Fällen wurden die besten Resultate erzielt, während eine bestehende Blasenerweiterung und eine geschädigte Nierenfunktion eine Besserung ausschließen. Es wurde sogar der Schluß gezogen, daß die Hormontherapie häufig gestatte, um die Operation herumzukommen. Das hat allerdings nur für eine beschränkte Zeit Gültigkeit. Babics stellt gleichfalls ein gutes Ansprechen im ersten und zweiten Stadium der HP auf Hombreol an Hand von 27 bis zu zwei Jahren beobachteten Fällen fest. Bei Aufhören der Behandlung treten seiner Angabe nach die Beschwerden wieder auf, verschwinden aber auf neuerliche Hormonzufuhr abermals. Babics gab 15 bis 25 tägliche intramuskuläre Injektionen zu 20 HE. Bei erheblichen Hypertrophien fand er die Hormonbehandlung aussichtslos und muß seiner Ansicht nach operiert werden. Minder bestätigte die guten Erfolge des Neo-Hombreols. Übelhör behandelte 21 Prostatiker drei Jahre lang mit verschiedenen männlichen Hormonpräparaten, wie Hombreol, Androstin, Testosan forte, aber auch reinen Hormonen wie Proviron und Testosteron, konnte aber in keinem Fall bei rektaler und zystoskopischer Kontrolle eine Verkleinerung der hypertrophen Prostata beobachten. Ähnliche Erfolge wurden von dem Testesvollextrakt Androstin (A. Müller, Walther, Recknagel, Bodechtel, Wilde und Köller) und vom Erugon „Bayer" (Weber, Grillitsch) berichtet. Weber gab durch einige Wochen täglich 25 HE und sah vor allem bedeutende Restharnverminderungen, z. B. von 300 auf 20 ccm, und gleichzeitig eine Besserung des Allgemeinbefindens. Über Dauererfolge wird nichts angegeben. Groner stellte bei fünfzehn von neunzehn Behandelten die üblichen günstigen Wirkungen mit Erugon fest, wie Verminderung des Restharns und Besserung der nächtlichen Pollakisurie.

Die Behandlung der HP mit Lipoidextrakten des Hodens, welche das lipoidlösliche Testosteron enthalten, deckt sich in ihren Ergebnissen ungefähr mit denen der Testosterontherapie der HP (vgl. darüber den nächsten Abschnitt).

Die Therapie der Prostatahypertrophie mit reinem männlichen Geschlechtshormon

Als erstes Androgen ist das im Männerharn vorkommende Androsteron bei HP in Form der Handelspräparate Proviron und Androviron therapeutisch erprobt worden. Stimpfl konnte mit Proviron bei fünfzehn Prostatikern Erfolge im Sinne einer Erleichterung der Miktion und einer besseren Entleerung der Harnblase erzielen, während die Prostata nicht beeinflußt wurde. Minder sah keine überzeugenden, Recknagel bemerkenswerte Erfolge, die sich im Rahmen der mit Hodenextrakt erzielbaren symptomatischen Besserungen hielten und in Erleichterung der Miktionsbeschwerden, Hebung des Allgemeinbefindens und der Libido, Reduktion der nächtlichen Miktionsfrequenz und mitunter Wiederherstellung der Fähigkeit des spontanen Urinierens bei Prostatikern mit vollständiger Harnverhaltung, bei denen die Harnentleerung nur mittels Katheter möglich war, bestanden. Recknagel glaubt sogar aus seinen Beobachtungen den Schluß ziehen zu dürfen, daß durch eine frühzeitige Hormonbehandlung die Entwicklung der HP aufgehalten und eine solche zur Rückbildung gebracht werden könne. Wir wissen heute, daß ein solcher Schluß aus einer Besserung der Krankheitserscheinungen des Prostatikers nicht abgeleitet werden kann. Durch verschiedene Behandlungsverfahren gelingt es nämlich, die Beschwerden weitgehend zu beheben, ohne daß die Prostata ihre Größe ändert. Selbst eine langdauernde Normalisierung der Beschwerden und ebensowenig eine Reduktion der Restharnmenge bedeutet noch nicht eine Rückbildung der Prostataadenome. Eine wirkliche und nicht nur symptomatische Besserung und Heilung des Leidens kann nur in einer Verkleinerung oder einem Schwund der Prostataadenome bestehen. Das ist ausschließlich auf zystoskopischem Wege sicher feststellbar, durch die rektale Untersuchung nur in beschränktem Grade. So kann z. B. eine akute oder chronische Prostatitis in der hypertrophen Prostata oder ein chronischer Abszeß, vor allem aber Ödem oder Kongestion, eine außerordentliche Größenzunahme der Vorsteherdrüse bei der Untersuchung durch den Mastdarm bewirken. Geht die entzündliche Infiltration zurück — auch ohne Behandlung kann das der Fall sein — oder bricht der Abszeß in die hintere Harnröhre durch, so wird die Prostata beträchtlich kleiner als vorher. Hat nun in der Zwischenzeit eine Hormonbehandlung stattgefunden, so kann man leicht zu dem Schluß verleitet werden, die Hormonzufuhr habe diesen Erfclg herbeigeführt. Der Erfahrene diagnostiziert eine Entzündung in der hypertrophen Prostata und meist auch den Prostataabszeß, wenn er nicht zu tief liegt, und wird in dieser Beziehung Täuschungen weit weniger unterliegen als der Allgemeinpraktiker und der Nichtspezialist. So erklärt es sich, daß die meisten Veröffentlichungen, die ein Schwinden der HP unter der Hormontherapie behaupten, aus der Feder von Nichturologen stammen und, wissenschaftlich betrachtet, das Problem keineswegs gefördert haben.

Im Lichte dieser Kritik müssen zum Teil auch die im folgenden, aus dem Schrifttum berichteten Erfolge der Therapie der HP mit männlichem Geschlechtshormon gesehen werden. In den letzten Jahren wird fast nur mehr das Testosteron, bzw. werden dessen Ester verwendet. Alle Handelsformen des Testosterons, die Tabletten (Perandren Lingual Tabl., Testoviron Drag.), die Tropfen (Testoviron und Anertantropfen), die ölige Einreibung (Testoviron T transkutan, Anertanöl), vorzugsweise aber die intramuskulären Injektionen von Testosteronpropionat sind angewendet worden. Pollak verwendete Perandren und gab sechs Injektionen an aufeinanderfolgenden Tagen zu 250 HE und späterhin zweimal wöchentlich sechs weitere in fünfzehn Fällen beginnender HP mit wenig oder keinem Restharn; vierzehnmal erzielte er eine objektive und subjektive Besserung, doch war der Rückgang der Restharnmenge nur gering. Eine Verkleinerung der Prostata konnte er nicht beobachten. Ebensoviele Prostatiker behandelten Walther und Willongby mit Androstina und Perandren und anscheinend zufriedenstellendem Erfolg. Zehn bevorzugt das Anertan vor dem Perandren. Trabucco injizierte sechs Prostatikern ein- bis zweimal in der Woche je 5 mg Perandren (eine sehr geringe Dosis; Anm. d. Verf.) und erreichte eine subjektive Besserung ohne Änderung der Größe der Vorsteherdrüse und des zystoskopischen Bildes. Astraldi hat über weitere acht Fälle berichtet, von denen drei unbeeinflußt blieben und die übrigen eine Besserung teils des Restharns, teils der Dysurie und Pollakisurie aufwiesen. Dowling injizierte zweimal wöchentlich eine Ampulle Testosteronpropionat und stellte nach drei Wochen ein Absinken der nächtlichen Miktionsfrequenz von siebenmal auf einmal und eine Erleichterung der Miktion fest. Laroche, Mason, Bompard und Corcos gaben achtzehn Prostatikern mit chronischer kompletter Harnverhaltung täglich 30 bis 50 mg Testosteronazetat i. m. und fanden die Harnverhaltung bei sieben zwischen dem zweiten und fünften Tag, bei den übrigen schneller als sonst behoben. Von zwölf Prostatikern mit chronischer inkompletter Harnretention wurde bei fünf der Restharn sinnfällig vermindert oder ganz beseitigt, in einigen Fällen mit einfachem Prostatismus nach der ersten Behandlungswoche die Dysurie und Pollakisurie zum Schwinden gebracht. Zu einer erfolgreichen Behandlung wurden innerhalb mehrerer Monate 1 bis 2 g Testosteronester benötigt. Oberholtzer injizierte nur 5 mg wöchentlich und berichtet über gute Erfolge bei 27 von 34 derart behandelten. Zehn gab 32 Prostatikern aller drei Stadien des Leidens dreimal täglich 10 mg Anertan i. gl. bis zum Eintritt der Besserung, dann nur mehr jeden zweiten bis dritten Tag, und fanden im I. Stadium nur einige wenige Injektionen erforderlich, während das Stadium II eine längere Kur mit 10 mg Einzeldosen in größeren Zeitabständen nötig machte. Bei kompletter Harnverhaltung führten 10 mg täglich relativ rasch zum Ziel.

Bezüglich der Bewertung der Wiederherstellung des spontanen Miktionsvermögens bei einer akuten vollständigen Harnverhaltung durch therapeutische Maßnahmen möchte ich ebenfalls zu besonderer Vorsicht mahnen. Stellt sich doch die Miktion in solchen Fällen nach ein- oder mehrmaliger Entleerung des verhaltenen Harn häufig ganz von selbst, ohne jede Behandlung wieder ein. Es sind deshalb zur Beurteilung der Wirksamkeit einer Therapie besser Fälle mit chronischer Harnsperre heranzuziehen. Man sollte auch mit der Hormontherapie erst beginnen, wenn sich gezeigt hat, daß die Miktion von selbst nicht in Gang kommt. STIMPFL behandelte fünfzehn HP-Kranke mit Testovironinjektionen durch 28 bis 95 Tage, während deren 185 bis 2020 mg Hormon gegeben wurden, mit dem Ergebnis, daß zwei Prostatiker im Stadium I funktionell wiederhergestellt wurden, zwei von sechs Prostatikern im II. Stadium beschwerdefrei und einer von sieben im III. Stadium gebessert wurden. Niemals wurde die Prostata kleiner. In einem Fall konnte sogar zystoskopisch von einer bestehenden Blasenfistel aus während der 81 Tage dauernden Hormonbehandlung, bei der insgesamt 2020 mg Testoviron zugeführt wurden, ein Größerwerden eines rechtsseitigen Adenomknotens verfolgt werden. STIMPFL kommt zu dem Schluß, daß die Hormonbehandlung mit Testoviron nur im ersten Stadium des Leidens einen Erfolg verspricht. BÜHLER empfahl ziemlich hohe Dosen bis zu 50 mg täglich und Dosen von 300 bis 500 mg bis zum Erfolg. EGGER fand bei einem Drittel von 60 mit (100 bis 150 mg) Perandren behandelten Prostatikern einen Rückgang des Restharns und ein Ansteigen des Blasendruckes, aber keine Verkleinerung der Prostata. BELLECCHIA sah günstige Wirkungen von der Behandlung von Prostatikern mit männlichem Hormon und fand sie zumindest unschädlich.

Es fehlt aber auch nicht an Versagern und ungünstigen Wirkungen. Über solche berichtet z. B. DE MAIO, der sieben Frühfälle, vorwiegend von Prostatismus, mit Androgen behandelt hat und bei zwei während der Behandlung eine Harnverhaltung sowie bei fünf eine Verschlechterung der Pollakisurie sah, ohne daß sich dabei der Palpationsbefund an der Prostata änderte. WOHLLEBEN, RAVASINI und SAN MARTINO beobachteten dreimal eine ausgesprochene Verschlechterung des Zustandes ihrer Patienten unter der Hormonbehandlung und WILDEGANS vermißte befriedigende Ergebnisse. Die Vermutung ist begründet, daß derlei schlechte Ergebnisse bei reichlicher spontaner Androgenproduktion des Organismus des Behandelten zustande kommen.

Über die Dauerergebnisse der Androgenbehandlung der HP finden sich keine Berichte. Es steht wohl außer Frage, daß solche nicht erzielt werden. Viele Untersucher haben mehrere Hormonpräparate gleichzeitig verabreicht, so daß eine kritische Bewertung ihrer Erfolge schwer fällt. Andererseits ist die Hormonbehandlung vielfach mit anderen therapeutischen Maßnahmen kombiniert worden. Es ist ganz klar, daß in solchen Fällen die Wirksamkeit des Hormons nicht erfaßt werden kann. Ich berücksichtige aus dem gleichen Grund an dieser Stelle die Ergebnisse derjenigen Autoren nicht, welche die Hormonbehandlung zur Nachbehandlung prostatektomierter oder transurethral resezierter Prostatiker herangezogen haben, obgleich sie davon günstiges im Sinne von rascherer Normalisierung und einer Hebung des Allgemeinbefindens mit Ansteigen des Grundumsatzes berichtet haben (PERACCHIA, ROEBELLEN, CASSUTO).

CHAMPY, HEITZ-BOYER und COUTARD hatten bemerkenswerte Erfolge mit Testosteron; sie glauben, daß die Wirkung infolge ihres raschen Eintretens wahrscheinlich in einer Beeinflussung der Blutstauung um die hypertrophe Prostata besteht und nicht in einer unmittelbaren Einwirkung auf die Vorsteherdrüse selbst. Dossot hat 1937 darauf hingewiesen, daß bei der HP zwei Elemente vergesellschaftet sind, ein unveränderliches, das Adenom, und die zwei veränderlichen Faktoren Kongestion und Entzündung. Gelingt es, diese letzteren beiden zu beseitigen oder zu bessern, so schwinden auch die Beschwerden des Prostatikers. Das ist wohl richtig, doch hat Dossot andere Variable von großer Wichtigkeit für eine therapeutische Beeinflussung nicht berücksichtigt, so den Zustand des Blasenaustreibemuskels, das Verhalten des Nervensystems, der Diurese usw. Auf dem Wege einer Stärkung des Blasendetrusors, die eine bessere Harnaustreibung zur Folge hat, oder der Beruhigung eines übererregten Detrusors, ebenso durch Herabdrückung der Diurese [R. Chwalla (1945)], Maßnahmen, die gar nicht an der veränderten Prostata selbst angreifen, kann eine wesentliche Erleichterung für den Prostatiker geschaffen werden, ohne daß die fixe Größe, das Adenom selbst, sich ändert (s. S. 415). Auf der Beeinflussung der veränderbaren, am klinischen Krankheitsbild des Prostatikers teilhabenden Faktoren beruhen im wesentlichen die Erfolge der konservativen Behandlung der HP, auf der der konstanten Größe, des Adenoms selbst, die der Prostatektomie und der Prostataresektion. Eine Zusammenstellung der Ergebnisse der Hormonbehandlung der HP stammt von Orth und Haslocher.

Wenn ich sie zusammenfasse, so ist das Testosteronpropionat für die Pollakisurie und den imperativen Harndrang im ersten und zweiten Stadium der HP bei nicht zu großen Restharnmengen unter der Voraussetzung aseptischer Verhältnisse, d. h. klaren Harns, ein wertvolles Linderungsmittel. R. Chwalla (1948) hat ausgeführt, daß diese günstige Beeinflussung durch Hemmung der Diurese, Ruhigstellung des übererregten Blasendetrusors, Verstärkung seiner Leistung und zentrale Wirkung zustande kommen kann.

Die Behandlung der Prostatahypertrophie mit Prostata- und Samenblasenextrakten

Morell fand außer Hodenhormon auch die Kombination von Prostata- und Samenblasenextrakten bei HP sehr wirksam; auch Reniert, Englisch, Oraison, Hunt, Bogolansky und Korenchevsky berichten über gute Erfolge durch eine solche Behandlung.

Die Therapie der Prostatahypertrophie mit weiblichem Geschlechtshormon

Stimpfl behandelte vier Prostatiker mit Follikelhormon und sah keine Beeinflussung. Ähnlich fanden Hamilton, Heslin und Gilbert in beginnenden HP-Fällen durch jeden zweiten Tag, 26 Tage hindurch, gegebene 500 bis 1500 I. E. Östron subkutan keine Veränderung des Zustandes und keine Beeinflussung der Vorsteherdrüse. Wugmeister hingegen (1937) erzielte bei 23 Prostatikern eine beträchtliche Besserung sowie eine Verkleinerung der Prostata durch allerdings große Dosen Follikelhormon von bis zu 250 000 i. E. dreimal wöchentlich. R. Chwalla konnte diese Ergebnisse sowohl mit Östradiol als auch mit Diäthylstilböstrol (s. S. 228) bestätigen. Man vergesse nicht, daß kleine Dosen Östrogen beim Versuchstier eher eine fördernde Wirkung auf die Vorsteherdrüse entfalten anstatt der erwünschten atrophierenden. Ferner muß berücksichtigt werden, daß zur Aufhebung einer Geschlechtshormonwirkung durch gegengeschlechtliches Hormon beim Versuchstier ein Vielfaches der Dosis nötig ist (s. S. 189). Es muß also hoch dosiert werden, und zwar so hoch, daß die Hoden zur Atrophie gebracht werden, denn nur dann kann auch ein Atrophieren der Prostata erwartet werden. Neuerdings berichten E. Wildbolz (1948), ferner Reinhard (1949) über so gute Erfolge mit der Östrogenbehandlung, daß von Reinhard sogar die Prostatektomie zurückgestellt wurde. Durch Implantation von Cyren A (Bayer) kann die HP, wie er sich ausdrückt, klinisch zur Heilung gebracht werden. „Das hypertrophe Organ schrumpft zu nicht mehr fühlbarer Größe." Die durch eine intensive Östrogenbehandlung hervorgerufene Gefahr der Auslösung eines Brustdrüsenkrebses — im Schrifttum ist bereits nahezu ein Dutzend solcher Fälle bekannt geworden — bannt er durch präventive Exstirpation der Mammae. Man wird sie, meines Erachtens, wohl nur bei Vorliegen eines Brustdrüsenkrebses in der Vorgeschichte des Kranken ausführen, wenn man nicht überhaupt eine sorgfältige Kontrolle seiner Brustdrüsen während der Östrogenzufuhr allein für genügend erachtet.

Die kombinierte Behandlung der Prostatahypertrophie mit Hodenwirkstoffen und mit Follikelhormon

VALERIO kombinierte die Injektion von täglich 1 ccm (= 2 HE) Erugon mit vier Dragées Follikelhormon in Form von „Unden" durch zwei Wochen. Nach dieser Zeit war bei allen 35 so behandelten Prostatikern der Restharn stark reduziert oder geschwunden, ebenso waren sämtliche Beschwerden behoben und die Prostata erheblich kleiner wie vorher. Bemerkenswert ist, daß sämtliche Kranke vor der Behandlung eine beträchtlich erhöhte Follikelhormonausscheidung im Harn von 200 bis 300 ME im Liter Harn gehabt hatten und diese während der Behandlung, also trotz der Follikelhormonzufuhr, in den meisten Fällen stark absank — eine schwer zu verstehende Wirkung. Am Ende der Behandlung fanden sich Follikelhormonwerte von nur mehr 30 bis 120 ME im Liter Harn. CHRIST gab einem Prostatiker 60 Unden (à 100 IE) und 60 Erugondragées (à 0,25 HE), je drei Dragées beider Hormone pro Tag, und erreichte einen außerordentlichen Erfolg. Die Beschreibung seines Falles erweckt allerdings den Verdacht auf das Vorhandensein eines chronischen Abszesses in der hypertrophischen Prostata, wodurch der erzielte Erfolg in einem ganz anderen Licht erscheint. Fälle mit Harninfektion sollten meiner Meinung nach der Hormontherapie nur bei gleichzeitiger Behandlung der Infektion oder nach ihrer Ausheilung unterzogen werden. CASSUTO kombinierte Testovironinjektionen mit Follikelhormon per os bei 26 Prostatikern und erreichte dadurch eine Besserung der Beschwerden und achtmal eine Verminderung des Restharns, während große Restharnmengen nicht beeinflußt wurden. Der Palpationsbefund an der Prostata änderte sich nicht. Zwanzigmal sank auch der Blutdruck, während er in den übrigen Fällen unbeeinflußt blieb. ÜBELHÖR hat in seinen mit Androgen behandelten Fällen den Blutdruck unverändert und vereinzelte Male erniedrigt gefunden. Zu erwähnen sind in diesem Zusammenhang auch die Ergebnisse von OVERHOLSER und NELSON, ferner von FREUD, die gefunden haben, daß männliches Hormon, das gleichzeitig mit weiblichem verabreicht wird, auf die glatte Muskulatur und die Epithelien der Rattenprostata synergistisch wirkt.

Die Behandlung der Prostatahypertrophie mit „Inhibin" (vgl. S. 105 und 406)

Manche Autoren vertreten die Ansicht, daß es eine zweifache innere Sekretion des Hodens gibt, die an verschiedene Zellelemente gebunden ist, z. B. COMB und PEARSE, STEINACH, NIEHANS, GRUNERT u. a. Dementsprechend werden von COMB und PEARSE zwei Hodenhormone mit verschiedener Funktion postuliert, nämlich das benzollösliche „Androtin", das die Geschlechtsmerkmale und die Anhangsdrüsen des männlichen Geschlechtsapparates erhalten soll, und das wasserlösliche „Inhibin", das hemmend auf die Hypophyse wirkt. COMB und

PEARSE halten eine Überfunktion der Hypophyse für die Ursache der HP und versuchten dementsprechend das Inhibin als Therapeutikum gegen die HP. Drei Fälle, die mit Inhibin und Ligatur des Samenleiters behandelt worden waren, zeigten allerdings keine überzeugende Besserung. Bei siebzehn Prostatikern wurde in fast allen Fällen zugleich eine Katheterbehandlung durchgeführt, so daß eine kritische Wertung der Ergebnisse schwer möglich ist. Nur mit Inhibin behandelte Fälle werden nämlich nicht mitgeteilt. Die große Zahl von Mißerfolgen in den Fällen mit und trotz der gleichzeitigen Katheterbehandlung läßt jedoch einen Erfolg des Inhibins recht unwahrscheinlich erscheinen. LOWER, ENGLE und MCCULLAGH (1935) nehmen an, daß die HP durch eine Veränderung im Gleichgewicht zwischen den zwei Hodenhormonen Testosteron, das von den interstitiellen Zellen geliefert wird, und dem Inhibin der samenbildenden Epithelien verursacht sei. Nach ihrer Vorstellung kommt durch den Wegfall des Inhibins, das normalerweise die Bildung des hypophysären Gonadotropins unterdrückt, eine Überfunktion des HVL zustande, die zu HP führt.

Kritische Bewertung der Ergebnisse der Hormonbehandlung der Prostatahypertrophie

Überblicken wir die mitgeteilten Ergebnisse der bisherigen Hormontherapie der HP, so läßt sich folgendes feststellen: eine wirkliche Verkleinerung der Prostataadenome wird zwar von manchen Therapeuten für einzelne Fälle angegeben, doch entbehren diese Beobachtungen einer zystoskopischen Kontrolle und damit der Beweiskraft. Als beweisend für eine Heilung der HP können nur Fälle gelten, in denen nicht nur der rektale Tastbefund von einem sehr erfahrenen Urologen normal gefunden wird und der Restharn sowie die Beschwerden dauernd geschwunden sind, sondern auch der zystoskopische Befund am Blasenhals und der urethroskopische Befund in der hinteren Harnröhre normal geworden sind. Diesen Forderungen entsprechende Fälle sind bisher nicht mitgeteilt worden. STIMPFL hat in einem Fall von HP mit suprapubischer Blasenfistel unter einer Testosteronbehandlung in einem Zeitraum von 81 Tagen ein Adenomwachstum feststellen können (s. S. 412). Ich habe schon ausgeführt, daß die Hormonbehandlung der HP noch auf keiner sicheren Grundlage ruht, weder hinsichtlich der Art des zu verwendenden Hormons noch hinsichtlich der Dosierung und der zweckmäßigsten Verabreichungsart. Dadurch, daß einander diametral entgegengesetzte Behandlungsverfahren, wie Kastration, Androgen-(Testosteronpropionat-) und Östrogenzufuhr auf diesem Gebiet miteinander konkurrieren, herrscht heute die denkbar größte Verwirrung. Ich halte das Östradiol für das nach dem derzeitigen Stand unseres Wissens zweckmäßigste und beste Hormontherapeutikum weicher und saftreicher Adenome, also adenomatöser Wucherungen, die Mittellappenhypertrophien auf Grund der Geißendörferschen Untersuchungen vielleicht ausgenommen. Wir müssen also vor Einleitung einer Hormonbehandlung zumindest zwischen drüsigen und fibromyomatösen Formen der HP differenzieren. Das Androgen ist ein gutes, symptomatisch wirksames Mittel gegen die Beschwerden des ersten und zweiten Stadiums vieler HP-Fälle; in großen Dosen und durch längere Zeit genommen, besteht davon die Gefahr einer Förderung der HP. Hinsichtlich der Applikationsart erscheint eine rektale Darreichung des Östrogens bei weichen, saftreichen Adenomen theoretisch als zusätzliche Verabreichung zur Injektionsbehandlung angebracht und wird von mir erprobt. Die richtige Östrogendosis ist diejenige, welche das im Organismus des Prostatikers gebildete Androgen nicht nur vollständig in seiner Wirkung aufhebt, neutralisiert, sondern diese überkompensiert, d. h. eine Verweiblichung herbeiführt, denn ohne radikale Konstitutionsänderung ist eine Verkleinerung der hypertrophen Prostata auf unblutigem, nicht operativem Weg nicht zu erzielen.

Die Kastration als Therapie der Prostatahypertrophie

Wie v. Frisch im alten Handbuch der Urologie [herausgegeben von A. v. Frisch und O. Zuckerkandl (1906)] richtig ausführt, bildete die theoretische Grundlage für die Kastrationsbehandlung der HP zunächst die experimentell erzeugbare Atrophie der Prostata nach Kastration eines geschlechtsreifen Tieres, die schon John Hunter 1786 bekannt war, ferner die abnorme Kleinheit der Prostata bei menschlichen Kastraten und Eunuchoiden sowie in gewissen Fällen von Fehlbildungen und Verlagerung der Hoden (s. S. 382). Wir dürfen heute die Grundlage dieser Therapie durch die weiteren Tatsachen verbreitern, daß menschliche Frühkastraten und Individuen mit frühzeitig einsetzendem und chronischem Androgenmangel keine HP bekommen [R. Chwalla (1949), s. S. 397]. Praktisch ist die Kastrationsbehandlung der drüsig-adenomatösen (!) HP erst berechtigt, wenn feststeht — was bis jetzt noch nicht der Fall ist —, daß auch eine hypertrophe Prostata auf die Kastration in der gleichen Weise reagiert wie eine normale, d. h. daß die Prostataadenome bzw. periurethralen Adenome atrophieren. A. v. Frisch bemerkt dazu, daß es zu einer wahren Atrophie der hypertrophen Prostata nur in den allerseltensten Fällen zu kommen scheint. Zahler hat (1940) bei einem kastrierten Hund einen Rückgang periurethraler Adenome beobachtet.

Die erste Kastration zur Behandlung der HP ist nach v. Frisch 1886 von Ssinitzin ausgeführt worden. Als Methode der Wahl ist sie von Ramm in Christiania 1893 und im gleichen Jahr von White in Philadelphia empfohlen worden (in Analogie zur Kastrationsbehandlung der Uterusmyome der Frau). 1895 berichtete White über eine rasche Atrophie der hypertrophen Prostata bei 87,2% von 111 doppelseitig kastrierten Prostatikern. Gute Ergebnisse mit diesen Behandlungsverfahren wurden ferner von Lilienthal (1895), Legueu (1896), Albarran und Motz (1898), Athanasow (1898) mitgeteilt, während andere über ungünstige Resultate berichteten, wie Kelsey (1896) oder Robinson (1896). Burckhardt hat in einer Statistik bis 1902 210 kastrierte HP-Fälle aus dem Schrifttum gesammelt und fand nur in 20,4% derselben eine Erfolglosigkeit der Kastration, ferner eine Sterblichkeitsziffer dieser von 16,2%, die heutzutage wohl weit tiefer liegt. Cabot berichtet über 9,8% Mißerfolge der Kastration (1896), Englisch über 4,1% (1896 bis 1903). Die Zahl der Besserungen wird von Cabot mit 6,6%, von Englisch mit 47,5% angegeben. Es muß bei solchen Erfolgsziffern eigentlich wundernehmen, daß sich die Kastrationstherapie der HP nicht dauernd hat behaupten können. Mit dem Aufkommen der Prostatatektomie seit 1900 trat die bis dahin viel geübte Behandlung in den Hintergrund und wurde schließlich ganz verlassen. Im letzten Dezennium ist sie von einzelnen Chirurgen, wohl unter dem Einfluß der modernen Kastrationsbehandlung des Prostatakarzinoms, wieder aufgenommen worden. Deming, Jenkins und van Wagenen konnten eine akute Harnverhaltung bei einem Prostatiker durch die Kastration nicht beseitigen.

Wenn man angesichts der Divergenz der angegebenen Erfolgsziffern der Kastrationsbehandlung der HP diese richtig werten will, so wird man dabei einerseits spontane Besserungen von durch diese Therapie erzielten auseinanderhalten müssen und sich andererseits von vornherein eine Auswirkung der Kastration nur auf lange Sicht erwarten dürfen. Eine beträchtliche Volumverminderung der Prostata nach der Kastration wird als Wirkung dieser übereinstimmend angegeben. Eine Dekongestionierung der Prostata, als welche v. Frisch die Wirkung der Kastration auffaßt, wäre verständlich, denn die Kastrationsatrophie der Prostata vollzieht sich möglicherweise auf dem Wege einer Verminderung der Blutversorgung. Die eigentliche Prostata bildet bei großen Hypertrophien die sogenannte chirurgische Kapsel und ist, sei es durch Druck oder durch hormonalen Einfluß, ohnehin atrophisch; ihre Rückbildung wird durch die Kastration wohl noch beschleunigt. Ob aber auch die periurethralen Adenome sich nach der Kastration verkleinern, kann nur und muß erst durch die Zystoskopie bewiesen werden. Allein schon die Beschleunigung und Verstärkung der Atrophie der eigentlichen Prostata schafft jedoch innerhalb gewisser Zeit eine Besserung des Leidens und kann vielleicht genügen, das Schwinden der Harnretention zu erklären, das z. B. Bruns bei acht von zwanzig kastrierten Prostatikern beobachtet hat (1896), die sich zwei bis dreizehn Jahre vorher kathetert hatten: sie wurden durch die Kastration vom Gebrauch des Katheters befreit. Von achtzehn Fällen mit sehr häufigem Harndrang ohne Retention blieben nur fünf ungebessert. Durch den Rückgang des Prostatavolumens wird die Katheterung und die Einführung von Metallinstrumenten bedeutend erleichtert, wie v. Frisch hervorhebt.

Nach seiner Darstellung stehen allerdings diesen günstigen Erfolgen der Kastration schwere Nachteile gegenüber, nämlich körperlicher Verfall mit Kachexie nach der Kastration sowie schwere psychische Störungen. Ohne Zweifel gibt es kaum einen zweiten Eingriff, der diesbezüglich an die Entmannung heranreicht. Die einseitige Kastration (Semikastration) hat sich nach der statistischen Zusammenstellung von Burckhardt (1902) nicht bewährt, wenngleich auch nach ihr Besserungen berichtet worden sind.

Man hat auch versucht, die Kastration durch verödende Injektionen ins Hodengewebe oder durch Röntgenbestrahlung der Hoden [Hock (1904)] zu ersetzen, um auf diese Weise die Hoden auszuschalten, ohne sie zu entfernen, in der Hoffnung, dadurch die Prostata zu verkleinern. Der erste Weg ist gefährlich und dazu ebenso erfolglos wie der zweite. Große Bedeutung gewannen die Operationen am Samenstrang zur Erzielung eines ähnlichen Erfolges. Sie werden mit den eben erwähnten Eingriffen am Hoden üblicherweise als sogenannte „sexuelle" Operationen zur Behandlung der HP zusammengefaßt und im nächsten Abschnitt, der Vollständigkeit halber, gesondert besprochen, obwohl sie heute mehr oder weniger der Vergangenheit angehören.

Eine wesentliche Beeinflussung der HP kann von der Kastration nur erwartet werden, wenn sie sehr frühzeitig, möglichst vor dem Beginn des Leidens oder im Anfangsstadium desselben, ausgeführt wird. An sie sollte unbedingt eine Östrogenbehandlung (mit Östradiol) angeschlossen werden, nicht nur, um die Kastrationsfolgen zu mildern, sondern auch zum Zweck der Neutralisation des nach der Kastration von den Nebennieren weiter produzierten Androgens. Ferner kann nur bei drüsig-adenomatösen HP-formen eine günstige Beeinflussung von der Kastration erwartet werden.

In der Veterinärmedizin bildet heute noch die Kastration das therapeutische Verfahren der Wahl bei der HP alter Hunde und hat sich hier am besten bewährt, wie mir Prof. Dr. Otto Überreiter von der Wiener tierärztlichen Hochschule während des Krieges mitgeteilt hat.

Die sexuellen Operationen zur Behandlung der Prostatahypertrophie

Als sogenannte sexuelle Operationen faßt man Eingriffe zusammen, die an den Hoden oder am Samenleiter zu dem Zweck ausgeführt werden, eine Hodenatrophie herbeizuführen, um dadurch die hypertrophe Prostata zur Schrumpfung

zu bringen, eine Wirkung, die man sich von der Involution der Hoden erhofft.
Voraussetzung dafür ist allerdings eine völlige Fibrose der Hoden, d. h. ein
Zugrundegehen nicht nur der Samenepithelien, sondern auch der Zwischenzellen, die die endokrine Funktion der Hoden besorgen. Tatsächlich findet man
bei etlichen Atrophien beider Hoden die Prostata keineswegs atrophisch und
noch weniger ist sicher, daß eine Hodenatrophie einmal entwickelte Adenome der
periurethralen Drüsen zur Atrophie bringt; der Effekt der Eingriffe ist also von
vornherein äußerst fraglich (s. S. 400 oben). Es gehören hieher außer der therapeutischen Kastration bei HP, die bereits besprochen worden ist (s. das vorangegangene
Kapitel), und der Röntgenkastration durch Röntgenbestrahlung der Hoden
[HOCK (1904)] die künstliche Verödung des Hodenparenchyms durch sklerosierende Injektionen [McCULLY (1895), GROSS (1897), ATHANASOW (1898)], die
Durchtrennung der Cooperschen Nerven [PRZEWALSKY (1897)] und die Resektion
der Samenleiter, die sogenannte Vasektomie. Von ihnen hat sich außer der
Röntgenkastration nur der letztgenannte Eingriff erhalten, wenngleich er
heute ausschließlich zu Verhütung der Nebenhodenentzündung im Gefolge einer
Verweilkatheterbehandlung des Prostatikers ausgeführt wird. Die übrigen
angeführten ,,sexuellen Operationen'' zur Behandlung der HP sind wegen man-
gelnder Erfolge aufgegeben worden. Die Röntgenkastration hat möglicherweise,
soweit durch eine genügend große Bestrahlungsdosis eine völlige fibröse Atrophie
der Hoden einschließlich ihrer Zwischenzellen herbeigeführt wird, noch eine
Zukunft. Die Resektion der Vasa deferentia ist nach A. v. FRISCH (1906) zuerst
von LENNANDER (1894) vorgenommen und in den letzten Jahren des vergangenen
Jahrhunderts von zahlreichen Chirurgen als Therapie der HP geübt worden.
Sie basiert auf der experimentellen Erfahrung, daß beim Versuchstier nach
Durchtrennung der Samenstränge oder der Samenleiter auf dem Wege einer
Involution der Hoden oder durch Inaktivität eine Atrophie der Prostata beobach-
tet worden ist. Eine solche Verkleinerung der Prostata tritt jedoch bei einer
hypertrophen Vorsteherdrüse alter Männer nicht ein und später gesammelte
Erfahrungen haben gelehrt, daß weder eine Atrophie der Hoden noch der Prostata
eine regelmäßige Folge der Vasektomie ist. Damit war die Voraussetzung dieses
Eingriffes gefallen. In einer gewissen Anzahl von Fällen, die in größeren Statistiken mit einem Viertel oder einem Drittel der Fälle angegeben wird, tritt nach
der Vasektomie eine Besserung der Beschwerden des Prostatikers oder auch
seiner Blasenfunktion ein, die A. v. FRISCH durch die Durchtrennung der die
Samenleiter bis zu ihrem Eintritt in die Prostata begleitenden Nerven erklärt,
welche den bestehenden Reizzustand beheben soll (l. c.). Es ist jedoch die Frage,
ob die nach Vasektomie beobachteten Besserungen wirklich auf die Duktus-
resektion zurückzuführen sind und nicht auf andere Faktoren, wie die postopera-
tive Bettruhe, die Proteinkörpertherapie der aseptischen Operation, und nicht
zuletzt auf die Selbstausgleichstendenzen des Organismus, also spontane Besserungen sind. A. v. FRISCH hat bereits im Jahre 1906 das Urteil abgegeben,
daß ,,die sexuellen Operationen heute nicht mehr zum Zwecke einer Kausal-
behandlung der HP'', sondern lediglich zur Behebung einzelner Symptome
dieses Leidens ausgeführt werden, worunter die Vorbeuge der Nebenhodenentzündung durch die Vasektomie gemeint ist.

c) Prostatahypertrophie und Konstitution

FLAMM und HOCHMILLER, die 931 Sektionsbefunde von Männern durch-
sahen, fanden bei 165 von ihnen, das ist in 17,7 % des obduzierten Männer-
materials, das Vorhandensein einer HP (1926) und kamen auf Grund dessen
zu dem Schluß, daß nach dem 41. Lebensjahr ungefähr jeder sechste Mann eine

HP bekommt. Je höher das Alter, desto häufiger wird, wie auch sie feststellen, die HP, so daß im 9. Lebensjahrzehnt zwei Drittel aller Männer von HP befallen sind. Neuere nordamerikanische Untersuchungen ergaben bei 45 % der Männer jenseits des 40. Lebensjahres das Vorhandensein einer HP. Das sind anatomische Feststellungen, die noch insoweit einer Ergänzung bedürfen, als auch leichte und nur mikroskopisch feststellbare Hypertrophien bzw. Adenombildungen mit erfaßt und statistisch berücksichtigt werden müssen, wenn wir einen Überblick über die wahre Häufigkeit der HP in einem bestimmten Lebensalter gewinnen wollen. Nicht alle auf dem Sektionstisch gefundenen Hypertrophien machen jedoch Beschwerden.

Von der klinischen Seite betrachtet, stellt sich das Problem der HP-Häufigkeit demgemäß anders dar, indem selbst große hypertrophe Prostaten dem Träger keine oder fast keine Beschwerden machen können und daher nicht zur Erfassung gelangen und anderseits kleine Hypertrophien, die klinisch nicht sicher diagnostiziert werden können, zur Quelle sehr heftiger Klagen seitens der Erkrankten werden oder — in anderen Fällen — mangels Beschwerden überhaupt nicht zum Arzt gelangen. Es besteht nach alter Erfahrung keine Entsprechung zwischen der Größe der hypertrophierten Prostata per rectum und dem Grad der subjektiven Beschwerden des Kranken. Dazu kommt, daß die isolierten Mittellappenhypertrophien vom Mastdarm aus nicht erkennbar sind. Es ist somit nur ein Teil der anatomisch Kranken klinisch krank, während auf Seite der klinisch Kranken mit „kleinen" Hypertrophien die Unterscheidung z. B. von einer Sphinkterstarre vielfach nicht möglich ist. Der Kliniker erfaßt nur die beschwerdenmachenden Hypertrophien, die absolute Häufigkeit der HP nur der Anatom. Verläßliche klinische Statistiken gibt es nicht und schon gar nicht solche, die leichte Grade der HP berücksichtigen, wie nach dem Gesagten zu verstehen ist.

Aus der mangelnden Parallelität zwischen den Beschwerden, die unter anderem von der Art der Ausbreitung des Adenoms abhängen, und der Größe eines Prostataadenoms geht schon hervor, daß ein zweiter Faktor zum anatomischen Vorhandensein eines Prostataadenoms hinzutreten muß, damit subjektive Beschwerden eintreten, und dieser noch nicht erkannte, die Beschwerden auslösende Faktor liegt außer in der Wachstumsrichtung des Adenoms ohne Zweifel in bestimmten Eigentümlichkeiten des Individuums, in seiner „Konstitution", soweit nicht noch unerforschte Eigentümlichkeiten der Adenombeschaffenheit in Betracht kommen. Es gibt Patienten mit chronisch überdehnten Blasen und hohen Restharnmengen infolge HP, die keine Klage bezüglich des Urinierens haben und eine normale Miktionshäufigkeit aufweisen. Ihre Harnblase ist so hypotonisch, daß ihre, wenn auch allmähliche, Überdehnung gar nicht empfunden wurde. Was die Ursache dieses Verhaltens ist und welchen Einfluß der endokrine Status des Kranken sowie das autonome Nervensystem darauf nehmen, ist vorläufig noch nicht bekannt. Ohne Zweifel bestehen Beziehungen zu der Reaktionslage des Nervensystems und den Säften (Kalziumgehalt!) und zwischen diesen beiden Faktoren. Untersuchungen sind hier sehr nötig. Ich habe geprüft, ob in den Fällen von konstitutionell niedrigem Blasentonus, wie den erwähnten, auch der Darm minder tonisiert ist und z. B. träge arbeitet. Diese Vermutung hat sich aber nur für einen Teil der einschlägigen Fälle als richtig erwiesen. In anderen Fällen von Atonie der Harnblase funktioniert der Darm normal.

Das, was wir Konstitution nennen, beeinflußt aber nicht nur die Beschwerden des Prostatikers in bestimmender und diese formender Weise, sondern auch das Entstehen der HP selbst. Der Verfasser dieses Buches ist auf Grund pathologisch-anatomischer Beobachtungen, nämlich des Fehlens von HP bei Eunuchoiden und bei Frühkastraten, zu der Ansicht gekommen, daß eine Beziehung zwischen HP-Entstehung und Hoden besteht, daß das Zustandekommen einer HP von den Hoden abhängt und an ihr Vorhandensein geknüpft ist, und daß umgekehrt das Fehlen der Hoden und in gleicher Weise ein frühzeitiger und chronischer Androgenmangel überhaupt das Entstehen einer HP verhindern. Der Grad eines Androgenmangels hängt auch von der Androgeninkretion der Nebennierenrinde ab. Worin sonst sollte die Ursache des Nichtauftretens einer HP bei einem Eunuchoid gesucht werden, als in dem ab ovo bestehenden testikulären Androgenmangel, der die Prostata dauernd in unentwickeltem Zustand erhält, sofern der Ausgangspunkt der HP, die periurethralen Drüsen, überhaupt entwickelt sind? Je später er einsetzt, desto weniger sicher wird eine HP verhindert. Hypogonade Männer mit fehlender oder schwacher Inkretion der Hoden bekommen keine HP oder, offenbar in Abhängigkeit von dem Grad und der Dauer des konstitutionellen Androgenmangels, nur selten eine solche, wie sich z. B. an Kryptorchen zeigt (vgl. die Zusammenstellung S. 316). Ist eine HP bereits entwickelt, so schreitet sie nur langsam fort, viel langsamer als bei kräftig hormonliefernden Hoden. So erklärt sich, daß bei spätem Inerscheinungtreten einer HP diese in der Regel gutartig verläuft und die Operation vermieden werden kann. Auch Zwitter und Scheinzwitter bleiben, soweit dies bis jetzt bekannt ist, von (adenomatöser) HP frei, ebenso Männer, bei denen ein verweiblichender Einfluß wirksam war (vgl. die Zusammenstellung S. 316/17 und S. 423). Da wir heute wissen, daß das Androgen ein spezifischer Wuchsstoff für das Prostataepithel ist, wird uns der Zusammenhang von HP und Geschlecht bzw. Männlichkeit voll verständlich.

Wir dürfen also feststellen, daß ohne Androgen keine HP zustande kommt und im Androgen eine Teilursache der HP (neben einem Anlagefaktor), vielleicht eine Voraussetzung für ihr Entstehen erblicken [R. Chwalla (1949)]. Ein konstitutioneller Faktor, von dem das Entstehen der HP abhängt, ist das Androgen.

Vor meinen Untersuchungen über die Ätiologie der HP waren bereits etliche andere Tatsachen über die somatische Konstitution des Prostatikers bekannt. So haben Flamm und Hochmiller auf die besondere Häufigkeit der Arteriosklerose (s. S. 427), die Seltenheit von Tuberkulose, aber auch von anderen Infektionskrankheiten bei Prostatikern, ihr gegenüber Nichtprostatikern häufigeres Befallensein von Neubildungen und Bildungsfehlern sowie vom Gallensteinleiden hingewiesen (l. c.). Von den jüngeren Prostatikern ihres Beobachtungsgutes, denen im fünften Jahrzehnt, starben 41,5 % an bösartigen Gewächsen. Ferner wurde 48,8 % Lungenemphysemhäufigkeit (vgl. die bereits erwähnte Häufigkeit des Lungenemphysems bei den stark behaarten Männern und den bärtigen Frauen!), rund 57,8 % Häufigkeit von Herzhypertrophie von Flamm und Hochmiller festgestellt. Letztere hängt vermutlich mit Häufigkeit des arteriellen Hochdrucks beim Prostatiker zusammen, der seinerseits in Beziehung zum HVL und zur Nebennierenrinde und zu einer kräftigen Funktion beider steht (s. S. 404, 407 und 425), wie sie beim Prostatiker vorhanden ist. Findet man doch beim Prostatiker nur ausnahmsweise eine unterentwickelte oder atrophische Nebennierenrinde und ein Gleiches gilt hinsichtlich des Zustandes der HVL bei ihm. Anderseits fand ich bei HP 12 % Nebennierenrindenwucherung, eine Häufigkeit, die von keinem andern Blastom, außer vom Hypernephrom, übertroffen wird (s. die Zusammenstellung S. 348). In vier Fällen von HVL-Atrophie bei Männern im Alter von 52, 60 und 61 Jahren fand ich keine HP und bei dem 60jährigen, bei dem die Prostata mikroskopisch untersucht worden war, dieselbe sogar mäßig atrophisch. Wir können auch einen weiteren Teil der Befunde von Flamm und Hochmiller im Lichte der vorangegangenen Ausführungen bereits verstehen, so die Häufigkeit der Arteriosklerose beim Prostatiker, die offenbar mit seiner kräftigen Nebennierenrindentätigkeit zusammenhängt (s. S. 66), ferner seine gute Infektionsabwehr und dementsprechend die Seltenheit der Tuberkulose bei ihm und schließlich seine (s. S. 420) besondere Neigung zu bösartigen Gewächsen (vgl. S. 73 und die besondere Häufigkeit von Blastomen bei stark behaarten Männern [s. S. 276], die gleichfalls durch deren starke Nebennierenrindentätigkeit bedingt ist). Der Verfasser hat an anderer Stelle den Versuch gemacht, die Seltenheit und den gutartigen Verlauf der Tuberkulose beim Prostatiker als Funktion seines Normo- oder Hypergonadismus zu deuten (vgl. S. 171, ferner den Sitzungsbericht der Wiener Ges. f. inn. Med. vom 4. XI. 1948; dieser ist mit einem Normo- oder Hyperkortikoadrenalismus vergesellschaftet). Bezüglich der vermehrten Neigung des Prostatikers zur Gallensteinbildung s. S. 467/68 und die Zusammenstellung S. 468. Ich vermag die Vorstellung nicht zu unterdrücken, daß sie vielleicht mit der chemischen Verwandtschaft der Gallensäuren und des Cholesterins der aseptischen Gallensteine einerseits und der Steroide der Keimdrüsen und der Nebennierenrinde anderseits ebenso zusammenhängt wie anderseits mit der kräftigen Tätigkeit dieser beiden endokrinen Drüsen beim Prostatiker. Die größte Gallensteinhäufigkeit überhaupt fand ich bei stark behaarten Prostatikern. Sie erreicht bei ihnen 50 %. Es ist sicher kein Zufall, daß BARTEL (1916) beim Gallensteinkranken dieselben Konstitutionseigentümlichkeiten aufzählt, wie seine Mitarbeiter FLAMM und HOCHMILLER für den Prostatiker. So ergibt sich also die Möglichkeit, alle Eigentümlichkeiten des Prostatikers aus einer Ursache, einer kräftigen Tätigkeit von Nebennierenrinde und Keimdrüsen, einheitlich zu erklären. Im Lichte unseres heutigen Wissens ist der Prostatiker konstitutionell als ein Individuum mit besonders kräftiger Funktion von Keimdrüsen und Nebennierenrinde (die ja zusammengehören), und anderseits auch des HVL, von dem diese beide Organe abhängen, somit des hormonalen Geschlechtssystems, charakterisiert. Zu dieser Konstitution tritt dann noch eine besondere Erbanlage für die Adenombildung in den periurethralen Drüsen hinzu. Die Angabe von W. POLLAK, daß Prostatiker sich durch eine starke Behaarung auszeichnen und gewissermaßen als „Übermänner" anzusehen seien, deckt sich mit meiner Auffassung und mit eigenen Erfahrungen. Bei alten Männern mit weiblicher Schambehaarung fand ich keine HP, ebensowenig bei Männern mit großem Utriculus prostaticus, also „weiblichen Intersexen" (s. die Zusammenstellung S. 317). Selbstverständlich kann sekundär, bei bereits vorhandener HP, die Männlichkeit eine Einbuße erfahren.

Sein Gegenstück beim weiblichen Geschlecht ist die Myomträgerin. Bei ihr finden wir dieselben Merkmale wieder, die den Prostatiker auszeichnen, und zwar eine kräftige Eierstock-, Nebennierenrinden- und HVL-Funktion. Die Myomfrau dürfte als Typus des „Überweibchens" angesehen werden können. Unter sechzehn weiblichen Fällen von Atrophie des HVL fand ich niemals ein Uterusmyom und umgekehrt bei Nebennierenrindenwucherung in Form von einfacher oder knotiger Hyperplasie der Nebennierenrinde eine besondere Häufung von uterinen Myomen wie von HP am Sektionstisch [R. CHWALLA (1948), ferner S. 272]. PAUL BLATT (1926) hebt in einer klinischen Arbeit über Prostatahypertrophie und Konstitution gleichfalls die enorme Seltenheit des phthisischen Habitus beim Prostatiker (Vorkommen 0 % im Material von BLATT, ein einziges Mal von mir in einem 185 Prostatiker umfassenden Obduktionsgut beobachtet), seinen emphysematösen Brustkorb (!) — wiederum taucht der häufige Zusammenhang mit Lungenemphysem (vgl. S. 420) auf —, sein normales Genitale (!), die Neigung zur Fettsucht, die großen und dunkel pigmentierten Brustwarzen (s. S. 188) und die starke Hypertrophie der Mammae hervor, die meiner Erfahrung nach aber keine echte Parenchymvermehrung darstellt, sondern durch Fetteinlagerung bedingt ist (sogenannte Pseudogynäkomastie). Das muß noch geklärt werden. Ferner weist er auf das Fehlen einer übernormal starken Körperbehaarung

(Beobachtungen von W. Pollak und mir stehen im Gegensatz dazu) und die zarte, weiche und glatte Beschaffenheit der Haut des Prostatikers (siehe weiter unten) hin, die am Stamm fast immer zahlreiche Naevi, Angiome, Lipome und Verrucae (vgl. dazu S. 458) trägt. Die Seltenheit von Tuberkulose bestätigt Blatt. Sie eignet nach meinen Untersuchungen übrigens auch dem Prostatakarzinom (s. S. 171), wie wir heute auf Grund der Rolle des Androgens bei dessen Entstehung wohl verstehen können. Sehr selten ist nach Blatt ein Diabetes bei HP, was ich aus meiner Erfahrung bestätigen kann (vgl. dazu die relative Häufigkeit des Diabetes als Todesursache bei mangelhaft behaarten Individuen S. 193 und 278). Als besonders charakteristisch für den Prostatiker werden von Blatt eine auffallend mangelhafte Körperbehaarung und die zarte, feuchte Beschaffenheit seiner Haut bezeichnet, welch letztere mit der eher gesteigerten Tätigkeit der Schilddrüse in Zusammenhang stehen könnte (Anm. des Verf.), die bei Prostatikern relativ häufig Adenome enthält (s. S. 193 und 408). Eine Akromegalie fand Blatt in seinem Beobachtungsmaterial von 114 Prostatikern nicht. Ich selbst verfüge über keine Beobachtungen von Akromegalie im prostatischen Alter, die einen Schluß auf die Häufigkeit der HP bei dieser Affektion erlauben würden. Die Geschlechtsfunktion ist meiner Erfahrung nach charakteristischerweise im Beginn des Leidens so gut wie immer erhalten. Daß sie mit dem Fortschreiten der Erkrankung (Urotoxämie!) zurückgeht, ist selbstverständlich.

Weitere unvoreingenommene und kritische Untersuchungen über die Konstitution des Prostatikers sind, wenn ich zusammenfasse, vonnöten, um eine endgültige Klärung dieses Problems herbeizuführen.

Prostatahypertrophie und Intersexualität

L. Moszkowicz (1932) unterschied zwischen einem kranialen, bisexuellen, und einem kaudalen, rein männlichen Anteil der Prostata (vgl. darüber S. 380/81). Der letztere, der die unterhalb des Müllerschen Hügels des Embryos, des bleibenden Samenhügels, angelegten Prostatadrüsen umfaßt, atrophiert nach Moszkowicz im Greisenalter, während gleichzeitig der kraniale Anteil unter dem Einfluß der gleichen hormonalen Einwirkung hypertrophieren soll. Neuestens hat V. Blum (1949) diese Auffassung bekräftigt. Daß sie richtig und mehr ist als eine bloße Hypothese, muß jedoch erst bewiesen werden. Bis jetzt ist bei der senilen Atrophie der Prostata noch niemandem aufgefallen, daß sie nur die Prostatadrüsen unterhalb des Samenhügels betrifft; das bedarf also noch der Untersuchung. Ferner ist das, was bei der HP wuchert, nicht der kraniale Prostatateil, sondern der Komplex der kranialen submukösen Drüsen der Schleimhaut der hinteren Harnröhre und des Blasenhalses, wodurch die Hypothese von Moszkowicz solange unentschieden bleibt, bis von ihren Anhängern der Nachweis geführt ist, daß diese Drüsen mit denen der Prostata gleich reagieren. Die HP des Mannes soll nach dem gleichen Autor bedingt sein durch eine schwache männliche Epistase zusammen mit einem Versiegen der Hodeninkretion im Alter, wodurch die kranialen, bisexuellen Prostatateile gleichwie die Brustdrüsen eine Wachstumsanregung erführen; sie wäre damit eine Verweiblichungserscheinung. Auch das ist eine abstrakte Spekulation, die in den Tatsachen keinen Rückhalt findet; gerade das Gegenteil scheint dem Verfasser richtig, wie im vorangehenden ausgeführt wurde. Denn eine echte Gynäkomastie (nicht eine durch Fettansammlung hervorgerufene Pseudogynäkomastie!) ist beim Prostatiker ebenso eine Rarität wie eine Atrophie der Hoden, wie wir auf S. 407 gesehen haben, und ein femininer Einschlag als besonderes Charakteristikum. Umgekehrt fand ich drei Gynäkomasten im Alter von 56 bis 66 Jahren frei von HP (vgl. die Zusammenstellung S. 316). Es ist ferner auffällig, daß Männer mit Schädigung des hormonalen Geschlechtssystems, wie Kryptorche, Träger von Hypospadie, retrovesikalen Zysten oder Samenleiteraplasie (vgl. die Zusammenstellung S. 316) nur selten von HP befallen werden. Ein intaktes und gut funktionierendes hormonales Geschlechtssystem ist vielmehr Voraussetzung für die Entwicklung dieses Leidens. Die stärkste und elektive Schädigung des hormonalen Geschlechtssystems wird durch das konträre Geschlechtshormon herbeigeführt; es entfaltet darum eine so ausgezeichnete Wirkung beim Prostatiker. Daß die HP bei Homosexuellen besonders häufig und häufiger ist als bei normalgeschlechtlichen, wie V. BLUM angibt, muß erst durch große Untersuchungsreihen und einen Vergleich m t Normosexuellen bewiesen werden. Wir haben ferner gehört, daß bei der Mehrzahl der Homosexuellen die Geschlechtshormonverhältnisse im Bereich der Norm liegen (R. BRAHN 1931). Eine Besserung der HP ist nach der Ansicht von MOSZKOWICZ durch eine Stärkung der Männlichkeit und nicht etwa durch eine Kastration, welche dieselbe schwächt, zu erwarten. K. HUTTER hat die HP auf Grund von klinischen Eindrücken (vgl. S. 447) sogar als ein Zeichen von Intersexualität bezeichnet (1929). Der Verfasser teilt diese Auffassung nicht. Gerade bei hochgradiger Intersexualität, wie bei Zwittern und Scheinzwittern und bei Eunuchoiden, ist bisher keine echte, adenomatös-drüsige HP beobachtet worden, wie u. a. gerade die von MOSZKOWICZ gesammelte Kasuistik von echten Zwittern und Scheinzwittern beweist. Es spricht auch nichts dafür, daß die Prostatiker Intersexe wären, denn man findet bei ihnen anatomisch keine Zeichen von Intersexualität und klinisch nicht häufiger solche, als dem Alter entspricht. Der Verfasser fand bei drei Männern mit der Anlage nach auffallend großem Utriculus prostaticus *keine* HP; ebenso fehlte eine solche bei drei Männern mit weiblicher Schambehaarung im Alter von 55 bis 66 Jahren am Sektionstisch; in einem dieser Fälle waren sogar Prostata und Hoden „etwas klein". Damit ist nicht in Abrede gestellt, daß gelegentlich auch bei einem Intersex, das Androgen produziert, eine HP vorkommen kann, so wie ein Uterusmyom bei weiblichen Intersexen beobachtet wird. Der Verfasser ist auf Grund von Beobachtungen am Sektionstisch zu der gegenteiligen Ansicht gelangt wie MOSZKOWICZ, HUTTER und V. BLUM, daß nämlich die Entstehung der HP an das Androgen der Hoden gebunden ist. POLLAK und andere (1937) haben die HP sogar mit guten Gründen als Übermännlichkeitserscheinung angesprochen; POLLAK hat ferner bei der Mehrzahl seiner Prostatiker eine besonders starke Körperbehaarung beobachtet (s. S. 421), was gegen die Auffassung der HP als eine Erscheinung von Intersexualität spricht. Daß bei bestehender HP sekundär die Behaarung abnehmen kann, wenn die Hodeninkretion zurückgeht, ist selbstverständlich. Eine echte Gynäkomastie, die ein Zeichen von Intersexualität wäre, will BLATT bei Prostatikern angeblich gefunden haben. Meiner Erfahrung nach handelt es sich hierbei um eine durch Fettansammlung im Zusammenhang mit allgemeiner Verfettung bedingte sogenannte Pseudogynäkomastie.

Die im nächsten Abschnitt zu besprechende relativ häufige Vergesellschaftung der HP mit einem PK ist schwer zu verstehen, wenn die HP eine Verweiblichungserscheinung und damit ein Östrogeneffekt wäre.

Die Vergesellschaftung von Prostatahypertrophie und Prostatakarzinom in hormonaler Beleuchtung

Während die sogenannte HP eine in der Regel von den periurethralen Drüsen ausgehende hyperplastische oder adenomatöse Bildung darstellt, die nur bei Vorhandensein von Androgen zustande kommt, entwickelt sich der Prostatakrebs in der eigentlichen Prostata, und zwar *am häufigsten* in der sogenannten „Außendrüse". In jedem Teil der Prostata, auch im ventralen, kann sich jedoch ein Krebs entwickeln. Ob es einen primären Krebs der periurethralen Drüsen gibt, ist noch nicht völlig einwandfrei sichergestellt. Wohl aber können periurethrale

Adenome krebsig entarten (Vorkommen in 2 bis 10 % der Fälle); häufiger ereignet es sich, daß ein primärer Prostatakrebs in gleichzeitig vorhandene periurethrale Adenome von außen her einwächst. Bei der sogenannten krebsigen Entartung e:ner hypertrophischen Prostata handelt es sich in der Regel um einen solchen Vorgang und weit seltener um eine maligne Degeneration im Adenom selbst.

Das Androgen hat nun einen fördernden Einfluß auf viele Prostatakarzinome, wie die Arbeiten von HUGGINS und seinen Schülern gezeigt haben. Ohne Vorhandensein von Androgen scheint ebenso keine HP wie auch kein PK (Abkürzung für Prostatakarzinom) zu enstehen. Obwohl HP und PK unter dem Einfluß von Androgen als ursächlichem Teilfaktor an verschiedenen Örtlichkeiten entstehen, wird ihre Vergesellschaftung in ca. 25 % der HP-Fälle gefunden, ist also nicht ungewöhnlich. Der gemeinsame Einfluß des Androgens auf HP und PK scheint sich in der Häufigkeit des gemeinsamen Vorkommens von HP und PK zu offenbaren, die klinisch wie anatomisch sichergestellt ist [H. WILDBOLZ (1934); R. CHWALLA]. In Übereinstimmung mit der urologischen Klinik fand W. OSWALD am Sektionstisch (1941) in siebzehn genau untersuchten Fällen von PK sogar fast immer eine makroskopische HP und, wo eine solche fehlte, war mikroskopisch eine HP vorhanden. Die sehr häufig zwei- und selbst mehrfachen, beginnenden PK-Herde wurden immer in der sogenannten chirurgischen Kapsel (Außendrüse) gefunden und ein Übergang von HP im Karzinom konnte von W. OSWALD nicht beobachtet werden. Ein solcher Übergang kommt aber auf Grund klinischer Befunde — OSWALDS Untersuchungsgut umfaßt nur siebzehn Fälle — zweifellos vor, wenn auch anscheinend nicht so häufig wie das räumlich getrennte Nebeneinander von HP und PK. Es könnte sein, daß der gutartige Verlauf mancher Prostatakarzinome so wie der vieler Hypertrophien (bei sehr alten Männern!) zum Teil mit einem Androgenmangel zusammenhängt.

Auf Grund obiger übereinstimmender, urologisch-klinischer und anatomischer Beobachtungen läßt sich feststellen, daß beim PK häufig eine HP als Parallelerscheinung gefunden wird. Umgekehrt jedoch findet sich nur bei einem kleinen Teil der Hypertrophien gleichzeitig ein PK. Da jedoch im ersten Falle die HP als gutartige Bildung höchstwahrscheinlich in der Kombination die ältere ist, darf man sagen, daß das PK sehr oft auf dem Boden einer HP, d. h. in einer hypertrophen Prostata, entsteht, wenn auch die begleitende Hypertrophie (Adenombildung) unter Umständen sehr geringfügig sein kann. Die Fälle von PK ohne Hypertrophie bezeichnet man auch als primäre Prostatakarzinome; sie finden sich charakteristischerweise bei jüngeren Männern zwischen 40 und 50 Jahren und sind besonders bösartig. In der beim PK-Träger im Alter von über 60 Jahren nahezu regelmäßigen Vergesellschaftung des PK mit HP, die nur bei jüngeren PK-Kranken fehlt, scheint sich der beiden gemeinsame Einfluß des Androgens zu manifestieren.

Aus der Tatsache, daß das PK so häufig mit einer gutartigen Wucherung der periurethralen Drüsen Hand in Hand geht, ist ferner zu entnehmen, daß sich in der ganzen Gegend von der Lichtung der hinteren Harnröhre bis zur Peripherie der Prostata im höheren Mannesalter Wucherungsvorgänge abspielen, die wenigstens zum Teil eine gemeinsame Ursache haben müssen, die ich in der Androgenwirkung vermute. In diesem Sinn sehe ich in der Vergesellschaftung des PK mit der HP eine Unterstützung meiner Auffassung, daß die Entstehung beider Erkrankungen an geschlechtshormonale, und zwar androgene Einflüsse gebunden ist.

Prostatahypertrophie und Krebs außerhalb der Vorsteherdrüse

In dem mir zur Verfügung stehenden Untersuchungsgut war im Gegensatz zu den Angaben von FLAMM und HOCHMILLER (s. S. 420) das Zusammentreffen von HP und Krebs außerhalb der Vorsteherdrüse selten, denn ich fand in 185 Todesfällen an HP nur dreimal ein Karzinom und einmal ein renales Hypernephrom. Diese insgesamt vier malignen Blastome entsprechen einem Hundertsatz von 2,4 % bösartigen Gewächsen bei Prostatikern. Die günstigen Dauerergebnisse unserer Prostatektomien sprechen im gleichen Sinn. FLAMM und HOCHMILLER fanden bei Prostatikern eine Arteriosklerose häufiger als bei Nichtprostatikern. Daß ich bei an Arteriosklerose Verstorbenen ebenfalls eine geringe Krebshäufigkeit gefunden habe (s. S. 69), steht in schöner Übereinstimmung mit der verhältnismäßig geringen Krebshäufigkeit der Prostatiker in meinem Beobachtungsgut. Weitere, möglichst ausgedehnte Untersuchungen sind angezeigt.

Prostatahypertrophie und Nephrosklerose

Unter 175 obduzierten Todesfällen von HP fand ich zwölfmal genuine Schrumpfnieren, die das Endstadium der arteriolosklerotischen Nephropathie oder, wie man im klinischen Sprachgebrauch kurzweg zu sagen pflegt, der Nephrosklerose, darstellen. Eine solche fand ich bei makroskopischer Begutachtung der Nieren 42mal (einschließlich der arteriolosklerotischen Schrumpfnieren), woraus sich eine grobanatomische Häufigkeit der Nephrosklerose bei HP von 29,6 % an meinem Material ergibt. Wenn man bedenkt, daß die übergroße Mehrzahl der Todesfälle bei HP durch eine Zystopyelonephritis erfolgt (sie macht mehr als die Hälfte der Todesfälle aus), so wird sofort klar, daß die Infektion des Nierenparenchyms eine vorhandene Nephrosklerose häufig überdeckt und ihre Feststellung erschwert. Eine zukünftige Beurteilung der Nephrosklerosehäufigkeit bei Prostatikern wird sich also zweckmäßigerweise auf die aseptischen Fälle von HP beschränken und eine mikroskopische Untersuchung der Nierenarteriolen und der Vasa afferentia in jedem solchen Fall einzuschließen haben. Zu der enormen Häufigkeit von komplizierender schwerer Entzündung der verschiedensten Grade kommt als weiterer erschwerender Umstand noch die nicht vaskulär verursachte Nierenatrophie beim Prostatiker als ein nicht allzu seltener Befund dazu, der gleichfalls die Erfassung der Nephrosklerosen bei Prostatikern schwierig macht. Ich meine hier die hydronephrotische und die pyelonephritische Atrophie der Nieren infolge von HP. Bei Vergesellschaftung einer solchen mit einer vaskulären Atrophie ist es nicht leicht, zu ermessen, wieviel von der Atrophie auf Kosten der Gefäßentartung, der Harnstauung und der chronischen Entzündung geht. Dennoch ist es von Bedeutung, die Häufigkeit der Nephrosklerose bei HP festzustellen, nicht nur für den Kliniker, sondern auch vom Standpunkt der Theorie, weil die Nephrosklerose von der Nebennierenrindenfunktion abhängt (R. CHWALLA) und einen, wenn auch nur ungefähren Schluß auf deren Qualität erlaubt (s. S. 361). Die Häufigkeit von arteriellem Hochdruck beim Prostatiker ist nicht nur durch die renale Harnstauung und aus einem Anlagefaktor zu erklären, sondern wird daneben zweifellos wesentlich von der kräftigen Nebennierenrindenfunktion bestimmt (vgl. die Häufigkeit von 12 % Nebennierenrindenwucherung bei Prostatikern auf S. 348). Auch der HVL und seine Tätigkeit spielt für den Blutdruck eine Rolle, wie wir gesehen haben (s. S. 38).

Prostatahypertrophie und Leberzirrhose

Während des letzten Krieges hat WU die Behauptung aufgestellt, daß eine Leberzirrhose bei Prostatikern häufig sei, und diesen Umstand, da die Leberzirrhose nach neueren Untersuchungen mit einer vermehrten Östrogenausscheidung einhergeht (s. S. 173), als Stütze für die östrogene Entstehungstheorie der HP herangezogen. Diese Schlußfolgerung von Wu macht eine Nachprüfung ihrer Grundlagen nötig. Ich fand unter 165 Todesfällen an HP (operiert und nicht operiert) nur dreimal eine Laënnecsche Zirrhose der Leber (Alter dieser Fälle 64, 65 und 81 Jahre). Das entspricht einer Häufigkeit ihres Vorkommens bei Prostatikern von 1,8 % an dem mir zur Verfügung stehenden Untersuchungsgut (Sektionsmaterial). Das bedeutet, daß die Zirrhose der Leber bei HP — wie meiner Auffassung der Dinge nach theoretisch zu erwarten — selten ist, und stützt ebenso meine Theorie von der Entstehung der HP wie dieses Ergebnis gegen die östrogene Entstehungshypothese spricht. Anderseits habe ich an anderer Stelle darauf hingewiesen (1948), daß bei Leberzirrhose schon in verhältnismäßig jungen Jahren eine HP von mir beobachtet wurde. Von 36 Männern im Alter von 47 bis 78 Jahren mit Leberzirrhose hatten sechs, somit ein Sechstel der Fälle, ein HP. Von diesen sechs Leberzirrhosen mit HP entfielen zwei auf das Alter von 47 bis 50 Jahren (unter insgesamt vier Leberzirrhotikern dieses Alters), keiner auf den Altersbereich zwischen 50 und 60 Jahren (bei zwölf Zirrhotikern dieser Altersstufe), zwei auf siebzehn Leberzirrhosen zwischen 60 und 70 Jahren und zwei Prostatahypertrophien auf drei über 70 Jahre alte Leberzirrhotiker. Aus dem gänzlichen Freisein des sechsten Lebensjahrzehnts von HP in diesem Beobachtungsgut geht hervor, daß es sich bei dem scheinbar gehäuften Vorkommen der HP im Alter von unter 50 Jahren wohl nur um einen Zufall handelt, d. h. daß eine ursächliche Beziehung zwischen der HP und der Leberzirrhose nicht wahrscheinlich ist. Der gleiche Schluß ergibt sich aus dem Umstand, daß im achten Lebensjahrzehnt zwei von drei Individuen mit Leberzirrhose eine HP hatten; mit zunehmendem Alter steigt ja die Häufigkeit der HP im allgemeinen.

Vollends klar wird das Fehlen eines Zusammenhanges von Laënnecscher Leberzirrhose und HP, wenn man ein größeres Beobachtungsgut betrachtet. Auf 121 leberzirrhosekranke Männer im Alter von über 45 Jahren aus dem Obduktionsgut des Rudolfspitals entfallen z. B. neunzehn Prostatahypertrophien, was einem Hundertsatz von 15,7 % HP-Häufigkeit bei Leberzirrhotikern entspricht. Von den 121 Männern mit Leberzirrhose waren 64, also etwa die Hälfte, über 60 Jahre alt und von diesen 64 hatten 13 eine HP. Zwei Drittel der HP entfallen somit auf alte Männer über 60 Jahre; nur zwei waren unter 50 (47 und 49 Jahre) und vier zwischen 50 und 60 Jahre alt. Hingegen standen sechs im Alter von 70 bis 80 Jahren.

Aus den angeführten Ziffern läßt sich weder eine abnorme Häufigkeit der HP bei Leberzirrhose ablesen (vgl. die absolute Häufigkeit der HP bei FLAMM und HOCHMILLER S. 418/19) noch ein auffällig oftes Auftreten der HP bei jugendlichen Leberzirrhosekranken (vgl. den nächsten Abschnitt), wie es seinerzeit bei Betrachtung eines kleinen Materials den Anschein hatte. In drei Fällen von Leberzirrhose war die Vorsteherdrüse bei Männern im Alter von 48, 54 und 68 Jahren sogar auffallend klein, wie es dem Hypogenitalismus der Leberzirrhotiker entspricht, und nur in einem dieser drei Fälle waren die Hoden atrophisch (eine Behaarungsanomalie fehlte).

Auch in anderer Hinsicht ist das Studium der HP bei Leberzirrhotikern von Interesse. Wenn nämlich bei der Leberzirrhose eine Hyperöstrogenämie besteht, so wäre aus den Verhältnissen an der Prostata bei Leberzirrhotikern die Wirkung des Östrogens auf die paraprostatischen Drüsen und auf die Prostata selbst abzulesen. In dieser Beziehung führt mein Untersuchungsmaterial zu der Feststellung, daß sowohl Seiten- als Mittellappenhypertrophien als auch Hypertrophien aller drei „Prostata"-Lappen bei Leberzirrhosekranken beobachtet wurden. Keineswegs war eine Bevorzugung oder ein ausschließliches Vorkommen etwa von Mittellappenhypertrophien festzustellen. Ich hebe das deshalb hervor, weil R. GEISSEN-

DÖRFER bei der Maus durch Zufuhr von Östrogen eine Vergrößerung des kranialen Prostataanteiles erzielte, die er zu den Mittellappenhypertrophien der menschlichen Prostata, m. E. allerdings zu Unrecht, in Parallele setzt (vgl. auch S. 392).

Jugendliche Prostatiker

Als jugendliche Prostatiker darf man Männer im Alter von unter 50 Jahren mit HP bezeichnen; das sind „Schlüsselfälle" für das Verständnis der Pathogenese dieses Leidens. Ein solches Vorkommnis ist in der Klinik und am Obduktionstisch nicht allzu selten. So fand sich eine HP am Sektionstisch bei einem Siebenundvierzigjährigen und einem Neunundvierzigjährigen, von denen der eine an einer schweren Arteriosklerose litt. Unter 78 Todesfällen an Arteriosklerose bei Männern unter 60 Jahren, bei denen von vorzeitiger und besonders hochgradiger Arteriosklerose gesprochen werden muß, fand ich umgekehrt neun, das sind 11,5 % Prostatiker, im Alter zwischen 49 und 60 Jahren. Man gewinnt den Eindruck, daß ein Zusammenhang zwischen Arteriosklerose und Auftreten der HP besteht (vgl. dazu S. 420 und S. 425). Vielleicht gibt die Abhängigkeit der Arteriosklerose und der HP von der Nebennierenrindenfunktion eine zureichende Erklärung hiefür. Die Nebennierenrinde und ihre Tätigkeit dürfte meiner Vermutung nach das Bindeglied zwischen beiden Affektionen darstellen. Schon 1883 hat FELIX GUYON behauptet, daß Männer, die frei von Arteriosklerose sind, keine Prostatiker werden. Der jüngste Prostatektomierte, von dem ich selbst berichtet habe [R. CHWALLA (1930)], war 42 Jahre alt und hatte bereits ein Adenom von beträchtlicher Größe. Derart jugendliche Operationsfälle sind aber große Seltenheiten. Wir dürfen aus ihnen jedenfalls den Schluß ziehen, daß das Prostataadenomwachstum schon sehr frühzeitig, mitunter wahrscheinlich schon zwischen dem 30. und 40. Lebensjahr (mit der Lebenswende?), beginnt und offenkundig in vielen Fällen sehr langsam vor sich geht. Bei keinem der verhältnismäßig jugendlichen Arteriosklerotiker mit HP war allerdings am Obduktionstisch eine Exzeßbildung der Nebennierenrinde nachweisbar. Ob aus dem Vorkommen von HP bei Arteriosklerotikern jugendlichen Alters der Wahrscheinlichkeitsschluß auf eine arteriosklerotische Ursache der HP zulässig ist, bleibe dahingestellt. Dazu müßte ein weit größeres Beobachtungsgut vorliegen.

Unter 185 Todesfällen an HP — wenn wir von dieser ausgehen — fand ich acht Männer, die erst 52 bis 56 Jahre alt waren, also zu den „jugendlichen" Fällen gehören. Ähnlich fand ich eine HP bei einem 49jährigen Zystennierenträger, bei dem eine Wucherung der Nebennierenrinde fehlte.

Es ist in Zukunft nötig, bei jugendlichen Prostatikern im Beginn ihres Leidens nicht nur Hoden und Nebennierenrinde mikroskopisch zu untersuchen, sondern auch die Höhe der Ausscheidung an 17-Ketosteroiden im Harn zu prüfen, ferner sorgfältige Erhebungen bezüglich einer Heredität zu pflegen, wenn wir in der Aufklärung der Ursache dieses Leidens weiterkommen wollen.

d) Das Prostatakarzinom (PK)

Die endokrinen Beziehungen des Prostatakarzinoms

Wie in einem andern Abschnitt (s. S. 185) ausführlich dargestellt worden ist, ist das Wachstum und die Ausbildung der Prostata sowie die Tätigkeit ihrer Drüsen in hohem Grade vom Androgen abhängig. Daraus wird verständlich, daß auch eine Krebsgeschwulst der Prostata durch Androgen in ihrer Entwicklung begünstigt und gefördert wird. Das PK benötigt das Androgen zu seinem

Wachstum um so mehr, je höher es differenziert ist, d. h. je mehr es drüsige Strukturen hervorbringt. Am meisten bedürfen die höchstdifferenzierten Formen, die Adenokarzinome, des Androgens und gerade sie bilden nach Angabe erfahrener Kliniker (A. v. Frisch) und Pathologen (A. Priesel, mündliche Mitteilung) die häufigste Form des Carcinoma prostatae. Allerdings ist auch das Carcinoma solidum simplex in der Prostata meiner Erfahrung nach sehr häufig. Die Beziehungen zwischen Androgen und PK als erster erkannt und ausgewertet zu haben, ist das Verdienst von Charles Huggins in Chicago und seinen Mitarbeitern. Auf Grund derselben hat er die Östrogen- und die Kastrationsbehandlung des PK ins Leben gerufen, die heute sehr viel geübt werden. Erstere beruht darauf, daß ein gewisser Wirkungsantagonismus zwischen Androgen und Östrogen besteht: Die Wirkungen des männlichen Hormons lassen sich unter gewissen Voraussetzungen, vor allem entsprechender, nicht zu geringer Dosierung der Östrogenzufuhr, durch Östrogen aufheben. Wird einem Prostatakrebskranken genügend Östrogen gegeben, so wird die Androgenwirkung auf das PK zunichte gemacht. Die dadurch erreichte Besserung ist um so größer, je androgenempfindlicher der Prostatakrebs ist. W. Thompson unterschied androgenempfindliche und androgenunempfindliche Prostatakarzinome. Nach Fergusson sprechen die reichlich saure Phosphatase produzierenden Prostatakrebse besonders gut auf die Östrogentherapie an. Das ist schon deshalb wahrscheinlich, weil die Produktion der Prostatadrüsen an saurer Phosphatase vom Androgen abhängt (s. S. 185 und 429). Östrogendarreichung senkt die Erzeugung dieses Fermentes [Huggins, Scott und Hodges (1941)] und die Kastration bringt sie beim Hund und beim Rhesusaffen vollends zum Stillstand. Testosteronpropionatverabreichung setzt die saure Phosphataseproduktion wieder in Gang.

Noch stärker als die Östrogenbehandlung wirkt beim androgenempfindlichen PK ein Androgenentzug durch Kastration, welche die Androgenproduktion der Hoden ausschaltet. Da jedoch auch die Nebennieren Androgene produzieren, war es folgerichtig, wenn Huggins und Scott (1945) in einem Fall von erneutem Wachstum eines PK nach Kastration einige Monate später eine Adrenalektomie versucht haben, um die Androgenwirkung auf die Prostata noch mehr zu reduzieren. Die Ergebnisse dieses großen und riskanten zusätzlichen Eingriffes waren jedoch aus begreiflichen Gründen — beide Nebennieren erzeugen Androgene — nicht befriedigend.

Die Kastration bzw. Orchidektomie ist nur berechtigt, wenn die Hoden noch Androgen liefern, d. h. wenn sie nicht atrophiert und völlig fibrotisch sind.

Ich konnte die Therapie des PK mittels Androgenentzug durch die Beobachtung zusätzlich stützen, daß bei Kastraten und Eunuchoiden sowie bei Atrophie des HVL, ferner bei Zwittern und Scheinzwittern [R. Chwalla (1949)] bisher ein PK ebensowenig gesehen worden ist wie eine HP, und daß Männer mit PK nur ausnahmsweise beiderseitig atrophische Hoden und, wenn überhaupt, nur äußerst selten eine atrophische Nebennierenrinde haben (s. S. 433). Unter 73 obduzierten Todesfällen an PK fand ich ein einziges Mal eine Atrophie der Hoden und niemals eine Unterentwicklung oder Atrophie der Nebennierenrinde, nicht einmal in Fällen von ausgebreiteten Metastasen. Daß auch Metastasen eines PK auf Östrogen bzw. Kastration günstig ansprechen, nimmt angesichts der günstigen Beeinflussung des Primärtumors in vielen Fällen nicht wunder. Letzten Endes beruhen beide Wirkungen auf dem Umstand, daß das Androgen ein Wuchsstoff für das Drüsenepithel der normalen Prostata und in gewissem Grad offenbar auch für das der krebsigen Vorsteherdrüse ist; er wird um so mehr benötigt, je mehr das PK Drüsenformationen erzeugt bzw. die normalen solchen imitiert.

In Analogie zum Brustdrüsenkrebs darf nach dem Gesagten angenommen werden, daß ein Prostatakarzinom nur in einer durch Androgen aufgebauten Vorsteherdrüse zur Entwicklung kommt. Da dieser Aufbau erst zur Zeit der Pubertät erfolgt, ist ein Prostatakrebs beim Kind und vor der Geschlechtsreife äußerst selten. So wie sich beim Versuchstier durch eine sehr frühzeitig vorgenommene Kastration ein Mammakarzinom verhüten läßt, dürfte ein gleiches auch für das Prostatakarzinom gelten, das daher gleich der HP bei chronischen Androgenmangelzuständen — Frühkastraten, Eunuchioden, Atrophie des HVL — bisher nicht beobachtet ist. Bei einem bereits vorhandenen Prostatakrebs kommt die Kastration im allgemeinen zu spät und bringt daher nur selten mehr eine Heilung.

In den letzten Jahren sind mehrfach Untersuchungen veröffentlicht worden, die über eine auffallend große Häufigkeit von Prostatakrebs berichten, obwohl nach den vorliegenden Erfahrungen dieses Leiden nur bei etwa 1 bis 5 % der Männer über 50 Jahre zur Todesursache wird. Diese Angaben gründen sich auf sorgfältige und systematische Untersuchungen von in Serienschnitte zerlegten Vorsteherdrüsen, wobei 9 bis 30 % Prostatakarzinome gefunden wurden (YOUNG, RICE, WALTHARD). Wie weit es sich bei diesen Befunden um präkanzeröse Veränderungen oder bereits um Krebs handelt, ist eine Frage, die die Pathologen zu entscheiden haben. Eines geht jedoch aus diesen Untersuchungen hervor, nämlich, daß das Epithel der Prostatadrüsen im vorgeschrittenen Mannesalter sehr oft in Unruhe gerät. Die dadurch entstandenen Veränderungen können von einem bereits entwickelten Krebs schwer zu unterscheiden sein. Als Ursache dieser Unruhe dürfen hormonale Einflüsse vermutet werden. Es könnte sich um die Folge jahrzehntelangen androgenen Einflusses handeln. Im Tierexperiment zeigt sich nämlich nach Androgenzufuhr eine ähnliche Verwilderung des Drüsenepithels in der Prostata mit Proliferationserscheinungen, Falten- und Polsterbildung und Mehrschichtigwerden desselben (R. GEISSENDÖRFER). Durch Follikelhormon ist es bisher trotz der so vielfach behaupteten kanzerogenen Wirkung des Follikelhormons nicht gelungen, in der Prostata von Versuchstieren auch nur ein karzinomverdächtiges Bild hervorzurufen. Es wird in Hinkunft darauf zu untersuchen sein, ob die erwähnten Wucherungserscheinungen in der Prostata von Männern nach dem 40. bis 50. Lebensjahr nicht vielleicht eine Androgenwirkung darstellen.

Es scheint nach dem Ausgeführten so zu sein, daß die Vorstadien des Prostatakrebses verhältnismäßig häufig sind, aber nur in einem kleinen Teil der Fälle ein klinisches Karzinom daraus wird. Ähnliche Anschauungen beginnen sich auch bei andern Organkrebsen anzubahnen. Das Studium der Krebsresistenz und der diese tragenden Faktoren tritt damit in den Vordergrund.

Die saure Prostataphosphatase im Blutserum und ihre hormonale Abhängigkeit

Unter Phosphatasen versteht man Fermente, die sich in Zellen oder Organen finden und entweder Phosphorsäureester spalten — sogenannte Esterasen — oder Natriummeta- bzw. Pyrophosphat in Orthophosphat umwandeln. Je nach dem p_H-Optimum der Wirkung unterscheidet man saure und alkalische Phosphatasen, und zwar nach dem p_H-Bereich der maximalen Wirkung vier Fermente [BAMANN und SALZER (1936)] unter den sogenannten Phosphormonoesterasen (es gibt auch Diesterasen), nämlich zwei „alkalische" Phosphatasen, bei einem p_H von 9 bzw. 6,4 wirkend, und zwei saure Gewebsphosphatasen, von denen die erste bei einem p_H von 5,5, die zweite bei einem p_H von 4,0 wirksam wird. Bei der Abspaltung von Phosphorsäure im Stoffwechsel der Gewebe und der Zellen treten sie in Aktion. Ebenso findet sich im Harn erwachsener Männer und Frauen regelmäßig eine saure und eine alkalische Phosphatase. Ein wesentlicher Teil der Phosphatase im Männerharn soll nun aus der Prostata stammen. Die Prostata ist nach W. KUTSCHER das phosphatasereichste Organ im menschlichen Körper. Große Mengen finden sich in der Prostata des erwachsenen Mannes und dieser Befund ist von HUGGINS geradezu als ein sekundäres Geschlechtsmerkmal chemischer Art angesehen worden. GOMERI (1941) konnte die Phosphatase sogar im Epithel der Prostata des Erwachsenen durch eine Spezialfärbung nachweisen. Wir können daraus schließen, daß in der Vorsteherdrüse ein besonders lebhafter Phosphorstoffwechsel stattfindet. Androgen ruft einen scharfen Anstieg der sauren Phosphatase im Blutserum hervor (DODDS), ebenso beim Prostatakrebskranken, bei dem sie an sich schon vermehrt ist [HUGGINS und HODGES (1941); HUGGINS, SCOTT und HODGES (1943)]. Nicht zuletzt aus dem Grunde, weil daraus hervorgeht, daß das Androgen die Krebstätigkeit stimuliert, ist die Orchidektomie von HUGGINS beim Prostatakrebskranken empfohlen worden.

Die spezifische Prostataphosphatase wurde von WALDEMAR KUTSCHER und HAJO WOLBERGS 1935 entdeckt. Sie hat ein Wirkungsoptimum bei einem p_H von ungefähr 4,0 bis 5,0, das somit der Reaktion des Scheidensekretes entspricht, und stellt ein Sekretionsprodukt der Prostatadrüsenepithelien dar, das mit dem Prostatasekret in das Ejakulat übergeht. Andere Gewebe und Organe enthalten ebenfalls eine saure Phosphatase, aber im Vergleich zur Prostata nur äußerst geringe Mengen. Die Prostataphosphatase wird nur im Nachpubertätsalter in der Prostata gefunden, und zwar in der Menge von 500 bis 2000 E pro Gramm Gewebe. Das Prostatasekret kann 6000 E pro Kubikzentimeter enthalten (F. HERBERT). Ungefähr ebensolche Mengen sind auch im Prostatakrebsgewebe und in den Skelettmetastasen des PK vorhanden [GUTMAN, SPROUL und GUTMAN (1936)], ferner im Blutserum von PK-Kranken mit Metastasen [GUTMAN und GUTMAN (1939)] in der übergroßen Mehrzahl der Fälle, und zwar in der Menge von über 3,0 King-Armstrong-Einheiten pro 100 ccm Serum (ROBINSON, GUTMAN und GUTMAN (1939)], nach FREDA HERBERT 5 bis 281 E bei Bestimmung nach der Methode von GUTMAN und GUTMAN, während PK-Fälle ohne Knochenmetastasen einen Höchstwert von nur 2,6 E an saurer Phosphatase aufweisen sollen und nur zu einem Teil (zirka 25 % nach HERBERT) eine Erhöhung der Werte für die saure Phosphatase zeigen. Es wird angenommen, daß dieses hochaktive Ferment beim PK durch neoplastische Invasion von Lymph- oder Blutgefäßen in die Blutbahn gerät. Voraussetzung für das Erscheinen prostatischer Phosphatase im Blut ist natürlich, daß das PK-Gewebe überhaupt Phosphatase produziert, was nicht immer der Fall ist. Sehr unreife Prostatakrebse lassen eine Phosphataseerzeugung selbst im Stadium ausgebreiteter Dissemination vermissen. Ein anderer Grund für das Fehlen der sauren Phosphatase im Blut eines PK-Kranken soll darin liegen können, daß es noch zu keiner nennenswerten krebsigen Invasion der Gefäße bei dem Kranken gekommen ist (SULLIVAN, GUTMAN und GUTMAN). Der häufigste histologische Typ des Prostatakarzinoms ist meiner Erfahrung nach das Carcinoma solidum simplex und es erscheint theoretisch wahrscheinlich, daß hierbei zumindest in einem Teil dieser Fälle, soweit es sich nämlich um reine Fälle ohne Andeutung von Drüsenbildung oder ausgesprochene drüsige Formationen handelt, der Prostataphosphatasenachweis negativ ausfällt. In der Mehrzahl der von mir beobachteten Fälle von PK konnte ich tatsächlich keine Erhöhung der Serumphosphatase finden (Bestimmung im Medizin.-Chem. Institut der Universität Wien). Allerdings sind histologische Mischformen häufig. Ungeklärt ist noch, inwieweit andere Metastasen eines PK außer Skelettmetastasen zu einer Erhöhung führen, z. B. Lymphdrüsen-, Lebermetastasen und ähnliche. Bei der HP erfolgt nur selten ein Übertritt prostatischer Phosphatase ins Blut (FREDA HERBERT). Der Normalwert an saurer Phosphatase im menschlichen Blutserum soll 0,5 bis 2,5 King-Armstrong-Einheiten (s. S. 432) betragen und 4,5 E nicht überschreiten. Die Höchstwerte bei PK werden hauptsächlich bei osteoklastischen Knochenmetastasen gefunden. Bis 516 King-Armstrong-Einheiten wurden beobachtet (ROBINSON, GUTMAN und GUTMAN). Werte von über 10 E gelten als beweisend für PK. HUGGINS fand in 29 Fällen von Knochenmetastasen infolge von PK neunzehnmal eine Vermehrung der sauren *und* der alkalischen Phosphatase (die Normalwerte der alkalischen PK-Phosphatase sind 5 bis 13 King-Armstrong-Einheiten, nach F. HERBERT 3 bis 8 Jenner-Kay-Einheiten), Normalwerte viermal und zweimal eine Vermehrung nur der alkalischen Phosphatase. Erhöhte saure Phosphatasewerte sollen nur bei Metastasenbildung vorkommen.

Da normalerweise auch im Blut der Frau eine saure Phosphatase vorhanden ist, kann es sich bei der normalen Blutphosphatase nicht um eine Prostataphosphatase handeln; ihr Ursprung ist noch nicht aufgeklärt. Es setzt sich somit die saure Gesamtphosphatase des männlichen Blutserums aus zwei Komponenten zusammen, aus der prostatischen und einer nicht prostatischen Fraktion. Diese Erkenntnis wirft die Frage auf, ob sich die saure Blutphosphatase aus der Prostata von der aus anderen Quellen stammenden unterscheiden läßt. Nur in einem solchen Fall kann das Vorhandensein der sauren Phosphatase Bedeutung für die Diagnose des PK erlangen. Es mußte daher nach charakteristischen Merkmalen der Prostataphosphatase gesucht werden. Bisher ist nur *eine* spezifische Eigenheit derselben bekannt und das ist die von ihrem Entdecker W. KUTSCHER zusammen mit WÖRNER 1936 gefundene, ausschließlich der Prostataphosphatase zukommende Eigenschaft, daß sie sowohl durch Narkotika wie durch Alkohole rasch und irreversibel inaktiviert wird. Diese Inaktivierung der Prostataphosphatase, beispielsweise durch Äthylalkohol, ist von FREDA HERBERT zur Identifikation der Prostataphosphatase im Blutserum und zur Unterscheidung von anderen Phosphatasen im Blut benützt (1944/46) und zu einer diagnostischen Methode für das PK und seine Metastasen ausgebaut worden (1946), und zwar für die diagnostisch zweifelhaften Fälle dieses Leidens mit nicht so stark erhöhten Phosphatasewerten im Serum, daß daraus allein schon infolge der Höhe des Phosphatasespiegels die Diagnose PK sicher ist. Jeder erfahrene Urologe weiß, daß es Fälle von PK gibt, wo der rektale Palpationsbefund an der Vorsteherdrüse äußerst dürftig ist und keine sichere Krebsdiagnose gestattet. Noch dazu kann ein winziges Karzinom in einem Prostatalappen zu einer ausgedehnten Knochenkarzinose und ausgebreiteten anderweitigen Organmetastasen führen. In solchen Fällen erhebt sich infolge des unsicheren Prostatabefundes immer die Frage, ob nicht eventuell ein anderswo lokalisierter Primärtumor für die Knochenmetastasen verantwortlich zu machen ist, z. B. ein Bronchus- oder ein Schilddrüsenkarzinom usw. In derartigen Fällen kann der sichere Nachweis prostatischer Phosphatase im Blutserum von entscheidender diagnostischer Bedeutung werden. Der Inaktivierungstest durch Behandlung des Serums mit zwei Fünfteln seines Volumens Äthylalkohol durch eine halbe Stunde bei Zimmertemperatur ist nach FREDA HERBERT ein spezifisches Nachweisverfahren für die Prostataphosphatase. Gleichzeitig gestattet dieser Test die Menge der prostatischen Fraktion an saurer Phosphatase abzuschätzen und zu erkennen, ob erhöhte saure Phosphatasewerte in einem Serum durch Prostataphosphatase oder eine andere Phosphatase hervorgerufen sind. Allerdings ist zu beachten, daß es leider auch Prostatakrebskranke gibt, bei denen eine prostatische Phosphatase vermißt wird. Die Inaktivierungsmethode ist bei leichter Erhöhung der sauren Serumphosphatase zur Sicherung der Diagnose heranzuziehen, desgleichen bei Normalwerten solcher im Blut von PK-Kranken, weil in derartigen Fällen durch die Behandlung mit Alkohol und die dadurch bewirkte Zerstörung der prostatischen Fraktion ein deutliches Absinken des Titers beobachtet worden ist (FREDA HERBERT). Bei erhöhten Werten sinken diese durch Alkoholbehandlung gewöhnlich bis zum Normalwert ab. Meine eigenen bisherigen Erfahrungen auch mit der Methode nach FREDA HERBERT sind allerdings keineswegs befriedigend, soferne es sich nicht um Prostatakarzinome mit Knochenmetastasen handelt. F. HERBERT selbst fand über 5 E saurer Serumphosphatase nur bei einem Viertel von 47 untersuchten Prostatakrebsen ohne Knochenmetastasen, hingegen in 29 von 35 Fällen mit solchen. Sechsmal beobachtete sie trotz Knochenmetastasen Serumwerte unter fünf Einheiten. Nach Orchidektomie wurde ein schnelles, nach Stilböstrolbehandlung ein viel langsameres Abfallen der Phosphatasewerte gesehen. Leicht erhöhte oder Normalwerte indizieren bei klinischem Verdacht auf PK den Inaktivierungstest. Außer bei PK wurde eine Erhöhung der sauren Serumphosphatase bei Morbus Paget, beim Hyperparathyreoidismus, bei Marmorknochenkrankheit und bei Knochenmetastasen infolge anderer Karzinome, ferner bei der Rachitis und bei Leber- und Gallenleiden gefunden.

Als 1 King-Armstrong-Einheit wird derjenige Grad phosphatatischer Aktivität bezeichnet, der bei einem p_H von 4,9 und 37^0 C 1 mg Phenol innerhalb einer Stunde aus einem Zitrat-Buffer-Monophenylphosphat-Gemisch als Substrat freimacht. Bei benigner HP ist die saure Phosphatase, wie ich schon sagte, meist normal. Über 10 King-Armstrong-Einheiten in 10 ccm Blutserum gelten als für PK mit Metastasen beweisend, 4 bis 10 solche Einheiten als suspekt.

Ein Problem, das meines Wissens noch nicht untersucht worden ist, ist das, ob eine Niereninsuffizienz bei oder infolge PK eine Erhöhung der Werte für die saure Serumphosphatase im Blut hervorruft.

Über die besondere Funktion der Prostataphosphatase ist noch nichts bekannt, ebensowenig etwas über einen etwaigen Zusammenhang derselben mit der Phosphaturie, die man relativ häufig bei Urethritiden und besonders bei Prostatitiden (reflektorische Phosphaturie) findet sowie über ihr Verhalten bei anderen Prostatakrankheiten. Interessant ist im Hinblick auf die Phosphaturie, daß die prostatitische Phosphaturie nach BOSHAMER durch Testosteronpropionat beseitigt werden kann. Es ist zu vermuten, daß der Prostataphosphatase eine Rolle bei der Befruchtung zukommt, und ich verweise in diesem Zusammenhang darauf, daß im Alkoholrausch eine Befruchtung angeblich nicht zustande kommen soll (vgl. hiezu die Inaktivierung der Prostataphosphatase durch Alkohol!).

Bei Stilböstrolbehandlung des PK geht die vorhandene Prostataphosphatase zurück und verschwindet oft ganz. Selbst nach Rückkehr zur Norm bleibt aber noch eine Inaktivierung durch Alkohol bestehen (FREDA HERBERT). Der Patient darf also während einer Östrogenbehandlung seines PK keinen Alkohol trinken, sofern eine Kontrolle des Verlaufes des Leidens durch Prostataphosphatasebestimmungen beabsichtigt ist. 153 Kontrollsera von nicht prostatischen Erkrankungen zeigten nach Alkoholbehandlung niemals ein Absinken von über 1 E (HERBERT).

Die praktische Bedeutung der Bestimmung der sauren Phosphatase besteht nicht nur in der diagnostischen Hilfe, welche diese Reaktion in einem Teil der PK-Fälle gewährt, sondern auch darin, daß sich die Besserung des PK unter einer Östrogenbehandlung durch einen Rückgang eines vorher erhöht gewesenen Serumwertes für die saure Phosphatase kundgibt. Die Reduktion der Serumphosphatase zur Norm ist nach ROBINSON das beste Zeichen für eine genügende Östrogengabe.

Wichtig erscheint es mir, die Reaktion explantierten PK-Gewebes in der Gewebskultur auf Östrogen (und Androgen) zu studieren, um festzustellen, ob eine direkte Wirkung desselben auf die Krebszellen nachzuweisen ist (mitose-hemmende Wirkung des Östrogens!). Viel rascher als nach Stilböstrolbehandlung sinkt die prostatische Phosphatase nach der Orchidektomie bzw. Kastration ab. Jede Maßnahme, welche die Aktivität des Androgens hemmt, senkt den Phosphatasegehalt des Serums (DODDS).

Ob eine Verminderung der sauren Serumphosphatase als Zeichen einer Rückbildung des Krebses und seiner Metastasen gewertet werden darf, wie das angegeben worden ist, erscheint mir zweifelhaft und wahrscheinlicher, daß es sich nur um eine Unterdrückung der Androgenabsonderung der Krebszellen handelt, also um eine Lähmung einer Teilfunktion derselben, und nicht um einen Ausdruck ihrer Vernichtung, wie sie für die Heilung des PK Voraussetzung wäre. Darnach ist es auch sehr zweifelhaft, ob die Normalisierung der Serumphosphatase ein Zeichen einer wirklichen Besserung des PK-Leidens ist und nicht bloß ein Ausdruck dafür, daß die Überproduktion der Krebszellen an saurer Phosphatase zum Stillstand gekommen ist und das nur vorübergehend. Die landläufige Auffassung bezüglich der Östrogenwirkung auf das PK ist heute die, daß der Stoffwechsel der Prostatakrebszellen durch das Östrogen gehemmt wird. Das Fallen der Phosphatasewerte im Serum während einer Östrogenbehandlung ist nach FREDA HERBERT das früheste objektive Zeichen dafür, daß das PK für Östrogen empfindlich ist und darauf anspricht. Röntgenologisch wurde das Verschwinden vieler Metastasen eines PK durch Behandlung mit Stilböstrol festgestellt; dennoch traten später Rezidive auf.

Prostatakarzinom und Hoden

Unter 62 Obduktionsfällen von PK fand ich zweimal, bei einem Neunundfünfzig- und einem Dreiundsiebzigjährigen, die beide anoperiert waren (einmal Harnleitereinpflanzung in den Darm nach COFFEY, einmal suprapubische Prostatektomie bei malignem Adenom der Prostata), die Hoden „leicht atrophisch", und bei einem Siebzigjährigen mit ausgebreiteten Metastasen eines PK „etwas klein" (zwei Jahre vorher war dieser Kranke prostatektomiert worden).

Es ist also berechtigt, von einer guten Hodenfunktion bei PK-Kranken zu sprechen (vgl. auch S. 260). Die Theorie von der Rolle des Androgens in der Pathogenese des PK erscheint somit auch durch die groben pathologisch-anatomischen Befunde gefestigt.

Prostatakarzinom und Nebennierenrinde

Unter 62 Obduktionsfällen von PK fand ich zweimal große Nebennieren, zweimal Nebennierenrindenadenome, einmal eine knotige Rindenhyperplasie der Nebennieren, im übrigen keine makroskopische Auffälligkeit an den Nebennieren bzw. ihrer Rinde, und nur ein einziges Mal eine „etwas schmale" Nebennierenrinde. In einem Fall wurde *eine* Nebenniere auffallend „dick" gefunden. Zusammengenommen waren somit in sechs Fällen, das sind ungefähr 10 % der Beobachtungen, große Nebennieren oder Nebennierenrindenwucherung zu verzeichnen. Die Ausscheidung der 17-Ketosteroide wurde in Übereinstimmung mit diesen anatomischen Befunden und dem Verhalten der Hoden bei Prostatakrebskranken ungefähr normal bis übernormal, ihre aus der Nebennierenrinde stammende β-Fraktion gegenüber der Norm etwas erhöht gefunden [FRAME und JEWETT (1943); s. S. 261]. In dem Umstand, daß der PK-Träger keineswegs hyperandrogenämisch zu sein braucht, ist kein Gegenbeweis gegen die Rolle des Androgens in seinem Ursachenkomplex zu erblicken, denn es kann eine anlagebedingte Überempfindlichkeit des Prostatadrüsenepithels gegenüber einem Androgenreiz von physiologischer Stärke vorliegen.

Die Behandlung des Prostatakarzinoms mit Östrogen und mit Kastration

An anderer Stelle wurde ausgeführt (s. S. 389), daß experimentelle Follikelhormonzufuhr beim Versuchstier die Prostatadrüsen bzw. einen Großteil derselben zur Atrophie bringt. Dieselben Drüsen der Prostata, die durch Androgen stimuliert werden und hyperplasieren, atrophieren unter Follikelhormonwirkung und ebenso nach Kastration. Dadurch ist die günstige Beeinflussung gewisser Prostatakrebse und ihrer Metastasen durch eine therapeutische Östrogenverabreichung und durch Kastration dem Verständnis nähergerückt. Es ist allerdings mehr als fraglich, ob die viel vitaleren Zellen eines PK so wie die einer normalen Prostata durch Östrogen der Atrophie verfallen, denn bisher ist eine Heilung des PK weder durch die Kastration noch durch eine Follikelhormonbehandlung noch durch beide zusammen erreicht worden.

Die Östrogenbehandlung des PK geht auf CHARLES HUGGINS in Chicago zurück. HUGGINS und CLARK fanden (1940), daß Östrogen bei einem HP-kranken Hund dieselbe Wirkung auf die hyperplastische Prostata zeitigte wie die Kastration. Östrogen führt nämlich in großen Dosen eine schwere Hodenschädigung bis zur Hodenatrophie herbei und vermag außerdem die Androgenwirkung aufzuheben. 1941 erprobten HUGGINS und Mitarbeiter die Östrogenbehandlung bei vorgeschrittenen menschlichen Prostatakrebsen; ein Teil der so behandelten Fälle wurde außerdem kastriert. 21 PK-Kranke wurden derart behandelt und bei allen mit Ausnahme von drei ein Erfolg in Form von Beseitigung der Schmerzen, der Harnverhaltung, der häufigen und erschwerten Miktion und der Nykturie erzielt; manchmal konnte sogar eine Verkleinerung der Krebsgeschwulst und ihrer Knochenmetastasen (auch bei Röntgenkontrolle) beobachtet werden. Schließlich war eine Hebung des Allgemeinbefindens und des Appetits sowie eine Gewichtszunahme zu verzeichnen. Der Blutbefund und die Senkungsgeschwindigkeit der roten Blutkörperchen besserten sich. Die saure Phosphatase im Blutserum nahm ab, die alkalische nach einer vorübergehenden Steigerung ebenfalls. Bei Fällen, die auf die Orchidektomie nicht reagieren, ist Östrogen nach diesen Autoren nutzlos, ebenso die Röntgenbestrahlung. Von vielen angelsächsischen und europäischen Autoren sind die guten Ergebnisse der Östrogenbehandlung des PK bestätigt worden (CHUTE und WILLETS, LANE, SMITH, McLEAN). Es ist also eine Schwächung der Männlichkeit oder eine Verweiblichung, die beim PK günstig wirkt. HUGGINS betrachtet die Östrogenbehandlung als nicht so wirksam wie die Orchidektomie, während CHUTE und WILLETS beide für gleichwertig halten, obgleich die Besserung unter Östrogen nur so lange anhält, als dieses zugeführt wird; nur einer von ihren 37 PK-Kranken, die entweder mit Orchidektomie oder mit Stilböstrol behandelt waren, zeigte keine Besserung.

Als Durchschnittsdosis werden nach ROBINSON (1946) zunächst täglich 15 mg Stilböstrol so lange gegeben, bis die klinischen Beschwerden zurückgehen oder normalisiert sind oder sich unerwünschte Nebenwirkungen einstellen, z. B. Üblichkeit und Erbrechen, Schwindel oder vasomotorische Störungen, Schmerzhaftigkeit und Schwellung der Brustdrüsen, Hodenverkleinerung. Von diesem Zeitpunkt an geht man zu einer Erhaltungsdosis von 1 bis 2 mg pro

Tag über. Andere empfehlen noch viel höhere Dosen, z. B. Cox täglich 30 mg Stilböstrol (!) oder, wenn dieses Präparat versagt, 30 mg Diënöstrol, das dreimal wirksamer sein soll als Stilböstrol. Von anderer Seite ist das Diënöstrol gleich dem D. B. E. gegen PK weniger wirksam gefunden worden. Dodds hat das Stilböstrol empfohlen. Auch nach Bishop (1946) sind die Präparate der Stilböstrolreihe immer noch die wirksamsten. An zweiter Stelle soll nach seiner Wertigkeitsskala das Diënöstrol und an dritter Stelle das Hexöstrol reihen. Diese Wertung bezieht sich allerdings auf die Beseitigung klimakterischer Ausfallerscheinungen durch Östrogen, also auf eine ganz andere Anwendung. Auf dem europäischen Kontinent geht man vorsichtiger vor und dosiert im allgemeinen niedriger. Sollen doch hohe Dosen auch eine Herzschädigung, ja selbst eine akute Herzinsuffizienz auszulösen imstande sein. Die Entwicklung eines Mammakarzinoms ist eine weitere Gefahr einer reichlichen Zufuhr von Östrogen und wurde sowohl bei mit Östrogen behandelten PK-Kranken als auch bei Prostatikern (W. Stöckl) bereits beobachtet. Weijtland injiziert täglich 5 mg Diäthylstilböstrol, Henschen in Basel nur 1 mg Stilböstrol täglich und pro Kur insgesamt 50 mg. Natürliches weibliches Hormon muß nach Weijtland in doppelter Menge gespritzt werden. Als Dauer- oder Erhaltungsdosis gibt dieser Autor 2,5 mg Östrogen in der Woche per inject. Meiner Meinung nach ist mit einer oralen Verabreichung durchaus auszukommen. Millin verabreicht 6 mg Stilböstrol täglich durch drei Wochen und anschließend 3 mg täglich, Riches dreimal 1 mg, steigend bis auf viermal 4 mg, am Tag. Die Erhaltungsdosis schwankt nach ihm zwischen 1 und 10 mg täglich. Auch er stellt die Indikation zur Stilböstrolbehandlung auf Grund abnormaler Serumwerte für die saure Phosphatase. Gehen sie zurück, so kann auch die Stilböstroldosis parallel damit ermäßigt werden. Bei nicht kastrierten PK-Kranken muß die Östrogendosierung stärker sein als bei kastrierten. Vom Fenocyclin „Ciba" werden täglich 2 bis 4 mg, von Eticyclin täglich 5 bis 10 Linguetten zu 0,05 mg empfohlen, von Ovocyclin „Ciba" (= Östradioldipropionat) hingegen jeden zweiten Tag 5 mg intramuskulär. Vielfach wird neben der Kastration zusätzlich mit Östrogen behandelt. Selbst die Kombination beider Behandlungsverfahren schützt jedoch weder vor einer Metastasierung des PK noch vermag sie eine Dauerheilung herbeizuführen. Nach Munger (1941) soll die Röntgenkastration der operativen gleichwertig sein. Munger empfiehlt auch eine Röntgenbestrahlung der Nebennieren, um deren Androgenproduktion auszuschalten. Ob dieser Effekt erreicht wird, muß sich erst zeigen.

Ferner ist die therapeutische Kombination von Bestrahlung des Primärtumors und seiner Metastasen mit einer Östrogendarreichung erprobt worden. Überhaupt empfiehlt es sich, beim PK angesichts der Bösartigkeit dieses Leidens eine Mehrzahl von Behandlungsmethoden zu kombinieren, so eine intensive lokale Röntgenbestrahlung oder Radiumbehandlung der krebsigen Prostata mit einer HVL- (auch Nebennieren?) Röntgenbestrahlung und gleichzeitig Östrogenzufuhr und Röntgenkastration. Die Bestrahlung soll die Inkretion dieser beiden Organe schwächen; der therapeutische Wert einer solchen Schwächung ist darin begründet, daß nach Hypophysektomie ebenso wie bei Atrophie des HVL die Prostata atrophiert (s. S. 406), wozu noch kommt, daß die HVL-Bestrahlung eine allgemeine Antikrebstherapie darstellt (s. später S. 477). Nach Millin ist die Hypophysenröntgenbestrahlung ebenso wirksam wie Stilböstrol. Als weiteres Adjuvans kann eine Thymustherapie dienen, die den Antagonismus des Thymus zur Prostata einerseits (s. S. 391 unten) und zur Nebennierenrinde anderseits ausnützt. Dazu treten, je nach der Sachlage, örtliche urologische Maßnahmen, so eine transurethrale Prostataresektion bei vollständiger Harnverhaltung infolge PK und bei größeren Restharnmengen. Bei aseptischer chronischer Überdehnung der Harnblase infolge PK bevorzuge ich die suprapubische Troikartzystostomie. Wo immer sie durchführbar ist, soll die Radikaloperation (Exstirpation der krebsigen Prostata) mit vorheriger und anschließender hormonaler Behandlung durchgeführt werden. Die anatomische Rechtfertigung des Versuches der Radikaloperation ergibt sich daraus, daß ich zirka ein Sechstel der Todesfälle an PK am Sektionstisch frei von Drüsen- und sonstigen Metastasen gefunden habe. Wenn man das Einverständnis des Kranken erhält, zögere man in Fällen mit guter Hodenfunktion auch nicht mit der operativen Kastration. Selbstverständlich ist die Hormonbehandlung in allen Fällen von PK, den operablen, operierten und den nicht operablen anzuwenden. Die Frühdiagnose des PK ist durch die Hormonbehandlung keineswegs überflüssig geworden.

Über die *Dauererfolge der reinen Östrogenbehandlung des PK* liegen kleinere Mitteilungen vor. So hat HUGGINS 1946 eine Überschau über die ersten 21 behandelten Fälle veröffentlicht, bei denen die Behandlung mehr als fünf Jahre zurücklag. Fünf von diesen Patienten waren nach über fünf Jahren noch am Leben, davon vier ohne Krebszeichen (!). Drei erfuhren keine Besserung, die dreizehn restlichen hatten eine Besserung zu verzeichnen, die fünf Monate bis vier Jahre andauerte. HUGGINS kommt auf Grund seiner Erfahrungen zu dem Schluß, daß die Medikation synthetischen Östrogens per os von allen konservativen Behandlungsmaßnahmen bisher noch die beste sei. Zur Wertung dieser Dauerergebnisse hat der Verfasser zu bemerken, daß auch manche unbehandelte PK-Kranke jahrelang von merkbaren Fortschritten ihres Leidens verschont bleiben können. R. CHWALLA (1933) hat ferner über zwei Fälle von PK berichtet, die bloß mit einer suprapubischen Blasenfistel ohne eine andere Behandlung noch sieben bzw. acht Jahre gelebt hatten. Auch beim PK hat man, wie bei der HP, im allgemeinen den Eindruck, daß es bei hochbetagten Männern milder verläuft als bei jüngeren und um so bösartiger ist, je jünger der Kranke ist. Die Abnahme des Androgens im Senium vermag uns diese Eigentümlichkeit verständlich zu machen.

Anfänglich sprechen viele PK-Kranke auf Östrogenzufuhr an, bisweilen sogar in überraschend guter Weise, wie der Verfasser 1944 beobachten und 1946 berichten konnte. Nach einer gewissen Zeit erlischt jedoch vielfach die Reaktionsfähigkeit und es hilft dann weder eine Erhöhung der Östrogendosis noch ein Wechsel des Präparates weiter. Die Raschheit des Wirkungseintrittes in den erfolgreichen Fällen scheint dem Verfasser dafür zu sprechen, daß unspezifische Effekte (s. S. 217) dabei eine Rolle spielen. Eine Zunahme der Werte für die saure Phosphatase im Blutserum während einer Östrogenbehandlung wird als prognostisch ungünstiges Zeichen angesehen. COLSTON und BRENDLER, die 200 Prostatakarzinomkranke mit Diäthylstilböstrol (Cyren B) behandelt haben, fanden in ungefähr 75 % der Fälle einen Rückgang der Größe der Krebsgeschwulst und ein Weicherwerden derselben und in fast der Hälfte ihrer Fälle (45 %) einen Rückgang der Metastasen, verzeichnen aber weder durch Östrogen noch durch Orchidektomie oder beide zusammen ein vollständiges Verschwinden des Prostatakrebses und damit eine klinische Heilung. Noch weniger wurde eine Dauerheilung erreicht. Eine solche ist nur in den seltensten Fällen berichtet. In sieben Fällen verkleinerte sich das Prostatakarzinom unter der Hormonbehandlung so weit, daß es radikal operiert werden konnte. Die Hemmung des Prostatakrebswachstums durch die Hormonbehandlung beruht nach COLSTON und BRENDLER auf einer Hemmung des Enzymgleichgewichtes, besonders hinsichtlich der Phosphatase. KAHLE und Mitarbeiter geben an (1942, 1943), daß nach

Diäthylstilböstrolbehandlung deutliche Rückbildungserscheinungen an Kern und Plasma der Prostatakrebszellen nachweisbar werden und ein Ersatz der teilweise zugrunde gehenden Krebszellen durch Bindegewebe eintritt.

Selbstverständlich muß die Östrogenbehandlung des PK, solange der Kranke darauf anspricht, mit eventuellen Intervallen ständig fortgesetzt werden, um die Aktivität des malignen Neoplasmas dauernd in Schranken zu halten bzw. niederzuhalten.

Wertung der Ergebnisse: WEIJTLAND bemerkt von der modernen amerikanischen Therapie des PK mit Östrogen und Kastration, ihr einziger Nachteil sei, daß sie nicht radikal ist. Damit ist der Wert dieser Behandlung treffend charakterisiert: eine wirkliche Heilung wird nicht erzielt. Zu derselben Feststellung kommen auch FERGUSSON, DODDS, ferner HERGER und SAUER, die 130 Prostatakarzinomfälle hormonbehandelt haben. Die Kastration nehmen HERGER und SAUER nur bei Versagen der Östrogenbehandlung und zur Schmerzstillung vor. TERENCE MILLIN gibt an, daß die Kastration bei Versagen der Östrogenbehandlung niemals hilft; er findet Stilböstrol sogar wirksamer als die Orchidektomie. Knochenmetastasen vermag es nach ihm nicht zu verhindern, nicht einmal in Fällen von PK, die auf Östrogen gut ansprechen. Die Bestimmung der Phosphatase im Harn hält MILLIN für wertvoller als die im Blut. Ich habe schon erwähnt, daß ich sogar bei Knochenmetastasen eine Vermehrung der Serumphosphatase nur in einem Teil der Fälle gefunden habe. CHUTE und WILLETS, ebenso MOORE, WATTENBERG und ROSE halten die Kastration und die Stilböstrolbehandlung für gleichwertig. Die Wirkung des Östrogens wird beim PK als durch Hemmung der Gonadotropininkretion des HVL entstanden aufgefaßt; HVL-Röntgenbestrahlung soll daher dieselbe Wirkung haben (MILLIN).

e) Endokrine Beziehungen der Prostataneurose und der sexuellen Neurasthenie

Die Symptomatologie der Prostataneurose — einer noch reichlich ungeklärten Affektion — weist Züge auf, die ausgesprochen auf eine Insuffizienz der Hodeninkretion als Begleiterscheinung hindeuten. Die Prostataneurose kann eine Teilerscheinung der sexuellen Neurasthenie bilden, die ihrerseits gleichfalls mit Hypoorchidismus einhergeht oder einhergehen kann und vielleicht durch einen solchen überhaupt wesentlich verursacht ist. Daß die Funktion (Sekretionstätigkeit) der Prostata bei der sogenannten „Neurose" dieses Organs gestört ist, geht schon aus der Beschaffenheit des Exprimates aus der Vorsteherdrüse bei dieser Affektion hervor. Zukünftige Fermentuntersuchungen des Prostatasaftes (Phosphatase!) werden das Wesen dieser Sekretionsstörung im einzelnen zu klären haben. Die Ursache der Prostataneurose ist noch ebensowenig bekannt wie das Zustandekommen der Schädigung der Hodeninkretion dabei. Ihre Behandlung besteht unter anderem in Zufuhr von Testosteronpropionat (!), das die Funktion der Prostatadrüsen weitgehend normalisiert.

Die Symptome der sexuellen Neurasthenie decken sich zum Teil mit den vorhin aufgezählten der Prostataneurose; auch in ihrer Behandlung spielt die Verabreichung von Androgen eine wichtige Rolle. Die sexuelle Neurasthenie wird sehr oft durch eine chronische Prostatitis ausgelöst und hierbei scheint eine toxische Wirkung der Prostatitis auf die Hoden im Spiele zu sein (s. S. 357). Die Heftigkeit der Beschwerden bei der Prostataneurose, die den Erkrankten dem Selbstmord nahe bringen kann, wird durch die engen histologischen Beziehungen zwischen den Nerven und den Prostataepithelien verständlich, die z. B. beim Orgasmus sub coitu, der auf die Kontraktion der Prostatamuskulatur zurückgeführt wird, sowie in dem Umstand zur Geltung kommt, daß das PK in den Nervenscheiden infiltrierend vorwächst („Neurotropie"). Es ist wahrscheinlich, daß die Pollakisurie, die Nykturie und der Restharn des Prostatikers z. T. auf eine Beeinflussung der Nerven innerhalb der Prostata zurückzuführen sind und ein gleiches muß für die Wirkung des Testosterons als möglich erachtet werden.

VI. Endokrinologie (und Pharmakologie) der akzessorischen Geschlechtsdrüsen des Mannes (mit Ausnahme der Prostata und der Samenblasen)

Aus Leichen (von an chronischen Krankheiten Verstorbenen) entnommene Stücke von Samenleitern, also überlebende Ductus deferentes, und Nebenhoden wurden durch Epinephrin (Adrenalin) am stärksten erregt, d. h. zur Kontraktion gebracht [BOEMINGHAUS (1926), MARTINS, VALLE und PORTO (1940)]. Die gleiche Wirkung hatten das mit dem Adrenalin pharmakologisch verwandte Ephedrin, das Kokain, Histamin, Bariumchlorid, aber auch Acetylchlorid und Pilokarpin sowie das Nikotin (!) — ich bemerke hiezu, daß Nikotin bei manchen Menschen Harndrang auslöst. Pituitrin und Pitressin (Tonephin) waren bei der Mehrzahl der untersuchten Objekte gleichfalls wirksam.

Aus dem Gesagten geht hervor, daß sowohl Sympathico- als auch Parasympathicomimetica eine erregende Wirkung auf die erwähnten Organe entfalten, die beim Aufbewahren bei tiefer Temperatur von 3 bis 6⁰ noch nach sechzehn bis achtzehn Tagen nachweisbar war. In Analogie dazu ließen sich durch unmittelbare Reizung sowohl des Sympathicus als auch des Parasympathicus Kontraktionen des Samenleiters auslösen, allerdings von verschiedener Qualität. Hemmend auf die Tätigkeit der Samenleiter wirkten Atropin, Papaverin und Spermin. Der Nebenhoden verhält sich ähnlich wie der Samenleiter. Auch er wird durch Adrenalin am stärksten erregt. Ein Unterschied gegenüber dem Verhalten des Ductus deferens besteht nur darin, daß der Nebenhoden durch HVL-Extrakt sowie Tonephin (Pitressin) nicht erregt wird so wie der Samenleiter [MARTINS, VALLE und PORTO (1940)].

Die erwähnten pharmakologischen Reaktionen hängen von der jeweiligen (Ausgangs-) Hormonlage im Organismus ab und ändern sich mit ihr. So zeigen Samenleiter von kastrierten Versuchstieren schon zwei bis drei Tage nach der Kastration ein geändertes Verhalten. Wurden kastrierte Tiere mit Östradiol behandelt, so bewirkte Adrenalin nicht mehr eine Reizung wie normalerweise, sondern jetzt eine Hemmung der Samenleiter.

Praktisch wichtig ist die Wirkung der Keimdrüsenhormone auf die Muskelhaut der akzessorischen Geschlechtsdrüsen des Menschen. Androgen, und zwar Testosteron ,vermindert die Erregbarkeit und Kontraktilität, Östrogen (Östradiol) erhöht sie. Androgen wirkt somit beruhigend auf diese Organe. Die Kastration steigert die Reizbarkeit enorm.

Aus dem Angeführten ergibt sich die Möglichkeit, daß gewisse genitale Erregbarkeitsstörungen, wie die Ejaculatio praecox bzw. retardata, die Prostatorrhoe und Spermatorrhoe, durch Abweichungen in der Geschlechtshormonproduktion hervorgerufen sein können. Der Verfasser hat tatsächlich mehrmals bei Männern im jugendlichen Alter mit Ejaculatio praecox eine Spontankreatinurie festgestellt und daraus auf eine hormonale Ätiologie der Ejakulationsstörung — im Sinne von Hypoorchidismus — in einem Teil der Fälle von vorzeitigem Samenerguß geschlossen. Im gleichen Sinn spricht die Gonadotropinvermehrung im Harn junger Männer mit Ejaculatio praecox (GOLDHAMMER und LÖWY 1935), während auf

Hyperöstrogenurie noch nicht untersucht worden zu sein scheint. In einem andern Teil der Fälle liegt eine nervöse Ursache vor. Eine ähnliche Ätiologie gilt vermutlich für die Prostatorrhoe und Spermatorrhoe, soweit diese Störungen nicht mit einer vorangegangenen Entzündung zusammenhängen. Auch Tonus und Erregbarkeit der Prostata dürften unter hormonaler Kontrolle stehen. Es ist bis heute nicht geklärt, ob die Ausspritzungskanälchen normalerweise bloß durch den Tonus der sie umschließenden Prostatamuskulatur verschlossen gehalten werden oder durch einen sphinkterartigen Ringmuskel in ihrer Wandung, wie ihn HOCHSTÄDT beschrieben hat (1932). Die Atonie der Ausführungsgänge von Prostata und Samenblasen kann auch eine sogenannte Miktionsprostatorrhoe bzw. -spermatorrhoe zur Folge haben. Anderseits begegnet man der Klage über typische Spermatorrhoe ohne Zusammenhang mit der Miktion oder Defäkation als Samenaustritt ohne Erektion unter dem Einfluß einer wollüstigen Vorstellung bei Nervösen und bei Intersexen. Mit Rücksicht darauf, daß bei letzteren eine Verschiebung des Verhältnisses der Keimdrüsenhormone zugunsten des Östrogens bestehen kann, wird die Neigung zu Spermatorrhoe, aber auch zu gehäuften Pollutionen, bei solchen Individuen aus hormonaler Ursache verständlich. Abnorm häufige Samenergüsse bei Nacht und selbst unter Tag findet man auch bei Individuen mit unterentwickelten Genitalorganen und mit Zeichen von Hodeninsuffizienz, also mit Androgenmangel bzw. relativem Überwiegen des Östrogens. Die Auslösung erfolgt vom Ejakulationszentrum aus, das nach der herrschenden Vorstellung afferente Reize von den sekretgefüllten übererregbaren Samenblasen erhält. Es scheint, daß der sexuellen Neurasthenie, die gleichfalls zu pathologischen Samenverlusten führt, gleichfalls eine unzulängliche Inkretion der Hoden, nervös oder toxisch (chronische Prostatitis!) bewirkt, zugrunde liegen kann.

Die Erkennung der hormonal bedingten Motilitätsstörungen der akzessorischen männlichen Geschlechtsdrüsen ist wichtig für ihre Behandlung. Diese besteht in Androgenzufuhr, also Verabreichung von Testosteronpropionat bzw. Methyltestosteron. Verfasser hat wiederholt auf die ausgezeichnete Wirkung selbst einer einmaligen Injektion von 25 mg Testosteronpropionat i. m. bei Ejaculatio praecox hingewiesen.

An dieser Stelle ist es vielleicht angezeigt, auf die biologische Rolle der Magnesiumionen im Organismus als eines Aktivators der Phosphatase aufmerksam zu machen. Das Magnesium ist dieser Eigenschaft wegen von Bedeutung für die Funktion der Phosphatase in Prostata und Samenblasen, deren Bildung vom Testosteron der Hoden abhängt. Die gesamte Sekretion der Prostatadrüsen hängt ebenfalls vom Inkret der Hoden ab. Östrogen hemmt ihre Tätigkeit, Androgen fördert sie. Die Samenblasen verhalten sich in Hinsicht auf die endokrine Beeinflussung und Abhängigkeit ihrer Sekretionstätigkeit ganz ähnlich wie die Vorsteherdrüse und dasselbe dürfte auch von den Drüsen der abführenden Samenwege gelten. Auf die Qualität und Menge ihres Sekretes übt das Hodeninkret maßgebenden Einfluß aus (vgl. die Unterentwicklung von Samenleitern, Samenblasen, Prostata und Samenleiterampullen, also sämtlicher innerer Geschlechtsorgane des Mannes, bei Frühkastraten und Früheunuchoiden). Ich habe eine *aphrodisierende Wirkung* einer Zufuhr von *Magnesiumsalzen* per os (und zwar Mg Cl$_2$) bei Männern beobachtet, die nach dem Gesagten besser verständlich ist. In diesem Zusammenhang ist ferner interessant, daß nach Röntgenzerstörung des HVL der Mg-Stoffwechsel am stärksten beeinflußt wird [CANNAVÒ und BENINATO (1935)]; im Blutserum sinkt darnach der Mg-Spiegel beim Kaninchen bedeutend.

Der vorschnellen Ejaculatio seminis des Hodeninsuffizienten steht die Ejaculatio tarda oder retardata beim Hyperorchen gegenüber. Die verschiedene Dauer des Geschlechtsaktes hängt also zum Teil von der Höhe der Androgeninkretion der Hoden ab.

Cowpersche Drüsen und Hydatiden von Hoden und Nebenhoden und ihre Beziehungen zum hormonalen Geschlechtssystem. Ein-, seltener beiderseitiges Fehlen bzw. Nichtdarstellbarkeit der Cowperschen Drüsen wird bei angeboren Hodenlosen, bei Früheunuchoiden und bei Scheinzwittern, ferner in einem Teil der Fälle von angeborenem Samenleitermangel (s. S. 371 und 448), bei Nierenverlagerung (HEINER) und halbseitigem Prostatadefekt (BÉRAUD) beobachtet, scheint also mit Störungen der Geschlechtshormonbildung und damit dem hormonalen Geschlechtssystem zusammenzuhängen (s. S. 316). Ein Gleiches gilt von den Hydatiden des Hodens und Nebenhodens, die ein-, seltener beidseitig, bei den gleichen Affektionen vermißt werden können. Dabei ist zu berücksichtigen, daß der (konstante) Appendix testis auf das kraniale Ende des Müllerschen Ganges zurückgeht, während der nach Angabe der Anatomen inkonstante Appendix epididymidis von Kanälchen des Sexualteils der Urniere abgeleitet wird.

Über die Pathologie des Appendix testis s. S. 213/14.

Mißbildungen der Samenwege und hormonales Geschlechtssystem (s. S. 448 und die Zusammenstellung S. 316/17).

VII. Endokrine Beziehungen der Anomalien und Krankheiten der Geschlechtsorgane des Mannes

1. Der Kryptorchismus

Östrogene und Kryptorchismus

RAYNAUD konnte (1939) bei Maus und Ratte durch Verabreichung von natürlichen oder synthetischen Östrogenen an trächtige Weibchen Kryptorchismus bei der männlichen Nachkommenschaft experimentell erzeugen (vgl. S. 211). Aufpinselung von gelöstem Östrogen auf die Haut verhindert ebenfalls den Descensus der Hoden bei den jungen Tieren [BURROWS (1936)]; je nach dem Zeitpunkt der Östrogeneinwirkung wurden sie im Retroperitonealraum, am inneren Leistenring oder im Leistenkanal zurückgehalten und zugleich in ihrer Entwicklung gehemmt. Anderseits veranlaßt Androgen den Descensus der Hoden Kryptorcher in einem Teil der Fälle [HAMILTON und HUBERT (1938; vgl. S. 444)]. Auch bei der Hodenretention des Menschen finden wir stets eine Unterentwicklung des retinierten Hodens. Ferner ist in der Regel ein offener Processus vaginalis peritonei mit vorhanden, der nur in 10 bis 15 % der Fälle vermißt wird [CONE (1939)]. In diesem Zusammenhang verweise ich auf die experimentelle Skrotalhernienbildung bei gewissen Mäusestämmen durch Östrogenzufuhr (s. S. 462). Bei 2 bis 4 % der Leistenbrüche des Mannes wird anderseits nach SCHNEIDER eine Hodenretention gefunden.

Der Verfasser dieses Buches hat auf Grund dieser Befunde und experimentellen Ergebnisse die Möglichkeit in Betracht gezogen [R. CHWALLA (1948)], daß die Retentio testis beim Menschen gleich der Hypospadie und anderen Formen von Intersexualität durch eine übermäßige Östrogeneinwirkung auf den Fetus in einem bestimmten Stadium seiner Entwicklung im Mutterleib hervorgerufen sein könnte, in welchem Falle die Herkunft des überreichlichen Östrogens (Plazenta?) der Aufklärung bedarf. Man kann sich vorstellen, daß ein Androgendefizit der Mutter oder des Vaters, gleichwie des Fetus selbst, durch resultierendes Überwiegen des Östrogens ebenfalls einen Kryptorchismus bei der männlichen Frucht hervorzubringen vermag, ähnlich eine übermäßige Nebennierenrindenfunktion der Mutter oder des Fetus, dies aus dem Grund, weil sich Kryptorchismus auch durch Nebennierenrindenhormonverabreichung an trächtige Tiere oder an das neugeborene Jungtier künstlich hat erzeugen lassen. Es wäre ebenso praktisch wichtig wie interessant, auf Grund dieser Überlegung Frauen mit Hyperöstrogenämie und solche mit Hyperkortikoadrenalismus oder mit Hyperpituitarismus und in gleicher Weise hypogonade Väter auf die Beschaffenheit ihrer Kinder hinsichtlich Kryptorchismus (und ebenso von Hypospadie, von angeborenem Leistenbruch, Intersexualität und Pseudhermaphroditismus) zu untersuchen. Vielleicht vermag auch ein Hypothyreoidismus der Frucht (auch der Mutter?) zu Hodenretention bei dieser zu führen. Sind doch beim Myxödem des Kindes Leistenhoden oder Kryptorchismus die Regel (s. S. 150/51) und erreichte ENGELBACH anderseits bei Hypothyreoten den Abstieg der Hoden durch Verabreichung von Schilddrüsensubstanz. Eine gewisse Stütze für diese hormonale Entstehungshypothese des Kryptorchismus sehe ich in den mehrfachen Zeichen von Hypogenitalismus, die bei Kryptorchen gefunden werden können (FRÜHMANN und STERNBERG), wie weibliche Schambehaarung, Kleinheit des Penis, Fettsucht und Unfruchtbarkeit, und in den bei Kryptorchen vorfindlichen manifesten Anzeichen von Intersexualität, z. B. Persistenz der Müllerschen Gänge (A. PRJESEL, HILSE). Der nicht deszendierte Hoden entwickelt sich (zufolge seiner abnormen Lage oder kraft einer Entwicklungsstörung?) nicht normal. Man hat das auf die veränderten Temperaturverhältnisse außerhalb des Hodensackes zurückgeführt, die degenerative Veränderungen zur Folge haben sollen. Die absolute Häufigkeit der Retentio testis wird mit $\frac{1}{2}$ bis 1 % angegeben.

Die Hoden Kryptorcher werden charakteristischerweise von denselben Blastomen befallen wie die Hoden von Scheinzwittern und Zwittern, z. B. von Seminomen oder den nur diesen Abnormitäten eigenen tubulären Hodenadenomen. Hodenhypoplasie, die nicht selten bei einseitiger Hodenretention auch auf der gegenüberliegenden Seite festzustellen ist, kann durch Östrogenverabreichung erzeugt werden. Schließlich sehe ich eine gewisse Stütze für die hormonale Entstehungstheorie des Kryptorchismus darin, daß Kryptorchismus, Hypospadie, angeborener Leistenbruch und Intersexualität nicht selten vergesellschaftet oder familiär bei Geschwistern in den verschiedensten Kombinationen angetroffen werden, indem nämlich alle diese Anomalien beim Versuchstier durch Östrogen künstlich erzeugt werden können. Ich selbst fand beispielsweise unter zwölf Kryptorchen einmal Eichelhypospadie und einmal Skrotalhernie. Ferner kommt beim vollkommenen Erhaltenbleiben der Müllerschen Gänge beim Mann beidseitiger abdomineller Kryptorchismus vor, eine Kombination, die zugunsten der östrogenen Entstehung des Kryptorchismus spricht.

Es erhebt sich die Frage, wie sich die Entstehung von Kryptorchismus durch östrogene Substanz mit der Annahme von ENGLE (1932) vereinbaren läßt, daß Kryptorchismus durch insuffiziente Tätigkeit des HVL zustande kommt. Auf seiner Entdeckung nämlich, daß durch das Gonadotropin des HVL und des Schwangerenharnes bei zehn Macacusaffen der Hodenabstieg herbeigeführt werden konnte, fußt die Hormonbehandlung des Kryptorchismus mit Gonadotropin; ENGLE hat aus seiner Entdeckung geschlossen, daß das Prolan der Plazenta den normalen Abstieg der Hoden beim Menschen zur Zeit der Geburt bewirkt. Am wahrscheinlichsten erscheint mir die Erklärung, daß das Östrogen die Gonadotropinausschüttung des HVL der Frucht hemmt (vgl. den Abschnitt S. 215). Möglicherweise kommt also die hemmende Wirkung von Östrogen auf den Descensus der Hoden über die Hypophyse zustande, deren Vorderlappen unter dem Einfluß von überreichlich Östrogen (der Plazenta?, der Mutter?) vermindert Gonadotropin produziert und auf diese Weise die Hodenretention herbeiführt. Nebennierenrindenhormon, durch das, wie bereits erwähnt, ebenfalls Kryptorchismus bei der Frucht erzeugt werden kann, hemmt die Gonadotropinausschüttung des HVL in gleicher Weise wie Östrogen. Anderseits konnten POTTENGER und SIMONSEN (1938) bei acht von neun kryptorchen Knaben durch Verabreichung von Nebennierenrindenextrakt vermöge von dessen gonadotroper Wirkung den Hodendescensus erreichen. An der Hypophyse Kryptorcher konnte A. PRIESEL makroskopisch keinen auffallenden Befund erheben.

Die Hormonbehandlung des Kryptorchismus und der Hodenretention.

Zufolge etlicher Mißerfolge wird die Hormonbehandlung der Retentio testis heute nicht mehr so optimistisch beurteilt wie noch vor etwa zehn Jahren. Mir scheint, daß an diesen Mißerfolgen nicht die Hormontherapie als solche, sondern mehr der Umstand schuld trägt, daß vor Beginn dieser Behandlung nicht sorgfältig genug geprüft worden ist, ob der vorliegende Fall für eine Hormonbehandlung taugt oder, genauer ausgedrückt, ob die zu behebende Hodenretention eine endokrine Ursache hat. Ist diese durch ein lokales Hemmnis des Hodenabstieges im Sinne von Verwachsungen und strangförmigen Adhäsionen bewirkt, wie man sie so häufig bei der Operation des einseitigen Kryptorchismus antrifft, so kann eine Hormonbehandlung nichts fruchten. Ferner hat man die Erfahrung gemacht, daß zur Zeit der Geschlechtsreife noch ein spontaner Descensus häufiger eintritt, als man früher geglaubt hat. Aus diesem Grund soll die Hormonbehandlung nicht zu früh vorgenommen werden. McCUTCHEON fand unter 21031 Knaben im Alter von unter fünfzehn Jahren bei 9 % einen mangelnden Descensus der Hoden, hingegen unter 1066 über fünfzehn Jahre alten nur mehr in 1,1 % der Fälle und bei Rekruten ist gar nur eine Häufigkeit von zwei Promille gefunden worden. Selbst im 35. Lebensjahr kommt noch ein spontaner Hodendescensus vor (MAYOR).

SCHAPIRO hat im Jahre 1930 als erster über Erfolge der Behandlung des Kryptorchismus mit dem Schwangerenharngonadotropinpräparat Prähormon berichtet und seither ist diese Behandlung von einer großen Zahl von Untersuchern erprobt worden. Die Arbeiten von ENGLE über die Wirkungen des Follikelreifungshormons des HVL hatten eine endokrine Ursache der Retentio testium vermuten lassen; ENGLE fand nämlich, daß durch Injektion von Schwangerenharnprolan bei unreifen Macacusaffen, wie vorhin erwähnt, ein vorzeitiger Descensus der Hoden vom äußeren Leistenring in den Hodensack ausgelöst werden konnte, der von einer Schwellung und einem Ödem des Skrotums sowie einer Vergrößerung der Hoden begleitet war, die eine Gewichtszunahme auf das Doppelte und eine Zunahme der interstitiellen Zellen auf das Vier- bis Zehnfache erfuhren (s. S. 251). Wo der Zustand der Hoden ein solcher ist, daß sie nicht mehr stimulierungsfähig sind, bleibt der Erfolg aus. GOLDMANN und STERN erzielten 1933 bei einem 12- und einem 15-jährigen Knaben mit Dystrophia adiposogenitalis und beiderseits retinierten Hoden durch dreimal wöchentlich 100 Ratteneinheiten Schwangerenharngonadotropin nach zehn Monaten einen vollständigen Descensus zusammen mit einer beträchtlichen Größenzunahme der Hoden und einer besseren Ausbildung der sekundären Geschlechtsmerkmale. Die Vergrößerung der Hoden ist um so erwünschter, als retinierte Hoden, wie im vorigen Abschnitt erwähnt, nahezu immer in mehr oder minder starkem Grade atrophisch sind; ungefähr 90 % der mangelhaft deszendierten Hoden im Pubertätsalter und nachher zeigen keine Spermiogenese, sondern sind steril (M. CAMPBELL). Fruchtbarkeit eines beiderseitig Kryptorchen ist daher selten. Außerdem ist namentlich die (an sich nicht häufige) bilaterale Kryptorchidie oft mit sicheren endokrinen Störungen, wie Hypogenitalismus oder Eunuchoidismus oder dem Fröhlichschen Syndrom (Dystrophia adiposogenitalis) vergesellschaftet. In solchen Fällen ist nun die Hormontherapie unbedingt indiziert, sofern nicht chirurgische Anzeigen, welche die operative Behandlung erfordern, vorliegen, wie gleichzeitige Leistenhernie, Neoplasma des dystopen Hodens oder Torsion seines Samenstranges. Ich habe während des Krieges darauf hingewiesen, daß ausschließlich nichtfixierte, also bewegliche und beiderseitige Leistenhoden ohne Begleithernie, aber mit manifesten Zeichen von Hypoorchidismus und Hypogenitalismus oder von Dystrophia adiposogenitalis begründete Aussicht auf einen Erfolg der Hormontherapie geben. In solchen Fällen liegt nämlich die endokrine Störung klar zutage. Etliche Chirurgen wenden die Hormonbehandlung auch als Vorbereitung vor der Orchidopexie an oder machen davon in der Nachbehandlung nach der Orchidopexie zum Zwecke der Stimulierung unterentwickelter Hoden Gebrauch, was durchaus zu empfehlen ist.

WERNER erzielte den Hodendescensus durch HVL-Gonadotropin (Verabreichung von HVL-Extrakten). Es läßt sich also der Erfolg in verschiedener Weise erreichen: durch HVL- und Nebennierenrindengonadotropin (s. S. 442), durch Schwangerenharngonadotropin, bei Schilddrüseninsuffizienten (s. S. 441) durch Schilddrüsensubstanz und schließlich, wie wir noch sehen werden, durch Androgen (s. S. 440), das Produkt der gonadotropen Stimulierung. Es ist äußerst charakteristisch, daß von jedem Glied des hormonalen Geschlechtssystems und durch die dasselbe stimulierende Schilddrüse ein Erfolg bei einer Anomalie zu erzielen ist, die einen Defekt in diesem System bedeutet. Wir können also von einer „Systemtherapie" bei einer Störung im System sprechen, ähnlich z. B. bei der Hypotrichose oder beim Hypogenitalismus, der durch Nebennierenrindenextrakt wie durch Androgen bzw. Östrogen, aber auch durch die Gonadotropine des HVL und des Schwangerenharns gebessert wird.

Indikation zur Hormonbehandlung: In erster Linie geben sie beiderseitige, bewegliche und verschiebliche Leistenhoden ohne Leistenbruch, ferner Bauchhoden, alle nur, sofern keine akute chirurgische Komplikation besteht (Samenstrangtorsion, eingeklemmte Leistenhernie, Geschwulstbildung). Deutliche Zeichen von Hypogenitalismus oder anderweitige endokrine Störungen (Behaarungsmangel, ausgesprochene Hypoplasie der Hoden, ausbleibende Pubertät. Fettsucht, eunuchoide Züge, Infantilismus, Wachstumshemmung oder Hochwuchs) geben gleichfalls die Indikation zur Hormonbehandlung. Zur Anzeigestellung ist eine Untersuchung des Leistenhodens im Liegen und im Stehen sowie beim Pressenlassen, Prüfung auf Verschieblichkeit und auf Begleithernie nötig. Ein offener Processus vaginalis peritonei ist beim Leistenhoden so gut wie immer vorhanden.

Der geeignete *Zeitpunkt der Hormonbehandlung* ist das elfte bis dreizehnte Lebensjahr, wenn bis dahin kein spontanes Tiefertreten des Leistenhodens erfolgt ist. Ein Zuwarten bis zu diesem Zeitpunkt ist aus dem Grund angezeigt, weil zu Beginn der Pubertätszeit immer noch ein spontanes Deszendieren erfolgen kann.

HESS und Mitarbeiter fanden (1937) bei 5 von 13 erfolgreich hormonbehandelten kryptorchen Knaben eine beträchtliche Gonadotropinausscheidung im Harn, die nach Abschluß der Prolanbehandlung verschwand. Sie empfehlen daher, vor Einleitung der Hormonbehandlung eine Prolanreaktion mit dem Harn anzustellen, wenn man sich ein Urteil verschaffen will, ob die Hormonbehandlung voraussichtlich Erfolg haben wird.

Kontraindikationen der Hormonbehandlung: Angeborener Leistenbruch in Vergesellschaftung mit Leistenhoden, Samenstrangtorsion, Schmerzen im kryptorchen Hoden (die auch ein Vorläufer eines Neoplasmas sein können!), Neubildungen desselben.

Durchführung der Hormonbehandlung: Täglich oder dreimal wöchentlich je 100 bis 300 i. E. Schwangerenharnprolan (Choriongonadotropin) intramuskulär je nach dem Alter des Knaben (bei älteren Knaben größere Dosen) durch einige Wochen bis zu drei Monaten, wenn nicht schon vorher die Wirkung sichtbar wird. Eine Vergrößerung von Hoden, Hodensack und Penis kann sich auch einstellen, obwohl der Descensus ausbleibt oder unvollständig ist. Der Erfolg kann schon nach zwei Wochen sichtbar werden. Läßt er auf sich warten, so empfiehlt es sich, einen HVL-Extrakt zuzulegen, z. B. Prolan mit etwa 25 Reifungseinheiten Preloban auf 500 i. E. Prolan (Bayer) zu kombinieren, oder man gibt zweimal ein Dragée Preloban zu fünf Reifungseinheiten (eine Reifungseinheit entspricht 150 bis 200 ME) zusammen mit dreimal wöchentlich 300 i. E. Prolan. Wird doch das optimal wirksame Mischungsverhältnis beider mit 1 : 20 angegeben, d. h. eine Ampulle Preloban (à 25 R. E.) auf eine Ampulle Prolan zu 500 i. E. Bei der Herstellung der Mischung geht man so vor, daß man zunächst die Prolanlösung mittels der beigegebenen Ampulle sterilen Wassers bereitet und in der Prolanlösung den Inhalt einer Prelobantrockenampulle zu 25 R. E. auflöst. Auch mit oraler Verabreichung von Gonadotropin sind Erfolge erzielt worden, so z. B. von KORBSCH mit Präphysontabletten (in vier Fällen mit deutlicher hypophysärer Störung). STÄHLER berichtet von erfolgreichen Versuchen mit einer Kombination von Vitamin E und HVL-Hormon beim Kryptorchismus Jugendlicher. Zu beachten ist, daß Altern das Prolan inaktiviert und daß monatelange Verabreichung die Hoden schädigt (s. S. 250/51). Die *Androgentherapie des Kryptorchismus* gründet sich auf die Wachstumsförderung, welche die am Descensus beteiligten Gewebe, vor allem der Samenstrang (s. S. 186), durch Androgen erfahren, und ist vor allem bei beträchtlich unterentwickelten Leistenhoden angezeigt. Größere Androgengaben schädigen die Hoden (s. S. 184) und hemmen den Descensus, sind daher kontraindiziert. KUNSTADTER sah nach 21 Testosteronpropionatinjektionen von je 5 mg in vier Monaten Hodenatrophie. Der gleiche Autor gibt an, daß er eine vorzeitige Auslösung der Pubertät oder eine Vergrößerung der Geschlechtsteile niemals beobachtete, wenn er Dosen von 200 R. E. Schwangerenharngonadotropin dreimal wöchentlich und eine Gesamtdosis von 8000 R. E. nicht überschritt. Das Stutenserumgonadotropin ist nach einem nordamerikanischen Council report dem plazentären Gonadotropin in der Kryptorchismusbehandlung unterlegen. Man verabreicht dreimal wöchentlich 5 mg Testosteronpropionat intramuskulär bis zu 6 Wochen oder täglich zweimal ein Dragée Methyltestosteron à 5 mg. Das Methyltestosteron kann auch mit der Prolan-Preloban-Injektionskur kombiniert werden oder es kann das Androgen in Tropfenform zusätzlich zu ihr verabreicht werden. HAMILTON bezeichnet die Androgentherapie des Kryptorchismus als praktisch wenig wertvoll und ihre Ergebnisse als entmutigend. In den meisten Fällen bleibt der Kryptorchismus nach ihm ein chirurgisches Problem. KRÄTSCH hingegen hält die Hormonbehandlung für viel erfolgreicher als die operative. Es ist klar, daß die Beurteilung von der operativ-technischen Erfahrung ebenso abhängt wie von der Indikationsstellung. BOSHAMER empfiehlt die Kombination von Preloban (dreimal in der Woche 5 R. E. mit Testosteron durch drei bis vier Monate. VENZMER sah selbst von hohen Dosen Testosteron beim Kryptorchismus keine Erfolge, während HAMILTON und HUBERT bei einem von neun einseitig Kryptorchen und bei drei von acht beidseitig Kryptorchen durch subkutane Androgeninjektionen von 5 bis 20 mg drei- bis siebenmal wöchentlich den Descensus bewerkstelligen konnten.

Hodenretention bei einem hypothyreoten Kind indiziert eine Schilddrüsenbehandlung.

Wertung der Ergebnisse der Hormontherapie: Wenn auch nach Aussetzen der Hormonbehandlung ein Rückschlag eintritt, so bleibt dennoch fast immer die

Lage der Hoden nach der Behandlung dauernd eine bessere als vorher. Manche Autoren sind der Meinung, daß nur solche Hoden zum Deszendieren gebracht werden können, die auch spontan herabgestiegen wären, daß der Descensus somit durch die Hormontherapie nur beschleunigt wird. Andere wieder sehen den Hauptwert der Hormontherapie des Kryptorchismus darin, daß er die Unterscheidung zwischen den Fällen, die operiert werden müssen, und solchen, wo dies nicht nötig ist, ermöglicht. Wo es durchführbar ist, lasse man den Harn vorher auf hypophysäres Gonadotropin (FRH) untersuchen. Abnorm niedrige wie abnorm hohe Ausscheidungswerte für das FRH lassen einen Versuch mit der Hormonbehandlung angezeigt erscheinen. Viele verwenden eine Gonadotropinbehandlung vor und nach der Orchidopexie mit der Begründung, daß sich eine Wachstumsanregung der Gewebe in der Leistengegend und des Hodensackes als vorteilhaft erweist. Die mitgeteilten *Erfolgsziffern* der Behandlung mit Schwangerenharngonadotropin schwanken zwischen 20 bis 33 % (THOMPSON, HECKEL und BEVAN, HAMILTON) und 70 bis 80 % (Sammelstatistik von CRAMER). Bei dystopen Hoden, z. B. der perinealen Hodendystopie, ist eine Hormonbehandlung selbstverständlich zwecklos und daher nicht indiziert.

2. Endokrinologie der Hodenblastome

Manche Seminome und Teratome und vor allem das Chorionepitheliom des Hodens führen zu einer Vermehrung von Choriongonadotropin im Harn, das unter anderem mittels der Aschheim-Zondekschen Reaktion nachgewiesen werden kann. Umgekehrt spricht eine exzessive Choriongonadotropinausscheidung beim Mann für ein Chorionepitheliom des Hodens oder anderer Lokalisation. Nach radikaler Operation (Orchidektomie) verschwindet das choriale Gonadotropin aus dem Harn, um mit einem eventuellen Auftreten von Metastasen wiederzukehren und mit deren Wachstum zuzunehmen. Gleichzeitig wird beim Chorionepitheliom des Hodens Follikelhormon in einer solchen Menge im Harn ausgeschieden, wie sie sonst nur bei schwangeren Frauen beobachtet wird. Darauf ist die vielfach beobachtete Gynäkomastie bei Trägern solcher Gewächse zurückzuführen. SYMEONIDIS fand in 150 Fällen von Chorionepitheliom des Hodens aus der Weltliteratur zwölfmal eine Gynäkomastie, das ist in 8 % der Fälle; SEROR errechnet 10 %. Nachdem der choriale Trophoblast die Fähigkeit besitzt, sämtliche Keimdrüsenhormone und Gonadotropin zu erzeugen, überraschen diese Befunde nicht. Wieso jedoch angeblich auch Hodenkarzinome, Seminome und Adenokarzinome, die keine Chorionepitheliominseln enthalten, choriales oder dem Choriongonadotropin ähnliches Gonadotropin bilden, ist zunächst nicht zu verstehen. Nur eine sorgfältige Zerlegung in Serienschnitte vermag allerdings das Nichtvorhandensein von Chorionepitheliomgewebe in derartigen Fällen auszuschließen. Meiner Meinung nach spricht dieses biologische Verhalten ebenso wie das Vorkommen von Chorionepitheliominseln in anders aussehenden Hodengewächsen für eine Verwandtschaft der genannten epithelialen Hodenblastome [R. CHWALLA (1936)] untereinander und ihre Abkunft von einer gemeinsamen Mutterzelle trotz ihrem histologisch verschiedenen, bunten und vielgestaltigen Bild. S. OBERNDORFER hat darauf hingewiesen (1931), daß alle Übergänge von Seminomen und teratoiden Geschwülsten des Hodens zu typischen und atypischen chorionepitheliomatösen Wucherungen vorkommen. Ferner kommt es vor, daß Seminome und papilläre Adenokarzinome *in ihren Metastasen* das Bild eines typischen Chorionepithelioms liefern. Damit ist wohl volle Klarheit darüber geschaffen, daß das Chorionepitheliom in den Rahmen der teratoiden Geschwülste des Hodens im weitesten Sinn gehört und nicht eine völlig gesonderte Geschwulstform darstellt. Es geht daraus ferner die Berechtigung hervor, von einer „Geschwulstkrankheit" des Hodens so wie bei der Niere (R. Chwalla) zu sprechen. Unter diesem Gesichtspunkt wird erst das hormonale Verhalten aller der erwähnten Hodenblastome verständlich. Auch bei den sogenannten Disgerminomen des Hodens fällt die Prolan-A-Reaktion (= Test auf Follikelreifungshormon) im Harn positiv aus. Auch sie können eine Gynäkomastie zur Folge haben, die nach Entfernung des kranken Hodens schwindet. Die Träger solcher Hodengewächse können schon äußerlich einen femininen Eindruck machen, wie ich bei einem Fall von Chorionepitheliom des Hodens beobachtet habe. Außerdem kommt es bei diesen Gewächsen interessanterweise zu schwangerschaftsartigen Veränderungen in der Hypophyse und zu Hypertrophie der Samenblasen, wie beim Versuchstier nach experimenteller Zufuhr von chorialem Gonadotrophin [Symeonidis (1934)]. Hundley, Diehl und Diggs beobachteten (1942) bei einem Mann mit Chorionepitheliommetastasen eines Hodenteratoms (!) an den Harnleitern ähnliche Veränderungen wie in der Schwangerschaft der Frau (vgl. S. 217). Elmer Belt, ebenso Ferguson (1934) haben die Hodenblastome nach dem Ausmaß der feststellbaren Gonadotropinausscheidung in fünf Typen eingeteilt. Es kann dabei nur Follikelreifungshormon — in verschiedener Menge — oder daneben auch Luteinisierungshormon zur Ausscheidung im Harn gelangen. Die Reihung im Sinne einer Abnahme der Gonadotropinausscheidung von links nach rechts lautet: Chorionepitheliome, embryonale Adenokarzinome, embryonale Adenokarzinome mit lymphoidem Stroma, Seminome, ausgereifte Teratome.

Moszkowicz hat die Auffassung vertreten, daß die geschilderten Blastome des Hodens nur bei latent zwittrigen Menschen zur Entstehung kommen, daß es sich also um primäre Intersexe handelt. Wohl sind Seminome bei jugendlichen Eunuchoiden beobachtet worden, noch häufiger sind sie aber bei normalgeschlechtlichen Individuen und kommen sicher auch bei normal männlichen Individuen vor. Bei sieben obduzierten Fällen von Seminom des Hodens bei 32 bis 50 Jahre alten Männern und je einem obduzierten Fall von Chorionepitheliom eines Hodens (39jähriger Mann), von Disgerminom (Alter 55 Jahre) und von Hodenteratoid (Alter 48 Jahre) aus der Prosektur des Rudolfspitals waren makroskopisch-anatomisch keine Zeichen von Intersexualität und ebensowenig von übermäßigem Östrogeneinfluß nachzuweisen; einmal war ein Leistenbruch (vgl. S. 462) auf der dem Hodenblastom gegenüberliegenden Seite vorhanden. Unter sieben klinisch beobachteten Seminomen, einem gutartigen Hodenteratom und zwei Hodenteratoiden mit Karzinomentwicklung fand ich selbst dreimal einen angeborenen Leistenbruch(!) ein- oder beidseitig; eines der sieben Seminome war in einem Leistenhoden zur Entwicklung gekommen. Wichtig erscheint mir in Zukunft eine erbbiologische Analyse der Geschwister und der Aszendenz von Individuen mit derartigen Hodengewächsen in Hinsicht auf Zeichen von Intersexualität. Nach den angeführten Beobachtungen hat die Auffassung von Moszkowicz viel für sich.

Es ergibt sich aus den Ausführungen dieses Kapitels sowie den Angaben auf S. 250 die bemerkenswerte Tatsache, daß nicht nur Hodenblastome durch Hormonzufuhr bei Versuchstieren künstlich erzeugt werden können, sondern auch umgekehrt diese Blastome ebensolche Hormone einsondern.

Nach Hamburger, Bang und Nielsen (1936) lassen sich die Hodengeschwülste auf Grund des Verhaltens der dabei zu beobachtenden Hormonausscheidung einteilen in solche, die die Hypophyse des Trägers zu Mehrproduktion von Hormon anregen — dazu gehören die Seminome — und zweitens in solche

Blastome, die selbst ein gonadotropes Hormon erzeugen, das identisch ist mit chorialem Gonadotropin. Zu diesen gehören manche Hodenepitheliome.

Sehr wichtig erscheint mir in diesem Zusammenhang ein von BEAUMONT und DODDS (1944) erhobener Befund, daß nämlich in vielen Fällen von Hodenseminom die übermäßige Ausscheidung hypophysären Gonadotropins auch nach Entfernung des seminomtragenden Hodens fortdauert. Sofern nicht Seminommetastasen die Ursache dieser Erscheinung sind, fragt es sich, ob nicht eine primäre Überfunktion des HVL in diesen Fällen vorliegt und eine solche vielleicht die Ursache der Seminombildung ist. So gesehen, erscheint das gleichzeitige oder aufeinanderfolgende Befallenwerden beider Hoden von gleichen oder ähnlichen Gewächsen in neuem Licht. Neuerdings wurden günstige Ergebnisse von einer Progesteronbehandlung bei Hodenseminom berichtet (vgl. auch S. 478 und 234), ebenso von einer Östrogenbehandlung von Hodenblastomen.

3. Endokrine Beziehungen der Hypospadie

Von die Hypospadie begleitenden und endokrinologisch bedeutsamen, weil beim Versuchstier durch Östrogen so wie die Hypospadie selbst künstlich erzeugbaren Begleitabnormitäten sind insbesondere zu nennen der ein- und beiderseitige Kryptorchismus (s. S. 440), Hodenatrophie, weibliche Schambehaarung und die angeborene Leistenhernie (s. S. 462 und die Zusammenstellung S. 316), die auch in der Verwandtschaft von Hypospadikern relativ häufig vorkommen, ferner Nierenmißbildungen, z. B. Beckenniere (MARSCHAK). Bei eunuchoiden Männern und bei Zwittern und Scheinzwittern wird eine Hypospadie oft gefunden (s. S. 294, 329 und 335), eine weitere Stütze für die Annahme einer geschlechtshormonalen Ätiologie der Hypospadie, wozu noch kommt, daß die Hypospadie selbst bei Versuchstieren durch Behandlung mit Östrogen, also eine Verschiebung des Geschlechtshormonquotienten während der Entwicklung des Eichelabschnittes der Harnröhre, künstlich erzeugt werden kann. L. MOSZKOWICZ rechnet die Hypospadie zur Intersexualität (s. S. 324). v. NEUGEBAUER fand bei einem totgeborenen Knaben mit enormer Vergrößerung der Nebennieren Hypospadie und Kryptorchismus neben weiblichen (!) inneren Genitalien, eine Kombination, die nicht nur für die Wirksamkeit eines verweiblichenden Einflusses, sondern auch zugunsten eines kortikosuprarenalen Ausgangspunktes desselben verwertet werden kann. Auch bei Hoden- und Eierstockzwittern ist Hypospadie neben Hyperplasie der Nebennieren häufig. Ebenso weisen Knaben mit interrenaler Frühreife neben heterosexuellen Merkmalen nicht selten eine Hypospadie auf. Anderseits wird bei der Hypospadie sowohl familiäre Häufung als auch direkte Vererbung beobachtet [R. CHWALLA (1933)].

Aus vereinzelten Beobachtungen eines Zusammentreffens von Hypospadie mit Prostatahypertrophie den Schluß zu ziehen, daß die HP eine Manifestation von Intersexualität sei, wie K. HUTTER folgern zu dürfen geglaubt hat, geht zu weit; man darf nicht alle Erkrankungen eines Hypospadikers auf Intersexualität zurückführen wollen, umsomehr, als der intersexuelle Einfluss in der frühembryonalen Vergangenheit wirksam gewesen ist. Ist doch ferner bei der übergroßen Mehrzahl der Prostatiker eine Hypospadie nicht vorhanden. Unter 185 obduzierten Prostatikern fand ich keine solche, unter sechs alten Männern mit Hypospadia glandis nur einmal HP. Sie ist also bei HP eine Ausnahme und es bedarf noch der Feststellung, ob eine Hypospadie bei Prostatikern häufiger vorkommt als sonst, was ich nach meinen Erfahrungen sehr bezweifle.

Ein fließender Übergang führt von der Eichelhypospadie zur skrotalen und perinealen Hypospadie, die schon zum Pseudhermaphroditismus überleitet.

SAUERBRUCH ist die Häufigkeit von Hypospadie bei Trägern von Blastomen aufgefallen und in dieser Hinsicht ist äußerst bemerkenswert, daß ich bei sechs alten Männern mit Eichelhypospadie (68 bis 74 Jahre alt) allemal (s. die Zusammenstellung S. 473) einen Krebstod hatte feststellen können (dreimal Dickdarmkarzinom, einmal Bronchuskarzinom, einmal Harnblasenkarzinom); einer von ihnen hatte daneben eine Prostatahypertrophie (s. S. 447), ein zweiter eine Atrophie eines Hodens, ein dritter, 67jähriger, eine auffallend kleine Prostata (!) und auffallend kleine Samenblasen. Immer wieder gewinnen wir den Eindruck einer geschwächten Männlichkeit, oder, was auf dasselbe hinausläuft, eines verstärkten östrogenen Einflusses bei den Hypospadikern sogar im späteren Leben und außerdem den Eindruck einer besonderen Neigung zu bösartigen Gewächsen, die wir vorläufig nicht erklären können und die anscheinend mit der fehlerhaften Mischung der Geschlechtshormone zusammenhängt (s. S. 328). Ein siebenter Mann mit Eichelhypospadie starb im Alter von 47 Jahren an einem Melanosarkom. Die Verbindung einer geringfügigen Anomalie, wie der Eichelhypospadie, mit einer Störung im gesamten Geschlechtsapparat und darüber hinaus im hormonalen Geschlechtssystem ist sehr bemerkenswert. Ein Gleiches finden wir bei der Gynäkomastie oder bei den retrovesikalen Zysten.

4. Hormonale Kleinheit des Penis

Abnorme Kleinheit des Penis (Kümmerform) wird (s. die Zusammenstellung S. 370) bei angeborener Hypoplasie der Hoden (infantilistische Verkümmerung), frühzeitiger Atrophie derselben, dementsprechend ferner bei Frühkastraten und Früheunuchoiden (eunuchoide Verkümmerung) beobachtet und ist ohne Zweifel auf Androgenmangel zurückzuführen (vgl. S. 186). Leichte Grade kommen nach meinen Beobachtungen, im höheren Alter erworben, als Folge von Späteunuchoidismus, Hypogonadismus oder von Atrophie des HVL sowie bei Gewächsen des HVL mit Verminderung oder Verlust der Vorderlappenfunktion vor. Alle diese Ätiologien sind durch Sektionsbefunde belegt.

5. Vorhaut und innere Sekretion (s. S. 186 und 189)

6. Keimdrüsenhormone und Induratio penis plastica (s. S. 126)

7. Raphe penis und Geschlechtshormone

A. PRIESEL fand bei einem 34jährigen, im Coma diabeticum gestorbenen, großen und kräftigen Mann mit „etwas kleinen" Hoden (!) und spärlicher Stammbehaarung (!) die Raphe penis auffallend hoch (zirka ½ cm hoch; s. die Aufstellung S. 370). Wieder begegnen wir in dieser Beobachtung der stets aufs neue auffallenden Tatsache, daß eine unscheinbare örtliche Abweichung eine Entsprechung im gesamten hormonalen Geschlechtssystem bzw. einer Schädigung desselben hat.

8. Mißbildungen der Samenwege und hormonales Geschlechtssystem
(vgl. die Tabelle S. 316/17)

Unter zwölf Fällen von *Aplasie eines oder beider Samenleiter* aus dem Obduktionsgut von A. PRIESEL, in der Mehrzahl der Fälle verknüpft mit Aplasie von Niere und Harnleiter auf der gleichen Seite, einer Fehlbildung, deren Entstehung an einen Mangel von Androgen oder ein Überwiegen des Östrogens in erster Linie denken läßt, fand ich außerordentlich oft Zeichen einer Schädigung des männlichen hormonalen Geschlechtssystems, so einmal ein weibliches Schambehaarungsmuster und daneben einen auffallend großen, schon mit freiem Auge erkennbaren Utriculus prostaticus (!), viermal kleine oder „etwas kleine" Hoden, zweimal „etwas kleine" oder „auffallend kleine" Prostatae, letzteres bei einem bereits 58jährigen (!), zugleich vergesellschaftet mit auffallender Kleinheit der vorhandenen Samenblase, einmal eine halbseitige Unterentwicklung der Prostata (einer Hälfte derselben), einmal Hypospadia glandis und dreimal Hypotrichose (schüttere Achselhöhlen-, Brust- und Genitalbehaarung), zweimal Erhaltengebliebensein von Resten der Müllerschen Gänge (einmal retrovesikale Zyste, einmal ein mit Wahrscheinlichkeit von einem Müllerschen Gang abzuleitendes zystisches Gebilde) und schließlich dreimal ein Fehlen der Hydatide von Hoden oder Nebenhoden oder beider oder einer Cowperschen Drüse, Mängel, wie man sie bei Früheunuchoiden und bei Zwittern antrifft. In einem Fall fand sich ein (angeborener?) Leistenbruch bei einem 75jährigen mit Aplasie der Harnwege und der ableitenden Samenwege einer Körperseite. Prostataadenome waren nur bei einem einzigen von acht über 55 und bis 79 Jahre alten Männern (unter obigen zwölf) mit Samenleiteraplasie vorhanden, waren also auffallend selten, und bei zwei von diesen acht ein Karzinom (Magen- bzw. Bronchuskarzinom) die Todesursache. Einmal war der Samenleiterdefekt von einem (sehr seltenen) Divertikel des Blasentrigonums begleitet. In je einem Fall war auf der Seite des Samenleiterdefekts die Niere zwar vorhanden, jedoch dystop (Beckenniere) oder hypoplastisch. Die Zirbel war in einem Fall untersucht und klein (!). Die Nebennieren wurden zweimal groß gefunden und es waren in diesen beiden Fällen Schrumpfnieren mit Hochdruck (einmal genuine, einmal sekundäre Schrumpfnieren) vorhanden; in den übrigen Fällen konnte makroskopisch kein auffallender Befund an den Nebennieren erhoben werden.

Lediglich in zwei von den zwölf Fällen mit Samenleiteraplasie fehlten sichtbare Zeichen einer Schädigung des hormonalen Geschlechtssystems (in einem dieser beiden Fälle war eine Beckenniere, im zweiten das Trigonumdivertikel der Harnblase vorhanden), während in drei Vierteln der Fälle an den Organen des hormonalen Geschlechtssystems und an den von ihm abhängigen Geschlechtsorganen Befunde festgestellt werden konnten, die eine Schädigung des ganzen Systems verraten. Eine scheinbar örtliche Störung wie der Defekt eines Samenleiters erweist sich also als ein Teilschaden im größeren Rahmen einer Störung im gesamten hormonalen Geschlechtssystem bei den Trägern der Samenleiteraplasie, wie wir das bei den retrovesikalen Zysten in ähnlicher Weise feststellen können (s. S. 514). Diese Störung ist als Intersexualität zu definieren und ein Individuum mit Samenleiteraplasie als ein Intersex anzusehen. Der fließende Übergang der Anomalie zum Eunuchoidismus und zum Zwittertum geht deutlich aus den Befunden an den Hydatiden von Hoden und Nebenhoden und an den Cowperschen Drüsen hervor (vgl. S. 449). Hervorzuheben ist also, daß eine Systemschädigung und keine isolierte lokale Störung vorliegt. In Analogie zu diesen Ergebnissen fand A. PRIESEL bei einem 54jährigen Mann mit partieller *Verdopplung eines Vas deferens* (an Magenkarzinom gestorben) die Nebennieren groß und ihre Rinde „auffallend breit", zugleich die Prostata „etwas größer" (als normal), die Hoden hingegen „etwas klein", den rechten fibrös; auch in diesem Falle waren also mehrfache Abweichungen am hormonalen Geschlechtssystem feststellbar.

VIII. Samenmängel und endokrine Störungen. Die endokrine Unfruchtbarkeit des Mannes

Der Verdacht auf eine endokrine Ursache einer Sterilität beim Mann wird geweckt durch Zeichen einer endokrinen Dysfunktion im äußeren Erscheinungsbild des Patienten, durch einen negativen urologischen Lokalbefund an den Geschlechtsorganen, beides in Begleitung eines abnormen Ejakulates. In der Praxis begegnet man hormonal bedingten Fruchtbarkeitsstörungen des Mannes am häufigsten bei Erkrankungen des HVL, der Regulationsdrüse des hormonalen Geschlechtssystems, und der Schilddrüse, die einen gewichtigen Einfluß auf das System ausübt (s. S. 151—153). Über Beziehungen von Samenmängeln zur Nebennierenrinde ist noch nichts bekannt (vgl. dazu S. 46 oben), doch wird darauf in Zukunft geachtet werden müssen. Für viele hypophysäre Erkrankungen ist eine Keimdrüsenunterfunktion ein obligates Krankheitszeichen, dem differentialdiagnostische Bedeutung zukommt, ja es gibt überhaupt keine Hypophysenerkrankung, die nicht mit einer solchen einhergehen kann. Sogar bei den Überfunktionszuständen des HVL wird am Anfang der Erkrankung eine Überfunktion der Keimdrüsen beobachtet, z. B. bei der Akromegalie und beim hypophysären Riesenwuchs, die jedoch später einer Unterfunktion und schließlich einem Funktionsausfall Platz macht. Bei den diffusen Erkrankungen der Nebennierenrinde, die zu Funktionsausfall derselben in beiden Nebennieren führen, ist gleichfalls Unfruchtbarkeit die Regel, nur spielt praktisch eine solche kortiko-suprarenale Sterilität aus dem Grunde keine Rolle, weil die vollentwickelten Krankheitserscheinungen keine Ausübung der Geschlechtsfunktion mehr gestatten.

Das Gesagte zeigt uns, wie zu erwarten, die Störungen der männlichen Fruchtbarkeit mit den Organen des hormonalen Geschlechtssystems und denjenigen Blutdrüsen, die auf dieses Einfluß haben, verquickt.

Bei der Ejakulatuntersuchung von aus endokrinen Gründen Unfruchtbaren findet man die Zahl der Spermien im ccm des Ejakulates bis zur Azoospermie herabgesetzt, die Zahl der abnormen Spermienformen erhöht und die der beweglichen Spermien vermindert, ihre Motilität geschwächt (Hypokinese), also keine an sich für die endokrine Ursache charakteristischen Befunde. Die sogenannten funktionellen Störungen der Spermiogenese, die relativ häufig sind, haben zum Teil eine endokrine Ursache. Eine funktionelle Azoospermie oder Oligozoospermie, die durch Fehlen einer Obstruktion in den ableitenden Samenwegen und einer äußerlich nachweisbaren Erkrankung der Geschlechtsorgane gekennzeichnet ist, als endokrin, d. h. durch einen Mangel gewisser Hormone (von hypophysärem Gonadotropin, Nebennierenrinden- oder Schilddrüsenhormon) bedingt zu erkennen, ist oft schwierig, weil die Diagnose der zugrunde liegenden Unterfunktion des HVL, der Nebennierenrinde und der Schilddrüse nicht immer leicht ist. Nicht selten bildet die Fruchtbarkeitsstörung ein Initialsymptom einer in Entstehung begriffenen endokrinen Erkrankung und deren Einleitung. Bisher war nur von funktionellen Störungen der Spermiogenese endokriner Herkunft die Rede. Der Mangel an den entsprechenden Hormonen der vorhin erwähnten Blutdrüsen führt jedoch in Abhängigkeit vom Grad des Mangels und seiner Dauer unweigerlich auch zu anatomischen Auswirkungen an den Geschlechtsorganen. Sie sind die gleichen, wie man sie im Gefolge von nicht endokrinen Erkrankungen antrifft, also Hodenverkleinerung bis zur Hodenatrophie, Hypogenitalismus und Rückbildung der äußeren und inneren Geschlechtsorgane.

Im nordamerikanischen Schrifttum werden die endokrinen Fruchtbarkeitsstörungen des Mannes als die häufigsten angesehen. Ich habe den Eindruck, daß die primäre Minderwertigkeit der Hoden häufiger vorkommt als die endokrin bedingte, doch ist die Unterscheidung beider praktisch schwierig (s. S. 451). Auf hypophysäre Ursache wecken Verdacht Veränderungen der Harnmenge ohne erklärliche Ursache, abnorme Fettanhäufung (an besonderen Körperstellen wie Stamm, Bauch, Gesicht und Hals bei Freibleiben der Hüften und der Extremitäten), Veränderungen der Körpergröße wie Zwergwuchs oder Riesenwuchs, hochgradige Anomalien der Körperbehaarung, verspätete Pubertät, Hautstriae, Fettsucht im allgemeinen, Glykosurie, Unterentwicklung der Hoden und der äußeren Geschlechtsorgane ohne auffindbare Ursache. Leichter wird die Diagnose, wenn die röntgenologischen und ophthalmoskopischen Zeichen einer Hypophysenvergrößerung vorhanden sind. Sie fehlen, von Gewächsen und Zysten entsprechender Größe abgesehen, sehr oft. Von den bisher bekannten Hypophysenerkrankungen kommen in erster Linie der M. Cushing und die Akromegalie, die Dystrophia adiposogenitalis, der hypophysäre Zwergwuchs und das HVL-Adenom als Ursache von Unfruchtbarkeit des Mannes in Betracht.

Außer den Erkrankungen des Hypophysen-Zwischenhirnsystems können solche der Schilddrüse, und zwar sowohl die Über- als auch die Unterfunktion der Schilddrüse, ferner der Eunuchoidismus, zu endokriner Azoospermie und Oligozoospermie, der Vorstufe der Azoospermie, führen. Die Unterfunktion der Schilddrüse äußert sich, wenn kein manifestes Myxoedem vorhanden ist, in Übergewichtigkeit bis zur Fettsucht, die aber kein regelmäßiges Symptom ist, allgemeiner Trägheit, Erniedrigung des Blutdrucks und Pulsverlangsamung, „konstitutionell" niedriger Körpertemperatur, Stuhlträgheit und trockener, rissiger Haut, spärlichem Haarwuchs und Haarausfall, sowie Grundumsatzerniedrigung, ferner abnormer körperlicher und geistiger Ermüdbarkeit und Neigung zu rheumatoiden Beschwerden. Die hypothyreote Unfruchtbarkeit soll prompt auf Schilddrüsenpräparate ansprechen. Auf Hypoorchidismus ist zu schließen aus den auf Seite 180 und 181 angeführten Symptomen.

Die Differentialdiagnose zwischen endokrin bedingter und primärer Unfruchtbarkeit wird durch den Nachweis einer endokrinen Störung entschieden. Die primäre Minderwertigkeit der Hoden läßt sich von der durch Insuffizienz des HVL bedingten sekundären, hypophysären, durch eine reichliche Ausscheidung von Follikelreifungshormon im Harn beim primären Hodendefekt unterscheiden (CHUTE). Nach MARAÑON findet man bei hypophysären Hodendefekten einen asthenischen Körperbau und unvollständigen Hodendeszensus. Das ist aber zumindest nicht immer der Fall. So fand ich bei einem 47jährigen Mann mit Atrophie beider Hoden (und der Nebennieren) und Rückbildung der Geschlechtsorgane infolge eosinophilem HVL-Adenom einen kräftigen Körperbau.

a) Die Nekrospermie und ihre Hormonbehandlung

Unter Nekrozoospermie oder kurzweg Nekrospermie versteht man den Zustand von Bewegungslosigkeit aller oder der meisten Spermien eines frischen, unter richtigen Bedingungen (kein älteres Kondomejakulat!) gewonnenen Ejakulates selbst nach Zusatz von Wiederbelebungsmitteln. Wenn man von der sogenannten Kondomnekrospermie absieht, die offenbar durch die Imprägnationsstoffe gewisser Kondomgummisorten verursacht wird (RANSON), ist sie ziemlich selten — JOËL fand sie nur bei 2% der von ihm untersuchten Ejakulate — und kommt vor bei reichlicher Eiterbeimengung zum Samen und bei schwerer Prostatitis und Spermatocystitis sowie als Vorläufer einer Azoospermie infolge von Hodenschädigung. Nur diese letzte Form interessiert hier und ist Gegenstand einer Hormontherapie.

In einem normalen Ejakulat sind mindestens 80 % der Spermien beweglich und behalten die Spermien bei Zimmertemperatur in einem Glasgefäß nach meiner Erfahrung noch nach 24 bis 48 Stunden zum Großteil ihre Beweglichkeit (Vitalitätsprüfung der Spermien). Um Bewegungslosigkeit (Scheintod) von wirklichem Tod zu unterscheiden, ist eine künstliche Stimulierung der Spermienbeweglichkeit (mittels einer isotonischen Magnesiumchlorid- oder -sulfatlösung nach POLLAK und JOËL oder einer 10%igen Traubenzuckerlösung mit 0,1 % Ätzkalizusatz zwecks Alkalisierung) nötig; tritt nach Hinzusetzen einer solchen Lösung zum Ejakulat nach einigen Minuten keine Bewegung der Spermien ein, dann liegt eine echte Nekrospermie vor, d. h. die Samenzellen sind tot. Die Ursache ihres Absterbens ist noch unbekannt. Bei diffusen Erkrankungen der Prostata oder der Samenblasen ist es wohl die abnorme Zusammensetzung der Sekrete dieser Drüsen, welche das Absterben hervorruft, und bei der degenerativen Form der Nekrospermie haben sie wahrscheinlich nie eine Beweglichkeit erlangt Wir wissen, daß eine Änderung der Reaktion des Ejakulates eine Rolle spielen kann; eine Eiterbeimengung verändert diese. HOTCHKISS gibt das normale p_h des Ejakulates mit 7,7 bis 8,5 an, während bei Nekrospermie nach ihm mitunter Werte von 6,0 und 6,2 gefunden werden, also eine Säuerung eingetreten ist.

Wo bei Nekrospermie eine chronische Adnexentzündung nachweisbar ist, muß diese saniert werden. Besteht die Nekrospermie nach deren Ausheilung und nach dem Versuch einer Normalisierung der Adnexsekrete durch eine Behandlung mit Testosteronpropionat fort, dann wird eine testikuläre Ursache der Nekrospermie wahrscheinlich und ist eine kombinierte Behandlung mit Choriongonadotropin und HVL-Extrakt (Verhältnis 1 : 4 bis 1 : 2)+Vitamin E zu versuchen.

SEYMOUR WILHELM injizierte dreimal wöchentlich je 150 Ratteneinheiten chorialen und hypophysären Gonadotropins (ohne Mischung beider) und erzielte nach seiner Angabe durch eine solche Behandlung unter 27 Fällen von Nekrospermie und Oligospermie oder beider zusammen elfmal eine beträchtliche Zunahme der Zahl und Beweglichkeit der Spermien und sechsmal eine Schwängerung. Nach einmonatlicher Durchführung dieser Injektionsbehandlung empfiehlt er eine Kontrolle des Ejakulates; ist keine Besserung nachweisbar, sind die Dosen zu erhöhen und die Injektionen nach WILHELM täglich vorzunehmen. Ein Erfolg in Form von Befruchtungsfähigwerden des Samens wurde von HOTCHKISS nach bis zu eineinhalbjähriger Behandlungsdauer berichtet. Selbstverständlich muß immer auch für eine geregelte Lebensweise mit ausreichender Körperbewegung und guter, ausreichend vitamin- und eiweißhaltiger Ernährung Sorge getragen werden. VENZMER rühmt die glänzende Wirkung von hohen Dosen Testosteronpropionat (dreimal 50 mg in der Woche) bei Nekrospermie. CHARNY fand an Hand von fünf Fällen, daß weder plazentäres noch Stutenserumgonadotropin eine ausgesprochene „spermiokinetische" Wirkung entfaltet. VEST und HOWARD (1938) sahen in einem Fall von Unterentwicklung der Hoden nach Testosteronpropionatbehandlung eine Vermehrung und ein Beweglichwerden der vorher unbeweglich gewesenen Spermien und ein Eintreten von Schwängerung der Frau.

b) Die Hormonbehandlung der Unfruchtbarkeit des Mannes

Die Wirkung einer Gonadotropinzufuhr drückt sich im Samen in erster Linie in einer Vermehrung der Zellen des Samenepithels und einer Verschiebung des Zellbildes aus, während eine Steigerung der Spermienzahl und eine Besserung der Spermienmorphologie im Sinne einer Verringerung der Zahl der abnormen Spermien nicht sicher beobachtet ist. Wir verfügen jedoch bis jetzt über kein besseres Mittel zur Stimulierung der Spermiogenese als das Follikelreifungshormon des HVL. Extrakte aus Harn weiblicher Kastraten oder postklimakterischer Frauen, die nur und besonders reichlich FRH enthalten, entfalten nach SMITH, ENGLE und TYNDALE bei der Ratte die stärkste anregende Wirkung auf die Spermiogenese („gametogene" Wirkung) ohne Beeinflussung der interstitiellen Zellen und der akzessorischen Geschlechtsdrüsen. Noch stärker gametogen wirksam ist nach diesen Autoren bei der Ratte die kombinierte Injektion von Schwangerenharn- und Menopausenharnextrakten, durch die auch eine Stimulierung der akzessorischen Geschlechtsdrüsen und des Hodeninterstitiums eintritt. Bei nicht obstruktiver und nicht toxischer Azoospermie, bei der eine primäre Minderwertigkeit der Hoden oder eine endokrine Ursache vermutet wird, ist ein Versuch mit HVL-Extrakt zusammen mit Vitamin E (in Tablettenform) und kleinen Dosen Testosteron-propionat, welche die Hodentätigkeit stimulieren sollen, angezeigt. Auch Stutenserumgonadotropin in Kombination mit etwas Androgen oder mit HVL-Extrakt ist versucht worden und soll sich bewähren. CHARNY erzielte z. B. durch dreimal wöchentlich je 400 i. E. Stutenserumgonadotropin in drei von fünf Fällen mit schlechter Spermiogenese eine Besserung des Ejakulates. Ob das Progesteron, das bei der Ratte eine starke Stimulierung der Spermienbildung bewirkt (H. BURROWS 1940), auch beim Menschen als Stimulans für die Spermiogenese zu brauchen ist, muß die Erfahrung lehren (vgl. dazu S. 234).

Das Choriongonadotropin fördert das Interstitium der Hoden und damit die Inkretion der Zwischenzellen, nicht aber die Spermienproduktion. Im Schrifttum finden sich allerdings günstige Berichte über seine Wirksamkeit bei Unfruchtbar-keit des Mannes [SCHAPIRO (1930); BROSIUS und SCHAFFER (1933); HECKEL (1935)], die wahrscheinlich zum Teil durch die Stimulierung der akzessorischen Geschlechts-drüsen und ihrer Sekretion, die die Samenflüssigkeit beistellt, zu erklären ist. SEVRINGHAUS hält das hypophysäre oder Drüsengonadotropin für wirksamer als das Prolan. BROSIUS und SCHAFFER berichten von einem 27jährigen Mann mit „Aspermie" nach Mumpsorchitis mit Hodenatrophie, bei dem Schwangerenharn-gonadotropin (1,7 RE pro kg Körpergewicht zweimal wöchentlich) zu Hoden-vergrößerung und Erscheinen zahlreicher, beweglicher Spermien im Ejakulat führte; Aussetzen der Medikation hatte den alten Zustand zur Folge. Ein der-artiger Erfolg ist nach der Erfahrung des Verfassers wohl selten. HOTCHKISS berichtete von einem 26jährigen Hypoplasten, der kein Ejakulat hatte und nach siebzehnmonatiger Behandlung mit täglich 200 E. Schwangerenharngonadotropin, später täglich 20 E. HVL-Extrakt, eine Schwängerung zustandebrachte. SEYMOUR WILHELM sah anderseits in acht Fällen von germinativer Azoospermie, die mit gonadotropem Hormon behandelt worden waren, nicht die geringste Besserung. Bei gesunden, erwachsenen Männern fand RUBINSTEIN (1938) während mehrwöchentlicher Injektionen von Choriongonadotropin (dreimal in der Woche je 1000 R. E. i. m.) die Spermienzahl im Ejakulat übernormal groß, während Morphologie, Beweglichkeit und Vitalität der Spermien kein Änderung erfuhren. Die Altersunfruchtbarkeit wird selbst durch hohe Dosen von Gonadotropinen nicht beeinflußt. THOMPSON und HECKEL weisen darauf hin, daß übrigens über 50 % der Männer im Alter von mehr als 70 Jahren noch Spermien im Ejakulat aufweisen. Radiumemanationskuren stehen in dem Ruf, die Spermio-genese anzuregen. Diätetisch ist der Hauptwert auf eine ausreichende Eiweiß-zufuhr und auf Ausschaltung von Nikotin und Alkohol zu legen. Im Tierversuch ist nach hohen Nikotindosen eine Störung der Spermiogenese nachgewiesen (LOESER u. a.).

Eine besondere Rolle spielt das Vitamin E oder ein verwandter Wirkstoff für die Fruchtbarkeit des Mannes, wie bereits auf Seite 103/04 ausgeführt worden ist. Über günstige Beeinflussung von Sterilität, Azoospermie und Impotenz durch Gaben von E-Vitamin ist von verschiedenen Autoren berichtet worden (JUHÁSZ-SCHÄFFER, ALBRECHT u. a.).

Auch in der Tiermedizin sind die Erfolge der Hormonbehandlung der Unfrucht-barkeit bei männlichen Tieren, wie KOCH (1939) feststellt, im allgemeinen bisher wenig befriedigend. Unter gewissen, noch nicht klaren Bedingungen scheint sowohl Schwangerenharngonadotropin als auch Testosteronpropionat in kleinen Dosen die Zahl der Spermien im menschlichen Ejakulat nach Berichten im Schrifttum erhöhen zu können. Bei der Ratte soll das Androgen die Bewegung der Samen-zellen erhalten und eine Voraussetzung für die Befruchtungsfähigkeit des Samens bilden. Vielfach wird die Ansicht vertreten, daß die biologische Hauptbedeutung des Androgens auch beim Menschen auf dem Gebiet der Befruchtung liegt, indem das Androgen die Spermien befruchtungstauglich machen soll (DAY), doch kann diese Funktion noch nicht als gesichert gelten, wenigstens, soweit sie unmittelbar die Hoden betrifft. Fest steht jedoch bereits, daß das Androgen ebenso wie Gonadotropin auf dem Wege über eine Stimulierung der akzessorischen Geschlechtsdrüsen Nebenhoden, Samenblasen, Prostata usw. die Beschaffenheit des Ejakulates und die Befruchtungsfähigkeit der Samenzellen mittelbar beeinflußt. KREUTZMANN warnt vor einer Verabreichung großer Dosen von Androgen oder gar Östrogen und auch von Gonadotropin über lange Zeiträume, weil sie eine Zunahme der abnormen Spermien bewirken können. Schon 25 bis 50 mg Testosteronpropionat vermindert nach ihm außerdem entschieden die Zahl der Spermien pro Kubikzentimeter Ejakulat. KREUTZMANN gab sechs Patienten zwölf Injektionen von je 5 mg Testosteronpropionat, je drei in der Woche, und beobachtete bei dieser geringen Dosierung meist keine wesentliche Veränderung, nur einmal eine beträchtliche Verschlechterung des Samenbefundes. VEST und HOWARD verabreichten sechs Männern mit unterentwickelten Hoden Testosteronpropionat und erzielten dadurch in einem Fall eine Erhöhung der Zahl der Spermien. McCULLAGH und McGURL verfolgten an drei Männern das Verhalten des Ejakulates unter Androgenbehandlung und fanden jedesmal eine Abnahme der Spermienzahl und der Beweglichkeit der Spermien unter einer solchen Behandlung. Daß das Androgen die Spermiogenese zumindest nicht in jedem Entwicklungsstadium der Hoden in Gang zu setzen vermag, geht aus Beobachtungen an Knaben mit geschlechtlicher Frühreife im Kindesalter hervor. Trotz besonderer Größe der Hoden, die entgegen einem wahren Alter von erst wenigen Jahren der eines Jünglings in der Pubertät entsprechen kann, produzieren sie kein spermienhaltiges Ejakulat.

Meine eigenen Erfahrungen lassen erkennen, daß das Problem der Anregung einer fehlenden Spermiogenese noch lange nicht befriedigend gelöst ist. HVL-Gonadotropin zusammen mit Nebennierengonadotropin stellen derzeit den aussichtsreichsten therapeutischen Weg dar.

c) Intersexualität als Ursache von angeborener Unfruchtbarkeit des Mannes

Ich lenke in diesem Abschnitt die Aufmerksamkeit auf die bereits S. 449 besprochene und wenig bekannte Tatsache, daß ein angeborenes Fehlen beider Samenleiter bei äußerlich normalen Hoden vorkommt und daß eine solche Fehlbildung ausgeschlossen werden muß, bevor eine „idiopathische" oder eine endokrine oder sonstige Azoospermie diagnostiziert wird. Das angeborene Fehlen der Ductus deferentes ist von A. PRIESEL am Sektionstisch beobachtet worden (1932) und kann entweder gleich dem einseitigen Samenleitermangel mit Fehlbildungen an den Harnwegen einhergehen, die durch ein intravenöses Urogramm am Lebenden unschwer erkannt werden können, oder — seltener — mit normalen Harnwegen vergesellschaftet sein. So fand sich in einem von A. PRIESEL obduzierten Fall rechts eine Beckenniere und auf der linken Seite fehlten Niere und Harnleiter. Beim beidseitigen Samenleitermangel fehlen immer auch die Ausspritzungskanälchen, die Samenblasen und Körper und Schweif der Nebenhoden. Eine sorgfältige Abtastung der Vasa deferentia im Samenstrang sowie der Nebenhoden läßt die Anomalie ohne Schwierigkeit am Lebenden erkennen und schützt vor irrtümlichen Deutungen der Azoospermie solcher Individuen.

Die Hoden waren im Prieselschen Fall (47jähriger Mann) groß und normal gelagert, aber mikroskopisch bemerkenswerterweise fast frei von typischen Leydigschen

Zwischenzellen. Das ist ein regelmäßiger Befund in solchen Fällen (A. PRIESEL). Das Individuum wies charakteristischerweise einen weiblichen Behaarungstypus auf. Ferner waren Teile der Müllerschen Gänge erhalten geblieben und bildeten einen rudimentären Uterus.

Diese Befunde lassen darauf schließen, daß der Träger der Anomalie unter vermindertem Androgeneinfluß gestanden hat und das Östrogen im Geschlechtshormonquotienten überwog. Mit Recht wurde die Fehlbildung von A. PRIESEL als Intersex bezeichnet. Die Hoden selbst leiden unter dem Fehlen ihrer Ableitungswege fast nicht. Der Abbau und die Aufsaugung der gebildeten und nicht nach außen entleerten Samenzellen wird dabei, nach den histologischen Bildern zu schließen, hauptsächlich vom Nebenhodenkopf besorgt (A. PRIESEL). A. PRIESEL hat im Anschluß an die Beschreibung seiner Beobachtung auf deren praktische Bedeutung selbst gebührend hingewiesen. Wir lernen aus ihr, daß Intersexualität die Ursache von angeborener Unfruchtbarkeit abgeben kann, und dürfen darüber hinaus vermuten, daß Intersexualität auch bei intakten Samenwegen Unfruchtbarkeit verursachen kann. Eine primäre Azoospermie solcher Ätiologie dürfte in der Klinik nicht zu den Seltenheiten gehören. Ich rufe ferner an dieser Stelle in Erinnerung, daß bei Hoden von Durchschnittsgröße die Hodenkanälchen ebensowohl atrophiert sein können als auch das Parenchym weitgehend von gewucherten Zwischenzellmassen ersetzt sein kann. Auch in einem solchen Fall besteht klinisch eine Azoospermie, die makroskopisch an den Hoden nicht zu erkennen ist.

Schließlich hält es der Verfasser für wahrscheinlich, daß analog zu dem Vorkommen von Fehlen der Primordialfollikel in normal großen Eierstöcken (z. B. bei M. Basedow oder M. Addison) eine gleichartige Entwicklungsstörung im Sinn von Fehlen der Samenmutterzellen in den Hoden vorkommt. Das Ergebnis eines solchen Mangels müßte eine primäre Sterilität sein, also das, was im Schrifttum als essentielle oder idiopathische Azoospermie bezeichnet wird. Sie kommt auch familiär vor. Genaue Sektionsbefunde sind zur Beurteilung dieser Fälle nötig und fehlen noch.

d) Die hormonale Impotenz des Mannes

Die endokrin ausgelösten Störungen der männlichen Potenz sind bisher in viel zu engem Rahmen gesehen worden. Man hat sie fast ausschließlich auf ein Versagen der Inkretion der Hoden zurückgeführt und die Ursache dieses Versagens ausschließlich im Hoden selbst gesucht. Aus der Darstellung dieses Buches und aus den auf Seite 262 angeführten klinischen Beispielen von Insuffizienz der 17-Ketosteroid-Ausscheidung im Harn geht hervor, daß eine hormonale Potenzstörung des Mannes auch von den andern Gliedern des hormonalen Geschlechtssystems ausgehen kann: zerebrokortikale und dienzephale Einflüsse können sie ebenso auslösen wie Störungen im HVL oder in der Nebennierenrinde. Mehrere Glieder des Systems können in das abweichende Geschehen einbezogen sein. Es muß also auch auf diesem Gebiet eine Systembetrachtung, wie sie v. LICHTENBERG für die Störungen im Bereich der Harnwege gelehrt hat, Platz greifen. Den Ausgangspunkt der Störung innerhalb des Systems aufzudecken und vor allem ihn sicherzustellen, besonders bei hypophysärer und kortikosuprarenaler Ätiologie, ist vielfach noch sehr schwierig, wenn nicht unmöglich. Es wird Aufgabe der Zukunft sein, hier die Differentialdiagnose zu ermöglichen. Im übrigen muß nicht nur bei den hormonalen, sondern auch sämtlichen andern (funktionellen wie anatomischen) Störungen der Genitalorgane das hormonale Geschlechtssystem stets als Ganzes gesehen und müssen alle seine Glieder analysiert werden. Die bisherige reine Organbetrachtung muß in diesem Sinn erweitert und zu einer Systembetrachtung ergänzt werden. Hat sich doch gezeigt, daß bei jeder Abweichung im Bereich der Geschlechtsorgane und der Geschlechtsmerkmale der Fehler an irgendeiner Stelle innerhalb des hormonalen Geschlechtssystems sitzen kann.

e) Pubertas praecox und hormonales Geschlechtssystem (s. die Zusammenstellung S. 371)

Das vorzeitige Eintreten der Geschlechtsreife kann nach OREL eine dreifache Ursache haben: erstens eine primär-konstitutionelle, zweitens eine endokrine oder hormonale und drittens eine zerebrale (dienzephale oder epiphysäre). Es scheint mir allerdings mehr als fraglich, ob nicht die erste und die dritte Form nicht auch durch Hormone verwirklicht werden. Die sogenannte primär-konstitutionelle Pubertas praecox muß in pathologisch-anatomischer und biochemischer Beziehung noch gründlich durchleuchtet werden, auch wenn bisher keine groben zerebralen oder endokrinen Störungen dabei gefunden worden sind. Es sieht so aus, als ob die Beschleunigung der Entwicklung hier bei beiden Geschlechtern von den obersten Rindenzentren des hormonalen Geschlechtssystems ausginge, deren Sitz wir noch nicht kennen. Neben den Keimdrüsen und sämtlichen körperlichen Geschlechtsmerkmalen sind nämlich auch die seelischen in diesen Fällen frühzeitig entwickelt. Vom nächstunteren Glied des Systems, der subkortikalen Hirnregion, geht die Pubertas praecox bei Zirbelgeschwülsten aus, von der bereits auf Seite 15 die Rede war. Durchaus ähnliche Krankheitsbilder sind bei entzündlichen Prozessen im Zwischenhirn beobachtet worden. Ich glaube, wir dürfen sie als subkortikale Formen der Pubertas praecox zusammenfassen. Hieher gehört auch der auf Seite 12 angeführte Fall von Ganglioneurom des Tuber cinereum. Neoplasmen der dritten Hirnkammer sowie solche am Boden des vierten Ventrikels und des Infundibulums vermögen bei Kindern beiderlei Geschlechts gelegentlich eine allgemeine Frühreife, charakteristischerweise vergesellschaftet mit Polyurie oder Oligurie, auszulösen. Auf welchem Wege sie diese Wirkung entfalten, ist noch ungeklärt (durch Druck auf die Hypophyse?).

Von einer hypophysären Pubertas praecox ist noch nichts bekannt. Theoretisch könnte eine übermäßige Gonadotropininkretion des HVL in der Kindheit eine solche ebenso auslösen, wie das die Chorionepitheliome des Eierstockes tun (s. S. 251 unten). Für die normale Pubertät spielt die Hypophyse eine wichtige Rolle und während derselben wird eine deutliche Zunahme der chromophilen Zellen im HVL gefunden. Es ist also wahrscheinlich, daß hypophysäre Veränderungen in gewissen Fällen von Frühreife zu finden sein werden.

Es gibt weiters eine kortikosuprarenale Pubertas praecox als Folge von Adenomen oder Karzinomen oder von Hyperplasie der Nebennierenrinde oder der Nebennieren als Ganzes (bei Mädchen geht sie mit Vermännlichung einher) und schließlich eine solche infolge von Gewächsen der Keimdrüsen — gonadale Form — (hervorgerufen durch Granulosazelltumoren oder maligne Gewächse der Eierstöcke; Seminome, Zwischenzellgewächse, Karzinome und Teratome der Hoden). Daß Chorionepitheliome des kindlichen Ovars zu geschlechtlicher Frühreife führen, ist äußerst interessant im Hinblick auf die Entwicklung der Frucht im Mutterleib einerseits und auf den Zusammenhang von Sexualität und Blastomen anderseits, der in diesem Fall durch die reichliche Produktion von (Chorion-) Gonadotropin seitens des Gewächses bedingt ist. Es ist sehr charakteristisch, daß außer dem HVL und — möglicherweise — der Nebennierenrinde der choriale Trophoblast gonadotrope Wirkstoffe erzeugt. Der Zusammenhang von Wachstum und Sexualität wird dadurch eindrucksvoll demonstriert. Dieselben Inkretorgane, welche die Sexualität und das normale Wachstum kontrollieren, fördern zugleich das Blastomwachstum (vgl. S. 470 ff), woraus die Verwandtheit aller dieser Lebensvorgänge hervorgeht.

Wenn ich zusammenfasse, liefert das Vorkommen von Pubertas praecox einen eindrucksvollen Beweis für die Abhängigkeit der Geschlechtsreife von den einzelnen Organen des hormonalen Geschlechtssystems und der zu diesem in Beziehung stehenden Zirbel.

f) Hormonale Störungen und Nachkommenschaft

Die Überfunktion einer endokrinen Drüse bei der Mutter scheint die Entwicklung der gleichen innersekretorischen Drüse bei der Frucht zu hemmen oder jedenfalls hemmen zu können. Die Ursache dieser Erscheinung dürfte eine Art Inaktivitätsatrophie der Drüse der sich entwickelnden Frucht unter dem Einfluß des Übermaßes an mütterlichem Hormon sein; Voraussetzung ist dabei naturgemäß, daß dieses das plazentare Filter passiert. So hat man Hypoglykämie bei den Kindern von Diabetikerinnen, Tetanie bei Kindern von Müttern mit Überfunktion der Epithelkörperchen (FRIDERICHSEN) festgestellt. Die Vermutung liegt nahe, daß in analoger Weise ovarielle Unterfunktion bei den weiblichen Früchten von Müttern mit ovarieller Überfunktion entstehen kann (Hodenunterfunktion bei Kindern hypergonader Väter?), doch ist das meines Wissens nicht oder nicht durch entsprechende Beobachtungen belegt. Hieher gehört auch das umgekehrte, z. B. die Schilddrüsenhyperplasie bei Neugeborenen von thyreoidektomierten Hündinnen [E. J. KRAUS (1929)]. Es gehen daraus die hormonalen Wechselbeziehungen zwischen Mutter und Frucht deutlich hervor.

Nicht urologische, zum hormonalen Geschlechtssystem und seinen Hormonen in Beziehung stehende Krankheiten mit Ausnahme der Blastome

1. Geschlechtshormone und Akne vulgaris (s. S. 194)

2. Keimdrüseninsuffizienz und Chlorose (s. S. 129)

3. Endokrine Beziehungen der Dupuytrenschen Fingerkontraktur

R. CHWALLA hat andernorts auf einen Befund von beiderseitiger Dupuytrenscher Fingerkontraktur bei einem 43jährigen Mann mit Laënnecscher Zirrhose der Leber hingewiesen (1948) und fand eine solche Kontraktur noch bei einem zweiten, 74jährigen, interessanterweise ebenfalls an atrophischer Leberzirrhose gestorbenen Mann, dessen Nebennieren zur Zeit der Autopsie bereits in Autolyse begriffen waren. Dieses Zusammentreffen eines Schrumpfungsprozesses der Hohlhandaponeurose mit Leberzirrhose, einer Erkrankung, die ja mit bestimmten hormonalen Veränderungen einhergeht und charakteristische endokrine Auswirkungen hat (R. CHWALLA, 1948; ferner S. 173) und außerdem zu einer Schrumpfung der Leber führt („bindegewebige Diathese" nach CHVOSTEK), ist sehr auffällig und bedarf der Nachprüfung, weil sich daraus möglicherweise Schlüsse auf die bisher völlig dunkle Ursache der Dupuytrenschen Fingerkontraktur ergeben könnten. Das Östrogen hat bei experimenteller Zufuhr am Versuchstier unter anderem eine Bindegewebsvermehrung in vielen Organen zur Folge. Zu beachten ist ferner, daß in beiden obigen Fällen *Männer* befallen waren und daß überhaupt die Dupuytrensche Fingerkontraktur hauptsächlich das männliche Geschlecht befällt (s. S. 338). Auch hieraus scheint ein Zusammenhang mit den Geschlechtshormonen hervorzugehen.

4. Multiple Hautfibrome und hormonales Geschlechtssystem

In diesem Abschnitt lenke ich die Aufmerksamkeit auf die Tatsache, daß die Haut bei Individuen mit mangelhafter Geschlechtsbestimmung bisweilen von multiplen Fibromen befallen wird, und empfehle sie zur Nachprüfung. Daß die Haut mit der Inkretion der Keimdrüsen zusammenhängt, geht aus der Atrophie der Anhangsgebilde der Haut, der Haare, der Talg- und Schweißdrüsen, bei Eunuchoiden (F. ALTMANN), also Hodenandrogenmangel, hervor, (s. S. 292). A. PRIESEL fand eine Neurofibromatose der Haut bei einer 49jährigen Frau mit angeborenem Mangel der Eierstöcke. Ich rufe hier ferner die Befunde von Fibromen, die ja „weibliche" Gewächse sind (F. FEYRTER), bei von Geburt auf ovarienlosen Frauen und bei Kryptorchen in Erinnerung (S. 126). Bei einer jüngeren Schwester eines 21jährigen Hodenzwitters mit weiblichem Äußern wurde von HALBAN (1926) eine Fibromatose der Haut gefunden, während die ältere Schwester sich dadurch auszeichnete, daß sie niemals menstruiert war. Vielfache Hautfibrome beobachtete A. PRIESEL ferner bei einer 56jährigen akromegalen Frau mit gyrierten Ovarien und eosinophilem Adenom des HVL und bei einem 55jährigen akromegalen Mann mit Hauptzellenadenom des HVL. P. BLATT beschreibt Hautfibrome, Hautnävi und -angiome als einen auffallenden Befund an der Körperhaut des Prostatikers. Da wir bei diesem im allgemeinen eine kräftige HVL-Funktion anzunehmen haben, steht dieser Befund in Übereinstimmung mit dem von multiplen Hautfibromen bei Akromegalen. Anderseits ist auch eine Neurofibromatose RECKLINGHAUSEN bei Akromegalie nicht selten gesehen worden und ist daher von vielen Autoren ein kausaler Zusammenhang zwischen beiden Affektionen angenommen worden. HOLST sah Neurofibromatose in Begleitung eines Phaeochromocytoms einer Nebenniere.

Neigt die Haut nach obigen Befunden bei der Überfunktion des HVL (Akromegalie) zu Wucherungserscheinungen, so war sie umgekehrt in einem Fall von Atrophie des HVL bei einer 30jährigen Frau atrophisch und an den oberen Extremitäten sklerodermisch; die Rinde der großen, aber sehr flachen Nebennieren dieser Frau war leicht atrophisch, die Ovarien waren fibrös-atrophisch, die Schilddrüse klein und atrophisch, die Leber leicht atrophiert (vgl. den Gegensatz zur Splanchnomegalie der Akromegalen!). Eine weitere Auffälligkeit bestand in eigentümlich spitz zulaufenden Fingern.

5. Die Gynäkomastie

Unter Gynäkomastie versteht man eine nicht durch Fettansammlung bedingte Vergrößerung einer oder beider Brustdrüsen beim männlichen Geschlecht, so daß diese — daher die Namengebung — einer weiblichen Mamma ähnlich werden. Zunächst ist die echte Gynäkomastie von der Pseudogynäkomastie zu unterscheiden, welch letztere auf einer (weichen) Fettansammlung in der Gegend der Brustdrüsen, meist in Begleitung allgemeiner Fettsucht, beruht, keinerlei unangenehme Gefühle erzeugt, immer beidseitig und gegenüber einer Hormonbehandlung refraktär ist. Sie kann durch chirurgische Resektion des übermäßigen Fettes beseitigt werden.

Die echte Gynäkomastie zerfällt in eine hormonale, mit Veränderungen im Geschlechtshormonspiegel des Blutes und Harnes einhergehende Form, und eine solche, wo derartige hormonale Abweichungen nicht nachweisbar sind. Eine einseitige Gynäkomastie kommt genau so aus hormonaler Ursache vor wie die beiderseitige und ist als lokale Intersexualität (s. S. 324) aufzufassen. Die ohne Veränderung des Androgen-Östrogen-Quotienten einhergehenden Fälle bedürfen in Hinkunft einer Aufklärung durch sorgfältige Fahndung nach anderen Zeichen von Intersexualität, insbesondere an den inneren Geschlechtsorganen, ferner den Abkömmlingen der Wolffschen und der Müllerschen Gänge. Sie scheint seltener zu sein als die hormonal bedingte Form. Ferner kann man nach dem Zeitpunkt des Auftretens eine angeborene, eine in der Pubertät und eine im späteren Mannesalter auftretende Gynäkomastie unterscheiden. Die angeborene Form, die mit der Brustdrüsenschwellung des Neugeborenen nicht zu verwechseln ist, ist eine Teilerscheinung von Zwittertum bzw. angeborener Intersexualität, so wie jede Gynäkomastie eine Intersexualitätserscheinung ist. Die vorübergehende Schwellung der Mammae im Pubertätsalter wird als Adoleszentenmastopathie bezeichnet. Sie kann in bleibende Gynäkomastie übergehen und steht ohne Zweifel mit den inkretorischen Veränderungen zur Zeit der Pubertät in ursächlichem Zusammenhang, wobei die Keimdrüsenhormon produzierenden Inkretdrüsen Hoden und Nebennierenrinde und der HVL die Hauptrolle spielen; auch die Schilddrüse kommt wegen ihrer Wachstumswirkung auf das Gewebe der Brustdrüsen möglicherweise als ursächlicher Faktor in Frage. Der HVL kontrolliert Keimdrüsen und Nebennieren und beeinflußt bzw. stimuliert durch ein „mammotropes" Hormon (s. S. 493/94) die Brustdrüsen auch unmittelbar (vgl. die Gynäkomastie bei Akromegalie und bei Hypophysengewächsen!). Nicht nur die Überfunktion des HVL, wie die Akromegalie, sondern auch seine Unterfunktion kann zu hormonaler Gynäkomastie führen, letztere dadurch, daß die Atrophie des HVL fast regelmäßig eine Atrophie der Androgenproduzenten Keimdrüsen und Nebennierenrinde zur Folge hat. Sechs Sektionsbefunde von Gynäkomasten im Alter von 18 bis 60 Jahren, die ich aus dem Obduktionsgut des Rudolfspitales zusammengestellt habe, lassen übereinstimmend (s. S. 316) eine Unterfunktion der Hoden und der Nebennierenrinde aus den nachweisbaren atrophischen Erscheinungen in beiden oder nur eine Unterentwicklung der Hoden erkennen, vergesellschaftet mit Atrophie des HVL oder auch ohne solche.

Zwei weitere Sektionsbeobachtungen von Gynäkomastie bei älteren Männern (56 und 66 Jahre) betrafen fettwüchsige Früheunuchoide, bei denen ein primärer Hodenandrogenmangel vorliegt und häufig (immer?) das Östrogen überwiegt. In beiden Fällen waren die Nebennieren „etwas klein" und mit dünner Rinde ausgestattet. Bemerkenswert ist das Fehlen von Prostatahypertrophie bei Gynäkomasten im prostatischen Alter.

Wir sehen also charakteristischerweise stets die Organe des hormonalen Geschlechtssystems in die Gynäkomastie verwickelt und haben in einer Störung derselben ohne Zweifel die Ursache zumindest der hormonalen Gynäkomastie zu suchen. Bei der angeborenen Form ist diese Störung höchstwahrscheinlich in die Zeit vor der Geburt zu verlegen.

Hormonanalysen vom Harn echter Gynäkomasten haben in Übereinstimmung mit den geschilderten anatomischen Befunden eine starke Erniedrigung des Androgengehalts bei ziemlich normaler Höhe der Östrogenausscheidung ergeben [KENYON und Mitarbeiter (1937)]; im Hormonquotienten überwog also das Östrogen und damit der weibliche Einfluß. In den Hoden sind in erster Linie die Kanälchenepithelien der Rückbildung verfallen, während Leydigsche Zwischenzellen vorhanden sein können.

KLINEFELTER, REIFENSTEIN und ALBRIGHT (1942) haben über neun Fälle eines Syndroms berichtet, das durch Gynäkomastie und kleine Hoden ohne Spermiogenese, aber mit vorhandenen Leydigschen Zwischenzellen, gekennzeichnet war. Der Umstand, daß McCullagh und Rossmiller bei männlichen Hypogonaden, die mit Methyltestosteron behandelt worden waren, eine Gynäkomastie beobachten konnten, spricht nicht gegen die Deutung derselben als eine Ausdrucksform von Androgenmangel bzw. Östrogenüberschuß in den Körpersäften, weil wir die stimulierende Wirkung kleiner Androgendosen auf die Brustdrüsen beim Versuchstier kennengelernt haben (s. S. 188).

Daß anderseits Gynäkomastie bei Mäusemännchen und ebenso beim Menschen durch Östrogenzufuhr künstlich erzeugt werden kann (vgl. die Erfahrungen bei Östrogenbehandlung des Prostatakarzinoms und der Prostatahypertrophie), wenn auch nur für die Dauer der Östrogenverabreichung, und bei feminisierenden, übermäßig Östrogen erzeugenden Nebennierenrindengewächsen des Mannes gleichfalls beobachtet wird, bestätigt, daß die hormonale Gynäkomastie durch zuwenig Androgen oder zuviel Östrogen im Organismus entsteht, also durch eine Störung im Gleichgewichtsverhältnis vom Androgen zum Östrogen hervorgerufen ist.

Äußerlich normale und normal große Hoden und ein normaler männlicher Habitus bei Gynäkomastie schließen eine funktionelle Störung der Hoden und Intersexualität keineswegs aus. Es ist bekannt, daß äußerlich normal scheinende Hoden histologisch fast kein normales Parenchym enthalten oder keine Zwischenzellen aufweisen können. Ohne histologische Untersuchung und ohne Funktionsprüfung der Hoden auf ihre inkretorische Leistung (α-17-Ketosteroide im Harn) läßt sich über ihre funktionelle Wertigkeit nichts Objektives sagen.

L. Moszkowicz hat bei Gynäkomasten mit scheinbar intakten Hoden auf eine dennoch vorhandene Unterfunktion dieser aus den vielfachen Zeichen von Verweiblichung geschlossen, die sich bei Gynäkomastie häufig finden. So können Körperbau, Behaarung und Psyche, Fettverteilung und Stimme feminin, der Penis klein und die Geschlechtsfunktion gestört sein. Die ausgesprochene heterosexuelle Umstimmung kann bis zum Pseudhermaphroditismus und Zwittertum gehen. In einem Fall von Gynäkomastie bei einem 37jährigen Mann von asthenischem Habitus (Beobachtung von A. Priesel), der an einer kruppösen Pneumonie gestorben war, waren die Nebennieren in ähnlicher Weise makroskopisch „gewöhnlich" beschaffen, histologisch aber ihre Rinde „leicht atrophisch"; in seinem äußerlich ebenfalls nicht auffälligen HVL waren die granulierten Zellen reduziert. Daraus geht hervor, daß ohne feingewebliche Untersuchung eine Aussage über die Organe des hormonalen Geschlechtssystems nicht gemacht werden kann.

Die Hoden dieses Individuums waren kaum bohnengroß, seine Schambehaarung weiblich, wie das bei der hormonalen Gynäkomastie die Regel ist, der Stamm unbehaart und der Schnurrbart kümmerlich; ein Wangenbart fehlte. Vom Thymus waren Markreste und spärliche Hassalsche Körperchen erhalten. Ferner war eine teilweise Persistenz der Müllerschen Gänge, einer spezifisch weiblichen Struktur, in Form eines Ligamentum latum (!) festzustellen.

Ob beim M. Addison eine Gynäkomastie vorkommt, wie man theoretisch erwarten könnte, ist mir nicht bekannt und ich habe im Schrifttum keine diesbezügliche Angabe gefunden. Dagegen berichten Edwards, Shimkin und Shaver (1938) vom Auftreten einer solchen bei einem 37jährigen Addisoniker mit normalen Hoden (erhaltener Spermiogenese) und primärer Rindenatrophie der Nebennieren nach Verabreichung massiver Dosen von Rindenhormon; dasselbe ist auch einseitig beobachtet [Raleigh und Philipsborn (1944)]. Die Tatsache, daß eine Gynäkomastie nur bei einem kleinen Teil der Männer mit beidseitiger Hodenatrophie und nur bei 25 % der männlichen Frühkastraten (Wagenseil) beobachtet wird — Apert beschrieb einseitige Gynäkomastie nach Kastration (!) — und daß sie beim Hypokortikoadrenalismus zumindest ungewöhnlich ist, läßt darauf schließen, daß außer der Schwäche der Hoden- und der Geschlechtshormon-inkretion der Nebennierenrinde noch ein anderer, unbekannter, anscheinend örtlicher Faktor vorhanden sein muß, damit eine Gynäkomastie entsteht. Zum selben Schluß führt außer dem Vorkommen einseitiger hormonaler Gynäkomastie (vgl. S. 325) die Berücksichtigung der Tatsache, daß ähnliche anatomische Befunde wie bei Gynäkomasten bei anderen Manifestationen lokaler Intersexualität zu erheben sind, z. B. bei retrovesikalen Zysten, Samenleiteraplasie oder weib-lichem Schambehaarungsmuster.

Von Wichtigkeit für die Klärung wird in Hinkunft die Bestimmung der Aus-scheidung der 17-Ketosteroide im Harn bei allen Formen der Gynäkomastie sein. Ist doch das Syndrom Keimdrüseninsuffizienz-Nebennierenrindeninsuffizienz bei vielen hormonalen Gynäkomasten deutlich ausgeprägt. Das Vorherrschen des Östrogens im Keimdrüsenhormonquotienten des hormonalen Gynäkomasten zeigt sich morphologisch bei ihm auch in einer auffallenden Vielschichtigkeit und Dicke des Epithels des außerdem großen Utriculus prostaticus — ein Befund, den A. PRIESEL in einem obduzierten Fall erheben konnte.

Im histologischen Bild besteht die Vergrößerung der Mammae des Gynäkomasten aus kernarmem Bindegewebe und ziemlich reichlichen Drüsenausführungsgängen ohne eigentliches Drüsengewebe. Diese Mammafibrose entspricht der Follikel-hormonwirkung auf die Brustdrüse männlicher Versuchstiere und stellt, genau genommen, gar keine Verweiblichung dar. Bisher ist Gynäkomastie gefun-den worden bei Hypopituitarismus, daher bei Hypophysengewächsen, HVL-Adenomen (mit Druckatrophie des Vorderlappengewebes?), bei Akro-megalie (Hyperpituitarismus), bei Nebennierenrindengewächsen (infolge Re-duktion des normalen Rindengewebes) und Atrophie der Nebennierenrinde, bei Atrophie der Hoden, bei Hermaphroditen und Pseudhermaphroditen, bei Zwischenzelltumoren des Hodens (mit reichlicher Östrogenproduktion der hyper-plastischen Zwischenzellen?), bei Schilddrüsentumoren und beim Hyperthyreoi-dismus, erklärbar durch das beim M. Basedow nicht seltene Vorkommen von Hoden- und Nebennierenrindenhypoplasie, aber auch von HVL-Atrophie [R. CHWALLA (1949)], nicht selten bei der Leberzirrhose, bei welcher Hodenatrophie relativ häufig ist und Östrogen vermehrt gebildet und durch die kranke Leber auch mangelhaft inaktiviert zu werden scheint, und schließlich bei den Chorion-epitheliomen des Hodens, die reichlich Follikelhormon produzieren und dadurch das Wachstum der Brustdrüsen stimulieren.

In der Differentialdiagnose der Gynäkomastie sind die aufgezählten Affektionen zu berücksichtigen und, soweit möglich, auszuschließen. Dagegen kann es für den Kliniker bisweilen unmöglich sein, die Intersexualität objektiv zu erkennen, weil es Fälle gibt, die äußerlich ein völlig normal männliches Gepräge zur Schau tragen.

Therapeutisch ist Testosteronpropionat, örtlich und allgemein angewendet, erfolgreich.

6. Hormonale Herzmuskelschwäche

Die Keimdrüsenhormone und ganz besonders das Nebennierenrindenhormon sind, wie wir bereits auf Seite 197 erfahren haben, für die normale Arbeitsleistung des Herzmuskels von Bedeutung, eine Tatsache, die noch nicht gebührend gewürdigt wird, obwohl die Klinik der Addisonschen Krankheit genug Belege dafür liefert. Die Todesfälle an „Herzmuskelschwäche" nach Operationen an Keimdrüseninsuffizienten und Nebennierenrindeninsuffizienten (M. Basedow, M. Addison, Status thymicolymphaticus) und bei kongenital beidseitig Anorchen (s. S. 100) sind darauf zurückzuführen. Schon bei jugendlichen Eunuchoiden kann die Herzleistung mangelhaft sein. So sah ich vor kurzem einen 20jährigen mageren Eunuchoiden, der bei schnellem Laufen über sofortiges Ermüden und Herzklopfen klagte. Der Herztod bei Individuen mit Status thymicolymphaticus dürfte ebenfalls hieher gehören, nachdem bei solchen Individuen eine Nebennierenrindenschwäche und gewöhnlich auch ein Hypogonadismus besteht [R. CHWALLA (1949) und S. 465)]. Ein beidseitig kryptorcher, 58jähriger Mann mit Atherosklerose starb ohne auffälligen Organbefund bei der Obduktion einen Sekundenherztod. Bei einer 43jährigen, an eitriger Bronchitis (!) gestorbenen Frau mit Myasthenia gravis pseudoparalytica fand A. PRIESEL die Nebennieren „etwas klein", ihre Rinde dünn, die äußere schwefelgelbe Rindenzone kaum 1 mm dick, das Nebennierenmark gleichfalls dürftig, und die Ovarien, von denen das eine zystisch war, zwischenzellenlos; das Herz der Frau war von auffallender Kleinheit (!). Hypophyse, Thymus und sonstige Organe waren ohne deutliche Veränderungen.

7. Hochdruck und Keimdrüsen (s. S. 113 und die Tabelle S. 486)

8. Östrogene und Leistenbruch

Bei der Maus führt Verabreichung von natürlichen und synthetischen Östrogenen gelegentlich zur Bildung einer Skrotalhernie [BURROWS (1934), von zahlreichen späteren Untersuchern bestätigt]. Dabei ist der Hoden auf der Seite des Leistenbruches wohl entwickelt. Hodenextrakt und Progestin zeitigen diese Wirkung nicht. Ebensowenig ist sie bei der Ratte oder andern Tierarten bisher beobachtet worden.

Ob in Analogie dazu der angeborene Leistenbruch beim Menschen eine östrogene Ätiologie hat, harrt noch der Aufklärung. L. MOSZKOWICZ hat ihn (1927) als eine Erscheinung von Intersexualität gedeutet und im Sinn der Theorie von R. GOLDSCHMIDT als durch einen „Geschlechtsumschlag" bewirkt aufgefaßt. Kein Zweifel, daß diese Vorstellung dem Wesen nach mit der obigen experimentellen Entdeckung von H. BURROWS zusammenstimmt. Der Auffassung von MOSZKOWICZ haben sich Vererbungsforscher angeschlossen [z. B. TAGE KEMP (1940)]. Ihre stärkste Stütze ist die außerordentliche Häufigkeit des Leistenbruches (50 % und mehr) bei Zweidrüsenzwittern und (den verweiblichten) Hodenzwittern (s. S. 329 u. 335 und die Zusammenstellung S. 315/16), also bei den Formen von Hermaphroditen, bei denen ein verweiblichender Einfluß offensichtlich ist (bei den vermännlichten Eierstockzwittern fehlen die Leistenbrüche). Eine andere Affektion, bei der mir die Häufigkeit des angeborenen Leistenbruches auffällt, sind die Blastome des Hodens (s. S. 446), bei denen gleichfalls eine Feminisierung vorkommt. Ich habe vor kurzem eine junge Frau gesehen, deren erste Schwangerschaft mit einem Spontanabort geendet hatte und die deshalb in den ersten Monaten der nächsten Schwangerschaft vom Frauenarzt Proluton C Dragées (=Pregneninolon; s. S. 167) verordnet bekommen hatte. Sie nahm nahezu während der ganzen ersten sechs Schwangerschaftsmonate täglich sechs solche Dragées zu 10 mg. Das Kind kam interessanterweise mit einem angeborenen beiderseitigen Leistenbruch zur Welt und mußte der Operation zugeführt werden. Diese Beobachtung bedarf unbedingt der Nachprüfung. Zugunsten einer östrogenen Ätiologie der angeborenen Leistenhernie können ferner die Fälle von Vergesellschaftung einer solchen mit anderen Fehlbildungen, die sich beim Versuchstier durch Östrogenzufuhr experimentell erzeugen lassen, verwertet werden, z. B. mit Kryptorchismus oder Hypospadie [R. CHWALLA (1948)]. Nach SCHNEIDER wird bei 2 bis 4 % aller angeborenen Leistenhernien des Mannes Hodenverhaltung gefunden.

Daß der angeborene Leistenbruch enge Beziehungen zur Intersexualität hat, dürfte nach dem Gesagten kaum mehr zweifelhaft sein. Um dieses Problem zu klären, wird der nächste Schritt darin bestehen müssen, Träger von Hernia inguinalis cong. wie ihre Geschwister sorgfältig auf Zeichen von Intersexualität zu untersuchen, was vor allem auch durch die pathologischen Anatomen geschehen müßte.

9. Das Morgagnische Syndrom und seine endokrinen (geschlechtshormonalen) Beziehungen

MORGAGNI hat 1719 ein Krankheitsbild bei älteren Frauen beschrieben, das in Hyperostosis frontalis interna (Exostosen an der inneren Fläche des Stirnbeins), Virilismus (Haarwuchs an Ober- und Unterlippe) und Fettsucht besteht. Es handelt sich um einen Komplex von Befunden, die hauptsächlich pathologisch-anatomisches Interesse haben, da klinische Erscheinungen häufig fehlen. Das Syndrom findet sich ausschließlich bei Frauen (!) jenseits des 50. Lebensjahres und soll nach Julius BAUER (1946) erblich sein. Wo Krankheitserscheinungen vorhanden sind, bestehen sie in Kopfschmerzen, Hinfälligkeit und depressiver Verstimmung. Erblichkeit des Syndroms ist wiederholt beschrieben. Für eine Beteiligung des HVL am Krankheitsbild spricht das Vorkommen von akromegalen Zügen und die beobachtete Vergesellschaftung mit M. Cushing [BARTELHEIMER (1939)], einer Erkrankung, bei der Virilisierung und Verfettung zum typischen Bild beim weiblichen Geschlecht gehören. Im HVL hat HENSCHEN ferner in einigen Fällen eine Vermehrung der eosinophilen und basophilen Zellen und eine Verminderung der Hauptzellen festgestellt. Er fand bloß zwei Männer auf 120 Fälle des Syndroms bei Frauen. Noch mehr erscheint mir das Syndrom jedoch auf eine vermännlichende Überfunktion der Nebennierenrinde verdächtig. Daß die Hyperostosis frontalis interna zu 98% das weibliche Geschlecht befällt und in der Zeit der Menopause beginnt, ist neuerdings von ANDREWS (1942) behauptet worden. In einigen Fällen aus dem Sektionsmaterial des Rudolfspitals hat es sich gleichfalls ausschließlich um Frauen gehandelt. Daß jedoch das Vorhandensein der Eierstöcke zum Zustandekommen der Hyperostosis frontalis interna nicht nötig ist, geht aus einer Sektionsbeobachtung von RANDERATH hervor. Dieser Autor fand nämlich eine solche bei einem 61jährigen, von Geburt auf eierstocklosen Fräulein mit breiter Nebennierenrinde (!) und kleiner, nur spärliche basophile Zellen enthaltender Hypophyse mit herdförmiger Eosinophilie derselben; sie war an einer atrophischen Leberzirrhose gestorben. H. CHIARI vermutet mit größter Wahrscheinlichkeit eine hypophysäre Ursache der Hyperostosis frontalis interna (1938) und BARTELHEIMER spricht sie für ein Leitsymptom einer HVL-Überfunktion an. Ähnlich dem M. Cushing soll nach ihm das Morgagnische Syndrom ein HVL-Überfunktionssyndrom sein. In seinem Fall waren neben den Hyperostosen an der Innenfläche des Stirnbeines auch solche an der Brustwirbelsäule vorhanden. Anderseits fand A. PRIESEL eine Hyperostose des Schädeldaches bei einer 31jährigen asthenischen Frau mit Status lymphaticus, die an einem *Chorionepitheliom* (!) im Uterus mit Metastasen gestorben war, und ich erinnere in diesem Zusammenhang weiters an die Osteophytenbildung in der Schwangerschaft, die höchstwahrscheinlich eine Hormonwirkung (Östrogenwirkung?) darstellt. Es besteht also noch keine Klarheit über die tatsächliche endokrine Abhängigkeit des Morgagnischen Syndroms und sind zur Klärung noch weitere sorgfältige Beobachtungen nötig.

10. Hormonales Geschlechtssystem und Knochenkrankheiten

Die Osteopsathyrose ist eine Knochenerkrankung, die durch große Weichheit der Knochen und daher Frakturen und Verbiegungen charakterisiert ist. Drei von A. PRIESEL obduzierte Fälle dieser Krankheit betrafen — ähnlich wie die

Osteomalacie (!) — sämtlich das weibliche Geschlecht, und zwar eine 50jährige Frau mit hochgradiger Atrophie der Eierstöcke (!) und des Uterus (sowie seiner Schleimhaut) und mit Hyperplasie der Epithelkörperchen (!); die Nebennieren waren um ein Drittel kleiner als gewöhnlich, ihre Rinde ziemlich schmal (!), die Marksubstanz dürftig. Die klinische Diagnose hatte auf perniziöse Anämie gelautet. Entsprechend diesen Befunden bestand ein fast völliger Behaarungsmangel und waren im Thymusfettkörper noch Parenchymreste erhalten. Die Hypophyse zeigte nichts Auffälliges. Im zweiten Fall handelte es sich um eine 70jährige, an Endokarditis verstorbene Frau mit einer Hyperplasie des linken unteren Epithelkörperchens und einem Hauptzellenadenom des rechten unteren, während die beiden oberen Epithelkörperchen eher klein waren. Der dritte Fall weist einen andern Befund an den Epithelkörperchen auf: er betraf eine 72jährige, an beiderseitiger chronischer Zystopyelonephritis calculosa (!) gestorbene Frau, bei der Uterus und Eierstöcke bereits operativ entfernt waren (!). In diesem Fall waren die Epithelkörperchen „anscheinend vollständig lipomatös". Die Nebennieren waren durch eine Lipoidarmut der Rinde ausgezeichnet. Die Frau hatte an schweren deformierenden Gelenkveränderungen in den Hand- und Kniegelenken gelitten.

Ich weise in diesem Zusammenhang nochmals darauf hin, daß die knochenerweichenden Skeletterkrankungen gleichwie die hyperostotischen vorwiegend das weibliche Geschlecht befallen, so z. B. auch die Osteomalazie, bei der wie bei der Osteopsathyrose mitunter die Epithelkörperchen vergrößert gefunden werden. A. PRIESEL fand in zwei Fällen von Osteomalacia trunci (57jährige mit klimakterischer Rumpfosteomalazie und 74jährige Frau mit „seniler" Rumpfosteomalazie) die Epithelkörperchen klein, ferner die Eierstöcke klein und fibrös (!). Weiters ist hier zu nennen die Leontiasis ossea, bei der A. PRIESEL in einem, eine 59jährige Frau betreffenden Fall kleine und fibröse Ovarien und kleine Epithelkörperchen (bei gewöhnlichen Nebennieren und senil-atrophischem Uterus) feststellte, die Hyperostose des Schädeldaches (s. die Beobachtung S. 463), die sogenannte Hyperostosis frontalis interna (s. S. 339) und die Stirnbeinosteophyten, die A. PRIESEL beispielsweise bei einer 66jährigen Frau mit Nephrolithiasis am Sektionstisch fand. Eine Kalksteinbildung in den Nieren ist bei allen diesen entkalkenden Knochenprozessen nicht selten, wie wir bereits gehört haben (s. S. 363 und 369). Alle die genannten Knochenkrankheiten dürften mit den Eierstöcken in Beziehung stehen, da immer wieder Frauen betroffen sind. Ich weise schließlich wegen der Analogie mit den Befunden bei der Osteopsathyrose darauf hin, daß bei der 57jährigen Frau mit Osteomalazie die Nebennieren auffallend dünn und der HVL atrophiert war, bei beiden diesen Affektionen demnach die Organe des hormonalen Geschlechtssystems involviert waren. Auch bei der 74jährigen Frau mit Osteomalazie war eine Atrophie des HVL vorhanden und beide Frauen mit dieser Erkrankung hatten atrophische Eierstöcke, so daß die früher bei Osteomalazie geübte therapeutische Kastration hier sinnlos gewesen wäre (vgl. demgegenüber die Knochen- und Knorpelwucherungsprozesse bei der HVL-Überfunktion der Akromegalie und des hypophysären Riesenwuchses).

11. Hormonales Geschlechtssystem und Konstitution beim Status thymicolymphaticus

SCHRIDDE zählt als Charakteristika des Status thymicolymphaticus auf: Hochwuchs mit Überwiegen der Oberlänge über die Unterlänge (Gegenteil beim hypophysären Riesen=HVL-Überfunktion!), zarte, blasse und haararme Haut, schüttere oder fehlende Bart- und Achselhöhlenhaare, hetero- oder isosexuelle

Schambehaarung und abnorm reichliches Unterhautfettgewebe. Die Fettsucht erinnert nach SCHRIDDE an Kastraten. Der Sachkundige erkennt in dieser Beschreibung sofort die Stigmen des angeborenen oder frühzeitig eingetretenen Hypogonadismus. MITZ fand denn auch bei Kindern und Erwachsenen mit Status thymicolymphaticus eine Atrophie der Hodenkanälchen und eine Verbreiterung des Zwischengewebes (1914). Allerdings können, wie ich mich an dem fünf Fälle umfassenden Obduktionsgut von A. PRIESEL überzeugt habe, Individuen mit Status thymicolymphaticus auch mager und grazil, ferner mittelgroß sein und eine normale Behaarung aufweisen. Was bei ihnen aber nahezu regelmäßig zu finden war, ist eine auffallende Kleinheit und Unterentwicklung der Nebennieren oder ihrer Rinde oder beides. An deren Stelle waren in einem weiteren Fall die Nebennieren tuberkulös verkäst und dementsprechend ein M. Addison vorhanden. Zweimal, das ist in einem Drittel der Fälle, war der HVL mehr oder minder stark atrophisch. In der Unterfunktion bzw. Insuffizienz von Nebennieren und Gonaden (und eventuell des HVL) sehe ich die Wurzeln und das Wesentliche der abnormen Konstitution des Trägers von Status thymicolymphaticus (= Syndrom Keimdrüseninsuffizienz-Nebennierenrindeninsuffizienz in Reinkultur) und die Erklärung nicht nur für die erwähnten charakteristischen Merkmale dieser Konstitutionsanomalie, sondern auch für die bekannte und klinisch so verhängnisvolle Intoleranz ihrer Träger gegenüber Narkose und verhältnismäßig geringfügigen operativen Eingriffen, die kennzeichnenderweise auch Addisonikern und Basedowikern eignet (Syndrom Keimdrüseninsuffizienz-Nebennierenrindeninsuffizienz auch bei diesen Erkrankungen!). Sie findet sich ferner genau so bei Individuen mit Hypokortikoadrenalismus und Hypokortikoadrenalismus + Hypogonadismus *ohne* Thymushyperplasie. Man hat den Eindruck, daß die letztere die Folge einer primären, anlagebedingten Insuffizienz von Keimdrüsen und Nebennierenrinde ist (vgl. S. 60 und 141).

Was den Status lymphaticus anlangt, so ist diesbezüglich interessant, daß KORBSCH eine Rückbildung der Tonsillen bei mit Androgen behandelten Hypogenitalen beobachtete und A. von ALBERTINI durch große Thyroxindosen bei einem alten Hund nicht nur eine Hyperthyreose, sondern auch einen Status lymphaticus hervorrufen konnte (vgl. dazu die relative Häufigkeit des Status lymphaticus bei Basedowikern einerseits und deren Defekte im hormonalen Geschlechtssystem anderseits).

12. Zähne und hormonales Geschlechtssystem

Von dem Einfluß der Keimdrüsen auf die Zähne war bereits im Kapitel „Hypogonadismus" (s. S. 181) die Rede. Bei der Frau kommt er in dem Vorkommen von Lockerung der Zähne im Klimakterium zum Ausdruck und in solchen Fällen kann ein Wiederfestwerden durch Östrogen erzielt werden. Daß die mit den Gonaden verwandte Nebennierenrinde und damit das hormonale Geschlechtssystem gleichfalls Einfluß auf die Entwicklung der Zähne (wie des Skelettes) nimmt, ist auf Grund der verwandtschaftlichen Beziehungen beider nicht verwunderlich. So hat man eine vorzeitige Dentition bei suprarenaler Frühreife beobachtet. Ein ein Jahr alter, von FRASER (1940) beschriebener Knabe mit Pubertas praecox infolge eines großen Gewächses einer Nebenniere, die im zweiten Halbjahr seiner Entwicklung einsetzte, wies die Zahnentwicklung eines Dreijährigen auf, ein anderer, sechseinhalbjähriger, von REILLY (1942) beobachteter hatte bei einem über ½ kg schweren Nebennierenrindenadenom Zähne wie sonst ein Zwölfjähriger. Ein fünfeinhalbjähriger, von DIETRICH obduzierter Knabe mit gleichgeschlechtlicher Frühreife infolge Nebennierenhypernephrom hatte bereits die bleibenden Zähne bis auf die vier letzten Molaren. Wir dürfen daraus auf einen Einfluß der Nebennierenrinde auch auf die *normale* Entwicklung der Zähne schließen. Daß der HVL als das dritte Hauptorgan des hormonalen Geschlechtssystems auf die Entwicklung und Beschaffenheit der Zähne, aber auch auf ihre Stellung im Kiefer Einfluß hat, ergibt sich aus seiner den Keimdrüsen und der Nebennierenrinde übergeordneten Stellung und aus seinem Einfluß auf das Wachstum der Kiefer und ihre Größenentwicklung. Die Bißanomalien der Akromegalen, die durch das Größerwerden der Kiefer entstehen und geradezu ein Frühsymptom der Akromegalie bilden können, sind bekannt, ebenso das hypophysäre Diastema, das weite Auseinanderstehen der Zähne, zwischen denen breite Lücken klaffen. Umgekehrt führt der bei der Atrophie des HVL und ihrem klinischen Korrelat, der Simmonds'schen Krankheit, zu beobachtende häufige Schwund des Processus alveolaris zum Zahnausfall (hypophysäre Ätiologie der Paradentose?). Bei Unterfunktion des HVL ist eine verstärkte Zahnkaries häufig und die Dentition verzögert; Stellungsanomalien und andere Anomalien der Zähne kommen vor. Daß daneben Beziehungen anderer endokriner Drüsen zum Zahnsystem bestehen, vor allem derjenigen, die den Kalkstoffwechsel beeinflussen, so neben den Gonaden ein Einfluß der Epithelkörperchen, ferner der Schilddrüse (Verhalten der Zähne beim Myxödem und beim Basedow!), ist bekannt, fällt jedoch außerhalb des Rahmens dieses Buches. Ich habe wiederholt frühzeitige Paradentose bei vorzeitig gealterten Männern mit Sexualstörungen beobachtet (vgl. hiezu die moderne Vitamin-E-Behandlung der Paradentose). Es wird ferner zu untersuchen sein, ob stark stammbehaarte Männer im Durchschnitt bessere Zähne haben als unterbehaarte. So sind auch gute Zähne ein Ausdruck der Harmonie der innersekretorischen Drüsen und schlechte ein Zeichen einer Störung in ihnen. Der Einfluß des hormonalen Geschlechtssystems auf die Zähne ist biologisch offenbar so zu verstehen, daß eine gute Funktion dieses Systems dem Träger unter primitiven Verhältnissen eine Überlegenheit im Kampf ums Dasein und um die Geschlechtspartnerin verschafft.

13. Nebennierenrinde und Gallensteinbildung

FLAMM und HOCHMILLER ist bereits 1925 die besondere Häufigkeit von Gallensteinbildung bei Prostatikern aufgefallen (s. S. 420 und 467). Anderseits habe ich bei Prostatahypertrophie 12 % Exzeßbildungen der Nebennierenrinde festgestellt (s. S. 407). Die aseptischen Gallensteine sind nun gewöhnlich Cholesterinsteine [H. SCHADE (1923)]. Aus dem Cholesterin als Ausgangsstoff erzeugt der Chemiker und vielleicht auch die Nebennierenrinde das Testosteron und das Desoxycorticosteron. Die Nebennierenrinde ist neben dem Zentralnervensystem und der Haut das cholesterinreichste Organ des menschlichen Körpers und wird als Bildungsstätte des Cholesterins vermutet. Bei Hypertrophie der Nebennierenrinde ist eine Hypercholesterinämie relativ häufig und beim M. Addison der Cholesterinspiegel des Blutes niedrig (GOLDZIEHER 1945). Anderseits sind die Gallensäuren ebenso wie die Geschlechtshormone chemisch-strukturell mit dem Cholesterin eng verwandt. Es liegen also bisher schon eine Reihe von Tatsachen vor, welche einen Zusammenhang zwischen der aseptischen Steinbildung in der Gallenblase, die L. ASCHOFF als das Ergebnis einer „Cholesterindiathese" bezeichnet hat, mit der Nebennierenrinde bzw. mit dem System Nebennierenrinde — Keimdrüsen vermuten lassen. Bei Gallensteinträgern fanden CHAUFFARD (1914), STEPP (1918) u. a. in der Mehrzahl der Fälle eine Erhöhung des Blutcholesterins, MJASSNIKOW (1937) neunmal unter 14 Gallensteinfällen eine Hypercholesterinämie. Letzterer Autor stellte als konstitutionellen Normalwert des Blutcholesterins beim Astheniker 1—1,6, beim Hyperstheniker im gesunden Zustand 1, 5—2 (bzw. 150—200 mg%) fest; gewisse Erkrankungen des Hypersthenikers, vor allen Cholelithiasis und Arteriosklerose, erhöhen nach ihm den Normwert zusätzlich (=Hypercholesterinämie).

Ich bin nun diesen Verhältnissen, da ich bei Prostatikern fast 50% Gallensteinhäufigkeit fand (s. S. 421), nachgegangen und stellte unter 94 Exzeßbildungen der Nebennieren in Form von Adenomen oder Hyperplasie der Nebennierenrinde oder von auffallend großen Nebennieren bei Individuen beiderlei Geschlechts im Alter von über 50 Jahren (und ohne Leberzirrhose) 33mal eine Konkrementbildung in der Gallenblase fest, also in einem Drittel der Fälle (durchschnittliche Häufigkeit nach R. Hanser im Handbuch von Henke-Lubarsch an Leichenmaterial 7 bis 8,52 %). Das ist interessanterweise eine gleich große (vgl. S. 468) Häufigkeit wie bei der HP, von der ich bereits festgestellt habe, daß sie mit einer kräftigen Nebennierenrindenfunktion einhergeht (s. S. 407/08 und 348).

Wenn wir das angeführte Beobachtungsgut an Exzeßbildungen der Nebennieren aufgliedern, so ergaben sich (s. die Zusammenstellung S. 468) unter 37 Adenomen der Nebennierenrinde zwölfmal Gallensteine = fast 30 %, unter 40 Hyperplasien der Rinde 17 = 42,5 % (!) und unter siebzehn Fällen von besonders großen Nebennieren viermal Cholelithiasis = etwa 25 %. Wenn wir demgegenüber achtzehn Individuen im Alter von gleichfalls über 50 Jahren, also der gleichen Altersstufe, mit schmaler, auffallend schmaler oder atrophischer Nebennierenrinde (fünfzehn Fälle) oder mit durch besondere Kleinheit auffallenden Nebennieren (drei Fälle), aber ohne M. Addison, ins Auge fassen, so finden wir bei ihnen nur dreimal Gallensteine, also bloß in einem Sechstel der Fälle. Addison-Kranke sind für die Erforschung des Zusammenhanges von Nebennierenrinde und Cholelithiasis nicht zu brauchen, weil es sich beim M. Addison meist um eine erworbene Insuffizienz der Nebennierenrinde durch tuberkulöse Erkrankung derselben handelt und daher nicht auszuschließen ist, daß nicht schon vor dem Erwerb der Nebennierentuberkulose Gallensteine vorhanden gewesen waren. Der gleiche Einwand gilt für die Leberzirrhose, bei der ich unter 166 Fällen im Alter von über 50 Jahren 21,7 % Gallensteinbildung fand. Sehr bemerkenswert ist, daß fünfzehn Individuen mit schmaler oder auffallend dünner Nebennierenrinde oder mit besonders kleinen Nebennieren und Leberzirrhose (Alter 47 bis 80 Jahre) sämtlich frei von Gallensteinen waren. Von allen Leberzirrhotikern mit Gallensteinen hatte nur einer eine „etwas schmale" Nebennierenrinde oder „etwas kleine" Nebennieren; alle übrigen wiesen eine normale Beschaffenheit der Nebennieren und ihrer Rinde, zwei einseitige Nebennierenrindenadenome und einer eine breite Nebennierenrinde auf. Auch aus dieser Beobachtungsserie dürfte hervorgehen, daß beim Bestehen einer Unterfunktion der Nebennierenrinde eine Gallensteinbildung seltener ist als sonst. Die Gegenüberstellung beider Gruppen läßt erkennen, daß bei Menschen mit offenbarem Hypokortikoadrenalismus, mit Unterfunktion der Nebennierenrinde, Gallensteine nur ein halbmal so oft nachzuweisen waren wie bei solchen mit Hyperkortikoadrenalismus, d. h. mit überfunktionierenden Nebennieren. Im Lichte dieser Feststellung überracht die relative Häufigkeit der Cholelithiasis bei allen mit kräftiger Nebennierenrindenfunktion einhergehenden Krankheitszuständen, so z. B. auch beim Uterusmyom (Pape), nicht und wird gleichzeitig die besondere Neigung der Gallensteinkranken zu Fettsucht, Atherosklerose und zu Gewächsen, ferner der Antagonismus zwischen Cholelithiasis und Tuberkulose [Bartel (1916); Beneke] erst verständlich. Die besondere Neigung zu Arteriosklerose und zu Gewächsen (vor allem zum Uterusmyom an den weiblichen Gallensteinträgern meines Materials!) haben wir bereits als Eigentümlichkeiten der Nebennierenrindenwucherung kennengelernt (s. S. 66 und 73). Vor kurzem sah ich eine 47jährige Frau, die seit ihrer Jugend einen Schnurrbart hatte, später wegen eines Cholesterinsteines in der Gallenblase und Cholesterininkrustation ihrer Schleimhaut cholecystektomiert worden war, und fand bei ihr 145 mg% Gesamtcholesterin im Serum. Ich beobachtete ferner bei einer 43jährigen Frau mit Bartwuchs an der Oberlippe einen olivengroßen Cholesterinstein in der Gallenblase (neben einem Karzinom und einem Steinhydrops dieser) und bei einer 27jährigen, suprarenal virilisierten Frau (mit starkem Haarwuchs am Kinn und Oberlippe und stark behaarten Unterschenkeln bei breiter und gelber Nebennierenrindenzone) eine Cholelithiasis. Bei einem 22jährigen, stark behaarten und fettsüchtigen, an Pneumonie gestorbenen Mädchen fand sich ein haselnußgroßer, solitärer Cholesterinstein in der Gallenblase. Aber nicht nur bei jungen Frauen mit Virilismus, sondern auch sonst, d. h. bei Fehlen einer Auffälligkeit am Geschlechtsgepräge, fiel mir in aseptischen Gallensteinfällen beiderlei Geschlechts die relative Häufigkeit von Nebennierenrindenadenomen, seltener Nebennierenrindenhyperplasie, auf (ich verfüge noch über weitere sechs derartige Beobachtungen aus dem Sektionsmaterial des Rudolfspitales bei Männern und Frauen im Alter von 36 bis 77 Jahren), doch fehlen in den meisten dieser Fälle Angaben über die chemische Natur der Gallensteine. Das mir zur Verfügung stehende Beobachtungsgut gewährt leider keinen Aufschluß über die zahlenmäßige Häufigkeit einer Nebennierenrindenhypertrophie bei Cholesterinsteinen in der Gallenblase. Dazu bedarf es einer speziell darauf gerichteten Untersuchung, die in Anbetracht der großen praktischen Bedeutung des Problems sehr erwünscht wäre.

Gallensteinhäufigkeit bei Über- und Unterfunktion der Nebennierenrinde:

bei 37 Adenomen der Nebennierenrinde .... 30 % Gallensteine
bei 40 Hyperplasien der Nebennierenrinde .... 43,5 % (!) Gallensteine
bei 17 Individuen mit besonders großen Nebennieren 25 % Gallensteine
bei 185 Prostatikern (12 % Exzeßbildung der Nebennieren) .... 28,7 % Gallensteine
bei 18 Prostatikern mit Exzeßbildung der Nebennieren .... 45 % (!) Gallensteine
bei 46 Nieren-Uretersteinkranken .... 30 % Gallensteine und 10 % Exzeßbildung der Nebennieren

bei 12 Frauen im Alter von über 50 Jahren mit Bartentwicklung 9mal Exzeßbildung der Nebennierenrinde und 4mal Gallensteine .... =33 % Gallensteine
zusammen bei 94 Individuen im Alter von über 50 Jahren mit Exzeßbildung der Nebennieren .. 28,5 % Gallensteine

dagegen

bei 20 Individuen über 50 Jahre mit auffallend schmaler oder atrophischer Nebennierenrinde oder besonders kleinen Nebennieren (ohne M. Addison) 15 % Gallensteine
unter bei 166 Leberzirrhotikern über 50 Jahre .... 21,7 % Gallensteine und 8 % Unterentwicklung oder Atrophie der Nebennierenrinde

bei 15 Leberzirrhotikern (Alter 47 bis 80 Jahre) mit dünner Nebennierenrinde oder besonders kleinen Nebennieren .... keine Gallensteine

bei 13 Männern (Alter 41 bis 86 Jahre) mit bil. Hodenatrophie .... 1mal Gallensteine
unter 25 untersuchten Gallensteinen bei Trägern
von Exzeßbildung der Nebennieren............ 10 reine Cholesterin- und
5 gemischte Cholesterin-
steine

Das Verhalten der Leber als des Gallenproduzenten wurde in dieser Untersuchung nicht berücksichtigt; ebenso sind die entzündlichen Gallensteine, die
nach H. Schade Bilirubinkalksteine sind (vgl. die Ähnlichkeit mit den Harnsteinen, die darin liegt, daß auch bei diesen die Entzündungssteine Kalksteine
sind!), außer Betracht geblieben. Die *größte Gallensteinhäufigkeit* in meinem
Untersuchungsgut fand ich unter den Prostatikern mit Exzeßbildung der Nebennieren (in Form von Adenomen, Hyperplasie oder besonders großen Nebennieren), was im Lichte des Ausgeführten nicht mehr Wunder nimmt: von achtzehn
solchen Prostatikern hatten nicht weniger als acht, also fast die Hälfte, Gallensteine (s. die Aufstellung S. 468). Zu erwähnen ist noch, daß zwei hochbetagte
Prostatiker mit Fibrose beider Hoden (83 und 86 Jahre alt) frei von Gallensteinen
waren. Fünf Männer mit Leberzirrhose und äußerlich sichtbarer Atrophie der
Hoden (vgl. die Übersicht) waren frei von Gallensteinen. Wahrscheinlich spielen
auch die mit der Nebennierenrinde verwandten Keimdrüsen beim Cholesterinstoffwechsel mit eine Rolle. Ich verfüge leider über kein genügendes Material von
Hodenatrophie (ohne Leberzirrhose) und von Eierstockatrophie zur Erforschung
dieser Verhältnisse (sehr viele Männer mit Atrophie beider Hoden haben, wie wir
sahen, eine Leberzirrhose). Bei der Leberzirrhose fällt auch die relative Häufigkeit von Unterfunktion der Nebennierenrinde (neben der Hodenatrophie) auf:
von 207 Todesfällen an Laennecscher Zirrhose hatten neun eine schmale, auffallend dünne oder atrophische Nebennierenrinde und sieben kleine oder auffallend
kleine Nebennieren. Lediglich bei drei von 197 Leberzirrhotikern fanden sich
Rindenadenome in einer Nebenniere und je einmal eine breite Nebennierenrinde oder große Nebennieren. Ein 60jähriger Gynäkomast mit Hodenatrophie
ohne Leberzirrhose hatte keine Gallensteine.

Abschließend bleibt noch die Zusammensetzung der Gallensteine in den
besprochenen Fällen von Über- und Unterfunktion der Nebennierenrinde zu
erörtern. Diesbezüglich finden wir unter 25 untersuchten Gallensteinen bei
Trägern von Exzeßbildung der Nebennieren zehnmal reine Cholesterinsteine,
fünfmal gemischte Cholesterinsteine, siebenmal Pigmentkalksteine und dreimal
Sand in der Gallenblase. Es überwogen also die Cholesterinsteine mit 15 unter
25 Steinen.

Mit der Erkenntnis des durch die Cholesterinbildung der Nebennierenrinde vermittelten Zusammenhanges von Nebennierenrinde und der Cholesterin-
steinbildung in der Gallenblase rundet sich das Bild und das Verständnis der
hypersthenischen Konstitution und erscheint zugleich das Cholesterin als einer
der wichtigsten bekannten Wirkstoffe des hormonalen Geschlechtssystems.
Arteriosklerose, Hypertension und Steinbildung (in Harnwegen und Gallenblase) sind neben der bereits besprochenen (Nebennierenrinden-) Fettsucht
(bzw. hypophysären Fettsucht) ihre Hauptäußerungen und gleichzeitig die
Charakteristika der hypersthenischen Konstitution. Daß die Nebennieren im
Lichte des hier dargelegten mit einem Male in den Vordergrund rücken und
ungeahnte Bedeutung gewinnen, ergibt sich aus ihrer erst in diesem Buch
klar herausgearbeiteten und analysierten Rolle als der „zweiten Geschlechts-

drüsen" einerseits und der zentralen biologischen Bedeutung der Sexualität als der Trägerin der Fortpflanzungsaufgabe andererseits. Der Zusammenhang von Sexualität und Konstitution im Sinne von Krankheitsbereitschaft wird in den nun folgenden Schlußabschnitten nochmals zusammenfassend erörtert und dargestellt (s. S. 470 ff.).

14. Der renale, der suprarenale und der hypophysäre Hochdruck
(s. die Seiten 36, 88 und 351)

Hormonales Geschlechtssystem und Blastome

1. Geschlechtshormone und Blastomwachstum

Der Engländer BEATSON war der erste, der einen ursächlichen Zusammenhang zwischen dem Krebs und den Keimdrüsen angenommen hat. Er schrieb 1896: „Wir müssen beim Weibe die Eierstöcke als den Sitz der krebserregenden Ursache annehmen, sicher für den Brustdrüsenkrebs und wahrscheinlich für alle weiblichen Organe." Dieser Satz hat noch heute, wenn auch in abgeänderter Form, Gültigkeit. Nach dem heutigen Stand unseres Wissens dürfen wir sagen, daß zwar die Eierstöcke und ihre Inkrete nicht den Krebs verursachen, jedoch ihr Vorhandensein eine Bedingung und Voraussetzung für das Entstehen eines Karzinoms in bestimmten Organen, nämlich den weiblichen Geschlechtsorganen, bildet. Diese, genauer gesagt, ihr epithelialer Anteil, wird nämlich durch die Eierstockhormone soweit aufgebaut, daß dadurch erst die Entstehung eines epithelialen Blastoms überhaupt möglich wird. Ein gleiches scheint für die Krebse der inneren männlichen Geschlechtsorgane im Verhältnis zu den Hoden zu gelten. Nach der Theorie von BEATSON soll die ursprüngliche embryonale Wucherungsfähigkeit der Körperzellen durch die normal funktionierenden Eierstöcke niedergehalten werden; eine Dysfunktion der Ovarien läßt sie wieder aufleben und dadurch den Krebs entstehen. Seine Theorie war in Vergessenheit geraten, bis vor dem letzten Weltkrieg der deutsche Chirurg SAUERBRUCH zu einer ähnlichen Auffassung wie BEATSON gelangte. SAUERBRUCH beobachtete, daß jugendliche Geschwulstkranke häufig an Sexualstörungen anatomischer (Kryptorchismus, Hypospadie, Hodenatrophie) und, noch häufiger, funktioneller Natur (dauernder oder vorübergehender Impotenz) litten, und folgerte auf Grund dieser seiner klinischen Erfahrung, daß die normal funktionierende Sexualität einen natürlichen Schutz des Körpers vor der Krebskrankheit bilde und der Alterskrebs durch die physiologische Involution der Keimdrüsen mitbedingt sei. Ähnlich schüfen auch bei Jugendlichen geschlechtliche Abwegigkeiten Bedingungen, die die Entstehung bösartiger Gewächse begünstigen. Bei weiblichen Krebskranken wurden von SAUERBRUCH analog Infantilismus oder Hypoplasie des Genitales und der Brüste gefunden, noch öfter Menstruationsanomalien im Sinne von verspäteter Menarche oder Ausbleiben derselben. ferner mangelnde Libido, Frigidität oder Sterilität, besonders beim Mammakarzinom junger Frauen, aber auch bei Schilddrüsen- und Rektumgeschwü:sten. Der Verfasser konnte ähnliche Einzelbeobachtungen machen (s. die Zusammenstellung S. 471 oben). 1936 berichteten SAUERBRUCH und KNAKE über Tierversuche, welche die Richtigkeit dieser Auffassung prüfen und erhärten sollten. Sie experimentierten mit Ratten und fanden nur bei kastrierten Einzeltieren oder kastrierten Parabiosepaaren ein Auftreten maligner Blastome, während alle nicht kastrierten Kontrolltiere blastomfrei blieben.

Eigentümlichkeiten an den Keimdrüsen beim Karzinom Jugendlicher

16jähriges Mädchen, † Sigmakarzinom ... zystische Eierstöcke
30jährige Frau, † Mammakarzinom . zystische Eierstöcke
29jährige Frau, † Magenkrebs ...... hochgradige Ovarialhypoplasie
20jähriger Mann, † Magenkarzinom ... beide Hoden auffallend klein, äußeres Genitale dürftig behaart
37jähriger Mann, † Magenkrebs ...... Hoden kaum haselnußgroß, atrophisch
37jähriger Mann, † Bronchuskarzinom einseitiger Ureter duplex
45jähriger Mann, † Bronchuskarzinom hochgradige Atrophie beider Hoden, zeitlebens Azoospermie

umgekehrt jedoch

unter 218 Männern mit Bronchuskarzinom ohne Nebennierenmetastasen .... nur 1mal beiderseitige und 3mal einseitige Hodenatrophie, 4mal weibliche Schambehaarung

unter 236 Männern mit Dickdarmkrebs .... 2mal einseitige Hodenatrophie, 3mal Eichelhypospadie, 2mal beide Hoden „auffallend klein"

unter 334 Männern mit Magenkarzinom (davon 10 % zwischen 20 und 40 Jahre alt) .. 1mal beide Hoden „etwas klein", 1mal weibliche Schambehaarung, keine Hypospadie
1mal Kryptorchismus
1mal Gynäkomastie
1mal retrovesikale Zyste

In Übereinstimmung mit SAUERBRUCH fand ich bei nicht weniger als fünf von zwölf obduzierten kryptorchen Männern (s. S. 299 und die Zusammenstellung S. 472), darunter zwei beiderseitig Kryptorchen, bösartige Gewächse (ein Gaumenkarzinom, ein Akustikustumor, ein Magenkarzinom, ein Bronchuskarzinom, ein Hypernephrom) und vier starben daran im Alter von 36 (!), 45 (!) und 56 (!) Jahren. Eine Nachprüfung dieses auffallenden Ergebnisses an einem größeren Beobachtungsgut ist unbedingt nötig. Von neun Hypospadikern starben alle im höheren oder im Greisenalter stehenden, das sind acht Männer, an Krebs (s. S. 473), und zwar im einzelnen ein Zweiundsiebzigjähriger mit Eichelhypospadie an einem Harnblasenkarzinom, ein Siebzigjähriger mit glandärer und peniler Hypospadie (im vorderen Teil des Penisschaftes) an einem Flexurkarzinom; er hatte außerdem einen hochgradig atrophischen rechten Hoden. Ein dritter, von mir beobachteter Hypospadiaeus hatte ein Prostatakarzinom. Weitere vier Eichelhypospadiker im Alter von 56 bis 74 Jahren gingen sämtlich an Karzinomen zugrunde (drei an Kolonkarzinom, einer an Bronchuskarzinom), der achte an einem Melanosarkom im Alter von 47 Jahren. Das ist derart auffällig, daß es ebenfalls der Nachprüfung an einem größeren Untersuchungsgut bedarf. Von fünf Männern mit retrovesikalen Zysten im Krebsalter gingen zwei an malignen Gewächsen (Melanosarkom bzw. Kardiakarzinom) zugrunde. Ein Gynäkomast im Krebsalter starb an einem Pyloruskarzinom (über andere Fälle dieses Alters verfüge ich nicht). Bezüglich der Blastomhäufigkeit bei Männern mit angeborenem Leistenbruch fehlen Untersuchungen und gebricht es mir selbst an Material. Im Einklang mit der erwähnten Häufung von bösartigen Geschwülsten bei den Kryptorchen meines Beobachtungsgutes steht die Tatsache, daß bei sechs von Geburt auf keimdrüsenlosen, obduzierten Individuen (vier Frauen mit angeborenem Fehler beider Eierstöcke, zwei Männer mit angeborenem Fehler beider Hoden) im Alter von 39 bis 61 Jahren zweimal maligne Blastome die Todesursache bildeten (einmal ein Magenkarzinom bei einer eierstocklosen, von A. Priesel obduzierten Frau, einmal ein malignes Gliom bei einer von Rössle und Wallart obduzierten Frau). Anderseits haben F. Altmann und A. Priesel bei neun Früheunuchoiden im Krebsalter (vgl. S. 473) nur zweimal Krebs, und zwar Bronchuskarzinom und primäres Nierenbeckenkarzinom, und bei zwei männlichen *Spät*eunuchoiden und einem männlichen *Spät*kastraten im Alter von 58 Jahren, ferner einem siebenundsiebzigjährigen mit seniler Atrophie der Hoden (allerdings wahrscheinlich Fibrosis testium arteriosclerotica) keine malignen Blastome beobachtet. Auch sonst scheint ein Karzinom selbst bei Früheunuchoiden, soweit Obduktionsbefunde von solchen im Schrifttum vorliegen, eher selten zu sein. Wir müssen nun aber, wie ich bereits ausgeführt habe, einen Unterschied machen zwischen Agonaden und Hypogonaden einerseits und Kryptorchen sowie Hypospadikern anderseits. Erstere weisen einen Mangel an Keimdrüsenhormon auf, letztere einen solchen nur in manchen Fällen (wenn beide Hoden atrophisch sind). Kryptorche und Hypospadiker sind Intersexe und daß bei Intersexualität Blastome relativ häufig sind, ist bereits (s. S. 328 und unten) ausgeführt worden (s. S. 289 und die Zusammenstellung unten). Ich habe ferner die Obduktionsbefunde von dreizehn Männern mit Atrophie beider Hoden im Alter von 50 bis 86 Jahren, also im „Krebsalter", auf Vorkommen von Krebs durchgesehen und nur bei einem einzigen von ihnen (s. S. 473) ein Karzinom (Pyloruskarzinom) feststellen können; zum Vergleich sei darauf hingewiesen, daß mit einer durchschnittlichen Krebshäufigkeit von 10 bis 20 % (20 % nach Feyrter, mündliche Mitteilung) zu rechnen ist. Von diesen dreizehn Männern mit Hodenatrophie waren sechs zwischen 50 und 60 Jahre alt, drei zwischen 60 und 70, einer zählte 74 und zwei zählten über 80 Jahre. In einem dieser Fälle fehlte der eine Hoden und der zweite war fibrotisch. Zusammen macht das dreizehn Männer, von denen, von dem einzigen Krebsträger abgesehen, zehn an Leberzirrhose (!), zwei an M. Addison und vier an HP gestorben sind. Die Häufigkeit der Hodenatrophie bei Leberzirrhose ist bekannt (s. S. 173).

Hormonales Geschlechtssystem (HGS) und Blastome (Krebs)

a) Krebs bei Intersexualität.

Unter 200 Zwittern	25 % Neubildungen, besonders in Keimdrüsen und Nebennierenrinde
Von 12 Kryptorchen starben an malignen Blastomen (unter 7 Kryptorchen über 56 Jahre)	5 (Magenca, Hypernephrom, Gaumenca, Bronchusca, Acusticustumor im Alter von 36 Jahren)
Unter 14 Seminomen und 5 Teratoiden des Hodens	1mal Entwicklung in Leistenhoden, 3mal angeb. Leistenbruch
Bei einem 26jährigen mit gutartigem Hodenteratoid	atrophischer Leistenhoden
Bei einem 22jährigen mit krebsigem Hodenteratoid	bil. angeb. Leistenbruch

Von 9 Männern mit Hypospadia glandis
starben an Krebs.................... 8 (!)
Unter 5 Trägern retrovesikaler Zysten im
Krebsalter .... 2 (Bronchusca, Melanosarkom)
Von 8 Männern mit Samenleiteraplasie
über 55 Jahre 2
Von 3 nicht eunuchoiden Gynäkomasten
im Krebsalter .... 1 (Pylorusca)

b) Krebs bei Keimdrüseninsuffizienz.

Unter 13 Männern im Alter von 50 bis
86 Jahren mit Atrophie der Hoden ... 1mal Krebs
Unter 9 früheunuchoiden Männern im
Alter von 52 bis 66 Jahren .... 2mal (Bronchusca, Nierenbeckenca)
Unter 22 keimdrüsenlosen oder praktisch
keimdrüsenlosen Individuen über
45 Jahre beiderlei Geschlechts .... 2mal Krebs = 10% Häufigkeit
1 männlicher Spätkastrat (58 Jahre) ..... krebsfrei
Unter 7 Frauen mit angeb. Fehlen beider
Eierstöcke .... 2mal Krebs (Magenca, malignes
Gliom)

c) Krebs bei Über- und Unterfunktion des HGS.

Bei Hypertrichose (16 bärtigen Frauen) ... 43% Karzinom
Bei 11 stark stammbehaarten Männern .. 3 maligne Blastome und 63% gut-
und bösartige Neubildungen zu-
sammen

Bei Hypotrichose (64 Sektionsbeobach-
achtungen) .... 6% maligne Blastome

Hypophysenvorderlappen und Krebs:
Unter 23 Fällen von Atrophie des HVL .. 1mal Krebs (Magenca)
Unter 8 HVL-Adenomen .... 2mal Krebs
Umgekehrt bei Genitalkarzinomen beider Geschlechter Vermehrung der eosinophilen oder Hauptzellen oder Bildung von Adenomen beider Zellarten. Förderung
des Krebswachstums durch den HVL. Erhöhte Ausscheidung von Follikelreifungshormon im Harn beim Genitalkarzinom der Frau in 81, 8% der
Fälle und bei 36% der extragenitalen Karzinome, ferner bei 13% der extragenitalen Karzinome des Mannes.

Nebennierenrinde und Blastome (Krebs):
Unter 10 Addisontodesfällen über 55 Jahre
und bis 83 Jahre.................... kein Krebs
Unter 91 Individuen beiderlei Geschlechts
mit Exzeßbildung der Nebennierenrinde. 23,6% Krebs und 53% gut- und bösartige Neubildungen zusammen

Von 31 Frauen mit Exzeßbildung der
Nebennieren bzw. ihrer Rinde hatten.. 15 = 50% Uterusmyome
Von 25 Männern mit ein- oder beidseitigen
Nebennierenrindenadenomen hatten.... 11 = 44% Prostatahypertrophie
Umgekehrt unter 185 obduzierten Prosta-
tikern .... 12% Nebennierenrindenwucherung
Unter 62 Obduktionsfällen von Prostata-
karzinom .... 10% Nebennierenrindenwucherung

Keimdrüsen und Krebs:
Förderung der Karzinome der Geschlechtsorgane durch gleichgeschlechtliches
Geschlechtshormon, daher günstige Wirkung der Kastration.

Man gewinnt aus dem angeführten Beobachtungsmaterial nicht den Eindruck einer abnormen Häufigkeit des Krebses im allgemeinen bei den Hypogonaden (Eunuchoiden und bei Hodenatrophie), sondern eher den gegenteiligen eines selteneren Vorkommens (vgl. S. 299). Im gleichen Sinn spricht der Umstand, daß das Karzinom bei HVL-Atrophie, die regelmäßig eine Atrophie der Keimdrüsen zur Folge hat, ebenfalls selten ist (s. S. 17 und 477).

Die relative Seltenheit von Krebs bei Hypogonadismus scheint auch für das weibliche Geschlecht zu gelten. So fand ich zwei operative Kastratinnen im Alter von 33 und 56 Jahren sowie eine Frau mit auffallend kleinen und fibrösen Eierstöcken krebsfrei. Nachprüfungen an einem großen Beobachtungsgut bei beiden Geschlechtern sind nötig.

Zusammenhänge zwischen Krebs und Sexualität sind auch von der experimentellen Geschwulstforschung zutage gefördert worden, so von JEZIERSKI (1935) und von LACASSAGNE (1936), die mittels großer Dosen von heterosexuellem Geschlechtshormon Gewächse zu erzeugen vermochten, vor allem aber durch die überzeugenden Versuche von LÖB (1919, 1935), CORI (1927), MURRAY (1927) und LACASSAGNE (1932—1936), die gezeigt haben, daß durch frühzeitige Kastration das Auftreten erblich bedingter Krebse in der Brustdrüse und der Gebärmutterkrebs verhindert, verzögert oder zahlenmäßig herabgesetzt wird. Selbst bei den männlichen Tieren, die gewöhnlich vom spontanen Brustdrüsenkrebs verschont bleiben, konnte ein solcher durch Kastration und nachfolgende Östrogeninjektionen bei einer beachtenswerten Zahl von Versuchstieren hervorgerufen werden und im Utriculus prostaticus, dem Homologon des Uterus, entstehen durch Östrogenzufuhr am Epithel Veränderungen, die als Vorstadium des Krebses bezeichnet werden dürfen. Anderseits wurden bei einem anderen Stamm derselben Versuchstierart die weiblichen Individuen durch Follikelhormonbehandlung gegen die erbliche Erkrankung geschützt [CRAMER und HORNING, (1936); vgl. hiezu die Erfolge der Follikelhormonbehandlung mancher Brustdrüsenkrebse]. Es ergibt sich also die auffallende Tatsache, daß bei einem Tierstamm die Kastration krebsverhindernd wirkt, bei einem andern hingegen krebsbegünstigend.

Die Vorstellung, daß die Keimdrüsen eine krebsfördernde Eigenschaft besitzen, ist vor allem durch zwei experimentelle Tatsachen gestützt, einerseits dadurch, daß durch Follikelhormon, vielfach allerdings in ungeheuren Dosen, bestimmte Krebse erzeugt werden konnten, und anderseits durch den Umstand, daß gewisse kanzerogene Kohlenwasserstoffe zugleich krebserregend und östrogen wirken. Die verschiedensten gut- und bösartigen Blastome sind durch Östrogenzufuhr beim Versuchstier experimentell erzeugt worden, so an benignen Gewächsen Uterusfibromyome, Eierstockzysten, Mammazysten, bei Ratten beiderlei Geschlechts chromophobe HVL-Gewächse, bei männlichen Tieren (Mäusen und Ratten) Zwischenzelltumoren im Hoden, Zysten im Utriculus prostaticus, Hepatome und Leberhämangiome (s. S. 226). Es kommt nach dem Ausgeführten unter östrogenem Einfluß charakteristischerweise hauptsächlich in den Geschlechtsorganen und in dem zum hormonalen Geschlechtssystem dazugehörigen HVL zur Blastombildung; aus diesem Rahmen fallen nur die Lebertumoren (s. S. 125).

Durch Androgen sind bisher von malignen Blastomen nur Unterhautsarkome (nach wiederholten Injektionen an der Einstichstelle) erzeugt worden (s. S. 199). Vielleicht wird es noch gelingen, durch entsprechend lang fortgesetzte Verabreichung großer Androgendosen doch Karzinom, z. B. in der Prostata, hervorzurufen.

Das Hauptargument zugunsten einer wesentlichen Bedeutung der Keimdrüsen im Ursachenkomplex des Krebses der sekundären Geschlechtsorgane bleibt die Tatsache, daß die Frühkastration die Entstehung des Uteruskarzinoms (Loeb) bei der Ratte und von Mammakarzinom bei der Maus (Loeb und Murray, Cori, Lacassagne u. a.) verhindert [s. S. 125, ferner R. Chwalla (1949)] und daß dies für das Mammakarzinom der Frau durch Herell (1937) bestätigt worden ist (s. S. 476). Ferner spricht dafür, daß bei frühkastrierten und eunuchoiden Männern eine HP und ein PK bisher noch nicht beobachtet worden sind, ebensowenig bei Zweidrüsenzwittern und bei Scheinzwittern, wie überhaupt bei Individuen mit chronischem, frühzeitigem Androgenmangel (R. Chwalla, l. c.). Die moderne Östrogen- und die Kastrationsbehandlung der HP und des PK und die moderne Androgen- und Kastrationstherapie des Mammakarzinoms, des Uterusmyoms und Uteruskarzinoms beruhen letzten Endes auf dem Zusammenhang von Genitalkrebs und den Keimdrüsen. In Analogie dazu konnte der Verfasser die Abhängigkeit der Blastome der Schilddrüse, der Nebennierenrinde und vielleicht auch der Keimdrüsen selbst von den Hormonen des HVL wahrscheinlich machen (l. c.).

Wie es darüber hinaus mit der Abhängigkeit des extragenitalen Karzinoms von den Keimdrüsen steht, muß noch weiter erforscht werden. Die Tatsache jedoch, daß ich bei Atrophie des HVL und bei pluriglandulärer Blutdrüsenatrophie, die mit der Atrophie des HVL verwandt und zum Teil durch eine solche bedingt ist, eine außerordentlich starke Hemmung des Krebswachstums an dem mir vorliegenden Untersuchungsmaterial feststellen konnte (s. S. 477), spricht dafür, daß bei Funktionsausfall der Keimdrüsen auch eine gewisse Hemmung der Krebsentstehung im allgemeinen so wie des Krebses der Geschlechtsorgane zu erwarten ist. Dazu kommt, daß die Atrophie des HVL regelmäßig eine Atrophie der Keimdrüsen zur Folge hat.

Vom experimentellen Standpunkt darf die Art der Beeinflussung des Karzinoms im allgemeinen und seines Wachstums durch die Kastration nicht als geklärt gelten (s. S. 287). 1944 hat Else Knake eigene Versuche über spontane Tumoren bei Ratten und Mäusen und den Einfluß der Kastration auf deren Entstehung veröffentlicht, die ergaben, daß die Kastration zwar an sich die Tumorhäufigkeit nicht vermehrt, das Auftreten der Tumoren jedoch beschleunigt und solche in einem früheren Lebensabschnitt zur Entstehung kommen läßt als bei nicht kastrierten Tieren. E. Knake zieht aus diesen Ergebnissen und aus den Verhältnissen beim Alterskrebs den Schluß, daß es gerade die Umstellung des Organismus nach dem Ausfall der Keimdrüsentätigkeit ist, die den Boden für die Blastomentstehung vorbereitet. Allerdings ist das in Anbetracht der verhältnismäßig kleinen Zahl ihrer Versuchstiere kein endgültiges Ergebnis. Nach Reiss, Druckrey und Hochwald beschleunigt die Kastration das Wachstum des Jensen-Sarkoms der Ratte beträchtlich (1933). Follikelhormoninjektionen erschweren das Angehen und Wachstum eines solchen Tumors und bringen ihn beim hypophysektomierten Tier rascher zur Rückbildung als sonst. Über die heute vorliegenden Forschungsergebnisse auf dem Gebiet des Zusammenhanges von Sexualität und Geschwulstentstehung unterrichten die Sammelreferate von Friedrich-Freksa (1941) und von Gardner (1939). Woglom (1940) hat die Resultate von siebzehn Untersuchern zusammengestellt, die den Einfluß der Kastration auf die Erzeugung maligner Geschwülste durch Teer oder durch andere kanzerogene Substanzen studiert haben. Neun von ihnen, einschließlich Woglom selbst, der eigene Experimente ausgeführt hat, sind zu der Ansicht gekommen, daß die Kastration die Entstehung solcher Tumoren nicht beeinflußt, und fünf glauben an eine Förderung, vier an eine Hemmung. Histologische Untersuchungen der Keimdrüsen tumorerkrankter Tiere durch E. Knake ergaben das Erhaltengebliebensein der Spermiogenese in den Hoden und der Follikelreifung in den Eierstöcken (!).

Ein überzeugender Einfluß der Kastration auf die Entstehung von spontanen Geschwülsten hat sich hingegen, wie schon erwähnt, bei den Karzinomen des Genitalapparates und seiner Anhangsorgane, z. B. beim Brustdrüsenkrebs der Maus in erblich belasteten Inzuchtstämmen, ergeben. Sehr frühzeitige Entfernung der Ovarien vor der Geschlechtsreife, nach CORI im Alter von 15 bis 22 Tagen, bewahrt die belasteten Mäuse vor der Erkrankung. Später nimmt die schützende Wirkung der Kastration rasch ab. Eine Dysfunktion der Ovarien hat sich bei den an Krebs erkrankenden Tieren nicht nachweisen lassen, ebensowenig bei menschlichen Karzinomträgern [TAYLOR (1936)]. Ich selbst konnte bei jungen, an Mammakarzinom erkrankten und daran verstorbenen Frauen makroskopisch keine Auffälligkeit an den Eierstöcken in den Obduktionsprotokollen feststellen. Hingegen haben umfangreiche Erhebungen von HERELL an der Mayoklinik (1937) in Übereinstimmung mit dem Tierexperiment ergeben, daß kastrierte Frauen bedeutend seltener an Brustdrüsenkrebs erkranken als nichtkastrierte, die Kastration also in hohem Maße vor einem Auftreten von Mammakarzinom schützt. Selbst bei schon vorhandenem Mammakarzinom bringt die Kastration manchmal noch eine Besserung, ja in Ausnahmefällen sogar eine Heilung von mehrjähriger Dauer [BEATSON (1896) u. a.], wie wir auf Seite 496/97 noch hören werden. Dieses Ergebnis steht in Gegensatz zu der Sauerbruchschen Theorie. Die Verhältnisse liegen also sehr verwickelt. Wesentlich für die Wirkung der Kastration ist die geschlechtshormonale Ausgangslage des menschlichen bzw. Tierorganismus und die durch die Kastration herbeigeführte Änderung derselben. Auf diese scheint es entscheidend anzukommen. Darum ist das Alter ebenso für die Auswirkung von Bedeutung wie die Individualität des Einzelwesens, dessen Geschlechtshormonquotient ungeheuer verschieden ist. Sehr wesentlich für die Krebsverhinderung ist daher auch der Zeitpunkt der Kastration; je früher sie erfolgt, desto sicherer ist ihre Wirkung. So ist es bekannt, daß bei Spätkastraten beiderlei Geschlechts gut- und bösartige Blastome selbst in den akzessorischen Geschlechtsorganen vorkommen [R. CHWALLA (1949)]; vermutlich ist aber ihre Häufigkeit geringer als bei nicht-kastrierten Männern und Frauen.

Nach dem heutigen Stand unseres Wissens müssen wir dem Gesagten gemäß, wenn wir den Einfluß der Keimdrüsen und ihrer Hormone auf die Blastoment-stehung untersuchen, dabei von vornherein einen Unterschied zwischen den Bla-stomen der sekundären Geschlechtsorgane (Genitalkrebs) und extragenitalen Bla-stomen machen, indem der Krebs der akzessorischen Geschlechtsorgane (Prostata und Samenblasen, Uterus, Eileiter, Mammae) durch die Geschlechtshormone und die solche produzierenden Organe beeinflußt wird, und zwar in förderndem Sinn. Das hat darin seinen Grund, daß die Geschlechtshormone Wuchsstoffe für die aufgezählten Organe und ihre spezifischen Epithelien sind. Wenn PK und HP nicht alle Männer, Uterus-, Tuben- und Mammakarzinom nicht alle Frauen mit kräftiger endokriner Keimdrüsentätigkeit befallen, so offenbar nur deshalb, weil zur Krebsentstehung auch noch andere Bedingungen erfüllt sein müssen, so vor allem eine Erbanlage nötig ist. Zudem kennen wir die eigentliche Krebsur-sache noch nicht. Die Wirkungen der Geschlechtshormone erstrecken sich inter-essanterweise, dürfen wir schließen, auf alles, was in den Geschlechtsorganen vor-geht, darunter auch auf die Blastombildung in ihnen.

2. Geschlecht und Blastome (s. S. 342)

3. Geschlechtshormone und Genitalkrebs (s. S. 174)

4. Blastomentstehung durch Androgen (s. S. 199)

5. Blastomentstehung durch Östrogen (s. S. 226)

6. Nebennierenrinde und Neubildungen (s. S. 73 und Tab. S. 348/49)

7. Hypophysenvorderlappen und Blastome (Krebs)

Der HVL scheint nach Beobachtungen des Verfassers eine maßgebende Bedeutung für die Entwicklung des Krebses in gewissen endokrinen Drüsen und darüber hinaus für die Entstehung des Karzinoms im menschlichen Körper überhaupt zu haben (s. S. 473). Die Atrophie des HVL hemmt nämlich das Entstehen von bösartigen Neubildungen in den vom HVL hormonal abhängigen Blutdrüsen (Keimdrüsen, Nebennierenrinde, Schilddrüse), oder verhindert sie vielleicht sogar — um das zu entscheiden, bedarf es eines größeren Beobachtungsgutes als das meinige —, sofern die Atrophie frühzeitig genug eingesetzt hat. Der Vorgang dürfte hier ein ähnlicher sein wie beim Ausbleiben des Mammakarzinoms oder Uteruskarzinoms am frühkastrierten Versuchstier: in dem unentwickelt gebliebenen Organ kommt es viel schwerer zur Entstehung eines Krebses als in einem Organ, dessen epithelialer Anteil unter der Wirkung der Wachstumshormone seine volle Entwicklung erreicht hat. Autoptische Erfahrungen sprechen dafür, daß nicht nur in den genannten, vom HVL kontrollierten Organen bei atrophiertem HVL eine Krebsentwicklung auffallend selten ist, sondern darüber hinaus auch im übrigen Körper [R. Chwalla (1949)]. Letzteres geht daraus hervor, daß ich unter 23 Fällen von Atrophie des HVL nur ein einziges Mal ein Karzinom (und zwar im Magen) habe feststellen können (l. c.; s. ferner die Zusammenstellung S. 473). 90 weitere Sektionsbeobachtungen von Unterfunktion oder Funktionsausfall mehrerer wichtiger endokriner Drüsen, von sogenannter pluriglandulärer Blutdrüsenatrophie, ließen jegliche Karzinombildung vermissen, während sonst mit einer durchschnittlichen Krebshäufigkeit von 10 bis 20 % gerechnet wird. Die multiple Blutdrüsenatrophie ist ihrerseits sehr oft mit Atrophie des HVL vergesellschaftet und steht wahrscheinlich mit ihr in ursächlichem Zusammenhang.

Daß die Atrophie des HVL einer Karzinombildung entgegenwirkt, dafür spricht auch, daß die Hypophysektomie beim Versuchstier zu starker, ja bei nicht zu großen Gewächsen selbst völliger Rückbildung von Geschwülsten führt [McEuen (1933); Reiss, Druckrey und Hochwald (1933)] und Zufuhr von HVL-Substanz umgekehrt das Geschwulstwachstum fördert, wie verschiedene Untersucher gefunden haben [Robertson und Burnett (1916); Engel (1930); Gross (1932)]. Angesichts der Rolle des HVL für das Wachstum des Organismus und den Stoffwechsel und die Stoffwechselintensität seiner Zellen ist es begreiflich, daß sein Funktionsausfall auch pathologische Wucherungsvorgänge nicht aufkommen läßt oder bremst bzw. zum Stillstand bringt. Nach Reiss, Druckrey und Hochwald verhindert hypophysäres Wachstumshormon die sonst nach der Hypophysektomie erfolgende Rückbildung nicht zu großer Jensen-Sarkome der Ratte (1932).

Es ist somit zu erwarten, daß wir durch eine künstlich herbeigeführte Schwächung der HVL-Funktion eine allgemeine Krebsvorbeuge und bis zu einem gewissen Grad eine Krebstherapie treiben. Hofbauer führte 1922 den Begriff der „hypophysären Kastration" ein; sie wird in der letzten Zeit in steigendem Maße in Form von Röntgenbestrahlung der Hypophyse gegen Blastome angewendet (z. B. bei Prostatakarzinom, Mammakarzinom usw.). Es ist sicherlich kein Zufall, daß ich bei PK (72 Fälle), Uteruskarzinom (166 Sektionsbeobachtungen) und Mammakarzinom (172 Sektionsfälle) niemals eine Atrophie des HVL gefunden habe.

Ein gleiches gilt übrigens auch von den gutartigen Blastomen der Vorsteherdrüse, Brustdrüse und Gebärmutter. Anderseits konnte ich bei zwei von acht
Individuen mit HVL-Adenom maligne Blastome feststellen. Hinsichtlich der Überfunktionszustände des HVL steht mir kein genügendes Material zur Beurteilung
der Blastomhäufigkeit bei diesen zur Verfügung. Ebensowenig konnte ich Keim-
drüsen-, Schilddrüsen- oder Nebennierenrindenkrebs bei Atrophie des HVL und
umgekehrt keine Krebsentwicklung in diesen Organen bei HVL-Atrophie in dem
mir zur Verfügung stehenden Sektionsgut beobachten. Dieser Befund, der allerdings noch der Erhärtung an einem weit größeren Beobachtungsgut bedarf, wird
daraus verständlich, daß das gonadotrope Hormon des HVL, ebenso sein thyreotropes und kortikotropes Hormon Wuchsstoffe für die Keimdrüsen, die Schilddrüse und die Nebennierenrinde bzw. deren spezifische Epithelien sind.

So wurde laut Sektionsprotokollen bei vier Schilddrüsenkarzinomen (sämtlich
Frauen im Alter von 55 bis 78 Jahren) an der Hypophyse kein abnormer Befund
erhoben. Hingegen läßt sich aus anderen Befunden in sechzehn Fällen, wo keine
Obduktion des Schädels stattgefunden hatte, rückschließen, daß während des Lebens
eine normale oder eine übermäßige HVL-Funktion bestanden hatte, daraus nämlich,
daß zweimal ein arterieller Hochdruck, in weiteren drei Fällen eine arteriosklerotische
Nierenatrophie vorhanden war und dreimal Uterusmyome gefunden wurden. Ich
habe an anderer Stelle ausgeführt, daß in meinem Sektionsgut von HVL-Atrophie
weder arterieller Hochdruck (und damit zusammenhängende vaskuläre Nierenatrophie)
noch uterine Myome zur Beobachtung kamen (s. S. 18 und R. CHWALLA (1949)].
Das Verhalten der Nebennierenrinde läßt ebenfalls einen ungefähren Schluß
auf die Funktion des HVL zu. Nebennierenrindenadenome kommen bei HVL-
Atrophie, soweit mein Beobachtungsgut von 41 Fällen einen Schluß gestattet, fast
nicht vor. Ich fand Adenome in beiden Nebennieren in einem weiteren Fall von
Schilddrüsenkrebs und glaube, aus diesem Befund auf eine gute HVL-Funktion
schließen zu dürfen.
Was die malignen Blastome der Keimdrüsen anlangt, so verfüge ich über einen
teratoiden Hodenkrebs mit universellen Metastasen bei einem 48jährigen, dessen
Hypophyse keine Auffälligkeit bot. In vier Fällen von Seminom und je einem Fall
von Chorionepitheliom (39jähriger Mann) und Disgerminom des Hodens (55jähriger
Mann) war der zweite Testikel ohne Besonderheit und die Nebennierenrinde ohne
Auffälligkeit. Es ist somit nichts zu verzeichnen, was auf eine Atrophie des HVL
hindeuten würde. Erwähnt sei, daß bei dem Disgerminomfall eine Knotenstruma
beobachtet wurde.
Viel häufiger als die Hodenkarzinome sind die Eierstockkarzinome. Unter
57 Autopsiefällen von Ovarialkarzinom, darunter vierzehn beidseitigen (unter ihnen
sind wohl Fälle von Metastasierung eines Eierstockkrebses in dem gegenüberliegenden
Eierstock eingeschlossen), fand sich kein Anhaltspunkt für das Bestehen einer HVL-
Atrophie, wenngleich nur in vier Fällen der Schädel geöffnet und dabei die Hypophyse
makroskopisch ohne Besonderheit gefunden worden war. Beim Ovarialkarzinom im
geschlechtsreifen Alter der Frau war niemals das zweite Ovar atrophisch und weiterhin
in keinem einzigen Fall die Nebennierenrinde atrophisch. Drei von den 57 Frauen
mit Eierstockkrebs hatten Nebennierenadenome und der zweite Eierstock war nur
bei Greisinnen atrophisch. Sechsmal verzeichnen die Sektionsprotokolle das Vorhandensein von Uterusmyomen und je einmal war Mammakarzinom oder Uteruskarzinom dem Eierstockkarzinom vorangegangen.
Bei fünf Nebennierenrindenkarzinomen (vier Frauen im Alter von 48 bis 72 Jahren,
ein 78jähriger Mann) verfüge ich mangels einer Gehirnsektion über keine Hypo-
physenbefunde. Auch hier läßt sich jedoch aus Begleitbefunden erschließen, daß
keine HVL-Atrophie vorgelegen hat, denn es fanden sich zweimal Myome der Uterus-
wand.

Man darf sich allerdings den Einfluß des HVL nicht etwa als unmittelbar
krebsauslösend vorstellen. Tatsächlich ist bis jetzt über eine Häufung von malig-

nen Blastomen bei Akromegalie, M. Cushing und beim hypophysären Riesenwuchs nichts bekanntgeworden. Vielmehr ist er nur so zu verstehen, daß eine gute HVL-Funktion eine Voraussetzung, eine Teilbedingung für das Entstehen eines Karzinoms bildet. Die eigentliche Ursache des Krebses kennen wir noch nicht. Da sicher noch andere Faktoren erfüllt sein müssen, damit ein Krebs entsteht, darf auch von der Überfunktion des HVL nicht mehr als höchstens eine Begünstigung des Krebses erwartet werden; ein solcher wird ausbleiben, wenn z. B. die Erbanlage fehlt.

Ein biologischer Ausdruck einer Überfunktion des HVL ist die Vermehrung des FRH im Harn, die bei Karzinomen der verschiedensten Organe gefunden worden ist (s. unten). Bevor in solchen Fällen ein Zusammenhang mit dem Krebs hergestellt wird, muß allerdings erst eine Keimdrüseninsuffizienz bzw. das Klimakterium als Ursache der vermehrten Ausscheidung von FRH ausgeschlossen werden.

Für einen Zusammenhang von HVL und Krebs spricht außer den bereits angeführten noch eine Reihe anderer Tatsachen. So ist gefunden worden, daß bei den mit Mammakarzinom erblich belasteten Mäusen die Hypophyse an der Krebsdisposition beteiligt ist. Die weiblichen Mäuse eines disponierten Stammes zeigten nämlich merkwürdigerweise schon lange vor der Entwicklung des Brustdrüsenkrebses einen veränderten Melanophorenhormongehalt in der Hypophyse, die Männchen dagegen, die spontan keine Tumoren bekommen, nicht. Eine von W. Rodewald entdeckte diagnostische Reaktion für Krebs (1936/37) ist auf dem verminderten Gehalt der Hypophyse Krebskranker an Melanophorenhormon gegenüber normalen Menschen aufgebaut. Bei Genitalkarzinomen des Mannes und der Frau hat man eine Vermehrung der eosinophilen oder der Hauptzellen, ja Bildung von eosinophilen oder chromophoben HVL-Adenomen gefunden (s. S. 473). Berblinger und Muth fanden (1923) in Bestätigung ähnlicher Befunde von Karlefors (1920) bei ungefähr der Hälfte von Karzinomen irgendwelcher Lokalisation bei beiden Geschlechtern eine Vermehrung der Hauptzellen. Ferner hat man bei Karzinomträgern Stoffe festgestellt, die u. a. das thyreotrope und das gonadotrope Hormon des HVL hemmen bzw. inaktivieren. Der Hemmstoff ist auch im Harn der Krebskranken nachweisbar. Therapeutisch hat man sehr hohe tägliche Dosen von gonadotropem Hormon, in erster Linie bei Karzinomen im Genitaltrakt, versucht. Ob das zweckmäßig ist, bleibt nach dem Gesagten sehr zweifelhaft. Die Keimdrüsen, welche beim Normalen durch das gonadotrope Hormon des HVL stimuliert werden, und ebenso der HVL sind also beim krebskranken Menschen und Tier in das krankhafte Geschehen einbezogen. Daß das für den HVL gilt, geht weiterhin daraus hervor, daß de Fermo (1934) bei 43 % der bösartigen Geschwülste die Reaktion auf Prolan A (FRH, Follikelreifungshormon) im Harn positiv gefunden hat, während Prolan B stets vermißt wurde. Für die Genitalgeschwülste steigt nach ihm die Zahl der Prolan-A-positiven Fälle sogar auf 71,8 %. Für die extragenitalen Geschwülste beträgt sie hingegen nur 20 %. Wie diese Steigerung der Ausscheidung von FRH aufzufassen ist, ob sie eine Ursache oder Folge bzw. Begleiterscheinung des Krebses ist, steht noch dahin.

In 23 Fällen von Atrophie des HVL fand R. Chwalla auch keine *gutartigen opithelialen Neubildungen* und keine Hyperplasie in den von den glandotropen Hormonen des HVL als einer Art von „Wuchsstoffen" in ihrer Entwicklung und Differenzierung abhängigen Inkretorganen Schilddrüse, Nebennierenrinde und Keimdrüsen. Nur in einem einzigen Fall fanden sich, und zwar bei einer 63jährigen, strumektomierten Frau mit leichter (sekundärer?) Atrophie des HVL, in den Nebennieren „adenomähnliche, hyperplastische Randbezirke" und bei einer 47jährigen waren bei leichter Atrophie des HVL kleinste, bis 2 mm große Nebennierenrinden-„adenömchen" vorhanden und charakteristischerweise in der ebenfalls leicht atrophischen Schilddrüse vorhandene Adenome regressiv verändert. Von andern Inkretdrüsen, wie Epithelkörperchen, Pankreas und Thymus, steht ihre hormonale Abhängigkeit vom HVL nicht mit Sicherheit fest (bezüglich der Schilddrüse und des Thymus vgl. in dieser Hinsicht S. 149 und 138). Der Kropf wird heute vielfach mit einer übermäßigen Absonderung von thyreotropem Hormon des HVL in Zusammenhang gebracht [SAMSON WRIGHT (1945)]. Klinische wie anatomische Beobachtungen haben ergeben, daß tatsächlich bei Akromegalie (=Überfunktion des HVL) Hyperfunktionszustände der Schilddrüse in Form von Kropfbildung mit und ohne Basedowifizierung ähnlich häufig vorkommen wie eine Vergrößerung der Nebennieren und im besonderen ihrer Rinde, die sich bei der Akromegalie sogar meistens vorfindet. Außerordentlich häufig sind ferner Verbreiterungen der Nebennierenrinde und Adenombildungen derselben beim M. Cushing, einem andern Überfunktionszustand des HVL. A. PRIESEL fand sie bei drei von ihm obduzierten Akromegalen regelmäßig und Schilddrüsenadenome bei zwei von ihnen vor. In einem typischen Fall von M. Cushing, einen 37jährigen Mann betreffend, war gleichfalls eine adenomatös-knotige Hyperplasie der Nebennierenrinde vorhanden, die Schilddrüse ohne Besonderheit. RAAB fand in einem Fall von basophilem Adenom des HVL die Glandula thyreoidea leicht vergrößert und kolloidreich, DAVIS in 166 Fällen von Akromegalie (79 Männer und 87 Frauen) vergrößert und 53mal = in fast einem Drittel der Fälle (!) adenomhaltig (1941). TEEL und Mitarbeiter stellten bei der Autopsie eines weiblichen Bulldogs, der mit Cushings alkalischem Extrakt aus Rinderhypophyse behandelt worden war, eine starke Vergrößerung der Schilddrüse, die histologisch kleine Acini und spärlich Kolloid enthielt, und eine Vergrößerung der Nebennierenrinde mit zahlreichen kleinen Adenomen (!) fest.

Ob es möglich ist, beim Versuchstier Schilddrüsenadenome oder Schilddrüsenkrebs durch Verabreichung von thyreotropem HVL-Hormon (z. B. „Peritron" der Firma *Schering*) experimentell zu erzeugen, ist m. W. noch nicht geprüft, ebensowenig, ob es gelingt, mit dem kortikotropen Hormon des HVL, von dem bereits weitgehend gereinigte Zubereitungen hergestellt werden konnten [BATES, RIDDLE und MILLER (1940), LI, SIMPSON und EVANS (1942)] Nebennierenrindenhyperplasie, -adenome oder -krebs hervorzurufen. Nach W. O. THOMPSON (1941) entwickelt sich in einem Viertel der Fälle von nichttoxischem Schilddrüsenadenom („nichttoxischerKnotenkropf") ein Hyperthyreoidismus und in $\frac{1}{2}\%$ der Fälle ein Schilddrüsenkarzinom; COLE (1945) sah sogar 17% Karzinome unter 192 Fällen entstehen. Das ist recht charakteristisch. Das reine kortikotrope Hormon des HVL hemmt das Wachstum der Ratte und verzögert die Knochenbildung. Wenn meine Vermutung richtig ist, daß bei Fehlen des thyreotropen Hormons des HVL die Entwicklung von Schilddrüsenadenomen ausbleibt, so ist zu erwarten, daß bei übermäßiger Einsonderung desselben Schilddrüsenadenome häufig sind (s. oben). Ich habe unter der Voraussetzung, daß der M. Basedow durch eine übermäßige Inkretion von thyreotropem Hormon verursacht ist, Basedowschilddrüsen untersucht und fand unter elf Basedowkranken Frauen (Sektionsmaterial) fünfmal eine Einlagerung von erbsen- bis kirschengroßen Adenomknoten in verschieden großer Zahl in der Basedowschilddrüse. Man darf daraus schließen, daß der Hyperthyreoidismus relativ häufig mit Adenombildung einhergeht. Es scheint also der Übergang von Überfunktion in Adenombildung ein fließender zu sein.

Umgekehrt fand ich in zwanzig Fällen von Schilddrüsenkrebs, 42 Fällen von Nebennierenrindenhyperplasie und 44 Fällen von Nebennierenrindenadenomen, 57 Fällen von Eierstockkrebs und sieben Fällen von Hodenseminom keine Atrophie des HVL. Wenn es richtig ist, daß die modernen Therapeutika des Hyperthyreoidismus, das Thiouracil und der Thioharnstoff, die Wirkung des thyreotropen Hormons lähmen und das Sulfanilamid (=Prontalbin „Bayer") dieselbe reduziert [CUTTING und KUZELL (1940)], dann dürfte ihre Verabreichung auch beim Schilddrüsenadenom und Schilddrüsenkrebs in statu nascendi günstig wirken. Auch die Wirkung des Wachstumshormons des HVL soll durch Thiouracil und Thioharnstoff aufgehoben werden [WILLIAMS (1944)]. Die Funktion des HVL herabdrückende therapeutische Maßnahmen, z. B. Röntgenbestrahlung des HVL, sind ferner auch bei Adenomen, drüsiger Hyperplasie und Adenokarzinom der Schilddrüse zu versuchen, ferner gegen Hyperplasie, Adenome und Karzinome der Nebennierenrinde und beim Krebs der Keimdrüsen.

8. Keimdrüsen und Krebs (s. S. 124, 174 und die Zusammenstellung S. 473)

9. Schilddrüse und Krebs

Englische Forscher haben gefunden, daß das thyreotrope Hormon des HVL die Entstehung des durch Vererbung zu erwartenden Mammakarzinoms der Maus verhindert. Vor der Jahrhundertwende ist in England die Schilddrüsenbehandlung des Mammakarzinoms der Frau üblich gewesen und Schilddrüse allein oder zusammen mit der Kastration gegen Brustdrüsenkrebs therapeutisch angewendet worden. Sogar vereinzelte Heilerfolge sind davon berichtet (vgl. S. 500). Ich glaube, daß in der Schilddrüsenbehandlung des Karzinoms ein richtiger Kern stecken könnte, und zwar gründet sich diese meine Vermutung auf die Beobachtung am Sektionsmaterial des Rudolfspitals, daß in neunzehn Todesfällen an Morbus Basedow keine Neubildungen außer uterinen Schleimhautpolypen und Ovarialzysten, deren Blastomnatur ja durchaus zweifelhaft ist, am Sektionstisch zu finden waren. Anderseits fand ich bei schwerem M. Basedow relativ häufig eine Atrophie des HVL [R. CHWALLA (1949)]. Es ist aber auch behauptet worden, daß bei Trägern einer Basedowstruma Krebs gehäuft vorkäme, also das Gegenteil. Nach KORENCHEVSKY setzt Schilddrüsenverfütterung den Prozentsatz erfolgreicher Überimpfungen von Gewächsen herab und verzögert deren Wachstum. Das stimmt mit obigen Angaben überein. Man hat auch große Thyroxindosen durch viele Monate therapeutisch gegen Krebs versucht, solange noch keine Kachexie vorhanden war, und damit eine künstliche Thyreotoxikose herbeigeführt. Günstige Ergebnisse wurden davon bei Krebs verschiedener Organe berichtet, so bei Uterus-, Mamma- und Kehlkopfkarzinom. Bei der Mehrzahl der Krebskranken hat man ferner zu Beginn der Erkrankung, vor dem kachektischen Stadium, eine mehr oder minder starke Fettleibigkeit gefunden, ebenso bei der Mehrzahl ihrer Verwandten, und zwar bei diesen viereinhalbmal so häufig als bei den Angehörigen anderer Kranken; sie soll mit einer Unterfunktion der Schilddrüse zusammenhängen. Ferner ist ein Parallelgehen von Kropfhäufigkeit und Krebshäufigkeit für mehrere Länder behauptet worden. Manche sehen in der Unterfunktion der Schilddrüse eine Bereitschaft zu Krebs. Auch bei Tieren, die spontan an Krebs erkranken oder bei denen ein solcher durch chemische Stoffe erzeugt worden ist, hat man alle Zeichen von Hypothyreoidismus gefunden. Das Thyroxin scheint also krebsfeindlich zu wirken. EITEL konnte bei 75 % der Krebskranken im Blut eine antithyreotrope Substanz nachweisen (1938).

10. Thymus und Krebs

Der Verfasser hat beobachtet, daß Individuen, die im geschlechtsreifen oder höheren Alter einen noch erhaltenen und parenchymatösen Thymus haben, und Individuen mit Thymushyperplasie im Krebsalter keine

Neubildungen gutartiger oder bösartiger Natur aufweisen. Da der Thymus sich in der Norm mit dem Eintritt der Pubertät zurückbildet und im Kindesalter, während dessen er in Blüte ist, Neubildungen und insbesondere Krebs selten sind, hat R. Chwalla (1949) an vorstehende Beobachtungen die Vermutung geknüpft, daß der Thymus vor Neubildungen weitgehend schützt, zumal noch andere Befunde im selben Sinne sprechen (vgl. weiter unten). Da das diesbezügliche autoptische Beobachtungsmaterial des Verfassers jedoch insgesamt nur 22 Fälle beträgt (zwei Frauen mit Addisonscher Krankheit und mit Atrophie des HVL im Alter von 38 und 42 Jahren, zwei Männer und eine Frau im Alter von 20 und 35 Jahren mit Status thymicolymphaticus, ein 37jähriger Gynäkomast, bei dem der Thymus erhalten geblieben war, zwei Männer im Alter von 39 und 53 Jahren sowie dreizehn Frauen von 20 bis 66 Jahren mit Basedowscher Krankheit und Thymuspersistenz sowie -hyperplasie, eine 55jährige Frau mit Thymushyperplasie ohne M. Basedow) und nur vierzehn Individuen mit Thymushyperplasie über 38 und bis 66 Jahre, davon sechs über 50 Jahre, alt waren und damit im Krebsalter standen (die Mehrzahl der Individuen mit erhaltenem und hyperplastischem Thymus war interessanterweise weiblichen Geschlechts), bedarf es weiterer Beobachtungen, bevor bindende Schlüsse auf eine antineoplastische Wirkung des Thymus gezogen werden können. In einem Teil dieser Fälle (in mindestens sieben von den 22 Beobachtungen) bestand gleichzeitig eine Atrophie des HVL, bei der jegliche Neubildungen einschließlich von Krebs an sich selten sind, wie wir im vorangehenden Abschnitt erfahren haben (s. auch S. 18); zweimal war der HVL groß. Meine Vermutung ist durch serologische Erfahrungen [Kaminer; Kaminer und Morgenstern (1917)] und durch tierexperimentelle Erfahrungen mit Thymusimplantation und -verfütterung bei verschiedenen tierischen Geschwülsten gestützt (s. S. 500), ferner R. Chwalla [1949]). Der Verfasser hat ferner darauf hingewiesen, daß in Fällen, wo vom Thymus selbst ein malignes Blastom ausging — acht solche Beobachtungen von thymogenem Neoplasma bei Individuen beiderlei Geschlechts und in höherem Alter, vier davon (drei Männer und eine Frau) über 50 Jahre alt — kein zweites malignes Blastom beobachtet wurde (R. Chwalla, l. c.). Allerdings findet sich ein Doppelkarzinom nach Burke nur in 7,8 % der Krebsfälle. Schließlich erhärtet ein weiterer Umstand meine vorerwähnte Vermutung, nämlich der, daß diejenigen Affektionen, die erfahrungsgemäß häufig mit Thymuspersistenz und -hyperplasie einhergehen, wie der M. Basedow (21 eigene Beobachtungen), die Akromegalie (drei Fälle), die Myasthenia gravis pseudoparalytica (eine Sektionsbeobachtung), ferner der Eunuchoidismus (acht Beobachtungen im Krebsalter) und die Addisonsche Krankheit (27 Sektionsbeobachtungen), sich gleichfalls durch ein seltenes Auftreten oder Fehlen von Karzinom auszeichnen. Daß meine Vermutung, im Fall sie sich als richtig erweist, praktisch-therapeutische Möglichkeiten für die Zukunft in sich schließt, die übrigens zum Teil schon erprobt worden sind, liegt auf der Hand. Das Problem hat also auch praktische Bedeutung für die Krebsbekämpfung (s. S. 500).

11. Zirbel und Krebs

Georgiou hat angegeben, daß er das spontane Mamma- und Talgdrüsenkarzinom weißer Mäuse beiderlei Geschlechts durch Entfernung der Zirbeldrüse mit und ohne angeschlossene Hodentransplantation (Hoden geschlechtsreifer junger Mäuse) innerhalb von einigen Wochen zur völligen Rückbildung bringen konnte. Bei dreizehn Tieren, bei denen er die Epiphysektomie vornahm und die den Eingriff überstanden, kam es zu einer völligen Heilung, während bei zwölf

Kontrolltieren weder eine Rückbildung noch eine spontane Heilung der Gewächse beobachtet werden konnte. GEORGIOU hat auf Grund dieses Ergebnisses (1929) die Zirbel als das „Centrum tumefaciens" angesehen — sie produziert nach ihm den kanzerogenen Stoff — und schlug therapeutische Tiefenbestrahlungen dieses Organs bei menschlichen Karzinomträgern vor. Ich weiß nicht, ob eine Nachprüfung dieser, wenn sie sich bestätigen, ungeheuer wichtigen Versuche vorgenommen worden ist. Erschwerend ist dafür offenbar der Umstand gewesen, daß die Entfernung der Zirbeldrüse ein technisch sehr schwieriger Eingriff ist. Ich verweise in diesem Zusammenhang auf die hemmende Wirkung von Zirbelextrakt auf die Gonadotropinproduktion des HVL sowie auf die Atrophie der Gonaden nach Zirbelexstirpation (s. S. 145 und 149). Ferner bleibt die Rolle der Hodeneinpflanzung in den Georgiouschen Versuchen zu klären, von der beim Brustdrüsenkrebs an sich eine günstige therapeutische Wirkung erwartet werden darf (s. S. 494 unten).

12. Blastome und Intersexualität (s. S. 328)

13. Hypogonadismus und extragenitales Karzinom (s. S. 299)

Zusammenfassung

Wenn wir die im Abschnitt „Hormonales Geschlechtssystem und Blastome" gewonnenen Erkenntnisse überblicken, so ist zweierlei auffallend, erstens die endokrine Abhängigkeit zumindest eines großen Teiles der Blastome (einschließlich des Krebses) von den Organen des hormonalen Geschlechtssystems bzw. deren Inkreten, und anderseits von den Hormonen derjenigen Inkretdrüsen, die auf dieses System maßgebenden Einfluß nehmen und als die wir auf Seite 138 bis 154 Thymus, Zirbel und Schilddrüse kennengelernt haben. Wenn immer wir auf hormonalem Weg ein Blastom einschließlich des Karzinoms beeinflussen wollen, müssen wir auf die Hormone der Organe des hormonalen Geschlechtssystems und der zu diesem in Beziehung stehenden Blutdrüsen zurückgreifen. Mit den Wirkstoffen anderer Inkretorgane, die in keinem engeren Verhältnis zum hormonalen Geschlechtssystem stehen, wie z. B. denen der Epithelkörperchen oder des Pankreas, vermögen wir den Krebs nicht nennenswert zu beeinflussen, soweit unsere heutigen Kenntnisse ein Urteil erlauben. Das bedeutet mit anderen Worten eine Abhängigkeit der Blastombildung von der Sexualität, eine Erkenntnis, deren Konsequenzen noch nicht abzusehen sind.

Der zweite Schluß, der sich aus meinen Untersuchungen ergibt, ist der, daß anscheinend eine allgemeine Neigung zu Blastombildung als Wucherungstendenz und konstitutionelle Eigentümlichkeit existiert, die einen zentralen Ausgangspunkt hat — der HVL steht nämlich nach unseren bisherigen Kenntnissen hierbei im Vordergrund — und teilweise hormonal bewirkt, d. h. durch Hormone realisiert wird. Haben wir doch gesehen, daß für das Entstehen und Wachsen eines Blastoms gewisse Hormone notwendig sind, deren Nichtvorhandensein die Blastombildung unterdrückt oder hemmt. Wenngleich die eigentliche Ursache des Krebses noch nicht bekannt ist, so sind damit doch die inneren Voraussetzungen zu seinem Entstehen teilweise geklärt und die Komponenten der „Blastomkonstitution" wenigstens zum Teil erfaßt. Es erscheint dem Verfasser sehr wohl möglich, daß die „eigentliche Krebsursache" selbst in einer bestimmten Hormonlage, einer gewissen Säftemischung, neben einer vererbten Anlage, die sich als spezielle Organbereitschaft auswirkt, liegt, doch ist das derzeit nur Hypothese.

Hormonales Geschlechtssystem und Blutdruck

(s. die Zusammenstellung S. 484 ff.)

Es ist höchst interessant, daß die gleichen endokrinen Organe, welche die Sexualität beherrschen, auch den Blutdruck kontrollieren (HVL, Nebennierenrinde). Die funktionelle wie anatomische Verknüpfung beider, von Sexualität und Blutdruck, scheint im Zwischenhirn zu liegen. Vielleicht läßt sie sich teleologisch in der Weise erklären, daß die Fortpflanzungsaufgabe eine Blutdrucksteigerung erfordert: wo eine solche nicht aufgebracht werden kann, ist eine Zeugung ausgeschlossen und damit eine der elementarsten biologischen Funktionen verunmöglicht. Aber nicht nur die Fortpflanzung, sondern auch jede Aktivität und Leistung, jede Initiative und alles Positive, jedwede gestaltende und schöpferische Tätigkeit, ist an das hormonale Geschlechtssystem geknüpft und von ihm abhängig.

Höchst interessant ist ferner die Beziehung der Organe des hormonalen Geschlechtssystems und damit des Sexus zur Widerstandsfähigkeit des Organismus und Abwehr schädlicher Einflüsse sowie zur Arteriosklerose (s. die Zusammenstellung S. 486), die ihrerseits zum Blutdruck engste Beziehungen hat. Die Arteriosklerose ist bei Tieren und bei Haustieren fast unbekannt (mündliche Mitteilung von Prof. BAUMANN, Vorstand der Lehrkanzel für pathologische Anatomie an der Wiener tierärztlichen Hochschule); dies könnte meines Erachtens teilweise sehr wohl mit der lediglich periodischen Brünstigkeit der meisten Tiere zusammenhängen, während beim Menschen die Geschlechtstätigkeit keine jahreszeitlichen Schwankungen und keine Ruhepausen kennt. Sehr bemerkenswert ist, daß ein Freisein von Arteriosklerose trotz vorgeschrittenem Alter bei einem 59jährigen Früheunuchoid beobachtet werden konnte; solches kommt ferner (s. die Tab.) bei Basedow- und Addisonkranken und bei Atrophie des HVL vor, bei denselben Erkrankungen also, bei denen das hormonale Geschlechtssystem (fast) in allen seinen Gliedern eine schwere Schädigung erfahren hat.

Eine dritte Eigentümlichkeit sind die Beziehungen zwischen Blastombildung und Sexualität bzw. hormonalem Geschlechtssystem, von denen bereits die Rede war (s. S. 470 und 472/73, 483) und deren Auswertung für die Tätigkeit des Arztes, seine Aufgabe des Heilens, Gegenstand des nächsten und letzten Kapitels sein soll. Das gleiche, ein schöpferisches Dasein überhaupt erst ermöglichende System führt nämlich kraft einer Bestimmung der Natur aus sich heraus, wie wir gesehen haben, auch zum Untergang des Einzelindividuums durch dieselben Energien, die es selbst entfacht hat. Die entfesselten Kräfte verzehren es. Offenbar wird dadurch die Begrenzung der artgemäßen Lebensdauer gewährleistet. Die Lebensenergie sinkt auf ein Minimum, wenn die Lenkungsstelle des Systems, der Hypophysenvorderlappen, atrophiert. Dadurch werden zwar die tödlichen Folgen verhindert, welche das hormonale Geschlechtssystem sonst herbeiführt; aber das Leben selbst wird gleichfalls im wahrsten Sinne des Wortes ausgelöscht (Tod an hypophysärer Kachexie).

Hormonales Geschlechtssystem und Blutdruck

Hypophysenvorderlappen und Blutdruck (hypophysärer Hochdruck):

Hypertonie beim basophilen Adenom des HVL schon im jugendlichen Alter; beim M. Cushing nahezu immer Hypertonie;

Vermehrung der basophilen Zellen im HVL von BERBLINGER bei Hochdruckkranken festgestellt;

Häufigkeit der Nephrosklerose bei hyperpituitären Affektionen.

Eigene Beobachtung: 49jährige Frau mit HVL-Adenom und *normalen* Nebennieren, mit Hochdruck und ausgebreiteter Arteriosklerose (Herz-, Hirn-, Nieren- und periphere Arterien, gestorben an Blutung ins Kleinhirn);

umgekehrt bei HVL-Insuffizienz meist niedriger, niemals erhöhter Blutdruck, keine nennenswerte Nephrosklerose und keine arteriolosklerotische Nierenatrophie. Erhöhung der Gonadotropinausscheidung bei Hochdruckkranken (KYLIN 1935).

Nebennieren und Blutdruck (kortikosuprarenaler Hochdruck):

Hochdruck bei einem Großteil der chromaffinen Gewächse und Hyperplasien des Markes und bei einem großen Teil der gut- und bösartigen Rindengewächse und Rindenhyperplasien;

bei Adenombildung in beiden Nebennieren in der überwiegenden Mehrzahl der Fälle (immer?) Hochdruck (depressorische Faktoren zu beachten!);

unter 7 Fällen beidseitiger Nebennierenadenome 3mal genuine Schrumpfnieren, 3mal Nephrosklerose;

unter 23 Nebennierenrindenhyperplasien beider Geschlechter 19mal genuine, 2mal sekundäre Schrumpfnieren;

unter 91 Fällen von Nebennierenrindenhyperplasie, Nebennierenrindenadenom oder besonders großen Nebennieren 44% arteriolosklerotische Schrumpfnieren;

unter 8 Fällen mit auffallend großen Nebennieren nur 1mal keine Nephrosklerose;

Blutdruckerhöhung (und Hypercholesterinämie) beim genito-adrenalen Syndrom (sogar schon im Kindesalter und bei Jugendlichen);

Hypercholesterinämie und Vermehrung des kortikotropen Hormons im Blut (A. JORES 1936) beim Hochdruck.

umgekehrt unter 47 genuinen Schrumpfnieren 40% Rindenwucherung und in weiteren 15% auffallend große Nebennieren;

unter 7 nephritischen Schrumpfnieren 3mal Rindenhyperplasie, 1mal beiderseitige Rindenadenome, 2mal besonders große Nebennieren;

bei Atrophie der Nebennierenrinde niedriger oder relativ erniedrigter Blutdruck (Hypocholesterinämie beim M. Addison);

19 Individuen mit schmaler Nebennierenrinde waren frei von Hochdruck und von Nephrosklerose, ebenso 30 Addisonkranke;

bei Prostatahypertrophie (175 Fälle) 12% Nebennierenrindenwucherung und mindestens 30% Nephrosklerose, erhöhter Blutdruck häufig!

Blutdrucksteigerung bei denjenigen Blastomen häufig, die mit Wucherung der Nebennierenrinde einhergehen (s. S. 348/49);

starke Blutdruckschwankungen bei operativen Manipulationen an den Nebennieren. Rückgang des Hochdrucks und des Blutcholesterins nach einseitiger Nebennierenexstirpation (JENTZER 1936; WESTPHAL und SIEVERT 1938) und Erzielung von Hochdruck beim Addisoniker durch Desoxycorticosteron (PERERA 1945);

Therapeutische Erfolge beim Hochdruck durch Nebennieren- oder Nebennieren-+Hypophysenröntgenbestrahlung (ZIMMERN und COTTENOT 1912; HUTTON; CULPEPPER).

Nebennierenmark und Blutdruck:

3mal Markhyperplasie unter 47 Todesfällen an genuinen Schrumpfnieren

1 mal Markhyperplasie unter 11 Männern mit übermäßiger Stammbehaarung.

Synergismus von Rinde und Mark beim Hochdruck. Hyperadrenalinämie bei Hochdruckkranken.

Sexualität und Blutdruck:

unter 11 Männern mit auffallend starker Stammbehaarung (dabei fast immer Nebennierenrindenwucherung) mindestens 7mal Hochdruck und 36% genuine Schrumpfnieren;

unter 16 postklimakterischen bärtigen Frauen 10mal einfache oder knotige Hyperplasie der Rinde oder solitäre Rindenadenome und meist (immer?) hoher Blutdruck und 25% genuine Schrumpfnieren; je stärker die Vermännlichung der Frau, desto höher die Ausscheidung der 17-Ketosteroide im Harn. Erhöhung bei 3 von 6 Frauen mit Cushingschem Syndrom, bei dem Hypertonie charakteristisch ist.

unter 2 Frauen mit übermäßiger Körperbehaarung 1mal Hochdruck und genuine Schrumpfnieren, im 2. Fall keine Blutdruckmessung;

bei Kastraten verursacht die konsekutive Nebennierenrindenhypertrophie relativ oft eine Blutdrucksteigerung (s. S. 113/14).

Hochdruck bei einem 63jährigen mit sehr kleinen, fast nur aus Zwischenzellen bestehenden Hoden;

Eigene Beobachtung: 39jährige Frau mit genito-adrenalem Syndrom und 210 RR.

Senkung eines Hochdruckes durch Hypophysen- und Nebennierenröntgenbestrahlung in 75% der Fälle (20% Rückfälle; CULPEPPER und Mitarbeiter 1939). Häufigkeit von Selbstmord bei arteriellem Unterdruck, große Seltenheit des Suicids bei Hochdruck (J. Am. Med. Assoc. 1941; vgl. dazu S. 43).

Hormonales Geschlechtssystem und Arteriosklerose

Hypophysenvorderlappen und Arteriosklerose:

Häufigkeit der Arteriosklerose beim M. Cushing (schon im jugendlichen Alter), ebenso von apoplektischen Insulten und von schwerer Nephrosklerose;

bei einem erst 37jährigen, an Lungenembolie gestorbenen, hypertonen Cushingkranken Mann Atheromatose der Aae. femorales und beginnende Mediaverkalkung sowie (geringes) Aortenatherom;

bei einer 56jährigen Akromegalen mit eosinophilem HVL-Adenom vorzeitige Arteriosklerose und genuine Schrumpfnieren;

bei einer 49jährigen Frau mit HVL-Adenom ausgebreitete Arteriosklerose der Herz-, Hirn-, Nieren- und peripheren Schlagadern und Tod an Kleinhirnblutung;

beim basophilen HVL-Adenom einer 22jährigen Frau mit normalen Nebennieren ausgebreitete Arteriosklerose, genuine Schrumpfnieren und Hirsutismus, Bartwuchs, RR 250 bis 300;

bei Atrophie des HVL (4 Sektionsfälle im Alter von 52, 66, 67 u. 68 Jahren) hochgradige und ausgebreitete Arteriosklerose selten.

Freisein von Arteriosklerose:

Bei einem 59jährigen männlichen Früheunuchoid mit bohnengroßen Hoden, fehlender Körperbehaarung, sehr kleinen Nebennieren mit Unterentwicklung von Mark und Rinde, sehr kleiner und atrophischer Prostata und starker Basophilie im HVL (Fall MUNRO 1929).

Nebennieren und Arteriosklerose:

Experimentelle Erzeugung von Arteriosklerose und Hochdruck durch Verfütterung von Nebennierenrinde beim Kaninchen (RABA); durch Verfütterung von Cholesterin + Thiouracil (besondere Neigung zur Arteriosklerose beim Myxödem!) bei Hunden (STEINER und KENDALL) und Kaninchen (TURNER), dabei Befund von großen Nebennieren und Leberverfettung! (vgl. S. 69).

Bei Patienten mit Koronarsklerose höhere Cholesterindurchschnittswerte im Blut als bei Kontrollen (Steiner 1949); unter 31 hypersthenischen Arteriosklerotikern 26mal Hypercholesterinämie (MJASSNIKOW 1937).

Experimentelle Erzeugung von Nephrosklerose und Hochdruck durch Desoxycorticosteron und Kochsalz (SEYLE, HALL und ROWLEY).

Beim M. Addison (16 Fälle im Alter von 50—83 Jahren, davon 6 Frauen) fehlende (5mal bei Individuen im Alter von 50—56 Jahren, davon 3 Männer), geringfügige und örtlich beschränkte (3mal bei Individuen im Alter von 54, 57 und 83 Jahren), mäßige örtliche (6mal im Alter von 55—57 Jahren) und nur 2mal schwere, ebenfalls örtliche (in Aorta bzw. peripheren Arterien) Arteriosklerose (67 und 77 Jahre alt) trotz Erworbenheit der Erkrankung und beschränkter Dauer;

beim Prostatiker und bei der Myomfrau besonders starke Arteriosklerose; (Häufigkeit von Hochdruck bei Myomfrauen, Myomherz!)

bei vorzeitiger, „präseniler" Arteriosklerose in 78 Fällen *20% Exzeßbildung der Nebennieren*, 77mal Nephrosklerose und Koronarsklerose, 13mal genuine Schrumpfnieren, dabei öfters Hypertrichose und exzessive Hypercholesterinämie (MJASSNIKOW 1937);

unter 19 Todesfällen an universeller, vorzeitiger Arteriosklerose fast in der Hälfte der Fälle Exzeßbildung der Nebennieren;

umgekehrt wird bei Exzeßbildung der Nebennierenrinde eine Arteriosklerose fast niemals vermißt;

so bei Männern mit Exzeßbildung der Nebennierenrinde und Hypertrichose in fast drei Vierteln der Fälle Tod an Arteriosklerose, ähnlich bei bärtigen und bei übermäßig behaarten Frauen;

hingegen bei schmaler Nebennierenrinde (19 Individuen), jedoch ohne Nebennierenrindeninsuffizienz, nur 10% beträchtliche Arteriosklerose.

Bei 11 Basedowkranken (Alter über 45—71 Jahre, dabei Nebennieren 9mal unterentwickelt oder atrophisch, ihre Rinde schmal und verschiedengradig atrophisch, HVL 3mal „leicht atrophisch", 4mal „etwas klein" (4mal Überwiegen der Basophilen) keine oder nur geringe und örtlich beschränkte Arteriosklerose. Selbst bei der 71jährigen zarte Koronararterien!

Keimdrüsen und Arteriosklerose:

Schwere allgemeine Arteriosklerose bei fast nur aus Zwischenzellen bestehenden Hoden (M. STÄMMLER 1930).

Anhang

Endokrinologie der Blastome

Endokrinologie und Hormontherapie von Blastomen

Allgemeines

Die Hormonbehandlung von Blastomen beruht auf dem Entzug oder der Unwirksammachung der Steuerungshormone für das Organ, in dem das Blastom sich entwickelt, und ist demgemäß nur bei Organen möglich, deren Differenzierung hormonal gesteuert wird, und nur insoweit, als die Steuerungshormone heute bekannt sind. Ein Erfolg einer Hormonbehandlung ist diesen Grundlagen entsprechend zu erwarten bei den Neubildungen der inneren männlichen und weiblichen Geschlechtsorgane, deren Entwicklung von den Hormonen der Keimdrüsen kontrolliert wird und die sich entwicklungsgeschichtlich zum großen Teil von den gegen die Geschlechtshormone in spezifischer Weise empfindlichen Wolffschen und Müllerschen Gängen des Embryos ableiten, also Prostatakarzinom, Samenblasen- und Nebenhodenkarzinom und Karzinom der Cowperschen Drüsen beim Mann, Gebärmutter- und Eileiterkarzinom und in gewissem Grad auch Vaginalkarzinom bei der Frau, ferner beim Brustdrüsenkrebs und Keimdrüsenkrebs, und bei den Krebsen von Schilddrüse und Nebennierenrinde auf Grund der Abhängigkeit des spezifischen Parenchyms dieser Organe vom HVL und dessen thyreotropem bzw. kortikotropem Hormon, ferner bei den nicht bösartigen epithelialen Neubildungen der genannten Organe. Schließlich bietet sie Aussichten bei den Schleimhautkrebsen der oberen Harnwege, die sich ihrer embryologischen Herkunft nach vom Wolffschen Gang, einer spezifisch männlichen und daher östrogenempfindlichen Struktur, ableiten, beim Thymuskarzinom, für dessen Hormonbehandlung sich der Antagonismus Thymus-Nebennierenrinde und Thymus-Keimdrüsen ausnützen läßt, und Hypophysenkarzinom, und endlich bei den aus genischen Gründen vorwiegend oder nahezu ausschließlich geschlechtsgebundenen Blastomen, wie z. B. den Zirbelgewächsen und etlichen anderen (s. d. Zusammenstellung S 348/49). Der Leser erkennt unschwer, daß es sich zum Gutteil um die Organe des hormonalen Geschlechtssystems und die von ihm kontrollierten Geschlechtsorgane einerseits und die auf dieses System Einfluß nehmenden Inkretorgane anderseits handelt, bei deren Neubildungen eine Hormonbehandlung Erfolgsaussichten bietet. Ob auch bei andern, ein Geschlecht bevorzugenden Blastomen, z. B. Speiseröhrenkrebs, Pharynxkarzinom, Bronchuskarzinom, Schilddrüsenkarzinom (s. die Übersicht S. 348/49) eine Behandlung mit konträrem Geschlechtshormon Erfolg bringt und daher zu empfehlen ist, wird die Erfahrung lehren und hängt davon ab, ob diese Bevorzugung genisch oder geschlechtshormonal oder aber exogen bedingt ist. Da wir das aber heute nicht wissen, ist unbedingt ein Versuch angezeigt. Aus dem Erfolg eines solchen Versuches ist meines Erachtens sogar ein Rückschluß möglich, ob das vorliegende Befallensein eines Geschlechts durch äußere Faktoren herbeigeführt ist oder nicht; ergibt sich nämlich keinerlei Beeinflussung, so wird eine phänotypische Ätiologie wahrscheinlich. Der Hormonentzug erfolgt durch die therapeutische Kastration, wie sie z. B. beim Uterusmyom, beim Mammakarzinom und bei der Prostatahypertrophie bereits vor Jahrzehnten geübt worden ist — die Hormonbehandlung von Blastomen ist also, allgemein gesprochen, keineswegs eine moderne Errungenschaft — oder durch Röntgenbestrahlung des ein Steuerungshormon produzierenden Organs zwecks Verminderung von dessen Inkretion. Die Neutralisierung der auszuschaltenden Hormone geschieht durch Verabreichung antagonistischen Hormons unter Ausnützung der vorhandenen hormonalen Antagonismen. Die Wirkung der Hormonbehandlung hängt zunächst von dem Zeitpunkt ab, in dem die Gegenwirkung der Hormontherapie einsetzt; je später sie in Aktion tritt, desto geringer ist die Wirkung. Sie ist ferner um so schwächer, je mehr die Inkretion an Steuerungshormon vor Einsetzen der Hormonbehandlung bereits zurückgegangen war. Krebsverhindernd oder nahezu krebsverhindernd wirkt der Hormonentzug nur, wenn er sehr frühzeitig erfolgt und dadurch eine hormonale Atrophie des Erfolgsorganes herbeigeführt hat. Später darf höchstens eine hemmende Einflußnahme erwartet werden. Nach Entfernung der Eierstöcke atrophieren Uterus und Brustdrüsen (s. S. 210), nach Entfernung der Hoden die Prostata, die Samenblasen und die Cowperschen Drüsen, und zwar um so stärker, je früher die Kastration vorgenommen wurde. Neben der operativen gibt es eine Röntgenkastration und eine sogenannte „hormonale Kastration" durch langdauernde große Gaben gegengeschlechtlichen Hormons, doch kann dieser Ausdruck nicht als treffend bezeichnet werden, weil einerseits die Schädigung der Keimdrüsen durch das konträre Geschlechtshormon kaum je bis zur totalen Atrophie gedeiht und anderseits der Schaden sich nach Aussetzen der Hormonzufuhr völlig zurückbildet. Nach Exstirpation des HVL und ebenso bei dessen Rückbildung atrophieren Keimdrüsen und Nebennierenrinde (s. S. 17) und in der überwiegenden Mehrzahl der Fälle auch die Schilddrüse (s. S. 149). Die Wirkung der Hormonbehandlung hängt ferner entscheidend von der Hormonlage des zu behandelnden Organismus ab. Diese ändert sich nicht nur mit dem Lebensalter, sondern weist auch individuelle Schwankungen auf; man braucht sich in dieser Beziehung nur an die ungeheuer variierende äußere geschlechtliche Prägung zu erinnern.

So erklärt es sich, daß in einem Falle mit Androgen, im anderen Fall des gleichen Gewächses mit Östrogen Erfolge zu erzielen sind. Es darf also nicht nach einem starren Schema vorgegangen, sondern muß individualisiert werden, will man Enttäuschungen vermeiden. Das Grundprinzip bleibt immer die Änderung der jeweils vorliegenden Hormonlage, die ja zum Entstehen des Blastoms geführt hat. Sie muß daher geändert und womöglich ins Gegenteil verkehrt werden. Der richtige Weg wäre, vor Beginn einer Hormonbehandlung die Ausgangslage durch Hormonanalysen in jedem Falle zu erkunden. Meist wird es jedoch dazu an Zeit und an Geld fehlen oder werden technische Schwierigkeiten im Wege stehen. Man halte sich also immer das Grundprinzip der Änderung der bestehenden Verhältnisse vor Augen und wird dadurch am ehesten ein schematisches Vorgehen vermeiden und sich ein individualisierendes aneignen.

Historisches

Die Kastration ist nicht der einzige historische Vorläufer der modernen Hormonbehandlung von Blastomen einschließlich des Krebses. So haben z. B. FELLNER (1925) und ebenso BRÜDA (1931) angegeben, daß Menformon das Krebswachstum bei männlichen Mäusen hemmt und durch Hodenhormon die analoge Wirkung bei weiblichen Mäusen eintritt. BRÜDA konnte zeigen, daß auch der Milz eine unzweifelhafte hemmende Beeinflussung des Blastomwachstums zukommt. Entmilzte Menschen und Tiere weisen eine Steigerung der Gonadotropinausscheidung auf [A. OSWALD (1949)]. Einen Zusammenhang zwischen Krebs und Keimdrüsen hat als erster BEATSON bereits 1896 vermutet (s. S. 470). JANUSCHKE berichtete 1933 über einen Erfolg bei Brustdrüsenkrebs durch längere Behandlung mit „Follikulin Menformon", also Follikelhormon. ELSNER fand 1926 eine Wachstumshemmung des Uteruskarzinoms durch Hodenextrakt. Mit verschiedenen Organpräparaten, wie sie vor der Entdeckung der reinen Hormone in der Therapie verwendet wurden, konnten jedoch nur sehr spärliche Erfolge erzielt werden, ebenso mit Extrakten aus verschiedenen endokrinen Drüsen [BISCHOFF, MAXWELL und ULLMANN (1931)], so daß es verständlich ist, daß sich diese Behandlung keine Anhänger erwarb. Einen weiteren Vorläufer sehe ich in einer Arbeit von L. MOSZKOWICZ aus dem Institut von R. MARESCH (1927), in der wahrscheinlich gemacht wurde, daß die Adenome, Fibro- und Cystadenome der Mamma durch eine Störung der Eierstockfunktion ausgelöst werden.

Die Grundlagen der Hormonbehandlung des Brustdrüsenkrebses

Der Krebs der Brustdrüse ist heute bezüglich seiner auslösenden Ursachen, wenigstens bei der Maus, am besten erforscht und weitgehend aufgeklärt. Das war dadurch möglich, daß es gelungen ist, Mäusestämme heranzuzüchten, bei denen fast jedes Weibchen in gewissem Alter ein Mammakarzinom entwickelt. Schaltet man die Östronwirkung durch Frühkastration der Tiere zwischen dem dritten und fünften Lebensmonat aus, so bleibt fast bei allen Weibchen dieser Krebs aus. Im Alter von über sechs Monaten hat die Kastration keine deutliche Mammakarzinom verhindernde Wirkung mehr. Behandelt man die Männchen des gleichen belasteten Stammes, die sonst sämtlich krebsfrei sind, mit Östrogen, so bilden sie in nahezu dem gleichen Hundertsatz Karzinome in der Brustdrüse wie die weiblichen Tiere; dasselbe gelingt auch bei kastrierten Weibchen. Bei Männchen aus einem Mäusestamm hingegen, der unter 1 % mit Spontantumoren belastet war, vermochte Östrogen selbst in hohen Dosen kein einziges Mammakarzinom hervorzubringen (LACASSAGNE), ein Beweis dafür, daß eine erbliche Veranlagung für den Brustdrüsenkrebs unerläßlich ist. Ebenso ist das Östrogen eine conditio sine qua non. Außerdem muß noch der auf Seite 210 bereits erwähnte, übertragbare, sogenannte „Muttermilchfaktor" vorhanden sein, damit bei der Maus ein Brustdrüsenkrebs entsteht. Ähnliche Voraussetzungen darf man wohl vorläufig auch für das Mammakarzinom der Frau als erforderlich ansehen.

Aus obigem experimentellen Befund leitet sich die Hormonbehandlung des Mammakarzinoms durch *Östrogenentzug* her, die außerdem in mehrfacher anderer Weise begründet ist. So haben wir bereits erfahren, daß das Östrogen ein Wuchsstoff für die Brustdrüsen ist (s. S. 210).

Wir begegnen daher einer Hypertrophie der weiblichen Mammae bei den hyperöstrogenen Granulosazelltumoren des Eierstockes und bei den Chorionepitheliomen des kindlichen und des reifen Uterus. In analoger Weise finden wir eine Gynäkomastie, eventuell sogar mit Galaktorrhoe, beim Chorionepitheliom des Hodens und bei Seminomen des Hodens, die choriales Gewebe enthalten, sowie bei den reichlich Östrogen produzierenden feminisierenden Nebennierenrindengewächsen des Mannes, ferner bei Zufuhr von Östrogen an ein männliches Individuum, z. B. mit Prostatakarzinom.

Umgekehrt wird eine Atrophie der weiblichen Brustdrüsen beim angeborenen Mangel beider Eierstöcke und bei weiblichen Frühkastraten sowie beim Interrenalismus des weiblichen Geschlechts mit Vermännlichung beobachtet. Beim Mann konnte ich vollständige Atrophie des Brustdrüsengewebes bei Früheunuchoiden mit Atrophie der Nebennierenrinde, die also das Syndrom Keimdrüseninsuffizienz-Nebennierenrindeninsuffizienz boten, feststellen [R. CHWALLA (1949)].

Zur normalen Ausbildung der weiblichen Mamma ist neben dem Östrogen auch das *Progesteron*, der Wirkstoff der Corpora lutea des Eierstockes, nötig. Östrogen und Progesteron vermögen, zusammen verabreicht, sogar bei männlichen Kaninchen und Katzen Brustdrüsen wie bei trächtigen Weibchen aufzubauen [TURNER und FRANK (1931), TURNER und DE MOSS (1934)], wobei das Follikelhormon auf das Milchgangsystem, das Progesteron auf die Drüsenalveolen wirkt [HEROLD und EFFKEMANN (1937)]. INGLEBY erzielte durch Corpus-luteum-Hormon eine krankhafte Hyperplasie des Brustdrüsenparenchyms (1929).

Daß das Östrogen nicht nur bei der Maus, sondern auch bei der Frau zur Entstehung eines Mammakarzinoms notwendig ist, beweisen die umfangreichen Erhebungen von HERELL an der Mayo-Klinik (1937), die ergeben haben, daß bei weiblichen Kastraten Mammakarzinom bedeutend seltener vorkommt als bei Frauen, die im Besitze ihrer Eierstöcke sind. Unter 1906 Fällen von Mammakarzinom fand HERELL bei 1½ % eine operative oder Röntgenkastration vorausgegangen, hingegen unter 1011 Kontrollfällen ohne Mammakarzinom in 15,4 %. Daß Brustdrüsenkrebs bei weiblichen Spätkastraten (s. S. 794), ferner bei Greisinnen vorkommt, kann seinen Grund in der Östrogenproduktion der Nebennierenrinde, die nach der Kastration für den Ausfall der Östrogeninkretion der Ovarien einspringt (s. S. 492), oder in einem äußerst langsamen Wachstum des Karzinoms haben, dessen Anfänge in einem solchen Fall auf die Zeit vor der Kastration bzw. Klimax zurückgehen und das dementsprechend auch einen gutartigeren Verlauf erkennen läßt als bei jungen Frauen.

Ferner spricht für eine Rolle des Östrogens beim Zustandekommen des Brustdrüsenkrebses der Umstand, daß dieser beim weiblichen Geschlecht mehr als hundertmal häufiger beobachtet wird als beim Mann, weiters das Ausbleiben von Mammakarzinom beim angeborenen Mangel der Eierstöcke (in dreizehn bisher beobachteten Fällen) und bei *Atrophie des HVL* (sechzehn weibliche Fälle aus dem Sektionsgut des Rudolfspitals) und schließlich die Begleitpathologie des Karzinoms der Mamma, und zwar sowohl die in den Brustdrüsen selbst als auch die *Begleitpathologie* im weiblichen Genitaltrakt beim Brustdrüsenkrebs. In der krebsigen Mamma findet man nämlich außerhalb des Krebsknotens auffallend häufig zystische Mastopathie, und zwar in je der Hälfte der Fälle der einen Affektion auch die andere [Logie (1942)]; die zystische Mastopathie ist aber eine Veränderung, die beim Versuchstier durch Östrogenzufuhr experimentell erzeugbar ist und relativ häufig entsteht. Die Kombination beider Veränderungen erinnert an die von Prostatahypertrophie und Prostatakarzinom. Nach Ansicht der Mehrzahl der Untersucher begünstigt die Mastopathia chronica cystica die Entwicklung von Brustdrüsenkrebs oder ruft ihn hervor. L. Moszkowicz hat auf das häufige Nebeneinander von Karzinom und Adenom, Fibroadenom und Zystadenom in der Brustdrüse, welch letztere nach ihm durch eine ovarielle Dysfunktion ausgelöst werden (s. S. 489), ferner auf die Häufigkeit von Metropathie des Uterus (!) bei brustdrüsenkrebskranken Frauen hingewiesen.

Damit sind wir schon bei der Begleitpathologie des Mammakarzinoms innerhalb des weiblichen Genitaltrakts. Ich fand im Sektionsmaterial des Rudolfspitals die Vergesellschaftung von Mammakarzinom mit genitalen Affektionen, bei deren Entstehung das Östrogen ebenfalls eine Rolle spielt oder spielen kann, wie noch auszuführen sein wird, auffallend häufig, *so 29% Uterusmyome* (s. S. 502) und *16% Uterusschleimhautpolypen*, welch letztere beim Uterusmyom und bei der hyperöstrogenen Metropathia hämorrhagica eine öftere Begleiterscheinung darstellen, ferner Fälle von Kombination von Mammakarzinom mit Uteruskarzinom oder Ovarialkarzinom (s. S. 510). Zweimal fanden sich Uterus*und gleichzeitig Magenmyome* neben Brustdrüsenkrebs. Wir werden später hören, daß disseminierte Myombildung in mehreren Organen mit glatter Muskulatur als Folge experimenteller Östrogenzufuhr bei Versuchstieren beobachtet wird (s. S. 501 unten). In einem Fall kam die Vergesellschaftung von Mammakarzinom mit Uteruskarzinom, Uterusmyom und außerdem Uteruspolyp zur Beobachtung. Der gesamte Geschlechtsapparat der brustdrüsenkrebskranken Frau ist also sehr oft mitaffiziert und weist Veränderungen auf, wie sie beim Versuchstier durch Östrogen experimentell hervorgerufen werden können. Bemerkenswert ist ferner der Befund von 8% Eierstockmetastasen und 5% Uterusmetastasen des Mammakarzinoms sowie die mehrfach beobachtete Metastasierung eines solchen in Uterusmyomen, die auf eine gegenseitige Affinität dieser Gewebe hinzuweisen scheint. Wie häufig eine zystisch-glanduläre Hyperplasie des Endometriums — ebenfalls eine durch Östrogen beim Versuchstier künstlich erzeugbare Veränderung — bei Brustdrüsenkrebs vorkommt, muß noch untersucht werden. Finkler (1938) sah bei einer 37jährigen Frau drei Monate nach der Exstirpation eines Granulosazelltumors eines Eierstockes ein Mammakarzinom (vgl. hiezu die Beobachtung auf S. 227).

Sprechen die erwähnten anatomischen Befunde, sofern ihre Häufigkeit den Durchschnitt übersteigt, was erst festgestellt werden muß — bezüglich der Uterusmyome scheint das nicht der Fall zu sein —, dafür, daß das Östrogen bei der Entstehung des Brustdrüsenkrebses der Frau beteiligt ist, so fand ich in Übereinstimmung mit dieser Annahme bei Frauen mit Mammakarzinom fast immer gut funktionierende, anatomisch normale Eierstöcke. Das geht hervor aus den Obduktionsprotokollen von 21 jungen Frauen, die im Alter von 29 bis 45 Jahren einem Brustdrüsenkrebs erlegen waren. Nur zweimal unter 165 Fällen von weiblichem Brustdrüsenkrebs wurde ferner der Uterus von mir atrophisch gefunden und zweimal war er klein. Auch dieser Umstand beweist eine gute Östrogeninkretion der Ovarien bei der brustdrüsenkrebskranken Frau, ebenso eine Untersuchung von Olch (1937) über den Zeitpunkt der Menopause bei Frauen mit Mammakarzinom. OLCH fand nämlich 54,7 % von 342 Frauen, die jenseits des 50. Lebensjahres an Mammakarzinom erkrankt waren, *noch menstruiert* oder erst mit 50 Jahren in den Wechsel gekommen; nur bei zehn dieser Frauen war die Menopause vor dem 40. Lebensjahr und bei weniger als einem Drittel der Mammakarzinomträgerinnen zwischen 45 und 49 Jahren eingetreten. Man darf demnach feststellen, daß die übergroße Mehrzahl der Frauen mit Brustdrüsenkrebs spät ins Klimakterium kommt und somit über eine überdurchschnittlich lang anhaltende. Östrogenproduktion verfügt. In dieselbe Richtung deutet ein äußerst bemerkenswerter Befund, den WOOLLEY, FEKETE & LITTLE (1940) bei Mäusen mit erblicher Mammakarzinombelastung erhoben haben. Sie kastrierten Mäuse von Stämmen mit hoher und solche mit niedriger Mammakarzinombelastung einen Tag nach der Geburt und verglichen ein Jahr später die geschlechtliche Entwicklung der Tiere. Überraschenderweise hatten die belasteten Tiere trotz der Kastration wohlentwickelte Brustdrüsen und übernormal entwickelte Uteri mit hyperplastischer, bisweilen zystischer Schleimhaut, während die unbelasteten eine deutliche Kastrationsatrophie der genannten Organe erkennen ließen. Es war somit offensichtlich, daß die belasteten Tiere trotz der Kastration weiter unter einer ausgiebigen Wirkung von Östrogen standen, das offenbar aus der Nebennierenrinde stammt (vgl. S. 205). Dieser Befund scheint mir von großer grundsätzlicher Bedeutung. Zeigt er uns doch nicht nur die dem Leser bereits bekannte Tatsache, daß die Kastrationsfolgen von der Östrogen produzierenden Nebennierenrinde vollkommen ausgeglichen werden können, sondern läßt auch darauf schließen, daß auch die Nebennierenrindenfunktion bzw. die Östrogenproduktion der Nebennierenrinde für die Entstehung derjenigen Krebse, welche durch Geschlechtshormon beeinflußt werden, von Bedeutung ist. Ich verweise in diesem Zusammenhang auf das Wachstum der Brustdrüsen junger Kaninchen unter Zufuhr von Nebennierenextrakt (ENGELHART 1930).

Ich selbst fand in Übereinstimmung mit dieser Annahme unter 165 Brustdrüsenkrebsfällen aus dem Sektionsmaterial des Rudolfspitals *keine Rindenatrophie* der Nebennieren und *keine HVL-Atrophie*, die gewöhnlich eine Rückbildung der Nebennierenrinde wie der Eierstöcke nach sich zieht. Anderseits wurde bei weiblichen *Addisonkranken* (zehn im pathologischen Institut des Rudolfspitals obduzierte Fälle) *kein Mammakarzinom* beobachtet. Die Nebennierenrinde soll übrigens durch ein ,,Cortilactin" genanntes Hormon auch auf die Laktation Einfluß nehmen.

Trotzdem die mit Brustdrüsenkrebs erblich belasteten Mäuse eine kräftige Östrogenproduktion aufweisen, sind sie nun im allgemeinen *nicht hyperöstrogen* und ein gleiches gilt von den Frauen mit Mammakarzinom. AUB, KARNOFSKY und TOWNE (1941) zeigten nämlich, daß kein bedeutender Unterschied in der Östrogen- (und in der 17-Ketosteroid)ausscheidung im Harn von Mäusen mit hoher erblicher Veranlagung zu Brustdrüsenkrebs und solchen mit niedriger nachweisbar ist, und ROSS und DORFMANN fanden bei vier Brustdrüsenkrebskranken keine übermäßige Östrogenausscheidung und keine Verminderung des Androgens im Harn (1941). Dafür, daß Frauen mit Mammakarzinom hyperöstorgen sind, liegen bis jetzt auch seitens der Klinik keine Anhaltspunkte vor. Müßten doch, wenn das der Fall wäre, Frauen mit Mammakarzinom öfter hyperöstrogene Affektionen aufweisen, z. B. eine Metropathia hämorrhagica, und umgekehrt z. B. Frauen mit Metropathia hämorrhagica relativ öfter an Brustdrüsenkrebs erkranken als normöstrogene; davon ist aber bis jetzt, soweit ich sehe, nichts bekannt geworden. R. FINKLER hat allerdings Brustdrüsenkrebs bei einer 37jährigen Frau mit Granulosazelltumor eines Eierstockes beschrieben; er war drei Monate nach der Exstirpation des Ovarialgewächses aufgetreten. Das scheinen jedoch Ausnahmsfälle zu sein. Anderseits scheint bei Mäusen mit erblicher Anlage zu Brustdrüsenkrebs eine abnorme Empfindlichkeit gegenüber Östrogen zu bestehen. LACASSAGNE konnte nämlich (1934) bei Mäusen mit hoher erblicher Mammakarzinombelastung durch kleinere Dosen Östron eine Verhornung des Scheidenepithels erreichen, als dies bei Mäusen mit geringer Mammakarzinomanfälligkeit möglich war. Die belasteten Tiere waren gewissermaßen überempfindlich gegen Östron. Allerdings liegen auch widersprechende Befunde im Schrifttum vor. Es wird wichtig sein, die Empfindlichkeit gegenüber Östrogen auch bei einer größeren Anzahl brustkrebskranker Frauen zu prüfen, noch dazu, wo daraus möglicherweise auf eine Disposition zu Mammakarzinom geschlossen werden kann. Der Erbfaktor steht auch bei der Frau außer Zweifel. Errechnet doch SCHULTZ-BRAUNS (1931) 10 bis 24 % Heredität beim menschlichen Mammakarzinom und ist ferner das Vorkommen von familiärem Mammakarzinom längst bekannt. Besonders lehrreich sind in dieser Beziehung die Beobachtungen von PEMBERTON, der bei einer Mutter, vier Töchtern und drei Nichten siebenmal Mammakarzinom fand, und von PHILIPP, der bei zwei eineiigen Zwillingen, einer Schwester derselben und einer Tante ein solches feststellte (zit. nach Julius Bauer 1947). Seine Manifestation unterliegt zweifellos Schwankungen durch Umwelt- und äußere Einflüsse, sogenannte peristatische Faktoren. Hinsichtlich der Teilursache Östrogen im Komplex der Entstehungsursachen des Mammakarzinoms jedoch, an deren Bedeutung auch für den Menschen kaum mehr ein Zweifel bestehen kann, müssen wir, nachdem alle anatomischen und experimentellen Tatsachen für einen östrogenen Einfluß sprechen und anderseits eine übermäßige Östrogenausscheidung bei der brustdrüsenkrebskranken Frau als regelmäßige Erscheinung nicht gefunden werden konnte, entweder eine Überempfindlichkeit der mit Brustdrüsenkrebs erblich belasteten Frau (und der Maus) bzw. aller ihrer östrogenempfindlichen Gewebe gegenüber dem zwar reichlich, aber immerhin noch innerhalb normaler Grenzen im Organismus beider produzierten Östrogen annehmen — hiefür spricht die anscheinende Überempfindlichkeit der mit Mammakarzinom belasteten Maus gegenüber Östrogen — oder es ist ein anderer Wirkstoff im Spiel, der dieselbe Wirkung hat wie Östrogen. Vielleicht besteht der genische (chromosomale) Erbfaktor, der hinsichtlich seiner Eigenart bisher auch bei der Maus noch nicht aufgeklärt werden konnte, in einer solchen Überempfindlichkeit des Brustdrüsengewebes. KILGORE ALSON hat ferner 1921 berechnet, daß im Falle einer Erkrankung der Brustdrüse an Krebs die zweite Mamma derselben Frau viermal häufiger gleichfalls an Karzinom erkrankt als sonst (zit. nach L. MOSZKOWICZ). Auch hierin erkennen wir eine lokale Disposition der Mamma zu Krebs, den die von mir als wahrscheinlich angenommene angeboren erhöhte Empfindlichkeit gegenüber dem Östrogeneinfluß nur schärfer umschreibt und ausdrückt. Für das Zustandekommen einer Hormonwirkung ist, wie die moderne Keimdrüsenhormonforschung gezeigt hat, nicht nur das Vorhandensein des entsprechenden Hormons, sondern ebenso auch ein Ansprechen der Zellen des Erfolgsorgans notwendig. Diese müssen gewissermaßen Haptophoren im Sinne der Ehrlichschen Seitenkettentheorie für das beeinflussende Hormon besitzen.

Außer den Eierstockhormonen hat der *HVL* Einfluß auf die Entwicklung der Brustdrüsen. Fraglich ist dabei, ob es sich um einen unmittelbaren oder einen über die Ovarien gehenden Einfluß handelt. Das Tierexperiment hat in dieser Hinsicht trotz vielfacher Bemühungen etlicher Forscher bisher noch keine Klärung zu bringen vermocht. Das liegt daran, daß die Entfernung oder Schädigung der Hypophyse bzw. ihres Vorderlappens regelmäßig eine Schädigung der Keimdrüsen und der Nebennierenrinde (s. S. 17) nach sich zieht und auf diese Weise die Östrogenproduktion von Eierstöcken und Nebennierenrinde lahmlegt. TURNER und seine Mitarbeiter unterscheiden zwei lipoidlösliche Hormone des HVL, von

denen das eine ein Wachstum der Ausführungsgänge der Brustdrüsen, das zweite
ein Wachstum der Drüsenläppchen selbst bewirken soll. Der erste Faktor ist
angeblich ein Eiweißkörper [TRENTIN, LEWIS, BERGMANN und TURNER (1943)].
Andere sehen die Existenz dieser „mammotropen" Hormone als nicht bewiesen
an und halten den auf sie bezogenen Effekt für bedingt durch das Zusammenwirken von Östrogen, Progesteron und Prolaktin, z. B. WHITE (1943). Bei nicht
kastrierten Tieren dürfte die Frage schwer mit Sicherheit zu entscheiden sein.

Auch verschiedene anatomische Beobachtungen sprechen für eine Rolle des
HVL beim Aufbau der normalen Brustdrüsen: Zunächst ist bei Überfunktion
des HVL, z. B. bei Akromegalie, eine Vergrößerung und Sekretion der Brustdrüsen selbst bei *männlichen* Akromegalen wiederholt festgestellt worden, ähnlich
bei Geschwülsten des HVL beim Mann. Allerdings fällt in diesen Fällen die stimulierende Wirkung kleiner Androgenmengen auf die Brustdrüsen möglicherweise
ins Gewicht (s. S. 188). Ich fand ferner am Sektionsmaterial des Rudolfspitals bei
Atrophie des HVL in einem Teil der Fälle eine Atrophie der weiblichen Brustdrüsen, und zwar selbst in Fällen, wo Ovarien und Uterus, wenigstens äußerlich,
noch normal waren.

So fand ich bei einer 38jährigen, an Morbus Addison infolge von Verkäsung der
Nebennieren verstorbenen Frau den HVL atrophisch und die Mammae dürftig entwickelt, obwohl der Uterus und die Eierstöcke makroskopisch normal groß und normal
beschaffen waren. Mikroskopisch entbehrten die Ovarien allerdings der Primärfollikel,
wiesen also einen Schaden auf. Die Achselhöhlen- und Genitalbehaarung dieser Frau
war gering, ihr Kopfhaar bereits stark angegraut.

Anderseits ist z. B. eine Mamma lactans persistens bei einem 43jährigen Mann (!)
mit Adenosarkom der Hypophyse gesehen worden, die seit dem 21. Lebensjahr bestand [Handbuch von HENKE-LUBARSCH].

Ich erwähne schließlich noch, daß wiederholte HVL-Überpflanzung die
Häufigkeitsziffer des Mammakarzinoms bei weiblichen Mäusen erhöht, ein Effekt,
der sich allerdings auch durch Stimulierung der Östrogeninkretion der Ovarien
durch die gonadotropen Hormone des HVL erklären läßt, und daß umgekehrt
bei Atrophie des HVL kein Mammakarzincm von mir beobachtet wurde.

Eine wirksame Hormonbehandlung muß dem Organismus das Östrogen
möglichst frühzeitig und möglichst vollständig entziehen. Dieses Ziel wird am
besten durch die operative Kastration mit anschließender Inaktivierung des
(übrigbleibenden) Östrogens der Nebennierenrinde, das, nach Tierversuchen (s.
S. 492) zu schließen, ebenfalls brustdrüsenkrebsfördernd wirkt, mittels Androgenverabreichung erreicht. Auch die Nebennierenröntgenbestrahlung ist vielleicht für
diesen Zweck brauchbar, vorausgesetzt, daß sie die Geschlechtshormonproduktion
der Nebennierenrinde herabzudrücken oder lahmzulegen imstande ist, was erst
geprüft werden muß. Eine sichere therapeutische Wirkung geht nur von der Frühkastration aus, wie wir am Beispiel der Maus gesehen haben. Eine frühzeitige
Kastration ist notwendig, weil bei (operativ) spät kastrierten Frauen Mammakarzinom nach den Beobachtungen von MORISON, SITZENFREI, HERELL und mir vorkommt (R. CHWALLA, 1948). Die Strahlenkastration ersetzt die chirurgische
Kastration, wenn durch eine entsprechende Röntgenstrahlendosis die Östrogeninkretion des Eierstocks restlos vernichtet wird.

Die zweite, gegenüber der Kastration, die nur bei Mammakarzinomträgerinnen im geschlechtsreifen Alter in Betracht kommt, weniger radikale Form der
hormonalen Bekämpfung des Mammakarzinoms ist die *Androgenbehandlung*, die den
Zweck verfolgt, die (stimulierende) Wirkung des Östrogens auf die Mammae aufzuheben, es gewissermaßen zu neutralisieren, und gleichzeitig in großen Dosen die Eierstockfunktion schädigt, was ja, wie wir erkannt haben, bei der Mammakarzinom-
trägerin anzustreben ist. Die Grundlagen für die Behandlung des Brustdrüsenkrebses

der Frau mit androgener Substanz liegen erstens darin, daß Testcsteronpro-
tionatgaben die Östrogenwirkung auf die Brustdrüse hemmen (s. S. 210), zweitens in Beobachtungen (s. S. 55) von Unterentwicklung bzw. Rückbildung der
Brustdrüsen beim virilisierenden Interrenalismus der geschlechtsreifen Frau
infolge der reichlichen Androgenproduktion der hyperplastischen oder blastomatösen Nebennierenrinde in solchen Fällen, und drittens in den Tierversuchen
von LACASSAGNE (1939) und von NATHANSON und ANDERVONT (1939). Diese
Autoren zeigten, daß durch große und frühzeitig einsetzende Gaben von Testosteronpropionat der Hundertsatz der Mammakarzinome der weiblichen
Maus aus einem spontan mit 95 % Mammakarzinom belasteten Stamm um zwei
Drittel gesenkt werden kann. Durch *kleine Dosen* Testosteron erzielte LACASSAGNE
bei mit Brustdrüsenkrebs hochbelasteten Mäuseweibchen keine Änderung in der
Entwicklung des Mammakarzinoms. NATHANSON und ANDERVONT erreichten
keinen Erfolg auch mit lange Zeit hindurch verabreichten großen Dosen von
Testosteronpropionat, wenn die Tiere bereits viereinhalb Monate alt, ja selbst,
wenn sie noch jünger waren. Sie gewannen diese Erfahrung an Hand von zwanzig
Versuchsmäusen, die dreimal wöchentlich je $\frac{1}{2}$ mg Testosteronpropionat durch
vier Monate hindurch bekommen hatten. Die Kontrolltiere gingen alle an Mammakarzinom zugrunde. Es tritt also die mammakarzinomverhindernde Wirkung
des Testosteronpropionats nur bei *frühzeitiger* Medikation an *jugendlichen* Tieren
ein und auch dann nur, sofern beim Wirksamwerden des Androgens kein Mammakarzinom bereits mikroskopisch oder makroskopisch vorhanden ist. Bei schon
bestehendem Mammakarzinom hatten selbst große Dosen von Testosteronpropionat (täglich 1 bis 2,5 mg) durch vier Wochen bei der brustdrüsenkrebskranken
weiblichen Maus keinen Einfluß.

Wir entnehmen daraus, daß das Androgen lediglich unter gewissen Voraussetzungen eine krebsvorbeugende, aber keine krebsvernichtende Wirkung hat.
Erstere kommt durch Aufhebung der Östrogenwirkung zustande. Nach BURROWS
(1945) erfolgt sie über die Hypophyse, deren Gonadotropinausschüttung gehemmt
wird, wodurch die Östrogeninkretion der Eierstöcke herabgedrückt wird. Zweitens
ergibt sich aus den eben angeführten Versuchen, daß das Androgen bei der
Behandlung des weiblichen Brustdrüsenkrebses *hoch dosiert werden muß.*
Zur hormonalen

Prophylaxe des Brustdrüsenkrebses

bei gefährdeten Frauen ist eine möglichst frühzeitige Röntgenkastration zusammen
mit Androgenverabreichung auf Grund der vorliegenden Ergebnisse beim Versuchstier zu empfehlen. Die Menge Androgen, welche dabei gegeben werden
muß, läßt sich allerdings nicht angeben, weil weder die Höhe der Östrogen-
noch der körpereigenen Androgenproduktion im Einzelfall noch die Menge
Androgen bekannt ist, die zur Aufhebung der Wirkung eines bekannten Quan-
tums Östrogens im allgemeinen und zur Aufhebung der stimulierenden Wirkung
auf die Brustdrüsen im besonderen nötig ist. Die wichtigste Allgemeinprophylaxe
des Mammakarzinoms dürfte in dem Entzug des Stillgeschäftes seitens einer mit
Brustdrüsenkrebs belasteten Frau liegen; er ist gegen den sogenannten
,,übertragbaren" oder ,,Milchfaktor" gerichtet, welcher bei der Maus die Anlage
zum erblichen Brustdrüsenkrebs vom Muttertier auf das Jungtier, ja durch das
Säugen selbst auf Männchen aus einem nicht mit Mammakarzinom belasteten
Stamm überträgt. Der zusätzliche genische, chromosomale Erbfaktor ist therapeutisch nicht angreifbar.

Als Adjuvans der Kastration und der Androgenbehandlung ist vielleicht eine
östrogenarme Kost vorteilhaft, um nicht auf dem Wege der Nahrung dem Körper

zusätzlich Östrogen zuzuführen (s. S. 206). Ob eine Hypophysenröntgenbestrahlung zur Prophylaxe taugt, muß die Erfahrung lehren.

Die *Anzeige zur Hormonbehandlung* besteht in jedem Falle von Mammakarzinom, auch dann, wenn die Radikaloperation vorgenommen wird, denn es kann für eine Dauerheilung nur vorteilhaft sein, wenn wir eine gegen den Brustdrüsenkrebs gerichtete hormonale Reaktionslage im Organismus herbeiführen und so weit kausal vorgehen, als das nach unseren heutigen Kenntnissen möglich ist, indem wir wenigstens eine Teilursache des Mammakarzinoms ausschalten. Die therapeutische Kastration ist bei jugendlichen Mammakarzinomträgerinnen in Verbindung mit der Ablatio mammae und vor dieser, um einer eventuellen Aussaat von Krebszellen bei der Operation eine vorbereitete hormonale Gegenwirkung entgegenzusetzen, auf jeden Fall aber nur bei noch menstruierten Frauen, zu empfehlen. Selbst in inoperablen Fällen ist sie gerechtfertigt, weil nach der Kasuistik des Schrifttums immer noch eine, wenn auch sehr geringe Aussicht auf Heilung besteht (s. S. 497). Die Ausfallserscheinungen nach der Kastration müssen mit Androgen an Stelle von Östrogen bekämpft werden. Androgen ist als Präventivtherapie des Brustdrüsenkrebses m. E. nicht sehr aussichtsvoll, nachdem dieser auch bei virilisierten Frauen zur Beobachtung kommt (ich fand einen Virilismus allerdings nur einmal unter 98 weiblichen Todesfällen an Mammakarzinom (= in ungefähr 1 % der Fälle; s. die Tab. S. 348). Von der kurativen Anwendung von Androgen allein sind jedoch bemerkenswerte Erfolge berichtet (s. S. 498).

Das *Gesamtergebnis der Hormonbehandlung* des Mammakarzinoms hängt von der Ausbreitung des Krebses im Organismus und von seinem biologischen Charakter ab. Leider ist die Mehrzahl der Brustdrüsenkrebse vom histologischen Typus des Carcinoma solidum simplex (nach SCHULTZ-BRAUNS 65 % aller Mammakarzinome), das für die Hormonbehandlung wegen seiner mangelnden Differenzierung wenig günstig sein dürfte.

Ergebnisse der therapeutischen Kastration beim Mammakarzinom

Die Kastration ist als Heilmaßnahme beim Brustdrüsenkrebs zuerst von dem Münchner Chirurgen SCHINZINGER im Jahre 1889 vorgeschlagen, aber anscheinend von ihm selbst nicht ausgeführt worden.

Originell und interessant ist die Begründung, die SCHINZINGER für seinen Vorschlag gegeben hat: Auf Grund der Erfahrung, daß die Prognose des Brustdrüsenkrebses um so schlechter ist, je jünger die Trägerin ist, erschien es ihm wünschenswert, „die Damen rascher alt zu machen", wie er sich wörtlich ausdrückt. Er tritt dafür ein, bei noch menstruierten Frauen mit Brustdrüsenkrebs die Eierstöcke zu entfernen und die Amputatio mammae nachfolgen zu lassen, ein Vorschlag, der selbst im Licht unseres heutigen Wissens als durchaus sinnvoll bezeichnet werden muß. Infolge der geringeren Ernährung nach der Kastration, stellt sich SCHINZINGER vor, wird die Krebsgeschwulst langsamer wachsen. Die erste Ausführung der therapeutischen Kastration bei Mammakarzinom stammt von BEATSON (Glasgow), der sie 1896 empfohlen und 1901 und 1910 über die von ihm erzielten Ergebnisse dieses Eingriffs berichtet hat. In seinem Material findet sich eine 44jährige, regelmäßig menstruierte Frau mit durch Probeexcision und histologische Untersuchung gesichertem Brustdrüsenkrebs, die von BEATSON kastriert wurde. Beide Ovarien waren zystisch (vgl. die Tab. S. 471). Sechs Monate nach der Kastration konnte BEATSON ein völliges Schwinden des Primärtumors und der axillaren Drüsenmetastasen feststellen. In einem anderen Fall von BEATSON, einer 33jährigen Frau mit Mammakarzinom von ziemlich raschem Verlauf, bei der sich nach der Operation ein Rezidivkrebs der Brustwand entwickelt hatte, war innerhalb von acht Monaten nach der Kastration

Krebsfreiheit eingetreten und die Frau blieb durch drei Jahre von Mammakarzinom frei. Dann stellte sich ein neuerliches Rezidiv ein.

Mehrere andere englische Chirurgen haben das Verfahren ebenfalls angewendet, so HERMAN, CHEYNE, BOYD und andere. BOYD hat sieben brustdrüsenkrebskranke Frauen der Kastration unterzogen und bei zwei eine unzweifelhafte und auffallende Besserung innerhalb von einem Jahr eintreten gesehen. Zwei Fälle ergaben eine wahrscheinliche Besserung und drei Frauen ließen eine solche vermissen. Von diesen waren aber zwei im postmenopausalen Alter gestanden. BOYD kam auf Grund seiner Erfahrungen zu dem Schlusse, daß die Kastration in manchen Fällen das Krebsgewebe zum Verschwinden bringt. Als Gegenstück dazu beobachtete WATSON CHEYNE (1903) spontanes Verschwinden eines anscheinenden Mammakarzinomrezidivs mit Eintritt der Menopause. Die Fälle mit einem Erfolg der Kastration betrafen sämtlich Frauen, die noch die Menstruation hatten, frei von Knochen- und Eingeweidemetastasen waren und einen örtlich nicht zu ausgedehnten Krebs hatten. Auch BEATSON forderte als Ergebnis seiner Erfahrungen mit der Kastration bei Brustdrüsenkrebs, daß sie nur bei Frauen im Alter von unter 40 Jahren und mit gutem Allgemeinzustand sowie Fehlen von Metastasen im Knochensystem und in den Eingeweiden vorgenommen werden soll. Postklimakterische Frauen seien davon auszuschließen. Ein von Dr. HERMAN 1898 veröffentlichter Fall ist besonders erwähnenswert:

Eine 46jährige Frau mit inoperablem Mammakarzinomrezidiv wurde kastriert und war sieben Monate später praktisch krebsfrei. Sogar die axillaren und supraklavikulären Drüsenkrebsknoten hatten sich zurückgebildet.

Der deutsche Chirurg MICHEL am Deutschen Hospital in London übernahm die Kastrationsbehandlung von seinen englischen Fachkollegen und kastrierte drei Frauen mit inoperablem Mammakarzinom. Er gewann den Eindruck, daß den Frauen dadurch genützt und ihr Leben verlängert worden sei, und bezeichnet die Kastration als ein vorzügliches Palliativmittel beim inoperablen und beim rezidivierenden Mammakarzinom, ohne eine befriedigende Erklärung für die Wirkung geben zu können. Auch nach dem ersten Weltkrieg wurde die Kastration bei Mammakarzinom in England geübt und die englischen Chirurgen waren mit den erzielten Erfolgen zufrieden. Ein gleiches gilt von vielen französischen Chirurgen, die ebenso über Dauererfolge berichteten [FOVEAU DE COURMELLES, der sowohl die Ovarien als auch den Brustdrüsenkrebs röntgenbestrahlt, REYNES] wie die englischen. BOYD berichtet von einem ganz verzweifelten und inoperablen Fall von ausgedehntem Rezidiv nach Radikaloperation, wo die Kranke acht Jahre später vollkommen wohl und geschwulstfrei war. In einem Fall von WATERHOUSE war die Patientin fünf Jahre nach der Kastration gesund. In neuerer Zeit haben TAYLOR (1934), HOFFMANN (1933), HORSLEY (1944), TREVES, ABELS, WOODWARD und FARROW (1944) berichtet, daß die Kastration zusammen mit der Radikaloperation Rezidive und Metastasen des Brustdrüsenkrebses zu verhindern vermag oder ein bereits bestehendes Mammakarzinomrezidiv sich nach Kastration zurückbildet (TOREK), ebenso Knochenmetastasen [RITVO und PETERSON (1944)]. Vorübergehendes Verschwinden von Knochenmetastasen und selbst von Lungen- und Pleurametastasen beobachteten HALBERSTÄDTER und NOCHMANN (1946) nach Röntgenkastration von 60 brustdrüsenkrebskranken Frauen; Adenokarzinome sprachen am besten an.

Was die *Erfolgshäufigkeit* der therapeutischen Kastration bei Mammakarzinom betrifft, so fand BOYD in London (1897, 1900) unter 46 operierten Fällen des Schrifttums siebzehnmal eine günstige Wirkung der Kastration, LETT unter 99 Fällen 23,2% sehr bedeutende Besserungen und 13,1 % deutliche Besserungen; insgesamt verzeichnet er bei Frauen unter 50 Jahren mit Brustdrüsenkrebs 41,3 % Besserungen, bestehend in Linderung der Schmerzen, Hebung des Allgemeinbefindens, Verkleinerung und selbst Verschwinden der Geschwulst, und *einmal eine Heilung*. In fünfzehn

Fällen hielt die Besserung über fünfzehn Monate an. Schließlich konnte in einer
Anzahl von Fällen nach Verkleinerung und Beweglichwerden der Krebsgeschwulst
post castrationem die Mammaamputation noch vorgenommen werden. CAHEN erzielte sehr ermutigende Resultate, vor allem bei jugendlichen Frauen. GUINARD sah
Rückgang von Metastasen (1905). SICARD versuchte Testosteron in zwei Fällen und
fand es wirkungslos; die chirurgische Kastration ist nach ihm wirksamer als die
Strahlenkastration. Von FARROW und ADAIR ist neuestens auch beim Mammakarzinom des Mannes über Besserung durch die Kastration berichtet worden.

Ergebnisse der Radikaloperation des Brustdrüsenkrebses mit angeschlossener Androgenbehandlung

PRUDENTE hat empfohlen (1945), nach der Radikaloperation des Mammakarzinoms zur Verhinderung eines Rezidivs Testosteronpropionat in Dosen von
25 bis 175 mg wöchentlich durch längere Zeit zu geben, und fand bei 63 so behandelten Mammakarzinomen mit ausschließlich axillaren Lymphdrüsenmetastasen nur
halb soviel Rezidive wie bei 64 Kontrollfällen, bei denen bloß die Operation
ohne Testosteronnachbehandlung durchgeführt worden war. Als Nebenwirkung
wurden bei zehn Frauen Vermännlichungserscheinungen beobachtet. Eine Bestätigung dieses Ergebnisses an einem größeren Beobachtungsmaterial muß abgewartet
werden. ADAIR implantiert nach der Radikaloperation des Brustdrüsenkrebses
große Dosen Testosteron in den Musculus latissimus dorsi oder subkutan in der
Nähe der Wunde und wiederholt die Testosteronimplantation zwei Monate später.

Ergebnisse der alleinigen Androgenbehandlung des Mammakarzinoms

Als Erfolg der Behandlung des Mammakarzinoms mit Testosteronpropionat
wird über ein Schwinden der Knochenschmerzen, die von Knochenmetastasen
herrühren, eventuell von diesen selbst, nicht aber von Metastasen in parenchymatösen Organen (Leber, Lunge, Gehirn, Haut), eine Besserung des Allgemeinzustandes und Lebensverlängerung der Kranken berichtet. So sah ADAIR Knochenmetastasen eines Mammakarzinoms durch Gaben von dreimal 100 mg Testosteron
wöchentlich, acht bis zehn Wochen hindurch verabreicht, schwinden, ähnlich wie
seinerzeit GUINARD (1905). In vier von elf Fällen von vorgeschrittenem Mammakarzinom beobachteten ADAIR und HERRMANN (1946) durch Dosen von über
2 bis 4 g Testosteronpropionat (!) bemerkenswerte Besserungen in Form von völligem
Schwinden des Primärtumors, der Lymphknotentumoren und der Metastasen.
In einem Fall wurden 300 mg implantiert und 2,6 g Testosteronpropionat innerhalb von neunzehn Tagen per injectionem zusätzlich verabreicht; das sind mehr
als fünf von den Handelsampullen zu 25 mg pro Tag.

In anderen Fällen von Brustdrüsenkrebs mit (osteoplastischen ?) Knochenmetastasen wurde trotz großen Dosen, die ausgesprochene Vermännlichungserscheinungen erzeugten, eine Besserung vermißt, ja sogar Verschlechterung und
rapide Progression bei beiden Geschlechtern beobachtet (FARROW und ADAIR).
Von Bedeutung scheint dabei das Alter der Patientinnen zu sein: im präklimakterischen Alter der Frau wurden fast ausnahmslos günstige Ergebnisse erzielt,
während im postklimakterischen, wie wir bereits wissen, eine spontane Vermännlichung relativ häufig ist. ADAIR hat das Testosteronpropionat in ungefähr
200 Fällen von Mammakarzinom der Frau angewendet und dreimal in der Woche
100 mg davon intramuskulär und bis zu 4 g insgesamt gegeben. In der Mehrzahl
der Fälle mit Knochenmetastasen fanden er und seine Mitarbeiter eine überzeugende Besserung und halten die Behandlung mit Testosteronpropionat bei

ausgebreiteten Knochenmetastasen für wirkungsvoller als die Röntgenbestrahlung. Jedenfalls bedarf die Testosteronwirkung auf den Brustdrüsenkrebs noch weiteren Studiums. Das Therapeutic Trial Committee des Nordamerikanischen Council on Pharmacy and Chemistry hat diese Aufgabe, die sich auch auf die Verwendung anderer Steroidhormone gegen Mammakarzinom und andere Krebse erstreckt, in die Hand genommen.

Eine Nebenwirkung bzw. Überdosierungseffekte von Androgen sind Vermännlichungserscheinungen (s. S. 189), wie Klitorishypertrophie, Tieferwerden der Stimme, Hirsutismus, Akne, Libidosteigerung und Amenorrhoe. Andere Nebenwirkungen, wie die Besserung des Allgemeinbefindens, die Gewichtszunahme und das Nachlassen der Schmerzen dürfen nicht ohne weiteres als Ausdruck einer Besserung oder eines Rückganges des Krebsleidens angesehen werden, sondern sind gewöhnliche Androgenwirkungen (Wasserretention usw., s. S. 192, 198 und 111).

Auch von der

Östrogenbehandlung des Mammakarzinoms

sind Erfolge berichtet, so bereits 1933 von JANUSCHKE, ferner 1943 von EDWARDS, von BINNIE (1944), HADDOW, WATKINSON und PATERSON (1944). Sie haben ihr Gegenstück in dem experimentellen Befund von CRAMER und HORNING (1936), daß eine Follikelhormonbehandlung die Mäuse mancher Stämme vor dem erblichen Mammakarzinom schützt. E. C. DODDS stellt fest, daß bei 5 % der inoperablen Mammakarzinome der Frau eine deutliche Besserung durch eine Stilböstrolbehandlung eintritt und manchmal sogar ein Verschwinden des Krebses beobachtet wird. Das spricht nach ihm für eine unmittelbare Beeinflussung des Krebses durch das Östrogen. HERRMANN und Mitarbeiter behandelten siebzehn vorgeschrittene Brustdrüsenkrebse mit 0,15 bis bis 0,7 mg Aethinylöstradiol per os und sahen davon in sieben Fällen eine günstige Beeinflussung. Die Erfolge wurden überwiegend bei Frauen im Alter von über 60 Jahren erzielt, also im postklimakterischen Alter, das an sich, wie wir bereits wissen, zur Vermännlichung neigt und durch Östrogenmangel ausgezeichnet ist, während bei jüngeren Frauen eine ausgesprochene Verschlechterung und Beschleunigung des Verlaufes beobachtet wurde. Ferner dürfte eine Östrogenbehandlung beim Mammakarzinom einer virilisierten Frau angezeigt sein. Die Erfolge sind als antiklimakterische zu deuten, vielleicht auch mit der mitosehemmenden Wirkung des Östrogens in Zusammenhang (s. S. 222 u. 489). ADAIR kommt zu dem Schluß, daß die Testosteronbehandlung bei Frauen jeden Alters mit Mammakarzinom angewendet werden kann, die Östrogenbehandlung hingegen nur im Alter von 60 Jahren und darüber Erfolg bringt; erstere gibt zwar keine Heilung, sei aber dankbar. Die Parallele zu dieser modernen Erkenntnis finden wir in der Indikationsstellung der alten Chirurgen wieder, die die Kastration beim Brustdrüsenkrebs ebenfalls vom Alter der Patientin abhängig machten und sie nur bei geschlechtsreifen Frauen durchführten (s. S. 497).

Was die vielfach angegebene Wirksamkeit des Östrogens gegen Knochenmetastasen beim Mamma- wie beim Prostatakarzinom anlangt, so ist in dieser Beziehung auf die Vermehrung des Blutkalziums unter Östronwirkung hinzuweisen (s. S. 221). BURROWS führt in diesem Zusammenhang die chemische Verwandtschaft des Östradiols mit dem Ergosterol an, die verständlich machen könne, daß diese beiden Hormone auf den Kalkstoffwechsel (und den Epiphysenknorpel) spezifisch einwirken. Wenn die Wirkung des Östrogens auf Krebsmetastasen im Knochen auf dem Wege einer Beeinflussung der Kalkablagerung und nicht durch eine spezifische Beeinflussung der Mamma- bzw. Prostatakrebszellen zustande kommt, so müßte eine ähnliche günstige Wirkung, wie sie für die Knochenmetastasen bei diesen beiden Krebsarten vielfach behauptet wird, auch bei

Knochenmetastasen anderen Ursprungs, z. B. infolge von Schilddrüsenkrebs oder Hypernephrom, in Erscheinung treten. Das wird noch zu untersuchen sein.

Östrogen erzeugt beim Versuchstier in den Knochen, die Schambeine und ihre Fuge ausgenommen, eine Superkalzifikation, die besonders Ober- und Unterschenkelknochen, das knöcherne Becken und die Wirbelsäule betrifft (s. S. 220). Ich erinnere in diesem Zusammenhang an die Fibrose der Eierstöcke (und die Atrophie des HVL) bei der Osteomalacie, einer hauptsächlich weiblichen Erkrankung (s. S. 338, 464). Die Schambeine hingegen und der Symphysenknorpel schwinden, so daß die Beckenhälften auseinanderweichen. Eine übermäßige Verkalkung konnten GARDNER und PFEIFFER (1938) bei Mäusen beiderlei Geschlechts durch Östronbenzoat hervorrufen; gleichzeitige Gaben von Testosteronpropionat verhinderten sie vermöge der die Östrogenwirkung aufhebenden Wirkung des Androgens. Die Knochenmarkräume veröden und die Epiphysenfugen verknöchern vorzeitig, wodurch die Knochenlänge verkürzt wird. SUTRO (1940), ferner MILLER, ORR und PYBUS (1943) haben die erwähnten Knochenveränderungen unter Östrogenwirkung bestätigt; Aussetzen der Östrogenverabreichung bringt sie zur Rückbildung. Die Hyperkalzämie unter Östrogenwirkung führt bei der Maus sogar oft zu Steinbildung in den Harnwegen, allerdings überwiegend häufig bei männlichen Tieren [s. S. 369; zit. nach HAROLD BURROWS (1945)].

Eine Verbesserung der Resultate der Hormonbehandlung des Brustdrüsenkrebses in der bisher besprochenen Form von Kastration und Androgenzufuhr ist durch eine Senkung der HVL- und der Nebennierenrindenfunktion (mittels HVL- bzw. Nebennierenrindenröntgenbestrahlung?) denkbar. Außerdem besteht die Aussicht, durch eine allgemeine Antikrebstherapie mit Thymus oder Schilddrüse (s. S. 481) den Brustdrüsenkrebs vielleicht günstig beeinflussen zu können (s. S. 482).

Ich erinnere in diesem Zusammenhang an den auf S. 494 erwähnten Fall einer 38jährigen Frau mit HVL-Atrophie und *Atrophie der Mammae* sowie Morbus Addison, die einen persistenten und *hyperplastischen Thymus* hatte.

Die HVL-Bestrahlung bietet, sofern sie die Inkretion der Vorderhypophyse herabsetzt, den Vorteil, zugleich die Inkretion der Eierstöcke und der Nebennierenrinde zu vermindern und damit sämtliche Forderungen zu verwirklichen, die heute vom theoretisch-endokrinologischen Standpunkt an eine wirksame hormonale Bekämpfung des Brustdrüsenkrebses gestellt werden müssen.

Was die

Krebsbehandlung mit Thymus

durch Verabreichung von getrocknetem Thymus, Thymusextrakt, Thymusimplantation oder mit reinem Thymushormon betrifft, so liegt ihre Grundlage in den auf S. 481/82 gemachten Ausführungen. Die bisherigen Versuche, durch Thymuseinpflanzung oder Thymusextrakt eine Wachstumshemmung von Geschwülsten herbeizuführen oder das Angehen von Impftumoren zu verhindern, waren nur zum Teil von Erfolg begleitet. Aber auch die Mißerfolge sind insoferne lehrreich, als sie zeigen, was übrigens von vornherein zu erwarten war, daß nicht jeder tierische Thymus als Antagonist gegen jedes Gewächs brauchbar sein kann. Vielmehr ist die krebshemmende Eigenschaft verschiedener Thymen offenbar verschieden groß und es darf gar nicht vorausgesetzt werden, daß jeder Thymus gegen alle beliebigen Geschwülste wirksam ist. Es muß also für ein bestimmtes Blastom bestimmter histologischer Beschaffenheit in einem bestimmten Organ die Wirkung verschiedener Thymen bzw. verschiedener Zubereitungen von Thymusauszügen ausgetestet werden und in gleicher Weise auch die Wirkung der Thymen von verschiedenen Tieren gegenüber Krebsen verschiedener Organe und verschiedener histologischer Struktur geprüft werden. Eine in allen Fällen krebshemmende Wirkung darf nicht einmal von einem hyperplastischen Thymus erwartet werden: mir selbst ist ein Fall von Rektumkarzinom bei Status thymicolymphaticus (BARTEL) bekannt.

Das ganze Thymusproblem ist durch die allerdings noch nicht bestätigte Entdeckung des Thymushormons durch Chr. BOMSKOV [BOMSKOV und SLADOVIC (1940), ferner die zahlreichen Arbeiten von BOMSKOV und Mitarbeitern (1940, 1941, 1942)] in ein neues Stadium getreten. Das von ihm hergestellte sogenannte „Thymhormon", das von Lipoidnatur ist, wird auf seine Wirkung gegenüber Karzinomen zu prüfen sein.

Um hier vollständig zu sein, muß ich schließlich noch einen Weg der Mammakarzinombekämpfung erwähnen, der von GEORGIOU beim Versuchstier beschritten worden ist und in Röntgenbestrahlung bzw. Exstirpation der Zirbel besteht (s. S. 482).

Endokrinologie und Hormonbehandlung der Uterusmyome und der Myome im allgemeinen

Grundlagen der Hormonbehandlung der Uterusmyome

1. Beim Uterusmyom ist schon vor 74 Jahren, und zwar von HEGAR, auf Grund klinischer Erfahrungen (s. S. 507) ein Zusammenhang mit der Eierstockfunktion vermutet und die Kastrationsbehandlung geübt worden. Die *experimentellen Grundlagen* für die östrogene Entstehungstheorie der uterinen Myome sind folgende: Östrinzufuhr führt bei verschiedenen Laboratoriumstieren, wie Mäusen, Kaninchen und Ratten, zu einer Hypertrophie der glatten Muskulatur und des Bindegewebes im Uterus, wodurch dieser als Ganzes vergrößert wird (s. S. 209). Die glatten Muskelzellen nehmen an Größe zu und gleichzeitig kommt es zu einer Kollagenvermehrung im Uterusstroma [LACASSAGNE (1935); BARKS und OVERHOLSER (1938)]. LACASSAGNE beobachtete zugleich mit diesen Wirkungen auch ein Auftreten multipler Fibromyome im Uterus der von ihm mit Östron behandelten Mäuse, nachdem der deutsche Pathologe Max BORST bereits 1934 ähnliche Beobachtungen bei mit Ovarialhormon behandelten, kastrierten weiblichen Kaninchen gemacht hatte, ebenso COURRIER und GROSS (1934). Daneben stellte er eine Metaplasie des Epithels der Uterusdrüsen in Pflasterepithel fest (vgl. dazu die Epithelmetaplasie im Utriculus prostaticus beim männlichen Geschlecht unter Östrogenzufuhr S. 213). H. ALBRECHT erhob in Analogie dazu wenige Monate nach einer Eierstocktransplantation bei einer kastrierten jungen Frau den Befund eines Uterus myomatosus. NELSON konnte (1937, 1939) bei sechs von 22 Meerschweinchen teils durch Östron, teils mit Östradiolbenzoat uterine Fibromyome *neben einer Hyperplasie des Endometriums und Metaplasie der Krypten* erzeugen. Nach viermonatlicher Behandlung von Meerschweinchen mit Östradiolbenzoat fanden MORICARD und CAUCHOIX (1938) ausnahmslos das Vorhandensein von Uterusfibromyomen und -fibromen, ebenso LIPSCHÜTZ und IGLESIAS (1938). Dieselbe Wirkung wurde bei kastrierten Meerschweinchenweibchen festgestellt und gleichzeitig kommt es bei diesen Tieren zur Bildung von Myomen auch außerhalb des Uterus oder nur außerhalb desselben, so im Magen, in der Milz und im Gekröse, aber auch in Pankreas, Leber, Nieren, Harnblase und Eileitern, meist mit subserösem Sitz. Die Uterusfibrome und -fibromyome kamen aber auch in der Submucosa des Uterus und in dessen Wand zur Beobachtung. Aussetzen der Östrogenzufuhr brachte sämtliche Gewächse zur Rückbildung. Ich verweise in diesem Zusammenhang auf das Vorkommen von Magenmyomen bei Uterus- und Mammakarzinom, das ich am Sektionsmaterial des Rudolfspitals habe feststellen können (s. S. 491 und 510); es hat sich in diesen Fällen um größere Myome in der Magenwand gehandelt und es ist durchaus möglich, daß eine genaue und

vor allem eine histologische Durchmusterung verschiedener Organe mit glatter Muskulatur eine ähnliche Myomdissemination ergeben hätte wie bei den östrogenbehandelten Meerschweinchen von LIPSCHÜTZ und VARGAS. Es ist ferner höchst interessant, daß ich Myome außerhalb der Gebärmutter auch in Begleitung des Uterusmyoms der Frau habe feststellen können.

Ich verdanke dem Wiener Pathologen F. FEYRTER das diesbezügliche Beobachtungsmaterial. 508 Frauen im Alter von über 25 Jahren, die in den Jahren 1928 bis 1931 im Wilhelminenspital in Wien XVI zur Obduktion kamen, wurden in subtiler Weise — durch Lamellierung des Uterus — auf das Vorhandensein von Uterusmyomen und gleichzeitig auf das Vorkommen von Myomen im Magen-Darm-Trakt untersucht. Es kamen selbstverständlich auch zahlreiche jüngere Frauen in diesem Zeitraum zur Autopsie, doch ergab sich, daß vor dem 28. Lebensjahr in diesem Beobachtungsmaterial im Uterus Myome ebensowenig vorkamen wie im Magen oder Darm (in einem Fall wurden bei einer 28jährigen, in drei Fällen bei 29jährigen Frauen Myome im Uterus gefunden). R. PAPE fand in dem von ihm bearbeiteten Obduktionsgut von Frauen mit Uterusmyom nur einen einzigen Myomfall im Alter von unter 25 Jahren, nämlich bei einem sechzehnjährigen Mädchen. Es wurde daher das Material erst ab dem 25. Lebensjahr auf das Vorhandensein von Myomen im Verdauungstrakt und in der Gebärmutter gesichtet. Bei dieser genauen Untersuchung ergab sich nun, daß von den 508 Frauen im Alter von über 25 Jahren nicht weniger als 146 = 28,7% *Uterusmyome* aufwiesen. Bezüglich der Häufigkeit des Vorkommens solcher fand ich im Schrifttum nur eine Angabe von PAPE (1925), die sich auf ein Obduktionsgut von 417 Frauen mit 71 Myomträgerinnen gründet, dahin lautend, daß durchschnittlich jede sechste Frau an Uterusmyomen leidet. Es scheint, daß man bei sorgfältiger Untersuchung mittels Zerlegung des Uterus in Schichten auf eine weit höhere Ziffer kommt, denn außer den angeführten 146 Uterusmyomträgerinnen meines Materials waren zudem siebzehn Frauen aus unbekanntem Grund hysterektomiert. Wenn wir annehmen, daß die Uterusexstirpation in der Mehrzahl dieser Fälle nicht wegen Krebs, sondern wegen Myom erfolgte, was wahrscheinlich ist, so kommen wir auf einen Hundertsatz von über 30% Uterusmyome (bei Einrechnung sämtlicher siebzehn Fälle als Trägerinnen von Uterusmyomen ergäben sich insgesamt 163 Myomfrauen oder eine Uterusmyomhäufigkeit von 32%!). Wir können also ungefähr ein Drittel der Frauen als Myomträgerinnen ansehen, wobei es sich allerdings nicht immer um große und beschwerdenmachende Myome handelt (vgl. die Analogie mit Prostatahypertrophie und Prostatakarzinom).

Von den 508 Frauen des FEYRTERschen Beobachtungsgutes hatten anderseits 72 Myome in der Magenwand und sieben Frauen Myome im Darm, somit 79 Frauen Magen- oder Darmmyome, während eine Vergesellschaftung von Magen- und Darmmyom oder von Uterusmyom, Magenmyom und Darmmyom nicht vorkam. Wohl aber wiesen drei Frauen Uterus- und gleichzeitig Darmmyome auf. Einer Uterusmyomhäufigkeit von ungefähr 30% steht somit eine *Magenmyomhäufigkeit von 14%* und eine Häufigkeit des Vorkommens von *Myomen im Magen oder Darm von 15,5%* im gleichen Untersuchungsgut gegenüber. Der Uterus ist also doppelt so oft der Sitz von Myombildung wie der Verdauungsschlauch. Zwei Frauen des Gesamtmaterials von 508 Fällen hatten ausschließlich Speiseröhrenmyome (ohne Myome in anderen Organen), eine weitere Frau eine Pylorushypertrophie(!). Von 345 Frauen im Alter von über 25 Jahren, die frei von Uterusmyom waren, hatten 47 = ungefähr 13% Magenmyome und 51 = etwa 14% Magen- oder Darmmyome. Auf *163 Uterusmyomträgerinnen* (Höchstzahl, s. oben) entfallen *25 Magenmyome* = 15,3% und drei *Darmmyome = zirka 2%*.

17,5% der Frauen mit Uterusmyom, also etwa *ein Fünftel bis ein Sechstel der Uterusmyomträgerinnen, hatten gleichzeitig Myome im Magen oder Darm*. Die Häufigkeit der Magenmyome bei Frauen mit und bei solchen ohne Uterusmyom verhält sich wie 15,3% zu 13,6% (bei Frauen ohne Uterusmyom), die Häufigkeit von Magen- oder Darmmyomen im gleichen Material wie 17,5% (bei Frauen mit Uterusmyom) zu 14,7% (bei Frauen ohne Uterusmyom). Es ist somit ein leichtes Überwiegen der Magen-Darm-Myome bei Uterusmyomträgerinnen gegenüber Frauen ohne Uterusmyom festzustellen. Wenn wir den mittleren Fehler und die erlaubte Schwankung nach den Gesetzen der Wahrscheinlichkeitsmathematik berechnen, so überschneiden sich beide Bereiche, d. h. daß bei einem sehr großen Beobachtungsmaterial der an sich geringe Unterschied zwischen den beiden Gruppen verschwinden könnte. Der Uterus wird jedenfalls bevorzugt von Myomen befallen (vgl. dazu S. 507). Wenn er aber an Myom(en) erkrankt, so trifft die Myomkrankheit andere glattmuskelige Organe etwas häufiger als ohne Myomerkrankung des Uterus und nicht selten die Gebärmutter und den Verdauungsschlauch zusammen, so daß eine gewisse Analogie mit der Myomdissemination bei den östrogenbehandelten Meerschweinchen von LIPSCHÜTZ und VARGAS unverkennbar ist. Sie ist geeignet, die östrogene Entstehungstheorie der Myome zu unterstützen. Für sie spricht auch, daß das Östrogen, wie wir gehört haben, ein Wachstumshormon für die glatte Muskulatur wie überhaupt für das mesenchymale Gewebe ist (s. S. 223).

Da Östrogen im Körper des Mannes gleichfalls und physiologischerweise vorhanden ist, kommen auch beim Mann Myome vor, wenn auch bedeutend weniger häufig als beim Weibe. So fand ich bei einem 77jährigen Prostatiker mit einseitiger Hodenatrophie (!) Myome in einem Nebenhodenschweif und bei einem 73jährigen, mittelgroßen und ziemlich kräftigen Mann einen haselnußgroßen Homeschen Prostatalappen (Mittellappen), der sich histologisch als reines Myom erwies. Ein rein fibromatöser Homescher Lappen wurde bei einem 76jährigen Eierstockzwitter von ZAHN (1948) gefunden. ZUCKERMAN und GROOME beobachteten bei einem Hund eine spontane Prostatavergrößerung vom Typus derjenigen, wie sie durch Östroninjektionen künstlich erzeugt werden kann, ein Typ, der von der gewöhnlichen Altershypertrophie des Hundes verschieden ist.

Ein 77jähriger Mann mit Magenmyom (neben Atherosklerose und multiplen Gallensteinen!) hatte eine Nebennierenrindenhyperplasie. Es waren also lauter *alte Männer, bei denen sich Myome fanden,* und das dürfte kein Zufall sein, nachdem im Alter der Keimdrüsenhormonquotient beim Mann nicht selten eine Verschiebung zugunsten des Östrogens erfährt, wie wir bereits wissen. Quantitative Hormonanalysen auf Androgen und Östrogen im Harn wären bei männlichen Myomträgern im Hinblick auf die angeschnittenen Zusammenhänge sehr wünschenswert.

Vier Fälle von kirschen- bis hühnereigroßen, operativ entfernten *Dünndarmmyomen* aus dem Material von A. PRIESEL betrafen ausschließlich Frauen; zwei davon waren Sektionsfälle, von denen einer ein faustgroßes, verkalktes Uterusmyom (72jährige Frau) und der zweite einen bohnengroßen Schleimhautpolypen im Uteruskörper aufwies. Von vier Fällen von kirschen- bis hühnereigroßen *Magenmyomen,* ebenfalls aus dem Sektionsmaterial von A. PRIESEL, waren drei Frauen (im Alter von 64 bis 85 Jahren), von denen eine einen Uterus myomatosus und ein Mammarezidivkarzinom (!) hatte und bei der zweiten der Uterus bereits entfernt war (wegen Myom?). Der vierte, männliche Fall betraf einen 77jährigen (!) Mann mit Cholelithiasis. Wir begegnen also auffallend häufig den gleichen Affektionen in Begleitung von Myomen. Die oberen Harnwege und vor allem die Harnblase können ebenfalls zum Sitz von Myombildung werden und bei den Blasenmyomen überwiegen nun gleichfalls die Frauen [R. HÜCKEL (1934)]. KÜSTER fand bei einer Frau Myome in Harnblase, Eierstock und Uterus und A. PRIESEL bei einer 56jährigen Frau mit Uterusmyom ein kleines Myom in der hinteren Harnblasenwand (1937).

Interessanterweise konnten LIPSCHÜTZ und Mitarbeiter mittels Östrin ähnliche, wenn auch kleinere Myome wie bei den weiblichen auch bei den männlichen Meerschweinchen hervorrufen; vorherige Kastration der männlichen Tiere beschleunigte(!) ihr Auftreten. Bei männlichen Tieren waren jedoch bedeutend größere Dosen Östrogen zu ihrer Erzeugung erforderlich, selbst wenn sie kastriert waren. Ich erinnere hier an die schon erwähnte, von F. FEYRTER aufgestellte These, daß die Myome, aber auch die Fibrome und Lipome, ,,weibliche Tumoren" sind, weil sie hauptsächlich das weibliche Geschlecht befallen, und sehe in der experimentellen Erzeugbarkeit der Myome mittels Östrogen eine Bestätigung der FEYRTERschen Feststellung.

Das FEYRTERsche Beobachtungsgut erweckt den Eindruck, daß die angeborene Überempfindlichkeit gegenüber Östrogen, die ja nach unseren Überlegungen die Ursache der Myombildung zu sein scheint, bei verschiedenen Individuen in verschiedene glattmuskelige Organe verstreut wird; es ist das ein Weg, auf welchem die Natur die kolossale Variabilität der Individuen hervorbringt.

2. Spricht für eine Rolle des Östrogens bei der Entstehung der Uterusmyome die den Gynäkologen schon lange bekannte Tatsache, daß die Menopause das Wachstum der Myome zum Stillstand bringt oder sie verkleinert [WEIBEL (1942)]. Auch kommt es in der Menopause zu Hyalinumwandlung und zu Verkalkung der Myome. Interferometrisch haben A. MAYER und E. SCHNEIDER (1914) mit der Abderhaldenschen Reaktion die Beziehung der Myombildung zu den Eierstöcken bestätigen können.

3. Spricht in diesem Sinn, daß bei fehlenden oder nicht funktionierenden Eierstöcken keine Myombildung im Uterus zustande kommt [ROBERT MEYER (1931)]. Umgekehrt ist zu erwarten, daß bei hyperöstrogenen Affektionen, wie Metropathia hämorrhagica oder hyperöstrogenen Granulosazelltumoren des Ovars, eine erhöhte Disposition zur Myombildung besteht. Das muß allerdings erst durch die Erfahrung erhärtet werden, wobei nicht vergessen werden darf, daß zur Myombildung auch eine Anlage notwendig ist. Im Einklang mit obiger Angabe von R. MEYER stehen Beobachtungen von mir (R. CHWALLA 1949), denen zufolge beim angeborenen Mangel beider Eierstöcke, aber auch bei Frauen mit Atrophie des HVL, die in der Regel zu Rückbildung der Ovarien und zum totalen Stillstand der Östrogenproduktion führt, uterine Myome nicht vorkommen. Auch beim Morbus Addison (fünfzehn Frauen im Alter von 38 bis 83 Jahren) und Basedow (siebzehn Fälle), Krankheiten bei denen die Eierstockfunktion, zumindest in schweren Fällen, leidet, habe ich sie im Sektionsmaterial des Rudolfspitals vermißt, ebenso bei elf Frauen mit schmaler Nebennierenrinde ohne M. Addison. Anderseits ist mir eine Häufung von Uterusmyomen und Uteruspolypen bei Nebennierenrindenüberfunktion am gleichen Sektionsgut aufgefallen (s. S. 55/56; R. CHWALLA, 1948).

Ich weise in diesem Zusammenhang darauf hin, daß R. PAPE in dem von ihm bearbeiteten, 71 Uterusmyomfälle umfassenden Sektionsmaterial ein sechzehnjähriges Mädchen mit kleinem Uterusmyom und Epheliden (!) beschreibt und bei neun von den 71 Uterusmyomträgerinnen eine Überbehaarung fand, und zwar sechsmal eine Behaarung der Unterschenkel, einmal der Mammae und einmal eine Behaarung an Brustdrüsen und Unterschenkeln, ferner einmal einen Backen-, Oberlippen- und Kinnbart. Leider werden über den anatomischen Befund an den Nebennieren in keinem einzigen dieser Fälle Angaben gemacht. Aus den erwähnten Befunden aber und dem Umstand, daß von den neun Frauen mit Uterusmyom und abnormer Behaarung zwei genuine Schrumpfnieren hatten, eine Nierenabsumptionen und sechs eine Arteriosklerose wechselnder Lokalisation, ergibt sich mit größter Wahrscheinlichkeit, daß in diesen neun Fällen eine Überfunktion der Nebennierenrinde bestanden hat. Umgekehrt findet man beim genito-adrenalen Syndrom, sofern die damit behafteten Individuen ein höheres Alter erreichen, was nicht häufig ist, ebenfalls Uterusmyom nicht selten. So wurde bei einem erst 23jährigen Fräulein mit Nebennierengewächs und allgemeiner Vermännlichung, mit Bartwuchs, Klitorishypertrophie und wenigen Primärfollikeln in den Eierstöcken ein myomatöser Uterus entfernt [zitiert nach H. SCHMIDT (1924)]. Ich selbst fand (s. S. 272 und 276/77) bei bärtigen Frauen über 50% Uterusmyome und bei hyperkortikoadrenalen Frauen auch sonst solche überdurchschnittlich häufig (s. S. 74 oben). An Neubildungen wurden bei den vorhin erwähnten neun Myomfrauen von PAPE gefunden: einmal Rektumkarzinom, viermal Struma; Tuberkulose (und Tuberkulosetod) einmal. Im Gesamtmaterial von 71 Uterusmyomträgerinnen fand R. PAPE genuine Schrumpfnieren vierzehnmal (!) und weitere siebenmal atherosklerotische Absumptionen an den Nieren. Die Häufigkeit der Arteriosklerose betrug 60,5 %, unter den Nichtmyomfällen nur 29,5 %. Auch hieraus läßt sich auf eine kräftige Nebennierenrindenfunktion mittelbar schließen (vgl. S. 67). Nur etwas mehr als ein Viertel der Myomfrauen war frei von jeglichen Neubildungen; 21,1 % starben an malignen Gewächsen. Die Häufigkeit der Arteriosklerose in ihren verschiedenen Formen und von Blastomen bei gleichzeitiger Seltenheit der Tuberkulose (s. S. 64 und 67) gehört, wie wir bereits wissen, zu den Charakteristika der Nebennierenrindenüberfunktion. Ich selbst fand unter vierzehn Frauen mit Männerbart achtmal, also in fast 60 % der Fälle, Uterusmyom(e) und siebenmal Karzinome, zehnmal eine ausgesprochene Nebennierenrindenhypertrophie, viermal unter den vierzehn Frauen genuine Schrumpfnieren, dreimal arteriosklerotische Absumptionen an der Oberfläche der Nieren und alle Male eine hochgradige Arteriosklerose wechselnder Lokalisation. Unter elf Frauen mit genuinen Schrumpfnieren und Rindenhyperplasie der Nebennieren oder auffallend großen Nebennieren fand ich viermal Uterusmyom, einmal Uteruspolyp (= 45 % derartige Affektionen), zugleich viermal Hypertrichose (Bartwuchs, männlicher Behaarungstyp), hingegen unter dreizehn Frauen mit genuinen Schrumpfnieren ohne Nebennierenveränderung (makroskopisch) nur einmal Myom und einmal Polyp im Uterus. Eine Gesamtwertung der angeführten Beobachtungen festigt den Eindruck, daß neben dem Östrogen der Eierstöcke eine gute Nebennierenrindenfunktion im allgemeinen zu den Bedingungen der Uterusmyombildung gehört (Einfluß von Intersexualität auf die Myombildung im Uterus ?). Ich erinnere in diesem Zusammenhang an die enorme Vergrößerung des Uterus junger Kaninchen durch Zufuhr von Nebennierenextrakt [E. ENGELHART (1930)], die auch nach Entfernung der Eierstöcke eintritt.

4. Die Tatsache, daß nach der einfachen Myomektomie mit Erhaltung des Uterus immerhin 10 % Myomrezidive beobachtet werden [BOURNE (1945)], trotzdem die operierten Frauen relativ bald ins Klimakterium kommen, spricht für ein Weiterwirken einer inneren Myomursache nach ihrer Entfernung (vgl. dazu das sogenannte Prostatarezidiv nach Prostatektomie).

5. Bei der Endometriose, die im neueren angelsächsischen Schrifttum als hyperöstrogene Affektion aufgefaßt wird, sind in einem Drittel bis zur Hälfte der Fälle uterine Myome gefunden worden; HARBITZ gibt 40 % ,SKAMNAKIS 43,8 % Myomhäufigkeit dabei an. Wie es diesbezüglich bei den gesichert hyperöstrogenen Granulosazelltumoren des Eierstockes steht, entzieht sich meiner Beurteilung. NOVAK hat jedoch über eine Frau mit Granulosazelltumor eines Eierstockes und Vergrößerung des Uterus berichtet, der zahlreiche kleine Myome enthielt und daneben ein hyperplastisches Endometrium (!) aufwies.

6. Der Eintritt der Menopause ist bei Myomfrauen, ähnlich wie beim Mammakarzinom (s. S. 492 oben), verzögert (BOURNE, l. c.). Das weist auf eine kräftige Eierstockfunktion hin, die wir beim Mammakarzinom ebenfalls festgestellt haben. TIETZE fand in 466 Fällen von Uterushyperplasie der Frau (1934), worauf BURROWS hinweist (1945), fast ausnahmslos große zystische Eierstöcke, die eine übermäßige Östrogenlieferung vermuten lassen. Sie sind auch beim Uterusmyom ein sehr häufiger Befund.

Eine Vermehrung der Östrogenausscheidung im Harn konnte jedoch entgegen von nach dem bisher Ausgeführten vielleicht gehegten theoretischen Vermutungen (ebenso wie bei Frauen mit Mammakarzinom, bei dessen Entstehung Östrogen ebenfalls gewöhnlich eine Rolle spielt) bei myomkranken Frauen bisher nicht nachgewiesen werden (M. FURUHJELM).

7. Stützt die *Begleitpathologie des Uterusmyoms* eine östrogene Ätiologie: Beim Versuchstier, bei dem Uterusmyome durch Östrogenzufuhr künstlich erzeugt worden sind, wird ebenso wie bei Frauen mit Uterusmyomen eine zystischglanduläre Hyperplasie des Endometriums (s. S. 209) und eine Metaplasie des Epithels der Uterusschleimhaut und ihrer Drüsen häufig beobachtet (vgl. unten). Beide diese Veränderungen können durch Östrogenverabreichung im Uterus

eines Versuchstieres experimentell ausgelöst werden. Ein Gleiches gilt von Schleimhautpolypen, die in myomatösen Uteri keine Seltenheit sind; sie sind durch Östrogenzufuhr bei Frauen künstlich hervorgerufen worden.

F. FEYRTER fand die zystisch-glanduläre Hyperplasie des Endometriums in Myomuteri regelmäßig und zog daraus als Anatom den Schluß, daß der Reiz zur Myombildung von der Schleimhaut des Uterus aus- und auf seine Muskelwand übergeht. Ich sehe in diesem Befund eine Stütze für meine später (S. 507) zu erwähnende Hypothese, daß bei der Entstehung der Myome im Uterus eine lokale Kontaktwirkung des Östrogens vom Uteruskavum aus mit eine Rolle spielt (s. S. 507); sie erklärt die gleichzeitige Veränderung von Endometrium und Myometrium und macht auch die unverhältnismäßige Häufigkeit der Myome gerade in der Gebärmutter gegenüber anderen Lokalisationen (s. S. 503) verständlich. Nur im Uterus tritt ja zu der hämatogenen Östrogenwirkung auch noch eine unmittelbare Einwirkung der östrogenen Substanz des Follikelsaftes, die nach angelsächsischen Autoren Östradiol sein soll.

Ob etwa bei den Magen-Darm-Myomen und ihrer Entstehung der Östrogengehalt der Nahrung bzw. die Östrogenausscheidung mit den Fäces eine Rolle spielt, ist heute nicht mehr als eine Vermutung. Für die Myome der oberen Harnwege (s. S. 503 unten) ließe sich ein Zusammenhang mit der Ausscheidung des Östrogens im Harn denken.

Eine Vermehrung des Bindegewebes und Verdickung der Muskelwand des Uterus, wie sie unter Östrogenwirkung eintritt (s. S. 501), wird bei der Myomerkrankung der Gebärmutter ebenfalls sehr häufig als Begleiterscheinung angetroffen. Für einen Zusammenhang zwischen der Hyperplasie des Endometriums und der Myombildung im Uterus im Sinne einer gleichen Ursache beider spricht ferner eine Beobachtung von WITHERSPOON (zit. nach H. BURROWS). Er verfolgte das Schicksal von 44 Frauen mit Hyperplasie des Endometriums, die zunächst keine Uterusmyome, selbst bei der Laparotomie, aufwiesen, welche bei zwanzig von ihnen zur Sicherstellung des Fehlens von Myomen ausgeführt worden war. Nach durchschnittlich fünf Jahren hatte jede dieser Frauen multiple Uterusmyome und wurde derentwegen operiert. H. ALBRECHT erwähnt eine bereits angeführte Beobachtung, wo es nach einer Eierstocküberpflanzung bei einer kastrierten Frau in auffallend kurzer Zeit zu Myomentwicklung im Uterus gekommen war.

7. ist darauf zu verweisen, daß das Östrogen ein Wachstumshormon für die glatte Muskulatur ist (CHR. BOMSKOV).

Alle diese Tatsachen und Beobachtungen, die sich noch durch andere vermehren ließen, sprechen dafür, daß das Östrogen bei der Entstehung der Uterusmyome eine bedeutsame Rolle spielt, und lassen es sehr wahrscheinlich erscheinen, daß die Uterusmyome auf Grund einer vermutlich anlagemäßig bedingten übermäßigen Empfindlichkeit der Myommutterzellen gegenüber dem Östrogen und dem von ihm ausgehenden Proliferationsreiz entstehen. Die Problematik ist hier ganz ähnlich wie beim Mammakarzinom, das ebenfalls durch Östrogen erzeugt werden kann, ohne daß beim spontanen Mammakarzinom des Versuchstieres wie des Menschen, ebensowenig wie bei Myomfrauen, eine Östrogenvermehrung im Harn regelmäßig nachzuweisen ist. Fand doch M. FURUHJELM (1940) bei zehn Myomfrauen im Alter von ungefähr 40 Jahren keinen Unterschied in der Androgen- wie Östrogenausscheidung im Harn gegenüber vierzehn gesunden Kontrollfrauen; auch die Ausscheidungskurve von Androgen und Östrogen während eines Zyklus war die gleiche. Anderseits stellte PORTÈS (1938) bei einer 34jährigen Uterusmyomträgerin eine Hyperfollikulinämie fest. Möglicherweise geht die Östrogenausscheidung mit der Östrogenproduktion nicht parallel. Eine gleichartige Problematik liegt übrigens auch bei den Scheinzwittern vor, indem den natürlichen Pseudhermaphroditen gleichende Individuen bei männlichen Versuchstieren durch Östrogenverabreichung experimentell erzeugt werden können und auch hier die Frage offen ist, ob die natürlichen Scheinzwitter durch abnorm reichliche Östrogeneinwirkung entstehen oder in anderer Weise.

Ich kann es mir nicht versagen, an dieser Stelle vom endokrinologischen Standpunkt aus eine Hypothese über die Myomgenese zur Prüfung vorzulegen. Meiner Meinung nach ist sehr zu erwägen, ob nicht dabei eine lokale Kontaktwirkung des Östrogens vom Uteruskavum aus die Hauptrolle spielt. Haben doch die Untersuchungen von SIEGERT, GRUMBRECHT und LOESER gezeigt, daß der östrogenhaltige (Östradiol nach BISHOP) Follikelsaft bei der Ruptur des Graafschen Follikels in Tuben und Uterus gelangt. Er muß an dieser Stelle naturgemäß eine örtliche Hormonwirkung entfalten, die sich auf Grund der zweifellos stattfindenden Diffusion des Hormons durch die Schleimhaut hindurch auch auf das Myometrium auswirkt. In ähnlicher Weise könnten die subserösen Myome durch den Reiz des in die Bauchhöhle hinein gelangenden Östrogens entstehen. Allerdings dürfte auch eine abnorme Reaktionsfähigkeit der Zellelemente zur Myomentstehung notwendig sein, von denen die Myombildung ausgeht. Wir müssen das annehmen, um der Tatsache gerecht zu werden, daß nur ungefähr ein Drittel der Frauen Myome haben und offenbar nicht alle Frauen mit kräftiger Östrogenproduktion an solchen erkranken. Vielleicht liegt hierin der Anlagefaktor. Es wird darum die Abhängigkeit der Myombildung von der Beschaffenheit der Eierstöcke und der Tubendurchgängigkeit und die Häufigkeit ihres Vorkommens bei angeborener ovarieller Insuffizienz gegenüber normalen Ovarien untersucht werden müssen.

Wenn meine Hypothese zutrifft, so hätte das bedeutsame Konsequenzen für die Prophylaxe und Therapie der Uterusmyome. Ich weise in diesem Zusammenhang noch darauf hin, daß es äußerst wahrscheinlich ist, daß auch das Wachstum des schwangeren Uterus durch eine ähnliche Kontaktwirkung der Hormone des chorialen Trophoblasts angeregt wird. Bei einer jungen Gravidität zeigt der Uterusmuskel lediglich an den Ansatzstellen der Placenta eine Verstärkung.

Auf der Annahme einer östrogenen Teilätiologie basiert die moderne *Hormonbehandlung der Uterusmyome* in ihren drei Formen, der Kastration, der Androgenverabreichung und der Progesterondarreichung. Die Kastrationsbehandlung geht nach PEHAM auf HEGAR zurück, wie ich schon erwähnt habe (s. S. 501). Von HEGAR stammt auch (PEHAM) der fruchtbare Gedanke der Abhängigkeit der Myome vom Eierstock. HEGAR konnte nämlich über beachtenswerte Erfolge der Kastration bei Uterusmyomen in Form von Schrumpfung der Myome und Aufhören der Blutung bei 80 bis 90 % der Uterusmyome berichten. An Stelle der operativen Kastration ist später die Röntgenkastration getreten.

Die Androgenbehandlung der Uterusmyome

bezweckt die Inaktivierung des Östrogens im Organismus und stützt sich darauf, daß das Androgen ein Antagonist des Östrogens ist und eine Herabsetzung der Östrogeninkretion der Ovarien durch Hemmung der Gonadotropinausschüttung des HVL herbeiführt. Alles, was die Inkretion der Eierstöcke schädigt, wirkt auf Grund der östrogenen Entstehungstheorie der Uterusmyome ihrer Bildung (gleich wie einer Mammakarzinomentstehung) entgegen. Nachdem ELSNER bereits 1926 eine günstige Wirkung der Verabreichung von Hodenextrakt bei Uterusmyomen festgestellt hatte, behandelte TURPAULT (1937) 21 Frauen mit Uterusmyomen vor der Menopause mit täglich 5 bis 10 mg Testosteron durch drei Wochen und konnte fünfzehn davon nachuntersuchen: bei elf hatten die Blutungen aufgehört, die Beschwerden waren gebessert und die Myome kleiner geworden, während vier Frauen über keine Besserung berichten konnten. Sofern

keine Nachkommenschaft gewünscht wird, bestehen keine Bedenken gegen eine
längerdauernde Androgenbehandlung' einer Frau auch im geschlechtsreifen
Alter. Eine Verkleinerung der Uterusmyome unter Androgenzufuhr ist auch
von anderen Frauenärzten, wie GRINHILL, FREED, REIFFERSCHEID festgestellt
worden. Man darf sich allerdings meines Erachtens eine völlige Rückbildung
der Myome davon nicht erwarten, denn ich fand im Sektionsmaterial des Rudolfspitales den Fall einer 81jährigen (!) Frau mit starkem Bartwuchs an Kinn
und Oberlippe, die also stark virilisiert war und dennoch ein Uterusmyom hatte.
Beobachtungen haben ergeben, daß bei solchen Frauen Androgen vermehrt im
Harn ausgeschieden wird, demnach auch vermehrt im Blute zirkuliert (vgl. S. 273).
Ich verweise ferner in diesem Zusammenhang nochmals auf die große Häufigkeit
der Myome bei bärtigen Frauen (s. S. 272 u. 277) und ihr Vorkommen bei Zweidrüsenzwittern weiblichen Aussehens (vgl. S 335). Neuestens hat sich REIST in Zürich
für eine Androgenbehandlung in inoperablen Myomfällen, bei denen die operative
Behandlung kontraindiziert ist und die Strahlenbehandlung abgelehnt wird,
eingesetzt. Er hat über fünf Fälle mit großen Uterusmyomen berichtet, denen
er zirka 500 mg Perandren in ungefähr zwei Monaten teils peroral (in Form
von Perandrenlinguetten), teils intramuskulär verabfolgt hatte, und konnte eine
starke Rückbildung der Myome unter dieser Behandlung feststellen.

Prophylaxe der Uterusmyome

Zur hormonalen Prophylaxe und zur Wachstumsbeschränkung *der Uterusmyome*
ist die Röntgenkastration mit Androgenverabreichung und östrogenarmer Kost zu
empfehlen. Die Höhe der notwendigen Androgendauerzufuhr, ohne durch sie eine
Virilisierung durch Überdosierung zu erzeugen, muß allerdings erst festgestellt werden. Ovarielle Ausfallserscheinungen nach der Röntgenkastration dürfen in solchen
Fällen nicht mit Östrogen, sondern müssen mit Androgen bekämpft werden.

Die Progesteronbehandlung der Uterusmyome

Ob das Progesteron zum Zweck der Myomvorbeuge zu brauchen ist, bedarf
der Prüfung. Beim Meerschweinchen lassen sich durch Progesteron die Uterusfibromyome verhindern [LIPSCHÜTZ, MURILLO und VARGAS (1940)], die durch
subkutane Implantation von Östradioltabletten erzeugt worden waren. Einpflanzung von Progesteron brachte ihr Wachstum zum Stillstand und rief Rückbildung hervor [LIPSCHÜTZ und Mitarbeiter (1944)]. GOODMAN (1946) behandelte auf Grund dieses Ergebnisses sieben uterine Myomträgerinnen mit Progesteroninjektionen und sieht seine Resultate als ermutigend an.

Zur Hormontherapie gehört schließlich auch die Behandlung der Uterusmyome mit Röntgenbestrahlung der Hypophyse (HIRSCH, HOFBAUER, SCHÖN-
HOF, WAGNER, DEL BUONO und DÖDERLEIN), durch die ebenfalls eine Verkleinerung der Myome und eine Verminderung der Metrorrhagien erzielt worden
sein soll („hypophysäre Kastration"). Bei Myomen der Frau außerhalb der Gebärmutter ist bis jetzt eine Hormonbehandlung nach Art der uterinen Myome nicht
versucht worden. In praxi stößt sie auf die Schwierigkeit, daß die Diagnose solcher
Myome ohne Operation schwer zu stellen ist. Bei *Myomen alter Männer* handelt es sich
darum, die Quellen der verstärkten Östrogenproduktion zu verstopfen. Androgenzufuhr (Nebennierenröntgenbestrahlung?) wird in erster Linie zu versuchen sein.

Von gynäkologischer Fachseite werden die über die Entstehung der Uterusmyome hier gemachten Ausführungen ohne Zweifel noch wesentlich ergänzt
und bereichert werden können.

Endokrine Einflüsse und Hormontherapie beim Uteruskrebs, Eileiterkrebs und Scheidenkrebs

Die Hormonbehandlung des Uteruskarzinoms

fußt auf der allerdings durch gewichtige Argumente gestützten Hypothese, daß das Östrogen bei der Entstehung des Gebärmutterkrebses mit eine Rolle spielt. Da wir die eigentliche Krebsursache nicht kennen, können wir vorläufig humoral-therapeutisch nicht mehr tun, als das Östrogen ausschalten.

Daß dieses analog wie beim Versuchstier (vgl. S. 209) auch bei der Frau bei (jahrelanger) Zufuhr entsprechend großer Dosen zur Entstehung von Krebs im Uterus (im Corpus bzw. Fundus) führen kann, beweisen die Beobachtungen von FREMONT-SMITH und Mitarbeitern (1946) und von VASS (1949) bei 3 Frauen, davon zwei im geschlechtsreifen Alter, die nichts anderes darstellen als unfreiwillige Experimente. VASS bemerkt dazu, daß das Vorkommen von Uterusfunduskarzinom nach prolongierter Östrogenbehandlung bereits bekannt sei und daß dieses oft durch Thekazelltumoren oder Thekazellhyperplasie im Eierstock verursacht wird, die beide viel Östrogen erzeugen.

Für eine Rolle des Östrogens sprechen anatomische Beobachtungen [R. CHWALLA (1949)] von Fehlen von Uterusmyom, aber auch von Uteruskarzinom beim angeborenen Mangel beider Eierstöcke (dreizehn Fälle) und bei Atrophie des HVL (zwanzig Fälle) sowie bei denselben Affektionen, bei denen Uterusmyome vermißt werden. Allerdings gestattet das mir zur Verfügung stehende Sektionsgut infolge seiner Kleinheit in dieser Hinsicht keinen bindenden Schluß, um so mehr, als die absolute Häufigkeit des Uteruskarzinoms nicht bekannt ist, und müssen die Verhältnisse an einem weit größeren Material nachgeprüft werden. Es wird ferner zu untersuchen sein, ob die Frühkastration beim Versuchstier (Stämmen, die spontan regelmäßig an Uteruskarzinom erkranken) in Analogie zum Mammakarzinom den Gebärmutterkrebs zu unterdrücken oder seine Häufigkeit herabzusetzen vermag.

Weiters sprechen andere experimentelle Befunde bis zu einem gewissen Grad für eine östrogene Ätiologie gewisser Formen des Uteruskarzinoms. Der bekannte deutsche Pathologe und Geschwulstforscher MAX BORST hat als erster im Jahre 1934 infiltrierende Uterusgewächse, allerdings ohne Metastasen, durch Östrogenzufuhr bei kastrierten Meerschweinchen experimentell erzeugt und entdeckte auch die Metaplasie des Epithels der Uterusdrüsen in Pflasterepithel unter der Einwirkung des Eierstockhormons. Spätere Untersuchungen haben bestätigt, daß langdauernde Behandlung mit Östrin beim Versuchstier (Rhesusaffe, Maus) zu Plattenepithelmetaplasie im Uterus, und zwar zunächst in der Cervix und besonders deren scheidennahem Teil führt, wobei auch eine Verhornung, kurzum eine Epidermisierung, eintritt, die auf die Cervikaldrüsen übergreift. Aussetzen der Östrinzufuhr hat eine Rückbildung der Cervixmetaplasie zur Folge; Progesteron hält ihre Entstehung trotz Östrinverabreichung infolge der Gegenwirkung des Progesterons zum Östrin hintan [ENGLE und SMITH (1935), HISAW und LENDRUM (1936)]. Ein Gegenstück zu dieser Wirkung bildet die schon wiederholt erwähnte verhornende Epithelmetaplasie im Utriculus prostaticus männlicher Tiere unter Östrogenwirkung (s. S. 213). Bei gewissen Mäusestämmen oder durch Kreuzung derselben mit Tieren aus einem krebsbelasteten Stamm konnte mittels Östradiolbenzoat bei über der Hälfte der Versuchstiere von ALLEN und GARDNER (1941) *Plattenepithelkarzinom im Uterus* erzeugt werden, ebenso von MILLER und PYBUS (1941), wobei ein Teil der Tiere daneben Fibromyome im Uterus bekam. Dabei handelte es sich einerseits um Tiere aus einem mit Mammakarzinom belasteten Stamm, zum Teil um Tiere aus Stämmen ohne Krebsdisposition. Bei kastrierten Weibchen kam es unter Östrogenbehandlung zu Myomen *und* Karzinomen im Uterus. Hier fällt eine bedeutsame Analogie mit der menschlichen Pathologie auf, nämlich mit der bekannt häufigen Vergesellschaftung von Uterusmyom und Uteruskorpuskarzinom bei der Frau (s. S. 511). Domestizierte Kaninchen erkranken nach Burrows (1940) nicht selten an Uteruskrebs, und zwar an Adenokarzinomen, und bei daran erkrankten Tieren wurde nicht selten gleichzeitig ein Mammakarzinom (!) oder Uterusfibromyom (!) festgestellt, ferner bei der Mehrzahl der Tiere mit Uteruskarzinom eine zystische Mastopathie (!); ihre Ovarien sind vergrößert, so daß Greene (1941) auf Grund dieser Tatsachen zu dem Schluß gekommen ist, daß alles dafür spricht, daß die Uterusneubildungen des Kaninchens durch Östrin verursacht werden. Wir begegnen nun beim Uteruskarzinom der Frau einer ähnlichen Begleitpathologie wie beim Uteruskarzinom des Kaninchens, wie aus folgenden Befunden hervorgeht.

Unter 40 Fällen von obduziertem, nicht operiertem Uteruskarzinom in Collum und Corpus uteri fand ich viermal *gleichzeitig Uterusmyome* (einmal bei einer 74jährigen Frau mit *Carcinoma corporis* et cervicis und Ovarialmetastasen, einmal bei einer 70jährigen und bei einer 68jährigen Frau mit *Korpuskarzinom* und einmal bei einer 49jährigen Frau mit *Kollumkarzinom* des Uterus ein Korpusmyom). Fünfmal fanden sich Eierstockzysten neben dem Gebärmutterkrebs, einmal eine Tuboovarialzyste bei einer 40jährigen mit Korpuskarzinom, und einmal ein Eierstockkrebs in Begleitung von Uteruskrebs. Schließlich konnte einmal ein Uteruspolyp (Korpuspolyp bei Cervixkarzinom) und einmal ein *Magenwandmyom neben Uteruskarzinom* (46jährige Frau, vgl. das Vorkommen von Magenmyom neben Mammakarzinom) in den Sektionsbefunden festgestellt werden. Nach Frankl ist im myomatösen Uterus Karzinom öfter zu finden als im nichtmyomatösen. v. Franqué sagt, daß Karzinomentwicklung bei bestehender Myomatosis uteri auffallend häufig ist, sowohl wenn man vom karzinomatösen Uterus ausgeht als auch vom myomatösen. Das soll aber mit Sicherheit nur für das Korpuskarzinom des Uterus gelten, dessen Entstehung durch Myomatosis uteri begünstigt wird. v. Franqué bringt eine Zusammenstellung, aus der hervorgeht, daß von 1004 Korpuskarzinomen 20,4% mit Myom verbunden waren, von 3435 Kollumkarzinomen hingegen nur 4,1%. Lahm führt die Kombination von Korpuskarzinom und Myom im Uterus ebenso wie jede einzelne dieser Affektionen auf eine hormonale Dysfunktion zurück. Auch Hinselmann sagt, es sei erwiesen, daß die myomatösen, karzinomtragenden Uteri das Karzinom auffallend häufig im Korpus beherbergen. Ein Fünftel bis ein Viertel der Korpuskarzinome des Uterus finden sich nach ihm in myomatösen Uteri. Hinsichtlich der Kombination von Uteruskarzinom mit -myom sind auch die am Versuchstier erzielten experimentellen Ergebnisse von Max Borst (1934) bemerkenswert, von denen bereits die Rede war.

Mäuse gewisser Stämme bekommen unter Östrogeneinfluß ein Mammakarzinom, Tiere anderer Stämme Uterusgewächse, und zwar meist Fibrome oder Fibrosarkome und diese mit einer Häufigkeit bis zu 55,5 % [Pybus und Miller (1942)]. Man darf nun bloß aus der experimentellen Erzeugbarkeit von Uteruskarzinomen mittels Östrogen noch keineswegs schließen, daß der spontane Gebärmutterkrebs der Frau oder des Versuchstieres durch Östrogen hervorgerufen wird, denn Uteruskarzinom konnte z. B. auch durch Injektion sogenannter karzinogener Kohlenwasserstoffe beim Versuchstier ausgelöst werden, so z. B. durch Dibenzanthrazen bei Kaninchen. Tatsächlich sind nach Dean die durch ungeheure Östrondosen bei der Maus erzeugten Cervixkarzinome von den spontanen Cervixkarzinomen verschieden. Es fällt zunächst auf, daß, ebenso wie der durch Östrogen hervorgerufene experimentelle Uteruskrebs des Versuchstieres nicht selten von Myombildung im Muskellager der Gebärmutter begleitet ist, bei der Frau das Korpuskarzinom des Uterus nach großen Statistiken in etwa 20 % der Fälle mit Uterusmyom vergesellschaftet ist (vgl. dazu die Vergesellschaftung von Prostatahypertrophie und Prostatakarzinom S. 423). Wenn wir das Korpus- und das Kollumkarzinom des Uterus zusammen betrachten, so ergeben sich am Obduktionsmaterial des Rudolfspitals (unter 185 Todesfällen an Uteruskarzinom) zirka 10 % Uterusmyome und über 10 % Eierstockzysten in Begleitung dieser Gebärmutterkrebse. Eine Hyperplasie des Endometriums ist ferner beim Uteruskarzinom, wie mir Prof. A. PRIESEL mitteilt, ein häufiger Befund. R. MEYER bezeichnet sie als gelegentliche Vorstufe des Uteruskarzinoms und verweist außerdem auf die primäre Myohyperplasie, die zuweilen beim Korpuskarzinom gefunden wird und die enge Beziehungen zur Myombildung aufweist.

Weitere Tatsachen, die zugunsten einer Mitwirkung des Östrogens in der Genese des Gebärmutterkrebses sprechen, sind folgende: W. LAHM hat bei Metropathia haemorrhagica, dem klassischen Beispiel einer hyperöstrogenen Affektion, die Bildung von Adenokarzinomen (!) im Corpus uteri beobachtet und sich auf Grund dieser Feststellung bereits 1928, lange bevor die ersten Ergebnisse über die experimentelle Erzeugbarkeit von Uterusgewächsen bekanntgeworden waren, für die Annahme eines ovariell bedingten Uteruskrebses ausgesprochen. Im Falle der Karzinombildung auf dem Boden einer Metropathia haemorrhagica, sagt LAHM, entstehe ein Karzinom durch ovarielle Dysfunktion, und zwar ein Karzinom, das aus einer Hyperplasie der Gebärmutterschleimhaut hervorgeht. HENDERSON beobachtete (1942) unter 30 (übermäßig Östrogen produzierenden) Granulosa- und Thekazelltumoren des Eierstockes 5 Karzinome des Endometriums (sowie 10 Uterusmyome); MASSEY und MASSON sahen (1948) zweimal Korpuskarzinom im Uterus in Begleitung solcher Eierstockgewächse und bemerken, daß an der Mayo-Klinik bereits 15 derartige Kombinationsfälle und unter 87 hyperöstrogenen Eierstocktumoren 17%, nach der Menopause unter 55 Frauen gar 27,3% bösartige uterine Blastome beobachtet worden sind. Sie fügen hinzu, daß ,,mehrere klinische und pathologische Beobachtungen zeigen, daß maligne Läsionen im Endometrium nur bei begleitendem Hyperöstrinismus'' vorkämen.

Die Endometriose wird heute ebenfalls als hyperöstrogene Affektion aufgefaßt [CAMERON (1947)]. Die Kombination von Endometriosis uteri mit Uteruskarzinom kommt nun vor, ist allerdings viel seltener als die Vergesellschaftung mit Uterusmyom, das jedoch bedeutend häufiger ist als das Uteruskarzinom. SKAMNAKIS beobachtete Krebs in 6 % von 99 Fällen von Endometriosis uteri interna. Auch von anderen Autoren ist Karzinombildung auf dem Boden einer Endometriose im Uterus mit Sicherheit gesehen worden (R. MEYER, FRANKL, HEIDLER u. a.). Zur Krebsbildung im Uterus ist jedoch, dürfen wir vermuten, noch ein Anlagefaktor und die eigentliche krebsauslösende Ursache nötig, die noch nicht bekannt ist.

Schließlich kann man in der Tatsache, daß das Cervixkarzinom am öftesten im Alter von 40 bis 55 Jahren vorkommt und nach dem 55. Lebensjahr zunehmend seltener auftritt und milder verläuft (BOURNE), eine gewisse Stütze für die Annahme des Erforderlichseins von Östrogen zum Zustandekommen eines solchen Krebses erblicken.

Wir dürfen auf Grund der angeführten Tatsachen, zu denen die zünftigen Gynäkologen sicher noch weitere beizutragen vermöchten, und auf Grund der Analogie des Uterus mit der Prostata, deren Karzinome (zum Teil) eine hormonale Abhängigkeit von der Androgeninkretion der Hoden erkennen lassen, ferner auf Grund der Homologie von Uterus- und Mammakarzinom einen Einfluß des Östrogens auf gewisse reife Krebse des Uterus als eines Organs, dessen hormonale Abhängigkeit von den Eierstöcken feststeht, als sehr wahrscheinlich annehmen und können ihn in der Weise näher umschreiben, daß das Östrogen erstens die Entstehung und das Wachstum gewisser hochdifferenzierter Uteruskrebse — vornehmlich der Korpuskarzinome (weil diese so häufig mit Myomen vergesellschaftet und histologisch gewöhnlich Adenokarzinome sind) — fördert, und zweitens das Vorhandensein von Östrogen im weiblichen Körper die Voraussetzung für ihre Bildung abgibt. Letzteres können wir daraus erschließen, daß bei angeborenem Mangel beider Ovarien und anscheinend auch bei weiblichen Frühkastraten ein Uteruskarzinom nicht vorkommt, so weit man auf Grund des heute vorliegenden geringen Beobachtungsmaterials sagen kann [R. Chwalla (1949)]. Der Uterus ist in solchen Fällen hinsichtlich Schleimhaut (Endometrium) und Muskulatur (Myometrium) derart unterentwickelt bzw. atrophisch, daß es weder zum Auftreten von Krebs noch von Myomen kommt. Daraus scheint hervorzugehen, daß ein gewisser Reifegrad des Epithels der Uterusschleimhaut und ihrer Drüsen, wie er nur durch die Anwesenheit von Östrogen hervorgebracht wird, notwendig ist, damit ein epitheliales Blastom wie der Krebs entsteht, und anderseits auch das Myometrium eine gewisse Differenzierung, für die gleichfalls Östrogen nötig ist, erreichen muß, damit sich Myome entwickeln. Letzten Endes hängt die Rolle des Östrogens in der Entstehung beider damit zusammen, daß es ein Wuchsstoff für den Uterus in allen seinen Wandschichten ist.

Wie steht es nun aber nach der hier entwickelten Anschauung mit den Uteruskarzinomen bei Spätkastratinnen und im Greisenalter? Zweierlei Erklärungen sind hier, analog wie beim Brustdrüsenkrebs, möglich. Entweder genügt in diesen Fällen die Östrogenerzeugung der Eierstöcke bzw. der Nebennierenrinde zur Entstehung des Krebses in der Gebärmutter, oder es reicht der Anfang seiner Entstehung noch in die Zeit vor der Klimax, vor dem Erlöschen der endokrinen Eierstockfunktion, zurück. Nach den heute vorliegenden Erfahrungen kann nicht mehr der geringste Zweifel bestehen, daß es ungemein langsam wachsende Krebse gibt.

Mir ist in dieser Beziehung ein Fall unvergeßlich, über den ich in der Wiener urologischen Gesellschaft 1933 berichtet habe. Ein junger Mann erkrankte an Schmerzen und Blutungen aus einer Niere, die ihn mit beschwerdefreien Intervallen durch sein weiteres Leben begleiteten. 20 Jahre später wurde er nephrektomiert und ein großes, zystisch entartetes Hypernephrom gefunden. In der Wand der Zyste waren nur spärliche Reste eigentlichen Hypernephromgewebes, und zwar nur histologisch, nachweisbar. Dann hatte der Patient neunzehn Jahre Ruhe, bis er, neunzehn Jahre nach der Nephrektomie, eine Querschnittsläsion des Rückenmarks infolge einer Hypernephrommetastase in einem Wirbelkörper, die denselben zerstört hatte, bekam. Er ging an ihr rasch zugrunde. Nachweislich zog sich in diesem Fall das Hypernephrom durch Jahrzehnte und fast durch das ganze Leben des Patienten, der 59 Jahre alt wurde, von Jugend auf hin und auch die Wirbelmetastase brauchte mehr als neunzehn Jahre, während deren sie keine Erscheinungen machte, bis sie zur Zerstörung des erkrankten Wirbelkörpers und zur Rückenmarkläsion führte. A. Priesel beobachtete Spätmetastasen bzw. äußerst langsam wachsende solche bei Schilddrüsenkrebs und bei Melanosarkom des Augapfels.

Eine Heilung des Uteruskarzinoms durch Kastration oder eine andere Form der Hormonbehandlung, z. B. durch Androgen, ist nach dem Gesagten nur ausnahmsweise zu erwarten. Das geht schon daraus hervor, daß bei der typischen Radikaloperation des Gebärmutterkrebses die Eierstöcke ohnehin gewöhnlich mit entfernt werden.

Eine Hormonbehandlung des Uteruskarzinoms durch Verabreichung von Testosteronpropionat (Medikation von Tabletten, Injektionen oder durch Implantation) wird im Ausland in der letzten Zeit mehr und mehr versucht. Über ihre Wirksamkeit läßt sich derzeit noch nichts sagen, doch darf man sich in Analogie zur Androgenbehandlung des Mammakarzinoms nicht allzuviel erwarten, um so mehr, als Uteruskarzinom auch bei Frauen mit Virilismus beobachtet wird (s. S. 272). Die übrigen, beim Mammakarzinom erwähnten hormonalen Behandlungsmethoden der östrogenabhängigen Karzinome der weiblichen Geschlechtsorgane — Hypophysenröntgenbestrahlung, eventuell Nebennierenröntgenbestrahlung, Thymustherapie — sind beim Uteruskarzinom genau so angezeigt wie beim Mammakarzinom, weil ja für die hormonale Behandlung aller östrogenabhängigen Krebse das gleiche Vorgehen gilt.

Zur Frage der Hypophysenröntgenbestrahlung bei Uteruskarzinom sei die Beobachtung in Erinnerung gebracht, daß bei Atrophie des HVL im präklimakterischen Alter der Frau der Uterus häufig atrophisch gefunden wird (R. Chwalla).

Zu den östrogenabhängigen Karzinomen gehört außer dem bisher besprochenen Mammakarzinom und Uteruskarzinom auch das Tubenkarzinom, da die Eileiter als Organe des inneren weiblichen Geschlechtsapparates und Abkömmlinge der Müllerschen Gänge in Entwicklung und Differenzierung vom Östrogen der Eierstöcke ebenfalls abhängig sind. Fehlt der Wuchsstoff Östrogen, so werden die Tuben, wie z. B. beim angeborenen Eierstockmangel oder beim angeborenen Interrenalismus, in letzterem Fall durch den starken Androgeneinfluß, fadendünn gefunden.

Das *Tubenkarzinom* ist sehr selten und über die Anwendung einer Hormonbehandlung dabei meines Wissens bisher nichts bekannt geworden. In Hinsicht auf seine supponierte Östrogenabhängigkeit ist bemerkenswert, daß ich in einem Fall aus dem Obduktionsmaterial des Rudolfspitales Adenomyose (!) des Uterus neben einem primären Tubenkarzinom gefunden habe, in einem andern Fall ein beiderseitiges Tubenkarzinom. Daß das Eileiterkarzinom gegenüber dem Uterus- und Mammakarzinom so überaus selten ist, obwohl auch die Entwicklung des Eileiters in seinen wesentlichen Wandschichten vom Östrogen bestimmt wird, hat seine Parallele in der enormen Seltenheit des Samenblasenkarzinoms im Vergleich zum Prostatakarzinom, obwohl beide, Vorsteherdrüse und Samenblasen, in ihrer Differenzierung vom Androgen abhängen. Grundsätzlich ist die Hormontherapie des Eileiterkrebses die gleiche wie die der anderen Krebse der östrogenabhängigen Organe oder Derivate der Müllerschen Gänge im weiblichen Organismus.

Die Vagina ist zwar in ihrer Entwicklung von den Inkreten der Ovarien abhängig, doch ist diese Abhängigkeit bei weitem nicht so groß wie beim Uterus. Wir dürfen nicht vergessen, daß bei diesem und bei den Eileitern eine unmittelbare hormonale Beeinflussung im Sinne einer Kontaktwirkung durch den Follikelsaft aus den berstenden Follikeln stattfindet, die bei der Scheide fehlt. Einen Todesfall an *Scheidenkarzinom* bei einer 45jährigen Frau, bei der acht Jahre vorher eine supravaginale Uterusamputation und beiderseitige Adnexexstirpation wegen uterinen Myomen (!) vorgenommen war, habe ich an anderer Stelle angeführt (R. Chwalla 1949). Unter fünf Fällen von an Scheidenkarzinom gestorbenen Frauen fand ich in den Obduktionsprotokollen einmal Uterus myomatosus (bei einer 45jährigen Frau) und einmal einen Mukosapolypen im Corpus uteri (62jährige Frau) verzeichnet, so daß wir auch beim Carcinoma vaginae einer begleitenden Genitalpathologie von der Art der bereits bekannten Systempathologie begegnen. Beim Krebs der Scheide ist meines Wissens eine Hormontherapie noch nicht vorgenommen worden. Hingegen ist beim Krebs beider Eierstöcke eine Therapie mit Androgen bereits versucht worden, ausgehend von der hemmenden Wirkung des Androgens auf das Ovar, wie sie z. B. beim angeborenen Interrenalismus der Frau in Erscheinung tritt (s. S. 11). Mit welchem Erfolg, ist mir nicht bekannt.

Die Hormonbehandlung der Blastome der männlichen Geschlechtsorgane

Beim *Mann* sind es vor allem die Krebse der sekundären Geschlechtsorgane, die für eine zweckentsprechende Hormonbehandlung Erfolgsaussichten bieten, daneben der Hodenkrebs und die Krebse der Schleimhaut der Harnwege, weil sie das männliche Geschlecht weitaus bevorzugen (s. S. 377). Zu den sogenannten sekundären Geschlechtsorganen des Mannes zählen Prostata, Nebenhoden, Samenblasen und Cowpersche Drüsen. Das Karzinom der Samenblasen, der Nebenhoden und der Cowperschen Drüsen ist so enorm selten, daß praktisch nur der Krebs der Prostata eine Rolle spielt und für die Hormonbehandlung in Betracht kommt. Theoretisch müßte sich das primäre Samenblasenkarzinom und das primäre Karzinom der Cowperschen Drüsen hinsichtlich seiner Reaktion auf Östrogenzufuhr und Kastration analog wie der Vorsteherdrüsenkrebs verhalten. Eine praktische Erprobung ist wegen der Seltenheit dieser Krebsformen bisher meines Wissens nicht erfolgt. Die hormonale Therapie des Krebses der Vesiculae seminales und der Glandulae bulbourethrales (Méry aut Cowperi) deckt sich mit der des Carcinoma prostate und besteht wie die aller androgenabhängigen Krebse in Androgenentzug und Östrogenzufuhr. Die Hormonbehandlung der HP und des PK ist bereits auf S. 409—418 und 434—437 ausführlich besprochen worden.

Geschlechtshormone und Zysten in den Geschlechtsorganen

Auch zystische Bildungen, nicht nur solide Blastome, können beim Versuchstier durch Zufuhr von Geschlechtshormon hervorgerufen werden, so Eierstockzysten (CHAMPY) durch Östrogenverabreichung bei weiblichen Tieren, Zysten des Utriculus prostaticus, ferner sogenannte retrovesikale Zysten, die auch beim Menschen, wenngleich selten, vorkommen, durch Östrogenzufuhr bei männlichen Tieren [H. BURROWS (1934, 1935)]. Diese Zysten leiten sich von den Müllerschen Gängen ab, von denen Abschnitte unter der Östrogeneinwirkung erhalten bleiben und sich zystisch umwandeln. Daß die retrovesikalen Zysten beim Mann, die mitunter beträchtliche Größe erreichen, einer Einwirkung weiblichen Hormons ihre Entstehung verdanken, hat A. PRIESEL bereits 1931 vermutet. Einer Hormonbehandlung sind sie nicht zugänglich, weil sie nicht mehr rückbildungsfähig sind.

Unter sechs Fällen von erbsen- bis haselnußgroßen retrovesikalen Zysten (aus dem Obduktionsmaterial von A. PRIESEL) bei Männern im Alter von 39 bis 71 Jahren (bei dem jüngsten, 39jährigen, war die Zyste erbsengroß, bei den älteren größer) ließen sich mehrfach Befunde von Schädigung des hormonalen Geschlechtssystems erheben, die durch einen gegengeschlechtlichen Einfluß hervorgerufen sein können (s. die Zusammenstellung S. 316). So war bei einem 62jährigen die Prostata „etwas klein" und bei einem großen und kräftigen 47jährigen waren die Nebennieren „etwas klein", ihre Rinde dünn und histologisch leicht atrophisch, das Marklager der Nebennieren dürftig, zugleich die Hoden „etwas klein und schlaff", außerdem ein „leichtester Grad von Hypospadie" (der Eichel) vorhanden; er war an einem Melanosarkom mit Metastasen gestorben, ein anderer Zystenträger an einem Kardiakarzinom. Das ergibt zwei Todesfälle an bösartigen Neubildungen, also anscheinend eine abnorme Häufung solcher. Bei einem 67jährigen finden wir einen (eingeklemmten) Leistenbruch (angeboren?) neben einer kleinen Zyste im Nebenhodenkopf (bei Fehlen einer Prostatahypertrophie!) als Begleiterscheinungen seiner (haselnußgroßen) retrovesikalen Zyste und bei einem 58jährigen eine Harnleiterverdopplung auf einer Körperseite und eine dicke Nebennierenrinde mit breiter Pigmentzone.

Schluß und Ausblick

Wir haben im vorausgehenden das hormonale Geschlechtssystem in allen seinen mannigfachen Wirkungen und Abhängigkeitsbeziehungen an Hand der pathologischen Anatomie, der experimentellen Hormonforschung und der urologischen Klinik analysiert und als Realität kennengelernt, ferner den Gesamtkomplex Sexualität, der von diesem System kontrolliert wird, in sämtliche Ausstrahlungen verfolgt sowie seine Beziehungen zum Soma erforscht, wobei sich überraschende Neuerkenntnisse und ein Beitrag zum „Schicksal" in der Biologie ebenso ergeben haben wie ein vertiefter Einblick in die Konstitution des Individuums und in die Gesamtpersönlichkeit. Es ist, biologisch gesehen, nicht verwunderlich, daß die Sexualität eine in derartigem, früher nicht geahnten Ausmaß bestimmende und formende Kraft darstellt. All diese Erkenntnis war nur dadurch möglich, daß mit der Konzeption des hormonalen Geschlechtssystems erst die Erfassung des anatomischen Substrates, der Sexualität gelang, die früher als ausschließlich keimdrüsengebunden angesehen worden ist.

Kein Zweifel, daß das hormonale Geschlechtssystem eines der wichtigsten biologischen Systeme im Organismus überhaupt darstellt. Seine Wirkungen gehen sicherlich noch über die in diesem Buch dargestellten hinaus, sind hier also keineswegs erschöpfend geschildert. Daß vieles fehlt, läßt die Analogie zum weiblichen Geschlecht vermuten, bei dem der Zusammenhang gesundheitlicher Störungen mit dem hormonalen Geschlechtssystem an Hand der Menstruationsanomalien viel leichter zu erkennen ist als beim Mann, wo diese Feststellung an den „klinischen Blick", die Erfahrung des Arztes und an eine Reihe von Laboratoriumsuntersuchungen geknüpft ist. So bleibt denn, was nachzuholen ist, eine Aufgabe der Zukunft. Ihre Lösung wird das therapeutische Rüstzeug des Arztes wesentlich stärken und verlorengegangenen Boden wiedergewinnen helfen. Besonders hervorzuheben ist der Systemcharakter, der bei vielen, wenn nicht allen Störungen der Geschlechtsorgane und der Geschlechtsmerkmale deutlich hervortritt, indem dabei das ganze System betroffen und geschädigt ist. Das folgt nicht nur aus dem hierarchischen Aufbau des hormonalen Geschlechtssystems und den sich hieraus ergebenden Folgen für die unteren Glieder des Systems bei Störungen im Bereich der oberen, sondern auch aus den hormonalen Rückwirkungen, welche Störungen mit tiefem Sitz nach oben ausüben. In der gegenseitigen Beeinflussung in beiden Richtungen, von oben nach unten wie von unten nach oben, kommt die Einheit des Systems und die Verbundenheit und Wechselwirkung seiner Aufbauelemente zum Ausdruck. Aus dem Systemcharakter der Störungen im hormonalen Geschlechtssystem erklärt sich ihre Begleitpathologie innerhalb des ganzen Systems bei beiden Geschlechtern und deren Mannigfaltigkeit; sie offenbart sich bei den Fehlbildungen und den Neubildungen mit besonderer Deutlichkeit. Ich erinnere diesbezüglich an die Begleitpathologie des Uterusmyoms und des Uterus- und Mammakarzinoms, wo sie ebenso klar zutage tritt wie bei der Prostatahypertrophie und beim Prostatakarzinom des Mannes oder bei den Blastomen der Harnwege. Bei den nicht urologischen Blastomen ist die Nebennierenrinde, wie wir gesehen haben, bei weitem nicht in dem Maße beteiligt, bzw. verändert, wie bei denen des Urogenitaltrakts. Die Harn- und Geschlechtsorgane haben sich auch endokrinologisch als zusammengehörig erwiesen, indem das hormonale Geschlechtssystem auch auf Störungen im Harnapparat Einfluß nimmt, wie wir gesehen haben.

Dem Systemcharakter einer Störung im hormonalen Geschlechtssystem entspricht die „Systemtherapie" derselben, d. h. die von jedem Punkt des Systems aus erfolgreiche therapeutische Beeinflussungsmöglichkeit, die wir für viele solche Störungen kennengelernt haben. Für andere ist die Erprobung der Systemtherapie noch Sache der Zukunft.

Die Einheit des hormonalen Geschlechtssystems spricht dafür, daß es von einem einzigen Gen kontrolliert wird.

Für den Arzt ist die Kenntnis des hormonalen Geschlechtssystems und der dasselbe beeinflussenden Blutdrüsen deshalb von großem Wert, weil er im Fall einer Störung im System, z. B. der Körperbehaarung, sofort weiß, wo er die Ursache zu suchen und den therapeutischen Hebel anzusetzen hat.

Eines ist in meiner Darstellung zu wenig berücksichtigt, nämlich das oberste bekannte Glied des hormonalen Geschlechtssystems, das Zwischenhirn, dies aus dem Grund, weil uns der objektive Nachweis seines Beteiligtseins und die Kenntnis der entsprechenden Veränderungen noch völlig fehlt. Hier klafft eine Lücke in der Forschung und liegt eine große Aufgabe noch vor uns. Für viele funktionelle Störungen der Harnblasentätigkeit hat der Verfasser einen dienzephalen Ausgangspunkt wahrscheinlich gemacht; ein solcher unterstreicht in besonderem Maße die Zusammengehörigkeit der Glieder des hormonalen Geschlechtssystems und ihre wechselseitige Verbundenheit. Ein gleicher Ausgangspunkt ist für viele andere der in diesem Buch dargestellten Störungen im hormonalen Geschlechtssystem als letzte Ursache dieser zu vermuten. Für manche, wie z. B. die Nephrolithiasis, ist das hinsichtlich der der Konkrementbildung zugrunde liegenden Stoffwechselstörung in der Darstellung bereits ausgeführt worden.

Abschließend seien an die gemachten Ausführungen einige Schlußbetrachtungen und Ausblicke geknüpft. Es ist höchst merkwürdig und bemerkenswert zugleich, daß dieselben endokrinen Organe, welche die Sexualität prägen und tragen, nämlich die Organe des hormonalen Geschlechtssystems, und die mit ihnen in engeren Beziehungen stehenden Blutdrüsen Thymus und Schilddrüse (auch die Zirbel?) auch auf die Krebsbildung Einfluß nehmen, wie sich aus meinen Darlegungen ergeben hat. Diese Erkenntnis ist nicht etwa das Ergebnis einer philosophisch-metaphysischen Spekulation, sondern folgert aus nüchternen Tatsachen der pathologischen Anatomie und der experimentell-pathologischen Forschung. Dieses Ergebnis hängt zum Teil damit zusammen, daß sich unter den erwähnten Organen die Hauptwachstumsdrüsen des Organismus befinden. Es sieht also so aus, als ob eine urgründige Beziehung zwischen dem physiologischen und dem pathologischem Wachstum im Sinne des Geschwulstwachstums, zwischen Sexualität und Blastombildung in den Sexualorganen und allgemein bestünde. Unwillkürlich wird man hier an die alte COHNHEIMsche Theorie der Entstehung der Blastome aus embryonalen Keimen erinnert, welche in Wucherung geraten sollen. In welcher Weise die geschlechtliche Prägung mit der Entstehung von Neubildungen zusammenhängt, ist für unser rationales Denken noch nicht völlig klar. Die Annahme ist berechtigt, daß der Zusammenhang zumindest teilweise durch die fördernde Wirkung der Hormone von Hypophysenvorderlappen, Nebennierenrinde und Keimdrüsen auf das Blastomwachstum auf der einen und eine geänderte Empfindlichkeit der Erfolgsorgane, in welchen die Neubildungen entstehen, gegenüber den Geschlechtshormonen auf der andern Seite hergestellt wird. Daß ein solcher Zusammenhang auch allgemein besteht, geht unter anderm daraus hervor, daß bei Hypersexualität Blastome besonders häufig sind und daß bei Hyposexualität, der Unterfunktion der Organe des hormonalen Geschlechtssystems, die Blastomneigung gering ist.

Weiters hat sich ergeben, daß Hormongeschlecht und genotypisches Geschlecht nur im abstrakten Denken und künstlich auseinandergehalten werden können. Die Geschlechtshormone, welche das hormonale Geschlechtssystem liefert, hängen zum Teil nach Qualität und vor allem Quantität von der ererbten Anlage dieses Systems ab. Sie sind das stoffliche Substrat, mittels dessen dieses in bestimmter Weise angelegte, „konstituierte" System seine anlagegemäße Bestimmung verwirklicht, realisiert. Sie können treffend als die Realisatoren der geschlechtlichen Konstitution bezeichnet werden. Das hormonale Geschehen ist letzten Endes anlagebedingt und die Anlage wird umgekehrt durch bestimmte stoffliche Substanzen geformt. Es gibt keine geschlechtslosen Wesen, weil, um solche zu erzielen, das hormonale Geschlechtssystem zerstört werden müßte und ein solches Beginnen das Leben auslöschen würde.

Die Erscheinungen der lokalen Intersexualität und der Mischcharakter der Sexualität im allgemeinen und schon in der Norm machen meines Erachtens eine Revision der bestehenden Lehre von der Art der Vererbung des Geschlechtes nötig, weil sie mit diesen Tatsachen nicht in Einklang zu bringen ist. Es verstärkt sich der Eindruck, daß eine kausale Forschung hier versagt und versagen muß. Die erwähnte Revision läßt sich aus der Perspektive der Humanmedizin allein nicht durchführen. Sie muß allumfassend sein und die Verhältnisse im Tierreich mit einbeziehen.

Der Verfasser ist sich bewußt, daß das in diesem Buch Gebrachte zum Großteil sehr lückenhaft ist und in manchem nur ein Fundament darstellt, auf dem die zukünftige Forschung weiterzubauen, ja den eigentlichen Bau erst zu errichten haben wird. Es ist, wie in der Einleitung gesagt wurde, ein erster Versuch, im Gegensatz zur bisherigen morphologischen Forschung in der Medizin und ganz besonders in der Urologie, wo sie dominiert, eine Humoralpathologie der Harnund Geschlechtsorgane und der Sexualität dem Leser darzustellen, ferner der erste Versuch einer Gesamtschau aus dem Blickfeld des Urologen und ohne die Scheuklappen, die sonst einem eng begrenzten Spezialfach anhaften. Der Zusammenhang der Harn- und Geschlechtsorgane mit dem Körperganzen und ihre Rückwirkungen, besonders aber die der Sexualität, auf das Ganze haben die Darstellung bestimmt, und ihre Betrachtung hat zu ungeahnten Erkenntnissen geführt. Die Nebennieren als zweite Geschlechtsdrüsen sind dabei vermöge der biologischen Bedeutung der Sexualität gebührend in den Vordergrund gerückt. Die Untersuchungen des Verfassers haben überdies in den bisher in ihrem Mechanismus undurchdringlich erscheinenden Einzelschicksalen zum ersten Mal die Umrisse einer beherrschenden inneren Gesetzmäßigkeit, einen Leitfaden, sichtbar werden lassen. Wenn der Versuch nicht allseits befriedigt, so liegt das zu einem guten Teil an der Unzulänglichkeit unseres derzeitigen Wissens. Zudem sind die Schwierigkeiten angesichts der ungeheuren Verwickeltheit und des kaum zu übersehenden Ineinandergreifens der stofflichen Reaktionen im lebendigen Organismus und der durch „Säfte" vermittelten Wechselwirkungen der Organe einerseits sowie der Beschränktheit der Erfahrung des einzelnen, dem meist nur ein Teilgebiet im Laufe eines Lebens zu übersehen vergönnt ist, nicht gering. Dennoch schien es kein müßiges Beginnen, einmal festzuhalten, was bisher geleistet wurde und wo wir heute stehen. Es möge, so hofft der Verfasser, fruchtbar sein und vielen Anregung geben, an der weiteren Forschung mitzuhelfen.

Literaturverzeichnis.

ABDERHALDEN: Lehrb. der physiol. Chemie, 9. u. 10. Aufl. Urban & Schwarzenberg 1941.

ADAIR u. HERRMAN: Ann. Surg., Juni 1946, 123, 1023.

ADRION: Zieglers Beitr. zur path. Anat. 70, 179, 1922.

AHLSTRÖM: Hypophyseal changes in malignant nephrosclerosis. Act. path. scand. 12, 232, 1935.

ALBARRAN u. MOTZ (1898), zit. nach A. v. FRISCH im Handb. der Urol. von A. v. FRISCH u. O. ZUCKERKANDL.

ALBRECHT, H.: Über die Wirkungen der männl. Sexualhormone bei der Frau. Münch. Med. Wschr. 1939, 696.

ALBRECHT, H.: Im Handb. der Biol. u. Path. des Weibes von HALBAN-SEITZ, Bd. IV, 1928.

ALBRIEUX u. ENGEL: Klin. Wschr. 1936, 206.

ALBRIGHT: Harvey Lect. 38, 123, 1943.

ALBRIGHT, SMITH u. FRASER: Am. J. Med. Sci. 204, 625, 1942.

ALBRIGHT u. Mitarb.: (1) J. Am. Med. Assoc. 1934, 1276.

(2) Endocrinol. 22, 1938.

ALLEN: Endocrinol. 30, 942, 1942.

ALLEN u. GARDNER: Cancer Res. 1, 359, 1941.

ALSON, Kilgore: zit. bei L. MOSZKOWICZ 1936.

ALTENBURGER (1924), zit. nach A. DIETRICH u. H. SIEGMUND im Handb. der path. Anat. u. Histol. von HENKE-LUBARSCH; Endokrinol. 1940, 344.

ALTMANN, F.: Über Eunuchoidismus. Virchows Arch. 276, 1930; „Zur Kenntnis der Zysten an der hint. Blasenwand." Z. urol. Chir. 24, 438, 1928.

ANCEL u. BOUIN: Compt. rend. Acad. Sci. 137, 1903.

ANDERSEN u. KENNEDY: J. Physiol. 79, 1933.

ANDERSEN u. WOLF (1934), zit. nach M. STÄMMLER, „Keimdrüsen und Umwelt", p. 616.

ANDREWS, Proc. Soc. exp. Biol. Med. 45, 1940.

ANSELMINO u. HOFFMANN: (1) Die Wirkstoffe des Hypophysenvorderlappens. In HEFFTERS Handb. der exp. Pharm., Erg.-Bd. Berlin, Springer 1941.
— (2) Klin. Wschr. 1934, 1471, 1724

ANSELMINO, HEROLD u. HOFFMANN: Über eine adrenotrope Substanz des Hypophysenvorderlappens. Arch. Gynäk. 158, 531, 1934.

ANSELMINO u. LOTZ: Zur Frage des thymotropen Hormons des Hypophysenvorderlappens und des Thymushormons. Klin. Wschr. 1941, 1190.

APERT: Bull. Soc. Pédiatr. 1910.

ARNOLD: Virchows Arch. 47.

ARNOLD, GRUMBRECHT u. LOESER: Arch. exp. Path. 191, 192, 1939.

ARNOLD, HAMPERL, HOLTZ, JUNKMANN u. MARX: Arch. exp. Path. 186, 1, 1937.

ASCHHEIM u. ZONDEK: Klin. Wschr. 6, 1322, 1927; 7, 8, 1928.

ASCHNER, Berta: Wr. Arch. inn. Med. 29, 69, 1936.

ASCHOFF, L.: (1) Virchows Arch. 138, 119, 1894.
— (2) Zur normalen und path. Anat. des Greisenalters. Urban & Schwarzenberg 1938.

ASHER, L.: Physiol. der inn. Sekretion. Leipzig u. Wien 1936.

ASHER u. KLEIN: Klin. Wschr. 1931, I, 1076.

ATHANASOW (1898), zit. bei A. v. FRISCH im Handb. der Urol. von A. v. FRISCH u.
   O. ZUCKERKANDL 1906.
ATKINSON: Acromegaly. Endocrinol. 17, 308, 1933; 20, 245, 1938; ferner Brit.
   J. Childr. Dis. 28, 121, 1931.
AUB: The Harvey Lect. 24, 151, 1928/29.
AUB, KARNOFSKY u. TOWNE: Cancer Res. I, 737, 1941.

BAATZ u. SCHOLZ: Z. Krebsforschg. 51, 1941.
BABICS: Z. Urol. 1938, 239.
BACH, E.: Klin. Wschr. 1937, 8, 280.
BACH u. TAKO: Klin. Wschr. 1943, 493.
BAER: Zbl. Gyn. 51, 324, 1927.
BAILEY u. BRÉMER: (1) Arch. int. Med. 28, 773, 1921.
— (2) Compt. rend. Soc. Biol. Paris 86, 1922, 925.
BALAWANETZ: Virchows Arch. 278, 1930.
BAMANN u. SALZER, zit. nach DIRSCHERL, „Fermente", in Biol. u. Path. des Weibes
   von AMREICH-SEITZ.
BARÁTH: Wr. Klin. Wschr. 1943, 295.
BARBER: Practitioner 156, 333.
BARKS u. OVERHOLSER: Anat. Record 70, 1938.
BARNEY u. MINTZ: J. Urol. 36, 159, 1936.
BARNEY u. SULKOWITCH: J. Urol. 37, 751, 1937.
BARTELHEIMER: Hyperostosis frontalis int. und hypophysärer Diabetes. Wr. Med.
   Wschr. 1939, Nr. 12.
BATES, RIDDLE u. MILLER: Endocrinol. 27, 781, 1940.
BAUER, JUL.: (1) Der Einfluß der Nebennieren und Hypophyse auf die Blutdruck-
   regulation u. Umstimmung der Geschlechtscharaktere beim Menschen. Klin.
   Wschr. 1935, I, 361.
— (2) Constitution and disease. New York, Grune & Stratton 1947.
— (3) ENGEL-PIRQUETS Handb. der Kindertuberkulose, Bd. II, 1930.
BAUER-MEDVEI: Deutsch. Med. Wschr. 1932, II, 1594.
v. BAUER, C.: Die Bedeutung der Zirbeldrüse in der Hypersexualitätsbekämpfung.
   Wr. Med. Wschr. 1935, II, 1009.
BAYER, G.: „Nebennieren", im Handb. der inn. Sekretion von M. HIRSCH, Bd. 2, 1929.
BAYER u. LANG: Endokrinol. 14, 225, 1934.
BEALL: (1) Nature 144, 76, 1939.
— (2) J. Clin. Endocrinol. 2, 81, 1940.
BEATSON: Lancet 1896, 104, 162.
BECHER, zit. nach F. FEYRTER, Wr. klin. Wschr. 56, 1943, 46.
BELKIN, MICHALOWSKY u. FALIN, zit. nach M. STÄMMLER, „Keimdrüsen und Um-
   welt", 620.
BENOIT: Proc. Soc. exp. Biol. Med. 36, 1937.
BENOIT u. ARON: Compt. rend. Soc. Biol. 116, 221, 1934.
BERBLINGER: (1) Die Glandula pinealis (1926).
— (2) Physiol. und Path. der Zirbel. Erg. Med. 14, 245, 1930.
— (3) Die Basophilen in Adenohypophyse u. Neurohypophyse bei essent. Hypertonie u. bei Eklampsie. Endokrinol. 16, 19, 1935.
— (4) Zur Kenntnis der Cushingschen Krankheit. Med. Klin. 1936, II, 889.
— (5) Die Adenome der Hypophyse. Nervenarzt 1936, H. 7, 329.
— (6) Die Wechselbeziehungen zwischen Hypophyse u. Keimdrüsen. Erg. Vitamin-
   u. Hormonforschg. 1, 191, 1938.
— (7) Die hypophysären Störungen. Schweiz. Med. Wschr. 1940, Nr. 7/8.
— (8) Nebennierentuberkulose als Todesursache. Schweiz. Med. Wschr. 1940, 293.
— (9) Zur Frage der Gesichtsbehaarung bei Frauen. Z. Konstit.-Lehre 12, 192, 1926.
— (10) Virchows Arch. 227, 1920; 309, 1942.
— (11) Med. Klinik 1933, 831.
— (12) Z. Konstit.-Lehre 10, 412, 1924.
BERBLINGER u. MUTH: Zbl. Gyn. 47, 1713, 1923.

BERDNIKOFF u. CHAMPY, zit. bei H. BURROWS, „Biol. act. sex hormones", siehe dort.
BETTINGER: Surgery, Gyn. Obst. 78, 91, 1944.
BEUMER u. FASOLD: Klin. Wschr. 1931, I, 937.
BEUTLER: Fol. Haematol. 29, 121, 1923.
BIALET-LAPRIDA: C. r. Soc. Biol. Paris 114, 1933; 115, 1933.
BICKEL: Helv. Med. Act. 12, 1945.
BICKENBACH: Arch. Gyn. 172, 152, 1941.
BIEDERMANN: Arch. Gyn. 167, 465, 1938.
BING, GLOBUS u. SIMON: J. Mt. Sinai Hosp. 1938.
BINGEL: Deutsch. Med. Wschr. 1924, I, 331.
BINGOLD u. DELBANCO: Im Handb. der inn. Sekretion von M. HIRSCH, Bd. 3,
    2. Hälfte, p. 1475.
BINNIE: Brit. J. Radiol. 17, 42, 1944.
BIRCH, zit. bei KOCSIS u. HASSKÓ, 1931, siehe dort.
BISCHOFF, MAXWELL u. ULLMANN: Science 1931, II, 16.
BISHOP: (1) Practitioner, Juni 1946.
— (2) Gynaecological Endocrinology. Edinburgh, Livingstone Ltd. 1946.
BISHOP u. CLOSE: Guy's Hosp. Rep. 82, 143, 1932.
BISKIND: J. Clin. Endocrinol. 1942, II, 187.
BISKIND, MEYER u. BEADNER: J. Clin. Endocrinol. 1941, 113.
BITTNER, J.: (1) Am. J. Cancer 39, 104, 1940; 36, 44, 1939.
— (2) Proc. Soc. exp. Biol. Med. 45, 805, 1940; 39, 104, 1940.
BITTNER u. LITTLE: J. Heredity 28, 117, 1937.
BITTORF: Berlin. Klin. Wschr. 1913, 33; 1919, 776.
BLATT: (1) Z. urol. Chir. 20, 1926.
Blood pressure study, J. Am. Med. Assoc. 117, 1941, II.
BLUM, V.: Wr. klin. Wschr. 1949; Monatsber. f. Urol. IX, 1904, 522.
BOEMINGHAUS: Arch. klin. Chir. 139, 563, 1926.
BOETERS: (1) Dtsch. Med. Wschr. 1930, 1382.
— (2) Virchows Arch. 280, 1931.
BOGOLANSKY u. KORENCHEVSKY, zit. nach R. GEISSENDÖRFER, „Prostata".
BOMSKOV: Methodik der Hormonforschg. G. Thieme 1939. Dtsch. Schlachthofztg. 41,
    45, 1941.
BOMSKOV, HÖLSCHER u. HARTMANN: Arch. Physiol. 245, 1942.
BOMSKOV u. LIPP: Über den Antagonismus zwischen Thymus u. Keimdrüsen. Endo-
    krinol. 23, 239, 1941.
BOMSKOV n. MILZNER: Dtsch. Z. Chir. 1940.
BOMSKOV u. SCHNEIDER: Klin. Wschr. 1939, I, 12.
BOMSKOV u. SLADOVIC: (1) Der Thymus als innersekretorisches Organ. Dtsch. Med.
    Wschr. 1940, 589.
— (2) Arch. Physiol. 243, 1940.
BOMSKOV u. SPIEGEL: Endokrinol. 23, 1941.
BOMSKOV u. Mitarb.: Arch. Physiol. 1940—1942.
BONSER: J. exp. Biol. 54, 149, 1942.
BONSER u. ROBSON: J. Path. 51, 9, 1940.
BORST, MAX: Endokrinol. 14, 1934.
BORST, DÖDERLEIN u. GOSTIMIROVIC: Münch. Med. Wschr. 1930, 12 u. 36.
BORST u. GOSTIMIROVIC: (1) Dtsch. Med. Wschr. 1930, I, 1117.
— (2) Münch. Med. Wschr. 1930 und 1931.
BOSHAMER, KURT: Lehrb. der Urol., Jena, Gustav Fischer, 1939.
BOTTOMLEY u. FOLLEY: J. Physiol. 92, 1938; 34, 1938.
BOUIN u. ANCEL: C. r. Soc. Biol. Paris 55, 1903.
BOURNE: Synopsis gyn. obst. 1945.
BOYD, zit. bei DIETRICH-FRANGENHEIM.
BRAHN: Klin. Wschr. 1931, 504.
BREITFELLNER u. HERBST: Dtsch. Z. Chir. 247, 1936.
BRENNING: Z. exp. Med. 90, 28, 1933.
BREU: Wr. Klin. Wschr. 1941, 641.

Britton u. Corey: Am. J. Physiol. 129, 316, 1940.

Britton u. Kline: Am. J. Physiol. 109, 15, 1934; 113, 17, 1935; 115, 627, 1936; 123, 701, 1938.

Brongersma, zit. nach R. Hückel im Handb. der path. Anat. u. Histol. von Henke-Lubarsch 1934.

Brosius u. Schaffer: J. am. Med. Assoc. 101, 1933.

Broster: (1) Brit. Med. J. 1, 117, 1941.

— (2) Brit. J. Surg. 1939, 925.

— (3) Arch. Surg. 34, 761, 1937.

Broster, Allen, Vines, Patterson, Greenwood, Marian u. Butler: Nebennierenrinde und Intersexualität. London, Chapman & Hall 1938.

Browne u. Venning: Am. J. Physiol. 123, 209, 1938.

Brüda: Klin. Wschr. 1931, 1956.

Brugsch, Th.: Lehrb. der inn. Medizin, 7. u. 8. Aufl. Urban & Schwarzenberg, Berlin u. Wien 1942.

Bruns (1896), zit. nach A. v. Frisch im Handb. der Urol. von A. v. Frisch u. O. Zuckerkandl, 1906.

McBryde, Castrodale, Helwig u. Bierbaum: J. Am. Med. Assoc. 118, 1278, 1942.

Buchheim: C. r. Soc. Biol. Paris 109, 1290, 1932.

Budd: Am. J. Path. 13, 660, 1937.

Bühler, F.: (1) Z. ges. exp. Med. 104, 1939.

— (2) Klin. Wschr. 1940, Nr. 11.

— (3) Z. exp. Med. 86, 650, 1933.

Burckhardt (1902), zit. bei A. v. Frisch.

Burkhardt: Z. menschl. Vererbungs- u. Konstit.-Lehre 1942/43.

Burrill u. Greene: (1) Proc. Soc. exp. Biol. Med. 1939, 585; 1940, 44, 273.

— (2) Endocrinol. 31, 73, 1942.

Burrows: (1) Am. J. Cancer 20, 48, 1934.

— (2) Lancet 1936, 1328.

— (3) J. Path. Bact. 41, 1935; 42, 1936; 44, 1937; 51, 385, 1940; 45, 1937.

— (4) Brit. Biochem. J. 31, 990, 1937.

— (5) Biological actions of sex hormones. Cambridge 1945, University Press.

Burrows u. Kennaway: Am. J. Cancer 20, 48, 1934.

Zum Busch: Dtsch. med. Wschr. 1926, 323.

Bustamente, Spatz u. Weisschedel: Dtsch. med. Wschr. 1942 I, 289; 1942 II, 1221.

Butenandt: Naturwiss. 1942, 4—17.

Butenandt u. Dannenbaum: Z. physiol. Chem. 229, 192, 1934.

Butenandt, Kaufmann u. Müller, zit. bei W. Schulemann in „Chemie und Krebs“, Verlag Chemie 1940.

Büttner, A.: Virchows Arch. 287, 452, 1933.

Büttner, G.: Im Handb. der inn. Sekretion von M. Hirsch 1933.

Büttner, W.: Arch. Gyn. 163, 487, 1937.

Buxton u. Engle: J. Am. med. Assoc. 113, 2318, 1939 IV.

Buxton u. Westphal: Proc. Soc. exp. Biol. Med. 41, 284, 1939.

Cabot (1896), zit. nach A. v. Frisch im Handb. der Urol. von Frisch u. Zuckerkandl, 1906.

Cahen: Dtsch. Z. Chir. 99, 415.

Cahill, Melicow u. Darby: Surg., Gyn. Obst. 1942.

Cain: Progr. méd. 13.

Caldwell: J. Urol. 42, 652, 1939.

Callow u. Callow: Biochem. J. 1939, 559; 1940, 276.

Callow, Callow u. Emmens: (1) Biochem. J. 1938, 1312.

— (2) J. Endocrinol. 1, 99, 1939; 2, 88, 1940.

Callow u. Crooke: Lancet 1944, 446.

Cameron: Rec. advances in Endocrinol. London, J. & A. Churchill Ltd., 1945, 5. Aufl.

Campbell, M. F.: Pediatric Urology, New York, Macmillan Company 1937.

Camus u. Roussy: Endocrinol. 4, 567, 1920.

CANTAROW u. Mitarb.: Endocrinol. 31, 315, 1942; 32, 368, 1943; 33, 309, 1943.

CAPELLEN: Dtsch. Med. Wschr. 1933, I, 726.

CARLSON u. GINSBURG, zit. nach E. VOGT, Med. Klinik 1928, 207.

CARNES: Proc. Soc. exp. Biol. Med. 45, 502, 1940.

CARR: Proc. Soc. exp. Biol. Med. 29, 1931.

CARR u. CONNOR: Arch. int. Med. 6, 1225, 1933.

CASSUTO, zit. nach R. GEISSENDÖRFER, „Prostata".

DEL CASTILLO u. PINTO: C. r. Soc. Biol. 1938; 1939.

CASTLEMAN u. MALLORY: Am. J. Path. 11, 1935; 13, 1937.

CECIL: J. Am. Med. Assoc. 100, 1933 I.

CERANKE: Wr. Arch. inn. Med. 29, 151, 1936.

CHAMPY: C. r. Soc. Biol. Paris 125, 1937.

CHAMPY, HEITZ-BOYER u. COUJARD, zit. nach R. GEISSENDÖRFER, „Prostata".

CHAMPY u. LAVEDAN, zit. nach H. BURROWS „Biol. actions of sex hormones".

CHARNY: (1) J. Am. Med. Assoc. 115, 1429, 1940.

— (2) J. Urol. 32, 297, 1934.

CHEYNE WATSON: Münch. Med. Wschr. 1908, 2562.

CHIARI, H.: Wr. Klin. Wschr. 1938 II.

CHIODI: Rev. Soc. Argent. de Biol. 1938.

CHIODI, H.: (1) C. r. Soc. Biol. 129, 1938; 130, 1939.

— (2) Endocrinol. 26, 107, 1940

Cholesterolstoffwechsel und Arteriosklerose: J. Am. Med. Assoc. 6, 103, 1949.

CHRIST, zit. nach R. GEISSENDÖRFER, „Prostata".

CHRISTIANI, A. v.: Biochem. Forschungen auf dem Gebiet der Krebskrankheit. Urban & Schwarzenberg, Wien 1946.

CHUTE: (1) J. Am. Med. Assoc. 107, 1855, 1936 IV.

— (2) Klin. Aspekte des Hyperparathyreoidismus. J. Urol. 41, 1939.

CHUTE u. WILLETS: New England J. Med. 227, 863, 1942.

CHWALLA, R.: (1) Die Entwicklung der Harnblase u. der primären Harnröhre des Menschen usw. Z. Anat. u. Entw.-Gesch. 83, 1927.

— (2) Die Starre des inneren Blasenschließmuskels. Br. Beitr. zur klin. Chir. 147.

— (3) Zur Ätiologie der Blasendivertikel. Arch. klin. Chir. 160, 1930.

— (4) Über Zysten an der inneren Harnröhrenmündung nebst einem Beitrag zur Entwicklung und Histologie der Drüsen des Blasenhalses und der prostat. Harnröhre, Z. Anat. u. Entw.-Gesch. 94, 1931.

— (5) Das Karzinom der Harnblase und der gegenwärtige Stand seiner Behandlung. Z. urol. Chir. 35, 1932.

— (6) Konstitution und Vererbung in der Urologie. Z. Urol. 27, 1933.

— (7) Zur Ätiologie der Sphinkterstarre. Z. urol. Chir. 39, 1934.

— (8) Blutdruck und Nierenkrankheiten. Z. Urol. 28, 1934.

— (9) Zur Diagnostik und Behandlung der Hodengeschwülste. Z. Urol. 30, 1936.

— (10) Das Karzinom der Niere. Z. Urol. 30, 1936.

— (11) Zur Pathologie der Nebennieren und der genuinen Schrumpfnieren. Arch. español. Urol. 1946.

— (12) Über funktionelle Hodeninsuffizienz. Z. Urol. 40, 1947.

— (13) Das Syndrom Keimdrüseninsuffizienz-Nebennierenrindeninsuffizienz. Z. Urol. 1947.

— (14) Die neuesten Fortschritte der Keimdrüsenhormonforschung und ihre Bedeutung für Klinik u. Path. Wien, F. Deuticke 1948.

— (15) Kaltfußdysurie u. Morbus Basedow: Z. Urol. 1949.

— (16) Über klimakterische Blasenstörungen. Wr. Med. Wschr. 97, 1947, Nr. 46—49.

— (17) Reizblase und Bettnässen. Wr. Med. Wschr. 98, 1948, Nr. 45/46.

— (18) Die Reizblase, ihre Ätiologie und Therapie. Wr. Med. Wschr. 96, 1946, Nr. 34/35.

— (19) Hormone und Blastomwachstum. Wr. Med. Wschr. 1949, u. Sitzungsber. der Ges. der Ärzte in Wien vom 16. April 1948; ferner Sitzungsber. der Wr. Urol. Ges. vom 10. Jänner 1945 und der Ges. der Ärzte in Wien vom 21. Mai 1948 sowie Sitzungsber. der Wiener Ges. f. inn. Med. vom 4. November 1948.

CLAUSEN: (1) Endocrinol. 27, 989, 1940.
— (2) Anat. Rec. 76, 1940, Suppl. 2, 14.
CLOUDMAN u. LITTLE: J. Genetics 32, 487, 1936.
COLE: J. Am. Med. Assoc. 1945, 883.
COLE, GILBERT u. ROSS: Am. J. Physiol. 102, 1932.
COLE u. GOSS: „Essays in Biol." University of California Press 1943.
COLE u. HART: Am. J. Physiol. 93, 57, 1930.
COLLIP u. ANDERSON: Lancet 1933, 347.
COLLIP, SELYE u. THOMPSON: Virchows Arch. 290, 1934.
COLSTON u. BRENDLER: J. Am. Med. Assoc. 1947 II, 1848.
COMB u. PEARSE: Can. med. Assoc. J. 1937, 266.
CONE: J. Urol. 42, 1939.
COOK u. DODDS: Nature 131, 205, 1933.
COREY u. BRITTON: (1) Am. J. Physiol. 99, 33, 1931; 107, 207, 1934.
— (2) Proc. Soc. exp. Biol. Med. 30, 591, 1933.
CORI: J. exp. Med. 45, 983, 1927.
CORI u. WELCH: J. Am. med. Assoc. 1941, 2590.
COURRIER: C. r. Soc. Biol. 117, 1117, 1934; 128, 1938.
COURRIER u. GROSS: C. r. Soc. Biol. 118, 686, 1934; 118, 683, 1935; 12, 903, 1936.
CRABTREE: Science III, 299, 1940.
CRAMER u. HORNING: Lancet 1936, 247.
CRILE: Ann. Surg. 100, 1934.
CROOKE: J. Path. 41, 1935.
CROOKE u. CALLOW: Quart. J. Med. 1939, 127, 233.
CROOKE u. GILMOUR: J. Path. Bact. 47, 525, 1938.
CUNEO: (1) Bull. de l'Acad. de Med. 116, 434, 1936; 117, 151, 1937.
— (2) Presse méd. 46, 913, 1938.
CUNEO u. JOMAIN: Presse med. 1938.
CURSCHMANN: (1) Med. Klinik 1927, 1759.
— (2) Med. Welt 1939 I, 727.
— (3) Klin. Wschr. 1939 II, 1464.
CURTIS: Am. J. Obst. Gyn. 36, 680, 1938.
CUSHING: (1) The Pituitary Body and its disorders. Philadelphia 1912.
— (2) Bull. John Hopkins Hosp. 50, 137, 1932.
— (3) J. Am. Med. Assoc. 99, 281, 1932.
— (4) Arch. int. Med. 51, 487, 1933.
CUSHING u. DAVIDOFF: Arch. int. Med. 1927, 673.
CUSHING u. GÖTSCH: J. exp. Med. 22, 1915.
CUTTING u. KUZELL: J. Pharmacol. 69, 37, 1940.

D'AMOUR u. GUSTAVSON: Endocrinol. 1933.
DANBY: (1) Act. brev. Neerland, 8, 1938.
— (2) Endocrinol. 27, 236, 1940.
— (3) J. Am. med. Assoc. 114, 312, 1940.
DANDY (1915), zit. nach M. STÄMMLER: „Keimdrüsen und Umwelt."
DANTSCHAKOFF, W.: (1) Das Hormon im Aufbau der Geschlechter. Biol. Zbl. 58, 302, 1938.
— (2) Compt. rend. Soc. Biol. 122, 1936; 124, 1937; 127, 1938; 129, 1938.
DAVID, FREUD u. DE JONGH: Biochem. J. 28, 1360, 1934.
DAVIS: (1) J. Clin. Endocrinol. 1941, 445.
— (2) J. Am. Med. Assoc. 134, 1, 1947.
DAY: J. Urol. 41, 210, 1939.
DEANESLY: J. Clin. Endocrinol. 1940, 255.
DEANESLY u. PARKES: (1) Proc. Roy. Soc. Biol. 1937, 279.
DEANESLY u. PARKES: (2) Lancet 1938 II, 606.
DE GAETANI, zit. nach R. GEISSENDÖRFER, „Prostata".
DEL CASTILLO u. PINTO: C. h. Soc. Biol. 1938; 1939.

DELL ACQUA: Schweiz. Med. Wschr. 1946.

DEMEL (1927), zit. nach M. STÄMMLER, „Keimdrüsen u. Umwelt".

DEMING, JENKINS u. VAN WAGENEN: J. Urol. 33, 1935; 34, 1935

DEMOLE: „L'insuffisance cortico-surrénale masquée au cours d'affections digestives chroniques." Presse méd. 1936 I.

DEMPSEY u. UOTILA: Endocrinol. 27, 573, 1940.

DEULOFEU: C. r. Soc. Biol. Paris 130, 458, 1939.

DEY: Am. J. Anat. 69, 61, 1941.

DIACA: Virchows Arch. 302, 580, 1938.

DICK: Bruns Beitr. zur klin. Chir. 166, 154, 1937 (zit. nach M. STÄMMLER, „Keimdrüsen u. Umwelt").

DIETRICH-FRANGENHEIM: Erkrankungen der Brustdrüsen. In Neue Deutsche Chirurgie 1926, F. Enke.

DIETRICH-SIEGMUND: „Nebennieren." Im Handb. der spez. path. Anat. u. Histol. von HENKE-LUBARSCH, Bd. VIII, 1013, 1926.

DINGEMANSE, E.: Verhandl. Internat. Physiol. Kongr. Zürich 1938.

DINGEMANSE, FREUD, DE JONGH u. LAQUEUR: Arch. Gyn. 141, 225, 1930.

DINGEMANSE u. LAQUEUR: J. Urol. 44, 530, 1940.

DISCHREIT: (1) Zbl. Path. 72, 307, 1939.

— (2) Klin. Wschr. 1939 II, 1493.

— (3) Frankf. Z. Path. 56, 197, 1942.

DITTEL, v.: Wr. Med. Jahrbücher 1872.

DOBBERSTEIN: Virchows Arch. 302, 1938.

DODDS: (1) Edinb. Med. J. 1941, 1.

— (2) Lancet 249, 1945.

— (3) Practitioner, Oktober 1946.

DODDS, GOLDBERG, LAWSON u. ROBINSON: Nature 141, 247, 1938.

DÖDERLEIN, zit. nach M. STÄMMLER, „Keimdrüsen u. Umwelt", 580.

DOMAGK: Z. Krebsforschg. 44, 160, 1936.

DONATELLI u. ABBATE: Boll. Soc. ital. Biol. sper. 15, 962, 1940.

DOPPLER: (1) Med. Klinik 1925 I, 547.

— (2) Wr. Klin. Wschr. 1925 I, 50.

DORFMAN: Endocrinol. 19, 33, 1935.

DORFMAN u. HAMILTON: Endocrinol. 1939.

DORFMAN, HORWITT u. FISH: Science 96, 496, 1942.

DOSSOT: Presse méd. 45, 1004, 1937.

DRESSLER: Dtsch. med. Wschr. 1949.

DRIGGS u. SPATZ: Virchows Arch. 305, 567, 1939.

DRUCKREY: (1) Endokrinol. 12, 1933.

— (2) Deutsch. med. Wschr. 1936, 717.

DUNN: J. Clin. Endocrinol. 1941, 643.

DUPUY, E., zit. bei A. v. FRISCH im Handb. der Urol. von FRISCH-ZUCKERKANDL 1906.

EDWARDS: Brit. Med. J. 2, 659, 1943.

EDWARDS, SHIMKIN u. SHAVER: J. Am. med. Assoc. 111, 412, 1938.

EISENHARDT u. THOMPSON: Yale J. Biol. Med. 11, 507, 1939.

EISFELDER: J. Clin. Endocrinol. 1942, 628.

EITEL: Klin. Wschr. 17, 1467, 1938.

ELAUT u. HOSTE, zit. nach R. GEISSENDÖRFER, „Prostata".

ELSNER, zit. bei L. SCHÖNHOLZ in „Die Chemotherapie des Uteruskarzinoms", Handb. der Gynäk. von VEIT-STÖCKEL, Bd. 6, 2. Hälfte, 1931.

EMMENS: J. Endocrinol. 3, 1942.

EMMERIE u. ENGEL: Rec. Trav. chim. Pays-Bas 57, 1351, 1938; 58, 283, 1939.

ENG: (1) Klin. Wschr. 1936, 349.

— Biochem. (2) Z. 271, 1934.

ENGEL, D.: Z. Krebsforschg. 19, 1923.

ENGEL, P.: (1) Med. Klin. 1930 II, 1790.

ENGEL, P.: (2) Die physiol. und path. Bedeutung der Zirbeldrüse. Erg. inn. Med. 50, 116, 1936.
ENGEL (1934/36), zit. bei M. STÄMMLER, „Keimdrüsen u. Umwelt".
ENGELBACH: Endocrinol. 16, I, 1932.
ENGELHART: (1) Klin. Wschr. 1930 II, 2114.
— (2) Arch. Gyn. 149, 688, 1932.
ENGER: (1) Arch. klin. Med. 189, 75, 1942.
— (2) Z. klin. Med. 139, 1941.
ENGER, LINDER u. SARRE: Z. exp. Med. 104, 1, 1939.
ENGLE: Endocrinol. 16, 513, 1932.
ENGLE u. LEVIN: J. Am. Med. Assoc. 116, 47, 1941.
ENGLISCH: Med. Jahrbücher, Wien 1874, 127; ferner zit. nach A. v. FRISCH im Handb. der Urol. von A. v. FRISCH und O. ZUCKERKANDL, Wien 1906, und bei R. GEISSEN-DÖRFER, „Prostata".
ENGSTRÖM, MASON u. KEPLER: J. Clin. Endocrinol. 4, 152, 1944.
ENTWISTLE u. HEPP: J. Am. Med. Assoc. 104, 395, 1935.
ESCAMILLA u. LISSER: J. Clin. Endocrinol. 1942, 65.
v. EULER: (1) J. Physiol. 81, 102, 1934.
— (2) Biochem. Z. 260, 18, 1933.
— (3) Klin. Wschr. 1935 II, 1182.
EULER, H. u. D. SKARZYNSKI: Biochemie der Tumoren 1942.
EVANS u. GORBMAN: Proc. Soc. exp. Biol. Med. 49, 674, 1942.
EVANS, MEYER u. SIMPSON: Am. J. Physiol. 100, 1932.
EVANS, PENCHARZ u. SIMPSON: Endocrinol. 18, 607, 1934.
EVANS u. SIMPSON: Anat. Rec. 60, 1934.
EVANS, SIMPSON u. AUSTIN: J. exp. Med. 1933.
EVANS, SIMPSON, AUSTIN u. FERGUSON: Proc. Soc. exp. Biol. and Med. 31, 21, 1933.
EVANS, SIMPSON u. PENCHARZ: (1) Cold Spring Harbor Sympos. 5, 229, 1937.
— (2) Endocrinol. 25, 175, 1939.

FADZEAN: Lancet 250, 1945.
FALTA, Handb. von MOHR-STAEHELIN, 1275, 1927.
FANCHER: Endocrinol. 16, 1932; 20, 852, 1936.
FARBMAN: J. Clin. Endocrinol. 4, 17, 1944.
FARROW u. ADAIR: Science 95, 654, 1942.
FEKETE u. LITTLE: Cancer Research 2, 525, 1942.
FEKETE, WOOLLEY u. LITTLE: J. exp. Med. 74, 1941.
FELLNER: (1) Arch. Gyn. 124, 1925.
— (2) Med. Klinik 1927 II, 1475.
— (3) Wr. klin. Wschr. 1927 I, 23.
FELS: Arch. Gyn. 141, 3, 1930; 132, 1927; 138, 1929; 160, 1936; 132, 206, 1937.
FERGUSSON: Lancet 1947.
FERGUSSON, R. S.: J. Urol. 31, 1934.
FERMO DE, zit. bei B. FISCHER-WASELS.
FEUCHTINGER: (1) Z. klin. Med. 141, 697, 1942.
— (2) Klin. Wschr. 1941, 993.
FEYRTER, F.: (1) Über diffuse endokrine epitheliale Organe. Leipzig, Joh. Ambrosius Barth 1938.
— (2) Über die Endokrinie der menschlichen Niere. Münch. med. Wschr. 1941, 997.
— (3) Zur Lehre von der menschlichen Hochdruckkrankheit. Wr. klin. Wschr. 1943, 43.
— (4) Über die Altersregel der Geschwulstentwicklung und die Geschlechtsregel der Geschwulstform. Z. Krebsforschg. 54, 1943.
— (5) Über die Becherschen Zellhaufen. Morphol. Jahrb. 88, 65, 1942.
FICHERA, zit. nach M. STÄMMLER, „Keimdrüsen und Umwelt", 601.
FINKLER, R.: Am. J. Obst. Gyn. 36, 1938.
FINKLER: J. Urol. 43, 866, 1940.
FISCHEL, A.: (1) Lehrb. der Entw.-Gesch. des Menschen 1929.
— A.: (2) Grundlagen der Entwicklung des Menschen. 2. Aufl. 1937. Jul. Springer.

Fischer, A. W.: Im Handb. der inn. Sekretion von M. Hirsch, Bd. 1, 319, 1932.
Fischer, H.: Z. Neurol. 94, 1925.
Fischer-Wasels, B.: Die Hormone und ihre Bedeutung für Entstehung und Wachstum der bösartigen Geschwülste. Endokrinol. 14, 1934.
Fish, Horwitt u. Dorfman: Science 97, 227, 1943.
Flamm u. Hochmiller: Z. Konstit.-Lehre 12, 1926.
Flörcken: Z. Krebsforschg. 24, 465, 1927.
Fluhmann: (1) J. Am. Med. Assoc. 93, 672, 1929.
— (2) Endocrinol. 25, 193, 1939.
Foá: Wr. Med. Wschr. 1934, 1149.
Foramitti: Wr. Arch. inn. Med. 21, 315, 1931.
Fortunato: Ormoni 3, 628, 1941.
Foss: Lancet 1939, 502.
Fournier, Cervino u. Conti: Endocrinol. 28, 513, 1941.
Foveau de Courmelles, zit. bei Dietrich-Frangenheim, Die Erkrankungen der Brustdrüsen in „Neue Deutsche Chirurgie“ 1926.
Fraenkel, L.: Berlin. klin. Wschr. 1921 I, 39.
Frame, E.: Endocrinol. 34, 175, 1944.
Frame u. Jewett: J. Urol. 52, 1944.
Frank, R. T.: J. Am. Med. Assoc. 100, 1937.
Frank u. Salmon: Proc. Soc. exp. Biol. Med. 1935, 32 und 33.
Franqué: Handb. der Gyn. von Veit-Stöckel, Bd. VI/1.
Fraser: Brit. J. Surg. 1940.
Fraser u. Smith: Quart. J. Med. 10, 297, 1941.
Frattini u. Maino: Arch. Ist. Biochem. Ital. 1930, Bd. 4.
Freed: Essays in Biol., Univ. of California Press 1943, 195.
Freeman: Ann. int. Med. 7, 1070, 1934.
Fremont-Smith, Meigs, Graham u. Gilbert: J. Am. Med. Assoc. 131, 805, 1946.
Freud: (1) Deutsch. Med. Wschr. 1932.
— (2) Biochem. J. 27, 1438, 1933.
Freud, Laqueur u. Mühlbock: Am. Rev. Biochem. 8, 319, 1939.
Friderichsen: Lancet 1939 I, 85.
Friedman u. Weinstein: Endocrinol. 21, 489, 1937.
Friedrich-Freksa: Sexualhormone und Entstehung bösartiger Geschwülste. Ber. ges. Gyn. u. Geb.-Hilfe 40, 225, 1940.
Friedrich-Freksa u. Müller: Klin. Wschr. 1939 I, 130.
Frisch, A. v.: Handb. der Urologie, herausgegeben von A. v. Frisch und O. Zuckerkandl. Wien. Alfred Hölder, 1906, Bd. III.
Frühmann u. Sternberg: Arch. klin. Chir. 160, 633, 1931.
Fuji u. Mitarbeiter (1937), zit. bei Riml, „Cortinmangelzustände“, siehe dort.
Funk: J. Physiol. 92, 440, 1930.
Furuhjelm, M.: (1) Acta Endocrinol. 1948 (Copenhagen).
— (2) Acta obst. scand. 20, Suppl. 1, 1940.

Gagel, im Handb. der Neurologie von Bumke und Förster.
Gallagher u. Koch: J. Pharm. and exp. Ther. 40, 327, 1930.
Gallais: Thèse de Paris 1912.
Gardner: Arch. Path. 27, 138, 1939.
Gardner u. Pfeiffer: Proc. Soc. exp. Biol. Med. 37 u. 38, 1938.
Gardner u. Strong, zit nach H. Burrows, „Biol. actions of sex hormones“.
Gardner, Strong u. Smith: Am. J. Cancer 26, 541, 1936.
Garfunkel: (1) Zieglers Beitr. zur path. Anat. 72. 1924.
— (2) Schweiz. med. Wschr. 1924, 504.
Garré-Simon: Virchows Arch. 172, 1, 1903.
Gatti-Farina: Athena 1, 1947.
Gaunt: Am. J. Physiol. 103, 494, 1933.
Gaupp, R.: (1) Fortschr. Neurol. 13, 257, 1941.
— (2) Z. Neurol. 154, 314, 1935.

GAYNOR: ref. Endokrinol. 42, 334, 1941/2.
GEISSENDÖRFER, R.: Prostata. Joh. Ambrosius Barth, Leipzig 1940.
GEIST u. Mitarb.: J. Am. Med. Assoc. 94, 1539, 1940.
GEORGIADES u. UIBERRACK: Klin. Wschr. 1942, 1100.
GEORGIOU: Z. Krebsforschg. 28.
GERSON-COHEN, SHAY, FELS u. MERANZE: (1) Science 1938 I, 20.
— (2) J. Am. med. Assoc. 112, 290, 1939.
GESCHICKTER: J. Clin. Endocrinol. 1941, 147.
GIERKE, V.: Verh. dtsch. path. Ges. 23, 449, 1928.
GIESEN, W.: Klin. Wschr. 1943 I, 516.
GILMOUR, R.: Oxford University Press 1947.
GLANZMANN: Lehrb. der Kinderheilkunde, 2. Aufl. 1942.
GLASS u. BERGMAN: Endocrinol. 23, 1938.
GLASS, DEMEL u. WRIGHT: Endocrinol. 26, 590, 1940.
GLASS, EDMONDSON u. SOLL: Endocrinol. 27, 749, 1940.
GLICK u. BISKIND: J. biol. Chem. 115, 551, 1936.
GOEDEL: Zbl. Path. 46, 285, 1929.
GOLD: Arch. klin. Chir. 158, 1930.
GOLDBERG: Chemie der männlichen Sexualhormone. Erg. Hormon- und Vitamin-
forschg. 1, 371, 1938.
GOLDBLATT, H.: J. exp. Med. 65, 671, 1937; 67, 809, 1938.
GOLDHAMMER u. LÖWY: Klin. Wschr. 1935 I, 704.
GOLDMAN u. Mitarb.: New York State Med. J. 1940, 1178.
GOLDSCHMIDT, R.: Die sexuellen Zwischenstufen. Jul. Springer, Berlin 1931.
GOLDWASSER: Arch. Gyn. 153, 166, 1933.
GOLDZIEHER (1913) (1), zit. nach M. STÄMMLER, „Keimdrüsen und Umwelt“.
— (2) The adrenals in health and disease. Philadelphia 1945.
GOLDZIEHER u. ROSENTHAL: Z. Krebsforschg. 13, 221, 1913.
GOMERI: Arch. Path. 32, 198, 1941.
GOODMAN: J. Clin. Endocrinol. 1946.
GORDON, SEVRINGHAUS u. STARK: Endocrinol. 22, 1938.
GOSTIMIROVIC: (1) Klin. Wschr. 1929 II, 2091.
— (2) Klin. Wschr. 1937.
— (3) Z. Urol. 31, 1937.
GRAF: Zbl. Path. 20, 1909.
GRANEL: C. r. Soc. Biol. 131, 1255, 1939 (zit. nach H. BURROWS „Biol. act. of sex
hormones“).
GRANT u. LICH: Urol. a. Cut. Rev. 11, 648, 1946.
GRASSMANN: Virchows Arch. 270, 1928.
GREENE: (1) J. exp. Med. 73, 273, 1941.
— (2) J. Clin. Endocrinol. 4, 335, 1944.
— (3) General Practitioner, October 1946.
— (4) The Practice of Endocrinology. London, Eyre & Spottiswoode 1948.
GREENE, BURRILL u. IVY: (1) Endocrinol. 24, 351, 1939.
— (2) Proc. Soc. exp. Biol. Med. 43, 32, 1940.
GREENE u. DORR: J. Clin. Endocrinol. 1941, 821.
GREENE u. IVY: Science 86, 200, 1937.
GREEP, VAN DYKE u. CHOW: (1) Proc. Soc. exp. Biol. Med. 46, 644, 1941.
— (2) Endocrinol. 30, 635, 1942.
GREULICH u. BURFORD: Am. J. Cancer 28, 496, 1936.
GRIFFITHS: Nature 1938, 286; 1939, 984.
GRILLITSCH: zit. nach R. GEISSENDÖRFER, „Prostata“.
GROLLMANN: The Adrenals. Baltimore, William & Wilkins Co. 1936.
GROLLMANN u. FIROR: Am. J. Physiol. 112, 1935.
GROSS: Am. J. Dis. Childr. 1940, 579.
GROSS L.: Z. Krebsforschg. 36, 1932.
GROSS: (1897), zit. bei A. V. FRISCH im Handb. der Urol. von A. V. FRISCH u. O. ZUCKER-
KANDL 1906.

GROSSER u. WEHEFRITZ: Arch. Gyn. 158, 98, 1937.
GRUBER, G. B., in E. SCHWALBE, „Morphologie der Mißbildungen des Menschen und der Tiere".
GRUMBRECHT: Zbl. Gyn. 1935 und 1939.
GRUMBRECHT u. LOESER:(1) Arch. exp. Path. 189, 348, 1938; 192, 202, 1939; 34, 193, 1939.
— (2) Endokrinol. 20, 117, 1938.
— (3) Klin. Wschr. 1939 I, 1018.
— (4) Schweiz. Med. Wschr. 1939, 417.
GRÜNWALD, P.: Arch. Gyn. 160, 1936.
GRUNERT: Zbl. Chir. 1938, 2084.
GÜNTHER: (1) Geschlechtsunterschied der Häufigkeit von Konstitutionsanomalien und Mißbildungen. Zbl. Path. 77, 1941.
— (2) Endokrinol. 25, 37, 1942.
GUGGISBERG: Schweiz. Med. Wschr. 1940, 35, 825.
GUGGISBERG u. NEUWEILER: Konstitutionsstörungen und Wachstumsstörungen, in „Biol. u. Path. des Weibes" von SEITZ-AMREICH, II. Bd., Allg. Teil, Urban & Schwarzenberg 1943.
GUINARD (1905), zit. nach DIETRICH-FRANGENHEIM.
GUTMANN: Statistisches über das Karzinom bei Jugendlichen. Frankf. Z. Path. 52, 1938.
GUTMANN: J. Am. Med. Assoc. 120, 1942.
GUTMANN u. GUTMANN: J. Clin. Invest. 17, 473.
GUTMANN, SPROUL u. GUTMANN: Am. J. Cancer 28, 485, 1936.
GUYON, F., zit. bei A. v. FRISCH im Handb. der Urol. von A. v. FRISCH und O. ZUCKER-KANDL 1906.

HADDOW: Lancet 1942.
HADDOW, WATKINSON u. PATERSON: Brit. Med. J. 2, 293, 1944.
HAIN: Edinb. Med. J. 42, 101, 1935.
HALBAN: Schweiz. Med. Wschr. 1936, 46, 1130.
HALBERSTÄDTER u. NOCHMANN: J. Am. med. Assoc. 131, 810, 1946.
HALL: (1) J. Clin. Endocrinol. 1942, 26.
— (2) J. Path. Bact. 47, 1938.
HALL u. KORENCHEVSKY: J. Physiol. 91, 365, 1938.
HAMBLEN: Endocrinol. 24 und 25, 1939.
HAMBLEN, CUYLER u. BAPTIST: J. Clin. Endocrinol. 1941, 763.
HAMBLEN, ROSS, CUYLER, BAPTIST u. ASHLEY: Endocrinol. 25, 491, 1939.
HAMBURGER: Klin. Wsch. 1932, 934; 1937, 1158.
HAMBURGER, BANG u. NIELSEN: Act. path. scand. 8, 75, 1936.
HAMILTON: (1) Proc. Soc. exp. Biol. Med. 45, 571, 1940.
— (2) J. Clin. Endocrinol. 1941, 570.
— (3) J. Am. med. Assoc. 116, 1941 II, 1903.
HAMILTON u. HUBERT: Proc. Soc. exp. Biol. Med. 39, 4, 1938.
HAMILTON, H. B. u. J. B. HAMILTON: J. Clin. Endocrinol. 1948.
HAMILTON, HESLIN u. GILBERT, zit. nach R. GEISSENDÖRFER, „Prostata".
HAMILTON, J. B.: Endocrinol. 21, 649, 1937.
HAMILTON, DEMING u. ALLEN: Proc. Soc. exp. Biol. Med. 34, 193, 1936.
HAMMAR u. Mitarb.: Br. Beitr. zur klin. Chir. 69.
Handbuch der speziellen path. Anat. und Histol. von HENKE-LUBARSCH.
Handbuch der Erbbiologie des Menschen von JUST, 1940, Bd. 1, Erbkrankheiten.
Handbuch der inneren Sekretion, herausgegeben von M. HIRSCH. Leipzig, Curt Kabitzsch, 1929.
HANSER, R.: im Handb. von HENKE-LUBARSCH.
HANTSCHMANN: Nebennierenrindentumor u. roter Hochdruck. Klin. Wschr. 1941 I, 394.
HART u. NORDMANN, zit. nach M. STÄMMLER, „Keimdrüsen und Umwelt", 618.
HARTL, F.: Z. Urol. 1949, Heft 9/10.
HARTMANN: Endocrinol. 26, 449, 1940.
HARTMANN, G.: Klin. Medizin 1949, Heft 2.

HARTMANN, M.: Das Wesen und die stofflichen Grundlagen der Sexualität. Bremer Beitr. zur Naturwissenschaft, 6. Bd., 4. Heft. Arthur Geist Verlag, Bremen 1940.
HECHT: Zbl. Path. 1910.
HECKEL: Urol. a. Cut. Rev. 1935.
HEIDRICH, FELS u. MATHIAS: Br. Beiträge zur klin. Chir. 150, 349, 1930.
HEINBECKER: Medicine 23, 225, 1944.
HEINER, Jörg: Z. Geb.-Hilfe u. Frauenheilk. 120, 1940.
HELLBAUM u. GREEP: Endocrinol. 32, 33, 1943.
HELLER u. HELLER: (1) Endocrinol. 24, 319, 1939.
— (2) J. Clin. Investig. 18, 171, 1939.
HELLER, E. J., C. G. HELLER u. SEVRINGHAUS: Endocrinol. 29, 1941, 1.
HELLER u. NELSON: Endocrinol. 39, 1946.
HELLERSTRÖM: Act. dermatovenerol. 14, 86, 1933.
HELLNER: Med. Klinik 1936 II, 1619.
HENDERSON, D. N.: Am. J. Obst. Gyn. 43, 194, 1942.
HENDERSON, W. R.: Brit. J. Surg 26, 811, 1939.
HENDERSON u. ROWLANDS: Brit. Med. J. 1938, 1094.
HENSCHEN: Arch. klin. Chir. 198, 1937.
HERBERT, FR.: (1) The Quart. J. of Med. XV, Juli 1946.
— (2) Biochem. J. 38, 1944; 39, 1945.
HERELL: Am. J. Cancer 29, 659, 1937.
HERGER u. SAUER: Surg., Gyn. a. Obst. 80, 1945.
HERINGA u. DE JONGH: Z. Zellforschung u. mikr. Anat. 21, 629, 1934.
HERMAN, zit. bei DIETRICH-FRANGENHEIM.
HERMANN: J. Am. vet. med. Assoc. 96, 1940.
HEROLD u. EFFKEMANN: Arch. Gyn. 163, 1937.
HERRENBERGER, zit nach A. JORES, Klin. Endokrinol. 1942.
HESS, KUNSTADTER u. SAPHIR: J. Am. Med. Assoc. 108, 1937.
HESSER, LANGWORTHY u. VEST: (1) Endocrinol. 26, 241, 1940.
— (2) J. Am. med. Assoc. 114, 1409, 1940.
HEUSCH, C.: Blasenkrebs. In „Die Urologie in Einzeldarstellungen“, herausgegeben von H. BÖMINGHAUS. G. Thieme 1942.
HEUVERSWYN VAN, FOLLEY u. GARDNER: Proc. Soc. exp. Biol. Med. 41, 389, 1939.
HEWER (1915/16), zit. nach M. STÄMMLER, „Keimdrüsen und Umwelt“.
HILARIO: J. med. Res. 122.
HILL: Endocrinol. 21, 495, 1937; 28, 426, 1941.
HILL u. GARDENER: Anat. Record 64, 21, 1936.
HILL u. STRONG: Endocrinol. 27, 79, 1940.
HILSE: Arch. klin. Chir. 150, 129, 1928.
HINSELMANN: Handb. der Gynäk. von VEIT-STÖCKEL VI/1.
HIRSCH, O.: Wr. klin. Wschr. 1931 II, 766.
HIRSCHFELD, M.: Z. Abstammungslehre 1928, Suppl. 2, 857.
HIRSCHMAN: (1) J. biol. Chem. 1939, 421; 1940, 483.
— (2) Proc. Soc. exp. Biol. Med. 46, 51, 1940.
HISAW, GREEP u. FEVOLD: Anat. Rec. 67, 1936, Suppl. 50.
HISAW u. LENDRUM: Endocrinol. 20, 1936 (zit. nach H. BURROWS, „Biol. act. of sex hormones“).
HOCHSTÄDT: Z. exp. Med. 80, 1932.
HOCK (1904), zit. nach A. v. FRISCH im Handb. der Urol. von A. v. FRISCH und O. ZUCKERKANDL 1906.
HODLER, zit. nach M. STÄMMLER, „Keimdrüsen und Umwelt“, 618.
HOFF, F.: (1) Der Schwangerschaftsureter. Verlag F. Enke, Stuttgart 1943.
— (2) Verh. dtsch. Ges. inn. Med. 1934, 441.
HOFFMANN: (1) Zbl. Gyn. 1937, 2545.
— (2) Chir. N. A. 13, 494, 1933.
HOFFMANN, Fr.: (1) Endokrinol. 19, 145, 1937; 20, 1938.
— (2) Klin. Wschr. 16, 1937.
— (3) Arch. Gyn. 165, 1938.

HOFFMANN, Fr.: (4) Der gonadotrope Wirkstoff aus dem Blut trächtiger Stuten. HEFFTERS Handb. d. exp. Pharm. Bd. IX, 1941, Erg. Werk.
— (5) Die Wirkstoffe des Hypophysenvorderlappens. HEFFTERS Handb. der exp. Pharm. Bd. IX, 1941, 197.
HOFFMANN u. TREITE: Zbl. Gyn. 65, 783, 1941 II.
HOFFMANN, TREITE u. HOHLWEG: Zbl. Gyn. 1940, 1603.
HOFFMEISTER: Arch. exp. Path. 1938.
HOFMANN (1925), zit. nach M. STÄMMLER.
HOFMANN u. v. LAM: Zbl. Gyn. 1943.
HOFMEISTER (1894), zit. nach M. STÄMMLER, „Keimdrüsen und Umwelt".
HOFSTÄTTER, R.: Wr. klin. Wschr. 1936 I, 136.
HOHLWEG, W.: Klin. Wschr. 1944, 45; 1947; 1937, 586; 1936 II, 1832.
HOHLWEG u. DOHRN: Wr. Arch. inn. Med. 21, 337, 1931.
HOHLWEG u. INHOFFEN: Klin. Wschr. 1939 I, 77.
HOHLWEG u. JUNKMANN: Klin. Wschr. 1932 I, 321.
HOHLWEG u. ZAHLER: Z. f. d. ges. inn. Med. 1, Heft 1/2, 1940.
HOLL: Dtsch. Z. Chir. 226, 276, 1930.
HOLST: Act. med. scand. 44, 510, 1938.
HOLTZ u. ROSSMANN: Z. Geb. Hilfe 116, 174, 1938.
HOLTZ u. Mitarb.: Arch. exp. Pharm. 186, 1, 1937.
HOLZBACH: Zbl. Gyn. 1926, 2618.
HOOKER u. PFEIFFER: Endocrinol. 30, 437, 1942.
HORN u. ORATOR: Frkf. Z. Path. 28, 340, 1922.
HORNECK: Med. Welt. 1936 II, 1071.
HORSLEY: Surgery 15, 590, 1944.
HORTOLOMEI u. BURGHELE, zit. nach F. HOFF, „Der Schwangerschaftsureter".
HOSKINS: (1) J. Am. Med. Assoc. 55, 1910.
— (2) J. exp. Zool. 1916.
HOSKINS u. HOSKINS: Arch. Med. 17, 584, 1916.
HOTCHKISS: (1) J. Am. Med. Assoc. 107, 1849, 1936 IV.
— (2) Fertility in Men. London 1945.
HOUSSAY: Endocrinol. 30, 884, 1942.
HOUSSAY u. BRAUN MENENDEZ: Brit. Med. J. 1942, 179.
HOVENIAN u. DEMING: Surg., Gyn. Obst 86, 1948.
HOWARD: Anat. Rec. 77, 1940.
HOWARD u. Mitarb.: (1) John Hopkins Hosp. Bull. 77, 291, 1945.
— (2) Endocrinol. 26, 385, 1940.
HUEBER, v.: Klin. Wschr. 1941, 664.
HÜBSCHMANN, zit. nach M. STÄMMLER, „Keimdrüsen und Umwelt".
HÜCKEL, R.: Handb. d. spez. path. Anat. u. Histol. v. HENKE-LUBARSCH, Bd. VI/2, 1934.
HUEPER u. WILEY: J. industr. Hyg. a. Toxikol. 1938, ref. Z. Urol. 32, 718, 1938.
HUGGINS: (1) J. Am. med. Assoc. 131, 576, 1946.
— (2) Science 97, 541, 1943.
HUGGINS u. CLARK: J. exp. Med. 72, 747, 1940.
HUGGINS u. HODGES: Cancer Res. 1, 213, 1941.
HUGGINS, MASINA, EICHELBERGER u. WHARTON: J. exp. Med. 70, 543, 1939.
HUGGINS u. SCOTT: (1) Ann. Surg. 122, 1031, 1945.
— (2) J. Am. Med. Assoc. 107, 1849, 1936 IV.
HUGGINS, SCOTT u. HODGES: J. Urol. 46, 997, 1941.
HUGGINS u. STEVENS: Die Wirkung der Kastration auf die benigne Prostatahypertrophie des Menschen. J. Urol. 43, 705, 1940.
HUGGINS, STEVENS u. HODGES: Arch. Surg. 43, 209, 1941.
HUNDLEY, DIEHL u. DIGGS: Am. J. Obst. Gyn. 44, 858, 1942.
HUNT, zit. nach R. GEISSENDÖRFER, „Prostata".
HUNT u. BUDD: J. Urol. 1939.
HUTTER, K.: Zbl. Chir. 29, 2465, 1929.
HUTTON u. Mitarb.: J. Am. Med. Assoc. 141, 1949.
HYMAN u. MENCHER: J. Urol. 1943.

IN (1939), zit. nach M. STÄMMLER, „Keimdrüsen und Umwelt", 618.
INGLE: Endocrinol. 31, 420, 1942.
INGLEBY: Arch. Path. 8, 1929.
INHOFFEN u. HOHLWEG: Naturwiss. 26, 96, 1938.
ISAJI: Endokrinol. 24, 145, 1941.
ISRAEL, J. u. W.: Chirurgie der Niere und des Harnleiters. G. Thieme, Leipzig 1925.
ITHO u. KON: C. r. Soc. Biol. Paris 120, 678, 1935.
IZAWA (1923 u. 1926), zit. bei M. STÄMMLER, „Keimdrüsen und Umwelt", 616.

JAFFE, BODANSKY u. BLAIR: Klin. Wschr. 1930 II, 1717.
JAFFE u. MARINE (1923), zit. nach M. STÄMMLER, „Keimdrüsen und Umwelt", 613.
JANUSCHKE: Monit. Endocrinol, 1, 11, 1933.
JEDLIČKA, zit. nach E. TSCHERNE, „Sexualhormontherapie".
JENKINS, DEMING u. VAN WAGENEN: New England J. Med. 211, 1934.
JENTZER: Schweiz. Med. Wsch. 1936, 27.
JEZIERSKI: Endokrinol. 15, 1935.
JOANNOVICS: ZIEGLERS Beitr. zur path. Anat. 63, 194, 1916.
JOËL, CH.: Studien am menschlichen Sperma. Basel, Benno Schwabe 1942.
JOËL: Nature 1946.
JONÁS: Med. Klinik 1936 I, 814.
JONES, E. I.: Lancet 1938, 11.
JONES, H.: J. Urol. 41, 1939; 42, 1939.
JONES, M. S. u. MCGREGOR: Lancet 1936, 974.
JONGH DE: (1) Pflügers Arch. 226, 547, 1931.
— (2) Act. brev. Neerland. 3, 1933; 5, 1935.
— (3) Act. Neerland. Physiol. usw. 1929 und 1935.
JORES: Virchows Arch. 135, 1894.
JORES, A.: (1) Klinische Endokrinologie. Berlin, Springer Verlag 1942, 2. Aufl.
— (2) Klin. Wschr. 1936 I, 841.
— (3) Therapie mit Sexualhormonen. Schriften f. ärztl. Fortbildg., H. H. Nölke
Verlag, Hamburg 1948.
— (4) In „Biol. u. Path. des Weibes" von SEITZ-AMREICH, Lieferg. 16. Urban &
Schwarzenberg 1945, 335.
JUHASZ-SCHÄFFER: (1) Virchows Arch. 281, 1931; 286, 1932.
— (2) Klin. Wschr. 1931 II, 1364.
— (3) Erg. inn. Med. 45, 129, 1933.
JULESZ: Schweiz. Med. Wschr. 1942, 21, 541.

KADEN, ÖHME u. WEBER: Arch. exp. Path. 184, 1937.
KAHLAU: Frankf. Z. Path. 54, 494, 1940.
KALBFLEISCH: Frankf. Z. Path. 49, 337, 1938.
KAMINER: Wr. klin. Wschr. 1928.
KAPP u. KOSTRIEWICZ: C. r. Soc. Biol. Paris 1933, 1339.
KARLEFORS: Z. Krebsforschg. 17, 1920.
KARNAKY: J. Clin. Endocrinol. 5, 184, 1945.
KARNICKI: Z. Krebsforschg. 35, 1932.
KATZMAN u. DOISY: (1) J. biol. Chem. 106, 125, 1934.
— (2) Proc. Soc. exp. Biol. Med. 30, 1188, 1933.
KAUFMANN: Proc. Roy. Soc. Med. 27, 840, 1937.
KAUFMANN u. MÜHLBOCK: Klin. Wschr. 1931, 696.
KAUSCH: Frankf. Z. Path. 1929.
KEARNS: J. Clin. Endocrinol. 1941, 126.
KEATING u. KEPLER: Surg., Clin. N. A., August 1941, 1163.
KEHRER, E.: Erg. inn. Med. 55, 178, 1938.
— In „Biol. und Path. des Weibes" von SEITZ-AMREICH, Bd. VII, Lieferung 9,
Urban & Schwarzenberg 1944.
KELLER: Endocrinol. 30, 408, 1942.

KELSEY (1896), zit. nach A. v. FRISCH im Handb. der Urol. von A. v. FRISCH und
    O. ZUCKERKANDL 1906.
KEMP, T.: Im Handb. der Erbbiol. des Menschen von JUST, 1940.
KENDALL: (1) J. Am. Med. Assoc. 116, 2394, 1941.
— (2) Endocrinol. 30, 853, 1942.
— (3) The function of the adrenal cortex. Proc. Staff Meet. Mayo Clin. 15, 297, 1940.
KENYON: Endocrinol. 23, 121, 1938.
KENYON, GALLAGHER, PETERSON, DORFMAN u. KOCH: J. Clin. Investig. 16, 705, 1937.
KEPLER u. Mitarb.: Am. J. Obst. Gyn. 1944, 43.
KEPLER, KENNEDY, DAVIS, WALTERS u. WILDER: Ann. Surg. 1934, 135.
KING u. ARMSTRONG: Can. Med. Assoc. J. 31, 376, 1934.
KITAHARA, zit. nach M. STÄMMLER, „Keimdrüsen und Umwelt", 463.
KLAFTEN: (1) Arch. Gyn. 150, 1932.
— (2) Arch. Gyn. 155, 1934.
KLAPPROTH: Zbl. Path. 33, 270, 1923.
KLEIN: (1) Klin. Wschr. 1936, 223.
— (2) Frankf. Z. Path. 51. 1938.
KLIACHKO, zit. nach M. STÄMMLER, „Keimdrüsen und Umwelt", 613.
KLINEFELTER, REIFENSTEIN u. ALBRIGHT: J. Clin. Endocrinol. 1942, 615.
KLOSE u. VOGT: Br. Beitr. zur klin. Chir. 69, 1, 1910.
KNAKE, E.: Z. Krebsforschg. 54, 1944.
KOCH, F. C.: (1) J. Am. Med. Assoc. 109, 1312, 1937.
— (2) J. Urol. 41, 199, 1939.
KOCH, WALTER: (1) Münch. Med. Wschr. 1936 II, 1501.
— (2) Klin. Wschr. 1936 I, 629.
— (3) Hormone und Hormontherapie in der Tiermedizin. F. Enke, Stuttgart 1939.
KOCHAKIAN: Endocrinol. 21, 60, 1937; 24, 330, 1939; 26, 54, 1940.
KOCSIS u. HASSKÓ: Dtsch. Med. Wschr. 1938, 1284.
KOENIG: Schweiz. Med. Wschr. 1945, 1018.
KOHN, A.: (1) Leydigsche Zwischenzellen im Hilus des menschlichen Eierstockes.
    Endokrinol. 1, 3, 1928.
— (2) Synkainogenese. Arch. Entw. Mech. 39, 1914.
— (3) Der Bauplan der Keimdrüsen. Arch. Entw. Mech. 47, 95, 1920.
KOK: Berlin. Tierärztl. Wschr. 1937, 336.
KOLISKO: Beitr. gerichtl. Med. 4, 1922.
KOLMER: Arch. Physiol. 144, 1922.
KOLMER u. LÖWY (1922), zit. nach M. STÄMMLER, „Keimdrüsen und Umwelt".
KON: ZIEGLERS Beitr. 44, 233, 1908.
KONSCHEGG: Verh. Dtsch. Path. Ges. 30, 304, 1937.
KOPLIN: J. Am Med. Assoc. 106, 374, 1936.
KORBSCH, R.: Med. Welt 1939, Nr. 19.
KORENCHEVSKY: J. Path. Bact. 33, 1930.
KORENCHEVSKY u. DENNISON: (1) Biochem. J. 28, 1474, 1934.
— (2) J. Path. Bact. 41, 323, 1935.
KORENCHEVSKY, DENNISON u. HALL: Biochem. J. 31, 1434, 1937.
KORENCHEVSKY, DENNISON u. KOHN-SPEYER: Biochem. J. 26, 1932.
KORENCHEVSKY, DENNISON u. SIMPSON: Biochem. J. 29, 1935.
KORENCHEVSKY u. HALL: Brit. Med. J. 4, 1939.
KORENCHEVSKY, HALL, BURBANK u. COHEN: Brit. Med. J. 1941, 396.
KOTHE: Endokrinol. 22, 229, 1939.
KOTTMANN, A.: Histol. Untersuchungen über das Wesen der Prostatahypertrophie
    beim Hund. München, Diss. 1935.
KRAETSCH: Münch. Med. Wschr. 1939 II, 1638.
KRAUL, L.: Die Ovarialfunktion. 1941.
KRAUS, E. J.: (1) Die Hypophyse. Im Handb. der path. Anat. u. Histol. von HENKE-
    LUBARSCH, Bd. VIII, 1926.
— (2) M. Cushing und basophiles Adenom. Klin. Wschr. 1937 I, 533, ferner Klin.
    Wschr. 1937, 44.

Kraus, E. J.: (3) Virchows Arch. 247, 1923.
— (4) Zieglers Beitr. zur path. Anat. 82, 291, 1929.
— (5) Klin. Wschr. 1934, 487, und 1937, 533, 1528.
Kreitmayr u. Sieckmann: Klin. Wschr. 18, 156, 1939.
Kreuter: (1) Dtsch. Z. Chir. 172, 402, 1922.
— (2) Zbl. Chir. 1922, 536.
Kreutzmann, H.: J. Am. Med. Assoc. 1940 IV.
Krisch: Z. Neurol. 45, 1919.
Kudernatsch, F.: J. Urol. 1944.
Kukos: Klin. Wschr. 1934, 943.
Kunstadter: Endocrinol. 23, 661, 1938.
Kup, v.: (1) Frankf. Z. Path. 55, 335, 1941.
— (2) Frankf. Z. Path. 48, 1935.
— (3) Der Zusammenhang der Zirbel mit den andern endokrinen Drüsen. Frankf. Z.
   Path. 50, 152, 1936; 54, 396, 1940.
Kutscher, W.: Z. physiol. Chem. 235, 62.
Kutscher, W. u. H. Wolbergs: Z. physiol. Chem. 236, 1935.
Kutscher u. Wörner: Z. physiol. Chem. 239, 109, 1936.
Kylin: (1) Dtsch. Arch. klin. Med. 176, 1934.
— (2) Physiol. und Klinik der Nebennierenrinde mit besonderer Berücksichtigung
   der Beziehungen zu den Blutdruckkrankheiten. Zbl. inn. Med. 1936, 305.
— (3) Über die hormonale Regulation des Haarwuchses. Act. med. scand. 103, 1940.
— (4) Arch. klin. Med. 176, 1933.
— (5) Klin. Wschr. 1935, 13, 470.
Kyrle u. Schopper: Virchows Arch. 215, 309, 1914.

Lacassagne: (1) Erg. Vitamin- u. Hormonforschg. 2, 258, 1939.
— (2) C. r. Soc. Biol. 1933, 113 u. 114; 121, 1936.
— (3) Am. J. Cancer 28, 735, 1936.
— (4) C. r. Acad. Sci. 195, 1932.
— (5) C. r. Soc. Biol. 120, 335, 1935; 113, 590, 1933; 114, 870, 1933; 115, 1934;
   132, 1939.
— (6) Bull. Cancer 28, 951, 1939.
Lacour: J. d'urol. 49, 1941.
Lafontaine u. Ferin: Presse méd. 1946.
Lage u. Greene: J. Clin. Endocrinol. 1943, 408.
Lahm: Im Handb. der Biol. u. Path. des Weibes von Halban-Seitz, Bd. IV, 1928.
Landgrebe u. Waring: Quart. J. exp. Physiol. 31, 31, 1941.
Lane: Lancet 1943, 166.
Lange: Arb. und Gesundheit 1934, Heft 24.
Langstroth, Talbot u. Fineman: J. Biol. Chem. 130, 1939, 585.
Laqueur: (1) Schweiz. Med. Wschr. 1934 II, 1116.
— (2) Arch. int. Pharmacodyn. 50, 355, 1935.
— (3) Schweiz. Med. Wschr. 1935 I, 1041.
Laqueur, Dingemanse, Harth u. de Jongh: Klin. Wschr. 1927, Nr. 39.
Laroche, Marsan, Bompard u. Corcos, zit. nach R. Geissendörfer, „Prostata".
Lathrop u. Loeb: Cancer Res. 1, 1, 1916.
Lauterwein: Zbl. Gyn. 1940, 108.
Lawrence u. Werthessen: J. Clin. Endocrinol. 1942, 636.
Legueu (1896), zit. nach A. v. Frisch im Handb. der Urol. von A. v. Frisch u.
   O. Zuckerkandl, 1906.
Lehnartz, E.: Chem. Physiologie. Springer-Verlag, 6. Aufl. 1943.
Leites: Biochem. Z. 150, 183, 1924.
Lendorf: Arch. klin. Chir. 97, 2, 467.
Lennander (1894), zit. bei A. v. Frisch im Handb. der Urol. von Frisch-Zucker-
   kandl, 1906.
Leonard u. Smith: Am. J. Physiol. 1934.
Lesser: J. Clin. Endocrinol. 6, 549, 1946.

LETT, zit. bei DIETRICH-FRANGENHEIM.

LETTRÉ: Z. physiol. Chem. 278, 1943.

LEUPOLD: (1) Beitr. path. Anat. 67, 472, 1920; 69, 305, 1921.

— (2) Verh. dtsch. path. Ges. 1923, 161.

LEYTON, TURNBULL u. BRATTON: J. Path. Bact. 1931, 635.

LI u. EVANS: Science 99, 183, 1944.

LI, SIMPSON u. EVANS: Science 96, 450, 1942.

LICHTENSTERN: (1) Münch. Med. Wschr. 1916, 633.

— (2) Die Überpflanzung der männlichen Keimdrüse. Berlin, Springer-Verlag 1924.

— (3) Wr. Arch. inn. Med. 21, 319, 1931.

LIEBEGOTT: Klin. Wschr. 1948.

LILIENTHAL (1895), zit. nach A. v. FRISCH im Handb. der Urol. von FRISCH-ZUCKER-
KANDL 1906.

LILLIE: J. exp. Zool. 23, 371, 1917.

LIN: Am. J. Obstr. 54, 296, 1947.

LINDER: Münch. Med. Wschr. 1943, 218.

LINDVALL-WAHLGREN, zit. bei L. MOSZKOWICZ (Erg. Path. 1936).

LIPPROS, O.: Münch. Med. Wschr. 1938 II, 1668.

LIPSCHÜTZ: Brit. J. exp. Biol. 4, 1927.

LIPSCHÜTZ u. DEL PINO: C. r. Soc. Biol. 121, 208, 1936.

LIPSCHÜTZ u. IGLESIAS: C. r. Soc. Biol. 129, 519, 1938.

LIPSCHÜTZ, MURILLO u. VARGAS: (1) Lancet 1940, 420.

— (2) Cancer Res. 1944.

LIPSCHÜTZ, VARGAS u. RUZ: Lancet 1939, 867.

LISSER: J. Clin. Endocrinol. 1943, 426.

LOEB, L.: Zit. nach L. SCHÖNHOLZ in „Die Chemotherapie des Uteruskarzinoms“ in
VEIT-STÖCKELS Handb. der Gynäk.

LOEB, L.: (1) J. Med. Res. 40, 477, 1919.

— (2) J. Am. Med. Assoc. 104, 1597, 1935 II.

LOEB, R. F.: (1) J. Am. med. Assoc. 116, 1941 II.

— (2) J. Am. med. Ass. 104, 1935 II, 2177.

LÖSCHKE: Münch. Med. Wschr. 1920, 302.

LOESER, A.: (1) Arch. exp. Path. 173, 62, 1933.

— (2) Klin. Wschr. 1937 I, 913; 1934, 766.

— (3) Brit. Med. J. 1938 II, 319.

LOESER u. ISRAEL: Z. urol. Chir. 13, 75, 1923.

LÖWE u. VOSS: Klin. Wschr. 7, 1376, 1928.

LOGIE (1942), zit. nach H. BURROWS, „Biol. act. of sex hormones“.

LOONEY: Endocrinol. 27, 511, 1940.

LOWER: (1) Am. J. Surg. 20, 230, 1933.

— (2) Surg. Clin. N. A. 16, 1936.

LOWER, ENGLE u. McCULLACH: J. Urol. 34, 670, 1935.

LUCADOU: (1) Beitr. zur path. Anat. 101, 197, 1938.

— (2) Klin. Wschr. 1935 II, 1529.

LUCKE: (1) Verh. dtsch. Ges. inn. Med. 46, 341, 1934.

— (2) Arch. exp. Path. 187, 409, 1937.

LUDWIG, P.: Über die intertubulären Zellhaufen der menschlichen Niere. Frkf. Z.
Path. 58, 1943.

LUDWIG u. v. RIES: Schweiz. Med. Wschr. 1931, 329.

LUKENS u. PALMER: Endocrinol. 26, 941, 1940.

LUKSCH, zit. bei A. PRIESEL in „Die Mißbildungen der männl. Geschlechtsorgane“
im Handb. von HENKE-LUBARSCH.

LURIE: Am. J. med. Sci. 208, 176, 1944.

LYONS u. SAKO: Proc. Soc. exp. Biol. Med. 44, 398, 1940.

MAHONEY u. SHEEHAN: Brain 1936, 61.

MAINZER: Schweiz. Med. Wschr. 1937, I. 31.

DE MAIO, zit. bei R. GEISSENDÖRFER, „Prostata“.

MANDELSTAMM u. TSCHAIKOWSKY: (1) Arch. Gyn. 151, 686, 1932.
—— —— (2) Zbl. Gyn. 1931.
MANDL u. ÜBELHÖR: Kalkablagerungen in den Harnwegen bei Ostitis fibrosa Recklinghausen. Klin. Wschr. 1933, I. 446.
MARAÑON: Rev. franc. d'endocrinol. 16, 1938.
MARBURG, O.: Wr. klin. Wschr. 1935 I, 257.
MARCHAND, F.: Festschr. für Virchow 1891.
MARINE: (1) J. exp. Med. 40, 429, 1924.
— (2) Am. J. Med. Sci. 1930, 767.
MARKER, WITTLE u. LAWSON: J. Am. Chem. Soc. 60, 1938.
MARKS: Am. J. Dis. Child. 59, 1940.
MARSMAN: Act. Neerland. Morph. Norm. Path. 1937, 1, 115.
MARTIN: Am. J. Physiol. 100, 180, 1932.
MARTIN: „Essays in Biol." Univ. of California Press, 1943, 389.
MARTINS u. ROCHA: C. r. Soc. Biol. 106, 1931.
MARTINS, VALLE u. PORTO: J. Urol. 44, 696, 1940.
MASON u. KEPLER: J. biol. Chem. 1945.
MASSEY und MASSON: Proc. Staff Meet. Mayo Clin. 23, 63, 1948; ref. Am. J. Obst. Gyn. 57, 1949.
MASSON: Rev. Can. Biol. 1943, 168.
MATHIAS: Virchows Arch. 236, 446, 1922.
MAYER, A. u. SCHNEIDER, E.: Münch. Med. Wschr. 1914, Nr. 19.
MAZER, ISRAEL u. RAVETZ: J. Am. Med. Assoc. 116, 675, 1941 I.
McBRYDE: J. Am. Med. Assoc. 92, 1104, 1939.
McBRYDE, CASTRODALE, HELWIG u. BIERBAUM: J. Am. Med. Assoc. 118, 1278, 1942.
McCAHEY, HANSEN u. SOLOWAY: J. Urol. 38, 397, 1937.
McCAHEY u. RAKOFF: J. Urol. 42, 375, 1939.
McCALLUM: Physiol. Rev. 17, 73, 1937.
McCORD u. ALLEN: J. exp. Zool. 23, 207, 1917.
McCORDS (1914/15), zit. nach M. STÄMMLER, „Keimdrüsen und Umwelt", p. 616.
McCREA: J. Urol. 1946.
McCULLAGH: J. Am. med. Assoc. 112, 1037, 1939.
McCULLAGH u. CUYLER: Endocrinol. 21, 1937.
McCULLAGH u. JONES: J. Clin. Endocrinol. 1942, 243.
McCULLAGH u. McGURL: J. Urol. 42, 1939.
McCULLAGH u. ROSSMILLER: J. Clin. Endocrinol. 1, 496, 1941.
McCULLAGH u. WALSH: Endocrinol. 19, 466, 1935.
McCULLY (1895), zit. nach A. v. FRISCH im Handb. der Urol. von FRISCH-ZUCKERKANDL, 1906.
McEACHERN u. ROSS: Brain 65, 181, 1942.
McELROY, SNYDER u. CLARK: Am. J. Obst. Gyn. 1943, 446.
McEUEN: Proc. Soc. exp. Biol. 30, 1933.
McGAVACK: (1) Endocrinol. 26, 396, 1940.
— (2) J. Clin. Endocrinol. 1941, 68.
McGAVACK u. Mitarb.: J. Clin. Endocrinol. 1942, 332.
McINTOSH u. BROWN: J. Pediatr. 27, 322, 1945.
McIVER: Surgery 12, 654, 1942.
McIVER, SEABOUGH u. MANGELS: J. Urol. 1944.
McKENNA u. KIEFER: J. Urol. 1944.
McKENNA, KIEFER u. BRONSTEIN: Transact. Am. Assoc. gen. urin. Surg. 35, 41, 1942.
McKINLEY u. FISCHER (1926), zit. nach M. STÄMMLER, „Keimdrüsen und Umwelt",613.
McLEAN: Pituitary Tumors. Handb. Neurol. Bd. 14, 242, 1936.
McLETCHIE u. SCOTT: J. Endocrinol. 1944, 347.
McNEAL: Am. J. Med. Sci. 164, 1922.
MEAKER: J. Urol. 43, 871, 1940.
MEDVEI: Klin. Med. 128, 66, 1935.
MEERWEIN: Frankf. Z. Path. 52, 55, 1938.
MELLGREN u. LUND: Act. path. scand. 23, 1946.

MENGE: Zbl. Gyn. 1924, 1617.

MESAKI (1939), zit. nach M. STÄMMLER, „Keimdrüsen und Umwelt", 616.

MEYER, ROB.: (1) Virchows Arch. 255, 33, 1925.

— (2) Handb. der path. Anat. und Histol. von HENKE-LUBARSCH 1931.

MEYER u. HERTZ (1937), zit. nach M. STÄMMLER, „Keimdrüsen und Umwelt", 644.

MJASSNIKOW: Z. klin. Med. 105, 228, 1937.

MICHEL, zit. bei DIETRICH-FRANGENHEIM.

MILCO (1941), zit. nach M. STÄMMLER, „Keimdrüsen und Umwelt", 616.

MIESCHER: Helvet. chim. Act. 1944, 27, 1153.

MIESCHER, WETTSTEIN u. TSCHOPP: Chem. u. Industrie 55, 238, 1936.

MILLER, JOHN: Handb. der spez. path. Anat. u. Histol. von HENKE-LUBARSCH, Band Eierstock, 1937.

MILLER u. MOORE: Das Verhältnis Androgen zu Östrogen bei der benignen Prostata-hypertrophie. J. Urol. 49, 1943.

MILLER, ORR u. PYBUS: J. Path. Bact. 55, 137, 1943.

MILLER u. PYBUS: J. Path. Bact. 54, 155, 1942.

MILOSLAVICH: Zbl. Path. 30, 1920, 465.

MINDER, zit. nach R. GEISSENDÖRFER, „Prostata".

MISHELL: Am. J. Obst. 35, 1938.

MITTASCH: ZIEGLERS Beitr. zur path. Anat. 67, 142, 1920.

MITZ: ZIEGLERS Beitr. zur path. Anat. 58, 1914.

MOEHLIG: J. Clin. Endocrinol. 1, 29, 1941.

MOLLER-CHRISTENSEN: (1) Act. path. scand. 1935, Suppl. 22.

— (2) Endokrinol. 23, 161, 1940.

MONSCH: Schweiz. Med. Wschr. 1934 I, 509.

MOORE, C.: (1) J. Urol. 1942.

— (2) Arch. Path. 1937.

— (3) Surgery 16, 152, 1944.

— (4) Anat. Rec. 66, 1936.

— (5) Biol. Symposia, vol. IX, „Sex hormones" 1941, p. 3, Catell Press, Lancaster, Pa., 1942.

MOORE u. GALLAGHER: Am. J. Anat. 45, 39, 1930.

MOORE, GALLAGHER u. KOCH: Endocrinol. 13, 367, 1929.

MOORE, LAMAR u. BECK: J. Am. Med. Assoc. 111, 11, 1938.

MOORE u. MCLELLAN: J. Urol. 40, 641, 1938.

MOORE, MILLER u. MCLELLAN: J. Urol. 44, 1940, 727.

MOORE u. PRICE: (1) Am. J. Anat. 50, 1932.

— (2) Endocrinol. 21, 313, 1937.

— (3) Anat. Rec. 71, 1938.

MOORE, PRICE u. GALLAGHER: Am. J. Anat. 45, 71, 1930.

MOORE, WATTENBERG u. ROSE: J. Am. Med. Assoc. 127, 60, 1945.

MORELL: Dtsch. Med. Wschr. 1939, 556.

MORICARD u. CAUCHOIX: C. r. Soc. Biol. 129, 556, 1938.

MORTIMER, COLLIP u. Mitarb.: Can. Med. Assoc. J. 40, 17, 1939.

MOSZKOWICZ, L.: (1) Hermaphroditismus u. andere geschlechtliche Zwischenstufen. Erg. Path. 31, 236, 1936.

— (2) Biol. Grundlagen zum Problem des männl. Klimakteriums und zur Entstehung und Hormonbehandlung der Prostatahypertrophie. Wr. klin. Wschr. 1937 II, 1443.

— (3) Die Prostata der Zwitter und die Systematik des Zwittertums. Virch. Arch. 295, 1935.

— (4) Prostatahypertrophie u. Intersexualität. Virchows Arch. 284, 408, 1932.

— (5) Die Entstehung des Kryptorchismus. Arch. klin. Chir. 179, 445, 1934.

— (6) Mastopathie der männlichen Brustdrüse. Arch. klin. Chir. 144, 1927.

— (7) Blastome und Intersexualität. Wr. klin. Wschr. 1932 II, 1529.

— (8) Intersexualitätslehre u. Hermaphroditismus. Wr. Klin. Wschr. 1929 I, 289; 1931, 1549.

MOTZ u. PEREARNAU: Ann. mal. org. génito-urin. 1905.

Movin: Nord. Med. 41, 1949.
Mühlbock: Act. brev. Neerland. 8, 1938.
Mühsam: (1) Dtsch. Med. Wschr. 34, 1920; 1921 I, Nr. 40; 1922 II, 1341.
— (2) Arch. Frauenheik. u. Konstit. -Forschg. 12, 1926.
Müller, H. A.: Klin. Wschr. 1940 I, 318.
Müller, Georg: Die Krankheiten des Hundes. 3. Aufl. 1922.
Munger: (1) J. Urol. 46, 1941.
— (2) Praxis 28, 1946.
Munro: Z. Konstitut.-Lehre 14, 1929.
Murray: (1) J. Cancer Res. 12, 18, 1928.
— (2) Science 67, 1928.
Muschat, Labess u. Meranze: J. Urol. 40, 1938.

Nathanson u. Andervont: Proc. Soc. exp. Biol. Med. 40, 421, 1939.
Nathanson u. Towne: Endocrinol. 25, 754, 1939.
Nathanson, Towne u. Aub: Endocrinol. 28, 851, 1941.
Naujoks: Arch. Gyn. 156, 93, 1934.
Nelson: (1) Endocrinol. 19, 193, 1935; 24, 50, 1939.
— (2) Anat. Rec. 68, 99, 1937.
— (3) Am. J. Physiol. 133, 1941.
— (4) Am. J. Path. 14, 6, 1938.
Nemenow: Z. Urol. 1921.
Nešpor: Klin. Wschr. 1937, 16, 567.
Neumann, H. O.: (1) Nebennierenrinde u. Geschlechtlichkeit. Arch. Gyn. 160, 481, 1936.
·— (2) Endokrinol. 15, 1934.
— (3) Klin. Wschr. 1934, 1278.
Neusser, zit. nach R. Rössle im Handb. der path. Anat. u. Histol. von Henke-
    Lubarsch.
Neusser u. Fleckseder, zit. nach R. Rössle im Handb. der path. Anat. u. Histol.
    von Henke-Lubarsch, Bd. V/1, „Die Lebercirrhosen".
Niehans: Schweiz. Med. Wschr. 1934, 557.
Niemeyer: Dtsch. Z. Chir. 67, 1920.
Nobel, Kronfeld, Ronald u. Wagner: Innere Sekretion und Konstitution im
    Kindesalter. Wien, W. Maudrich 1937.
Noble: J. Physiol. 94, 1938.

Oberling, Guérin u. Guérin, zit. nach H. Burrows, „Biol. act. of. sex hormones".
Oberndorfer, S.: Die inneren männlichen Geschlechtsorgane. Im Handb. der spez.
    path. Anat. und Histol. von Henke-Lubarsch, Bd. VI/3. Berlin, Jul. Springer
    1931.
Österreicher: Klin. Wschr. 1932—1935.
Okkels u. Sand: J. Endocrinol. 1940, 38.
Olch, zit. bei H. Burrows, „Biol. act. sex hormones".
Olivet: Frankf. Z. Path. 29, 477, 1923.
Oraison, zit. nach R. Geissendörfer, „Prostata".
Orth u. Haslocher, zit. nach R. Geissendörfer, „Prostata".
Ortner, E. v.: Wr. klin. Wschr. 1946, 751.
Ostergaard: Nord. Med. 29, 1946.
Ostertag: Zur Kritik des Hochdruckes. Münch. Med. Wschr. 1942, 67.
Oswald, A.: Die Erkrankungen der endokrinen Drüsen. Hans Huber, Bern 1949.
Oswald, W.: Frankf. Z. Path. 55, 296, 1941.
Overholser u. Nelson: Anat. Rec. 62, 1935.
Owen u. Cutler: Am. J. Cancer 27, 308, 1936.

Page: Am. J. Physiol. 122, 352, 1938.
Page u. Helmer: J. exp. Med. 1940, 29.
Pagel: In „Morphologie der Mißbildungen des Menschen und der Tiere" von
    E. Schwalbe, 1929.
Palmer: (1) J. Clin. Endocrinol. 1940, 70.

Palmer: (2) Proc. Soc. exp. Biol. Med. 37, 273, 1937.

Pape, R.: Z. Konstit.-Lehre 11, 1925.

Papela: Rev. Soc. Argentina Biol. XX, 1940.

Pappenheimer, zit. nach M. Stämmler, „Keimdrüsen und Umwelt", 618.

Parkes u. Zuckermann: Lancet 1935, 925.

Parks: Am. J. Obst. Gyn. 36, 674, 1938.

Patterson, McPhee u. Greenwood: Brit. Med. J. 1942, 35.

Patzelt, V.: Das endokrine System und die Zwischenzellen. Wien, Springer-Verlag 1947.

Paul, F.: Virchows Arch. 282, 1931.

Peham: Handb. der Gyn. von Veit-Stöckel.

Pende: Dtsch. Med. Wschr. 1939 I, 210.

Peracchia, zit. nach R. Geissendörfer, „Prostata".

Perera: J. Am. Med. Assoc. 1945, 129, 531.

Petrowa, Karaewa u. Berkowskaja: Arch. Gyn. 1937.

Pfeiffer: Dtsch. Med. Wschr. 1922.

Pfeiffer, Emmel u. Gardner: Yale J. Biol. Med. 12, 1940.

Pfister: Z. Urol. 19, 278, 1925.

Philipp, E.: Im Handb. von Seitz-Amreich, Lieferung 16, 390. Urban & Schwarzenberg 1945.

Philipps, R. B.: Proc. Staff. Meet., Mayo Clin. 13, 209, 1938.

Pich, G.: Über den angeborenen Eierstockmangel. Zieglers Beitr. zur path. Anat. 98, 1937.

Pick, R.: Med. Klinik 1938, 17.

Pighini (1925), zit. nach M. Stämmler, „Keimdrüsen und Umwelt, 581.

Pilgerstorfer: Wr. klin. Wschr. 1942 II, 753.

Pirquet, Cl.: Allergie des Lebensalters. Leipzig, G. Thieme 1930.

Plagge (1941), zit. nach M. Stämmler, „Keimdrüsen und Umwelt", 618.

Plato (1904, 1911), zit. nach M. Stämmler, „Keimdrüsen und Umwelt", p. 618.

Polano-Daube: Z. Geb.-Hilfe 83, 114, 1920.

Poll: Dtsch. Med. Wschr. 1933 I, 567.

Pollak: (1) Z. Urol. 31, 1937.

— (2) Med. Klinik 1938 I, 123.

Pollak u. Joël, zit. bei Ch. Joël.

Polzer u. Priesel: Frkf. Z. Path. 51, 257, 1938.

Portes: Bull. Soc. gynéc. et d'obstetr. 27, 1938.

Pottenger u. Simonsen: Endocrinol. 22, 197, 1938; 24, 187, 1939.

Powell: J. Urol. 41, 206, 1939.

Pretl, K.: Virchows Arch. 312, 1944.

Priesel, A.: (1) Die Mißbildungen der männlichen Geschlechtsorgane. Handb. der spez. path. Anat. u. Histol. von Henke-Lubarsch, Bd. 6, 1931. Julius Springer, Berlin.

— (2) Über das Verhalten von Hoden und Nebenhoden bei angeborenem Samenleitermangel usw. Virchows Arch. 249, 246, 1924; ferner 286, 39, 1932.

— (3) Frankf. Z. Path. 26, 80, 1922.

Prudente: Surg., Gyn., Obst. 80, 1945.

Prussener: Z. Konstit.-Lehre 17, 215, 1932.

Przewalsky (1897), zit. nach A. v. Frisch im Handb. der Urol. von A. v. Frisch u. O. Zuckerkandl 1906.

Pullen u. Mitarb.: J. Clin. Endocrinol. 1942, 739.

Quental: Dtsch. Med. Wschr. 1937, 1585.

Raab: (1) Arch. Path. 36, 388, 1943; 38, 110, 1944.

— (2) Z. exp. Med. 105, 657, 1939.

— (3) Wr. klin. Wschr. 1936 I, 112.

— (4) Nebennieren und Angina pectoris. Pathogenese und Röntgentherapie. Arch. Kreislaufforschg. 1, 255, 1937.

RAAB: (5) Arterioskleroseentstehung und Nebennierenlipoidadrenalinkomplex. Z. f. ges. exp. Med. 105, 657, 1939.
— (6) Am. J. heart dis. 24, 1942.
RALEIGH u. PHILIPSBORN: Arch. Path. 37, 213, 1944.
RAMM, zit. nach A. v. FRISCH im Handb. der Urol. von FRISCH-ZUCKERKANDL, 1906.
RANDERATH: Virch. Arch. 254, 798, 1925.
RANZI u. TANDLER (1909): zit. nach M. STÄMMLER, „Keimdrüsen und Umwelt", 618.
RASCH: Bruns Beiträge 18.
RATNER: (1) Die hypophysär-suprarenale Insuffizienz und das Schellong-Strisower-sche Phänomen. Z. klin. Med. 127, 713, 1935.
— (2) Mitteilg. Grenzgeb. Med. u. Chir. 41, 1929.
RATSCHOW, N.: (1) Erg. inn. Med. 60, 131, 1941.
— (2) Die peripheren Durchblutungsstörungen. 3. Aufl. Dresden 1947.
RAVASINI u. SAN MARTINO, zit. nach R. GEISSENDÖRFER, „Prostata".
RAYNAUD, A.: C. r. Soc. Biol. 126, 1937; 127, 1938; 129, 1938; 130, 1939; 131, 1939.
RAYNAUD u. LACASSAGNE: C. r. Soc. Biol. 126, 868, 1937.
READ: J. Biol. Chem. 46, 281, 1921.
RECKNAGEL: (1) Z. urol. Chir. u. Gyn. 43, 370, 1937.
— (2) Therapie der Gegenwart 1938, Heft 4.
REGAD: Gynéc. Obstétr. 1937, 35.
REHN, E.: (1) Dtsch. Med. Wschr. 1944, Nr. 11/12.
— (2) Zit. nach L. HEILMEYER, Schweiz. Med. Wschr. 1949 I.
REICHSTEIN: Chemie des Cortins und seiner Begleitstoffe. Erg. Hormon- und Vitaminforschg. 1, 334, 1938.
REICHSTEIN u. SHOPPEE: „The hormones of the adrenal cortex." In „Vitamins and Hormones", vol. I, 345. Academic Press, New York 1943.
REIFFERSCHEID u. SCHMIDT: Klin. Wschr. 1941, 409, 440.
REILLY: Clinics 1942, 669.
REILLY, LISSER u. HINMAN: Endocrinol. 24, 91, 1939.
REINHARD: Ärztl. Fortbildg. 3, 101, 1949.
REIPRICH: (1) Med. Klinik 1928 I, 704.
— (2) Klin. Wschr. 1929 II, 1449.
— (3) Münch. Med. Wschr. 1931 I, 343.
REISCHAUER: (1) Virch. Arch. 256, 1925.
— (2) BRUNS Beitr. zur klin. Chir. 160, 460, 1934.
REISS, M.: Klin. Wschr. 1937 II, 937.
REISS, DRUCKREY u. HOCHWALD: Endokrinol. 12, 243.
— — — Klin. Wschr. 1933, 1049.
REISS u. MARX: Endokrinol. 1, 181, 1928.
REISS, PICK u. WINTZ: Endokrinol. 12, 18, 1933.
REIST: Schweiz. Med. Wschr. 1946.
REYNES: Ref. Zbl. Chir. 1922, 1207.
RHODENBURG u. Mitarb.: Arch. int. med. 7, 491, 1911.
RICHES: Biochem. J. 1945.
RICHTER, P.: Handb. der inneren Sekretion von M. HIRSCH, Bd. III/2. Hälfte, 1933.
RICHTER, W. H.: Dtsch. Z. Chir. 256, 436, 1942.
RICHTER: Berlin. Klin. Wschr. 1930 II, 1137.
RIESSER, zit. im Lehrb. der Pharmakol. von FR. EICHHOLTZ. Berlin, Springer-Verlag 1942, 2. Aufl.
RIML: Cortinmangelzustände. Klin. Wschr. 1939 I, 265.
RITVO u. PETERSON: Am. J. Roentg. 51, 220, 1944.
ROBERTSON u. BURNETT: J. exp. Med. 21, 1916.
ROBINSON (1896), zit. nach A. v. FRISCH im Handb. der Urol. von FRISCH-ZUCKER-KANDL, 1906.
ROBINSON: Practitioner 1946.
ROBINSON, GUTMAN u. GUTMAN: J. Urol. 42, 602, 1939.
ROBSON u. SCHÖNBERG: Nature 90, 22, 1942.
RODEWALD, R.: Dtsch. Med. Wschr. 1936, 726; 1937, 1271.

ROEBELLEN, zit. nach R. GEISSENDÖRFER, „Prostata".
ROHOLM u. TEILUNIS: Act. Med. scand. 111, 190, 1942.
ROMEIS: (1) Handb. der inneren Sekretion, Bd. 2/2, 1933, 1745.
— (2) „Hypophyse." Handb. der mikr. Anat. des Menschen, herausgegeben von
   W. v. MÖLLENDORF. Bd. 6, Teil III, Innersekretorische Drüsen 2. Berlin, Springer
   1940.
— (3) Anat. Anz. 57, 263, 1923; 94, 401, 1943.
RONDONI, CARMINATI u. CORBELLINI: Z. physiol. Chem. 241, 71, 1936.
ROSS u. DORFMAN: Cancer Res. 1, 1941.
RÖSSLE: (1) Virch. Arch. 216, 248, 1914.
— (2) Das Verhalten der menschlichen Hypophyse nach Kastration. Virch. Arch. 216,
   248, 1914.
— (3) Münch. Med. Wschr. 1904.
RÖSSLE u. ROULET: Pathologie u. Klinik in Einzeldarstellungen. Maß und Zahl in
   der Pathologie. Berlin, Jul. Springer 1932.
RÖSSLE u. WALLART: ZIEGLERS Beitr. zur path. Anat. 84, 401, 1930.
RÖSSLE u. ZAHLER: Virchows Arch. 302, 251, 1938.
ROWLANDS u. NICHOLSON: Guy's Hosp. Rep. 79, 401, 1929.
ROWLANDS u. SHARPEY-SCHAFER: Brit. Med. J. 1940, 205.
ROWLANDS u. SPENCE: Brit. Med. J. 1939, 947.
ROWNTREE u. Mitarb.: (1) J. Am. Med. Assoc. 103, 1425, 1934.
— (2) Endocrinol. 20, 1936; 23, 1938.
RUBINSTEIN: (1) Endocrinol. 23, 75, 1938.
— (2) Endocrinol. 27, 843, 1940.
RUBINSTEIN u. RADMANN: Am. J. Physiol. 122, 319, 1938.
RUGGIERI, A.: Erg. inn. Med. 49, 262, 1935.
RUNGE: Mitteil. Grenzgeb. Med. Chir. 20, 1909.
RUSCH: Endocrinol. 21, 511, 1937.
RUSCH, PALMER u. KUNDERT: J. Urol. 38, 316, 1937.
RUST u. HUBER: Arch. Gyn. 170, 193, 1940.
RYNEARSON u. KEPLER: Med. Clinics North Am. July 1940, 953.

SAAR: Frankf. Z. Path. 50, 451, 1937.
SÄNGER: Z. Nervenheilk. 51.
SAETHRE: Klin. Wschr. 1935, 376; 1933, 1727.
SAITZ, O., zit. bei F. HOFF, „Der Schwangerschaftsureter", 1943.
SAKAGUCHI: Über das Adenomyom des Nebenhodens. Frankf. Z. Path. 18, 379.
SALÉN: Verh. dtsch. Path. Ges. 2, 241, 1899.
SAMUELS, EVANS u. MCKELVEY: Endocrinol. 32, 422, 1943.
SAND u. OKKELS: Endokrinol. 19, 369, 1937.
SARRE: Zbl. inn. Med. 1942, 881.
SAUERBRUCH u. KNAKE: (1) Z. Krebsforschg. 44, 223, 1936.
— (2) Arch. klin. Chir. 189, 185, 1937.
SAUERWALD: Münch. Med. Wschr. 1934, 1935.
SAURER, A.: Schweiz. Med. Wschr. 1946 II, 130.
SAYERS, FRY, WHITE u. LONG: Yale J. Biol. a. Med. 16, 361, 1944.
SCABELL: Dtsch. Z. Chir. 185, 1924.
SCHADE, H.: Die physikalische Chemie in der inn. Medizin. Dresden und Leipzig,
   Th. Steinkopff 1923.
SCHÄR, H.: Dtsch. Z. Chir. 226, 1930.
SCHAFFER, J.: Lehrb. der Histol. und Histogenese. 3. Aufl. 1933.
SCHAPIRO: Dtsch. Med. Wschr. 56, 1930 II, 1605.
SCHARF u. LYONS (1941), zit. nach H. BURROWS, „Biol. act. sex hormones".
SCHARRER u. GAUPP: Klin. Wschr. 14, 1651, 1935.
SCHELLONG: Klin. Wschr. 1931 und 1932.
SCHENKEN, BURNS u. MCCORD: J. Clin. Endocrinol. 30, 1942, 344.
SCHEUNIG: Zur Frage von Steinachs F-Zellen. Arch. Gyn. 116, 1923.
SCHICKELE: Biochem. Z. 38, 1912.

SCHILL: Endocrinol. 24, 1939.
SCHILLER: C. r. Soc. Biol. 119, 244, 1935.
SCHILLER, M. B.: Kongr. Zbl. inn. Med. 84, 474, 1936.
SCHILLER, W.: Arch. Gyn. 160, 344, 1935.
SCHINZ u. SLOTOPOLSKY: (1) Virchows Arch. 253, 413, 1924.
— (2) Dtsch. Z. Chir. 188, 76, 1924.
SCHINZINGER (1889), zit. bei DIETRICH-FRANGENHEIM.
SCHITTENHELM: Verh. Dtsch. Ges. inn. Med. Wiesbaden 1937.
SCHITTENHELM u. BÜHLER: Z. f. d. ges. exp. Med. 95, 181, 1935.
SCHLACHTA, J.: Arch. mikr. Anat. 64, 1904.
SCHLEGEL: Med. Klinik 1940 I, 617.
SCHLEIDT, zit. bei M. STÄMMLER, „Keimdrüsen und Umwelt".
SCHMALZ: Zbl. path. Anat. 73.
SCHMIDT, H.: Virchows Arch. 251, 1924.
SCHMINCKE, A.: (1) ZIEGLERS Beïtr. zur path. Anat. 83, 1929.
— (2) Handb. der path. Anat. u. Histol. von HENKE-LUBARSCH.
SCHNYDER: Schweiz. Med. Wschr. 1921, 652.
SCHOELLER, DOHRN u. HOHLWEG: Wr. Arch. inn. Med. 21, 1931.
SCHOELLER u. GEHRKE: Klin. Wschr. 1938 I, 694.
SCHÖNBAUER u. HOGENAUER: Arch. klin. Chir. 150, 333, 1928.
SCHOPP: Schweiz. Med. Wschr. 1944, 11.
SCHOUR: J. Am. Med. Assoc. 110, 1938.
SCHREIBER: BRUNS Beitr. 127, 1922.
SCHREUSS: (1) Med. Welt 1944, 456.
— (2) Klin. Wschr. 1943, 650.
SCHRIDDE, zit. im Handb. von HENKE-LUBARSCH, Bd. VIII, 1926, 795.
SCHUBERT, F.: Über Atherosklerose. Wr. klin. Wschr. 1924 II, Nr. 31.
SCHULEMANN, W.: In „Chemie und Krebs". Verlag Chemie, Berlin 1940.
SCHULTZ-BRAUNS: Im Handb. der path. Anat. und Histol. von HENKE-LUBARSCH 1931.
SCHUMANN: Pflügers Arch. 243, 686 u. 695, 1940.
— (2) Klin. Wschr. 1939 I, 925; 1940, 364.
SCHÜPBACH: Schweiz. Med. Wschr. 1947, 76.
SCHÜRMANN, P.: Virchows Arch. 263, 649, 1927.
SCHWALBE, E.: „Morphologie der Mißbildungen des Menschen und der Tiere". 1929.
SCOTT u. VERMEULEN: J. Clin. Endocrinol. 2, 450, 1942.
SECKEL, SCOTT u. BENDITT: Am. J. Dis. Childr. 78, 484, 1949.
SEEMANN: Endokrinol. 18, 225, 1937.
SEGALOFF u. NELSON: Proc. Soc. exp. Biol. Med. 48, 33, 1941.
SEITZ: Endokrinol. 23, 1941.
SEITZ-AMREICH: „Biol. und Pathol. des Weibes", Abschn. Allg. Betrachtung des Fortpflanzungsproblems. Urban u. Schwarzenberg, Berlin und Wien 1945.
SELYE, H.: (1) J. Urol. 42, 637, 1939.
— (2) J. Endocrinol. 1, 208, 1939.
— (3) Anat. Rec. 76, 145, 1935.
— (4) Endocrinol. 32, 116, 1943.
— (5) Anaesthesia and Analgesia 1942 (Jan.—Febr.).
— (6) Endocrinol. 30, 437, 1942.
— (7) J. Clin. Endocrinol. 1946.
— (8) Encyclopedia of Endocrinology. Franks, Montreal 1943.
SELYE, BROWNE u. COLLIP: Proc. Soc. exp. Biol. Med. 34, 1936.
SELYE u. COLLIP: Endocrinol. 20, 667, 1936.
SELYE, HALL u. ROWLEY: Can. Med. Assoc. J. 49, 88, 1943.
SEROR: Rev. de Chir. 54, 648, 1935.
SEVRINGHAUS, E.: (1) J. Am. Med. Assoc. 116, 1941 I.
— (2) Proc. Soc. exp. Biol. Med. 31, 593, 1934.
— (3) Yearbook Neurol. 1943, 425.
SEYMOUR: J. Am. Med. Assoc. 112, 1817, 1939.
SHARPEY-SCHAFER u. ZUCKERMAN: J. Endocrinol. 2, 431, 1941.

Shute u. Shute: Can. Med. Assoc. J. 1942, 441.
Siebert, Friedr.: Handb. der Biol. und Path. des Weibes von Seitz-Amreich 1945.
Sienkiewicz: Z. Urol. 1936.
Silberstein u. Engel: Klin. Wschr. 1933, 908.
Simpson: Endocrinol. 22, 1938.
Simpson u. Joll: Endocrinol. 22, 595, 1938.
Sisson u. Finney (1920), zit. nach M. Stämmler, „Keimdrüsen und Umwelt“, 616.
Slobozianu, H.: Schweiz. Med. Wschr. 1946, 203.
Slot: Acta med. scand. 89, 371, 1939.
Smith u. Engle: (1) Am. J. Anat. 40, 159, 1927.
— (2) Proc. Soc. exp. Biol. Med. 31, 475, 1934.
Smith, Engle u. Tyndale: Proc. Soc. exp. Biol. Med. 31, 745, 1934.
Smith u. Leonard: Anat. Rec. 58, 145, 1934.
Smith u. Smith: Am. J. Obst. Gyn. 36, 340, 1938.
Smith, Ph. E.: (1) Wr. klin. Wschr. 40, 1431, 1927 II.
— (2) Am. J. Anat. 45, 1930.
Solomons: J. Obst. Gyn. 50, 363, 1943.
Speert: John Hopk. Hosp. Bull. 67, 189, 1940.
Spiegel: Virchows Arch. 305, 1940.
Spühler, O.: Schweiz. Med. Wschr. 1947, 280.
Sserdjukoff: Endokrinol. 8, 184, 1931.
Ssinitzin, zit. nach A. v. Frisch im Handb. der Urol. von Frisch-Zuckerkandl 1906.
Stähler, F.: Klin. Wschr. 1941, 356.
Stämmler, M.: (1) Keimdrüsen und Umwelt. Z. menschl. Vererbungs- und Konstit.-Lehre, Bd. 26, 1942/43.
— (2) Klin. Wschr. 1930 I, 593; 1940 II, 1231.
Steinach, E.: (1) Verjüngung durch Neubelebung der alternden Pubertätsdrüse. Berlin 1920.
— (2) Wr. klin. Wschr. 1936 I, 161.
— (3) Zbl. Physiol. 24, 1910; 25, 1910.
— (3) Arch. Entw. Mech. 42, 1917; 46, 1920.
Steinach u. Holzknecht: Arch. Entw. Mech. 42, 1916.
Steinach u. Kun: (1) Lancet 2, 845, 1937.
— (2) Pflügers Arch. 227, 1931.
Steinach, Kun u. Hohlweg: Pflügers Arch. 219, 1928.
Steinach, Kun u. Peczenik: Wr. klin. Wschr. 1936, 388.
Steinach u. Lichtenstern: Münch. Med. Wschr. 1918 I, 145.
Steinach, Peczenik u. Kun: Wr. klin. Wschr. 1938 I, 65, 102, 134.
Steinkamm: Dtsch. Med. Wschr. 1939, 1237.
Steinkamm u. Murray: Arch. Gyn. 164, 1, 1937.
Stephan u. Flörcken: Zbl. Chir. 1922, 891.
Stepp: Münch. Med. Wschr. 1918.
Sterling: Z. Neurol. 16, 1913.
Sternberg, C., zit. nach Rössle im Handb. von Henke-Lubarsch.
Stewart, Bell u. Roehlke: Am. J. Cancer 26, 144, 1936.
Stier: Dtsch. Med. Wschr. 1938 I, 145.
Stieve, zit. bei M. Stämmler, „Keimdrüsen und Umwelt“, 463.
Stimpfl: (1) Klin. Wschr. 1940, 597.
— (2) Fortschr. Therapie 1938, 566.
Stoddard u. Metzger: J. Clin. Endocrinol. 1942, 209.
Stoertebecker: Act. path. scand. 16, 1939.
Stone: J. Am. Med. Assoc. 114, 2187, 1940.
Storck u. Mitarb.: Ann. Surg. 115, 821, 1942.
Strömer: Med. Klinik 1936 II, 1299.
Sudds: Endocrinol. 26, 895, 1940.
Sullens u. Overholser (1941), zit. nach M. Stämmler, „Keimdrüsen und Umwelt“, 616.

SUNDERMANN: Endokrinol. 83, 17, 1940.
SWEET u. Mitarb.: J. biol. Chem. 15, 181, 1913.
SWINGLE u. PFIFFNER: Medicine 1932, 371.
SYMEONIDIS: ZIEGLERS Beitr. 94, 370, 1934.
SZATHMÁRY: Arch. Gyn. 164, 478, 1937.
SZENT GYÖRGY: J. Physiol. 76, 1932.

TAKAHASHI: Pflügers Arch. 196, 237, 1922.
TALBOT, BUTLER u. MACLACHLAN: New England J. Med. 23, 1940.
TALBOT, BUTLER u. BERMAN: J. Clin. Investig. 21, 559, 1942.
TANDLER u. GROSS: (1) Wiener klin. Wschr. 1908, 277.
— (2) Die biologischen Grundlage der sekundären Geschlechtscharaktere, Berlin 1913.
— (3) Untersuchungen an Skopzen. Wr. klin. Wschr. 1908.
— (4) Arch. Entw. Mech. 27—31.
— (5) Wr. med. Wschr. 1913.
TANDLER u. ZUCKERKANDL: Studien zur Anatomie und Klinik der Prostatahyper-
    trophie. Berlin, Julius Springer 1922.
TAYLOR: (1) Am. J. Cancer 27, 525, 1936.
— (2) New England J. Med. 211, 1138, 1934.
TEEL u. CUSHING: Endocrinol. 14, 157, 1930; 6, 401, 1930.
TEEM: J. Urol. 34, 692, 1935.
TEILUM: Act. path. scand. 23, 252, 1946.
THADDEA: (1) Erkrankungen der Nebennieren. Erg. inn. Med. 54, 573, 1938.
— (2) Akromegalie mit M. Basedow. Dtsch. Med. Wschr. 1937 II, 1577.
THOMPSON: J. Am. med. Assoc. 1946 III.
THOMPSON u. HECKEL: J. Am. med. Assoc. 112, 397, 1939; 113, 2124, 1939 IV; 117,
    1953, 1941.
THOMPSON, D. L.: J. Urol. 41, 1939.
THOMPSON. W. O,: J. Am. med. Assoc. 1941.
THOMPSON, W. O., BEVAN, HECKEL, McCARTHY u. P. K. THOMPSON: Endocrinol. 21,
    220, 1937.
THORN, DORRANCE u. DAY: Ann. int. Med. 16, 1053, 1942.
THORN u. HARROP: Science 86, 40, 1937.
TIETZE: Arch. Gyn. 155, 325, 1934.
TIGERSTEDT u. BERGMANN: Skand. Arch. Physiol. 1898, 223.
TÖRNBLOM: Internal secretion of the germinal tissue of the testicles and prostatic
    hypertrophy, Upsala 1942.
TOMORUG (1942), zit. bei M. STÄMMLER, „Keimdrüsen und Umwelt", 616.
TONUTTI: Schweiz. Med. Wschr. 1946 II, 787.
TRABUCCO, zit. nach R. GEISSENDÖRFER, „Prostata".
TRENTIN, LEWIS, BERGMANN u. TURNER: Endocrinol. 33, 67, 1943.
TREVES, ABELS, WOODWARD u. FARROW: Surg., Gyn. Obst. 79, 589, 1944.
TSCHERNE, E.: Sexualhormontherapie. Verlag W. Maudrich, Wien.
TSCHERNE u. SCHÄFER, zit. nach A. JORES, Klin. Endokrinologie 1942.
TURNER: Am. J. Obst. Gyn. 1943; 1944.
TURNER u. FRANK, zit. bei H. BURROWS, „Biol. act. of sex hormones".
TURNER u. DE MOSS, zit. bei H. BURROWS, „Biol. act. of sex hormones".
TURPAULT: C. r. Soc. Franc. de Gynec. 7, 181, 1937.
TWEEDY: (1) Endocrinol. 21, 55, 1937.
— (2) J. biol. Chem. 1939, 407.
TWEEDY u. CAMPBELL: J. biol. Chem. 1944, 339.

ÜBELHÖR: Wr. Med. Wschr. 1938, 7.
URBACH u. SCHILLER, zit. nach E. TSCHERNE, „Sexualhormontherapie".

VALERIO: Dtsch. Med. Wschr. 1936, 1133.
VARGAS u. LUCCHINI: Rev. Med. de Chile, Dec. 1946.
VASS: Am. J. Obst. Gyn. 58, 748, 1949.

VEIL u. LIPPROSS: Klin. Wschr. 1938 I, 655.
VENNING u. BROWNE: Endocrinol. 21, 711, 1937; 27, 707, 1940.
VENNING, WEIL u. BROWNE: Proc. Am. Soc. Biol. Chem. 9, 107, 1939.
VENZMER: Med. Welt 1938 II, 1278.
VEST u. HOWARD: (1) J. Urol. 40, 154, 1938.
— (2) J. Am. med. Assoc. 113, 1869, 1939 IV.
VIDGOFF, B.: J. Urol. 42, 1939.
VILAS, E.: Z. Anat. 99, 1933.
VINES, H. W. C.: The Adrenal Cortex and Intersexuality. London 1938.
VOELCKEL: Berlin. klin. Wschr. 1918 I, 345.
VOGT, H.: Untersuchungen über vasopressorische Stoffe bei der essentiellen Hypertonie
    und beim Kaolinhochdruck des Hundes. Klin. Wschr. 1938 II, 1148.
VOGT-MÖLLER: Klin. Wschr. 1936 II, 1883; 1942, 49.
VOLLMER u. GORDON: Endocrinol. 29, 828, 1941.
VOLLMER, GORDON, LEVENSTEIN u. CHARIPPER: Proc. Soc. exp. Biol. Med. 46, 1941.

WADE u. DOISY: (1) Endocrinol. 19, 77, 1935.
— (2) Proc. Soc. exp. Biol. Med. 32, 707, 1935.
WAGENEN VAN u. HAMILTON: Essays in Biology. University of California Press 1943,
    581.
WAGENSEIL: (1) Z. Konstit.-Lehre 18, 103, 1934.
— (2) Z. Morph. u. Anthrop. 26; 32, 415, 1932.
WALLIS: Wr. klin. Wschr. 1937, 599.
WALSH, CUYLER u. McCULLACH: Am. J. Physiol. 107, 508, 1934.
WALTER, GEIST u. SALMON: Endocrinol. 27, 154, 1940.
WALTERS, WILDER u. KEPLER: Ann. Surg. 1934.
WALTHER u. WILLONGBY: J. Urol. 40, 135, 1938.
WANSER: Virchows Arch. 301, 657, 1938.
WEBER: Wr. Med. Wschr. 1935, 1039.
WEGELIN: Schilddrüse. Im Handb. der path. Anat. und Histol. von HENKE-LUBARSCH,
    Bd. 8, 1926.
WEIBEL, W.: Lehrb. der Frauenheilkunde. 1942.
WEICHSELBAUM (1910), zit. nach M. STÄMMLER, „Keimdrüsen und Umwelt“, 549.
WEICHSELBAUM u. KYRLE (1912), zit. nach M. STÄMMLER, „Keimdrüsen und Umwelt“,
    549.
WEIL u. BROWNE: Science 90, 445, 1939.
WEISE: (1) Morphologie und Klinik des Thymus. Dtsch. Arch. klin. Chir. 253, 145,1940.
— (2) Dtsch Med. Wschr. 1939 II, 1310.
WEISMAN: J. Am. Med. Assoc. 117, 2248, 1941.
WELLER: Arch. int. Med. 57, 275, 1936.
WELLER, OVERHOLSER u. NELSON: Anat. Rec. 65, 149, 1936.
WELLS: (1) Endocrinol. 32, 455, 1943.
— (2) Anat. Record 64, 475, 1936.
WEPLER, W.: Über Grawitzgeschwülste und verwandte Tumorformen der Niere.
    Z. urol. Chir. u. Gyn. 45, 1940.
WERMER: Hypophyse und Wasserhaushalt. Wr. Arch. inn. Med. 32, 189, 1938.
WERNER: (1) Das männliche Klimakterium. Weitere Beobachtungen von 37 Patienten.
    J. Urol. 1943.
— (2) J. Am. Med. Assoc. 1945.
WERNER u. Mitarb.: J. Clin. Endocrinol. 1942, 527.
WERTHEMANN: Schweiz. Med. Wschr. 1935, 218; 1941, 1335; 1943, 985.
WESTMAN, A.: Die neurohormonale Steuerung des Hypophysenzwischenhirnsystems.
    In „Biol. und Path. des Weibes“ von SEITZ-AMREICH, Bd. 1, Allg. Teil. Wien,
    Urban & Schwarzenberg 1945.
— (2) Zbl. Gyn. 1935 I, 676.
WESTMAN u. JAKOBSOHN: (1) Act. obst. scand. 18, 99, 1938.
— (2) Act. path. scand. 15, 1938.
WESTPHAL, U.: Erg. Physiol. 43, 421, 1940.

WESTPHAL u. SIEVERT: Z. klin. Med. 133, 1938.
WHITE: Ann. N. Y. Acad. Sci. 43, 341, 1943.
— Ann. Surg. 22, 1, 1895.
WIBAUT: Dtsch. Med. Wschr. 1931, 1739.
WIESEL: Handb. von HENKE-LUBARSCH.
WIESER, C.: Endokrinol. 8, 1931.
WIESNER: J. Obst. Gyn. 1935.
WILDBOLZ, E.: Schweiz. Med. Wschr. 1948.
WILDBOLZ, H.: Lehrbuch der Urologie. 2. Aufl. 1934.
WILDEGANS, zit. nach R. GEISSENDÖRFER, „Prostata".
WILKINS: J. Clin. Endocrinol. 8, 111, 1948.
WILKINS, FLEISCHMANN u. HOWARD: Endocrinol. 26, 385, 1940.
WILKINS u. RICHTER: J. Am. Med. Assoc. 114, 866, 1940.
WILLIAMS: Endocrinol. 1944.
WILSON, RANDALL u. OSTERBERG: Am. J. Obst. Gyn. 37, 59, 1939.
WINKLER: Zbl. Gyn. 1943 I, 32.
WINKLER u. BINDER: Zbl. Gyn. 1939, 2114.
WINTER, REISS u. BÁLINT: Klin. Wschr. 1934, 146.
WINTERSTEINER: J. Am. Med. Assoc. 116, 2679, 1941.
WITHERSPOON: Surg., Gyn. Obst. 61, 743, 1935.
WITSCHI u. FUGO: Proc. Soc. exp. Biol. Med. 45, 10, 1940.
WITSCHI u. MENGERT: J. Clin. Endocrinol. 2, 279, 1942.
WITZIGMANN: Berlin. Tierärztl. Wschr. 1936, 113.
WOBKER: Dtsch. Med. Wschr. 1940 II, 1265.
WOEHLING: Dtsch. Med. Wschr. 1932, 2034.
WOGLOM: Am. J. Cancer 40, 321, 1940.
WOLFE: Endocrinol. 19, 477, 1935.
WOLFE u. BROWN: Endocrinol. 31, 467, 1942.
WOLFE, FIESER u. FRIEDGOOD: J. Am. Chem. Soc. 53, 1941.
WOLFF: (1) C. r. Soc. Biol. 120, 1935; 121 und 123, 1936.
— (2) Z. Geb. Hilfe 108, 246, 1934.
WOMACK u. KOCH, zit. bei W. ZIMMERMANN, Schweiz. Med. Wschr. 1946 II, 805.
WOOLLEY, FEKETE u. LITTLE (1940), zit. nach H. BURROWS, „Biol. act. of sex hormones".
WRIGHT, S.: Applied Physiology 1945.
WUGMEISTER: (1) Med. Welt 27, 931, 1937.
— (2) Paris méd. 1, 535, 1937.

YOUNG, H. H.: Genital Abnormalities, Hermaphroditism and related adrenal diseases. Baltimore, William & Wilkins 1937.
— (2) Die Abnormitäten und die plastische Chirurgie des unteren Urogenitaltraktes. J. Urol. 35, 1936.
— (3) Zit. nach V. BLUM, Wr. klin. Wschr. 1949, 434.

ZAFFARINI, KEUTMANN u. BURTON: J. Biol. Chem. 1948.
ZAHLER: Virchows Arch. 305, 65, 1940.
ZAHN: Schweiz. Med. Wschr. 1948 I, 480.
ZALESKY: Anat. Rec. 65, 467, 1936.
ZANNE, zit. nach F. HOFF, „Der Schwangerschaftsureter".
ZEHN: Dtsch. Med. Wschr. 1939 II, 1831.
ZIELER: Lehrb. und Atlas der Haut- und Geschlechtskrankheiten, 1942, Urban & Schwarzenberg.
ZIMMERMANN, W.: (1) Schweiz. Med. Wschr. 1946 II, 805.
— (2) Klin. Wschr. 1938 II, 1103.
— (3) Z. phys. Chem. 233, 257, 1935.
ZIMMERN u. COTTENOT: Wr. klin. Wschr. 1912.
ZONDEK, B.: (1) J. Am. Med. Assoc. 114, 1850, 1940.
— (2) Chirurg 1930.

ZONDEK, H.: Deutsch. med. Wschr. 1923 I
ZONDEK u. ASCHHEIM: Arch. Gyn. 1925 und 1927.
ZONDEK u. SKLOW: Proc. Soc. exp. Biol. Med. 49, 629, 1942.
ZUCKERMAN: (1) Lancet 1936, 9.
— (2) J. Anat. 72, 1938.
ZUCKERMAN u. GROOME: J. Path. 44, 1937.
ZUCKERMAN u. MCKEOWN: J. Path. 46, 1938, 7.
ZUCKERMAN u. PARKES: Lancet 1936, 247.

Sachverzeichnis